U0190074

实用危重疾病临床诊断与救治

主　编　丁式敏　王晓敏　郝学军　张　英
　　　　汪　利　曹文娟　董瑞丽　张慧玲

中国海洋大学出版社
·青岛·

图书在版编目(CIP)数据

实用危重疾病临床诊断与救治 / 丁式敏等主编. --青岛:中国海洋大学出版社,2024.9.

ISBN 978-7-5670-3990-2

Ⅰ. R459.7

中国国家版本馆 CIP 数据核字第 2024D0D497 号

Practical Clinical Diagnosis and Treatment of Critical Illnesses

出版发行	中国海洋大学出版社
社　　址	青岛市香港东路 23 号　　　　邮政编码　266071
出 版 人	刘文菁
网　　址	http://pub.ouc.edu.cn
电子信箱	369839221@qq.com
订购电话	0532—82032573(传真)
责任编辑	王　慧　韩玉堂　　　　　电　话　0532—85902349
印　　制	蓬莱利华印刷有限公司
版　　次	2024 年 9 月第 1 版
印　　次	2024 年 9 月第 1 次印刷
成品尺寸	185 mm×260 mm
印　　张	52.5
字　　数	1350 千
印　　数	1～1000
定　　价	238.00 元

发现印装质量问题,请致电 0535—5651533,由印刷厂负责调换。

《实用危重疾病临床诊断与救治》编委会

主　编　丁式敏　浙江省瑞安市妇幼保健院
　　　　　　　　浙江省瑞安市人民医院妇幼分院
　　　　　王晓敏　山东省德州市中医院
　　　　　郝学军　宁夏回族自治区吴忠新区医院
　　　　　张　英　山西省长治医学院附属和济医院
　　　　　汪　利　山西省长治医学院附属和济医院
　　　　　曹文娟　山西省长治医学院附属和济医院
　　　　　董瑞丽　内蒙古自治区人民医院
　　　　　张慧玲　山西省长治医学院附属和济医院

副主编　赵晓华　北京市海淀医院
　　　　　石伟东　内蒙古自治区呼和浩特市第一医院
　　　　　李海燕　山东省康复大学青岛中心医院
　　　　　代明营　山东省青岛大学附属医院
　　　　　邹小英　广西医科大学第一附属医院
　　　　　杨红艳　山西省长治医学院附属和济医院
　　　　　秦　静　山西省长治医学院附属和济医院
　　　　　杨　婧　内蒙古自治区人民医院
　　　　　云长林　内蒙古自治区中医医院
　　　　　王锦丽　山西省长治医学院附属和济医院
　　　　　杨　婷　山西省长治医学院附属和济医院
　　　　　苏　莎　山西省长治医学院附属和济医院
　　　　　靳瑞华　山西省长治市人民医院
　　　　　赵佳佳　山西省长治市人民医院
　　　　　苏心悦　中国人民解放军总医院第八医学中心
　　　　　赵　红　山东省济南市长清区人民医院
　　　　　刘春兰　山西省大同市第三人民医院
　　　　　陈叶姿　中国人民解放军总医院第八医学中心
　　　　　龚雪晴　中国人民解放军总医院第八医学中心
　　　　　刘亚琴　中国人民解放军总医院第八医学中心
　　　　　刘寒雪　中国人民解放军总医院第八医学中心
　　　　　原高燕　山西省长治医学院附属和济医院

前　言

危重病医学归属于急诊医学范畴,是急诊医学的核心。我国危重病医学起步较晚,发展较为迟缓,重症监护治疗病房建设及专业人才培训尚不能满足临床需要。除采取必要的措施和手段外,尚需尽快培养危重病医学人才,编写并出版有关此方面的参考用书。《实用危重疾病临床诊断与救治》是在上述背景下编写而成的。

本书是为从事危重病医学专业及相关学科医护人员而编写的一部大型临床参考用书,也可作为在校大学生和研究生的危重病医学参考教材。它不仅涉及危重病医学的基础、临床、监测治疗技术和护理方面的内容,还简要介绍了检验、麻醉与健康管理的相关内容。

本书各章节内容编写设置如下:主编丁式敏编写了前言、第十七章,共106.39千字;主编王晓敏编写了第十六章,共40.12千字;主编郝学军编写了第一章第一节至第十一节,共106.10千字;主编张英编写了第十二章第九节至第十三节、第十二章第十九节至第二十一节、第十二章第二十五节至第二十六节、第十二章第二十八节至第三十节,共100.25千字;主编汪利编写了第九章,共105.97千字;主编曹文娟编写了第十二章第一节至第八节、第十二章第十四节至第十八节、第十二章第二十二节至第二十四节、第十二章第三十一节至第三十七节,共102.90千字;主编董瑞丽编写了第四章,共54.60千字;主编张慧玲编写了第十三章第一节至第五节、第十三章第七节至第十二节、第十三章第十四节至第十九节,共104.52千字;副主编赵晓华编写了第二章第一节至第三节,共16.22千字;副主编石伟东编写了第五章第一节至第二节,共11.70千字;副主编李海燕编写了第五章第五节至第六节,共10.19千字;副主编代明营编写了第二章第四节、第五章第七节,共12.48千字;副主编邹小英第二章第五节、第五章第三节,共12.30千字;副主编杨红艳编写了第十五章,共50.34千字;副主编秦静编写了

第七章第一节至第十七节，共 100.62 千字；副主编杨婧编写了第一章第十二节至第十五节，共 30.57 千字；副主编云长林编写了第十一章，共 10.92 千字；副主编王锦丽编写了第六章第一节至第九节，共 52.72 千字；副主编杨婷编写了第十章第一节至第二节，共 7.80 千字；副主编苏莎编写了第十八章，共 102.95 千字；副主编靳瑞华编写了第十章第三节至第五节，共 6.21 千字；副主编赵佳佳编写了第十三章第六节，共 5.77 千字；副主编苏心悦编写了第八章第二节，共 5.13 千字；副主编赵红编写了第七章第十八节至第十九节，共 10.90 千字；副主编刘春兰编写了第十二章第三十八节，共 10.14 千字；副主编陈叶姿编写了第八章第一节，共 5.12 千字；副主编龚雪晴编写了第十四章第二节，共 5.14 千字；副主编刘亚琴编写了第十四章第一节，共 5.11 千字；副主编刘寒雪编写了第十二章第二十七节，共 5.10 千字；副主编原高燕编写了第十三章第十三节，共 2.18 千字；编委汤富尧编写了第五章第四节、第五章第八节，共 10.45 千字；编委谢晓芬编写了第六章第十节，共 6.55 千字；编委杨爱龙编写了第三章，共 51.92 千字；编委郑志荣编写了第五章第九节，共 6.24 千字。

　　本书由从事危重病医学临床一线工作的专家学者结合自己的临床实践、参考大量国内外最新资料编写而成，在格式、内容编排、诊断和治疗思路等方面力求从实用出发，尽可能适合实际工作需要。但因时间和水平有限，书中难免存在缺点和不妥之处，希望广大读者能提出宝贵的意见。

编　者
2024 年 6 月

目 录

第一章　呼吸内科疾病

第一节　重症肺炎

重症肺炎又称中毒性肺炎或暴发性肺炎,是由各种病原体所致的肺实质性炎症,可造成严重菌血症或毒血症,进而引起血压下降、休克、神志模糊、烦躁不安、谵妄和昏迷。

美国胸科学会 1993 年提出重症肺炎的界定如下:①呼吸频率高于 30 次/分钟;②动脉血氧分压(PaO_2)低于 8 kPa(60 mmHg),动脉血氧分压(PaO_2)与吸入气氧浓度(FiO_2)之比小于 300,需行机械通气治疗;③血压低于 12/8 kPa(90/60 mmHg);④胸部 X 线片显示双侧或多肺叶受累,或入院 48 h 内病变扩大不小于 50%;⑤尿量低于 20 mL/h,或急性肾衰竭需要透析治疗。通常所谓休克型肺炎或中毒型肺炎仅是重症肺炎中的一种类型。

一、病因与发病机制

(一)病因

重症肺炎最常见的致病菌为肺炎双球菌,其次为化脓性链球菌、金黄色葡萄球菌、铜绿假单胞菌、流感嗜血杆菌、厌氧菌等,还有少见的病毒,如流感病毒、鼻病毒等。这些病原体所分泌的内毒素造成血管舒缩功能障碍及神经反射调节异常,导致周围循环衰竭、血压下降、休克、细胞损伤和重要脏器功能损害等。

(二)发病机制

当机体免疫功能低下时,侵入肺实质的病原菌及其毒素可引起以下情况。

(1)激活机体某些反应系统,包括交感-肾上腺髓质系统、补体系统、肾激肽系统等,产生各种生物活性物质,作用于血管舒缩中枢。

(2)机体的神经内分泌系统的强烈反应,导致内源性阿片样肽释放。

(3)中毒性心肌炎影响心排血量。

(4)通过下丘脑-垂体-肾上腺轴,引起肾上腺皮质功能不全。以上因素均可使有效循环血量下降,引起微循环功能障碍,造成细胞损伤和重要脏器功能损害。

二、诊断

(一)呼吸系统表现

起病急骤,进展快,早期主要为高热寒战,体温在 39 ℃～40 ℃,呈稽留热,伴咳嗽、咳痰、咯血、胸痛、呼吸困难,常发绀,肺部语颤增强,叩诊浊音,可闻及支气管呼吸音及湿啰音。

(二)休克表现

患者一般在发病 24～72 h,也有在 24 h 内突然出现血压下降,血压低于 10.7/6.7 kPa(80/50 mmHg)或测不出,伴有四肢厥冷、面色苍白、出汗、口唇发绀、神志模糊、烦躁不安、嗜睡、昏迷、尿少或无尿。

（三）其他临床表现

可有心率增快、心律失常、奔马律等心肌损害表现；亦有恶心、呕吐、腹痛、腹泻，严重者出现水和电解质紊乱。老年患者的体温可以轻度升高或低于正常值。

（四）血常规

血白细胞高达$(10\sim20)\times10^9/L$，中性粒细胞占80％以上，有核左移，并且出现中毒颗粒和核变性，甚至可有类白血病反应。

（五）X线检查表现

早期表现为肺纹理增多，或局限性一个肺段的淡薄、较均匀阴影，以后迅速发展为肺段、肺叶炎症。不同类型的肺炎有不同的X线检查表现，应注意加以区别。

（六）痰液检查

使用抗生素前应当争取做痰培养，一般连送3次。留痰时应注意晨起漱口、刷牙、用力咳嗽，咳出深部支气管的分泌物，以保证痰的质量。应立即将咳出的痰送验，不应超过2 h。

（七）动脉血气分析

由于肺部广泛炎症引起通气血流比例失调，血气分析主要表现为动脉低氧血症和代谢性酸中毒，过度通气的患者可以出现呼吸性碱中毒，肺部病变进展迅速，通气量下降者也可出现呼吸性酸中毒。

三、病情判断

在临床上凡出现以下表现，提示病情危重。

(1)全身中毒症状重，表现持续高热，呈稽留热，体温在39 ℃～40 ℃，起病急，高热寒战，胸痛，呼吸困难，发绀。

(2)在24 h之内，出现休克表现。

(3)合并心肌损害的表现，如心率增快、心律失常、奔马律等。

(4)血白细胞增多，有类白血病反应。

(5)血气分析显示有呼吸性酸中毒和代谢性酸中毒。

四、治疗

（一）一般支持疗法

患者卧床休息，注意保暖。对发热者可用冰袋敷前额或物理降温，对有气急发绀等缺氧者应给予吸氧，咳嗽剧烈者可用镇咳祛痰药。

（二）抗感染治疗

尽早控制感染可预防休克的发生，在未查清病原体前，要根据临床表现判断最可能的病原体，联合应用2～3种抗生素，然后根据痰培养和药敏结果选用敏感抗生素，有针对性地治疗。控制感染的原则是早期、足量和联合应用抗生素。尽可能静脉用药。若病原体为肺炎链球菌，要选用大剂量青霉素，1 200万～2 400万U/d，静脉滴注。应用一周左右病灶多有明显吸收，病情严重者可适当延长用药时间或用氨基糖苷类、氟喹诺酮类抗生素。金黄色葡萄球菌对普通青霉素高度耐药，可选用苯唑西林，2.0～4.0 g，每4～6小时1次，静脉滴注，或用头孢唑林4.0～6.0 g/d，静脉滴注。也可加用红霉素、利福平等。

如病原体为革兰氏阴性杆菌或混合感染，可选用下列抗生素：①三代头孢菌素如头孢噻肟、头孢曲松、头孢哌酮等;②新型青霉素类如氨苄西林-舒巴坦、泰门汀等;③氟喹诺酮类如环丙沙星、氧氟沙星等;④也可以选用广谱抗生素泰能,目前该药抗菌谱最广;⑤耐甲氧西林金黄色葡萄球菌(MRSA)感染首选万古霉素,2.0 g/d,分 2 次静脉滴注,使用时注意其肾毒性。

(三)抗休克

1.补充血容量

休克性肺炎患者主要是有效血容量不足,故必须迅速扩容纠正,这是治疗的关键。一般选用低分子量右旋糖酐、平衡盐液、葡萄糖生理盐水;对低蛋白血症者可选用血浆、清蛋白和全血。有酸中毒可加用 5%的碳酸氢钠。

原则上先用低分子量右旋糖酐或平衡盐液,以迅速恢复组织灌注,在特殊情况下可输入血浆或清蛋白。输入速度应先快后慢,输液量应先多后少,力争在数小时内使微循环改善,休克状态逆转。下列证据可反映血容量已补足:口唇血润,肢端温暖,收缩压＞12 kPa(90 mmHg);脉压＞4 kPa(30 mmHg),脉率＜100 次/分钟,尿量＞30 mL/h,血红蛋白和血细胞比容恢复至基础水平。对年老体弱者、心和肾功能不全者要酌减输液量。

2.血管活性物质的应用

(1)休克的早期或血容量未能补足时,可在输入的液体中加入适量间羟胺、去甲肾上腺素以维持收缩压在 12～13.3 kPa(90～100 mmHg),去甲肾上腺素的剂量为 0.5～1 mg,滴速为 20 滴/分钟,常与酚妥拉明(酚妥拉明)合用,间羟胺作用缓和、持久,对肾血管的收缩作用较轻,剂量为 5～20 mg,滴速为 20～40 滴/分钟。

(2)感染性休克的病理基础是小血管痉挛,而血管扩张药则在补充血容量的情况下扩张血管。常用的血管扩张药有以下几种。①α-受体阻滞剂:酚妥拉明,用量 5～10 mg,加入 5%的葡萄糖中,缓慢静脉滴注。②β受体激动剂:多巴胺系体内合成去甲肾上腺素的前体,一般用量为2～15 μg/(kg·min),若滴速超过 20 μg/(kg·min),仍不能维持适当血压,可改用血管收缩药或与其他药物合用。③胆碱能药物:常用的药物有山莨菪碱,一般用量为 0.5 mg/kg,静脉注射,必要时可重复,青光眼及排尿困难者禁用。④特异性阿片受体拮抗剂:纳洛酮通过阻滞休克时从垂体大量释放的 β-内啡肽类物质的扩血管效应,改善低血压。一般使用0.4～0.8 mg,静脉注射,必要时 2～4 h 重复 1 次,继而将 1.2 mg 该药置于 500 mL 液体中,静脉滴注。

3.纠正水、电解质和酸碱紊乱

经过上述抗休克处理后血压仍未回升时,要注意酸血症的存在,可用 5%的碳酸氢钠、氨丁三醇、11.2%的乳酸钠,有肝功能障碍和高乳酸血症者不宜用 11.2%的乳酸钠。

4.及早应用肾上腺皮质激素

休克性肺炎患者如无消化道出血等并发症,在有效抗感染基础上主张早期、大量短时间应用肾上腺皮质激素。常用甲泼尼龙(甲泼尼龙)200～300 mg,地塞米松每次 10～30 mg,必要时 4～6 h 重复 1 次。

5.并发症的治疗

及时发现并积极处理并发症,如中毒性心肌炎、肺水肿、肾衰竭、呼吸衰竭、脓胸。

(四)纠正酸碱平衡紊乱

对于酸中毒首选 5%的碳酸氢钠,静脉滴注,一般对于轻度酸中毒,静脉滴注 250 mL,对于中度至重度酸中毒,静脉滴注500～900 mL。亦可根据血气分析结果灵活应用。

（五）应用血管活性药物

经过补充血容量、吸氧、纠正酸中毒等综合治疗后，如血压仍未回升，症状未见好转，可用血管活性药物。若患者有皮肤湿冷、四肢温暖、冷汗少、尿量少等症状，以血管舒张为主，可选用收缩血管药物。可以使用间羟胺 10～40 mg 加 5％的葡萄糖 250 mL，静脉滴注，也可加入多巴胺 40～80 mg 以改善血液量的重新分布。如患者全身发冷、面色苍白、少尿或无尿等，以血管痉挛占优势，可首选酚妥拉明 5～10 mg 加 5％的葡萄糖 250 mL。静脉滴注。

近年来，国内外用纳洛酮治疗休克取得一定效果。该药为吗啡拮抗剂，可以阻滞 β-内啡肽等物质产生降压作用，还有稳定溶酶体、保护心肌等作用，在休克状态下一般使用 0.4～0.8 mg，静脉注射，也可将其置于 500 mL 液体中静脉滴注。

（六）抗胆碱能药物

常用的有山莨菪碱，一般用量为 10～20 mg，静脉注射，每 0.5～1 h 静脉推注一次，病情好转后逐渐延长给药时间。

（七）糖皮质激素的应用

在有效抗感染的基础上可以短期使用糖皮质激素，可用琥珀酸氢化可的松或地塞米松，一般用 1～3 d，情况好转后迅速撤停。

（八）机械通气重症

肺炎患者不同器官功能的损害机制各不相同，治疗方法各异，但核心问题是呼吸功能的支持。通过呼吸支持，有效纠正缺氧和酸中毒，是防止和治疗心、肾功能损害的基础。重症肺炎患者中需要机械通气支持者占 58％～88％。机械通气的衔接有面罩和人工气道（气管插管与切开），我们认为衔接方式的选择重点应参考患者的神志状态、呼吸道分泌物的多少以及呼吸肌的劳累程度等，对神志不清，不能自主排痰和呼吸肌疲劳患者，应采用气管插管。

（九）并发症的治疗

及时发现并发症，如脓胸、中毒性心肌炎、肺水肿、呼吸衰竭、肾衰竭等，应积极进行相应治疗。

（郝学军）

第二节　重症哮喘

重症哮喘，是指哮喘发作时，虽经糖皮质激素（不超过 1 000 μg/d）和 β 受体激动剂或茶碱类药物治疗，哮喘症状仍持续存在或继续恶化；或哮喘呈爆发性发作，哮喘发作后短时间内即进入危重状态，临床上常难以处理。这类哮喘发作患者可能迅速发展至急性呼吸衰竭，并出现一系列的并发症，既往称为哮喘持续状态（status asthmaticus）。重症哮喘患者对常规治疗反应差，与其特异的病理生理机制有关。重症哮喘发病机制中，支气管黏膜水肿和痰液栓塞比支气管痉挛起了更为重要的作用。

重症哮喘的早期诊断有助于及时进行有效的治疗，以防止哮喘病情的进一步加重，改善患者的预后，降低病死率。临床上应根据患者的病史、哮喘发作的预兆、临床表现、体格检查和必要的实验室检查,立即做出临床诊断和治疗。重度哮喘发作患者约占住院哮喘患者的10%,重症哮喘的致死率高达9‰～38‰,是临床医师面临的一个难题。

一、发病因素

(1)哮喘触发因素持续存在:诱发哮喘的吸入性变应原或其他刺激因素持续存在,使机体持续地产生抗原-抗体反应,产生气道炎症、气道高反应性和支气管平滑肌痉挛。如果患者不断吸入或接触变应原,气道炎症将进行性加重,并损伤支气管黏膜,使支气管黏膜充血水肿,黏膜大量分泌黏液并形成黏液栓,加上支气管的极度痉挛,导致严重的气道阻塞。

(2)呼吸道感染:细菌、病毒、肺炎支原体和衣原体等引起呼吸道感染,病原体及其代谢产物可刺激支气管和损伤支气管黏膜,引起黏膜炎症、充血,黏膜水肿和黏液的大量分泌,使小气道阻塞。呼吸道感染也使气道反应性增强,导致支气管平滑肌进一步缩窄,呈现哮喘持续状态。

(3)糖皮质激素使用不当:长期使用糖皮质激素后突然减量或停药,可造成体内糖皮质激素水平的突然降低,致使哮喘恶化且对支气管扩张剂反应不佳;尤其是长期吸入或口服大剂量的激素者,常常伴有下丘脑-垂体-肾上腺皮质功能的抑制,突然停用激素往往相当危险。

(4)水、电解质紊乱和酸中毒:哮喘急性发作时,患者多汗,呼吸道内丢失大量的水分,并且使用氨茶碱类制剂导致尿量增多,患者有不同程度的脱水,从而使痰液更为黏稠,形成难以咳出的痰栓,可广泛阻塞小支气管,加重呼吸困难且难以缓解。此外,由于低氧血症可使体内酸性代谢产物积累,患者可合并代谢性酸中毒;此时,气道对许多支气管扩张剂反应性降低,进一步加重患者的病情。

(5)精神因素:哮喘患者精神过度紧张、不安、恐惧和忧虑等因素均可促使哮喘病情的恶化和发作的加剧。精神因素也可通过影响某些神经肽的分泌等途径加重哮喘。

(6)阿司匹林或其他非甾体抗炎药的使用:这些药物可诱发哮喘。

(7)出现严重的并发症,如气胸、纵隔气肿等。

(8)哮喘患者如合并气胸、纵隔气肿或肺不张,以及伴发其他脏器功能衰竭,可导致哮喘症状的加剧。

(9)因长期应用 β_2 受体激动剂,对 β_2 受体激动剂"失敏"或气道反应性增强。

二、临床表现

重症哮喘患者多有喘息、咳嗽、呼吸困难,呼吸频率增加,1 min 超过 30 次。部分重症患者常常呈现极度严重的呼气性呼吸困难、吸气浅、呼气延长且费力。患者强迫端坐呼吸,不能平卧,不能讲话,大汗淋漓,焦虑,表情痛苦而恐惧。病情严重的患者可出现意识障碍,甚至昏迷。重症哮喘发作时,患者脸色苍白、口唇发绀,可有明显的"三凹征"。常常有辅助呼吸肌参与呼吸运动,胸锁乳突肌痉挛性收缩,胸廓饱满。有时呼吸运动呈现为矛盾运动,即吸气时下胸部向前,而上腹部则向内侧运动。呼气时间明显延长,呼气期两肺满布哮鸣音。但是,危重患者的呼吸音或哮鸣音可明显降低甚至消失,表现所谓的"静息胸"。可有血压下降,心率大于1 min 120 次。如果患者出现神志改变、意识模糊、嗜睡、精神淡漠等,则为病情危重的征象。

三、诊断依据

(1)患者呈前弓位端坐呼吸,大汗淋漓,焦虑不安,只能说出单个字。

（2）呼吸频率大于 1 min30 次，心率大于 1 min120 次，有明显的"三凹征"，两肺哮鸣音响亮。

（3）常有"肺性奇脉"。

（4）常规应用 β_2 受体激动剂和茶碱等支气管舒张剂后喘息症状不缓解，呼气流量峰值（PEF）小于预计值的 50%。

（5）吸入空气时动脉血气分析结果：$PaO_2 < 8$ kPa（60 mmHg），动脉血二氧化碳分压（$PaCO_2$）> 6 kPa（45 mmHg），血氧饱和度（SaO_2）$< 90\%$。

四、治疗

（一）氧疗

一般给予鼻导管吸氧，如果严重缺氧，而 $PaO_2 < 4.7$ kPa（35 mmHg）则应面罩或鼻罩给氧，使 $PaO_2 > 8$ kPa（60 mmHg）。如果仍不能改善严重缺氧，可用压力支持机械通气。适应证为全身情况进行性恶化，神志改变，意识模糊，$PaO_2 < 8$ kPa（60 mmHg），$PaO_2 > 6.7$ kPa（50 mmHg）。

（二）β_2 受体激动剂

速效 β_2 受体激动剂是危重哮喘患者的基本治疗药物。其通过激活气道平滑肌中肌浆球蛋白的肌苷酸环化酶使细胞环磷酸腺苷（cAMP）增加，蛋白激酶 A 活化，从而肌浆球蛋白碳酸化，降低细胞内 Ca^{2+} 浓度，达到松弛气道平滑肌的作用。药物的效应反应曲线和作用时间与药物剂量和给药频度密切相关。

首选吸入治疗，使用射流式雾化装置（jet nebulizer）。危重症哮喘患者都应使用氧气作为驱动气流进行雾化治疗，以保证雾化治疗时的氧供，氧气流速为 6~8 L/min。第 1 小时可每 20 min 吸入 1 次，以后根据病情每 1~4 h 可重复吸入。药物剂量：每次沙丁胺醇 2.5~5 mg 或特布他林溶液 5~10 mg，加生理盐水 2 mL。部分患者可能需要进行连续雾化治疗，直至达到明显的临床疗效，或出现严重药物不良反应。如无雾化装置可使用定量吸入器（MDI），经储雾罐吸入速效 β_2 受体激动剂，每次单剂喷药，间隔 1 min，连用 2~5 喷，用药间隔与雾化器吸入的用药间隔相同。

部分危重症者或无法使用吸入治疗者，可能需要静脉用药。药物剂量：沙丁胺醇 15 mg/kg，缓慢静脉注射，10 min 以上；病情严重需静脉维持滴注时，剂量为 1~2 mg/（kg·min），最大不超过 5 mg/（kg·min）。静脉应用 β_2 受体激动剂时容易出现心律失常和低钾血症等严重不良反应，使用时要严格掌握指征及剂量，并做必要的心电图、血气分析及电解质检测等监护。

没条件使用吸入型 β_2 受体激动剂，或对吸入速效 β_2 受体激动剂治疗效果不佳时，可考虑静脉滴注肾上腺素或异丙肾上腺素，将盐酸肾上腺素 1 mg 加入 500~1 000 mL 葡萄糖溶液内，静脉滴注，每日 1~2 次。将异丙肾上腺素 1~2 mg 加入 500 mL 液体中静脉滴注。滴速为 1 min15~30 滴，密切观察心率、心律与血压，严重缺氧、心律失常及器质性心脏病、甲亢患者忌用。不宜同时应用以上两种药，忌与碱性药物配伍。

（三）糖皮质激素

糖皮质激素作为危重哮喘治疗的一线药物，有利于临床症状的迅速缓解、防止疾病的复发和降低哮喘病死率，绝大多数危重哮喘都需应用。其能有效抑制气道炎症反应、降低气道高反应性、增强黏液纤毛清除功能,并能提高支气管 β_2 受体对相应激动剂的敏感性。由于全身应用糖皮质激素后数小时才能显现明显的临床疗效,因此应尽早使用。

药物剂量:琥珀酸氢化可的松 $4\sim8$ mg/kg 或甲基泼尼松龙 $0.5\sim2$ mg/kg,静脉注射,每 $4\sim6$ h 1 次,病情缓解后可改用口服泼尼松 $1\sim2$ mg/(kg·d),每天最大量为 60 mg,如连续用药超过 7 d,应逐渐减量。地塞米松为长效糖皮质激素,对内源性皮质醇分泌的抑制作用较强,而且药物进入体内需经肝脏代谢成活性产物才能产生临床效应,起效慢,因此该药不宜作为危重哮喘的首选药物。

危重哮喘时大剂量吸入糖皮质激素可能有一定帮助。研究显示吸入大剂量糖皮质激素可增强吸入 β_2 受体激动剂的支气管舒张作用,并能明显降低痰液中的嗜酸性细胞数和气道高反应性。选用高氧驱动雾化,每次吸入普米克令舒 $0.5\sim1$ mg,$2\sim3$ 次 1 d。但病情严重时不能以吸入治疗替代全身糖皮质激素治疗,以免延误病情。原先有溃疡病、高血压、肺结核、糖尿病的患者激素用量不可过大。有下列情况之一者,所需激素用量较大:①以前较长时间应用激素或正在应用激素者。②同时接收利福平、苯巴比妥或苯妥英钠等药物治疗者。

(四)氨茶碱

静脉滴注氨茶碱除了具有支气管舒张作用外,还同时具有强心、利尿、扩张冠状动脉和兴奋呼吸中枢的作用,且其对呼吸肌(膈肌)的增强作用和抗感染效能均有利于哮喘症状的缓解。

药物剂量:负荷量 $4\sim6$ mg/kg(最大为 250 mg),静脉滴注 $20\sim30$ min,继之持续滴注维持剂量 $0.5\sim0.8$ mg/(kg·h),如已口服氨茶碱,直接使用维持剂量持续滴注。亦可采用间隙给药方法,每 6 h 缓慢静脉滴注 $4\sim6$ mg/kg。由于氨茶碱的"治疗窗"较窄,治疗时应注意不良反应的发生,有条件应做血药浓度监测。

注意事项:①老人、幼儿、心、肝、肾功能障碍及甲亢患者慎用;②西咪替丁、大环内酯类和氟喹诺酮类药物等对其清除率有影响;③氨茶碱与糖皮质激素合用有协同作用,但氨茶碱与 β_2 受体激动剂联用可能增加心律失常和对心肌的损害。

(五)抗胆碱类药物

抗胆碱类药物(如阿托品和它的衍生物)有一定的止喘作用。自古以来即以洋金花治喘。但由于此类药的扩张支气管作用不及拟肾上腺药,而阿托品等抗胆碱药又可减少腺体分泌,使痰液黏稠而不易咳出,所以它们未被广泛地应用于哮喘病的治疗。异丙托溴铵是一种新的抗胆碱制剂,对初始 β_2 受体激动剂治疗反应不佳的重症者应尽早使用,但不应作为单一药物应用于危重哮喘的治疗。药物剂量:异丙托溴铵 $250\sim500$ mg,加入 β_2 受体激动剂溶液,雾化吸入,治疗间隔时间与 β_2 受体激动剂的治疗间隔时间相同。

(六)镁剂

硫酸镁是一种安全的危重哮喘治疗药物,主要作用机制是通过抑制细胞对钙离子的摄取而使支气管平滑肌松弛,有助于危重哮喘时症状的缓解。药物剂量:$25\sim40$ mg/(kg·d)(最大 2 g/d),分 $1\sim2$ 次,加入 20 mL 10% 的葡萄糖溶液中。缓慢静脉滴注(20 min 以上),酌情使用 $1\sim3$ d。不良反应包括一过性面色潮红、恶心、低血压、呼吸抑制等,通常在药物输注时发生。如过量,可静脉注射 10% 的葡萄糖酸钙拮抗。

(七)补液

根据失水及心脏情况,静脉给予等渗液体,每日用量 $2\,500\sim3\,000$ mL,纠正失水,使痰液稀薄。

（八）抗生素

患者多伴有呼吸道感染，应选用抗生素。

（九）纠正酸中毒

因缺氧、进液量少等可并发代谢性酸中毒。可静脉滴注或静脉注射5%的碳酸氢钠，可用下列公式预计常用量。BE指碱剩余。所需5%的碳酸氢钠量＝[正常BE(mmol/L)－测定BE(mmol/L)]×体重(kg)×0.4 式中正常BE(一般以－3 mmol/L计)。

（十）注意纠正电解质紊乱

部分患者可因反复应用β_2受体激动剂和大量出汗而出现低钾、低钠，不利于呼吸肌发挥正常功能，必须及时补充钾和钠。

（郝学军）

第三节　急性肺栓塞

肺栓塞(pulmonary embolism,PE)是以各种栓子阻塞肺动脉系统为其发病原因的一组疾病或临床综合征的总称，包括肺血栓栓塞症、脂肪栓塞综合征、羊水栓塞、空气栓塞等。肺血栓栓塞症(pulmonary thromboembolism,PTE)是来自深静脉或右心的血栓堵塞了肺动脉及其分支所致疾病，以肺循环和呼吸功能障碍为其主要临床和病理生理特征。PTE占肺栓塞的绝大部分，通常在临床上所说的肺栓塞即指PTE。引起PTE的血栓主要来源于深静脉血栓(deep venous thrombosis,DVT)，PTE常为DVT的并发症。PTE与DVT是静脉血栓栓塞症(venous thromboembolism,VTE)的两种重要的临床表现形式。PTE、DVT一直是国内外医学界非常关注的医疗保健问题，在世界范围内发病率和病死率都很高，临床上漏诊与误诊情况严重。美国DVT的年发病率为1.0%，而PTE的年发病率为0.5%，未经治疗的PTE病死率高达26%～37%，而如果能够得到早期诊断和及时治疗，其病死率会明显下降。我国目前尚无PTE发病的准确的流行病学资料。但据国内部分医院的初步统计结果和依临床经验估计，在我国PTE绝非少见病，而且近年来其发病例数有增加趋势。

一、病因

PTE的危险因素包括任何可以导致静脉血液瘀滞、静脉内皮损伤和血液高凝状态的因素，即Virchow三要素。这些因素单独存在或者相互作用，对于DVT和PTE的发生具有非常重要的意义。易发生VTE的危险因素包括原发性和继发性两类。

（一）原发性危险因素

其由遗传变异引起，包括凝血、抗凝、纤溶在内的各种遗传性缺陷。如40岁以下的年轻患者无明显诱因出现或反复发生VTE，或呈家族遗传倾向，应考虑到有无易栓症的可能性。

（二）继发性危险因素

其由后天获得的多种病理生理异常所引起，包括骨折、创伤、手术、妊娠、处于产褥期、口服避孕药、激素替代治疗、有恶性肿瘤和抗磷脂综合征等，其他重要的危险因素包括神经系统病变或卒中后的肢体瘫痪、长期卧床、制动等。在临床上，可将上述危险因素按照强度分为高危、中危和低危因素。

二、临床表现

PTE 的临床症状多不典型,表现谱广,从完全无症状到猝死,因而极易造成漏诊与误诊。

三、诊断

(一)诊断策略

中华医学会呼吸病学分会在《肺血栓栓塞症的诊断与治疗指南(草案)》中提出的诊断步骤分为临床疑似诊断、确定诊断和危险因素的诊断。

1. 临床疑似诊断(疑诊)

存在危险因素的病例,如果出现不明原因的呼吸困难、胸痛、昏厥和休克,或伴有单侧或双侧不对称性下肢肿胀、疼痛等,对诊断具有重要的提示意义。心电图、胸部 X 线检查、动脉血气分析等基本检查,有助于初步诊断,结合 D-二聚体检测(ELISA 法),可以建立疑似病例诊断。超声检查对于提示 PTE 的诊断和排除其他疾病具有重要价值,若同时发现下肢深静脉血栓的证据,则更增加诊断的可能性。

2. PTE 的确定诊断(确诊)

对于临床疑诊的患者应尽快合理安排进一步检查以明确 PTE 的诊断。如果没有影像学的客观证据,就不能诊断 PTE。PTE 的确定诊断主要依靠核素肺通气-灌注扫描、CT 肺动脉造影(CTPA)、磁共振肺动脉造影(MRPA)和肺动脉造影等临床影像学技术。如心脏超声发现右心或肺动脉内存在血栓征象,也可确定 PTE 的诊断。

3. PTE 成因和易患因素的诊断(求因)

对于临床疑诊和已经确诊 PTE 的患者,应注意寻找 PTE 的成因和易患因素,并据以采取相应的治疗和预防措施。

(二)辅助检查及 PTE 时的变化

1. 动脉血气分析

常表现为低氧血症、低碳酸血症、肺泡-动脉血氧分压差($P_{A-a}O_2$)增大,部分患者的血气结果正常。

2. 心电图

心电图的改变取决于 PTE 栓子的大小、堵塞后血流动力学变化以及患者的基础心肺储备状况。当栓塞面积较小时,心电图表现可以正常或仅有窦性心动过速。而当出现急性右心室扩大时,在 I 导联可出现 S 波,III 导联出现 Q 波,III 导联的 T 波倒置,即所谓的 $S_I Q_{III} T_{III}$ 征。右心室扩大可以导致右心传导延迟,从而产生完全或不完全右束支传导阻滞。右心房扩大时,可出现肺型 P 波,在 PTE 患者心电图演变过程中,出现肺型 P 波,时间仅为 6 h。当出现肺动脉及右心压力升高时可出现 $V_1 \sim V_4$ 的 T 波倒置和 ST 段异常,电轴右偏及顺钟向转位等。由于肺栓塞心电图的变化有时是非常短暂的,需要及时、动态观察心电图改变。

3. 胸部 X 线检查

可显示肺动脉阻塞征(如区域性肺纹理变细、稀疏或消失等),肺野透亮度增加;另外可表现为右下肺动脉干增宽或伴截断征,肺动脉段膨隆以及右心室扩大等肺动脉高压症及右心扩大征象;部分患者的胸部 X 线检查可见肺野局部片状阴影、尖端指向肺门的楔形阴影、肺不张或膨胀不全等肺组织继发改变。肺不张侧可见横膈抬高,有时合并少至中量胸腔积液。胸部 X线检查对鉴别其他胸部疾病有重要帮助。

4.超声心动图

其在提示诊断和排除其他心血管疾病方面有重要价值。对于严重的PTE病例,可以发现右心室壁局部运动幅度降低;右心室和/或右心房扩大;室间隔左移和运动异常;近端肺动脉扩张;三尖瓣反流速度增快;下腔静脉扩张,吸气时不萎陷。若在右心房或右心室发现血栓,同时患者的临床表现符合PTE,可以做出诊断。超声检查偶尔可因发现肺动脉近端的血栓而直接确定诊断。

5.血浆D-二聚体(D-dimer)

酶联免疫吸附法(ELISA)是较为可靠的检测方法。急性PTE时血浆D-二聚体浓度升高,但D-二聚体浓度升高对PTE并无确诊的价值,因为在外伤、有肿瘤、有炎症、手术、心肌梗死、穿刺损伤甚至心理应激时血浆D-二聚体浓度均升高。

(三)确诊检查方法及影像学特点

1.核素肺灌注扫描

PTE的典型征象是呈肺段或肺叶分布的肺灌注缺损。当肺核素显像正常时,可以可靠地排除PTE。根据前瞻性诊断学研究(prospective investigation of pulmonary embolism diagnosis,PIOPED),将肺灌注显像的结果分为4类,即正常或接近正常、低度可能性、中间可能性和高度可能性。高度可能时约90%的患者有PTE,对PTE诊断的特异性为96%;低度和中间可能性诊断不能确诊PTE,需进一步检查;正常或接近正常时,如果临床征象不支持PTE,则可以排除PTE诊断。

2.CT肺动脉造影(CTPA)

PIOPED的结果显示,CTPA对PTE诊断的敏感性为83%,特异性为96%,如果联合CT静脉造影(CTV)检查,则对PTE诊断的敏感性可提高到90%。由于CTPA是无创性检查方法,且可以安排急诊检查,已在临床上广泛应用。PTE的CT直接征象是各种形态的充盈缺损,间接征象包括病变部位肺组织有"马赛克"征、肺出血、肺梗死继发的肺炎改变等。

3.磁共振肺动脉造影(MRPA)

对于大血管的PTE,MRPA可以显示栓塞血管的近端扩张,血栓栓子表现为异常信号,但对外周的PTE诊断价值有限。由于扫描速度较慢,故其临床应用受限。

4.肺动脉造影

敏感性和特异性达95%,是诊断PTE的"金标准"。表现为栓塞血管腔内充盈缺损或完全阻塞,外周血管截断或枯枝现象。肺动脉造影为有创性检查,可并发血管损伤、出血、心律失常、咯血、心力衰竭等。致命性或严重并发症的发生率分别为0.1%和1.5%,应严格掌握其适应证。

(四)鉴别诊断

1.肺炎

部分PTE患者表现为咳嗽、咳少量白痰、低至中度发热,同时活动后气短,伴或不伴胸痛症状,化验结果显示血周围白细胞增多,胸部X线检查发现有肺部浸润阴影,往往被误诊为上呼吸道感染或肺炎,但经抗感染治疗效果不好,症状迁延甚至加重。肺炎患者多有明显的受寒病史,急性起病,表现为高热寒战,之后发生胸痛、咳嗽、咳痰,痰量较多,可伴口唇疱疹;查体可知肺部呼吸音减弱,有湿啰音及肺实变体征,痰涂片及培养可发现致病菌,抗感染治疗有效,有别于 PTE。

2. 心绞痛

急性 PTE 患者的主要症状为活动性呼吸困难,心电图可出现 Ⅱ、Ⅲ、aVF 导联 ST 段及 T 波改变,甚至广泛性 T 波倒置或胸前导联呈"冠状 T",同时存在胸痛、气短,疼痛可以向肩背部放射,容易被误诊为冠心病、心绞痛。需要注意询问患者有无高血压、冠心病病史,并注意检查有无下肢静脉血栓的征象。

3. 支气管哮喘

急性 PTE 发作时可表现为呼吸困难、发绀、两肺可闻及哮鸣音。支气管哮喘患者多有过敏史或慢性哮喘发作史,用支气管扩张药或糖皮质激素后症状可缓解,病史和对治疗的反应有助于鉴别支气管哮喘与 PTE。

4. 血管神经性晕厥

部分 PTE 患者以晕厥为首发症状,容易被误诊为血管神经性晕厥或其他原因所致晕厥而延误治疗,要鉴别 PTE 与迷走反射性晕厥及心源性晕厥(如严重心律失常、肥厚型心肌病等)。

5. 胸膜炎

PTE 尤其是周围型 PTE 的病变可累及胸膜而产生胸腔积液,易被误诊为其他原因性胸膜炎(如结核性、感染性及肿瘤性胸膜炎等)。PTE 患者的胸腔积液多为少量,1~2 周自然吸收,常同时存在下肢深静脉血栓形成,呼吸困难,胸部 X 线检查可见吸收较快的肺部浸润阴影,超声心动图呈一过性右心负荷增重表现,同时血气分析呈低氧血症、低碳酸血症等,可与其他原因性胸膜炎鉴别。

四、治疗

(一)一般治疗

胸痛严重者可以适当使用镇痛药物,但如果存在循环障碍,应避免应用具有血管扩张作用的阿片类制剂(如吗啡等);对于有焦虑和惊恐症状者应给予安慰,可以适当使用镇静药;为预防肺内感染和治疗静脉炎可使用抗生素。存在发热、咳嗽等症状时可给予相应的对症治疗。

(二)呼吸、循环支持治疗

1. 呼吸支持治疗

对有低氧血症的患者,可经鼻导管或面罩吸氧。吸氧后多数患者的血氧分压可以达到 10.7 kPa(80 mmHg)以上,因而很少需要进行机械通气。当合并严重呼吸衰竭时可使用经鼻(面)罩无创性机械通气或经气管插管机械通气。但注意应避免气管切开,以免在抗凝或溶栓过程中发生局部不易控制的大出血。

2. 循环支持治疗

针对急性循环衰竭的治疗方法主要有扩容、应用正性肌力药物和血管活性药物。急性 PTE 时应用正性肌力药物可以使心排血量增加或体循环血压升高,同时也可增加右心室做功。临床上可以使用多巴胺、多巴酚丁胺和去甲肾上腺素治疗,三者通过不同的作用机制,可以达到升高血压、提高心排血量等作用。

(三)抗凝治疗

抗凝治疗能预防再次形成新的血栓,并通过内源性纤维蛋白溶解作用使已经存在的血栓缩小甚至溶解,但不能直接溶解已经存在的血栓。抗凝治疗的适应证是不伴血流动力学障碍的急性 PTE 和非近端肢体 DVT;进行溶栓治疗的 PTE,溶栓治疗后仍需序贯抗凝治疗以巩固溶栓效果,避免栓塞复发;对于临床高度疑诊 PTE 者,如无抗凝治疗禁忌证,均应立即开始抗凝治疗,同时进行 PTE 确诊检查。

抗凝治疗的主要禁忌证:活动性出血(肺梗死引起的咯血不在此范畴)、凝血机制障碍、有严重的未控制的高血压、严重肝和肾功能不全、有近期手术史、对于妊娠头 3 个月以及产前 6 周、有亚急性细菌性心内膜炎、有动脉瘤等。当确诊有急性 PTE 时,上述情况大多属于相对禁忌证。

目前抗凝治疗的药物主要有普通肝素、低分子量肝素和华法林。

1. 普通肝素

用药原则是快速、足量和个体化。推荐采用持续静脉泵入法,首剂负荷量 80 U/kg(或 2 000~5 000 U,静脉推注),继之以 18 U/(kg·h)的速度泵入,然后根据活化部分凝血活酶时间(APTT)调整肝素剂量。也可使用皮下注射的方法,一般先静脉注射负荷量 2 000~5 000 U,然后按 250 U/kg 的剂量每 12 h 皮下注射 1 次。调节注射剂量使注射后 6~8 h 的 APTT 达到治疗水平。肝素抗凝治疗在 APTT 达到正常对照值的 1.5 倍时剂量称为肝素的起效阈值。APTT 达到正常对照值的 1.5~2.5 倍时剂量是肝素抗凝治疗的适当范围,若以减少出血危险为目的,将 APTT 维持在正常对照值 1.5 倍的低限治疗范围,将使复发性 VTE 的危险性增加。因此,调整肝素剂量应尽量在正常对照值的 2.0 倍而不是 1.5 倍,特别是在治疗的初期尤应注意。

溶栓治疗后,当 APTT 降至正常对照值的 2 倍时开始应用肝素抗凝,不需使用负荷剂量的肝素。肝素可能会引起血小板减少症(heparin-induced thrombocytopenia,HIT),在使用肝素的第 3~5 天必须复查血小板计数。若较长时间使用肝素,尚应在第 7~10 天和第 14 天复查。HIT 很少于肝素治疗的 2 周后出现。若出现血小板迅速降低或持续降低达 30% 以上,或血小板计数小于 $100 \times 10^9/L$,应停用肝素。一般在停用肝素后 10 d 内血小板开始逐渐恢复。

2. 低分子量肝素(LMWH)

应根据体重给药,每天 1~2 次,皮下注射 LMWH。对于大多数病例,按体重给药是有效的,不需监测 APTT 和调整剂量,但对过度肥胖者或孕妇宜监测血浆抗 Xa 因子活性并据以调整剂量。

3. 华法林

在肝素治疗的第 1 天应口服维生素 K 拮抗剂华法林,作为抗凝维持阶段的治疗。因为华法林对已活化的凝血因子无效、起效慢,所以不适用于静脉血栓形成的急性期。初始剂量为 3.0~5.0 mg/d。由于华法林需要数天才能发挥全部作用,因此与肝素需至少重叠应用 4~5 d,当连续两天测定的国际标准化比率(INR)达到 2.5(2.0~3.0)时,即可停止使用肝素或低分子量肝素,单独口服华法林治疗。应根据 INR 或凝血酶原时间(PT)调节华法林的剂量。在达到治疗水平前,应每天测定 INR,其后 2 周每周监测 2~3 次,以后根据 INR 的稳定情况每周监测 1 次或更少。若行长期治疗,约每 4 周测定 1 次 INR 并调整华法林剂量。

应根据 PTE 的危险因素决定口服抗凝药的疗程:低危人群指危险因素属于一过性的(如手术创伤等),在危险因素去除后继续抗凝 3 个月;中危人群指存在手术以外的危险因素或初次发病找不到明确的危险因素者,至少治疗 6 个月;高危人群指静脉血栓反复形成者或持续存在危险因素的患者,包括恶性肿瘤、易栓症、抗磷脂抗体综合征、慢性血栓栓塞性肺动脉高压患者,应该长期甚至终生抗凝治疗,对放置下腔静脉滤器者终生抗凝。

(四)溶栓治疗

溶栓治疗主要适用于大面积 PTE 病例。对于次大面积 PTE,若无禁忌证可以进行溶栓。溶栓治疗的绝对禁忌证包括活动性内出血和近 2 个月内自发性颅内出血、颅内或脊柱创伤、手术。

相对禁忌证:10~14 d 做过大手术、分娩、器官活检或不能压迫部位的血管穿刺;2 个月之内发生过缺血性卒中;10 d 内胃肠道出血;15 d 内发生过严重创伤;1 个月做过神经外科或眼科手术;有难以控制的重度高血压,收缩压大于 24 kPa(180 mmHg),舒张压大于 14.7 kPa(110 mmHg);近期曾进行心肺复苏;血小板计数小于 $100 \times 10^9/L$;妊娠;有细菌性心内膜炎;有严重的肝、肾功能不全;糖尿病出血性视网膜病变;有出血性疾病等。大面积 PTE 对生命的威胁极大,上述绝对禁忌证亦应视为相对禁忌证。溶栓治疗的时间窗为 14 d 以内。临床研究表明,症状出现 14 d 之内溶栓,其治疗效果好于症状出现 14 d 以上者,而且溶栓开始时间越早,治疗效果越好。

目前临床上用于 PTE 溶栓治疗的药物主要有链激酶(SK)、尿激酶(UK)和重组组织型纤溶酶原激活剂(rt-PA)。

目前推荐短疗程治疗,我国的 PTE 溶栓方案如下。

UK:负荷量 4 400 U/kg,静脉注射 10 min,继之以 2 200 U/(kg·h)持续静脉滴注 12 h。另外可考虑 2 h 溶栓方案,即以 20 000 U/kg 持续静脉滴注 2 h。

SK:负荷量 25 0000 U,静脉注射 30 min,继之以 100 000 U/h 持续静脉滴注 24 h。SK 具有抗原性,故用药前需肌内注射苯海拉明或地塞米松,以防止变态反应。也可使用 1 500 000 U,静脉滴注 2 h。

rt-PA:剂量 50 mg,持续静脉滴注 2 h。出血是溶栓治疗的主要并发症,可以发生在溶栓治疗过程中,也可以发生在溶栓治疗结束之后。因此,治疗期间要严密观察患者的神志改变、生命体征变化以及脉搏血氧饱和度变化等。注意检查全身各部位(包括皮下、消化道、牙龈、鼻腔等)是否有出血征象,尤其需要注意曾经进行深部血管穿刺的部位是否有血肿形成。注意复查血常规、血小板计数,出现不明原因血红蛋白、红细胞浓度下降时,要注意是否有出血并发症。溶栓药物治疗结束后每 2~4 h 测 1 次 APTT,待其降至正常值的 2 倍以下时,开始使用肝素或 LWMH 抗凝治疗。

(五)介入治疗

介入治疗主要包括经导管吸栓碎栓术和下腔静脉滤器置入术。导管吸栓碎栓术的适应证为肺动脉主干或主要分支大面积 PTE 并存在以下情况者:有溶栓和抗凝治疗禁忌证,经溶栓或积极的内科治疗无效。为防止下肢深静脉大块血栓再次脱落而阻塞肺动脉,可于下腔静脉安装滤器。介入治疗适用于下肢近端静脉血栓,而抗凝治疗禁忌或有出血并发症;经充分抗凝而仍反复发生 PTE;伴血流动力学变化的大面积 PTE;近端大块血栓溶栓治疗前;伴有肺动脉高压的慢性反复性 PTE;行肺动脉血栓切除术或肺动脉血栓内膜剥脱术的病例。

(郝学军)

第四节 肺 癌

肺癌是严重危害人类健康的恶性肿瘤之一,并已经成为绝大多数国家癌症患者死亡的主要原因,是全世界目前发病率和病死率最高的癌症。据世界卫生组织(WHO)统计,每年全世界估计有超过 120 万新肺癌患者,死亡约 110 万人,世界上每隔 30 s 就有人死于肺癌。近些年肺癌的发病率呈升高的趋势,尤其是女性肺癌发病率升高的幅度更为明显。在我国大城市中,肺癌的病死率已占恶性肿瘤病死率之首,肺癌成为威胁我国人民健康的恶性肿瘤之一。

一、流行病学

(一)肺癌的流行特征

1.地区分布

肺癌的发病率和病死率均存在明显的地理差异。欧美国家的肺癌发病率和病死率都有较高水平,在亚洲肺癌相对低发,发展中国家肺癌病死率较低。肺癌病死率在我国地理位置上有由北向南、由东向西逐步下降的趋势。

2.时间分布

肺癌在时间分布上的主要特征是其发病率和病死率有不断增长的趋势。尤其进入 21 世纪后,各个国家的肺癌发病率和病死率均维持或上升,特别是在发展中国家增幅显著。

3.人群分布

在性别上,几乎所有国家中男性肺癌发病率和病死率均高于女性。我国男、女性患者肺癌发病率比例为 2.24 : 1。男性肺癌病死率上升早、速度快、幅度大。近几年来,发达国家中女性肺癌病例明显增加,而且增加速度比男性快。在年龄上,肺癌发病率和病死率随年龄增长而上升。肺癌发病率和病死率在种族上、民族上分布不同。女性肺癌患者中,华人妇女较非华人妇女多见。多项遗传流行病学研究显示肺癌具有遗传倾向。

(二)引起肺癌的危险因素

1.吸烟

100 年前肺癌极其少见,而如今已成为世界范围内最常见的肿瘤患者死因。1950 年,学者首次证实肺癌与吸烟相关,这是最重要的历史性突破。1964 年,文献关于吸烟有害健康的宣传使发达国家的吸烟率下降,20 年后肺癌发病率开始有所下降。而同期发展中国家肺癌的发病率正逐年上升。1999 年,发展中国家的男性肺癌发病率为 14.1/10 万,女性肺癌发病率为 5.1/10 万;发达国家男性肺癌发病率为 71.4/10 万,女性肺癌发病率为 21.2/10 万。吸烟是肺癌的重要致病因素,有研究表明约 85% 由环境因素引起的肺癌是由吸烟引起的。吸烟与肺癌危险度的关系与烟草种类、开始吸烟年龄、吸烟年限和吸烟量有关。吸烟量与肺癌有剂量反应关系,戒烟可以减少肺癌发生的危险性。香烟中的尼古丁、一氧化碳和焦油危害较大。其中的一些致癌物质可直接损伤 DNA,引起基因突变、缺失和异常改变等而导致肺癌的发生。

2.环境污染

某些工业部门和矿区职工肺癌的患病率较高,这可能与长期接触或吸入大量放射物质(如铀、镭及其衍化物等)有关。城市中的污染,尤其是空气污染,主要来源于机动车废气、采暖及工业燃烧废物等,查明的致癌物有多环芳烃、脂肪族巯基化合物和一些镍化合物。1994 年抽样调查的数据表明了城市污染与肺癌的关系。女性肺癌的发病率升高与室内局部污染、烟草的烟雾、室内用生活燃料和烹调时油烟所致的污染有关。

(三)其他

机体免疫功能低下,人体正常细胞中的原癌基因和抑癌基因异常改变,失去对细胞调控的平衡能力,可能发生肺癌。营养不良、缺乏维生素、肺部既往感染史、肺癌家族史等均可能与肺癌的发生有一定的关系。

我国地域广阔、人口众多。近年来,随着我国经济的发展和工业现代化的进程,环境污染加重,吸烟人群增加,肺癌的发病率和病死率呈明显上升的趋势。20 世纪 70 年代我国肺癌调整病死率为 7.17/10 万,到 20 世纪 90 年代肺癌调整病死率为 15.19/10 万。2000 年我国肺癌抽样调查结果显示,男性患者病死率为 40.1/10 万,女性患者病死率为 13.48/10 万。自20 世纪90 年代以来,肺癌的流行病学有以下几个特点:①年轻肺癌病例增多;②女性腺癌发病率持续增多,在老年女性中肺泡细胞癌病例增多,男性鳞癌病例减少,小细胞肺癌病例增加;③混合型即多种病理类型癌细胞组成的肺癌病例增加。

预计 21 世纪中叶,中国吸烟人数占全世界吸烟人数的 1/3,肺癌患者的年死亡数将达百万。目前我国人口的吸烟比例要比欧美等发达国家高,67% 的男性吸烟,烟草消费量可能超过所有发达国家的总和,而肺癌最重要、效价比最大的治疗措施就是戒烟。毋庸置疑,戒烟是最好的降低烟草危害的方法,但是多数人很难做到完全戒烟,而上述研究告诉这些人,如果不能完全戒烟,不妨少吸一点,同样也是有益的。

二、肺癌细胞学分类

肺癌起源于支气管黏膜上皮,少数起源于支气管腺体或肺泡上皮。起源于主支气管、肺叶支气管的肺癌称为中心型肺癌。起源于肺段支气管远侧的肺癌和生长于肺的周围部位者称为周围型肺癌。

(一)分类

对于肺癌的组织学分类目前尚无一致的意见。1998 年 7 月,国际肺癌研究协会(IASLC)与世界卫生组织(WHO)按细胞类型将肺癌分为 9 种,分别为鳞状细胞癌、小细胞癌、腺癌、大细胞癌、腺鳞癌、多型性肉瘤样或含肉瘤成分癌、类癌、唾液腺型癌、未分类癌。

临床上常见的为下列类型。

(1)鳞状上皮细胞癌(鳞癌):在各种类型的肺癌中鳞癌最为常见,约占 30%。患者年龄大多在 50 岁以上,男性占多数,多有长期大量吸烟史。鳞癌大多起源于较大的支气管基底细胞增生,常为中心型肺癌。支气管黏膜上皮细胞长期受烟雾等有害物质的刺激和损伤,导致纤毛丧失和基底细胞鳞状化生。鳞癌的分化程度高低不一,生长速度较为缓慢,病程较长,发生转移较晚,通常先经淋巴转移,晚期才发生血行转移。手术切除率较高,鳞癌对放射疗法及化学疗法较敏感。

鳞状上皮细胞癌的形态学特征是细胞大,呈多边形,胞质较多,核染色深。分化程度较高患者的癌细胞呈复层排列,可见到细胞间桥和角化珠;分化程度中等者的细胞大,呈多边形,但无角化球和细胞间桥;分化程度低者的癌细胞呈小圆形或梭形,排列无层次。

电镜检查:见癌细胞具有张力原纤维和大量的桥粒等鳞状细胞的特征。

(2)小细胞癌(未分化小细胞癌):因细胞形态似燕麦粒,又称为燕麦细胞癌。发病率较鳞癌低,在各种类型的肺癌中约占20%小细胞癌。小细胞癌多见于男性,发病年龄较小,多数患者有吸烟史。一般起源于较大支气管,大多为中心型肺癌。此癌分化程度低,恶性程度高,生长快,较早出现淋巴转移和侵入血管,经血行广泛转移到身体远处器官、组织,因此在肺癌中,小细胞癌的预后最差。但小细胞癌对放射治疗和化学治疗较为敏感。

小细胞癌的细胞形态与小淋巴细胞相似,密集成片,常有坏死灶。细胞核大、染色深,一端较尖,形似麦粒,核仁小而多个,胞质很少,胞质内可有嗜银颗粒,能产生5-羟色胺、促肾上腺素等多肽类激素,临床上可出现副癌综合征。小细胞癌可能起源于支气管黏膜上皮中的嗜银细胞。

(3)腺癌:腺癌在各类肺癌中约占50%,大多起源于较小的支气管黏膜分泌黏液的上皮细胞,因此大多数腺癌位于肺的周边部分,呈球形肿块,靠近胸膜。女性患者较为多见,发病年龄较小。一部分病例的肿瘤发生在肺纤维疤痕病变的基础上。腺癌在早期一般没有明显的临床症状,往往在胸部X线检查时发现,表现为圆形或椭圆形分叶状肿块。肿瘤生长较缓慢,但有的病例早期即发生血行转移,淋巴转移发生得较晚。

分化程度较好的腺癌主要由腺体结构组成,具有腺腔或分泌黏膜,有时呈乳头状结构。分化程度低的腺癌可无腺腔结构,癌细胞集聚,呈片状或条索状。腺癌细胞一般较大,胞质丰富,含有分泌颗粒或黏液泡,胞核较大,癌细胞表面可见到丰富的微绒毛。腺癌对放射治疗敏感度差。

电镜检查显示具有腺癌细胞特征且胞质内有嗜锇性板层小体,因此医师认为癌细胞起源于Ⅱ型肺泡细胞。细支气管肺泡癌大多呈孤立或多个圆形结节,癌细胞沿细支气管、肺泡管和肺泡壁生长,常分泌黏液,一般呈单层排列,不侵犯肺泡间隔,因而肺泡结构仍保持完整。

细支气管肺泡癌是腺癌的一种特殊类型,发病率较低,在各类肺癌中约占3%,较多见于女性。细支气管肺泡癌起源于细支气管黏膜上皮或肺泡上皮组织,肿瘤常位于肺野周围部分,分化程度好,生长缓慢。在X线形态上可分为结节型与弥散型。细支气管肺泡癌很少经淋巴或血行转移,但常累及胸膜,产生胸腔积液或经气道广泛播散至其他肺叶,引起呼吸衰竭。少数病例呈弥散性浸润,遍及一个肺段、肺叶或双侧肺,形似肺炎或粟粒性结核。

(4)大细胞癌:此型肺癌十分少见,分为巨细胞癌与透明细胞癌。肿瘤体积较大。恶性度高,较早发生淋巴或血行转移,有时在发生脑转移后才被发现,预后很差。镜检发现癌细胞大,大小不一致,呈多边形、圆形或梭形,癌细胞排列不规则,呈片状或条索状。胞质丰富,胞核大,形态多样,排列不规则,常见分裂象,不具有腺癌或鳞癌细胞的特征。

此外,少数肺癌可以在同一肿瘤的不同部位存在不同类型的肿瘤组织。这些癌灶组织学类型互不相同,或组织学类型虽相同,但病灶的起源部位不同,病变范围亦各自独立。

(二)肺癌的扩散和转移

肺癌的扩散和转移取决于癌细胞的组织学类型和分化程度以及患者的免疫功能状态。一般有下列数种途径。

(1)直接蔓延扩散:肿瘤可向支气管外生长,侵入邻近肺组织,并穿越肺叶间裂侵入相邻的其他肺叶。中心型肺癌蔓延扩展入肺门、纵隔后即可压迫或侵犯淋巴、血管、神经以及位于纵隔的多种器官和组织。靠近肺边缘部位的周围型肺癌则常侵及胸膜,引起胸膜转移及胸膜腔播散。肿瘤的不断生长扩大,可侵及胸壁、胸内其他组织和器官。

(2)淋巴转移:是支气管肺癌常见的扩散途径。癌细胞经支气管和肺血管周围的淋巴管先侵入邻近的肺段或肺叶支气管周围淋巴结,然后根据肺癌所在部位到达肺门或气管隆凸下淋巴结或侵入纵隔或气管旁淋巴结,最后累及锁骨上前斜角肌和颈部淋巴结。

纵隔、气管旁和颈部淋巴结转移,一般发生在肺癌的同侧,左侧肺癌淋巴转移可发生在右肺,即所谓交叉转移。肺癌侵入胸壁和膈面胸膜后,可经淋巴转移到腋下、颈部和上腹部主动脉旁淋巴结。

(3)血行转移:发生血行转移是肺癌的晚期表现。小细胞癌较早发生血行转移。腺癌经血行转移较为多见。晚期鳞状细胞癌经血行转移亦不少见。通常癌细胞侵入肺静脉系统,然后经左心随体循环血流而转移到全身各器官和组织,常见的转移部位有肝、骨骼、脑、肾上腺等。

三、临床表现

肺癌的临床表现与其部位、大小、类型、发展阶段、有无并发症或转移有密切关系。主要临床表现包括以下几方面。

(一)常见临床表现

1. 由原发肿瘤引起的症状和体征

(1)咳嗽:为常见的早期症状,以刺激性咳嗽或咳少量黏液痰为主,多为持续性,且音调较高。

(2)咯血:多为痰中带血或间断血痰,以中央型肺癌多见。侵蚀大血管可引起大咯血。

(3)胸闷,气短:与肿瘤引起支气管狭窄、肿大的淋巴结压迫支气管或隆突、肺部广泛受累、膈肌麻痹、大量胸腔积液和上腔静脉阻塞等有关。

(4)体重下降:常为肺癌的晚期表现,与肿瘤消耗、并发感染和食欲减退等有关。

(5)发热:多为低热,继发感染可出现高热。

2. 肿瘤局部扩展引起的症状和体征

(1)胸痛:肿瘤侵犯胸膜可产生不规则的钝痛或隐痛,于深吸气或咳嗽时加重;侵犯肋骨、脊柱可引起局部压痛;肿瘤压迫肋间神经,疼痛沿肋间分布。

(2)呼吸困难:肿瘤压迫大气管,出现呼吸困难。

(3)咽下困难:肿瘤侵犯或压迫食管,可引起咽下困难,尚可引起气管食管瘘,导致肺部感染。

(4)声音嘶哑:肿瘤直接压迫或转移致纵隔淋巴结压迫喉返神经,可发生声音嘶哑。

(5)上腔静脉阻塞综合征:肿瘤侵犯纵隔,压迫上腔静脉时,上腔静脉回流受阻,产生头面部、颈部和上肢水肿以及胸前部淤血和静脉曲张,可引起头痛、头昏或眩晕等症状。

(6)霍纳综合征:位于肺尖部的肺癌称肺上沟癌,可压迫颈部交感神经,引起病侧眼睑下垂、瞳孔缩小、眼球内陷、同侧额部与胸壁无汗或少汗。也常有肿瘤压迫臂丛神经,造成以腋下为主、向上肢内侧放射的烧灼样疼痛,以夜间为甚。

3. 肺外转移引起的症状和体征

(1)转移至中枢神经系统:可发生头痛、呕吐、眩晕等。

(2)转移至骨骼:特别是肋骨、脊柱、骨盆等,可有局部疼痛和压痛。

(3)转移至肝:可有厌食、肝区疼痛、肝大、黄疸和腹腔积液等。

(4)转移至淋巴结:例如,锁骨上淋巴结(尤其是右侧)是肺癌转移的常见部位,可无任何其他症状。

4.肿瘤作用于其他系统引起的肺外表现

这类肺外表现包括内分泌系统、神经、肌肉、结缔组织、血液系统和血管的异常改变,又称副癌综合征。

(1)肥大性肺性骨关节病:多侵犯上、下肢长骨远端,发生杵状指(趾)及肥大性骨关节病。肺癌骨关节病变,可能为原发病灶发生的内分泌样物质及毒素刺激骨膜增生所致。经化疗或手术切除病灶后上述症状缓解或消失。

(2)库欣综合征:小细胞肺癌或支气管类癌可分泌异源性促肾上腺皮质激素(ACTH),引起皮质醇增多症,2%~5%的小细胞肺癌患者会有这一表现。

(3)抗利尿激素分泌失调综合征:一般来说,约80%的引起抗利尿激素分泌的肿瘤是小细胞肺癌。不适当的抗利尿激素分泌导致水潴留、尿排钠增多以及稀释性低钠血症等,可引起厌食、恶心、呕吐等水中毒症状,还可伴有逐渐加重的神经并发症。

(4)异位促性腺激素:合并异位促性腺激素的肺癌不多,大部分是大细胞肺癌,主要为男性轻度乳腺发育和增生性骨关节病等。

(5)神经肌肉综合征:患者表现为小脑皮质变性,脊髓小脑变性、周围神经病变、重症肌无力和肌病等。发生原因不明,与肿瘤部位和有无转移无关。可发生于肿瘤发生前数年,也可与肿瘤同时发生,在手术切除后尚可发生或原有的症状无改变。可发生于各型肺癌,但多见小细胞未分化肺癌。

(6)高钙血症:可由骨转移或肿瘤分泌过多甲状旁腺激素相关蛋白引起,常见于肺鳞癌。临床表现为嗜睡、厌食、恶心、呕吐、烦渴、多尿和精神紊乱等症状。肺癌切除后血钙水平可恢复正常,肿瘤复发又可引起血钙水平升高。

(7)类癌综合征:可能与 5-羟色胺分泌过多有关。典型特征是皮肤、心血管、胃肠道和呼吸功能异常。主要表现为面部、上肢、躯干的潮红或水肿,胃肠蠕动增强,腹泻,心动过速,喘息,瘙痒和感觉异常等。其主要见于燕麦细胞癌和腺癌。

(二)非典型临床表现

1.无自觉症状肺癌

一部分肺癌患者,开始并没有肺癌的常见表现,如咳嗽、咯血、喘鸣、胸背痛、胸闷、体重减轻和发热等。其中,无呼吸系统症状的约占 13.3%,无任何症状的约占 5.9%。而经详细检查发现约半数已有转移,病灶直径可达 2~7 cm,甚至发现原发灶直径在 1 cm 或更小时已有肺外转移。这些患者往往是因其他疾病就诊或健康体检而被发现的。故对高危人群,尤其对40 岁以上、长期重度吸烟和职业史者,应定期进行防癌或排癌的检查,对有可疑征象时更应该做定期体检。

2.肺癌少见的肺部表现

(1)肺癌并发急性呼吸窘迫综合征(ARDS):肺癌并发 ARDS 并非罕见,多见于老年患者,是导致肺癌死亡的主要原因之一。肺癌合并肺部感染可能是主要诱发因素。此外,还可能治疗后大量肿瘤细胞坏死,释放蛋白酶,破坏肺血管内皮屏障或手术与化疗过程大量输血或输入晶体液,加重心、肺负担,造成老年患者及肺功能不全患者出现呼吸功能失代偿。ARDS 常为多脏器功能衰竭的始动环节,老年肺癌患者的脏器功能多处于衰竭边缘,合并多脏器功能衰竭时,死亡的危险性增加。

随着肺癌发生率增加,大量抗肿瘤药及免疫抑制剂的应用,肺癌合并 ARDS 的病例将会不断出现。提高对该病的认识水平,及时、有效地机械通气,辅以积极的抗感染及皮质激素治疗是缓解症状、降低病死率的重要手段。

(2)肺癌与气胸并存:凡是恶性肿瘤所致的气胸或肺癌与气胸并存,排除其他肺部疾病所致,称为癌性气胸。癌性气胸少见,占气胸的 0.4%~1.0%,占肺癌的 0.1%~4%。癌性气胸的发生机制一般有以下几点:①肺癌病变阻塞细支气管,导致局部肺气肿、肺大疱。②肿瘤本身侵犯或破坏脏层胸膜。③肿瘤坏死,向胸腔破溃。④化疗或放疗使肺表面大量癌细胞坏死,在胸膜腔内压突然增加时诱发气胸。我们认为存在以下情况时应警惕癌性气胸:①气胸患者尤其是肺的高危人群,临床上经有效的胸腔排气及抗感染治疗效果不佳。②气胸与大量血性胸腔积液并存,病程较长。③气胸侧萎陷肺叶内有异常阴影,肺复张后仍不消失。④老年患者气胸久治不愈,胸痛、咳嗽或痰中带血。

(3)以发作性喘息为主的气管肿瘤:气管肿瘤包括原发性和继发性两类,原发性气管肿瘤约占呼吸系统肿瘤的 1%,以恶性肿瘤多见。原发性气管癌系原发于气管至隆突范围的恶性肿瘤,不包括转移至气管和隆突者。

气管和支气管的结构基本相同,但原发性气管癌的发病率远远低于原发性支气管癌,这是由于气管的管腔大,咳嗽及有效的纤毛运动使致癌物质难以在气管内沉积所致。因气管腔较大,且有环状软骨支撑,肿瘤早期无明显症状,随着瘤体的增大,逐渐出现刺激性咳嗽、痰中带血及活动后胸闷、气短等非特异性症状,一般当瘤体占气管内径的 2/3~3/4 时才出现严重的呼吸困难。这些患者共同的临床特征为发作性喘息,发作时可闻及哮鸣音,早期平喘治疗有一定的效果,且胸部 X 线检查无异常,常被误诊为支气管哮喘。故对发作性喘息、伴痰中带血,尤其是因体位改变而诱发或缓解者,体检时在大气道附近可闻及哮鸣音(尤其是吸气性哮鸣音)者应高度警惕原发性气管癌的可能,应及时进行胸部计算机断层扫描(CT)和电子支气管镜检,以免延误诊断。

3. 多原发性肺癌

肺内多原发性肺癌是指肺内产生两个或两个以上病灶的原发性肺癌。Martini 等的诊断标准如下:肺癌部位各异,彼此孤立,均由原位癌起源,肺癌共同的淋巴引流部位无肿瘤侵犯,无肺外转移癌。肺癌的发生可同时,也可异时;肺癌的组织学相同或不同。一般 6 个月以内为同时性,6 个月以上为异时性。同期同侧多肺癌的临床表现与其他的原发肺癌并无差异,而且两个或两个以上病灶同时存在于一侧肺更易误诊或漏诊。临床医师应加强多原发性肺癌的认识,及时地采用以外科手术为主的多学科综合治疗,其疗效与单原发性肺癌相似。

4. 以肺外症状为首发表现

有些肺癌在出现呼吸道症状之前,往往以肺外表现为首发症状,如果对其认识不足,常导致肺癌的误诊和漏诊,延误患者的治疗。故对肺癌高危人群出现以下表现要警惕肺癌的可能,须常规摄胸部 X 线检查或做胸部 CT 等检查。

(1)低血糖:患者表现为出汗、颤抖、心悸、饥饿、焦虑、紧张、软弱无力等交感神经过度兴奋症状、低血糖症状。其原因是胰岛素分泌增加。其见于肺鳞癌,切除肿瘤后可减轻。

(2)癌性肾病:肺癌的肺外表现很多,但以肾病综合征、肾小球肾炎为表现的较少见。据国内文献报道其发生率小于 1%,患者病初仅表现蛋白尿、低蛋白血症、水肿和血脂水平高等,而进行常规治疗效果不好,通过胸部 X 线检查、胸部 CT 等检查发现肺癌。其发病机制目前还不清楚。

（3）溶血性贫血：临床上以肺外表现为首发症状者并不少见，但以溶血性贫血为始发表现的肺癌较少见。患者以黄疸、贫血起病，血常规及血生化检查支持溶血性贫血诊断，但糖皮质激素治疗无效，一般3周左右才出现咳嗽、咳痰等呼吸道症状。血常规及骨髓涂片检查符合癌细胞浸润骨髓所致的骨髓病性贫血，血小板水平进行性下降，在外周血中找到大量的畸形及破碎红细胞，结合凝血功能检查，弥散性血管内凝血（DIC）诊断成立，而胸部CT检查结合痰检癌细胞可诊断肺泡细胞癌。肺癌诱发DIC，DIC所致的全身广泛微血管栓塞使红细胞通过障碍，导致微血管病性溶血。肺癌骨转移时，骨髓中有大量癌细胞浸润，正常造血组织受排挤，造血物质被癌组织利用及受癌组织所产生毒素的影响而出现造血功能障碍，导致骨髓浸润性贫血。

（4）闭经：肺癌引起肺外症状或综合征表现复杂，易误诊。少数肺癌患者以闭经为首发表现，在肺癌病灶切除后很快消失，且月经周期也正常。故对不明原因的闭经或内分泌失调者应做详细的全身检查。发生原因可能与肺癌产生某些特殊的激素抗原和酶有关，尚有待于进一步研究证实。

（5）获得性多毛症：肺癌以获得性多毛症为首发的实属罕见。毛发呈胚胎时期样，纤细柔软，似羊毛，低色素或无色素，从未见黑色或深色。毛发的分布最常见于脸部，特别在眉弓、眼睑毛处、前额、耳、鼻等部位，也见于腋下、肢体、躯干，但手掌、脚掌、耻骨和生殖器周围通常没有。除多毛外患者还可伴其他症状，如烧灼性舌炎、舌的乳头状增生、味觉和嗅觉改变、腹泻、皮肤硬化、黑棘皮病和脂溢性角化症等。首先必须鉴别伴肿瘤的获得性多毛症与遗传或种族因素所致的多毛症；其次还需区别于药物引起的多毛现象，如使用环孢素、链霉素、青霉素、干扰素、可的松等。对多毛症患者，如找不到明确的病因，应重点检查最常发生肿瘤的部位，如肺、结肠、直肠和乳房等，以便早日确诊。

（6）黑棘皮病：黑棘皮病是一种少见的皮肤病，以皮肤色素沉着及绒毛状或乳头状增生为特征，可发生于身体的任何部位。其病因尚不明了。多数发生于恶性肿瘤患者的黑棘皮病可能由肿瘤分泌某些物质所致。这些物质作用于细胞水平，具有胰岛素样活性。国内将黑棘皮病分为五型：良性型、药物型、假性型、综合征型和恶性型。其中恶性型黑棘皮病皮损严重，多于成年后发病，常合并内脏肿瘤。肺癌经有效治疗后皮损有不同程度改善，口服赛庚啶可能有效，其机理可能是抑制肿瘤产物的释放。一般来说，伴发恶性黑棘皮病的肿瘤患者预后差，患者平均存活少于2年。

（7）Trousseau综合征（陶瑟征）：该综合征是由内脏肿瘤引起的上、下肢端特发性血栓性静脉炎，故又称癌性血栓性静脉炎综合征、迁移性血栓静脉炎、特发性复发性血栓静脉炎。最常见的原发肿瘤为胰腺癌，也可见于胃癌、肺癌等。四肢是最常见的侵犯部位，表现为局部疼痛红肿、皮下有红色高出皮肤的短索样、有压痛的结节。可反复发作，呈游走性，持续数月或数年。其发病机制不完全明了，可能是由于肿瘤释放出凝血活酶样物质，造成节段性静脉血栓形成。预后与原发病的恶性程度有关。临床上如反复出现无其他原因可解释的肢端静脉炎时，应考虑到Trousseau综合征的可能。

（8）其他：肺癌患者可出现肺源性骨关节增生病、神经肌肉症状、高钙血症等临床表现，但少部分患者可以这些症状为首发表现。亦有少数患者以抗利尿激素分泌失调综合征为首发表现。通过限水、利尿、补充高渗钠等治疗，电解质紊乱的纠正往往不理想，而化疗后电解质紊乱得以纠正。

5.以肺外转移为主要表现

肺癌发生血行转移较为常见,特别是未分化型肺癌(如小细胞肺癌、大细胞肺癌等)可早期出现血行转移,肺腺癌及肺鳞癌血行转移则较晚。肺癌血行转移的亲器官性不明显,可转移至全身各部位,最常见的是脑、肝、骨骼及肾上腺等,不常见的是肾、胃、肠道、对侧肺、胰腺、甲状腺、脾、脑垂体、心肌、皮肤及骨骼肌等。

肺癌伴心包积液者,并非完全由肺癌转移所致,50%的患者可由特发性、感染性、免疫性和放射性心包炎引起。值得注意的是,有些肺癌在出现呼吸道症状之前往往以肺外器官转移为首发表现,这常给临床诊断带来困难,甚至造成误诊。

(1)中枢神经系统:约10%的肺癌患者出现脑转移,其中约一半患者在出现肺部症状前出现神经系统症状,因而常被误诊为脑血管意外或脑瘤。肺癌引起中枢神经系统的症状主要由脑、脑膜或脊髓转移引起。

常见症状为颅内压增高、中枢定位症状等,脑神经受累也可见,如头痛、恶心、呕吐、精神状态改变、癫痫发作、偏瘫、小脑功能障碍、失语等。脑膜侵犯较少见,其症状与脑转移相似。脊髓转移可产生脊髓压迫,导致截瘫。

(2)皮肤转移:肺癌皮肤转移的发生率为1%~12%。肺癌皮肤转移系血行转移,因此较其他部位肿瘤皮肤转移多见。它是男性皮肤转移癌的主要来源。其病理类型以大细胞肺癌多见,肺鳞癌和小细胞肺癌少见。转移灶可发生于皮肤的任何部位,以胸腹、背部、上肢(如示指等)、颜面(如鼻尖)、头皮常见,下肢、颈部、肩部少见。皮肤转移可能是肺癌最先出现的临床表现,但大多数在皮肤转移的同时,还可发现其他脏器的转移。肺癌皮肤转移是肺癌的晚期表现,患者很少生存半年以上。

(3)眼球转移:肺癌眼内转移罕见,其85%~88%发生在脉络膜,肺癌脉络膜转移率仅为0.046%。脉络膜转移以眼部症状首诊者高达34%,可见本病极易误诊和漏诊。

眼内转移癌有以下特点:①发病率低。眼动脉与颈内动脉呈交叉,脱落的癌栓易直接向上到达颅内而不易流入眼动脉。②多为单眼,以左眼常见。左颈总动脉直接从主动脉弓发出,癌栓直上较从右侧绕过无名动脉更易到颈总动脉。③以脉络膜转移癌为多。可能与脉络膜血供丰富、管腔较大、血流速度慢,癌栓易沉积于此有关。④眼球突出。80%~90%的患者主诉视力下降,伴眼痛、头痛,继发青光眼及视网膜脱落。⑤原发癌多为肺癌(尤其是肺腺癌)及乳腺癌。可能与腺癌易于发生血循环转移有关。往往在眼部出现症状之后才被发现,从开始出现眼症到确诊肺癌多为数周,可达数年。

(4)肩胛骨转移:骨转移为恶性肿瘤晚期常见的并发症,20%~40%的肺癌患者晚期可发生骨转移。由于肺循环的血流丰富,癌细胞可随体循环血流到达全身骨骼系统或通过淋巴系统转移到全身骨骼,也可以直接侵犯肋骨、胸骨和脊柱等。肺癌骨转移主要分布在中轴骨,表现为溶骨性破坏,转移的部位以肋骨最多见,其次为脊椎骨,再次为骨盆、股骨和肩胛骨,但首先以肩胛骨转移出现症状者少见,容易误诊。当发现肩胛骨区疼痛,无论是否扪及肿物,均应申请X线检查,不应满足于颈椎病、肩周炎等诊断,特别是原有肺部慢性疾病患者、老年患者、有长期吸烟史者、近期咳嗽加剧和咳嗽性质变化者。当发现肩胛骨有肿物时,为明确是否为转移性肿瘤,还需行全身骨扫描或局部穿刺检查。此外,肺癌还可见一些罕见部位的转移。例如,Johnson等报告发生广泛转移的肿瘤,除小细胞肺癌及黑色素瘤外,很少累及前列腺。临床上在腹股沟部位发生癌转移结节极为罕见。

四、实验检查

(一)细胞学检查

痰细胞学检查对肺癌的诊断有很大帮助。如果痰标本的收集方法得当,3 次以上系列痰标本就可使中央型肺癌的诊断率提高到 80%,周围型肺癌的诊断率达 50%。

(二)电子支气管镜检

电子支气管镜已被广泛地应用于中央型和周围型肺癌的诊断。对于纤维支气管镜可见的支气管内病变,刷检的诊断率达 92%,活检诊断率达 93%。纤维支气管镜检查的缺点是活检得到标本量较少,偶尔在处理黏膜下深部病变时,活检钳不能夹到恶性细胞,也可出现假阴性结果,若加用针吸检查可提高诊断率。经支气管肺活检可提高周围型肺癌的诊断率。

(三)组织病理检查

这类检查除了电子支气管镜直视下标本检取外,还包括颈部锁骨上和腋窝淋巴结肿大的穿刺或活检术、肺部肿块的经皮穿刺活检术(可在 CT 或 B 超引导定位下进行)。胸腔积液和胸膜病理学检查及胸腔镜下肺内孤立病灶切除等,对诊断有重要意义。对高度怀疑肺癌病例以上检查不能确诊,应剖胸探查。

(四)血清学检查

部分肺癌患者的血清和切除的肿瘤组织中,含有一种或几种活性物质,如激素酶抗原和癌胚蛋白等。癌胚抗原(CEA)、细胞角蛋白 21-1 片段、组织多肽抗原(TPA)、鳞癌细胞抗原(SCC-Ag)、糖类抗原(如 CA-50、CA-125、CA-199 等)被认为对非小细胞肺癌的诊断有一定意义。特异性烯醇化酶(NSE)在小细胞肺癌中的阳性率可达 100%,敏感性为 70%,可考虑作为小细胞肺癌的血清标志物。但上述检查都缺乏特异性,仅供参考。

(五)基因检测

肺癌早期或癌前病变时即已发生多种基因异常,如原癌基因的激活和/或抑癌基因的突变或缺失等,这些异常改变往往先于临床症状出现,并在一定程度上成为早期肺癌的分子标志物。应用基因检测技术对肺癌高危人群,特别是对有家族倾向或重度吸烟伴气道阻塞者的痰(或血液)进行相关基因的检测有助于肺癌的早期诊断,是提高肺癌患者生存率的关键所在。目前研究较多的有 *p53*、*p16*、*Rb*、*K-ras*、*C-myc*、*FHIT* 基因和 *nm*23 转移抑制基因等。

五、器械检查

(一)常见表现

1. 胸部 X 线检查

(1)中央型肺癌的检查结果如下。

直接征象:多为一侧肺门类圆形阴影,当肿物增大,侵犯肺实质时,可见肿物边缘有切迹分叶和毛刺;或为单侧不规则的肺门部肿块,为肺癌本身与转移性肺门或纵隔淋巴结融合而成的表现;肿物与不张的肺组织和阻塞性肺炎并存时,可呈现横 S 形的 X 线征象。

间接征象:由于肿物在气管内生长,可引起气管狭窄,形成局限性肺气肿、肺不张、阻塞性肺炎和继发性肺脓肿的征象。

(2)周围型肺癌:早期周围型肺癌直径小于 2 cm,常呈结节状或局限性斑片状阴影,边缘不清,密度较小,易误诊为炎症或结核。动态观察,阴影逐渐增大,密度增大,呈圆形或类圆形,边缘清楚,常呈分叶状,有切迹或毛刺,常有胸膜皱缩征。如发生癌性空洞,其特点为空洞壁较厚,多偏心,内壁不规则,凹凸不平,一般无液平。

(3)细支气管肺泡癌:有结节型和弥散型。结节型多表现为单个的圆形阴影,与周围型肺癌不易区别。弥散型则有两肺大小不等的结节样阴影,边界清楚,密度较大,有时类似血行播散型肺结核、硅肺等,应鉴别。

2.胸部CT

胸部CT具有普通X线检查无法相比的优点,它的分辨率高,能发现更小和特殊部位的病灶,能够显示直径小于1 cm的早期病灶及普通胸部X线检查不能发现的隐藏部位病灶。CT能显示病灶周围组织和器官侵犯的程度,能显示纵隔和肺门淋巴结的肿大,有助于临床分期,对肿瘤的分期和定位非常重要。

3.胸部磁共振成像(MRI)

胸部MRI能较好地区分软组织和周围血管影,对明确纵隔淋巴结肿大有一定意义,但对肺内组织的分辨率并不比CT强。

(二)非典型表现

1.以囊肿型薄壁空洞为表现的肺癌

囊肿型薄壁空洞肺癌是肺癌的一种特殊类型,较少见。其X线片上表现为圆形或椭圆形空洞,类似囊肿外观,壁薄,但多不均匀,外缘光滑或略呈分叶状,内缘多凹凸不平,可见壁结节,腔内常见液平面或有完整间隔的多房性空洞,远处多有阻塞性肺炎改变。对它的形成机制尚无统一认识。一部分学者认为,它可能由薄层恶性细胞向既存的空洞内生长覆盖而形成;一部分学者认为它由先天性肺囊肿反复感染,囊壁癌变而形成;另有部分学者认为肿瘤发生于细小支气管,形成活瓣性阻塞,远端发生肺大疱,肿瘤沿支气管侵入肺大疱而形成肿块。本病易误诊为肺结核、肺脓肿、肺囊肿等,空洞周围的特点及空洞周围肺野改变有助于鉴别。

有报道称肺大疱患者患肺癌的可能性是无肺大疱者的7倍。肺大疱合并肺癌好发于高龄男性人群,其最大的组织学特征是低分化肺癌较多,大多为鳞癌。临床上症状出现得较晚,发现时多已属于晚期,并给确诊带来一定的困难,预后较差。肺大疱患者合并肺癌,可能系癌组织可造成支气管的狭窄和闭塞,从而引起末梢肺的膨胀而形成肺大疱。同时,肺大疱的囊泡容易潴留人体吸入的物质,这些物质长期刺激则有可能发生癌变或者在囊泡壁的瘢痕炎症基础上癌变。

2.巨大空洞性肺癌

临床上巨大空洞性肺癌甚为罕见,胸部X线检查极易将其误诊为肺脓肿。CT片显示内壁不规则,有大小不等的不规则结节状影,且近肺门部位有团块影,此特点较符合癌性空洞,但其内条索分隔使空洞呈多房性,并有液平,则不易与结核性空洞区别。癌性巨大空洞的发生机制,可能是肿瘤内血管栓塞而致肿瘤缺血、坏死液化或癌细胞分泌蛋白溶解酶使肿瘤液化,这些液化坏死物质经支气管排出,引流支气管活瓣性阻塞,继而空腔扩大,形成空洞。

3.小结节空腔性鳞癌

有些肺癌尤其是鳞癌的病灶小而空腔大,呈囊腔样,壁薄且较均匀、光滑,缺乏恶性病灶的特征,临床上属于非常罕见。临床上对单个小结节病灶的良、恶性鉴别难度较大,但正电子发射断层成像(PET)却有较好的效果,它通过对多种组织及病变的糖代谢状况的差异来区分良、恶性病变。

4.肺炎样表现的肺癌

肺癌常因肿物或淋巴结肿大压迫支气管,造成远端支气管引流受阻,继而出现阻塞性肺炎,特别是上叶前段肺炎。这些患者在临床上往往表现为同一部位的反复发作性肺炎,经多种抗生素治疗,绝大多数患者的病情可以好转,肺部阴影有吸收,甚至少数病例的肺部阴影可以完全吸收。但亦有少部分肺癌患者的肺癌病变组织在 X 线片上表现为密度较小的云絮样改变,呈浸润性病变,常被误诊为肺炎或肺结核。小细胞肺癌有时亦表现为局限性斑片影,但继续发展则形成块状阴影。

5.纵隔型肺癌

纵隔型肺癌是肺癌的一种特殊而少见的类型,表现为纵隔肿块或类似肿块,但原发于肺内,影像学上与纵隔占位性病变十分相似,临床呼吸道症状有时也不典型,一般出现一些压迫邻近器官的症状时才被发现,而且极易被误诊为纵隔肿瘤(如胸腺瘤和淋巴瘤等)。纵隔型肺癌的形成可能与下列原因有关:①中央型肺癌合并肺不张,不张的肺明显缩小,紧贴纵隔,使纵隔增宽。②靠近纵隔胸膜的周围型肺癌在胸部 X 线检查上表现类似纵隔肿瘤。③原发性肺癌较小或位置较隐匿,伴有纵隔淋巴结转移,使纵隔增宽。其中以中央型肺癌多见,好发部位为两肺上叶,病变多邻近前上纵隔和肺门部,常伴有肺不张、肺门上提和横膈抬高。

六、诊断

肺癌的诊断:主要依据好发人群出现咳嗽、咯血或痰中带血、胸闷、胸痛等症状,以及胸部 X 线片或 CT 片上发现肿块影,并根据肿块影的部位选择经电子支气管镜或经胸壁针刺活检。肺癌的最后确诊依赖于细胞学和组织病理检查结果。肺癌诊断后应进行准确分期,以指导临床医师制订合适的治疗计划。

然而,大多数病例临床确诊时已属于中、晚期,失去了手术根治的机会,早期确诊率只有约15%,因而早期诊断、早期治疗显得尤为重要。肺癌早期或癌前病变时即已发生多种基因异常,这些异常改变往往先于临床症状出现。应用基因检测技术对肺癌高危人群,特别是对有家族倾向或重度吸烟伴气道阻塞者的痰(或血液)进行相关的检测有助于肺癌的早期诊断,是提高肺癌患者生存率的关键所在。

七、治疗

肺癌的综合治疗包括手术、化疗、放疗和生物治疗。选择治疗方法时要具体分析患者的全身情况,肺癌病变的部位、大小、范围、病理类型、病程早晚以及肿瘤是否已有转移扩散,考虑如何预防、控制可能发生的转移复发等问题,制订最完善的治疗方案。

其原则如下:①以患者为中心,根据患者的机体状况(特别是细胞免疫功能、骨髓造血功能状况和身心情况)选择合适的治疗方法;②根据肺癌的 TNM 分期、病理类型、细胞分化程度、生物学行为确定个体化治疗方案;③局部和全身治疗的有机结合是综合治疗的核心。

综合治疗的传统模式:①非小细胞肺癌Ⅰ、Ⅱ期及部分ⅢA 期以手术为主,Ⅱ~ⅢA 期术后辅以化疗,如因切除困难而未切净,术后酌情加放疗;②小细胞肺癌Ⅰ期先做手术,术后化疗,Ⅱ~ⅢA 期先化疗 2 个周期,缓解后手术,术后再加 2 个化疗周期;③ⅢB 期和Ⅳ期肺癌,不论是非小细胞肺癌还是小细胞肺癌,均以化疗为主,可辅以放疗。随着大量新的、有效的化疗药物和方案的临床应用,化疗在肺癌治疗中的疗效、地位有了明显的提高,使用的范围也有了较明显的扩大。放疗、化疗联合,应用生物治疗药物可通过加强机体的免疫功能而提高肺癌的疗效。新辅助化疗(诱导治疗)系指对病变范围较大、估计不能手术切除的Ⅲ期非小细胞肺癌患者先通过化疗,待病变缩小后放疗或手术治疗,使不能手术者变为可以手术者。放疗是一种局部治疗,是Ⅲ期肺癌的主要治疗方法。至于在化疗与放疗的综合治疗时,序贯进行,还是同步进行、交替进行,各家报道不一,但医师普遍认为放疗结合化疗的效果较单纯化疗的效果好。有报道称大剂量化疗联合干细胞移植能明显提高小细胞肺癌的化疗效果,并能使部分患者达到临床治愈的可能。

综合治疗可以提高早期肺癌患者的完全缓解率和生活质量;可以使部分中、晚期肺癌患者得到完全缓解或部分缓解,而更重要的是延长了生存期和改善了生活质量。

(一)放疗

放疗是局部杀伤肿瘤病灶的一种手段,是使用高能量的射线(如 X 线等)来杀死或者使癌细胞萎缩的治疗方法。射线可以来自体外(外放疗)或者来自直接放置于肿瘤的放射活性材料(内放疗或者植入放疗)。外放疗是治疗肺癌通常采用的形式。在各型肺癌中未分化小细胞癌对放疗最为敏感,鳞状细胞癌次之,腺癌和支气管腺癌的敏感度更低。在明确诊断时多数肺癌病例的病变范围已较广泛,出现远处转移或因全身情况不良等情况,不适于施行手术治疗,这时应考虑放疗和/或抗癌药物治疗以改善症状和延长寿命。不愿接受手术治疗的肺癌患者,单纯放疗。3 年生存率约为 10%,5 年生存率则降到 3%。姑息性放疗对肺不张、阻塞性肺炎、上腔静脉综合征、骨转移产生剧烈疼痛及脑转移的患者有缓解症状的作用。放疗亦可与手术治疗综合应用。根据肺部癌变的部位和范围,估计手术难度较大的病例,术前放疗可提高手术切除率。未分化小细胞癌若适于施行手术切除,术前先给予放疗可提高疗效。关于术前放疗对于其他类型的肺癌的长期疗效的意见不一,因此,不宜常规做术前放疗。对于手术中肿瘤组织未能全部切除或支气管切端残留癌浸润的病例,可放置金属标记供放疗定位之用。术后放疗可以用于杀死术中看不见而不能切除的小范围癌灶,提高生存率。

放疗可引起倦乏、低热、胃纳减少、骨髓造血机能抑制、放射性肺炎、肺纤维化和肿瘤中央部分形成空洞以及局部皮肤损害等放射反应和并发症,在治疗期中应注意。

下列情况下一般不宜施行放疗:①全身情况不佳,显现恶病质;②高度肺气肿,放疗易引起气胸和呼吸功能代偿不全;③全身或胸膜、肺广泛转移;④癌变范围广泛,大面积放疗后将引起肺纤维化或广泛放射性肺炎;⑤癌性空洞伴有严重感染。

外放疗的胸部不良反应包括轻度皮肤反应、恶心、疲劳、吞咽时疼痛、咳嗽。通常这些不适,短时间后会消失。胸部的放疗可能会造成肺的损伤和呼吸困难。放疗对大脑产生的不良反应通常在治疗 1 年或 2 年后变得最严重,包括头痛和思考困难。

1.术前放疗

其理论依据如下:①清除手术区域以外的亚临床病变,如纵隔内的微小转移灶;②减小肿瘤体积以及与相邻结构组织间的浸润,增加解剖的组织平面;③削弱肿瘤细胞的活力,减少局部种植和远处转移的可能。其预期的益处是提高切除率和远期生存率。但是事与愿违,上述两个预期皆未达到。所以术前放疗综合手术可以说没有使患者受益,临床上已不作为常规采用。

2.术后放疗

将医用放射性同位素(^{125}I, ^{222}Rn)植入开胸检查不能切除的肿瘤中,取得满意的疗效,已由美国纪念斯隆-凯特琳癌症中心的 Hilarisbs 等医师报道。一组 105 例患者中,病死率为

50％（52/105），两种同位素比较，植入^{125}I病例的肿物影消失率与局部控制率均优于植入^{222}Rn病例。9组（包括2 128例）随机试验结果表明术后放疗对生存率有重要损害，使患者的死亡风险相对增加，相当于对2年生存率产生7％的损害，使其从55％减到48％。这种有害性，在Ⅰ～Ⅱ期N_0、N_1病例中表现尤为突出，在Ⅲ期N_2患者中的作用不明显。报告的结论是术后放疗对根治切除的Ⅰ～Ⅱ期非小细胞肺癌患者的生存率有害无益，因此不宜常规采用。报告也提到放射剂量及放射计划不影响结果，也就是说目前尚缺乏某一方案的损害比其余方案的损害都小的依据。作者建议今后只需在Ⅲ期N_2病例中继续试验研究。因为术后放疗对这些晚期患者的作用尚无定论，重复在早期非小细胞肺癌切除病例中做相同的试验已无意义。

（二）药物疗法

1.压疗

抗癌药物有抑制癌细胞的生长繁殖和杀灭癌细胞的作用，临床上可以单独应用于晚期肺癌病例，起姑息治疗作用以缓解症状。在更多的情况下抗癌药物与手术和/或放疗等疗法综合应用，防止肿瘤转移、复发，提高长期生存率。在各种类型的肺癌中未分化小细胞癌对抗癌药物最为敏感，疗效最好，鳞状上皮细胞癌次之，腺癌的敏感度最低。近十多年来，经过实验室研究和临床实践，学者一致认为间歇联合化疗（即按癌细胞类型，结合细胞动力学原理，合理选择几种药物，间隔一定时间，联合应用）可发挥药物的协同作用，延长缓解期，减轻毒性反应，其治疗效果比单用一种药物要好。

常用的药物组合如下：①环磷酰胺、阿霉素、甲氨蝶呤；②环磷酰胺、长春新碱、卡莫司汀、博来霉素；③环磷酰胺、阿霉素、顺铂；④氟尿嘧啶、长春新碱、丙卡巴肼。

最常用于非小细胞肺癌最初的化疗药物联合是顺铂或者卡铂联合以下一种药物：紫杉醇（商品名泰素）、紫杉萜（商品名泰素帝）、吉西他滨（商品名健择）、长春瑞滨（商品名诺维本）、依立替康（商品名开普拓）、依托泊苷（商品名凡毕士、拉斯太特胶囊）、长春碱。用于非小细胞肺癌的化疗或者靶向治疗的二线治疗药物（用于癌症持续生长的药物或者起始化疗后）：单用紫杉萜、吉非替尼（易瑞沙）。

最常用于小细胞肺癌最初联合化疗的药物：①局限期用顺铂和依托泊苷、卡铂和依托泊苷。②扩展期用顺铂和依托泊苷、卡铂和依托泊苷、顺铂和依立替康。

小细胞肺癌复发使用药物：如果在2～3个月复发，则使用异环磷酰胺、紫杉站或者吉西他滨；如果在2～3个月与6个月复发，则使用拓扑替康、依立替康、环磷酰胺/阿霉素/长春新碱（CAV）、吉西他滨、紫杉醇、紫杉萜、口服依托泊苷、甲氨蝶呤或者长春瑞滨；6个月复发，可以重复使用原始化疗药。各种抗癌药物对肺癌的疗效仍较低，症状缓解期短，不良反应较多。如胃肠道反应严重或出现骨髓造血功能抑制，应及时调整药物剂量或暂缓给药。

2.术前、术后辅助化疗

（1）术前辅助化疗：20世纪70年代，对早期生殖细胞瘤应用化疗取得显著疗效，化疗后加用手术清除残存病变的综合治疗使生存率提高。这开启了肿瘤学家将生殖细胞瘤的治疗模式移用于其他实体肿瘤的尝试。多药方案治疗非小细胞肺癌和小细胞肺癌有效后，所谓"新辅助"方法的临床试验迅速展开。最早的新辅助方案由多伦多小组试用在少数小细胞肺癌病例。多药术前化疗，继以手术。术后巩固性放疗。此种综合疗法可以改善早期小细胞肺癌患者的生存率。美国肺癌研究组及其他医学中心将上述方法应用于非小细胞肺癌，回顾性对比发现，综合治疗改善了中位生存期及最终的生存率。随着更多的有效药物问世，单一诱导性化疗的有效率达 70％,完全缓解(CR)率达 10％。回顾性对比发现凡是治疗有效且期别早的病例的生存率,与过去相同期别的单一外科治疗病例的生存率比较均有提高。用诱导化疗作为试验组的Ⅰ阶段临床试验业已在 3 个小规模研究中取得结果。与单一手术组相比,其疗效有显著提高。

目前尚待解决的问题:在临床Ⅰ$_B$期($T_2N_0M_0$)及Ⅱ期($T_1N_1M_0$、$T_2N_1M_0$ 及 $T_3N_0M_0$)中诱导化疗综合手术是否有效;诱导化疗以多少个周期为适宜,目前尚无定论。如果多药物术前诱导的乐观结果在设计周密的前瞻性临床试验中得到证实,将来大部分有根治切除可能的肺癌病例将接受此种综合治疗。

(2)术后辅助化疗:肺癌根治性切除术后辅助单药的方法被证明无效。用药(环磷酰胺、甲氨蝶呤)组与对照组的 5 年生存率相仿(环磷酰胺组 24.9％,环磷酰胺＋甲氨蝶呤组 25.7％)。尚待解答的问题是诱导化疗后,术后辅助化疗有无作用。

(三)免疫疗法

肿瘤患者常呈现免疫功能抑制,而且免疫功能愈低,预后愈差。将免疫疗法作为治疗肺癌的一种辅助措施,可能有助于提高机体对肿瘤的抵抗能力。非特异性免疫疗法有应用卡介苗、短小棒状杆菌、转移因子、干扰素等生物制品或左旋咪唑等药物以激发人体免疫功能。特异性免疫疗法则应用经过处理的自体肿瘤组织,提取抗原或制成疫苗,加佐剂后做皮下接种。此外可应用各种白介素、肿瘤坏死因子、肿瘤核糖核酸等生物制品。

(郝学军)

第五节 急性呼吸窘迫综合征

急性呼吸窘迫综合征(ARDS)是指由心源性以外的各种非内外致病因素导致的急性、进行性低氧血症型呼吸衰竭为特征的综合征群。急性肺损伤(ALI)和 ARDS 具有性质相同的病理生理改变,严重的 ALI 被定义为 ARDS。

一、病因

引起 ARDS 的因素可分为肺内因素(直接因素)和肺外因素(间接因素)。

(1)肺内因素:病毒、细菌等各种病原体引起的重症肺部感染,胃内容物吸入和淹溺等,肺挫伤和放射性损伤等,吸入有毒气体及氧中毒等。

(2)肺外因素:任何原因引起的休克,以脓毒性或败血症性休克和创伤性休克最为常见,还包括重症胰腺炎、大量输血、体外循环、弥散性血管内凝血(DIC)等。

二、临床表现

ARDS 的临床表现复杂多样。基础疾病、肺损伤和同时并发的其他器官功能损害的表现常同时存在。起病急剧,肺部症状多在原发病后数小时到 3 d 出现。患者咳血痰或血水样泡沫样痰,甚至由鼻腔涌出。但早期也可无咳痰,仅有刺激性干咳。呼吸频率高(每分钟超过28 次),或呼吸极度窘迫,伴呼吸三凹征,发绀,且呈进行性加重,并且不能用通常的氧疗使之改善。早期肺底部可听到捻发音,两肺呼吸音粗,随病情进展,两肺可满布中、小水泡音。Connors 等依据 ARDS 的病程、病理生理和临床分为以下 4 期。

1.急性损伤期

原发病后出现呼吸快、过度通气、低碳酸血症。

2.稳定期

急性肺损伤后 6～48 h,呼吸逐渐窘迫,发绀,肺部无(有)体征。

3.急性呼吸衰竭期

呼吸窘迫加重,发绀明显,有低氧血症,两肺有湿啰音或管样呼吸音,X 线片上可见两肺浸润影。

4.终末期

有低氧血症、高碳酸血症,神志改变,X 线片上肺大片浸润、纤维化。

三、辅助检查

(一)肺功能测定

发生 ARDS 时,肺容量、肺活量、残气和功能残气均减少,呼吸无效腔进行性增加,但无呼气流速受限。肺顺应性随病情进展进行性降低。

(二)血气分析

(1)PaO_2:常低于 8 kPa(60 mmHg),即使吸入氧浓度超过 50%,PaO_2 亦很难超过6.7 kPa(50 mmHg)。

(2)氧合指数(PaO_2/FiO_2):急性肺损伤时不大于 39.9 kPa(300 mmHg),ARDS 时不大于 26.7 kPa(200 mmHg)。当氧合指数由 39.9 kPa 逐渐下降至 26.7 kPa 时,应警惕急性肺损伤已发展到 ARDS。

(3)肺泡动脉氧分压差($P_{A-a}O_2$):吸空气时 $P_{A-a}O_2$ 由正常的 1.3～2.7 kPa(10～20 mmHg)上升且可超过 6.7 kPa(50 mmHg)。

(4)肺内分流量(QS/QT):发生 ARDS 时可由正常的 3% 上升到 10%,甚至超过 30%。

(5)$PaCO_2$ 早期多降低,呈呼吸性碱中毒;随病情加重,$PaCO_2$ 可正常或升高,出现呼吸性酸中毒。

(三)胸部 X 线片

发病 24 h 内可无异常发现,或仅有肺纹理增多、增粗,以后逐渐出现两肺斑片状阴影,相互融合,呈毛玻璃样,可波及两肺大部,尤以中外带更为明显,并可见支气管充气征,心影清晰。晚期两肺出现大片高密度影,支气管充气征明显,形成"白肺"征。心影边缘亦不清晰。

(四)血流动力学测定

ARDS 患者平均动脉压升高超过 2.67 kPa,肺动脉压与毛细血 L 管楔压差(PAP-PCWP)增加(高于 0.67 kPa),PCWP 一般小于 1.18 kPa(12 cmH_2O),若达 1.57 kPa(16 cmH_2O),则为急性左心衰竭。

四、诊断

ARDS 的诊断缺乏特异性的检测指标。凡有可能引起本综合征的各种致病因素,一旦出现呼吸改变或血气异常,应警惕本综合征的可能。美国胸科学会和欧洲危重病医学会于

1994 年发表关于 ARDS 的定义和诊断标准,并在我国被广泛介绍和推荐。

中华医学会呼吸病分会 1999 年颁布的诊断标准如下。

(1)有发病的高危因素。

(2)急性起病,呼吸频率高和/或呼吸窘迫。

(3)有低氧血症,在 ALI 时动脉血氧分压(PaO_2)/吸氧浓度(FiO_2)不超过 39.9 kPa(300 mmHg);在 ARDS 时 $PaO/FiO_2 \leqslant 26.7$ kPa(200 mmHg)。

(4)胸部 X 线检查可见两肺浸润阴影。

(5)毛细血管楔压(PCWP)小于 2.4 kPa(18 mmHg)或临床上能排除心源性肺水肿。

凡符合以上 5 项者,可诊断为 ALI 或 ARDS。

五、治疗

(一)病因治疗

原发病的治疗是终止 ARDS 发生、发展的根本措施。应强调的是积极抗休克、有效抗感染(包括全身应用广谱抗生素和局部病灶的清除)、彻底纠正酸中毒等。治疗不仅要着眼于当时的情况,还要对其可能的发展趋势进行预防性的治疗,如多器官损伤的防治等。对于存在病因的高危病例和可疑病例,更应加强血气监测。

(二)改善通气和纠正低氧血症

1.保持呼吸道通畅

措施包括合理湿化、及时吸痰、早期采用面罩给氧,但大多数病例需要机械通气治疗。

2.ARDS 机械通气策略

(1)机械通气:对气体交换和呼吸中枢出现严重损害,但无血流动力学异常的 ARDS 患者,早期实施无创机械通气,可明显减少有创通气的呼吸机相关性肺炎、使用大剂量肌松剂或镇静剂所产生的不良反应。ARDS 患者早期分泌物不多、气道通畅,应尽早使用无创机械通气。无创机械通气无效或病情加重、神志不清时则需行气管插管或切开,行有创机械通气。

(2)肺保护性通气策略:在严重 ARDS 患者中较好的肺组织仅占 20%～30%,若用常规的潮气量,可引起容积气压伤,因而目前在满足患者基本氧合的前提下采用小潮气量通气,对防止大潮气量导致的肺气压伤具有积极的意义。但过小的潮气量常需配合使用较大剂量的镇静剂或麻醉剂,对机体代谢产生不良后果,因而根据病情的特点选择适当水平的潮气量(6～8 mL/kg)对防止容积伤和气压伤均有积极的意义。

(3)呼气末正压(positive end expiratory pressure,PEEP):PEEP 在 ARDS 的机械通气治疗中可促进氧合,防止呼气末肺泡萎陷,抑制炎性介质释放,提高肺顺应性,减轻间质和肺泡水肿;改善通气血流比例(V/Q)失调,改善动脉血氧合。近年研究认为:通过描记压力-容积曲线(P-V curve)判断低位拐点(LIP)的方法是保持最佳 PEEP 水平的有效手段。为改善 ARDS 的氧合功能,呼气末时最佳 PEEP 应大于 LIP+0.2 kPa(2 cmH$_2$O)。但对于肺损伤部位不均或肺实变范围较大的 ARDS 患者可能描记不出 LIP。临床上,PEEP 应逐渐增加,先从 0.3～0.5 kPa(3～5 cmH$_2$O)开始,逐渐增加,每次增加 0.3～0.4 kPa(3～4 cmH$_2$O),使心脏逐渐代偿。脱机时亦应逐渐减压,避免颅内压升高。

因此,应有"最佳 PEEP"或"理想 PEEP"的概念,包括:①最佳的氧合,以 PaO_2 或 PaO_2/FiO_2 为监测指标。②最大的氧运输,以解决组织缺氧,减少多器官损伤的发生。③最佳的顺应性。④最低的无效腔气量与潮气量的比值(V_D/V_T)。⑤最低的肺血管阻力。⑥最低的静动脉血分流率(Q_S/Q_T)。⑦最低的潮气末二氧化碳分压差。⑧最低水平的PEEP(当$FiO_2 \leqslant 0.5$),能使$PaO_2 \geqslant 8$ kPa(60 mmHg)。

(4)肺复张策略(recruitment maneuver,RM):RM在促进肺泡复张、进行性控制开放,改善V/Q、改善氧合等方面具有积极的意义。目前用于临床的RM主要包括高频通气、高水平PEEP、控制性高平台压和间断大潮气量等。其对早期、呼吸系统顺应性较好的患者有效,但对重症患者则应注意其对循环和其他脏器功能的影响,并且患者需要较深的镇静或麻醉,也会带来相关的不良反应。

(三)降低肺动脉压和改善微循环

1.糖皮质激素应用

糖皮质激素应用可减轻过敏、炎症和中毒反应,如抑制多形核白细胞(PMN)聚集和激活,抑制血小板聚集和激活,稳定溶酶体膜,减少各种蛋白水解酶和炎性介质的释放,从而减少肺泡上皮和血管内皮的损伤;增加肺表面活性物质的合成,减轻肺不张。也有学者认为中晚期使用糖皮质激素应用可抑制肺纤维化。但目前关于应用糖皮质激素应用治疗ARDS仍有争议。糖皮质激素的应用指征、时机、剂量、疗程仍需进一步研究。

2.扩血管药

(1)一氧化氮(NO):吸入NO后,能选择性地扩张肺部有通气功能而血流灌注不良区域的血管,改善通气血流比例,提高动脉血氧合水平,降低吸入氧浓度(FiO_2)。NO与血红蛋白有高度亲和力,可迅速结合而灭活,故不扩张血管。一次吸入18×10^{-6} L的NO 40 min后,肺动脉压和肺内分流量均明显下降,PaO_2/FiO_2明显升高,而平均动脉压和心排血量不变。吸入剂量、疗程及对机体的影响,均尚需临床应用的观察。

(2)山莨菪碱:可阻断胆碱能M受体,解除小血管痉挛,改善微循环,改善V/Q比例失调,提高PaO_2,改善组织氧供;能稳定溶酶体膜,减少PMN聚集,防止微血栓形成。一般以$10 \sim 20$ mg静脉注射,每6 h 1次,病情改善后减量或停用。

(3)α受体阻滞剂:可扩张肺小血管,降低肺动脉楔压和肺静脉压,减轻瘀血。例如,将用妥拉唑林$5 \sim 10$ mg加入葡萄糖溶液中,静脉滴注。

(4)肝素:虽然应用尚有争论,但医师多主张在肯定有DIC时使用,静脉注射50 mg,每$6 \sim 8$ h 1次,维持$5 \sim 7$ d。

(四)保持体液平衡

创伤出血过多,宜输新鲜血。限制水的入量,保持水的负平衡(每天出量超过入量500 mL)。为促进水肿消退,应用利尿剂,静脉注射40 mg呋塞米,每6 h 1次。在内皮细胞通透性增加时胶体可渗至间质内,加重肺水肿,故在ARDS早期不给胶体液。若血清蛋白水平降低则应适当补充。提高血浆胶性渗透压,输低盐清蛋白。但有学者反对应用,认为出现ARDS时存在毛细血管渗漏现象,使清蛋白分子漏到血管外,增加间质渗透压,加重肺水肿,故主张在应用糖皮质激素后毛细血管通透性改善了再用。

(五)其他治疗

(1)肺表面活性物质(PS)的应用:直接补充PS可减少肺泡陷闭,增加有效肺泡通气量。现已有以下4种PS用于临床。①天然提取物,是从支气管肺泡灌洗液或羊水中提取的,内含全部脱辅基蛋白。②改良天然制剂,是从支气管肺泡灌洗液或肺匀浆中提取的,仅含低分子脱辅基蛋白。③人工制剂,用天然或人工表面活性剂成分合成,不含脱辅基蛋白。④重组表面活性剂,是用天然磷脂和中性脂肪成分与一种以上的脱辅基蛋白重组而成。但 PS 的临床应用尚不普遍,尚需进一步总结。

(2)氧自由基清除剂和抗氧化剂:主要有超氧化物歧化酶(SOD)、过氧化氢酶(CAT)、谷胱甘肽过氧化酶等蛋白性氧自由基清除剂。谷胱甘肽和 N-乙酰半胱甘肽可减轻氧自由基损伤。维生素 C、维生素 E 均为抗氧化剂,亦有应用报道。

(3)各脏器功能衰竭的防治:如急性肾衰竭,应及早进行血液透析,维持酸碱、水和电解质平衡。急性心力衰竭,应用强心剂,心律失常,予以相应治疗。有肝损害时,应及早予以保肝治疗。应注意适时应用营养支持治疗(如输新鲜血、多种氨基酸等)。

(郝学军)

第六节　急性呼吸衰竭

呼吸衰竭是指各种病因引起气体交换功能严重障碍,在海平面静息状态下呼吸空气时动脉血氧分压低于 8 kPa(60 mmHg)和/或动脉血二氧化碳分压高于 6.7 kPa(50 mmHg)所引起的临床综合征。临床上可将呼吸衰竭分为急性和慢性两类。急性呼吸衰竭多由急性发病因素(如外伤、电击、药物中毒或吸入毒性气体等)所致。

一、病因及发病机制

(一)病因

1.急性 I 型呼吸衰竭

(1)肺实质性病变:各种类型的肺炎包括细菌、病毒、真菌等引起的肺炎,误吸胃内容物入肺、淹溺等。

(2)肺水肿。

心源性肺水肿:各种严重心脏病患者心力衰竭所引起。

非心源性肺水肿:最为常见的是急性呼吸窘迫综合征(ARDS)。

其他:尚有复张性肺水肿、急性高山病等。此类疾病常可引起严重的低氧血症。

(3)肺血管疾病:急性肺梗死是引起急性呼吸衰竭的常见病因。此类疾病来势凶猛,病死率高。

(4)胸壁和胸膜疾病:大量胸腔积液、自发性气胸、胸壁外伤、胸部手术损伤等,可影响胸廓运动和肺扩张,导致通气量减少和/或吸入气体分布不均,损害通气和/或换气功能。临床上常见 I 型呼吸衰竭,但严重者也可为 II 型呼吸衰竭。

以上各种病因所引起的呼吸衰竭早期中,轻者大多为 I 型呼吸衰竭,而晚期严重者可出现 II 型呼吸衰竭。

2.急性 II 型呼吸衰竭

(1)气道阻塞:呼吸道感染、呼吸道烧伤、异物、喉头水肿引起上呼吸道急性梗死是引起急性 II 型呼吸衰竭的常见病因。

（2）神经肌肉疾病：此类疾病患者的肺无明显病变，而是呼吸中枢调控受损或呼吸肌功能减退造成肺泡通气不足，而引起Ⅱ型呼吸衰竭，例如，吉兰-巴雷综合征损伤周围神经、重症肌无力、多发性肌炎、低钾血症、周期性瘫痪等致呼吸肌受累；脑血管意外、颅脑外伤、脑炎、脑肿瘤、一氧化碳中毒、安眠药中毒致呼吸中枢受抑制。

（二）发病机制

呼吸衰竭的发病机制即缺氧和二氧化碳潴留。发病主要与通气不足有关，而缺氧还涉及 V/Q 失调、弥散功能障碍等因素。

1.通气不足

健康人静息呼吸空气时，每分钟消耗 250 mL 左右 O_2，产生 20 mL 左右 CO_2，约需 4 L 肺泡通气量才能有效地保持 O_2 和 CO_2 的动态平衡。肺泡通气量不足即会出现肺泡氧分压降低，二氧化碳分压升高。老年人由于呼吸中枢化学感受器的敏感性降低，以及吸气过程中呼吸力学障碍，生理无效腔增加，更容易影响肺泡通气，发展成二氧化碳潴留和低氧血症。

2. V/Q 失调

有效的气体交换除要求足够的肺泡通气量之外，还依赖于进入肺泡内的气体与血流充分接触。只有每个肺泡每个肺区域的 V/Q 均为 0.8 左右，才能保证最高效率的气体交换。$V/Q>0.8$ 时，则不能充分摄入 O_2 和排出 CO_2，类似于静动脉分流。$V/Q>0.8$ 时，部分气体则无机会与肺毛细血管接触，形成无效通气或称为"无效腔效应"。健康人由于重力影响，也存在区域性 V/Q 的差别。

随着年龄的增长，尤其是进入老年期后，由于肺泡和支气管结构的变化，V/Q 远低于 0.8 的肺单位进一步增多，放大了对 O_2 和 CO_2 气体交换的不利影响。但在临床实践中，V/Q 失调，除非是由严重通气不足引起的，主要造成缺氧，而不引起二氧化碳潴留。原因如下：①缺 O_2 和二氧化碳潴留均刺激肺泡通气和增加血流，由于二氧化碳解离曲线和氧解离曲线的差别，$V/Q>0.8$ 的肺泡可排出量更多的 CO_2，但无法摄取更多的 O_2。②静脉与动脉血氧和二氧化碳分压差分别为 8 kPa（60 mmHg）和 0.8 kPa（6 mmHg），相差悬殊。因此，静脉血分流进入动脉后，动脉血氧分压下降的幅度远较二氧化碳分压显著。

3.弥散功能障碍

弥散功能障碍主要影响氧合功能，因为 O_2 和 CO_2 通过肺泡毛细血管膜的弥散力差别很大，根据二者相对分子质量和在体液中的溶解度计算，前者的弥散力仅为后者的 1/20。老年人的弥散功能呈进一步减退趋势，原因为肺泡腔扩大，肺泡壁微血管逐渐减少，血管内膜出现不同程度的纤维化，遇到致病因素攻击后，只要弥散的距离稍微增加，即会表现出明显的弥散功能障碍，影响氧合功能。但与通气血流比例失调比较，在病理变化引起弥散功能障碍之前，病理变化即已对 V/Q 产生了明显影响，所以 V/Q 失调对氧合功能的影响更重要，是最多见的低氧原因。

4.氧耗量

健康人静息状态下氧耗量变化构不成缺氧原因。成人每分钟氧耗量仅为 250 mL 左右，4 L/min 肺泡通气量即可保持 PaO_2 在生理范围。但在发热、寒战和气道阻力增加（如 COPD 和哮喘等）后明显增加氧耗量时，却可影响肺泡的 PaO_2。寒战发抖时，氧耗量可达 500 mL/min，支气管哮喘重度发作时，氧耗量可达正常人的几倍。如果肺泡通气量不变，随着氧耗量的增加，肺泡氧分压即明显下降。

5.吸入气氧分压

生活在海拔为零地区的健康人,吸入气中的氧分压为 $20\sim21.3$ kPa($150\sim160$ mmHg),可保持 PaO_2 在 $12\sim13$ kPa($90\sim100$ mmHg),即使是高龄老年人,如果无明显心肺疾病,动脉血氧分压也可保持在 6.7 kPa(50 mmHg)以上。因此,吸入气中氧浓度不会成为缺氧的原因。但是居住于高原的居民,由于大气压随海拔升高而降低,肺泡氧分压也相应减少,致使健康年轻人的 PaO_2 也难以达到 8 kPa(60 mmHg)。

由于上述种种原因,这种改变在老年人中会表现得更为明显。另一种引起吸入氧分压降低的情况是环境变化(如火灾时)或有医源性因素,例如,吸入低氧混合气进行检查或在麻醉中错误地给患者吸入低氧气体,均可引起肺泡氧分压降低。

二、临床表现

起病急骤,患者多有脑外伤、溺水、电击、脊髓损伤、神经肌肉接头的病变,并很快出现呼吸减慢或停止,并伴发绀、抽搐、昏迷。具体表现如下。

1.呼吸困难

表现在频率、节律和幅度的改变。例如,中枢性呼气衰竭呈潮式,间歇或抽泣样呼吸。

2.发绀

它是缺氧的典型症状。当动脉血氧饱和度低于 85% 时,可在血流量较大的口唇、指甲出现发绀。

3.精神神经症状

急性呼吸衰竭的精神症状较慢性呼吸衰竭的精神症状明显。急性缺氧可出现精神错乱、狂躁、昏迷、抽搐等症状。急性二氧化碳潴留,$pH<7.3$ 时,会出现精神症状。严重二氧化碳潴留可出现腱反射减弱或消失、锥体束征阳性等。

4.血液循环系统症状

严重缺氧和二氧化碳潴留引起肺动脉高压,可发生右心衰竭,伴有体循环淤血体征。

5.消化和泌尿系统症状

严重呼吸衰竭对肝、肾功能都有影响,例如,蛋白尿、尿中出现红细胞和管型。胃肠道黏膜充血水肿、糜烂渗血或应激性溃疡可引起上消化道出血。

三、辅助检查

(一)实验室检查

(1)血气分析是诊断呼吸衰竭酸碱平衡失调及做出分型以决定治疗方式的必要依据。在单纯高碳酸型呼吸衰竭(通气功能不足)时,其 PaO_2 下降幅度一般相当于 $PaCO_2$ 的上升幅度,如 PaO_2 下降数值明显超过 $PaCO_2$ 的上升数值,则应考虑为并发低氧型呼吸衰竭。单纯 $PaO_2<8$ kPa(60 mmHg),为 Ⅰ 型呼吸衰竭;同时伴有 $PaCO_2>6.7$ kPa(50 mmHg),为 Ⅱ 型呼吸衰竭。pH 低于 7.35 提示失代偿性酸中毒,pH 高于 7.5 提示失代偿性碱中毒,根据原发病及 $PaCO_2$ 和 HCO_3 的改变可判断是呼吸性还是代谢性酸碱失衡。PaO_2、$PaCO_2$、$P_{A-a}O_2$ 等指标是呼吸衰竭时决定行呼吸机治疗、其参数调整及撤机的必需指标与依据。

(2)血红蛋白水平过低(低于 50 g/L)时,缺氧严重也无发绀,而血红蛋白及红细胞增多,则呼吸衰竭常为慢性或伴有急性加重情况。

（3）肾功能改变可发生于呼吸衰竭患者，主要是功能性肾衰竭，由肾血管反射性收缩，肾小球滤过率（GFR）减少所致，进一步影响代谢产物的清除，血浆尿素和肌酐水平升高。

（4）肝细胞对缺氧尤其敏感，低氧血症和高碳酸血症均可引起肝功能损伤，主要表现为丙氨酸氨基转移酶水平升高。

（5）低氧和高碳酸血症可以刺激垂体后叶释放抗利尿激素（ADH），再加上进食少、出汗多，治疗中使用利尿剂，呼吸性酸中毒等原因，导致水潴留和稀释性低钠血症、低渗血症、低钾血症、低磷血症、低氯血症、低钙血症和低镁血症等。

（二）特殊检查

（1）胸部 X 线检查：可了解心肺、胸壁和胸廓等情况，并能发现气胸、胸腔积液、肺不张等异常表现。

（2）心电图：有助于了解有无心律失常，多见窦性心动过速和房性心律失常。

（3）头颅 CT：若呼吸无规律，呼吸困难继发于中枢神经系统病变，可行此项检查，可发现中枢神经系统病变。

（4）肺功能检查：尽管对某些重症患者，肺功能检查受到限制，但肺功能检查有助于判断原发疾病的种类和严重程度。通常的肺功能检查是进行肺气量测定（包括肺活量、用力肺活量的测量）来判断气管阻塞的严重程度。呼吸肌功能测试能够提示呼吸肌无力的原因和严重程度。

四、监护

（一）体征监测

通过物理检查手段对患者的临床情况进行细致检查和连续观察是最简单、最基本和最有价值的监测方法，任何先进监护仪器也无法取代。

1. 呼吸频率

在静息状态下，成人自主呼吸频率超过 20 次/分钟，提示呼吸功能不全；超过 30 次/分钟，需要机械通气治疗；持续超过 35 次/分钟，不宜撤机。呼吸节律改变提示脑干呼吸中枢病变或脑水肿。

2. 脉搏和心率

对呼吸衰竭患者进行连续心电监测。

3. 意识状态

意识状态反映脑血流灌注和氧供情况。脑血流减少初期或轻度缺氧时，表现为兴奋、焦虑和烦躁不安。严重缺氧或低灌注时出现意识模糊、嗜睡或昏迷。

4. 体温

对患者侵入性治疗，机体抵抗力降低，增加感染机会。体温监测很有必要，体温升高时应注意痰液的性状，并进行痰、血、尿或其他体液培养。

5. 观察皮肤黏膜颜色

还原血红蛋白高于 50 g/L 及严重通气血流比例失常时，可出现皮肤黏膜发绀。

6. 胸部体检

观察胸廓运动情况及吸气时有无肋间肌内陷。

（二）水、电解质监测

呼吸衰竭时，仔细评价体液平衡，以避免肺毛细血管楔压过高或脱水。ARDS 患者的肺毛细血管膜通透性增加,发生非心源性肺水肿,应记录每天液体摄入量、尿量、尿比重和体质量。应及时发现和纠正电解质失常。

(三)呼吸功能监测

1.动脉血气分析

它是诊断呼吸衰竭的关键,动态监测有助于判断血液氧合及酸碱状态,指导机械通气和酸碱失常的治疗。

2.脉搏血氧饱和度

脉搏血氧饱和度和 SaO_2 有很好的相关性。通过脉搏容积图可以观察脉搏和末梢情况。

3.呼气末二氧化碳监测

$P_{ET}CO_2$ 与 $PaCO_2$ 有很好的相关性。监测 $P_{ET}CO_2$ 能及时指导调节机械通气,避免通气不足或过度。

4.血流动力学监测

机械通气可影响循环功能,血流动力学监测对危重患者的循环支持和机械通气治疗有重要的意义。

5.组织氧合状况监测

通过血流导向气囊导管可获取混合静脉血标本。混合静脉血氧分压和混合静脉血氧饱和度能反映组织氧合状态。

6.机械通气监测

机械通气期间,经常检查呼吸机与面罩或人工气道是否紧密连接,防止连接脱开或漏气;观察自主呼吸与辅助呼吸是否同步。

(1)潮气量和肺活量:正常成人潮气量为 $5\sim7$ mL/kg,低于 3 mL/kg 时需行机械通气。机械通气期间潮气量降低,提示通气管道系统或人工气囊漏气。肺活量的监测仅适于清醒合作的患者,正常为 $65\sim75$ mL/kg,低于 65 mL/kg 提示呼吸活动受限,$10\sim15$ mL/kg 提示严重呼吸肌无力。

(2)气道压力:气道压力是呼吸系统力学参数之一,其高低与潮气量、气道阻力和肺顺应性有关,气道压力升高是气压伤和循环功能抑制的直接原因。连续监测气道压力变化能指导机械通气。潮气量稳定时,气道压力反映气道阻力和肺顺应性。气道压力升高提示气道梗阻和肺顺应性下降;气道压力降低,则提示呼吸导管系统漏气或连接处脱落。

(3)气道阻力:反映气道压力与气体流速的关系,由气体在气道内流动时摩擦和组织黏性形成。

(4)肺顺应性:由胸廓和肺组织弹性形成,反映肺和胸廓扩张程度。肺顺应性反映气道压力与潮气量的关系。

(5)呼吸形式监测:反映呼吸肌功能和呼吸中枢驱动情况,辅助呼吸肌参与呼吸或胸腹呼吸反常运动提示呼吸肌疲劳。

五、治疗

(一)急性呼衰的治疗原则

先处理缺氧和二氧化碳潴留,然后根据病因来进一步治疗。首先进行急症处理,吸氧,静脉使用呼吸兴奋剂尼可刹米(先静脉注射,再静脉滴注维持),进行无创通气等,必要时建立人工气道,改善缺氧。

注意动脉血 pH,预计短时间内 pH 不能恢复到 7.25 以上,根据患者的 pH 及体重可以静脉滴注碳酸氢钠 125～250 mL,在改善通气后部分慢性阻塞性肺疾病急性发作呼吸衰竭患者的动脉血 pH 随动脉血二氧化碳浓度的降低,很快恢复至正常,但也要注意避免通气过度出现呼吸性碱中毒。建立人工气道以经口腔插管为主,遵循快速、安全、可靠的原则。药物中毒,制剂的使用遵循解毒原则。积极改善缺氧是治疗的核心,包括吸氧、机械通气、使用呼气末正压技术。

吸氧可用普通鼻导管、高流量湿化鼻导管吸氧、面罩吸氧,以及经呼吸机的吸氧等。这些不同的吸氧措施可提供不同的吸氧浓度,但鼻导管给的吸入氧气浓度很少超过 70%。纠正二氧化碳潴留的主要措施是加强通气,包括使用呼吸兴奋剂、无创和有创通气。需要注意的是如果是百草枯导致的呼吸衰竭,要避免吸入高浓度氧,以免增加氧自由基释放而加重肺纤维化。慢性阻塞性肺疾病急性加重,若动脉血 CO_2 浓度较高,在没有机械通气的条件下,也不适合高流量吸氧,而是低流量吸氧,以防加重或引起昏迷。

(二)病因的治疗和支持治疗

针对诱发或导致急性呼吸衰竭的病因积极治疗是患者快速康复的关键。治疗包括肺部感染患者的抗感染治疗,气管内异物的介入治疗,气道痉挛的解痉平喘治疗。心力衰竭导致肺水肿的强心、利尿、扩血管治疗等。患者插管后可给予肠内营养或静脉营养支持治疗。

(三)治疗理念

ARDS 的治疗理念与重症肺炎的治疗理念不完全相同。前者不一定需要机械通气,后者几乎都要使用机械通气,尤其有创机械通气,主要机制是减少肺泡无效腔,扩张塌陷肺泡来改善氧分压。

(四)排除诊断

ARDS 是排除诊断,因此针对急性低血氧症型呼吸衰竭,需要排除充血性心力衰竭、肺间质病变急性发作、弥散性肺泡出血、肺炎型肺癌等疾病。

(五)肺水肿类型

区分肺水肿类型非常关键,尤其对于机械通气的患者。对左心衰竭导致的肺水肿以强心利尿扩血管为主,对 ARDS 导致的肺水肿以机械通气联合合理限制补液,适当利尿为主。

(六)机械通气

掌握无创和有创机械通气的指征,了解呼吸机基本参数设置,了解呼吸机相关并发症,对于呼吸衰竭的机械通气处理有重要意义。

基本原则是 ARDS 患者采用小潮气量通气(6 mL/kg体重),根据滴定选择合适的 PEEP;非 ARDS 患者的潮气量为 8～10 mL/kg 体重。重症肺炎、ARDS 患者呼吸急促,超过 30 次/分钟,考虑镇静、肌松处理,减少人机对抗,减少自发性肺损伤及减少氧耗。

(郝学军)

第七节 哮喘并发呼吸衰竭

重度哮喘加重(或发作)会发展为呼吸衰竭,需要进入重症监护室(ICU)。快速诊断即将发生的呼吸衰竭与适时启动和管理机械通气是十分必要的。重度哮喘的许多特征和慢性阻塞性肺疾病(COPD)的急性加重十分相似。

一、病理生理学

哮喘的特点是气道炎症反应、可逆性气流阻塞和气道高反应。多种因素会导致哮喘加重,如过敏、冷空气、运动和情绪压力等;而哮喘发作后加重有可能是渐进的或突发的。气道炎症的特点是支气管壁炎症、水肿、黏稠分泌物或黏液栓。久而久之,气道慢性炎症和刺激会引起气道重构并危害到气道的可逆性,这是哮喘的一个典型特点。重度哮喘急性发作的快速可逆性可能并不明显。

二、哮喘急性发作

(一)临床体征和症状

重度哮喘急性发作的患者通常表现为气促、喘息和咳嗽。这些症状也可能出现在以下疾病中:心源性哮喘(继发于左心室充血性心力衰竭)、上气道梗阻、肺炎、喉性气喘(声带功能障碍综合征)、过敏反应和慢性阻塞性肺疾病急性加重期。由于这些疾病也可能出现气道高反应性,仅仅从对支气管扩张药的反应上来鉴别这些疾病是十分困难的,甚至有可能存在误导性。

对出现呼吸窘迫症状的患者进行快速、全面的临床评估,对于精确诊断是十分必要的。因此,治疗与诊断评估必须同时进行。重度气流阻塞的临床特征包括休息时呼吸急促、言语无法成句、心动过速、端坐呼吸、大汗、大于(10 mmHg)的奇脉、神志障碍(由二氧化碳潴留或低氧血症导致的)、中央性发绀等。听诊具有误导性,因为凭哮鸣音不能精确地预测气道阻塞的严重性。在一些患者中,进行支气管扩张治疗后哮鸣音消失。哮鸣音减少或者消失("寂静肺")可能是气道阻塞加重的一个预兆。重度持续气道梗阻的哮喘患者呼吸音遥远,无哮鸣音。了解患者基础的临床肺功能测试结果,对于评估患者的病变严重程度非常有帮助。

喘鸣音的出现提示上呼吸道阻塞,需要在以下疾病中进行鉴别诊断:急性会厌炎、喉性气喘(反常声带功能障碍综合征)、过敏反应或血管性水肿所致喉头水肿、异物和恶性肿瘤。喉性气喘是一种临床诊断,有时通过观察到呼吸时反常的声带闭合来确认,尤其吸气时原本声带应该打开,却出现异常闭合。这种患者可能出现类似致命性哮喘加重的症状,也可能同时并发哮喘,这种情况下诊断具有挑战性。

区分重度哮喘急性发作和 COPD 急性加重期是非常困难的。通常来说,有既往吸烟史、慢性咳痰病史、不可逆的气道阻塞性病变、静息状态下血气结果异常以及影像学肺气肿征象等是 COPD 的特点。

(二)气流阻塞的客观指标

除了临床评估,哮喘患者如果能耐受肺功能检查,都应该测量呼气峰流速(PEFR)和/或第 1 秒用力呼气量(FEV_1)。这些测定包括基础肺功能的测定以及应用支气管扩张药 15~20 min 的测定,对于大部分患者来说是非常安全的;但是,患者若临床表现为重度呼吸道阻塞或明显的呼吸衰竭,则应该推迟这类检查,因为这类检查可能会使重度哮喘患者心跳、呼吸骤停。

虽然 PEFR<150 L/min 或 FEV$_1$<1 L 已经提示重度气道阻塞,但是基础肺功能与之对比更有临床意义。PEFR 在 33%～50% 表示重度的哮喘加重,支气管扩张药治疗前 PEFR<25% 或治疗后 PEFR<40% 都表示哮喘加重会危及生命,提示患者需要住院或入住 ICU。

(三)低氧血症

哮喘加重期出现低氧血症的部分原因是气道狭窄引起的通气血流比例失调。黏液栓阻塞致肺泡不通气,产生肺内分流。对于重度气流阻塞患者,除了连续脉搏血氧监测外,还需要获得动脉血气分析结果。

急性哮喘发作期间动脉血气(ABG)的结果可能表现为伴随有低碳酸血症的呼吸性碱中毒及轻至中度低氧血症。由于重度的气流阻塞,正常的或轻度升高的 PaCO$_2$ 预示呼吸衰竭即将发生,此时需要密切观察与有创性治疗。COPD 与哮喘不同,其基础动脉血气多有异常,且出现呼吸衰竭时高碳酸血症更严重。对于患有哮喘病的患者来说,除非考虑并发肺炎或气胸,否则胸部 X 线检查具有局限性。

三、重度哮喘患者的医疗管理

(一)概述

重度急性哮喘患者的管理和慢性阻塞性肺疾病急性加重期患者的管理十分相似。治疗方案包括治疗可逆性支气管痉挛及气道炎症,纠正低氧血症和呼吸性酸中毒,管理分泌物,去除或治疗诱发因素和避免医源性并发症(如气压伤和血流动力学不稳定等)。但是由于两者的病理生理机制不同,治疗方法会有所不同。

(二)支气管扩张药

重复和持续使用短效选择性 β$_2$ 肾上腺素受体激动剂,是治疗重度急性哮喘和 COPD 等疾病导致气道严重阻塞的基石。由于出现急性呼吸窘迫症状的患者很难协调地使用定量吸入器(MDI),因此,用沙丁胺醇治疗时采用喷雾疗法。成人患者静脉应用 β 受体激动剂没有治疗优势,且会导致常见及严重的不良反应。同时需注意大量吸入沙丁胺醇(10～15 mg/h)会导致相似的中毒症状(心动过速、心悸、恶心、呕吐、低血钾、乳酸性酸中毒和心肌缺血)。如果患者对持续应用 β$_2$ 受体激动剂雾化治疗的效果欠佳,或者无法耐受吸入治疗,应该考虑皮下注射肾上腺素或特布他林。在住院治疗中,非 ICU 患者使用 MDI 的效果与雾化疗法的效果相当,但费用更低。

抗胆碱能药(如异丙托溴铵等)可以阻断呼吸道毒草碱受体,引起支气管平滑肌松弛和黏膜下腺体分泌物减少。与单独应用 β$_2$ 受体激动剂相比,β$_2$ 受体激动剂和抗胆碱能药联用可以改善 PEFR 和 FEV$_1$。此外,吸入性沙丁胺醇可以用于解除 β 受体阻滞剂和单胺氧化酶抑制剂所致的急性支气管痉挛。支气管痉挛的治疗必须在体检与数据收集完成前进行。

1. β 受体激动剂治疗

(1)沙丁胺醇 2.5～5 mg,加入 3 mL 生理盐水中稀释,通过喷雾器雾化。

(2)喷雾治疗每 20 min 进行 1 次。

(3)经过 3 次治疗后获益最大。

2.糖皮质激素治疗

(1)皮质醇激素治疗与支气管扩张治疗同时进行。

(2)甲泼尼龙 125 mg,静脉推注,以后以 0.5～1 mg/kg 的剂量静脉推注,6 h 氧疗。

(3)通过实施辅助氧疗纠正低氧血症(保证 $SaO_2 > 92\%$)。

(4)哮喘病患者使用鼻导管吸氧。

辅助通气:针对清醒、有警觉性、血液动力学稳定的患者,尝试面罩通气。否则,通过口腔进行气管插管及机械通气。茶碱类药物(如茶碱等)在目前急性呼吸道阻塞治疗管理中的作用有限。这类药物的作用机制尚不明确,且大量研究表明与 $β_2$ 受体激动剂和皮质类固醇药物相比,茶碱类药物治疗没有额外的获益。然而如果患者长期使用茶碱类药物,在急性发作期仍应继续使用,以作为顽固性严重支气管痉挛的辅助治疗。需要密切注意茶碱类药物的剂量,保持在 8～10 mg/dL。同时应该密切关注患者的中毒症状,包括恶心、呕吐、心律失常和癫痫。

(三)氧疗

通过鼻导管低流量氧疗,急性哮喘发作的低氧血症往往可以纠正,多数患者的血氧饱和度可保持在 90% 以上。孕期患者或并发潜在心脏病的患者的血氧饱和度则应该保持在 95% 以上。

(四)抗生素

前面研究未能证明细菌感染与急性哮喘发作有关。然而,对于并发急性呼吸衰竭的哮喘发作,经常需要经验性应用抗生素,以覆盖常见的社区获得性病原体,如肺炎链球菌、流感嗜血杆菌和卡他莫拉菌等。

(五)其他药物治疗

保持充足的气道湿化是降低气道分泌物的黏稠性和预防支气管黏液栓的重要措施,虽然其有效性尚未被研究证实。应用体位引流等物理治疗方法可以促使黏稠分泌物排出,从而减少黏液栓并改善氧合。N-乙酰半胱氨酸为一种黏液溶解剂,应用该药物进行雾化,在气道分泌物管理上是无效的且可能会诱发支气管痉挛发作。

几乎没有证据支持硫酸镁应用于急性支气管痉挛的治疗。然而,在治疗威胁生命的哮喘过程中,镁剂(2 g,静脉注射超过 20 min)可以作为糖皮质激素和 β 受体激动剂的一种辅助治疗药,镁剂也可用于经 1 h 积极治疗后哮喘症状仍未缓解的患者。

白三烯也是引起哮喘的炎性介质,白三烯受体拮抗剂在门诊哮喘患者中已被证实有效。有限的临床研究表明,白三烯受体拮抗剂能使严重哮喘发作的患者获益。

四、重度哮喘患者的机械通气

哮喘患者如果出现心跳、呼吸骤停的征象,应该立即行气管插管和机械通气。但是很多重度哮喘和急性呼吸性酸中毒的患者经积极药物治疗后症状可明显缓解,从而避免了气管插管机械通气。但当患者经积极药物治疗仍然出现临床症状恶化的征象时,应该立即建立人工气道,行机械通气。这些征象包括血流动力学不稳定、精神状态改变、极度疲倦、高碳酸血症、酸中毒(pH<7.25),或者血气分析提示低氧血症加重。一些研究证明,给哮喘发作的患者应用无创通气可以临床获益,但其证据不充分,其级别不如给 COPD 患者使用无创通气的证据级别。

总的来说,使用大口径(不小于 8 mm)的经口气管插管更有利。因为大口径插管更便于吸痰,可以降低气道阻力,并可能降低鼻窦炎的发生率。此外,哮喘患者多并发鼻息肉,因此经口气管插管的方式更优先。

　动态过度充气(DHI)使重度阻塞性气道病变患者的通气管理更加复杂。重度的气道阻塞会导致呼气时间延长。DHI 时,肺不能在第一次吸气前充分呼气,导致呼气末肺容积逐步扩大,这个现象称为呼吸叠加。当呼气末肺容积超过功能残气量(FRC)的基线时,因为肺内积存气体,肺部进入 DHI 状态。这就导致内源性 PEEP(PEEPi 或 auto-PEEP)的产生,这与功能残气量(FRC)基础上的肺部和胸壁的弹性回缩力有关。

　平台压升高表明机械通气的患者存在 DHI,因为重度气道阻塞病变患者通常是气道峰压升高(气道阻力增加)而不是平台压升高。可以通过在呼气末关闭呼吸机出气口(呼气末屏气)1~3 s 测量 PEEPi,此时可以观察到气道压力的升高。在现代呼吸机中,呼气末内置阀门也有相同作用。对于非肌松的患者,PEEPi 的测量受到患者自主呼吸做功的影响而不可靠。因此,只能估算非肌松患者的 PEEPi。在呼吸机流量-时间曲线中,通过观察吸气起点时的呼气流量可以判断是否存在 DHI。

　DHI 有许多不良后果。气体潴留会使一部分肺组织过度膨胀,而相邻肺部区域塌陷,如果塌陷区域的 V/Q 相比于膨胀区域更低,则会出现低氧血症。DHI 的不舒适性可能导致人机不同步,进而引起 CO_2 产生增加、气道压力增加和高碳酸血症。DHI 可导致胸腔内负压增加,且胸腔内形成负压是自主触发机械通气的前提,动态过度充气会提高患者的胸腔内负压,增加呼吸做功且导致呼吸急促、躁动、无效通气和人机不同步。增加胸廓和胸腔压力会减少静脉回心血量,减少心排血量,同时可诱发全身性低血压,在循环血容量不足的患者中这种表现更加明显。可通过将患者与呼吸机分离,通过简易呼吸球囊以 3~4 次/分钟的频率进行辅助通气而快速诊断由 PEEPi 引起的低血压。这个方法可以保证充足的呼气时间,从而使过度膨胀的肺部压力降低。更重要的是,除了 DHI,急性呼吸衰竭患者出现低血压可能有多种原因,包括镇静、脓毒症、液体摄入不足以及气管插管和肌松药的使用。DHI 提高了气压伤的危险。重度气道阻塞性病变中的高气道压力可造成气道峰压升高,并导致气道压和肺泡压之间的压力梯度增大。由于研究表明相比于气道峰压,平台压与气压伤的风险关系更密切,故目前建议尽量保持平台压低于 2.9 kPa(30 cmH_2O)。

　尽管重度气道阻塞病变且机械通气的患者普遍存在 DHI 和 PEEPi,但两者可能都不会产生明显的临床问题。可以通过一系列措施来延长呼气时间并降低患者的平均胸内压力,进而达到降低 PEEPi 的目的。这些措施包括降低呼吸频率或提高吸气流量,从而减少吸气时间和改变吸呼比(I:E)。一般来说,高吸气流速用于急性重度气流阻塞患者,所以,在降低平台压和 DHI 上,降低静息每分钟通气量(VE)是更有效的。对于存在 PEEPi 的患者,应用外源性 PEEP 改善自主触发并降低气体积存的方法仍然存有争议。

　患有严重 DHI 的患者,可以表现为难治性低氧血症或血流动力学并发症,这些患者会从"气体倾倒"措施受益,因其可充分降低呼吸频率,使积存的气体在机械通气期间短时间内排出。这通常需要对患者深度镇静。平台压降低(容积循环通气)或潮气量升高(压力循环通气)表明"气体倾倒"措施的成功。若平台压持续升高(高于 2.9 kPa),则需要允许患者处于肺换气不足和高碳酸血症的状态。发生中度呼吸性酸中毒,通常都是可以耐受的。若动脉血 pH 降到7.20~7.25,临床医师通常建议静脉应用碳酸氢钠注射液,而不是提高 VE。其他的建议是继续密切关注酸中毒的不良影响。

为了控制 VE 导致的允许性高碳酸血症,要求患者不"触发"呼吸机。这可以通过对患者进行深度镇静来做到。这种深度镇静的方法包括持续静脉注射苯二氮䓬类药物(如劳拉西泮等)或丙泊酚。在许多病例中,完全肌肉松弛对抑制吸气和降低 DHI 是十分必要的。使用神经肌肉阻滞剂时要十分小心且应用时间要尽量短暂。联用大剂量糖皮质激素和神经肌肉阻滞剂超过 24 h,可能增加危重症相关性肌病和延长发病时间的危险。

(郝学军)

第八节 慢性阻塞性肺疾病并发急性呼吸衰竭

由重度慢性阻塞性肺疾病(COPD)急性加重引起的急性呼吸衰竭在重症监护室(ICU)非常普遍。COPD 急性加重期(AECOPD)是指稳定期的 COPD 患者病情持续恶化,急性发病且超过平时发作频率,并且需要除基本治疗外的额外治疗。AECOPD 的主要症状包括呼吸困难加重、咳嗽和痰量增加或脓痰增多等。在 ICU 中,AECOPD 的典型临床表现包括严重呼吸困难、气体交换异常伴或不伴呼吸性酸中毒以及可能需要机械通气等。由于 AECOPD 大部分是由可逆因素引起的,细致的诊疗方案可以产生良好的效果。

一、病因与病理生理学

AECOPD 最常见原因是呼吸道感染,其中大约 50% 是下呼吸道细菌感染引起的。最常见的病原体有流感嗜血杆菌、肺炎链球菌、卡他莫拉菌和铜绿假单胞菌以及肠杆菌科细菌,如大肠埃希菌和肺炎克雷伯菌等。这些常见的分离出来的病原体为 AECOPD 抗生素的选择提供依据(后文会详细论述)。

呼吸道病毒感染也是 AECOPD 发病的重要原因,与细菌感染相比,病毒感染恢复得较慢。鼻病毒是最常见的病毒病原体,但是流感病毒、副流感病毒、呼吸道合胞病毒、冠状病毒和腺病毒也会随着季节变化诱发 AECOPD。将 AECOPD 患者收住 ICU 的适应证如下。

(1)有严重持续的呼吸困难,需要应用大量的支气管扩张药,而 ICU 外则不需要。

(2)有精神状态的改变(意识模糊、昏睡和昏迷)。

(3)尽管经过初步治疗,症状依然严重或有进行性低氧血症、高碳酸血症或呼吸性酸中毒。

(4)需要机械通气支持。

(5)血流动力学不稳定。

非感染性因素包括镇静药过量、空气变应原和空气污染物(如二氧化硫、二氧化氮、悬浮颗粒和臭氧等)。COPD 稳定期患者并发充血性心力衰竭和肺栓塞后可能出现类似 AECOPD 的症状或直接导致急性呼吸衰竭,可能增加应用机械通气的可能。AECOPD 是一种急性炎症反应,痰液的特点为中性粒细胞和巨噬细胞数目增加,若是病毒性感染病例,则痰中可见嗜酸性粒细胞增加。COPD 并发先天性免疫缺陷者更容易并发感染,随后引发气道急性炎症反应。该炎症会造成黏液分泌增加、气道水肿、气道高反应性,从而出现气道直径缩小,产生气流阻塞性改变、动态过度充气和通气血流比例失调等 AECOPD 的特点。AECOPD 患者血清中纤维蛋白原、C 反应蛋白和炎性细胞因子以及趋化因子的含量增加,这也表明 AECOPD 会有全身系统性表现。

AECOPD引起呼吸衰竭的原因多样,感染和炎症反应导致肺泡容积减少(由肺气肿引起)和呼吸力学异常(如膈肌运动减弱或反常运动等),这也是COPD的特点。感染和炎症会引起弹性回缩力进一步减少,并进一步损伤通气和氧合,甚至在一开始即可造成损伤。COPD患者的残气量增加,导致其吸气容积和呼吸储备力下降。结果,为纠正低氧血症而出现代偿性呼吸频率加快,通过这样减少呼气时间而增加气体交换的时间,同时也进一步增加呼吸肌做功,导致呼吸肌疲劳,最终出现呼吸衰竭。

二、临床评估

由于进入ICU的重度AECOPD患者多有临床迅速恶化的风险,因此初步的临床评估非常重要,这样才不会延误挽救生命的治疗。应该简短、直接地阐明任何明显的并发症、起病方式、发病时间以及AECOPD病因的严重程度(如类流感症状或呼吸系统疾病、发热、咳嗽、痰量增多和痰液变为脓性等),任何可能协助诊断的临床特征(如胸痛、端坐呼吸、踝部肿胀和腓肠肌疼痛等)。初步检查评估应该首先关注心肺系统,及时发现并处理低氧血症、血流动力学不稳定、嗜睡、意识模糊和不稳定的呼吸模式(如浅快呼吸、呼吸频率>40次/分钟、辅助呼吸肌的大量动用或胸腹部矛盾呼吸)。在立即处理威胁生命的并发症后,应进一步完善病史和查体。做常规实验室检查,包括动脉血气分析(ABG)、心电图、胸部影像学、痰液细菌培养和药敏试验等检查。尽管AECOPD的临床结果可以预测,但是肺功能测定法在ICU中并不实用,因为ICU患者呼吸窘迫和频繁咳嗽的症状会影响测定的有效性和可重复性。

解读COPD患者的ABG非常具有挑战性,因为这些患者在基础状态时血气分析已经有异常。重度COPD患者基础状态血气分析异常的典型表现为轻、中度低氧血症以及不同程度的慢性呼吸性酸中毒。后者可以通过肾脏重吸收碳酸氢盐来代偿,所以尽管有明显的高碳酸血症,pH却接近正常值。如果可以对比患者稳定期和急性加重期COPD患者的ABG将十分有帮助。也可以通过一个经验法简单地区分急性或慢性呼吸酸中毒。急性呼吸性酸中毒,尤其pH<7.30时,需要考虑或立即进行机械通气。

三、医疗管理

AECOPD的治疗目的包括改善气流和缓解支气管痉挛、减轻急性气道炎症、纠正低氧血症和急性呼吸性酸中毒、管理呼吸道分泌物、识别与治疗诱因、避免医源性并发症(如院内感染或静脉血栓栓塞等)。为了达到上述目的,可以使用多种方法,涉及药物治疗、控制性氧疗、营养支持、呼吸疗法和物理治疗以及机械通气。

(一)支气管扩张药

吸入短效β受体激动剂(如沙丁胺醇等)可以改善支气管痉挛并快速缓解症状,这是初步治疗的主要方式。沙丁胺醇的给药方式:沙丁胺醇2.5 mg+生理盐水3 mL,通过雾化吸入给药或者通过带有间隔装置的定量吸入器(MDI)给沙丁胺醇2～4喷。对入住ICU的重度AECOPD患者,沙丁胺醇初始应用可以按需要每1～4 h 1次,后随着患者的情况改善逐步减少剂量。高剂量(如5 mg雾化治疗)和持续雾化治疗并未提高疗效,不推荐常规使用。对于非ICU的住院患者给予沙丁胺醇,经MDI给药的疗效与雾化吸入的疗效是相当的,但是雾化吸入的方式更适合非机械通气的ICU患者,因为严重呼吸窘迫症状会干扰MDI的给药。机械通气患者更适合应用 MDI 的给药方式,因为将 MDI 放入呼吸回路中即相当于一个间隔装置。沙丁胺醇的不良反应包括震颤、心动过速、恶心、心悸、焦虑、失眠和轻度高血压。少数情况下,吸入大剂量沙丁胺醇(10~15 mg/h)的患者可能会出现乳酸酸中毒、癫痫、快速心律失常和低钾血症等。反常的支气管痉挛很罕见,但是也有报道。

吸入短效 M 胆碱能受体拮抗剂(如异丙托溴铵等)可以减轻支气管痉挛,并且减少气道分泌物。异丙托溴铵的给药方式包括以 500 μg 的剂量混合于 2.5 mL 生理盐水中,通过雾化给药,或者通过 MDI 每次给药 2 喷。典型的给药频率是每 4 h 1 次,若患者的症状缓解,可以减少给药频率。和沙丁胺醇相似,雾化给药通常适用于非机械通气的 ICU 患者而 MDI 给药适合于机械通气的患者。尽管有研究发现对于稳定期 COPD 的患者,相比于单用沙丁胺醇,异丙托溴铵联合沙丁胺醇在支气管扩张方面更有优势,但是这个研究结果并不能在 AECOPD 患者中可重复地观察到。异丙托溴铵和沙丁胺醇因为其互补机制仍然经常联合使用,其中沙丁胺醇起效快而异丙托溴铵作用时间更久。异丙托溴铵的不良反应有口干、咽喉炎、恶心、闭角型青光眼恶化以及很少见的尿潴留。

茶碱类药物(如茶碱和氨茶碱等)是治疗稳定期 COPD 的一种选择,但是并不推荐在 AECOPD时使用,因为茶碱类药物的治疗效果一般,作用机制不明确且不良反应发生率高。不良反应包括恶心、呕吐、癫痫、震颤、心悸和心律失常等。多项研究表明,与标准治疗方案(即 β_2 受体激动剂和糖皮质激素单用或联合应用)相比,茶碱类药物没有临床获益。同样,长效 β 受体激动剂(如福莫特罗和沙美特罗等)和长效 M 胆碱能受体拮抗剂(如噻托溴铵等)在稳定期 COPD 患者中具有更明确的作用,但是它们在 AECOPD 病例中的作用尚未被证明,且不能代替短效药物。

(二)糖皮质激素

糖皮质激素(如甲泼尼龙和泼尼松等)可以减少与 AECOPD 相关的急性炎症,从而改善肺功能,提高治疗成功率并缩短住院时间。最佳糖皮质激素的药物种类、剂量和疗程尚未确定。尽管许多研究表明,对于 AECOPD 住院患者来说,口服、吸入和静脉使用糖皮质激素是等效的,但是这些研究未纳入收住 ICU 的重度 AECOPD 患者,而大部分指南推荐这部分患者静脉使用糖皮质激素。甲泼尼龙的初始给药方案为每 6 h 静脉注射 0.5~1 mg/kg,但是推荐在2~3 d 逐步减量至每 12~24 h 给药,目的是降低糖皮质激素的急性不良反应,如高血糖症、精神症状、失眠症、液体潴留、低血钾和消化性溃疡等。由于大剂量糖皮质激素(如每 6 h 应用 1.5~2 mg/kg 甲泼尼龙)并不能提高疗效反而会增加不良反应,因此不推荐使用。患者的临床症状改善后,改为口服糖皮质激素,随后在 2 周内逐渐减少至可耐受剂量。

(三)抗生素

根据现有证据,所有重度 AECOPD 患者均需要使用抗生素,尤其是存在脓痰或需要机械通气的患者。虽然抗生素作为糖皮质激素的补充治疗方案尚未被证明可使临床获益,但抗生素可以降低 AECOPD 的病死率并提高治疗成功率。同糖皮质激素一样,最佳的抗生素药物、给药途径和疗程都尚未明确。抗生素的选择应该覆盖常见的病原微生物:流感嗜血杆菌、肺炎链球菌、卡他莫拉菌等,在复杂患者中还需要覆盖铜绿假单胞菌和大肠埃希菌、肺炎克雷伯菌等肠杆菌科细菌。如果可以,抗生素的选择应尽可能参考当地细菌耐药种类。除此之外,应该根据痰培养和药敏结果来选择抗生素覆盖范围。尽管抗生素治疗的理想疗程尚未明确,且各种药物的疗程均不一样,但研究表明 5~7 d 的短疗程所产生的效果与长疗程所产生的效果相当,但是短疗程的不良反应更少。

(四)氧疗

合理应用氧疗可以维持患者的动脉血氧饱和度为 90%～93%。不能将血氧饱和度的目标设置得过高,因为部分 COPD 患者的氧疗浓度过高可加重高碳酸血症。出现高碳酸血症的部分原因为缺氧性肺血管收缩得到纠正,导致高二氧化碳分压的低通气肺泡单位得到更多的血流灌注。除此之外,相比于脱氧血红蛋白,氧合血红蛋白与二氧化碳结合力更低,所以氧疗促使二氧化碳与血红蛋白分离,造成血液中二氧化碳分压升高(霍尔丹效应)。缺氧促使的呼吸驱动只起到很小的作用。考虑到加重高碳酸血症的风险,在 COPD 患者中应该采用控制性氧疗方案。因为相比于鼻导管给氧,文丘里面罩提供的 FiO_2 更精确、更恒定,而鼻导管给氧即使应用恒定的氧流量,其 FiO_2 的决定因素还包括患者的静息每分钟通气量,因此,文丘里面罩可作为非机械通气患者氧疗设备的优先选择。但是,严重呼吸困难患者大多能更好地耐受鼻导管而不是面罩。任何情况下,应持续监测 AECOPD 患者的脉搏血氧饱和度,而且至少在调整氧疗方案后 15～30 min 需要监测动脉血气分析。注意在监测 AECOPD 患者时静脉血气分析结果不可信。最重要的是,不能因为要预防高碳酸血症而使机体处于低氧血症的状态,也就是说,应保证充足的氧合,治疗后续的急性高碳酸血症。

(五)机械通气支持

对于极重度 AECOPD 患者,机械通气支持可以用来缓解呼吸困难、改善气体交换,降低急性呼吸衰竭所致发病率和病死率。机械通气时需要逐步调整呼吸参数来纠正高碳酸血症至 $PaCO_2$ 基线水平,而不是处于正常范围。肾通过排泄碳酸氢盐缓冲慢性呼吸性酸中毒,短期内过度纠正慢性高碳酸血症患者的 $PaCO_2$ 水平可能导致严重的碱血症。这将反过来干扰辅助通气参数的下调和机械通气的撤离。

机械通气的适应证如下:呼吸窘迫伴随非持续性的呼吸(如浅快呼吸、大量动用辅助呼吸肌、吸气时锁骨上窝或肋间凹陷或胸腹部矛盾呼吸运动等),或伴随严重或恶化的换气功能障碍导致的难治性低氧血症,或经积极的药物治疗仍然存在明显的急性呼吸性酸中毒。如果动脉 pH<7.25 且并发高碳酸血症,则需立即行机械通气。

如果没有禁忌证,对需要机械通气的 AECOPD 患者应该首先考虑进行无创通气(NIV),这可以通过持续气道正压面罩连接到压力循环的辅助呼吸机或标准的呼吸机来实现。一些随机对照试验表明并发急性呼吸衰竭的 AECOPD 患者应用 NIV 要优于有创通气。无创通气可以缓解症状,改善呼吸性酸中毒,减少气管插管的需要,缩短住院时间和降低短期病死率。NIV 的一个重要优势在于可以减少镇静药的使用,而镇静药本身会减弱 AECOPD 患者的通气功能。此外,可以根据患者病情的变化,便捷地启动或关闭无创通气。急性生理和慢性健康评估(APACHE)Ⅰ 评分值较低,提示疾病严重程度较低,低龄、配合好、漏气量少以及治疗最初几个小时内病情改善均提示 NIV 救治的成功率较高。NIV 不适用于血流动力不稳定、原有颅面骨畸形、面部烧伤、有意识障碍或高误吸风险的患者。此外,无创通气在严重呼吸性酸中毒(pH<7.1,$PaCO_2$>90)的患者中最有可能失败,可能的原因是这类患者多并发意识障碍。所有采用 NIV 辅助治疗的患者,一开始都需要仔细监测,通过在治疗开始后 2 h 内反复进行动脉血气分析,记录呼吸性酸中毒改善的情况来评估无创通气的疗效。

当 NIV 失败或存在禁忌证时,应该采用气管内插管和有创机械通气。重度 AECOPD 患者的气道阻塞性病变造成呼气相明显延长,因此,有极大的出现动态肺过度充气和呼吸机相关性肺损伤的风险。

此外,在呼气期间小气道塌陷会造成气体在相关肺组织残留。结果,在下一次呼吸开始前,肺部气体不能完全排空,最终导致呼气末肺容积增加并形成内源性呼气末正压(PEEPi)。当吸气末期或平台压超过 2.9 kPa(30 cmH$_2$O),潜在的肺泡牵张性损伤的风险增加,并引起局部和全身炎症反应。即使平台压低于 2.9 kPa(30 cmH$_2$O),高潮气量也会引起肺泡牵张性损伤。因此,推荐用潮气量 5~7 mL/kg 预测体重来降低肺过度扩张和呼吸机相关性肺损伤的可能。入住 ICU 需要有创机械通气的重度 AECOPD 患者,需要严密监测 PEEPi 并通过调整呼吸机参数尽量降低其带来的不良反应。

除此之外,存在慢性代偿性呼吸性酸中毒基础的 COPD 患者,可能有潜在的慢性通气失败风险。这以住院时或基础血碳酸氢盐水平升高为特征,而碳酸氢盐可以用来计算患者基础水平的 PaCO$_2$ 值。过度纠正患者存在的基础的代偿性呼吸性酸中毒 PaCO$_2$ 水平,将会导致急性碱中毒/碱血症和尿中碳酸氢盐排出增多(失去肾代偿基础高碳酸血症的能力)。因此,当尝试降低机械通气参数或撤机时,可能发生酸中毒。为了避免呼吸机相关性肺损伤和酸碱平衡紊乱,应该保持患者的 PaCO$_2$ 不低于基础水平,同时保持 pH 为 7.35~7.38。

(六)其他治疗方案

AECOPD 的治疗上已经有很多辅助治疗手段,包括胸部物理治疗(即体位引流)以便排出黏稠分泌物,应用黏液溶解药或抗氧化药,例如雾化(或通过气管内导管直接气管内给药)N-乙酰半胱氨酸,以及使用神经肌肉阻滞剂防止人机不同步,使用氦-氧混合气降低气道阻力,甚至使用体外膜氧合器(ECMO)与体外二氧化碳排除装置(ECCO$_2$R)等设备。

然而,目前仍然没有对照试验证明上述治疗措施对于 AECOPD 是有效的,且大部分措施存在不良反应。因此,目前没有任何一种治疗手段被推荐常规使用。然而,对于 ICU 患者,辅助治疗措施对于预防发生并发症(如静脉血栓栓塞、消化性溃疡和院内感染等)都是有效的。除此之外,对于主动吸烟患者,尼古丁替代疗法可以有效减轻戒断症状。

四、预防

尽管在 ICU 中处理重度 AECOPD 引起的急性呼吸衰竭必须首先考虑急性、威胁生命的情况,但同样重要的是,应该认识到危重病患者入院后,向其阐明预防措施的重要性可以降低长期病死率。在危重病的恢复期,曾吸烟的 COPD 患者更容易接受戒烟的建议,也更容易接受药理和非药理性戒烟教育与指导。除此之外,医疗团队应该确保在出院前患者已经注射了更新过的流感和肺炎疫苗。研究数据表明门诊患者正规使用长效抗胆碱能药物,长效 β 受体激动剂以及联合使用吸入性糖皮质激素和长效 β 受体激动剂均能降低发作频率,长期维持性的药物治疗是非常有必要的。除此之外,询问患者如何使用门诊药物,询问是否存在依从性不佳、给药方案是否恰当,吸入方法是否最佳等,需要在出院前及时纠正不恰当的做法。急性呼吸衰竭的康复也自然为患者及其家属提供了进一步指导治疗的机会,这样就可以规范地向他们传达当危重疾病发生时维持生命的治疗方法。最后,COPD 患者从急性呼吸衰竭中康复后,营养不良和耐力下降十分普遍,临床医师应该建议 COPD 患者和家属咨询临床营养学家,且在患者出院时制订门诊肺病康复计划。

(郝学军)

第九节　深静脉血栓形成和肺栓塞

深静脉血栓形成(DVT)和肺栓塞(PE)是静脉血栓栓塞症(VTE)在疾病发展过程中的不同表现,两者合称为静脉血栓栓塞症(VTE)。PE 的临床表现是多变的、非特异性的,尤其对那些原先并发心肺基础疾病的重症监护病房(ICU)危重患者更是如此。这些千变万化的临床表现或许能部分解释为什么 PE 仍然是 ICU 死亡患者尸检最常见的意外发现之一。本节描述了危重患者肺动脉栓塞的病理生理、诊断、预后和治疗,同时拓展了大面积及次大面积肺动脉栓塞的管理。

一、病理生理学

无论在肺还是深静脉,静脉血栓形成都始于淤血或损伤静脉的微血栓。血凝块阻塞血流,促进了远端血管的损伤和血栓的延伸。当血栓向近端静脉延伸到达腘静脉或腘静脉以上时,血栓可能栓塞肺循环。血栓的存在除了导致循环的机械性梗阻外,还可以引发血管活性物质的释放,而且,在 PE 患者中还能引起 5-羟色胺(5-HT)等支气管活性物质的释放,这些物质能加剧 V/Q 失调。

肺循环梗阻增加了右心室(RV)后负荷,使右室张力升高,并可能导致 RV 扩张、功能障碍以及冠状动脉灌注下降而缺血。与此同时,PE 引起的肺循环 V/Q 失调导致了低氧血症。在氧供减少的情况下并发 RV 氧耗增加将可能导致急性心力衰竭,这很可能就是大面积 PE 患者突然死亡的原因。RV 压力和容量的骤然改变亦能累及左心。当 RV 膨胀变硬时,室间隔将变平甚至呈弓形凸入左心室(LV),从而改变左心舒张期的压力-容量特征。这一现象可被超声心动图发现,常被称为"D"字征,这是因为室间隔的变平导致 LV 在胸骨旁短轴切面上呈现为"D"字形。卵圆孔未闭(PFO)时,右心房和右心室压力的急性升高可导致血液由右向左分流,这种情况可导致顽固性低氧血症,也可以出现静脉系统来源的血凝块跨过未闭的卵圆孔,导致动脉闭塞的反常情况(如脑栓塞等)。

绝大多数威胁生命的 PE 并发症源于心血管损害,但 PE 也同时损害了气体交换。这主要是由于在肺循环无灌注或者低灌注区的生理无效腔增加。无效腔的增加通常表现为气促和静息每分钟通气量增加,也可表现为动脉血二氧化碳分压($PaCO_2$)的升高或者 $PaCO_2$ 的假性正常(尽管静息每分钟通气量实际是增加的)。例如,当一个患者呼吸频率超过每分钟 30 次时,即使其动脉血气(ABG)$PaCO_2$ 处于 5.1~5.3 kPa(38~40 mmHg)的正常范围内,仍应被认为是异常的,且应高度怀疑存在 PE 或其他增加无效腔的疾病。V/Q 失调导致了低氧血症,机体可通过适当增加氧供来代偿。严重的顽固性低氧血症很罕见,但往往预示存在显著的循环障碍(休克),从而导致混合静脉血氧饱和度降低,或者是存在 PFO 引起的右向左分流,或并发肺部疾病,如慢性阻塞性肺疾病(COPD)或肺炎。

二、危险因素

危重病往往并发由制动及反复的血管损伤所致的并发症,这是 VTE 的一个重要危险因素,也是一个被认为可预防的因素。除此之外,明确的获得性危险因素包括高龄、恶性肿瘤、手术或外伤导致的血管损伤、脊髓损伤、妊娠和产后期、肥胖症、COPD、制动、某些药物、静脉内导管、有 VTE 病史。危险因素也可能是遗传性血栓症,如遗传性蛋白 C 或蛋白 S 缺乏、抗磷脂抗体综合征或 V 因子突变等。一个或更多的危险因素与评估患者 VTE 可能性密切相关，这些都包含在诊断评分系统内。

三、临床表现

DVT 的症状相对简单。小腿或大腿的疼痛或肿胀，是下肢 DVT 的特点。上肢 DVT 在全部 VTE 中所占的比例甚小，却是危重病患者 DVT 的重要构成部分，大多数病例(超过75%)与留置导管、心脏装置(起搏器/除颤器)或癌症有关。可表现为上肢肿胀或红肿，但有时上肢血栓仅仅在无法置入深静脉导管或导管内注射或回抽失败时才被发现。与下肢 DVT 相比，虽然急性上肢 DVT 的发生率较小，但也可导致有症状的 PE。无论 DVT 的位置在何处，在后来 3 个月内发生肺动脉栓塞的比例是相同的，因此，抗凝药疗程也应该相同的。

PE 的临床表现非常多变，呈非特异性。多数 PE 患者表现为气促，常起病迅速，而将近20%的患者仅表现为活动后气促，其他的则在仰卧时气促表现最明显(端坐呼吸)。胸膜炎性疼痛很常见(40%的患者)，但也可以出现非胸膜炎性疼痛。将近 1/3 的患者可出现喘息或咳嗽，当患者并发心肺基础疾病时则更常见。咯血则不多见，且咯血量往往较少，在上面提到的研究里，在将近 200 个 PE 患者里几乎没有一个咯血超过一勺的。与第一个 PIOPED 研究相同，小腿或大腿的症状存在于约 40%的患者。与低于 70 岁的患者相比，70 岁及以上的患者更可能发生胸膜炎性痛和下肢症状。显然，危重症患者被排除在了 PIOPED I 研究之外，而且关于 PE 的描述更是存在诸多问题，如该研究对气促、胸痛、心肺窘迫的解释是趋于相互矛盾的。

PE 最常见的症状是呼吸频率≥20 次/分钟(约半数的患者)，心率≥100 次/分钟(25%)，以及小腿或大腿有异常(肿胀、红肿、乏力或者有明显的界线，45%)。在抢救室超过 1/3 的 PE 患者有正常的 PaO_2(不低于 10.7 kPa)。多数患者表现为测得的肺泡-动脉氧分压差($P_{A-a}O_2$)增加，但 $P_{A-a}O_2$ 显著增加是罕见的。过度通气导致的呼吸性碱中毒是这类患者的典型表现，但这种情况对于存在呼吸衰竭的危重患者而言却是难以适应的。休克和循环衰竭不常见，在 PIOPED II 研究中，少于 10%的患者有以上表现。有趣的是，与有心肺并发症的患者相比较，不并发心肺并发症的患者很少表现为休克。PE 很少表现为出汗、面色苍白或体温≥38.59 ℃。相比较而言，异常的心脏检查结果(如颈静脉搏动、P_2 亢进、RV 扩大等)虽然只出现在1/5的患者，但有助于 PE 的鉴别诊断。将近 1/3 的 PE 患者有肺部异常体征，例如，可闻及帛裂音、呼吸音减弱是最常见的体征，而胸膜摩擦音很少见。与发现异常的心脏体检不同，肺部体检无助于辨别肺动脉栓塞。由于 PE 的症状和体征是非特异性的，因此，即使患者有完整的病史，单从病史和体检仍不足以支持或排除诊断。ICU 患者常不能描述他们的症状，而且对于观察到的气促或心动过速可有无数潜在的解释，这就使得诊断变得愈发富有挑战性。除此之外，对于不稳定的患者常常不能立即转运，行确定性检查，而且，他们可能存在的器官衰竭(如肾衰竭等)使得这个过程变得困难重重。用于评估可疑 PE 的各种检查将在本节描述。

四、诊断

(一)临床诊断标准：Wells 标准

PE 漏诊是严重的过失，因为未治疗的那部分患者将可能死亡。一项称为 Wells 标准的临床评分标准有助于对疑似 PE 的患者进行危险分层，以避免在低危患者中进行不必要的检查。

这一标准已在稳定的患者中进行了广泛的测试与验证,病例包含了住院和急诊的患者。该标准的评分是基于 DVT 或 PE 的临床表现、危险因素(既往 VTE 病史、恶性肿瘤、制动)以及患者是否存在病情恶化的其他原因。对低 Wells 评分(低于 2)和 D-二聚体阴性的患者不给予抗凝治疗,在随后 3～6 个月 VTE 发生率低于 1%。虽然对 Wells 评分标准还未在危重症患者中进行测试,但其基于患者的既往病史、临床表现及鉴别诊断来评估其患 PE 的总体风险的核心原则仍不失为一种合理的初始危险分层方法。

(二)血浆生物标志物

在疑似 PE 的低危患者中,可确定 D-二聚体水平正常而不进行抗凝治疗是基本安全的。在 3 000 个非危重疑似 PE 的患者中,对 Wells 评分<2 分且 D-二聚体正常的患者不进行 PE 相关的进一步检查和抗凝治疗,在随后的 3 个月内 VTE 的发生率只有 0.5%。在中危及高危的 PE 患者中,D-二聚体检查还未被证实是有用的,因此未被推荐。除此之外,外科手术、妊娠或者存在癌症等并发症时 D-二聚体水平常升高,危重症、凝血系统激活时 D-二聚体水平也可能升高,但缺乏血栓征象。因此,应用 D-二聚体来评估 ICU 患者 PE 的风险应局限于低危患者。心脏特异性标志物(如肌钙蛋白、脑利尿钠肽等)用于诊断 PE 缺乏特异性和敏感性,但肌钙蛋白在患者危险分层和决定治疗时是有用的,后续将做阐述。

五、其他无创检查

在外伤的危重症患者中,联合末梢血氧饱和度下降和肺静态顺应性下降 10% 两项指标对诊断 PE 有一定的敏感性和特异性。心电图检查有利于查找胸痛、气促的其他病因,并且可发现急性 RV 扩大的征象(完全性或不完全性右束支传导阻滞、心前区导联 T 波倒置、Ⅰ 导联 S 波和 Ⅲ 导联出现 Q 波、T 倒置),虽然这些发现对诊断 PE 没有特异性。

六、超声检查

超声和阻抗体积扫描仪(IP)检查对诊断有症状的 DVT 都具有很高的敏感性和特异性。随着超声的广泛应用,已从根本上取代了 IP,有报道称,其对有症状的下肢 DVT 的阳性和阴性预测值高达 100%。没有症状的患者(包括那些无下肢症状但存在 PE 的患者)的血栓可能存在于远端,连续的超声检查(间隔大约 1 周)可能发现血栓的延伸。当血栓有症状时,超声检查对于上肢 DVT 的诊断同样有用。超声无法确诊,静脉造影术则是诊断的"金标准"。

七、超声心动图

超声心动图由于具有便携性和非侵入性,对于怀疑 PE 的危重症患者是一个极具吸引力的工具。不幸的是,超声心动图检查对于发现 PE 是不敏感的,它不能用作个体化的诊断性研究。对疑似 PE 的随机性前瞻研究发现,经胸超声心动图(TTE)的敏感性介于 29%～52%。但是,某些超声心动图征象对于诊断 PE 具有特异性,其中最具特异性的是 McConnell 征,表现为 RV 游离壁运动减弱或不动,而右室心尖部运动正常或减弱。至少 2 项研究报道了该征象的特异性不小于 96%。然而,这一征象并不常见且仅有 16% 的敏感性,所以,没有发现这一征象不排除 PE。此外,右心房、RV 或肺动脉内的血栓(经食管超声)的超声显影能够协助诊断 PE,虽然这种情况很少发生。其他有用的指标包括舒张期末期 RV 与 LV 的直径比(不小于 0.7)、RV 截面积与 LV 截面积之比不小于 0.66,或"D"字征、室间隔移位等,它们的特异性波动于 75%～85%。

需要强调的是,那些伴有严重低氧血症的机械通气患者和伴有广泛分布的低氯性肺动脉收缩的患者(如伴有急性呼吸窘迫综合征者等)也可出现急性右心室负荷增加或右侧心力衰竭的超声心动图表现,因此,这些表现是非特异性的。由于 PE 患者的胸部 X 线检查很少表现出低氧性呼吸衰竭的特征性高密度影,因此,结合胸部 X 线检查对右心室的超声检查结果进行解释,不失为一种好的尝试。如果右心室超声检查表现为右心室高负荷而胸部 X 线检查表现为高密度影,且患者存在低氧血症,则低氧性呼吸衰竭很可能是患者超声心动图改变的原因。严重的右心高负荷而胸部 X 线检查缺乏肺野实变时应高度怀疑 PE。

超声心动图表现为 RV 功能不全,能可靠地预测致死性 PE 的风险,因此它在对危重 PE 患者进行危险分层管理方面发挥着重要作用。然而,根据 RV 功能不全的检查结果,是否应该改变或加强 PE 的治疗仍然存在争议。新近的共识认为,在 PE 的基础上出现 RV 高负荷,提示至少需要 ICU 管理以便密切观察患者可能出现的病情恶化。

八、胸部影像学

(一)胸部 X 线检查和胸部 CT 检查

虽然 PE 的胸部 X 线检查经常存在异常,但缺乏对诊断或排除 PE 的敏感性或特异性的发现。三个典型的表现,包括 Hampton 驼峰影(肺梗死形成的外周楔形影),局灶性血流减少的 Westermark 征,以及右下肺动脉扩大的 Palla 征,它们都是非常少见的。盘状肺不张、微小含气组织消失、模糊影等为常见表现,但胸部 X 线检查也可以完全正常。

计算机体层摄影血管造影术(CTA,即 CT 血管造影)已经成为 PE 的主要诊断标准。虽然并不完美,但患者先前检查临床怀疑 PE 时,进行 CTA 检查是非常有帮助的。正如 PIOPED Ⅱ 研究所示,当诊断 PE 的临床风险为中危或高危时,CTA 的阳性结果具有很高的阳性预测值(92%～96%)。当临床风险为低危或中危时,CTA 的阴性结果也具有很高的阴性预测值(89%～96%)。

但是,当 CTA 的检查结果和临床可能性不符合时,它的诊断准确率将下降。低危组中 42% 的 CTA 阳性患者相较于"金标准"实为"假阳性"。一致性观点是,只要患者的肺动脉主干或叶动脉受累就应处理,并需考虑行其他检查(重复超声心动图、放射性核素肺灌注/通气联合显像、CT 静脉造影)以发现段或亚段病变。在高发病风险患者中,40% 的 CTA 阴性患者是假阴性(即由"金标准"证实为阳性)。因此,当临床可能性很高时(Wells 评分>6),CTA 检查阴性,必须行进一步检查以排除 PE。在这一点上,PIOPED Ⅱ 的研究者建议,临床评分为高危时应给予抗凝治疗,同时应进行其他额外检查(下肢超声、磁共振静脉造影、放射性核素肺灌注/通气联合显像、数字减影血管造影)。

(二)放射性核素肺灌注/通气联合显像

放射性核素肺灌注/通气联合显像是诊断 PE 的一种可选的传统检查,在当今已几乎完全被 CTA 取代。肺灌注/通气联合显像的主要问题是很容易出现所谓的中间概率(即有 40% 发生 PE 的可能性)或模棱两可的结果(不知后续发生 PE 的风险)。此外,对于机械通气的患者,对其进行肺灌注/通气联合显像的通气部分在技术上也是一个挑战。因此,在实践中,它只用于胸部 X 线检查正常或接近正常且存在 CTA 禁忌的患者(如肾功能不全、静脉造影剂过敏等),或者有胸部影像学检查相对禁忌的患者(如妊娠等)。对于这些患者,明智的选择是进行单独的肺灌注显像(没有通气影像),这可以减少 50% 的辐射暴露,不需要造影剂,而且如果正常可有效排除 PE。

(三)肺动脉造影

尽管数字减影血管造影术(DSA)在评估段和亚段水平的栓子时有赖于操作者的能力,但 DSA 仍然是评判大多数临床试验中诊断 PE 的"金标准"。DSA 的其他缺点包括有创性 (0.2%的病死率)以及可能暴露大量辐射。DSA 的病死率可能和患者肺动脉收缩压升高(高于 9.3 kPa)或右心室舒张末期压力升高(高于 2.7 kPa)有关。对于其他检查不能确诊或经验性治疗存在巨大风险的高危组 PE 患者,侵入性的血管造影仍然是一个可选择的检查。

九、风险评估

临床医师在诊断 VTE 后仍面临着许多决策选择。要决定用什么抗凝药,考虑溶栓治疗还是侵入性操作,决定疗程等。因此,治疗开始时做出风险评估是明智的。表现为休克的 PE 患者有很高的死亡风险,称为"大面积 PE",急性病死率可高达 65%。这类患者需要在 ICU 尽快稳定和快速抗凝。除非存在很强的禁忌证,否则应立即给予溶栓治疗。

1.溶栓治疗的绝对禁忌证

(1)活动性颅内或内脏出血。

(2)有颅内肿瘤、动脉瘤、动静脉畸形。

(3)有严重的颅脑外伤。

(4)为易出血体质。

(5)3 个月做过颅内、脊髓或眼科手术。

(6)2 个月内有脑血管意外。

(7)已知过敏。

2.溶栓治疗的相对禁忌证

(1)有未控制的高血压。

(2)妊娠。

(3)近期(7～10 d)有创伤或做过大手术。

(4)高龄。

(5)有肝病。

(6)糖尿病视网膜病变。

(7)不可压迫部位动静脉穿刺。

一小部分 PE 患者虽然没有明显的全身低灌注或低血压的临床征象,但检查提示有进展为休克或死亡的高风险。这种情况称为"次大面积 PE"。对这些患者进行危险分层的最佳证据来源于超声心动图的研究,这些研究证实了确诊 PE 的患者存在着急性右心室高负荷。超声心动图中等程度的右心室功能障碍预示患者在院死亡风险为右心室功能正常者的2～6 倍。血压正常但右心室功能障碍者约 10%进展至明显的休克,而且右心室壁运动异常则提示可能存在反复的肺动脉栓塞。2 个旨在检测次大面积 PE 患者进行溶栓治疗的有效性与安全性的临床研究得出了相互矛盾的结论,而且没有研究显示溶栓治疗能在病死率上获益。因此,不宜单纯依据超声心动图检查结果来调整治疗方法。但进行右心功能不全的检查至少是确定 PE 收治 ICU 的指征。

心肌标志物,尤其是肌钙蛋白,或许也有助于 PE 患者的危险分层。肌钙蛋白与 RV 功能障碍的程度有关,而且一些研究发现,肌钙蛋白水平正常对 PE 在院患者的病死率具有很高的阴性预测值。对于 RV 功能不全且肌钙蛋白阴性的血流动力学稳定的患者,一些学者反对使用溶栓治疗。但是,右心室缺血后 6~12 h 肌钙蛋白水平才升高,这削弱了肌钙蛋白的预测意义。虽然脑利尿钠肽(BNP)水平也与右心功能不全的程度相关且随右心损伤同步升高,但在确诊 PE 时仍然缺乏界定"阴性"和"阳性"BNP 水平的阈值。

正在接受抗凝治疗的 PE 患者病情恶化是一个不好的预兆。当一个先前稳定的 PE 患者病情进展至休克时,右心室缺血并右心衰竭是最可能的诊断。除了支持治疗,抗凝策略的再评估是必要的。多数临床医师会逐步将策略调整至溶栓,包括药物、手术治疗或借助有创导管等方面的调整。如果在保持充分灌注的情况下严重低氧血症进一步恶化,应注意是否存在右向左分流(通过 PFO)、室间隔移位(导致低心指数)引起的混合静脉血氧饱和度降低,或梗死相关的肺叶或整个肺不张。

十、治疗

(一)支持治疗

为了帮助患者增加静息每分钟通气量,机械通气(通过无创面罩或气管内导管)或许是必要的,尤其对那些表现为休克的患者。但是 PE 导致呼吸衰竭或濒临休克患者的液体管理是复杂的。密切关注以保证气管插管前充足的前负荷至关重要,因为衰竭的右心室或许无法承受气管插管和建立正压通气过程中前负荷的急剧下降。一项关于无创通气减轻部分呼吸做功的研究显示,评估右心室对正压通气的反应也是有价值的。在标准的气管插管前,应确保足够的右心室充盈压。这可以经验性地通过超声心动图或者中心静脉压(CVP)波形监测做到,当然,对于什么才是足够的 CVP 没有共识。通过增加容量而降低右心室收缩程度和增加右心室氧耗,也带来了右心室过度扩张的风险。此外,右心室的过度扩张可加重室间隔向左心室腔内膨出,左心室充盈受限,因此,可能引起舒张功能障碍和心排血量下降。失代偿性大面积 PE 的生理机制非常复杂,因此,呼吸与循环交互的平衡关系需要个体化治疗方案。

无随机对照的临床试验支持大面积肺梗死血管活性药物的应用。现已报道最有应用前景的是多巴酚丁胺,它是一种正性肌力药,可增加心排血量、减少肺血管阻力、增加氧输送。在某些病例中,多巴酚丁胺可降低 PaO_2,可能是因为加重了 V/Q 失调。但是心排血量增加带来的氧输送获益常常抵消了部分血氧饱和度的下降。去甲肾上腺素是一种重要的缩血管药,具有一定的 β_1 受体激动和正性肌力作用,依据动物实验研究结果,它将成为下一个可以选用的血管活性药。在这些研究中,去甲肾上腺素比扩容药、异丙肾上腺素及安慰剂更具优势。去甲肾上腺素可增加主动脉压,因此能增加冠状动脉血流,当然,这是以增加肺血管阻力及由此引起的右心室后负荷增加为代价的。

(二)标准抗凝

普通肝素是治疗危重 PE 患者的常用药。对于多数患者,即使在当今,这一点也仍然是正确的。目前,低分子量肝素(LMWH)、磺达肝癸钠、利伐沙班较普通肝素有着诸多优势,包括生物利用度更高,更便利,剂量可预测,肝素相关性血小板减少发生率更低。但是,危重患者可能需要更多的侵入性操作或有着并发出血的高风险,因此快速逆转抗凝作用很重要。目的是尽快获得治疗性的抗凝效果。因为如果 24 h 内不能实现 APTT 不低于基线值的 1.5 倍,再发 VTE 的风险上升至原来的 15 倍。虽然美国胸科协会(ACCP)一致性建议在治疗的第 1 天就应开始口服维生素 K 拮抗剂物(最常见的就是华法林),但 ICU 临床医师常常延迟实施 ICU 患者日服抗凝药的方案,直到患者出现更加确定的恢复迹象。

(三)肝素替代品

对于所有 PE 的患者,有很多完美的数据支持磺达肝癸钠(Xa 因子抑制剂)和 LMWH(依诺肝素、达肝素钠、亨扎肝素)作为治疗 PE 的一线用药。如前文所述,这些药物与肝素对比,它们无须严密监测,但在有肥胖症(体重>150 kg)、极度消瘦(体重<40 kg)、妊娠或有肾功能不全时建议监测抗 Xa 因子活性。磺达肝癸钠不应在严重肾功能不全的患者中使用。虽然鱼精蛋白对一些 LMWH 部分有效,但没有特异性的拮抗剂来消除 LMWH 和磺达肝癸钠的抗凝作用。由于这些药物有较长的半衰期,所以普通肝素成了多数 ICU 患者实际的一线用药。但是,对于没有出血风险的患者,LMWH 或磺达肝癸钠或许是一个不错的选择。利伐沙班是一种口服的 Xa 因子抑制剂,最近也被证实可用于 PE 的急性期和维持期的治疗。它可被凝血酶原复合物中和或被透析清除,但是在肾功能不全的患者不能使用。

对于并发肝素诱导的血栓性血小板减少症(HIT)的患者,可有几种抗凝选择。对于存在肾功能不全的患者可选择磺达肝癸钠或利伐沙班。直接的凝血酶抑制剂阿加曲班或重组水蛭素,也可以应用。重组水蛭素经肾排泄,必须依据肾功能调整剂量。除此之外,由于治疗 HIT 具有高出血风险(高达 18%),对许多患者推荐将剂量降至 0.05~0.1 mg/(kg·h)。阿加曲班由肝代谢,肝功能不全的患者应避免使用。但是,急性冠脉综合征的研究数据表明,阿加曲班的出血风险与历史对照组(即肝素组)相当。若患者被证实患 HIT,LMWH 的使用是不安全的,因为抗体可能与每一种市售的 LMWH 产生交叉反应。新型口服的直接的凝血酶抑制剂尚未被批准用于 PE 的治疗。

(四)出血风险和治疗

无论是用于预防还是治疗,普通肝素均与出血的风险增加有关。静脉注射普通肝素用于治疗 VTE 的多数临床研究证实,大出血的发生率为 2%~3%,大出血是指需要输血、颅内出血或估计出血量大于 1 L。当选择阈值更小时,出血风险会更大,出血发生率可达 12%,多数发生在胃肠道或泌尿道。颅内出血很少,但容易被发现。多数临床研究证实,LMWH 和磺达肝癸钠的出血风险均为 1%~2%,低于静脉注射普通肝素。使用核准剂量 0.15 mg/(kg·h) 的重组水蛭素具有高出血风险,达 18%;更新的推荐剂量降至 0.05~0.1 mg/(kg·h)。阿加曲班的出血风险(3%~6%)与普通肝素相同。

当出现致命性出血或大出血时,肝素以及 LMWH 能够被鱼精蛋白中和。无论使用哪种抗凝药,及时终止抗凝(至少是暂时的)在治疗出血患者过程中都是至关重要的。磺达肝癸钠和达纳肝素不能被鱼精蛋白中和。由于在循环中的肝素、LMWH、磺达肝癸钠是抗凝血酶 I 抑制剂,当发生大出血时输注新鲜冰冻血浆常常是无效的。鱼精蛋白只能中和部分 LMWH,因为相对于肝素而言,LMWH 硫酸化基团较小。依诺肝素与鱼精蛋白的拮抗作用最强,但是亨扎肝素却是最敏感的。鱼精蛋白的用量依赖于循环中肝素的剂量和开始给药的时间,如在快速注射肝素后立即出现严重的出血,剂量应该是 1 mg 鱼精蛋白,用 100 U 肝素才能完全中和。更常见的情况是,已经在持续注射肝素,通过预计循环中 50% 的肝素量来计算鱼精蛋白的用量,预计肝素的半衰期约 90 min。

其原理基于一个事实,那就是鱼精蛋白本身也具有抗凝活性。另外,鱼精蛋白可引起过敏反应、低血压、窦性心动过缓、休克、气促、肺动脉高压。鱼精蛋白的调整应非常慢,不超过

5 mg/min，以减少过敏反应。

新鲜冰冻血浆对肝素、LMWH、磺达肝癸钠引起的出血无效。一些病例报告指出，使用重组 VIa 因子可获得好的效果。直接凝血酶抑制剂（如阿加曲班、重组水蛭素等）无特异性中和剂，但是也有成功治疗出血的报道，在一些病例里，使用足量的外源性凝血因子、重组 VIa 因子或两者合用能使出血相关参数恢复正常。

（五）溶栓治疗

溶栓药物激活纤溶酶原继而激活纤溶系统，从而迅速溶解血凝块。比起内源性纤溶系统，溶栓治疗降解血凝块更加迅速并改善 PE 的血流动力学。然而，在诊断 PE 后的 7 d 内，肝素治疗组的存活者与溶栓治疗的存活者相比并未显示出临床差异，也未提示何时进行灌注成像来评估存在差异。由于溶栓药物与肝素相比明显增加致命性出血的风险，临床医师往往不能确定溶栓是否必要。如果存在血流动力学不稳定状态或休克，则有明确的证据基础来支持溶栓。在一个非常小规模的临床试验中，8 例 PE 并发低血压的患者被随机分为单用肝素治疗组和溶栓后续用肝素组。4 例单用肝素治疗的患者全部死亡，而链激酶治疗组无死亡。非对照性的研究报告发现，溶栓治疗能成功纠正超过 70% 的休克患者，而且与单用肝素治疗相比，溶栓治疗似乎能改善右心室功能并减少 VTE 的短期复发。因此，对确诊 PE 且并发休克的患者，溶栓治疗是必要的，除非存在很明显的禁忌。

对于次大面积 PE（血流动力学正常，但存在右心室功能不全或影像学大面积血栓，即鞍形血栓），溶栓治疗的获益仍很不确定。一项关于次大面积 PE 的回顾性队列研究发现溶栓治疗能显著改善肺灌注，但死亡（4 例患者）和颅内出血（概率为 3%）只发生在使用溶栓药物治疗的患者中。一项对比单用肝素治疗和肝素联合阿替普酶治疗次大面积 PE 的随机临床试验显示，两者在病死率和 PE 的复发率上无明显差别。因此，无确切的临床试验证明对血流动力学稳定的 PE 进行溶栓治疗是有效的。因此，决定使用溶栓药物时需要对每一位患者进行个体化的风险-获益评估，并建议在发病早期对所有 PE 患者应进行溶栓治疗的危险分层和评估以帮助患者病情恶化时做决策。

溶栓的主要风险是出血。由于有效地激活了纤溶系统，能溶解血管内任何地方的血栓，因此，相对于抗凝而言溶栓治疗更容易出现大出血。虽然个别临床试验报道的大出血发生率低至 1%，但综合的 PE 随机试验研究数据显示大出血的发生率有增加的趋势（9% 与肝素的 6% 相比），而且小出血的发生率增加更显著（高于 20%）。除此之外，由于临床试验有严格的排除标准，出血的风险降低，而真正的溶栓治疗应该有着更大的出血风险。一项有着超过 2 000 名急性 PE 患者的报道称，在实施溶栓治疗的 300 名患者中，大出血的发生率接近 22%，3% 的患者出现颅内出血。局部溶栓治疗与施行标准的静脉溶栓相比，没有显示出额外的临床获益及任何的并发症减少，观察到的出血发生率也接近。通过大静脉穿刺进入肺动脉，可增加出血风险。因此，应使用标准的静脉注射给药。

（六）机械溶栓（外科手术或导管取栓术）

当确定 PE 患者需要溶栓但出血风险过高或溶栓失败时，应考虑使用机械溶栓的方法。在当地专业技术条件允许的情况下，对于特定的患者外科取栓术（一般在体外循环下进行）或经皮导管血栓碎解和抽吸都是可以获益的。虽然病例报告提示机械溶栓的方法对小部分患者有令人欣喜的临床疗效，但仍没有确切的基础证据支持手术或介入方式优于标准抗凝治疗，而且这种方法多用于大面积 PE 的患者。

外科取栓术适用于大血栓的患者,这种血栓直接黏附在右心房或右心室,或者跨过卵圆孔,或者存在于近端的肺动脉主干(鞍形血栓)。手术的成功率依赖于手术者的临床经验,有学者认为,如果在进展至明显的心源性休克前手术则成功率更高。而且,如果手术能够在没有体外循环支持或使用冷停搏液的情况下完成,结果似乎更好。

介入性导管技术已发展至可以允许通过标准的肺动脉导管机械性裂解血栓,利用旋转网形导管、经皮电流血栓切除术或猪尾巴旋转导管取栓术等方法来粉碎血栓。这些技术旨在快速降低肺血管阻力从而减轻右心室功能障碍。实际上,使用导管取栓术很少取出大块血栓,而是经常吸除中等大小的血块或末端位置的脆片。当联合抗凝治疗时,无论是导管技术还是手术取栓术,成功率似乎更高。当溶栓治疗不安全时,手术取栓术和导管取栓的美国胸内科医师学会(ACCP)推荐级别均为2C级(弱推荐、低级别证据)。

(七)腔静脉滤器

下腔静脉(IVC)过滤器在治疗那些无法安全耐受抗凝或虽经充分抗凝但仍反复发生PE的VTE患者时起到了一定的作用。由于多数血栓来源于骨盆或下肢的静脉,腔静脉滤器有限制继发性栓塞的潜力。在一项随机试验中,所有患者接受3个月针对DVT的抗凝治疗,1/2的患者随机接受了腔静脉滤器治疗,短期内(1个月内)PE的发生率明显下降,而发生PE、死亡及大出血的长期(2年)风险不变。

此外,腔静脉滤器由于促进了IVC血流瘀滞,可能增加下肢DVT的复发风险。可回收的或临时的IVC滤器对于有短期抗凝禁忌证的患者很有吸引力,如需要手术的患者,或者那些一点额外的心肺受累也可能致命的患者等。下腔静脉滤器多在置入后几个月内取出(或不到几个月),但也有报道在置入1年后安全取出滤器的。置入腔静脉滤器后的患者,应特别注意中心静脉导管(CVC)的置入,因为CVC的导丝更长,可能移动滤器。

(八)疗程

VTE抗凝的疗程虽然不是ICU经常面临的艰难决策,但是治疗VTE的任何一个医师都应考虑。在关于DVT和PE治疗的诸多争议中,疗程仍然是其中的一个方面。争议始于一个纯粹基于时间的决定,逐渐扩大到对患者的危险分层和VTE疾病史的讨论。继发性与原发性VTE患者之间有区别。在继发性VTE患者中,有手术、外伤、内皮损害、临时制动(石膏固定)等暂时性的危险因素,而原发性VTE的发生往往是不可预计的。如果存在可逆的危险因素(如已确定有手术史的初发近心端DVT),大多数专家推荐3个月的抗凝治疗(通常口服华法林),而后如果危险因素不再存在,则停止抗凝。当近心端DVT发生在没有明确危险因素的情况下,或者第二次发生VTE或者正发生VTE(如肿瘤或遗传性易栓症等),建议在起始抗凝治疗3个月后,应再次对不确定的抗凝治疗进行风险-获益评估,除非出血风险被认为过高,否则应首选终身抗凝。对于症状严重和威胁生命的PE,采用相同的建议。在确切危险因素存在时,初始的治疗疗程应延伸至6~9个月建议。进入ICU的PE患者终身抗凝,除非有很高的抗凝风险或存在可以去除的单独的危险因素。通过反复的静脉超声或肺CTA来辨别血栓以指导疗程,但这可能会低估新血栓形成的危险因素,目前无充分的证据推荐实施这个方法。

(郝学军)

第十节 氧气疗法

氧气是维持人体功能所必需的物质,但是人体自身储备的氧极少,维系机体新陈代谢的氧需要呼吸系统从外界摄取,借助循环系统输送给全身各个器官。呼吸重症疾病均有低氧血症。氧气疗法(氧疗)是指通过给氧,提高动脉血氧分压和动脉血氧饱和度,增加动脉血氧含量,纠正各种原因造成的缺氧状态,促进组织的新陈代谢,维持机体生命活动的一种治疗方法。氧疗是各种原因引起的急性低氧血症患者常规和必不可少的治疗,有纠正缺氧、缓解呼吸困难、保护重要生命器官的功能,有利于疾病痊愈。

一、缺氧的诊断与监测

缺氧的临床表现主要为发绀、呼吸加深加快、心动过速、血压升高等,但缺氧的临床表现缺乏特异性,因此缺氧的诊断主要依据实验室检查。

(一)血氧测定

(1)动脉血气分析:是监测低氧血症最可靠的方法,一般将 PaO_2 降低程度作为划分低氧血症的标准。PaO_2 正常范围为 $13.3-(0.04\times年龄)+0.67$ kPa[$100-(0.3\times年龄)\pm0.67$ kPa]。PaO_2 低于同龄人正常下限称为低氧血症。

(2)经皮血氧饱和度(SpO_2)监测:具有连续、准确、无创等优点,当 PaO_2 在 $8\sim13.3$ kPa($60\sim100$ mmHg)范围内时,SpO_2 与 PaO_2 具有较好的相关性。

(3)静脉血氧分压(PvO_2)监测:是监测氧供需平衡可靠的指标。有人强调以 PvO_2 为组织缺氧的指标。对休克、严重心肺疾病和体外循环患者,PvO_2 和乳酸水平与患者生存率的相关性优于心排血量参数。PvO_2 的正常范围为 $4.7\sim5.3$ kPa($35\sim40$ mmHg),3.7 kPa(28 mmHg)为低氧阈值。$PvO_2<2.7$ kPa(20 mmHg),出现细胞功能进行性障碍,$PvO_2<1.6$ kPa(12 mmHg)时,患者数分钟内即会死亡。

(二)其他

(1)血乳酸测定:血乳酸水平升高提示无氧代谢增加。各类型休克和急性低氧血症的研究发现,血乳酸水平与病情严重程度和病死率之间有显著相关性。但血乳酸水平升高并非诊断低氧血症的特异性证据。

(2)阴离子间隙:正常为 $12\sim14$ mmol/L。阴离子间隙明显增大提示有机酸中毒或严重肾衰竭,乳酸中毒时阴离子间隙超过 25 mmol/L。监测血乳酸含量和阴离子间隙可反映组织低氧程度。

(3)内脏组织氧合监测:不少学者主张应用胃肠道张力计监测胃肠黏膜二氧化碳分压及计算 pH,认为它可准确、敏感地反映组织氧合状态,对危重病患者的病情估计、指导治疗及预后判断有较大帮助。近年来,胃肠黏膜血氧饱和度测定对判断组织缺氧具有重要价值。此外,尚有经皮及经球结合膜氧监测、经皮二氧化碳分压监测等。

(三)分类

临床上划分低氧血症严重程度的标准如下。

(1)轻度低氧血症:无发绀,$PaO_2>6.7$ kPa(50 mmHg),$SaO_2>80\%$。

(2)中度低氧血症:有发绀,PaO_2 为 $4\sim6.7$ kPa($30\sim50$ mmHg),SaO_2 为 $60\%\sim80\%$。

(3)重度低氧血症:显著发绀,$PaO_2 < 4$ kPa(30 mmHg),$SaO_2 < 60\%$。

临床上 $PaO_2 \leqslant 6.7$ kPa(50 mmHg)时,常推断已有组织缺氧,但组织缺氧也可以在没有低氧血症的情况下发生,如各种原因所致循环功能不全、贫血、一氧化碳中毒等。对于无低氧血症的组织缺氧,除一氧化碳中毒以外,氧疗的效果一般较差或无效。

二、呼吸重症疾病氧疗的适应证以及方式

(一)呼吸重症疾病氧疗的适应证

1. 目的

氧疗的目的在于改善低氧血症,凡属于通气功能不足/灌流不平衡所引起的低氧血症,氧疗有一定帮助。至于较大的右向左分流、静脉血掺杂所致的动脉血氧分压不足,氧疗效果颇为有限。氧疗只能预防低氧血症所致的并发症,如缺氧的精神症状、肺性脑病、心律失常、乳酸中毒和组织坏死等,故氧疗只是防止组织低氧一种的暂时性措施,绝不能取代对病因的治疗。

2. 适应证

(1)有低氧血症的组织缺氧:理论上,存在动脉低氧血症,便是氧疗指征。但最好根据血气分析结果决定是否实施氧疗及如何实施,其中 PaO_2 的测定尤为重要,同时参考 $PaCO_2$ 来确定缺氧的类型与严重程度。低氧血症可分为两类:①单纯低氧血症,其 PaO_2 低于正常值而 $PaCO_2$ 尚正常,这类患者包括所有通气功能正常或有轻度抑制的患者。对这类患者可给予无控制性氧疗,因即使给予较高浓度的氧亦无二氧化碳潴留的危险,而任何较高浓度的氧都能维持满意的血氧分压,但应注意长时间吸入较高浓度氧的危险。氧疗后 PaO_2 的理想水平是 $8 \sim 10.7$ kPa(60~80 mmHg)。②低氧血症伴高碳酸血症,其 PaO_2 低于正常值,$PaCO_2$ 高于正常值,这类患者包括所有通气功能异常,主要依赖低氧来兴奋呼吸中枢的患者(如 COPD、阻塞性肺气肿、慢性肺源性心脏病患者等)。这类患者的氧疗指标相对严格,在 $PaO_2 < 6.7$ kPa(50 mmHg)时才开始氧疗。必须结合患者的通气功能实施控制性氧疗,以避免因解除低氧性呼吸驱动而抑制呼吸中枢的危险。如患者并发心肌梗死、循环衰竭或大脑缺氧等,必须保持患者动脉的良好氧合。在给予高浓度氧吸入时,使用机械通气治疗以降低 $PaCO_2$。

(2)血氧正常的组织缺氧:血氧正常的组织缺氧是指有组织缺氧而无明显低氧血症,包括休克、心排血量减少、急性心肌梗死、严重贫血、氰化物或一氧化碳中毒以及全身麻醉、大手术术后等。PaO_2 对判断此类患者是否需要氧疗及氧疗的效果并不合适,临床一般均给予氧疗,但其疗效较难评价,只有对一氧化碳中毒给予氧疗的效果是肯定的。必要时可给予较高浓度氧疗或高压氧疗。

3. 指征

(1)轻度低氧血症:这类患者已适应轻度低氧血症,一般不需氧疗。对病情可能恶化的患者,早期氧疗可能具有一定的治疗作用。

(2)中度低氧血症:对长期处于慢性缺氧状态的阻塞性肺病患者,给予氧疗是有益的。氧疗期间出现渐进性通气量降低,但 $PaCO_2$ 可能升高(高于 7.3 kPa)。但若有二氧化碳潴留,吸入氧浓度应控制在 28% 左右。

(3)严重低氧血症:重症患者常有二氧化碳潴留,氧疗过程中会发生渐进性通气量不足,宜选用控制性氧疗。吸入氧深度尽可能从 24% 开始,然后逐步提高吸入氧浓度,若治疗过程中 CO_2 下降至正常水平,即可改吸较高浓度的氧。

(二)呼吸重症疾病的氧疗方式

1.无控制性氧疗

不需严格控制吸入氧浓度,适用于无通气障碍的患者。无控制性氧疗根据吸入氧浓度可分为三类。

(1)低浓度氧疗:吸入氧浓度为 $24\%\sim35\%$,适用于轻度低氧血症患者,可缓解缺氧症状。全身麻醉或大手术术后患者常给予低浓度氧吸入,可维持 PaO_2 处于较高水平。

(2)中等浓度氧疗:吸入氧浓度在 $35\%\sim50\%$,适用于有明显 V/Q 失调或显著弥散障碍但无二氧化碳潴留的患者,如左心衰竭引起的肺水肿、心肌梗死、休克、脑缺血等,特别是血红蛋白浓度很低或心排血量不足的患者。

(3)高浓度氧疗:吸入氧浓度在 50% 以上,适用于无二氧化碳潴留的极度 V/Q 失调,即有明显动静脉分流的患者,如 ARDS 患者等。一氧化碳中毒、Ⅰ型呼吸衰竭经中等浓度氧疗未能纠正低氧血症者,也可采用高浓度氧吸入。对心肺复苏患者在复苏后短时间内一般都采用高浓度氧疗。

2.控制性氧疗

需严格控制吸入氧浓度,适用于慢性阻塞性肺疾病通气功能障碍患者,因其低氧血症伴二氧化碳潴留,其呼吸中枢对 CO_2 已不敏感,呼吸节奏主要来自低氧对外周化学感受器的刺激。这种患者吸氧后易加重二氧化碳潴留,故接受氧疗时,必须控制吸入氧浓度,采取持续低浓度吸氧。采用控制性氧疗,开始宜吸 24% 的氧,以后复查 PaO_2 和 $PaCO_2$。若吸氧后 PaO_2 仍低于中度低氧血症水平,$PaCO_2$ 升高不超过 $1.3\ kPa(10\ mmHg)$,患者神志未趋向抑制,可适当提高吸氧浓度,如 $26\%\sim28\%$,一般不超过 35%,保持 $PaCO_2$ 上升不超过 $2.7\ kPa$ $(20\ mmHg)$。若控制性氧疗不能明显纠正低氧状况,提高吸入氧浓度后,又可导致二氧化碳潴留,意识障碍加重,可考虑气管内插管或气管切开,用呼吸器机械通气治疗。

(三)给氧装置和方法

临床上氧疗的方法多种多样,有各种不同给氧装置可供选择和应用,这些装置在价格、疗效、给氧浓度的准确性及操作的复杂性方面均存在差异。

1.低浓度及中等浓度给氧装置

(1)鼻导管、鼻塞:鼻导管为普遍使用的装置,有单侧、双侧鼻导管两种。单侧鼻导管置于鼻前庭,若有鼻腔炎症或鼻导管不易插入,可改用双侧鼻导管或鼻塞,后者较单侧鼻导管方便和舒适,但吸氧效果相似,可用公式计算吸入氧浓度与氧流量的关系:吸氧浓度 $(FiO_2)\%=20+4\times$ 每分钟氧流量(L)。这种计算是粗略的,受患者潮气量和呼吸频率等因素影响。该法简便实用,无重复呼吸,不影响咳嗽、咳痰、进食等,患者易接受。

其特点如下:①吸入气和氧浓度不恒定,受患者呼吸的影响。②易于堵塞,需经常检查。③对局部有刺激性,氧流量 $5\ L/min$ 以上时,干燥的氧气可致鼻黏膜干燥、痰液黏稠;氧流量在 $7\ L/min$ 以上,患者大多不能耐受,可改用面罩给氧。

(2)简单气面罩:固定在鼻或口部的面罩有多种规格,一般借管道连接贮气囊和氧源(中心供氧或氧气筒)。有无重复呼吸面罩、部分重复呼吸面罩、有 T 型管的面罩。给氧浓度随静息每分钟通气量而异,但很难使吸入氧浓度达 100%。

(3)空气稀释面罩(文丘里面罩):据文丘里原理制成,氧气以喷射状进入面罩,而空气从面罩侧面开口进入面罩。因输送氧的喷嘴有一定的口径,所以从面罩侧孔进入的空气与氧混合后可保持固定比例,比例大小决定吸入氧浓度的高低。

因文丘里面罩所提供的气体总流量远超过患者吸气时的最高流量和潮气量,故它提供的 FiO_2 不受患者通气量的影响,吸氧浓度恒定,也不受张口呼吸的影响,不需湿化,需氧量较少。因高流量气体不断冲洗面罩内部,呼出气中的 CO_2 难以在面罩中滞留,故基本为无重复呼吸,使用舒适。虽然文丘里面罩可提供40%～50%的 FiO_2,但不如低 FiO_2 时准确可靠。其缺点为影响患者饮食、吐痰,体位变换时面罩容易移位或脱落,若不慎将面罩进口封闭,会严重影响氧疗效果。文丘里面罩已广泛用于临床,对容易产生二氧化碳潴留、低氧血症伴高碳酸血症,需持续低浓度给氧的患者尤为适用。

2.高浓度的给氧装置

(1)机械通气加氧疗:机械通气可扩张细支气管和肺泡,提高氧疗疗效。为防止氧中毒,使用呼吸机时一般采用中等浓度给氧,达到有效的 PaO_2 水平,但 ARDS、心肺复苏后短时间内可用高浓度给氧。

(2)氧帐或改进式头部氧气帐:氧帐是一种大容量给氧系统,但对于需要高浓度氧疗的患者,此法常不理想。因为容积大,漏气也相应增多,必须给高流量(20 L/min)和长时间(30 min 左右)使用,氧浓度才达到50%。改进式头部氧气帐,每分钟给氧 10～20 L,在患者肩部及颈部用胶布固定,氧浓度可达 60%～70%。

(3)高压氧治疗:超过一个大气压的压力称为高气压,在高气压环境中呼吸氧气称为高压氧治疗(HBO)。高压氧治疗的特殊设备称为高压舱。高压氧下肺泡氧分压升高,肺泡内血液间氧分压差增大,故氧气从肺泡向血液弥散的量增加,动脉血氧分压升高,结果血液的氧气向组织弥散增加。

正常情况下血液输送氧气有两种方式:①血红蛋白与氧结合的氧合血红蛋白;②氧气呈物理状态溶解在血液中,称为物理溶解氧。在常压下吸空气时,血红蛋白饱和度已达97%,故无论通过何种手段均不能再大幅度提高氧合血红蛋白含量,但物理溶解氧却可随血氧分压成比例地增加。根据气体溶解定律(Henry 定律,湿度一定时气体在液体中的溶解量与其分压成正比)及气体分压定律(即 Dalton 定律,混合气体的总压力等于组成气体的压力总和),物理溶解氧量与分压成正比,而压力又与吸入气体的总压力有关。生理情况下,呼吸空气时 PaO_2 在 13.33 kPa 左右,溶解氧为 0.3 mL;若改吸纯氧,则 PaO_2 高达 88.64 kPa,溶解氧量达2.0 mL。

高压氧可不同程度地增加各组织的氧含量而显著增加组织储氧量。常温常压下,正常人体组织储氧量为 13 mL/kg,需氧量为 3～4 mL/min,阻断循环的安全时限为 3～4 min。在 3 个大气压下吸纯氧时,组织储氧量增至 53 mL/kg,此时循环的安全时限延长至 8～12 min,若配合低温等措施,可延长至 20 min 以上。因此,高压氧能极有效地改善机体的缺氧状态,对心、脑、肝、肾等重要器官有保护作用。高压氧条件,既可提高血、脑组织、脑脊液的氧分压,又可减轻脑水肿、降低颅内压,从而打断脑缺血缺氧的恶性循环,促进脑功能恢复,故高压氧对防治各种脑缺氧、脑水肿(尤其是心搏骤停后的急性脑缺氧)有独特的疗效。

(4)内给氧疗法:又称过氧化氢疗法。将过氧化氢直接注射到人体内,产生氧气并与血红蛋白结合,提供组织代谢的需要,从而改善机体缺氧状态,不受呼吸功能或肺组织疾病的影响。但注射过快可致血管痉挛性收缩,此外还可能出现溶血、气体栓塞、自由基产生增多等并发症。晶体过氧化氢较其水溶液作用持久、纯度高、毒性低,临床应用较为安全。

三、呼吸重症疾病氧疗的不良反应以及注意事项

(一)氧疗的不良反应

1. 一般并发症

(1)CO_2蓄积:吸入高浓度氧有两种情况可引起CO_2蓄积。

慢性阻塞性肺疾病,其通气动力主要依靠低氧对外周化学感受器的刺激,一旦吸入高浓度的氧,就会失去低氧对外周感受器的刺激,通气量急剧降低,造成CO_2蓄积。

慢性低氧血症患者V/Q低下的区域,因低氧收缩血管,吸氧后有不同程度的舒张,增加CO_2蓄积。控制性氧疗可减少这一并发症的发生,但低浓度吸氧也必须密切观察,避免由于$PaCO_2$明显升高而致CO_2麻醉。

(2)吸收性肺不张:呼吸道不完全阻塞的患者呼吸空气时,肺泡内氧被吸收后留下氮气而维持肺泡不致塌陷。氧疗后V/Q低下的肺泡内,大部分的氮气被吸入的氧气所替代,肺泡内氧气又迅速弥散至肺循环,肺循环吸收氧气的速度超过肺泡吸入氧气的速度,而致呼吸道部分阻塞的肺泡萎陷。急性呼吸衰竭患者的小支气管周围水肿及小气道内有分泌物,易造成低V/Q区。若FiO_2超过0.6,肺泡萎陷而形成分流。肺下垂部肺泡比较小,又易聚积水肿液及分泌物,故吸收性肺不张多见于肺的下垂部。

预防一般并发症的方法如下:①吸氧浓度尽可能不超过60%;②若采用通气治疗,可选择呼气末正压通气;③鼓励排痰。

2. 氧中毒

机体吸入高浓度、高分压的氧或吸氧时间过长,造成机体功能性或器质性损害,称为氧中毒。关于氧中毒的发病机制目前尚未完全阐明,有以下三种假说。

(1)自由基学说:高浓度、高分压的氧可诱发机体内自由基、活性氧产生增多,攻击蛋白质或酶、核酸及脂质,引起细胞结构损害、功能丧失,导致细胞死亡。自由基可引发细胞膜脂质过氧化反应而致膜通透性增加,非过氧化线粒体损伤,攻击DNA致其单链断裂或发生碱基修饰,蛋白构型改变及酶活性降低或丧失等。

(2)酶抑制学说:高压氧氧化机体内含巯基的酶,使之活性丧失。机体内三羧酸循环、氧化磷酸化等过程中许多酶为巯基酶,一旦受损即导致能量代谢受抑制,继而发生细胞内外离子浓度紊乱、细胞水肿等。

(3)神经-体液学说:高分压的氧作用于机体内的感受器,反射性兴奋垂体、肾上腺等内分泌腺体,或直接刺激大脑皮质、下丘脑、脑干的网状结构,使垂体-肾上腺皮质系统和交感-肾上腺髓质系统兴奋,分泌大量促肾上腺皮质激素(ACTH)、促甲状腺激素(TSH)等激素和儿茶酚胺类血管活性物质,造成严重的应激反应而致组织细胞损伤。

氧中毒的自由基学说已为大多数学者公认。近来的研究表明,自由基损害与其他介质密切相关,这些介质如肿瘤坏死因子、白介素-1、黏附分子及花生四烯酸的某些代谢产物等,这些介质在触发炎症反应、导致氧中毒后组织损害中起重要作用。氧疗中严格控制压力和吸氧时限,并采用间歇吸氧法,氧中毒是可预防的。此外,根据其发病机制,辅用抗氧化剂、巯基保护剂、肾上腺素阻滞剂可能亦有一定效果,麻醉药物、巴比妥类药、低温等可降低机体代谢,提高对氧中毒的耐受性。氧中毒的治疗关键是及时发现,立刻停止吸氧,改吸空气,减压出舱并对症处理。

（二）氧疗注意事项

1. 氧疗效果评价

（1）临床监测：观察患者的神志、精神、呼吸、心率、血压、发绀等临床表现。若收缩压降低、脉压减少和出现心律失常，都表明病情恶化，说明氧疗效果不佳；皮肤温暖、干燥表示灌注不良；患者意识清楚表明脑供氧尚好。若氧疗后心律失常消失，呼吸困难及发绀有所改善，血压稳定，神志兴奋或抑制状态有所改善，提示氧疗有一定疗效。

（2）血气分析：氧疗后应定期或不定期抽动脉血，行血气分析，观察各项氧合指标、酸碱状态的变化趋势，有助于直接而较全面地评价氧疗效果。此外，经皮血氧饱和度监测及各种组织缺氧的监测方法均有助于评价氧疗的疗效。

2. 积极防治氧疗的不良反应

对氧疗的不良反应重在预防，尤应避免长时间高浓度吸氧而致氧中毒。

3. 注意事项

通过鼻咽导管、鼻塞或人工气道给氧（气管造口、气管内插管等），干燥气未经呼吸道生理湿化区，直接进入下呼吸道，使分泌物黏稠，呼吸道纤毛运动减弱。氧疗时吸入气体应有70%的湿度，故氧疗时吸入气体应通过湿化良好的湿化器。所有的给氧装置（包括鼻导管、鼻塞、面罩、湿化器等）均应定期消毒，一般专人使用。更换给别的患者应用时更要严格消毒。此外，应注意氧疗期间防火及安全。

（郝学军）

第十一节 气道保护与气道净化技术

一、气道内给药

治疗呼吸系统疾病（如哮喘、COPD 等）时给药途径有多种，除了以往熟悉的口服、静脉输液或注射、皮下注射、肌内注射外，通常还使用吸入给药的治疗方法，使药物直接到达肺部发挥作用。而且某些药物只能通过吸入给药，如异丙托溴铵。虽然吸入的药物只有一小部分到达呼吸道，大部分进入胃肠道（用药后漱口可减少此情况），但与其他给药途径相比，产生同样药效时所用的药物总量已明显减少，这样就使得药物的全身不良反应明显减少，如 β_2 受体激动剂引发的手颤。静脉输注激动剂不比雾化或口服有效，且有潜在的危险性。因此，如果能使用吸入治疗，最好将其作为首选。

（一）气溶胶吸入治疗的因素

有效地进行吸入气溶胶治疗与气溶胶的输出量、颗粒大小和沉积有关。

1. 输出量

气溶胶输出量是指每分钟由雾化器所产生的气溶胶颗粒的重量，即离开雾化器的量。密度是指单位体积气体内气溶胶的重量（单位 mg/L 或 g/L）。

2. 颗粒大小

颗粒大小与药物本身、雾化器的选择、产生气溶胶的方法和周围环境均有关。肉眼不能确定雾化器所产生的颗粒大小是否合适,肉眼看不到直径 $50\sim100\ \mu m$ 的颗粒,唯一可靠的办法是由实验室来测定。

两个最常用的方法是连续碰撞法和激光衍射法。连续碰撞法用气体力学质量中位数直径(MMAD)表示,激光衍射法则是用容量中位数直径(VMD)表示。两者均以微米(μm)为单位。多数自然状态下或呼吸治疗用的气溶胶颗粒是由大小不同的颗粒组成,称为不均一分散相。

3.沉积

当气溶胶颗粒不再悬浮于空气中时即为沉积。来自雾化器的气溶胶(发射剂量)仅有一部分可被吸入,并不是所有到达下呼吸道的都能停留、沉积。沉积的主要机制是惯性碰撞、沉降、弥散运动。颗粒的大小并不是影响沉积的唯一因素,吸气流速、呼吸频率、吸入气体容积、吸呼比、是否屏气均会影响颗粒的沉积。气道阻塞的程度也是影响沉积的因素之一。

(二)雾化吸入

雾化吸入是一种是药物到达呼吸道和肺的直接给药方法,使用特制的气溶胶发生装置(雾化器)将药物制成气溶胶微粒,吸入后沉积于下呼吸道或肺泡,达到治疗疾病、改善症状的目的。雾化适用于 β_2 受体激动剂、异丙托溴铵、布地奈德等药物。例如,哮喘急性发作时,气道狭窄明显,定量吸入器吸入效果差,此时需选用雾化吸入。因为雾化吸入不需要患者过多的配合,正常呼吸即可吸入药液,吸入的药液量也大,治疗效果与静脉治疗相同。

1.小容量雾化器(SVN)

家庭和医院均常用,雾化器的储药库较小。雾化器的气流通过一个浸在溶液中的毛细管时将液体吸入毛细管,产生气溶胶。原始气溶胶撞击一个或多个挡板,大颗粒撞击挡板后落下来,减小了气溶胶的 MMAD,同时大颗粒重新汇入雾化液以节省雾化液。气溶胶颗粒的大小和雾化的时间与气体流速成反比。气体流速越高,则雾化的颗粒越小,雾化的时间越短。多数沉积于肺的颗粒直径为 $2\sim5\ \mu m$,$10\ \mu m$ 以上的颗粒沉积在口咽部。例如,4 mL 药液,气流速为 6 L/min 时,需要 10 min;气流速为 4 L min 时,则需要双倍的时间;8 L/min 的气流速可产生大小合适的吸入颗粒。SVN 的使用不像使用 MDI 和干粉吸入器(DPI)那样技术要求较高。缓慢地吸气可以提高 SVN 雾化的沉积率,但深呼吸和吸气后屏气沉积率不比正常潮式呼吸沉积率更高。通常住院后哮喘急性发作的患者通过雾化装置吸入他们在家中通过 MDI 吸入的药物而获得缓解,原因为雾化吸入的药量比 MDI 吸入的药量多;雾化吸入时很少需要患者很好配合;吸入的气流缓慢,故进入肺的药量充足。

雾化完毕,残留量为 $0.5\sim2$ mL。残留量越多,药物浪费就越多,效果就越差。残留量的多少与 SVN 的位置也有关。某些 SVN 倾斜 30°就不再产生气溶胶。用于雾化的雾化液容量越大、稀释越多,最后剩下的药液也越少,药液的浪费也就越少,但雾化的时间也越长。一些 SVN 可间断雾化,由患者于吸气时操纵手柄来完成。虽然这样减少了雾化液的浪费,却会使治疗时间延长,且需要手与呼吸的良好协调,并不是所有的患者都能做到这一点。单向阀可减少雾化液的浪费。吸气孔使患者可以吸入雾化液,呼气时吸气孔关闭,气体通过嘴边的单向阀孔呼出,这样可以减少气溶胶药的浪费。

2.超声雾化器(USN)

USN 的晶体转换器将电信号转换为高频声波,转换器上方的液体即产生震荡。如果信号的频率足够高,幅度足够大,就能将液体震荡形成间歇"喷泉",裂成细的气溶胶颗粒。超声雾化能够产生较高的气溶胶产量。

（1）大容量 USN：主要用来雾化治疗和痰液诱导。与射流雾化器不同，在使用过程中溶液的温度会增加，温度增加，则药物浓度就会增加，可产生意料不到的不良反应。

（2）小容量 USN：不同于大容量 USN，小容量 USN 只有一个室，即将药物直接放入转换器上的集合管内，转换器连接电源。如果有电池，还可随身携带。仪器没有吹风器，依赖患者吸气气流吸入雾化液。小容量 USN 可用于多种药物的治疗。其残留量小于 SVN，故可以增加吸入量，减少药物的稀释。小容量 USN 可以用来雾化支气管扩张剂原液，因为残留量小，缩短了治疗时间。有人推荐在机械通气时使用小容量 USN 进行雾化。与 SVN 不同，小容量 USN 不需要在呼吸机回路中增加额外气流，因此，雾化时不需要调整和重设呼吸机参数及报警参数。缺点是昂贵。

（3）安全性：目前所吸入的药物选择性更强，且吸入治疗为气管内局部用药治疗，而非全身用药，药物的用量相对较少，其不良反应明显减轻，安全性好，但与 MDI 相比，药量仍偏大，使用量大时需监测生命体征。另外尚应注意以下不良作用：①COPD 患者使用氧气作为驱动气体时会因吸入过多的氧气致二氧化碳潴留而有昏迷的可能。②急性哮喘发作的患者已有低氧血症时，用支气管扩张剂做雾化时可加重缺氧，这是因为支气管扩张剂可使通气血流比例失调加重，氧分压降低，当然这种情况不常发生。故最好以氧气作为驱动力，或雾化期间予以持续鼻导管吸氧，另外，一次做雾化的时间不宜过长，最好不超过 10 min，如超过 10 min，应间歇休息。③雾化吸入气的湿度太高，会降低吸入氧浓度，尤其是在超声雾化吸入时，部分患者动脉血氧分压下降、胸闷、气急加重，最好以氧气作为驱动力，或雾化期间予以持续鼻导管吸氧。④高浓度及冷气溶胶可引起气道痉挛和气道阻力增加，特别是以往有呼吸道疾病的患者。检测支气管痉挛应包括治疗前、后检测呼气流量峰值（PEF）、用力呼气流量（FEF），听呼吸音，观察患者的综合表现。⑤通过空气播散造成院内感染：最常见的细菌来源是受污染的溶液（如多剂量的药瓶等）、护理者的手、患者的分泌物。所以两个患者使用间歇期应给雾化器消毒，并定期给雾化器消毒，以避免雾化治疗中引起呼吸道交叉感染。

（4）临床常用的药物：沙丁胺醇雾化液、异丙托溴铵、布地奈德。糜蛋白酶等蛋白水解酶雾化吸入能引起咳嗽、过敏反应，限制了它们的使用。氨溴索也不适用于雾化。

（三）定量吸入器（MDI）

定量吸入器（MDI）是一个加压的容器，将药物（微粒粉状或水溶液）溶入挥发性的液态助推剂中。将容器倒置（喷嘴朝下），放入启动器中，易挥发的悬液就会充满计量室。计量活瓣控制输出量，每次活瓣开放即可精确地送出 $25 \sim 100\ \mu L$ 溶液。助推剂的蒸汽高压将定量的药通过喷嘴喷出，遇到大气压后突然蒸发而迅速喷射，喷射时间约 20 ms。气溶胶喷射的速度很快，在喷嘴时速度超过 30 m/s，但在 0.1 s 内，速度减至一半。喷出的悬液呈羽毛状，初始液滴的直径大于 30 μm，由于受空气的阻力，速度迅速减慢，液滴蒸发而迅速减小。

常见的用于定量吸入器（MDI）的药物有 β_2 受体激动剂、抗胆碱能药物和激素等。MDI 射出的颗粒要通过咽部的弯道才能到达气道，故大的、重的和速度快的颗粒会沉积下来，不能到达呼吸道。吸入技术再佳也只有 10%～15% 的药物进入呼吸道，而大约 90% 的药液则沉积在口腔，随后吞咽入胃肠道。一般来讲，这些进入胃肠道的药物总的剂量很少，不会产生治疗效果和中毒效果。MDI 的吸入技术要求相对较高，如果技术不佳，药液就不能到达气道，无法发挥作用，因此掌握吸入技术就显得非常重要。故患者每一次来医院都应教会他们或纠正其使用技术,直到他们能正确使用为止。

MDI 使用技术的要点如下。

1.拨动 MDI

将 MDI 在手中捂热,然后用力拨一拨,这样既可确保药液均匀,也可使患者确定是否用完。

2.位置

喷药时 MDI 必须垂直,如不垂直,计量室就不能被药液充满,下次喷药时吸入量将会减少。

3.吸气速度

吸气速度不要太快(低于 0.5 L/s),以减少咽部的沉积率,使药液向深层气道扩散,因为气流的层流形式而不是涡流形式有利于药液向气道深部扩散,有时这与药商的指导恰恰相反。

4.屏气

在深而缓的吸气末屏气,屏气时间最好达 10 s,使药物颗粒在肺内有充分的时间扩散。屏气不足或没有屏气会减少气溶胶在肺内的沉降。屏气后缓慢呼气,过渡至正常呼吸,呼气过程中切勿用力,以免引起咳嗽和喘息。

5.下一剂量

如果第一剂量吸的是支气管扩张剂,理论上应等支气管扩张剂发挥作用后再吸下一剂量,但这样会使吸入过程更加复杂,除非气道阻塞严重,不予推荐。而且在实际应用中等待10 min 再吸下一剂量,也没有发现更好的治疗效果。所以,一般应嘱患者休息 1 min,或呼吸恢复到吸药前状态后再吸下一剂量。切勿一次吸气给两次剂量。

6.另一种吸入方法

张大嘴,在离开口腔 4 cm(约两指宽)处启动吸入器,这样可以使气溶胶颗粒到达口腔之前就减慢速度,以便吸入更多的药液。对新患者和技术差的患者不推荐使用这种方法。

(四)储雾罐

储雾罐于 1980 年引入,为许多患者展示了吸入治疗的前景。因为不管定量吸入器的使用方法如何,技术再好,也只有 10%～15% 的药物进入肺部。如果患者不会使用吸入器,则可将吸入器接储雾罐装置,提高药物在肺部的沉积率。使用储雾罐,降低了药液到达口腔时的速度,增加了 MDI 喷嘴与口腔的距离,减少了气溶胶微粒在口腔的沉积,且不必要求吸气和喷药动作的协调,"冷氟利昂"效应也会消失。尽管设计不同,所有类型的储雾罐均可降低 MDI 颗粒的喷射初始速度,同时颗粒在穿过储雾罐时助推剂蒸发,气溶胶颗粒减小。由储雾罐输出的 MDI 气溶胶的 MMAD 减少大约 25%,而直径小于 5 μm 的颗粒增加。放射元素标记气溶胶研究显示,使用同样的 MDI,肺沉积量相同时,自储雾罐吸入比使用张口技术吸入的口咽部沉积大大减少,所以不良反应明显减少。这种情况在健康人和 COPD 患者中相同。最简单的储雾罐是一个不带活瓣的延长装置,在患者口腔和 MDI 之间设置距离,使药物到达口咽之前,喷雾消失、助推剂蒸发。离开 MDI 的大颗粒撞击在储雾罐的壁上,减少了咽部沉积,增加了肺部沉积。但这种储雾罐需要手与呼吸的协调,对着储雾罐呼气可将大部分的药液吹到空气中浪费掉。带活瓣的储雾罐可以防止呼气时将气溶胶清除,所以允许患者用小潮气量连续呼吸 2～3 次,比简单的储雾罐口咽部沉积更少,肺吸入量更高,更有利于克服手与呼吸不协调的情况。使用储雾罐可使肺沉积率增加到 20%～30%,同时减少口咽部沉积,胃肠吸收也减少,因而全身不良反应减少。这对于吸入激素的患者特别重要,可使鹅口疮和声嘶的发病率减少。哮喘急性发作时协调性更差,吸气气流太慢,不能产生有效的肺沉积,储雾罐可作为支气管扩张剂的一个辅助装置,儿童则需要在储雾罐末端接面罩使用。储雾罐的使用要点:①加温至体温。②安装好 MDI 及储雾罐,并确保无异物阻塞气流。③垂直握住,用力摇一摇。④用口含住储雾罐口,用口呼吸。⑤正常呼吸,在吸气开始时启动 MDI,继续呼吸 3 个周期。⑥两次启动间隔 30~60 s。储雾罐的缺点是体积大,携带不方便,但是适合家庭使用,特别是吸入激素。使用后应该每周清洗一次,避免污染。

二、胸部物理治疗

胸部物理治疗(CPT)是指导呼吸重症疾病患者进行有效的控制性呼吸,以减轻呼吸困难,改善通气和氧合;采取特殊的物理手段指导和帮助患者进行有效咳嗽、排痰,借以清除呼吸道分泌物,扩张肺脏,预防肺不张和肺部感染等肺部并发症的一类治疗方法。主要包括控制性呼吸技术、体位引流、胸部叩拍与振动、指导性咳嗽、胸部扩展治疗等。与其他一些治疗方法联合应用(如气道湿化、雾化治疗等),能更好地达到引流痰液、扩张肺脏等目的。

(一)控制性呼吸技术

控制性呼吸技术又称呼吸锻炼,是胸部物理治疗的重要内容之一。它通过训练患者有意识地控制自主呼吸频率、深度和部位,达到增加呼吸运动强度、协调性和有效性,减轻患者呼吸窘迫状况、消除疲劳、改善通气、增强咳嗽能力、帮助清除呼吸道过量产生或异常潴留的分泌物、预防肺不张等目的。常用的方法有控制性深呼吸、缩唇呼吸、膈式呼吸、用力呼气技术、主动呼吸周期等。

1. 控制性深呼吸

(1)操作方法:控制性深呼吸是指训练患者有意识地进行慢而深的呼吸,减慢呼吸频率,控制吸气与呼气时间的长短及吸呼比,增加吸气容积的一种手段。具体操作如下:①根据临床需要和患者的主观感受摆放体位。②放松四肢肌肉。③深慢吸气,并尽量吸至肺总量位,吸气末屏气 3 s。④深慢呼气,并尽可能将残余气体呼出,呼气末屏气 2 s。⑤每次训练重复上述呼吸周期 5 min,根据患者的具体情况而定训练频率。

(2)作用:深慢呼吸与浅快呼吸相比,能减少阻力功和无效腔通气。深呼吸可使闭合的基底部气道开放,有利于气体在肺内的均匀分布,改善气体交换,也有利于肺部分泌物的排出。

2. 缩唇呼吸

(1)操作方法:缩唇呼吸是一种简单的控制性呼吸技术,具体操作步骤如下:①放松颈部和肩部肌肉。②经鼻缓慢吸气至潮气量位。③缩唇缓慢呼气至功能残气位,呼气时将唇缩成吹口哨的形状,缩唇大小以患者感觉舒适为宜,呼出气流以能使距离口唇 15~20 cm 处的蜡烛火焰倾斜 45 °为宜。④重复以上动作 5~10 min,根据患者的情况每天可进行 4~5 次。

(2)作用:缩唇呼吸能增大潮气量,降低呼吸频率,延长呼气时间,有利于肺内气体充分排出,防止气体陷闭。可缓解患者的呼吸困难症状,尤其是体力活动导致的呼吸困难。缩唇呼吸与控制性深呼气联合应用效果更佳,先经鼻深吸气,然后缩唇缓慢呼气,更能改善通气、换气功能,防止肺不张。

3. 膈式呼吸

(1)操作方法:膈式呼吸又称腹式呼吸。其利用下胸部、膈肌和腹肌的协调运动轻柔、缓慢地吸气和呼气,保持上胸部、肩部和辅助呼吸肌松弛。即吸气时膈肌收缩下降,腹肌松弛,下胸部轻微抬举,获得较大潮气量;呼气时腹肌收缩,膈肌松弛并随腹内压增加而上抬,下胸部归位,以增加呼出气量。具体操作步骤如下:①向患者做好解释工作。②根据患者的临床情况摆放体位,可取坐位、平卧位、半卧位,双下肢屈曲,四肢肌肉放松。③将左、右手分别放置于上腹部和前胸部,同时让患者感受胸腹运动情况。④吸气时,嘱患者经鼻深慢吸气,尽可能发挥膈肌力量,使得上腹部最大限度地隆起。用手掌用力阻挡上腹部隆起,将加大患者膈肌锻炼的力度,用力程度应以患者能接受为宜。⑤嘱患者做缩唇呼气,收缩腹肌,推动膈肌上移,帮助膈肌休息。⑥尽量减小胸廓起伏。⑦每次锻炼重复上述步骤 5～10 min,根据病情每天可进行3～4 次。

(2)作用:有效的膈式呼吸可以增加潮气量,增加肺泡通气量,减少功能残气量,增强膈肌力量,降低呼吸功耗,缓解呼吸困难症状,改善换气功能,提高氧合。

4.用力呼气技术

指在深吸气后张口用力呼气或哈气,呼气时需收缩腹肌和肋间外肌,以增加呼气力量,呼气时应发出声音,以使声门持续开放,以清除气道内分泌物。该技术通常与膈式呼吸配合应用,即先进行数次膈式呼吸,通过膈肌和下胸部肋间肌肉的伸缩活动进行轻柔、缓慢的呼吸,保持肺容量为低至中容量,上胸部和肩部肌肉松弛休息,然后深吸气至高肺容量,张口用力呼气、哈气或咳嗽。该方式更能松动气道内分泌物并促进其排出。

5.主动呼吸周期

(1)操作方法:主动呼吸周期是膈式呼吸、肺扩张运动、用力呼气技术以一定的步骤组合起来的呼吸训练形式。

具体操作步骤如下:①膈式呼吸。②3～4 次胸廓扩张运动。③膈式呼吸。④3～4 次胸廓扩张运动。⑤膈式呼吸。⑥1～2 次用力呼气技术。⑦膈式呼吸。胸廓扩张运动包括深吸气及深呼气。只要做3～4 次深呼吸即可,避免劳累及过度换气。该技术可以松动气道内分泌物,改善气体在肺内的分布。

(2)作用:主动呼吸可有效清除气道内分泌物,改善通气、氧合状况,缓解呼吸肌疲劳。

(二)体位引流

体位引流是根据气管、支气管树的解剖特点,将患者摆放于一定的体位,借助重力的作用促使各肺叶、肺段支气管内分泌物排出,从而改善肺功能残气量,改善 V/Q,促进肺实变区扩张。体位引流每天宜行 2～3 次,每种体位维持 30～60 min,如果分泌物多且患者耐受,可适当增加时间或增加引流次数。夜间气道黏膜纤毛的廓清作用弱,分泌物易潴留,故清晨行体位引流效果较好。引流前行胸部叩拍和振动,引流后结合指导性咳嗽更能有效地清除气道内分泌物。

1.引流原则

病变部位在上,使引流支气管开口向下。肺上叶引流可取坐位或半卧位,中、下叶各肺段的引流取头低脚高位,并根据各引流部位的不同改变身体角度。体位引流的身体倾斜度为 10°～40°,可从较小角度开始,在患者能耐受的情况下逐步增大。注意避免患侧肺的引流污染物危及正常肺和支气管。

2.适应证

①应为自主翻身无力或不便的患者常规翻身,这些患者包括体位止动、神经肌肉疾病、药

物诱导性神经肌无力患者等。②痰液黏稠,咳痰困难;因痰液引起肺部呼吸音降低,肺部出现大量干、湿啰音;痰液阻塞引起动脉血气分析和经皮血氧饱和度恶化。③体位改变可改善血氧饱和度。④肺不张。⑤建立人工气道,行机械通气。

3. 禁忌证多为相对禁忌证

①颅内压高于 2.7 kPa(20 mmHg),头部、颈部损伤。②活动性出血伴血流动力学不稳,活动性咯血,肺癌切除术后新近出血。③新近脊柱外伤或做脊柱手术、肋骨骨折、做食管手术。④患者烦躁、焦虑、不能忍受体位改变。⑤支气管胸膜瘘、气胸、皮下气肿、胸腔积液等。

4. 危害和并发症

①颅内压增加。②血压降低。③肺出血。④胸部肌肉和脊柱损伤。⑤支气管痉挛。操作过程中,如出现以上并发症应立即终止操作,将患者摆回操作前休息体位,处理相应并发症。

(三)胸部叩拍与振动

1. 适应证

①气道分泌物过多、过于黏稠,咳痰无力。②外科手术后,疼痛引起深呼吸、咳嗽困难。③建立人工气道,行机械通气。④慢性阻塞性肺疾病急性加重、肺不张、肺部感染。⑤支气管扩张、囊性肺纤维化伴大量咳痰。⑥患者年老体弱、长期卧床。

2. 禁忌证

①胸壁疼痛,脊柱疾病,骨质疏松,肋骨骨折,胸部开放性损伤。②新近行肺切除术、肺挫裂伤。③胸部皮肤破溃、感染和皮下气肿。④凝血机制异常。⑤肺部血栓、肺出血及咯血。⑥有肿瘤。⑦心律失常以及安置心脏起搏器。⑧肺结核、支气管痉挛。

3. 操作过程

①洗手。戴口罩,向患者做解释工作,取得患者的同意和配合。②患者摆好体位。原则是病变部位在上,引流支气管开口在下,肺上叶引流可取坐位或半卧位,中、下叶各肺段引流取头低脚高位,并根据肺段位置的不同转动身体角度。③叩拍。将手掌微屈成弓形,五指并拢,以手腕为支点,借助上臂力量,有节奏地叩拍患者的胸部,叩拍幅度以 10 cm 左右为宜,叩拍频率为每秒 2～5 次,重复时间为 3～5 min,单手或双手交替叩拍,可直接叩拍或隔着不过厚的衣物叩拍。重点叩拍需引流部位,沿着支气管走向由外周向中央叩拍。④振动。将双手掌交叉重叠在引流肺区的胸壁上,双肘关节保持伸直,嘱患者深吸气,在呼气的同时借助上肢重力振动胸壁,频率为每秒 10～15 次,每个治疗部位振动时间为 3～5 min。⑤指导患者咳嗽,咳嗽无力或无效患者可行气管内吸引以清除气道内分泌物。⑥操作结束后注意观察患者的病情并进行效果评估。

4. 注意事项

①有无肋骨骨折。②有无胸部外伤或手术。③避免叩拍胸骨、心脏、乳腺、肾脏和肝脏等。④若患者主诉有任何不适,或出现心律失常、心力衰竭、咯血、$SpO_2 < 12$ kPa(90 mmHg)等情况,应立即终止操作。

5. 效果评估

①评估患者的主观感受。②评估基本生命体征,如心率、血压、血氧饱和度等。③呼吸困难症状、辅助呼吸肌活动和胸腹矛盾运动是否改善。④听诊干、湿啰音是否减少,呼吸音是否变清晰。

(郝学军)

第十二节 急性肺水肿

急性肺水肿是由各种病因引起的过多的液体聚积在肺血管周围、血管外间质组织、肺泡壁或肺泡内的一种临床综合征。

肺毛细血管和肺泡壁通透性增加、肺毛细血管内静水压升高、肺淋巴管阻塞和血浆蛋白浓度降低等均可引起肺水肿。临床上可分为高压性肺水肿和高通透性肺水肿,前者多见于心源性肺水肿,后者多见于非心源性肺水肿。

急性肺水肿由于肺含水量增加,肺血管与肺组织间液体交换功能紊乱,出现肺气体弥散功能障碍,导致急性呼吸困难。

一、病因

临床上急性肺水肿的病因甚多。

1.血流动力学因素

该类因素包括左心衰竭、二尖瓣梗阻(如二尖瓣狭窄、左心房黏液瘤等)、容量负荷过重。

2.通透性改变

该类因素包括吸入有毒气体和烟雾、肺部感染、内毒素血症、吸入性肺炎、变态反应(过敏性肺水肿)、ARDS 等。

3.血浆胶体渗透压下降

肾病、肝病引起低蛋白血症。

4.胸膜内负压过低

对气胸、积液抽气、抽液后肺重新膨胀(复张性肺水肿)。

5.其他

其他如神经性因素(如颅脑严重创伤、颅内出血等)、高原性肺水肿、肺栓塞、淋巴回流障碍等。

二、发病机制和病理生理

(一)肺毛细血管液体交换

肺水肿主要是毛细血管静水压和胶体渗透压之间失去平衡所致。肺水肿既可由肺毛细血管静水压升高引起,也可因肺毛细血管内胶体渗透压降低而发生。研究表明:在血浆蛋白浓度正常(胶体渗透压正常)时,左心房压或肺毛细血管静水压超过 3.3 kPa(25 mmHg),就可发生肺水肿;用生理盐水稀释血浆蛋白,使其浓度下降一半,左心房压上升至 1.5 kPa(11 mmHg)时即可发生肺水肿。

1.胶体渗透压(COP)下降

引起 COP 降低的病因如下:①肺或全身毛细血管通透性增加;②血浆白蛋白在肝内生成减少或动用障碍;③出血或炎症引起血液或血浆大量丧失;④大量输入晶体溶液,使血浆蛋白相对减少。当胶体渗透压下降时,左心室充盈压不高或轻度升高即可引起肺水肿。

2.肺毛细血管静水压升高

在急性心肌梗死和心肌炎以及高血压、心瓣膜病、输液过多等情况下,心肌负荷与心肌收缩强度间不平衡,左心室失去有效泵血功能,导致左心射血分数减少,左心室舒张末压、舒张末容量和平均左心房压均升高,同时,肺血容量、肺静脉静水压、肺毛细血管静水压也升高。当液体从循环中过滤到肺血管外间隙的速度比清除速度快时,就发生肺水肿。

3.胶体渗透压-静水压梯度

急性肺水肿的产生与胶体渗透压和静水压间的代数差有关。同时测量胶体渗透压和静水压,假如胶体渗透压-静水压梯度持续大于 1.07 kPa(8 mmHg),则不会发生急性肺水肿;若为 0.53~1.07 kPa(4~8 mmHg),肺水肿发生的危险性明显增加;若小于 0.4 kPa(3 mmHg)持续 12 h 以上,几乎全部发生肺水肿。

一旦胶体渗透压-静水压梯度增加到 1.07 kPa(8 mmHg)或更高水平,则患者的肺水肿能逆转;若持续小于 0.4 kPa(3 mmHg),常对治疗缺乏反应。

在输入大量血液、电解质、晶体溶液时,应调节左心室充盈压或采用胶体溶液,维持胶体渗透压-静水压梯度大于 0.93 kPa(7 mmHg),否则就容易发生肺水肿。

(二)肺毛细血管壁及肺泡壁通透性增加

肺部感染或有败血症,各种毒素及机体释放的各种血管活性物质等均可损害毛细血管内皮和肺泡上皮,使血管壁和肺泡壁通透性增加,血浆蛋白漏出到组织间液,使血管内外胶体渗透压差减小,液体进入肺组织而发生肺水肿,尤其易发生急性呼吸窘迫综合征(ARDS)。

(三)肺淋巴回流受阻

肺部淋巴系统对血管外水分引流入静脉及维持液体流动压差具有重要作用。液体滤过增加时,淋巴流动量和速度加快,将间质内多余的液体引出。一旦淋巴引流不畅,肺间质就可能有液体积滞,产生肺水肿。

(四)间质负压增加

当快速、大量地从胸腔抽出液体或气体,因胸腔负压突然增加,流入扩张肺部的血流量骤增,肺毛细血管壁内外静水压的压差大为增加。另外,因萎陷的肺组织通气和血流灌注不足,影响肺毛细血管内皮和肺泡上皮细胞的代谢,使其通透性增加,肺泡表面活性物质减少,导致肺水肿。

三、临床表现

1.症状

常表现为严重的呼吸困难、端坐呼吸,也可为阵发性夜间呼吸困难;咳嗽、吐白色或粉红色泡沫样痰;烦躁、焦虑,出冷汗、大汗。

2.体征

肺部有哮鸣音和/或广泛湿啰音;血压升高或下降,颈静脉怒张,出现房性和或室性奔马律,脉搏细速或交替脉搏;晚期可出现发绀。

3.辅助检查

(1)X 线检查:提示肺水肿征象,且有助于高压性(心源性)肺水肿与渗透性肺水肿的鉴别。

(2)血气分析:血气分析可以发现有无低氧血症、酸碱代谢紊乱及其严重程度,对于病情评估及治疗具有指导意义。

四、诊断

根据典型的临床表现、X 线检查诊断不难,关键是心源性和非心源性肺水肿的鉴别诊断和病因诊断。

五、治疗

应尽快去除急性肺水肿的病因,进行氧疗和镇静,控制输液量,给予利尿、强心治疗,必要时使用血管扩张剂和肾上腺皮质激素。严重者应尽早使用呼吸机辅助呼吸,以改善缺氧,减轻心脏负荷。

(一)高压性肺水肿(急性心源性肺水肿)的治疗

1. 氧疗

氧流量为 5～10 L/min,需加湿化剂;严重者采用机械性辅助呼吸。

2. 镇静

首选地西泮,无效并且烦躁不安者可皮下注射 5～10 mg 吗啡,若已行呼吸机辅助呼吸,可以静脉注射。对有呼吸抑制、支气管哮喘和休克者应慎用或禁用。

3. 利尿剂

首选呋塞米 20～40 mg,静脉注射。利尿的同时扩张静脉血管,使静脉回流减少而减轻肺水肿。

4. 血管扩张剂

血管扩张剂既可降低肺动脉高压又可改善通气,改善肺气体弥散交换功能,减轻心脏前负荷。常用的是硝普钠,将 50～100 mg 硝普钠加入葡萄糖溶液或生理盐水中静脉滴注;还可以静脉滴注硝酸甘油。也可采用多巴胺、多巴酚丁胺和酚妥拉明联合静脉滴注,或使用氨茶碱、硝酸盐、钙通道阻滞剂等药物。

5. 增强心肌收缩力

增强心肌收缩力多用于室上性快速心律失常引起的肺水肿,减慢心率的意义远大于强心作用。如果 2 周内未用洋地黄类药物,可用毛花苷 C 0.4～0.8 mg,或毒毛花苷 K 0.25 mg,静脉缓慢注射。

6. 氨茶碱

一般采用 250 mg 氨茶碱,稀释后缓慢静脉注射,尤其适用于对心源性哮喘和支气管哮喘鉴别困难的情况。

7. 肾上腺皮质激素

常用地塞米松 10～20 mg 或甲泼尼龙 80～160 mg,静脉注射,或氢化可的松 100 mg,静脉滴注。

8. 呼吸机辅助呼吸

呼吸机辅助呼吸多选择持续正压和呼气末正压通气模式。根据呼吸困难和缺氧情况,调节吸气与呼气的比例,提高吸氧浓度(一般应小于 60%,危急情况下可吸纯氧)。

(二)高原性肺水肿的治疗

高原性肺水肿多发生在海拔 4 000 m 以上的高原地区。救治措施包括卧床休息、高流量持续吸氧、利尿以及使用激素、氨茶碱和血管扩张剂等。肺动脉压恢复正常、肺水肿消退后,可用乙酰唑胺或碳酸酐酶抑制剂,对高原性肺水肿有预防作用。

(三)中枢神经性肺水肿的治疗

颅外伤和脑出血伴发颅内高压者,可因下丘脑功能紊乱,释放大量肾上腺素能递质,引起弥散性的、一时性的血管强烈收缩。血液从高阻力的体循环转运到低阻力的肺循环,使肺毛细血管静水压上升和通透性增加,导致肺水肿。可按高压性肺水肿处理,加用脱水剂。

注意:避免用 PEEP 通气,防止升高颅内压和减少大脑供血。

(四)淹溺性肺水肿的治疗

吸入海水(高渗液体)或淡水(低渗液体),均可发生肺水肿。淹溺性肺水肿的救治特别强调应用机械辅助呼吸、氧疗和激素的重要性。

(杨　婧)

第十三节　大咯血

咯血是指喉以下的呼吸道,包括口腔、气管、支气管以及肺组织的出血,经由咳嗽动作从口腔排出。咯血常由毛细血管破裂,或炎症、淤血导致毛细血管通透性增加,引起红细胞进入肺泡内与痰液混合所致,常表现为痰中带血丝、血块或全血。咯血为呼吸系统常见症状,亦为全身疾病表现的一部分。按咯血量可分为三类:①少量咯血,即每日咯血量少于 100 mL;②中量咯血,即每日咯血量为 100~400 mL;③大咯血,即一次咯血量超过 100 mL 或一日咯血总量超过 400 mL。在所有咯血患者中,大咯血所占比例不足 5%,但病死率却高达 12%~30%,应引起足够重视。

一、病因

1. 支气管疾病

这类病因包括支气管扩张、慢性支气管炎、支气管肺癌等。

2. 肺部疾病

这类病因包括肺结核。常见其他原因包括肺炎、肺脓肿、肺梗死、肺寄生虫病等。

3. 心血管疾病

这类病因包括心脏疾病,如二尖瓣狭窄、房间隔缺损、动脉导管未闭等;血液系统疾病,如血小板减少性紫癜、白血病、血友病、再生障碍性贫血等。

4. 其他疾病

这类病因包括流行性出血热、白塞病、结节性多动脉炎、肾综合征出血热、钩端螺旋体病、肺出血肾炎综合征、子宫内膜异位症等。

虽然对咯血患者应用了各种方法进行检查,仍有 5%~15% 的患者咯血原因不明,称隐匿性咯血。部分隐匿性咯血可能由气管或支气管非特异性溃疡、静脉曲张、早期腺瘤、支气管小结石等病变引起。

二、临床表现

(一)咯血伴发热

咯血伴发热可见于肺炎、肺结核、流行性钩端螺旋体病、流行性出血热、肺脓肿、支气管肺癌等。

(二)咯血伴胸痛

咯血伴胸痛可见于大叶性肺炎、肺结核、肺梗死、支气管肺癌等。

(三)咯血伴大量脓痰

咯血伴大量脓痰可见于肺脓肿、空洞型肺结核、支气管扩张等。

(四)咯血伴皮肤黏膜出血

咯血伴皮肤黏膜出血可见于血液系统疾病、流行性出血热、钩端螺旋体病等。

(五)咯血伴心悸、发绀

咯血伴心悸、发绀多见于心血管疾病等。

三、实验室检查

(一)血、尿、便常规检查

检查血红蛋白、红细胞计数、血细胞比容、白细胞计数及分类、血小板计数,尿检中有无红、白细胞,大便有无潜血等。

(二)凝血功能检查

凝血功能检查包括出血时间、凝血时间、凝血酶原时间、纤维蛋白原等。

(三)痰液检查

做痰液抗酸杆菌、肿瘤细胞、寄生虫卵、真菌等检查,痰细菌培养。

(四)X 线检查

进行胸部后前位及侧位摄影,必要时进行高分辨率计算机断层扫描(HRCT)检查。

(五)纤维支气管镜检查

纤维支气管镜检查可找到出血部位,明确病变性质,也可进行局部止血治疗。

(六)支气管动脉造影

如果怀疑支气管动脉出血(如支气管扩张等),为明确出血部位和进行治疗,可考虑此项检查。

(七)肺动脉造影

怀疑肺动脉出血(如肺栓塞、肺动静脉瘘等)时,可考虑此项检查。

(八)其他

其他包括超声心动图、骨髓检查、免疫系统检查等。

四、诊断

(1)注意鉴别大咯血与呕血。

(2)确定咯血量。

(3)初步确定出血部位:可以根据病史、体检、胸部 X 线检查结果初步判断咯血来源。

(4)进一步做出病因诊断:综合病史、体检、实验室检查和特殊检查结果,明确咯血的病因。

五、治疗

(一)一般处理

对大咯血患者要求绝对卧床休息。医护人员应指导患者取患侧卧位,并做好解释工作,消除患者的紧张和恐惧心理。咯血期间,应尽可能减少不必要的搬动,以免途中因颠簸加重出血,窒息致死。同时,还应鼓励患者咳出滞留在呼吸道的陈血,以免造成呼吸道阻塞和肺不张。如果患者精神过度紧张,可用小剂量镇静剂,例如,地西泮 2.5 mg,口服,每日 2 次,或地西泮针剂 10 mg,肌内注射。对频发或剧烈咳嗽者,可给予镇咳药,例如,喷托维林 25 mg,口服,每日 3 次;或依普拉酮 40 mg,口服,每日 3 次。必要时可给予可待因 15～30 mg,口服,每日 3 次。但年老体弱患者不宜服用镇咳药。对肺功能不全者,禁用吗啡、哌替啶,以免抑制咳嗽反射,造成窒息。

(二)药物止血

1.垂体后叶激素

垂体后叶激素可直接作用于血管平滑肌,具有强烈的血管收缩作用。用药后由于肺小动脉收缩,肺内血流量锐减,肺循环压力降低,从而有利于肺血管破裂处血凝块的形成,达到止血的目的。具体用法:垂体后叶激素 5～10 U 及 25％的葡萄糖液 20～40 mL,缓慢静脉注射(10～15 min注射完毕);或垂体后叶激素 10～20 U 及 5％的葡萄糖液 250～500 mL,静脉滴注。必要时 6～8 h重复 1 次。用药过程中,若患者出现头痛、面色苍白、出汗、心悸、胸闷、腹痛、便意及血压升高等副作用,应注意减慢静脉注射或静脉滴注速度。对高血压、冠心病、动脉硬化、肺源性心脏病、心力衰竭患者以及妊娠者,均应慎用或不用垂体后叶激素。

2.血管扩张剂

通过扩张肺血管,降低肺动脉压、肺楔压,同时体循环血管阻力下降,回心血量减少,肺内血液分流到四肢及内脏循环当中,起到"内放血"的作用。继而肺动脉和支气管动脉压力降低,达到止血目的。血管扩张剂对于禁忌使用垂体后叶激素的高血压、冠心病、肺源性心脏病患者及妊娠者等尤为适用。常用的有以下几种。

(1)酚妥拉明:为 α 受体阻滞剂,一般用量为酚妥拉明 10～20 mg 及 5％的葡萄糖液 250～500 mL,静脉滴注,每日 1 次,连用 5～7 d。国内外均有报道,采用此方法治疗大咯血,有效率在 80％左右。治疗中不良反应少,但为了防止直立性低血压及血压下降,用药期间应卧床休息。对血容量不足的患者,应在补足血容量的基础上再用此药。

(2)普鲁卡因:常用剂量为普鲁卡因 50 mg 加 25％的葡萄糖溶液 20～40 mL,静脉注射 4～6 h;或将 300～500 mg 普鲁卡因加入 500 mL5％的葡萄糖溶液中,静脉滴注,每日 1 次。首次用此药者应进行皮试。

(3)阿托品、山莨菪碱:阿托品 1 mg 或山莨菪碱 10 mg,肌内注射或皮下注射,对大咯血患者亦有较好的止血效果。此外亦可采用异山梨酯及氯丙嗪等治疗大咯血,并取得一定疗效。

3.一般止血药

一般止血药主要通过改善凝血机制、加强毛细血管及血小板功能而起作用,如以下药物。

(1)氨基己酸及氨甲苯酸:均通过抑制纤维蛋白的溶解起到止血作用。具体用法:将 6 g 氨基己酸加入 250 mL 5％的葡萄糖溶液中,静脉滴注,每日 2 次;或将 0.1～0.2 g 氨甲苯酸加入 20～40 mL25％的葡萄糖溶液中,缓慢静脉注射,每日 2 次,或将 0.2 g 氨甲苯酸加入 250 mL 5％的葡萄糖溶液中,静脉滴注,每日 1～2 次。

(2)酚磺乙胺:具有增强血小板功能和黏合力、减少血管渗透的作用,从而达到止血效果。具体用法:将 0.25 g 酚磺乙胺加入 40 mL25％的葡萄糖溶液中,静脉注射,每日 1～2 次;或将 0.75 g 酚磺乙胺加入 500 mL 5％的葡萄糖液中,静脉滴注,每日 1 次。

(3)巴曲酶:巴曲酶又名凝血酶样酶、去纤维蛋白酶,是由矛头蛇蛇毒提取制得。每安瓿含

1个克氏单位(KU)的巴曲酶。注射1 KU的巴曲酶20 min后,健康成人的出血时间会缩短至原来的1/3或1/2,其效果可保持2~3 d。巴曲酶仅具有止血功效,血液的凝血酶原数量并不因此而增多,因此一般无血栓形成的危险。可供静脉或肌内注射,也可供局部使用。成人每日用量1.0~2.0 KU,儿童0.3~1.0 KU,注意用药过量会使其功效下降。

此外,止血药还包括减少毛细血管渗漏的卡巴克络、参与凝血酶原合成的维生素K、对抗肝素的鱼精蛋白以及中药云南白药、各种止血粉等。鉴于临床大咯血多是支气管或肺血管破裂所致,故上述药物一般只作为大咯血的辅助治疗药物。

(三)支气管镜在大咯血治疗中的应用

对采用药物治疗效果不佳的顽固性大咯血患者,应及时进行纤维支气管镜检查。其目的:①明确出血部位;②清除气道内的陈血;③配合血管收缩剂、凝血酶、气囊压塞等方法进行有效止血。出血较多时,一般先采用硬质支气管镜清除积血,然后通过硬质支气管镜,应用纤维支气管镜找到出血部位进行止血。目前借助支气管镜的常用止血措施如下。

1.支气管灌洗

采用4℃冰生理盐水50 mL,通过纤维支气管镜注入出血的肺段,留置1分钟后吸出,连续数次。一般每个患者所需的灌洗液总量以500 mL为宜。国外曾报道,1组23例大咯血患者采用此方法治疗后,所有患者的咯血均得到了控制,其中2例患者在灌洗后几天再度出血,但第2次采用同样方法灌洗后出血停止。有学者亦曾多次采用此法治疗大咯血患者,收效甚佳。推测冰盐水灌洗使得局部血管收缩,血流减慢,从而促进了凝血。

2.局部用药

通过纤维支气管镜将1~2 mL 1 : 20 000的肾上腺素溶液,或5~10 mL 40 U/mL的凝血酶溶液滴注到出血部位,可起到收缩血管和促进凝血的作用,止血效果肯定。另外还有人报道,在5~10 mL 40 U/mL的凝血酶溶液中,加入5~10 mL 2%的纤维蛋白原溶液,混匀后滴注在出血部位,其止血效果更好。

3.气囊压塞

经纤维支气管镜将Fogarty气囊导管送至出血部位的肺段或亚段支气管后,通过导管向气囊内充气或充水,致使出血部位的支气管填塞,达到止血的目的。同时还可防止出血过多导致的血液溢入健侧肺,从而有效地保护了健侧肺的气体交换功能。一般气囊留置24~48 h以后,放松气囊,观察几小时后未见进一步出血即可拔管。在1组14例经气囊压塞技术治疗的大咯血患者中,10例患者的出血得到控制,经6周到9个月的随访,无再出血发生。另外,气囊压塞技术还常被用于动脉栓塞及外科手术患者的术前支持。操作过程中,应注意防止因气囊充气过度及留置时间过长而引起的支气管黏膜缺血性损伤和阻塞性肺炎。

(四)放射治疗

有文献报道,对不适合手术及支气管动脉栓塞的晚期肺癌及部分肺部曲霉感染引起大咯血患者,局限性放射治疗可能有效。推测放射治疗引起照射局部的血管外组织水肿,血管肿胀和坏死,造成血管栓塞和闭锁,起到止血效果。

(五)并发症的处理

1.窒息

大咯血患者的主要危险在于窒息,这是导致患者死亡的最主要原因。因此,在大咯血的救治过程中,应时刻警惕窒息的发生。一旦发现患者有明显胸闷、烦躁、喉部作响、呼吸浅快、大汗淋漓、一侧(或双侧)呼吸音消失,甚至神志不清等窒息的临床表现时,应立即采取以下措施,全力以赴地进行抢救。

(1)尽快清除堵塞气道的积血,保持气道通畅:迅速将患者抱起,使其头朝下,上身与床沿成45°~90°角。助手轻托患者的头,使其向背部屈曲,以减少气道的弯曲。拍击患者背部,尽可能倒出滞留在气道内的积血。同时将口撬开(注意义齿),清理口咽部的积血,然后将粗导管(或纤维支气管镜)经鼻插入气管内吸出积血。

(2)吸氧:立即给予高流量的氧气吸入。

(3)迅速建立静脉通道:最好建立两条静脉通道,并根据需要给予呼吸兴奋剂、止血药物及补充血容量。

(4)绝对卧床:窒息解除后,使患者保持头低足高位,以利于体位引流。可在胸部放置冰袋,并鼓励患者将气道内积血咯出。

(5)加强生命体征监测,防止再度窒息发生:注意血压、心率、心电图、呼吸及血氧饱和度等的监测,准备好气管内插管及呼吸机等设施,以防再窒息。

2.失血性休克

若患者因大量咯血而出现脉搏细速、四肢湿冷、血压下降、脉压减少,甚至意识障碍等失血性休克的临床表现,应按照失血性休克的救治原则进行抢救。

3.吸入性肺炎

咯血后,患者常因血液被吸收而出现发热,体温38℃左右或持续不退热,咳嗽剧烈,白细胞总数升高,核左移,胸部X线检查显示病变较之前增多,常提示并发吸入性肺炎或结核病灶播散,应给予充分的抗生素或抗结核药物治疗。

4.肺不张

由于大量咯血,血块堵塞支气管;或因患者极度虚弱,镇静剂、镇咳剂的使用过度,妨碍了支气管内分泌物和血液排出,易造成肺不张。肺不张的处理,首先是引流排血或排痰,并鼓励和帮助患者咳嗽。若肺不张时间不长,可试用氨茶碱、α-糜蛋白酶等,雾化吸入,湿化气道,以利于堵塞物的排出。当然消除肺不张最有效的办法是在纤维支气管镜下进行局部支气管冲洗,清除气道内的堵塞物。

(杨 婧)

第十四节 哮喘持续状态与猝死

迄今,国内外学者很难给哮喘下一个确切的定义。尽管如此,学者对哮喘基本特征有一个共同的看法,即气道慢性非特异性炎症和产生突发突止的气流阻塞。其原因如下:①气道平滑肌对收缩性刺激敏感性增强;②炎性细胞浸润与水肿使气道壁增厚;③刺激气道内腺体的分泌及损伤气道上皮;④气流阻塞可以由一定的药物(组胺、甲酰胆碱)诱发或发作时可用某些药物(β肾上腺素受体兴奋剂与氨茶碱)缓解。

一、病因和发病机制

发病与环境内的各种变应原、物理因素、化学因素以及神经精神因素有关,其发病机制和支气管炎性细胞所产生的许多介质有关。

(一)变应原

1.外源性过敏

变应原通过吸入、食入、接触途径侵入机体而发生速发型变态反应。变应原首次进入机体之后，刺激单核巨噬细胞系统的浆细胞，使其产生抗体 IgE(反应素、免疫球蛋白)，IgE 随血流附着于支气管黏膜下的肥大细胞膜上，使肥大细胞致敏。当相同变应原再次进入机体，其与肥大细胞膜上的抗体 IgE 结合后，便促使致敏的肥大细胞膜的通透性增强，导致肥大细胞破裂而释放出大量活性物质(组胺、缓激肽、5-羟色胺、嗜酸粒细胞趋化因子、慢反应物质)，直接刺激或作用于迷走神经传入部分和支气管平滑肌，使支气管平滑肌痉挛收缩，黏膜水肿，黏液腺分泌增多，最终导致支气管的管腔狭窄而发生哮喘。

2.内源性过敏

指细菌、真菌、病毒感染的代谢产物，首次进入机体之后，作用于 B 细胞，使其产生抗体 IgG、IgM(沉淀素)。当同类变应原再次进入机体，其与抗体 IgG、IgM 结合后产生抗原抗体复合物，沉淀于支气管黏膜下血管壁的内膜上，然后在补体的作用下，使粒细胞受到严重破坏，便释放出大量慢反应物质(组胺、激肽类、前列腺素 F_2)，导致支气管平滑肌的痉挛收缩，黏液腺的分泌增多，使气道狭窄发生哮喘。

(二)自主神经功能紊乱

①当交感神经抑制，使肾上腺素 β 受体功能低下或腺苷酸环化酶活性降低时，在腺苷酸环化酶作用下细胞内的三磷酸腺苷(ATP)生成环磷酸腺苷(cAMP)，在磷酸二酯酶(PDE)的作用下 cAMP 水解大量的 5-环磷酸腺苷(5-cAMP)，因此细胞内 cAMP 浓度相对降低，便失去对支气管平滑肌细胞膜电位的稳定作用，导致支气管平滑肌收缩而哮喘发作。②当迷走神经兴奋时，胆碱能 M 受体功能亢进，在鸟苷酸环化酶作用下，细胞内的三磷酸鸟苷(GTP)生成大量环磷酸鸟苷(cGMP)，在 PDE 的作用下水解大量的 5-环磷酸鸟苷(5-cGMP)，则细胞内 cGMP 浓度较 cAMP 的浓度相对升高，便引起生物活性物质释放，导致支气管平滑肌收缩而哮喘发作。因支气管平滑肌受交感神经和副交感神经支配，所以交感神经兴奋时支气管平滑肌舒张，副交感神经兴奋时支气管平滑肌收缩，cAMP 浓度升高时，平滑肌舒张；cGMP 浓度升高时，平滑肌收缩，故 cAMP/cGMP 增大，则平滑肌松弛。cAMP/cGMP 减小，则平滑肌收缩。因 cAMP 和 cGMP 是相互制约的，当 cGMP 浓度升高，便抑制 PDE，阻止 cAMP 水解成 5-cAMP，从而使 cAMP 浓度升高，则导致平滑肌松弛。若 cAMP 浓度降低，便激活 PDE，使 cAMP 水解成大量 5-cAMP，从而使 cAMP 浓度降低，则导致平滑肌收缩。

(三)其他因素

1.精神刺激

条件反射可引起哮喘发作，焦虑、恐惧可诱发哮喘。当大脑皮层受刺激，使支气管黏膜下迷走神经感受器兴奋性增强，便作用于致敏的支气管而发生哮喘。

2.内分泌因素

前列腺素 E_1、E_2(PGE$_1$、PGE$_2$)能激活腺苷酸环化酶，使支气管平滑肌扩张。而前列腺素 F_2(PGF$_2$)使 cAMP 的浓度降低，致平滑肌收缩。

3.代谢因素

增加肥大细胞膜外的 Ca^{2+} 浓度，可抑制介质的释放，但是，当 Ca^{2+} 一旦进入细胞内，则又参与介质的释放,此时 cAMP 可使进入细胞内的的 Ca^{2+} 变成结合钙,便可抑制介质的释放。

4. 相关诱发因素

气候、气压、温度、过敏、上感、剧烈运动、药物(阿司匹林、吲哚美辛)均可诱发哮喘。哮喘患者肺病理的大体解剖显示肺脏过度通气,黏液阻塞管腔。而镜下表现为嗜酸性粒细胞浸润性气管炎,广泛黏膜水肿与上皮脱落,上皮下基底膜增厚,平滑肌细胞膜肥厚或化生,且处于收缩状态。其临床病理活检报告:气管上皮基底膜下胶原沉积,黏膜嗜酸粒细胞浸润,肥大细胞脱颗粒及上皮损伤。

二、哮喘持续状态的病因

重度哮喘持续 24 h 以上,经过常规平喘治疗不能缓解者,称为顽固性哮喘或哮喘持续状态。其原因有如下几种。

(一)感染未控制

特别是呼吸道感染引起的气道黏膜严重充血水肿及过多的支气管分泌物阻塞气道。

(二)变应原持续存在

吸入抗原性物质或刺激性气体持续存在。

(三)精神过度紧张

因急性反复性极度呼气性呼吸困难,长时间不能缓解,患者焦虑、烦躁、窒息、恐怖而导致哮喘持续状态。

(四)黏液痰栓阻塞气道

哮喘急性发作、张口呼吸、出汗过多、体液丢失使痰液黏稠而形成痰栓,阻塞气道,难以咳出,不仅造成肺通气功能障碍,造成急性Ⅱ型呼吸衰竭,也可因痰栓广泛嵌塞细支气管或阻塞大气道而出现闭锁肺,甚至窒息或猝死。

(五)严重的体液丢失

发病时张口呼吸、大量出汗、摄入过少及茶碱类药物的利尿作用,引起严重脱水,导致低血容量休克,诱发哮喘持续状态。

(六)复合性酸中毒

痰栓阻塞气道,使二氧化碳潴留,引起呼吸性酸中毒及严重的缺氧,热量不足,脱水与肾功能不全,出现代谢性酸中毒。因此,发生呼吸性酸中毒加代谢性酸中毒,pH<7.20,使缺氧酸中毒进一步恶化,致动脉压急剧升高,右心负荷增加,出现右心衰竭而恶化哮喘。

(七)电解质紊乱

因出汗过多、摄入不足及不恰当地应用大剂量激素和排钾利尿剂而引起低血钾,使心肌应激性增强,导致心律不齐,若复合性酸中毒,pH 明显下降,导致高血钾酸中毒,使心肌与心传导系统受到抑制,便出现传导阻滞,甚至心搏骤停。

(八)耐药产生

少数反复性顽固性哮喘患者,由于长期反复使用异丙肾上腺素等各种平喘药,造成耐药,使病情恶化,致哮喘难以缓解。

(九)医源性因素

用药不当,不仅达不到平喘的有效血浓度,且可出现药物的不良反应。①氨茶碱平喘的有

效血浓度是 $10\sim15~\mu g/mL$，若血浓度过低则平喘无效，若血浓度高于 $20~\mu g/mL$，为中毒浓度，则出现心律失常甚至心搏骤停；②若长期使用异丙肾上腺素，因其代谢产物 3-甲氧基异丙肾上腺素使心肌缺氧，致心肌灶性坏死和纤维化而诱发心律失常，长期不适当地使用异丙肾上腺素，易造成急性缺氧和闭锁肺，导致哮喘猝死；③激素应用得过晚或剂量不足及突然停用激素，均可诱发哮喘以至于恶化病情。

(十)其他原因

若哮喘患者的一般状况不良、心肺功能不全、肾上腺皮质功能低下，及哮喘发作过程中出现气胸、肺不张、右心衰竭、休克、消化道出血等，均可导致哮喘持续状态。

三、顽固性哮喘的临床先兆表现、猝死信号和猝死原因

(一)先兆表现

①意识障碍；②$PaO_2<8~kPa$(60 mmHg)，$PaCO_2>8~kPa$(60 mmHg)；③多器官功能明显衰竭状态；④1 s 最大呼气量(FEV$_1$)<0.5 L 或肺活量(VC)<1 L；⑤对支气管扩张剂反应不明显；⑥出现严重并发症，如水电、酸碱失衡及气胸或纵隔气肿。

(二)猝死信号

据 Rubuch 报道，猝死信号如下：①第一秒用力最大呼气量(FEV$_1$)显著下降至占预计值的 30%；②应用足量的强有力支气管扩张剂无明显疗效；③有严重的意识障碍；④中心型青紫明显；⑤PaO_2 突然降至 8 kPa(60 mmHg)；⑥$PaCO_2$ 突然升高至 6.7 kPa(50 mmHg)以上；⑦体检、胸部 X 线检查提示肺的严重过度通气；⑧出现奇脉；⑨心电图异常；⑩出现严重并发症，如气胸、纵隔气肿、复合性酸碱失衡等。

(三)死亡原因

①严重脱水酸中毒及呼吸道干燥；②黏液痰栓广泛阻塞大、中、小支气管；③镇静、镇咳剂使用不当而抑制呼吸中枢；④突然停用激素造成支气管痉挛加重，分泌物增多而导致窒息；⑤不适当地应用异丙肾上腺素而引起严重心律失常；⑥突然出现严重的气胸或纵隔气肿，导致急性呼吸衰竭进一步恶化。

四、诊断与鉴别诊断

根据哮喘病史并排除其他心肺疾病及上呼吸道梗阻，且具有发作性的急性严重呼气性呼吸困难，持续 24 h 以上，便可做出诊断，但必须鉴别本病与心源性哮喘、代谢性酸中毒的过度通气、喘息性支气管炎、过敏性嗜酸性粒细胞肺炎、过敏性肉芽肿、过敏性肺泡炎、自发性气胸。

五、平喘药的种类、作用机制、应用方法

(一)β肾上腺素能受体兴奋剂

这类平喘药包括肾上腺素、异丙肾上腺素、间羟异丙肾上腺素、羟甲叔丁肾上腺素等。其平喘机制是兴奋支气管平滑肌细胞膜上的 β 受体，激活腺苷酸环化酶，使 ATP 转变成 cAMP，致平滑肌细胞内的 cAMP 浓度升高，稳定平滑肌细胞膜电位，使平滑肌松弛，同时兴奋纤毛运动，更有利于黏液的清除。因为支气管平滑肌细胞上的受体主要是β-受体，而心肌细胞上主要是β-受体，所以临床上应首选主要作用于β-受体上的兴奋剂，例如，羟甲叔丁肾上腺素气雾剂，每次 $100\sim200$ mg，每日 3 次，最多不超过 8 次。其片剂每次$2.4\sim4.8$ mg，每日 3 次。

（二）茶碱类

茶碱类包括氨茶碱、二羟丙茶碱（喘定）、胆茶碱。

其平喘机制如下：①因其具有共同的嘌呤基团，有抑制细胞内 PDE 的作用，阻断 cAMP 转变为无活性的 5-cAMP，从而提高 cAMP 的浓度，抑制介质释放，使支气管扩张；②阻断嘌呤能神经受体，松弛支气管平滑肌；③抑制迷走神经轴索反射；④兴奋脑干交感神经支气管运动中枢。虽然临床平喘效果很好，但因其治疗量与中毒量很接近（$10\sim25$ mg/L），所以静脉用药应严格掌握最大剂量（$1.5\sim2.0$ g/d）。

（三）抗胆碱类药

因其抑制胆碱能 M 受体，使血中 cGMP 浓度下降，相对使血中 cAMP 浓度升高，抑制介质释放，导致支气管平滑肌舒张。近几年德国合成一种抗胆碱药：溴化异丙阿托品气雾剂，每次 $4\mu g$，雾化吸入。国产洋金花制剂每次 $250\ \mu g$，雾化吸入。

（四）α 受体阻滞剂

α 受体阻滞剂包括酚妥拉明、莫西赛利、吲哚哌胺。此类药可有效地降低气道阻力，缓解支气管痉挛。部分顽固性哮喘既有 β 受体功能低下，也有 α 受体功能亢进，所以 α 受体阻滞剂酚妥拉明与 β 受体兴奋剂沙丁胺醇联合用药，平喘疗效最佳。临床应用酚妥拉明气雾剂 $5\ \mu g/L$，配伍沙丁胺醇气雾剂 $100\sim200$ mg/L，雾化吸入。

（五）激素

用短期激素疗法治疗顽固性哮喘的安全性与疗效已经肯定。因激素减少白细胞介素、前列腺素及血栓素的合成，抑制巨噬细胞及 T 淋巴细胞释放细胞因子，减少内皮细胞黏附因子以抑制炎性细胞向气道逆行，增加神经肽酶的表达，降解调解炎症的神经肽，减少腺体细胞的分泌，临床多用甲基泼尼松龙、氢化可的松、地塞米松，因 ACTH 可引起过敏，要慎用。

其平喘机制如下：①抑制浆细胞及蛋白质的合成，阻碍抗体生成，干扰免疫反应；②稳定肥大细胞膜，防止介质释放；③激活腺苷酸环化酶，使 cAMP 浓度升高，抑制鸟苷酸环化酶，使 cGMP 浓度下降；④抑制透明质酸酶的活性，降低毛细血管通透性；⑤增加溶酶体膜的稳定性，减少水解酶的释放，从而减轻炎性反应；⑥抑制支气管腺体中性黏多糖的合成，降低痰液黏稠度。临床静脉应用最大剂量：氢化可的松 $500\sim1\ 000$ mg/d，地塞米松 $50\sim100$ mg/d。甲基泼尼松龙 $60\sim80$ mg，每 6 h 一次。但对顽固性哮喘长期依赖激素者及肾上腺皮质功能不全者，应常规首选甲基泼尼松龙，每次 40 mg，肌内注射。若长期使用激素，24 h 尿钙总量 >150 mg，提示骨质疏松。

（六）前列腺素 E_1、E_2（PGE_1、PGE_2）

当氨茶碱和激素等药物治疗无效时，改用 PGE_1 $180\sim600$ $\mu g/d$，静脉滴注，疗效显著。

六、急救措施

（一）消除精神紧张与恐怖感

哮喘患者神志清楚时精神高度紧张焦虑，烦躁不安，有死亡恐怖感，更加重支气管痉挛，给治疗带来困难。

因此，医护人员对患者要特别关心体贴，使其配合治疗。通常不用或慎用镇静剂，防止抑制呼吸中枢而猝死，禁用杜冷丁和吗啡。若必须使用镇静剂，依患者具体情况，可用 10 mL 10% 的水合氯醛保留灌肠。用药时，要严密观察患者的呼吸情况。

（二）消除变应原，控制感染

认真询问患者，明确变应原并及时清除。临床为有效控制呼吸道感染，多按下列指征联合选用抗生素：①哮喘继发于寒热之后；②哮喘常在伤风感冒或呼吸道感染后发生；③既往的哮喘常用抗生素缓解；④喘前、喘时及喘后均以咳嗽为主；⑤痰为黄绿色或咽后壁前后滤泡增生及有脓性分泌物；⑥白细胞及中性粒细胞增多（排除哮喘发作本身及应用激素的因素）；⑦胸透或胸部 X 线片提示肺部炎性病变（排除肺结核或过敏性肺炎）；⑧痰液细胞学涂片检查革兰氏染色找到细菌。

（三）补充体液，纠正脱水

由于哮喘患者张口呼吸，出汗太多及摄入不足而丢失大量水分，同时吸氧时湿化不充分而加重呼吸道黏液痰栓的形成，是导致哮喘持续状态的死因之一。临床根据中心静脉压补液，多数学者以休克指数来判断体液丢失量。休克指数＝脉率÷收缩压＝0.5，提示体液正常；若休克指数＝1，提示体液丢失 20%～30%。若休克指数＞1，提示体液丢失 30%～50%。补液多少必须考虑患者心肺功能情况。每日补液 2 000～3 000 mL 为宜。

（四）纠正酸碱失衡及电解质紊乱

当 pH≤7.2 时，BE 明显增大时，支气管解痉药的作用受到抑制，故应及时补充NaHCO₃。根据病情灵活掌握用量：补碱量宜小不宜大，补碱后 pH 接近 7.35 即可。

单纯代酸时补碱公式：所需 5% 的 $NaHCO_3$（mL）＝（24－实测 HCO_3^-）×0.2×体重×1.7（1.68 mL 5% 的 $NaHCO_3$＝1 mmol HCO_3^-）

当临床抢救患者的特殊情况下，首次补入 5% 的 $NaHCO_3$，可按 2～4 mL/kg 计算入量。由于 $NaHCO_3$ 只分布于细胞外液，故按 0.24×体重（kg）计算，只代表细胞外液需要量。因此，首次补入量，按计算总量的 1/3 或 1/2 即可。

然后复查 HCO_3^- 或 BE，再进一步调整其补入量。另外根据血清 K^+、Na^+、Cl^- 的报告，临床上应及时纠正电解质紊乱。

（五）正确氧疗

因哮喘状态低氧血症严重，加上支气管扩张剂的应用，使 V/Q 失调，而加重缺氧，氧疗不仅可以解除低氧血症的神经与心脏损伤，同时也减少快速应用 β 肾上腺素能受体激动剂引起低氧血症的危险，降低缺氧性血管收缩引起的肺血管压力升高。因此临床常规在湿化条件下给予低流量吸氧，其吸氧浓度为 29%～33%。

（六）清除呼吸道分泌物

在有效控制感染的前提下，湿化呼吸道，防止黏液痰栓形成，是改善肺通气功能的重要措施，因此临床多采用超声雾化吸入或气管内滴入疗法：①5% 的乙酰半胱氨酸 5 mL＋1：200 的异丙肾上腺素 0.5 mL＋α 糜蛋白酶 5 mg＋生理盐水 20 mL，超声雾化吸入或气管滴入；②必嗽平 8 mg，肌内注射，每天 2 次；③鲜竹沥 30 mL，每天 3 次或急支糖浆 10 mL，每天3次；④湿化呼吸道，同时鼓励患者咳嗽，变换体位，轻拍胸背部，帮助痰液咳出；⑤当黏液栓阻塞呼吸道难以咳出时，可在严密监护条件下，施行纤维支气管镜吸痰或灌洗。

（七）支气管扩张剂的应用

（1）氨茶碱 0.25 mg＋10% 的葡萄糖 40 mL，静脉注射 10～15 min。若平喘无效，则按 0.9 mg/(kg·h)计算静脉滴注总量。临床多采用10% 的葡萄糖 500 mL＋氨茶碱 0.5 g，静脉滴注,但滴速不宜过快,使血清氨茶碱浓度不超过 20 μg/mL 的中毒量。严防心律失常或心搏骤停发生。

(2)肾上腺素是具有肾上腺素 α、β 受体效应的快速平喘药,临床上应用 0.1% 的肾上腺素 0.25 mL,皮下注射,但高血压及心脏病患者禁用。

(3)异丙肾上腺素是强有力的平喘药之一,可用 1:200 的溶液 0.5 mL＋生理盐水 20 mL,超声雾化吸入,但严防过量用药而诱发心动过速及严重心律失常。

(4)沙丁胺醇气雾剂,每天 3～4 次,最多不超过 8 次,高血压、甲亢患者禁用。

(5)克仑特罗片剂,每次 40 μg,每天 3 次。

(6)0.025% 的异丙阿托品气雾剂吸入,每次 20～80 μg,每天 3～6 次。

(7)由于激素可增加儿茶酚胺对 β 受体的作用,也可抑制磷酸二酯酶,以达平喘目的。

临床应用应注意几点:①激素与氨茶碱合用,有明显的平喘协同作用;②首次氢化可的松用量为 100～200 mg,可反复应用,每总量最多 000 mg;③哮喘症状缓解,须逐渐减量,且勿骤停激素,防止不良反应的发生;④若激素同抗生素合用,应在抗生素应用之后使用,若停用激素,必须先于停用抗生素,若大量应用激素,一般不超过 7 d,应逐渐减量停药;⑤为增加激素的效力和降低激素对下丘脑-垂体-肾上腺轴的抑制作用,可将全日用量于早晨 6～9 时一次投入。

(8)前列腺素 E_1(PGE$_1$)180～600 μg/d,静脉滴注,每天 1 次。

(八)气管插管、气管切开与机械通气的应用

1.气管插管或切开的指征

(1)PaCO$_2$>8 kPa(60 mmHg)或迅速升高每小时达 0.7 kPa(5 mmHg)以上。

(2)吸氧条件下,PaO$_2$<6.7 kPa(50 mmHg)。

(3)呼吸暂停或不规则,其频率每分钟多于 60 次或少于 14 次。

(4)心率每分钟多于 140 次。

2.机械通气的指征

①每分钟心率高于 140 次;②PaCO$_2$>8 kPa(60 mmHg);③PaO$_2$<5.3 kPa(40 mmHg);④血 pH<7.30。

3.机械通气时注意要点

(1)国外学者提出:①控制潮气量为 5～7 mL/kg;②呼吸频率每分钟 10～12 次;③送气压力不超过 0.5 kPa(50 cmH$_2$O);④吸氧浓度不超过 50%;⑤可选用 0.3～0.5 kPa(3～5 cmH$_2$O)PEEP 或实施允许性高碳酸血症通气(PHV)。

(2)有学者认为:①机械通气的同时应配伍支气管扩张药的雾化吸入,并积极清除呼吸道黏液痰,以达有效的肺泡通气量;②送气压力不宜过大防止肺泡内压过大而发生破裂,造成气胸;防止肺毛细血管网受压,使肺血灌流量减少,导致 V/Q 失调而难以提高 PaO$_2$,降低 PaCO$_2$;③严格采取血气监护措施,严防电解质、酸碱失衡发生;④吸氧浓度以 29%～33% 为宜,并用湿化装置吸氧;⑤一般机械通气治疗后 1～3 d,应考虑是否符合撤机指标,若不宜撤机,则应注意预防并发症。

(杨　婧)

第十五节 呼吸危重症机械通气治疗

在临床上,对各种原因引起的呼吸衰竭,经常规治疗效果不佳且病情进一步加重者,均应给予人工呼吸机通气支持疗法。人工呼吸机简称呼吸机,实际上它并不能代替患者呼吸。

一、机械通气的适应证和禁忌证

(一)机械通气的适应证

(1)慢性阻塞性肺疾病(COPD)所致的呼吸衰竭:在合理氧疗的情况下,出现下列指征应行机械通气。①$PaCO_2$进行性升高,伴有意识障碍或昏迷;②$PaO_2 < 6$ kPa(45 mmHg);③呼吸频率>30 次/分钟或呼吸浅慢,呼吸抑制;④$PaCO_2$ 为 $9.3 \sim 10.7$ kPa(70~80 mmHg);⑤pH<7.25。

(2)重症支气管哮喘:经积极的内科治疗,患者于 24~48 h 症状无好转或恶化,且出现下列指征之一。①严重的呼吸肌疲劳;②$PaCO_2 > 6$ kPa(45 mmHg),且呈上升趋势;③由低氧或二氧化碳潴留引起神志改变;④极度呼吸困难,但哮鸣音明显减轻。

(3)急性呼吸窘迫综合征(ARDS):患者行早期机械通气治疗可改善预后,故应放宽其指征。在 60%的吸氧浓度下,若 $PaO_2 < 8$ kPa(60 mmHg)或 $PaCO_2 > 6$ kPa(45 mmHg),pH<7.30,氧合指数<200,即可考虑行机械通气治疗。

(4)神经肌肉疾病:神经肌肉疾病引起的呼吸衰竭患者,若出现下列指征之一,即可行机械通气治疗。①最大吸气负压<3.3 kPa(25 mmHg);②肺活量<15 mL/kg;③RR 为 30~40 次/分钟。

(5)上呼吸道梗阻所致的呼吸衰竭:首先畅通呼吸道(如气管插管或气管切开等),然后据病情决定是否机械通气。

(6)术后呼吸支持:术后患者若吸氧浓度>40%($PaO_2 < 8$ kPa 或 $PaCO_2 > 6.67$ kPa),即应考虑机械通气治疗。行心胸外科、脑外科及上腹部手术患者如果术前 VC<50%预计值或FEV_1/VC<70%,术后为阻止或预防呼吸衰竭的发生,可行预防性机械通气。

(7)药物过量所致的呼吸衰竭:镇静药引起的呼吸中枢受抑制导致的呼吸衰竭患者应保持呼吸道通畅,早期开始机械通气治疗。

(8)急性左心衰竭:单纯急性左心衰竭引起的呼吸衰竭及低氧血症,应用药物效果不佳的可应用无创加压呼吸机辅助呼吸,效果较好。

(二)机械通气的禁忌证

气胸,特别是张力性气胸,或伴有纵隔气肿,应首先行胸腔闭式引流术,再行机械通气;有巨大肺大疱或肺囊肿;大咯血导致急性呼吸衰竭及窒息;低血容量性休克导致呼吸衰竭;急性心肌梗死或严重冠脉供血不足伴左心功能不全;大量胸腔积液。禁忌证多为相对禁忌,应视病情变化灵活掌握。

二、机械通气的模式

(一)无创与有创机械通气的选择

(1)无创通气:无创通气一般用于心源性肺水肿、慢性呼吸衰竭急性加重、睡眠呼吸暂停综合征、低氧血症性呼吸衰竭以及有创通气撤机拔管后过渡阶段,但前提是患者神志清楚、合作、气道分泌物较少、呼吸道通畅,护理上的责任心非常重要,带机后 2 h 查血气分析,如果患者的情况不改善甚至加重,应果断采取气管插管或气管切开,行有创机械通气。

(2)有创机械通气:需行机械通气又不能用无创通气的可通过气管插管或气管切开行有创机械通气。

(二)通气模式的选择

机械通气分为四类:控制、辅助、支持和自主呼吸。根据机械通气为患者提供的呼吸功多少可分为完全通气支持或部分通气支持,后者又分为可调性与不可调性部分通气支持。如果患者呼吸中枢严重抑制、呼吸肌麻痹或极度疲劳,则应给予完全通气支持,如容积控制通气(VCV)或压力控制通气(PCV)。

随着患者呼吸中枢和呼吸肌功能的恢复,可改用不可调性或可调性部分通气支持,以加强呼吸肌锻炼,避免呼吸肌萎缩和呼吸机依赖;同时有利于人机协调,减轻机械通气的循环干预。但应注意支持条件过低可造成呼吸肌疲劳。而正压通气又分为压力预设通气(PPV)和容积预设通气(VPV)两大类型。PPV 预设气道压力,其通气量可随呼吸道阻力和胸肺顺应性的变化而改变,故应监测通气量。VPV 预设通气量和流速,但由于气道压不断变化,故应予以监测。PPV 人机协调性好,气压伤的发生率低,可改善肺内气体交换和 V/Q,但无通气量保障。而 VPV 可保障通气量;但人机协调性及 V/Q 的改善不及 PPV 且气压伤的发生率高。故近年来很多专家倡导 PPV。

三、呼吸机监测与报警

机械通气是一种专业性较强的疗法,需要正确地设定和监测来保证达到疗效。随着患者病情变化,应随时将设定条件和报警限调整在合理的范围,监测患者的自主呼吸、呼吸力学、患者与呼吸机的同步性以及机械通气对于患者不利影响等。一般情况下应将报警限设定在正常运行条件下不报警,而在病情变化或呼吸机工作状态异常时能敏感地发出报警声的合理范围内。呼吸机报警的目的是保证患者的安全。当呼吸机发出声光报警信号时,应立即得到责任医务人员的察看与处理,禁止不经认真察看与处理就盲目按下静音键终止报警声。应当强调的原则是,在察看与处理报警时,应将患者的安全放在首位。

首先应当注意患者的情况,如呼吸运动、氧饱和度、心率和血压等监测指标,必要时以手动复苏气囊给予患者有效的通气,以保证患者的安全。一般呼吸机在发出报警声的同时,具体报警内容的指示灯会亮起并闪烁,较先进的呼吸机还有报警提示信息。同时对于不同的情况会发出不同危险等级的报警信号,以便医务人员及时发现与处理。

(一)压力报警

1. 气道压过高

一般情况将气道压上限设定在 4 kPa(40 cmH$_2$O),气道压超过 4 kPa(40 cmH$_2$O)导致气压伤的可能性较大。对有化学性误吸或胸部钝性伤的患者应将气道压上限设定在更低的范围,如 2.5~3 kPa(25~30 cmH$_2$O)。当气道压达到该设定上限,或在压力控制的通气条件下超过设定吸气压力 1 kPa(10 cmH$_2$O)时呼吸机发出声光报警。

多数呼吸机在气道压力达到设定的气道压力上限时在发出报警信号的同时会终止吸气,并切换为呼气。气道压过高临床较常见,气道压过高的原因如下。

(1)气道阻塞:气道内痰液或痰栓可导致气道通畅性降低或完全不通畅,吸痰时痰液较多或有痰栓。如果经吸痰仍不能改善,应及早更换气管导管。气管导管位置异常也会导致气道部分或完全阻塞,并引起气道压力升高。必要时应考虑用纤维支气管镜检查来确认气管导管的情况和患者气管本身的病变等。

(2)人机对抗:人机对抗是较常见的气道压过高的原因,包括机械通气刚开始,自主呼吸急促的患者不适应,不能与呼吸机协调;患者的病情发生变化,呼吸道刺激所致咳嗽,PaO_2 降低或 $PaCO_2$ 升高,心功能不全等;呼吸机设定条件不当,人工气道出现问题等。应及时、有效地处理人机对抗,否则机械通气治疗难以达到目的。低氧、疼痛是导致患者呼吸急促的常见因素。除了对具体患者设定恰当的呼吸机通气条件外,还应当根据患者的具体情况适当应用镇静剂、肌松剂或精神治疗药物,使患者平静,氧耗量与循环系统负担降低。

(3)人工气道部分或全部脱出:气管插管与气管切开均可能发生导管部分或全部脱出,并可能导致严重后果,是机械通气治疗中可能发生的危险情况,需要及时发现和有效处理。发现后应尽快重建人工气道,妥善固定。分析脱出的原因,采取有效的措施,防止再次发生。尤其是对气管切开术后早期的患者,应高度重视导管固定的可靠性,一旦发生导管脱出,可能产生严重后果。

(4)支气管痉挛:亦可导致气道压升高,听诊可闻及哮鸣音,有监测条件时可见呼气流速降低,PEEPi 升高。可经静脉或吸入支气管扩张剂处理之。

(5)气胸:对有肺大疱、胸部钝挫伤或胸部手术后的患者应警惕气胸的发生。一旦发生气胸,在气道压升高的同时,患侧呼吸音明显降低,胸部 X 线检查可以确诊气胸及其程度,发现后应及时行胸腔闭式引流。部分患者还可能伴有纵隔气肿或皮下气肿。

(6)肺顺应性降低:ARDS 患者病情加重,心源性肺水肿突然发生,均可使肺顺应性降低,气道压升高。处理时应注意鉴别其与气道阻力增大。

(7)气管导管滑入一侧支气管:在确认气管插管的患者导管位置后,应妥善固定气管导管,并每班记录其深度。气管导管滑入一侧支气管后气道压将升高,并可出现 PaO_2 降低和人机对抗等,甚至影响患者的循环状态。

(8)呼吸机设定不当:机械通气设定条件不当可导致气道压升高。容量控制型通气,应设定适当的吸气流速;压力控制型通气,应设定适当的吸气时间;压力支持通气,应设定适当的压力上升时间和吸气终止条件。

2.气道压过低

设定气道压报警的下限是为了在呼吸机管路脱开或呼吸机不能维持气道压时,及时发出报警信号,以保证机械通气的安全。一般情况下设定气道压报警的下限在 PEEP 以上 $0.2 kPa$($2 cmH_2O$)。气道压过低报警常见于呼吸机管路脱开或漏气。在大多数呼吸机,如果气源压力逐渐降低(如使用逐瓶更换的氧气源时),气源报警将早于气道压过低报警,使医务人员有时间更换气瓶,也能保证患者安全。如果通气管道中出现较大的漏气,也会导致气道压力降低,出现气道压过低报警。

(二)通气量报警

1.通气量(V_E)下限

V_E 下限的设定是为了保证 V_E 不低于最小安全值。一般情况下可将成人通气量下限设定在 $4 L/min$,也可根据患者的具体身高、体重与病情特点而设定。在多数呼吸机,通气量下限是患者实际的通气量。在 MMV、DMMV 模式下,当患者的通气量低于设定值时,呼吸机将自动予以指令通气,以达到设定的通气量下限。通气量不足的常见原因如下:①吸机管路漏气或脱开,应及时得到纠正。②无创通气(NPPV)时,面罩或鼻罩周围漏气太多,无法保证通气的有效性。应及时调整面罩或鼻罩的位置,如果有可能,可教会患者自己来调整面罩/鼻罩。③呼吸机支持程度不够,过早改同步间歇指令通气(SIMV),或指令通气频率太低,或过早改为持续气道正压通气(CPAP),患者自主呼吸不足以达到安全的通气量。应适当恢复通气设定条件,待患者自主呼吸充分恢复后再作脱呼吸机的过渡。④人工气道脱出、阻塞、打折等均可造成通气量降低,应及时识别和纠正。⑤如果呼吸机发生故障,应立即用手动复苏气囊保证通气,同时排除故障或更换呼吸机。

2.通气量上限

一般成人可将 V_E 上限设定在 $12\sim15$ L/min,或根据患者的具体情况而设定。通气量过大常见于患者缺氧未得到纠正、自主呼吸强烈或人机对抗。必要时使用镇静药、肌松剂,并调整通气设定参数,使患者得到安全、有效的最佳机械通气治疗。如果在脱机过渡过程中,发现患者自主呼吸急促,通气量较大(不低于 20 L/min),提示患者的条件尚未达到脱机的条件,应缓慢逐步脱机,防止因脱机失败而造成病情加重。

3.潮气量上、下限

根据患者的身高、体重,设定呼出潮气量的上、下限。在容量控制的通气条件下该项报警提示人工气道异常、呼吸机管路脱开与漏气等。在其他的通气条件下(如 CPAP、PSV、BiPAP、BiLevel 等模式下)对患者自主呼吸与机械辅助效果发生的变化做出及时的警示。

(三)呼吸频率和呼吸时间报警

1.呼吸频率

一般情况下可将呼吸频率上限设定在 $20\sim25$ 次/分钟,当患者呼吸频率达到设定上限时呼吸机即报警,也可根据病情的具体情况设定呼吸频率上限。呼吸机一般有很宽的报警限设定范围,但不宜将呼吸频率上限设定得太高,以免当患者自主呼吸急促、人机对抗时不能得到及时的发现和处理。

2.呼吸时间

一般当吸气时间达到一个呼吸周期的 50%(包括吸气停顿时间)时,呼吸机将报警,多见于自主呼吸急促或人机对抗。反比通气指吸气时间超过一个呼吸周期的 50%,即 I:E>1:1,可以用于特殊患者的机械通气治疗。部分呼吸机设有反比通气键,在人为反比通气时按下该键,即终止报警。

(四)其他报警

1.断电

当呼吸机的交流电源被切断时,呼吸机发出较长时间的特殊报警声,同时断电警示灯闪烁,有备用蓄电池者自动切换到蓄电池供电。但蓄电池只供应呼吸机用电,而不供应空气压缩机。无备用蓄电池的呼吸机切换到安全阀打开状态,患者可依靠自主呼吸得到室内空气。

2.气源

多数呼吸机有较宽的气源供应范围,当空气或氧气供应的压力低于呼吸机所要求的压力范围时,呼吸机和空气氧气混合器报警,同时呼吸机切换到压力正常的氧气或空气供应源上,如果空气源与氧气源供应同时发生故障,呼吸机切换到安全阀打开状态,让患者呼吸室内空气。

新一代的呼吸机有一氧化氮吸入治疗模块,使用时应将气源供应调节到呼吸机所要求的水平,当气源压力低于呼吸机所要求的范围时,呼吸机会发出报警信号,这时应及时调整气源压力。

3.窒息

当相邻的二次吸气时间间隔过长时,超过呼吸机设定的窒息时间,呼吸机发出窒息报警,同时启动窒息后备通气。多数呼吸机的窒息后备通气用 100% 的氧气,有较大的潮气量和较快的呼吸频率。在患者连续 2 次触发呼吸之后自动复位,或情况得到处理之后,按下复位键。有些呼吸机固定窒息报警时间,例如,Servo300:成人 20 s,儿童 15 s,新生儿 10 s。而 PB840 呼吸机为手工设定窒息时间以及窒息后备通气条件。当麻醉未醒,没有自主呼吸的患者的窒息情况得到处理,患者得到适当通气之后,应手工按下复位键,使呼吸机恢复到正常的通气工作条件。为了保证患者的安全,一般不要将窒息时间设定得过长,成人 20 s、小儿 15 s、新生儿 10 s 可以作为通常的设定值。

4.吸氧浓度

当使用有吸入氧浓度监测功能的呼吸机,实际吸入氧浓度低于或超过设定氧浓度的一定范围时,呼吸机发出报警信号。吸入氧浓度异常可见于氧气源故障,空-氧混合器故障或氧电池失效。

5.吸入气温度

加温湿化器内应加入蒸馏水,并定时更换湿化纸,有温度传感器者,应将其正确安置在呼吸机管路吸气支的患者端。当湿化器发出温度报警时,应仔细检查温度传感器的连接与安置是否正确,湿化器内水量是否在正常范围。对毛细管型加温湿化器应特别注意使用蒸馏水,以防止毛细管被水垢堵塞。使用 Fisher & Paykel MR730、850 等加温湿化器,应将保温电缆正确安置在管路的吸气支内,并保证连接正确,尤其是患者端的温度传感器安放位置要正确,否则会导致过度加热。

四、并发症及防治

由于施行机械通气的患者意识丧失或不能说话,很难主诉病情变化;而且有些患者本已处于垂危状态,若进一步受到并发症的威胁,则有死亡的危险,应及早发现和加以防治。按照并发症发生的原因,可分为两种情况。

(一)气管插管、套管产生的并发症

(1)导管进入支气管:导管插入过深或外固定不确实而移动位置,导管易进入右侧支气管,使对侧肺不张而导致缺氧。临床体征为左侧呼吸音减弱,而不完全阻塞或管尖端在隆突处或隆突下,呼吸音可能正常,但此时不能从左侧吸出分泌物。预防方法为每次插管后注意听两侧呼吸音,有困难时可拍摄床边胸部 X 线片,以肯定导管位置已正确无误,才能用胶布沿门齿与口塞和面颊部牢固固定,以免导管移动。如果有条件,插管后拍摄常规床旁胸部 X 线片,因各人身高及颈部长度差别较大,建议的导管距门齿长度有时不适合个别患者。

(2)导管或套管阻塞:分泌物多而稠厚是导管或套管阻塞的常见原因,分泌物常积聚和粘附在导管的尖端,发生阻塞而引起窒息,出现呼吸困难和严重青紫。为此,在机械通气期间应及时吸引清除分泌物,如果下吸痰管已不通畅或听到管腔内痰鸣的声音,一定要警惕痰栓堵管,在必要时应重新更换气管导管。

此外，还应注意雾化器湿润气体的效果，同时适当补液，防止分泌物浓缩黏稠。套囊过度充盈而疝出至导管末端是堵塞呼吸道的另一个原因，当发现呼吸道压力峰值骤增或潮气量降低，可用手控呼吸，感到呼吸道阻力增加，吸引管不能通过气管导管，吸气时有异常的管性呼吸音。因此，当患者发生呼吸道阻塞时应立即将套囊放气，或减少套囊充气，如果还不改善，必须紧急调换气管导管。

(3)气管黏膜坏死、出血：由于套囊长期过度充盈，压力太大，压迫气管壁，气管黏膜缺血坏死，糜烂，形成溃疡，也可损伤血管而出血，甚至发生气管食管瘘和无名动脉破裂而造成死亡。遇导管明显搏动，提示导管尖端或套囊位于动脉附近，应引起注意。长期施行机械通气者，应采用低压力容量套囊，避免充气过多，定时松气囊。

(4)导管脱出或自动拔管：可造成急性呼吸道梗阻而窒息，必须立即再插管。一般情况下，对急性呼吸衰竭患者不宜多用镇静药，若劝告或其他使患者安静的措施无效，为防止骚动和昏迷患者的过早拔管，可适当给予镇静、催眠药物。

(二)呼吸机故障引起的并发症

(1)漏气潮气量不足：可观察到胸廓活动幅度减小，呼吸道峰压降低，低容量报警器发出警报。发现漏气时，应先排除套囊充气不足或破裂，接着寻找常见的呼吸机漏气的原因，如雾化器贮水瓶是否旋紧，吸气等管道系统的接头是否松脱等，若一时找不出原因，则应用手控呼吸，然后进行彻底检查。潮气量的测定是重要步骤，一方面可提示有否漏气，另一方面如果潮气量低而未发现漏气，则可能是产生潮气量的机械装置失效。

(2)接管脱落：呼吸机与气管导管的接头及本身的管道完全脱开或扭曲，可使机械通气完全停止或呼吸道阻塞，气源或电源中断也会有致命危险。

(3)管道接错：如果把吸气端和呼气端管道倒接，就没有气体输出，患者可能发生呼吸困难或窒息，应暂停使用呼吸机，按说明书图纸详细检查和安装。

(4)报警装置失灵：患者通气良好时，报警器可发出声音，这是假报警，而有时患者通气不足而警报器又不响，所以使用呼吸机时也不能完全依赖报警装置。

(杨 婧)

第二章　内分泌科疾病

第一节　甲状腺危象

甲状腺危象是指危及生命的甲状腺功能亢进状态。甲状腺危象是在原有甲亢病情未有效控制时，由于一些诱因(如精神刺激、感染、手术、创伤等)存在和激发，原有症状突然加剧的一组综合征。

甲状腺危象的发病率不高，这类患者占甲亢住院患者的 $1\%\sim 2\%$，但病死率却高达 $30\%\sim 60\%$。本病可发生于任何年龄，以老年人多见，女性的发病率明显高于男性的发病率。

一、病因

甲状腺危象的发生往往都有诱因，由内科疾病引发的较由外科疾病引起的多见，且病情较后者严重。

(一)内科性诱因

1.感染

感染为最常见病因。常见感染部位是呼吸道，其次为胃肠道和泌尿系统。

2.应激

应激致甲状腺激素大量释放入血。精神过度紧张、过度劳累、高温、饥饿、药物反应、心绞痛、心力衰竭、糖尿病酸中毒、低血糖、高钙血症、肺栓塞、分娩和妊娠等为常见的应激情况。

3.药物

使用过量非甾体抗炎药、化疗药物，不适当地应用抗甲状腺药物，医源性甲状腺激素摄入过多等。

(二)外科性诱因

1.甲亢未被控制而行手术

术前未用抗甲状腺药，或使用不充分，或虽用抗甲状腺药但停用过久，或用碘剂做术前准备时，用药时间过长。

2.手术与麻醉时的应激

手术本身的应激、手术挤压甲状腺、术中乙醚麻醉均可使大量甲状腺激素释放入血。甲状腺本身的外伤、手术或身体其他部位的急症手术均能诱发危象。术后 $4\sim 16\ h$ 发生应激，考虑与手术有关，$16\ h$ 以后出现应激，需寻找感染病灶或其他原因。

(三)其他因素

甲状腺危象确切的发病机制和病理生理目前还不是很清楚，可能的因素如下。

1.大量甲状腺激素释放入循环血中

甲亢患者服用大量甲状腺激素，做甲状腺手术，不适当地停用碘剂，放射性碘治疗后，大量甲状腺激素会释放入循环血中。

2.血中游离甲状腺激素增加

感染、甲状腺以外其他部位的手术等应激,使血中甲状腺激素结合蛋白浓度减少,与其结合的甲状腺激素解离。

3.机体对甲状腺激素反应的改变

在某些因素的影响下,患者各系统的器官及周围组织对过多的甲状腺激素的适应能力降低。

4.儿茶酚胺的作用

患者血中甲状腺激素增多,儿茶酚胺的作用增强。

5.甲状腺激素量增加

手术前后、其他非甲状腺疾病、进食热量的减少,均引起甲状腺素(T_4)清除减少,使血中甲状腺激素量增加。

二、临床表现

甲状腺危象是原有甲亢症状的急剧加重,主要临床表现为明显的高代谢症状和过量的肾上腺素能反应,可分为典型和不典型两类。

(一)典型表现

甲状腺危象的典型症状主要表现在以下四个方面。

1.高热

高热是甲状腺危象的特征性表现,也是与重症甲亢的重要鉴别点。体温急剧升高,常在 39 ℃以上,一般解热措施无效。大汗淋漓,皮肤潮红,继而可汗闭、皮肤苍白和脱水。

2.中枢神经系统症状

有精神障碍,常见焦虑、震颤、极度烦躁不安、谵妄、嗜睡,最后陷入昏迷。

3.循环系统症状

心动过速,心率常在160次/分钟以上,与体温升高不成比例。可出现心律失常,或充血性心力衰竭、肺动脉高压、肺水肿,最终出现血压下降、心源性休克,以致循环衰竭而死亡。甲亢性心脏病者更易发生甲状腺危象,预后差。

4.消化系统症状

早期表现是恶心、腹痛。食欲极差,恶心、呕吐频繁,腹痛、腹泻明显。体重锐减,肝、脾大,肝功能异常,随病情发展出现肝衰竭及黄疸,黄疸提示预后不良。由于进食差、呕吐、腹泻及大量出汗,最终出现电解质紊乱。

(二)不典型表现

发生甲状腺危象的患者如果原来有全身多器官功能衰竭、恶病质等,危象症状常不典型。尤其是甲亢症状不典型的患者,发生危象时症状也很不典型,可能只具有上述典型危象的部分症状,或仅表现出某一系统的症状。

淡漠型甲亢患者发生危象时与典型甲亢患者相反,无神经精神等兴奋表现,也无怕热、多汗,表现为淡漠加重,极度衰弱,嗜睡,反应迟钝,甚至木僵、昏迷,体温可中度上升或体温过低,皮肤干皱、汗少,心率加快不明显,甚至缓慢,极易误诊。

三、辅助检查

本病的常见实验室与影像学检查项目如下。

1.甲状腺功能检查

甲状腺功能表现为亢进,游离三碘甲状腺原氨酸(FT_3)、游离四碘甲状腺原氨酸(FT_4)水平升高,TSH 水平降低,但血中甲状腺激素水平的高低与疾病的严重程度不成比例。

有学者认为出现甲状腺危象时,患者血中甲状腺激素水平明显高于无危象的甲亢患者,有学者则见到出现甲状腺危象时,甲状腺激素水平并不明显升高。因此测定血中甲状腺激素水平对诊断甲状腺危象的帮助不大,但当检测到甲状腺激素水平显著高于正常值时,对诊断和判断预后具有一定的意义。

2.基础代谢率检查

基础代谢率多在 60% 以上。

3.超声检查

甲状腺弥散性或结节性肿大,血流丰富,可见"火海征",频谱多普勒显示甲状腺动脉的频谱为高速低阻频谱。

四、诊断与鉴别诊断

任何一例甲亢患者,出现病情的加重,伴有高热、心动过速、恶心、呕吐及精神的改变,均应考虑到甲状腺危象的可能。对于无既往甲亢病史,症状又不典型的患者,临床应详细询问其病史,认真进行体格检查。突眼征、甲状腺肿大伴血管杂音、胫前黏液性水肿等症状有助于诊断。对怀疑有甲状腺危象的患者,应立即进行血液及甲状腺超声等实验室检查。甲状腺危象大体分为危象前期和危象期两个阶段。

(一)中枢性高热

患者体温可高达 41 ℃~42 ℃,但皮肤干、少汗,四肢温度低于躯干温度,无与体温改变相应的心率变化。温度易随外界环境变化而波动,白天稍低,夜间高。

(二)败血症

有高热及意识改变,但发热多为弛张热,热起急骤,伴有畏寒、寒战,热退时伴出汗;心率多与体温相一致;血培养有细菌生长;甲状腺功能正常或为高 T_3 综合征。

(三)低血糖昏迷

可有大汗、心率快及精神症状,甚至昏迷,但多有引起低血糖的原因。一般不伴体温升高,血糖常低于 2.8 mmol/L,给予葡萄糖后病情立刻改善。注意排除甲状腺危象同时合并低血糖。

(四)肝性脑病

有黄疸、肝功能损害、意识的改变,但患者大多有慢性肝病病史和诱发脑病的因素,伴扑翼样震颤和肝硬化腹腔积液,血氨水平升高,一般不伴高热和明显的心动过速,甲状腺功能多正常或为正常甲状腺功能病态综合征。

(五)肾上腺危象

多伴高热,体温可达 40 ℃以上,有低血压、低血容量休克、心动过速、恶心、呕吐、意识的改变,但多有引起肾上腺皮质功能不全原发病症状和体征,可伴有低血糖、顽固性低钠血症,血钾一般正常,血皮质醇和 ACTH 的测定有助诊断。

(六)嗜铬细胞瘤危象

可有头痛、心悸、多汗三联症,出现高血压危象时可伴意识改变。常有多器官功能衰竭,多不伴高热,血/尿儿茶酚胺及其代谢产物浓度明显升高,肾上腺影像学检查可见肿瘤、结节或增生。

(七)妊娠期合并韦尼克脑病

有精神症状,如意识不清、谵妄、昏迷、心动过速等。可通过询问病史、甲状腺 B 超以及颅脑磁共振检查帮助诊断。

五、治疗

甲状腺危象前期或甲状腺危象一经诊断,不需等待实验结果,应尽早开始治疗。治疗的目的是纠正严重的甲状腺毒症和诱发疾病,保护器官,防止器官的功能衰竭。有条件的医院应在内科 ICU 进行甲状腺危象患者的监护治疗。

(一)降低循环中甲状腺激素的水平

降低循环中甲状腺激素的水平可通过三种方式:抑制甲状腺激素的合成;抑制甲状腺激素的释放;通过血液透析、腹膜透析、血浆置换等治疗手段迅速降低血液中甲状腺激素的水平,但由于临床应用经验较少,其临床疗效及使用后的并发症有待进一步观察。

硫脲类抗甲状腺药可以抑制甲状腺激素的合成。碘剂能迅速抑制甲状腺结合蛋白水解,从而减少甲状腺激素的释放。同时大剂量碘剂还能抑制 T_3 与受体的结合,尤其对于由甲状腺炎或外源性甲状腺激素摄入过多引起的甲状腺危象,碘剂往往比抗甲状腺药物更有效。对碘剂过敏者,可改用碳酸锂 $0.5\sim1.5$ g/d,分 3 次口服。碘剂一般在给予硫脲类抗甲状腺药 1 h 后使用,但在临床应用时,常同期使用两种药,不需等待。有报告称:碘番酸钠盐更有效。硫脲类抗甲状腺药物和碘化物只能减少甲状腺激素的合成与释放,不能迅速降低血中 T_3 和 T_4 的水平,而透析、血液置换治疗方法可以迅速降低 T_3、T_4 水平。

(二)抑制 T_4 向 T_3 转化,降低周围组织对甲状腺激素的反应

常用药物有 β 受体阻滞剂,如普萘洛尔(心得安)、利血平和胍乙啶、糖皮质激素等。应当注意的是,普萘洛尔应慎用或禁用于心功能不全患者,尤其是心排血量减少的心功能不全、心脏传导阻滞、心房扑动、支气管哮喘等患者。

(三)对症支持治疗

对症治疗的措施如下。

(1)密切监测心、脑、肾等器官功能,防止发生多器官功能衰竭。

(2)补液:补充葡萄糖、维生素,以纠正电解质紊乱,保证热量供应,提高抗病能力。

(3)氧疗:防止低氧血症和电解质紊乱可能诱发的心、脑、肾等器官损伤,急性肝衰竭,急性横纹肌溶解。

(4)高热时物理降温或给予解热药,或用人工冬眠疗法(人工冬眠疗法:哌替啶 100 mg,氯丙嗪、异丙嗪各 50 mg,混合后静脉持续泵入),口服药物可用对乙酰氨基酚,但禁用乙酰水杨酸类制剂。

(5)去除诱因,防治并发症。

(赵晓华)

第二节 糖尿病酮症酸中毒

酮症酸中毒是糖尿病的一种严重急性并发症。血浆酮体浓度超过 2.0 mmol/L 时的状态称为酮症。当酮酸集聚而使机体内发生代谢性酸中毒时,称为酮症酸中毒。严重者可发生酸中毒昏迷,危及生命。

一、病因与发病机制

(一)诱因

应激状态常是发生酮症酸中毒的诱因,比较多见的有以下几种。

(1)急性感染,如呼吸道感染、肺部感染、尿路感染、皮肤化脓性感染、胃肠道感染、胆管感染、急性胰腺炎等。

(2)有严重创伤、外科手术、麻醉、外伤、其他严重疾病(如心肌梗死、心力衰竭等)应激情况。

(3)胃肠功能紊乱,如呕吐、腹泻或进食过量。

(4)治疗过程中口服降糖药或胰岛素用量不足或停用。

(5)严重精神刺激。

(6)妊娠,分娩。

(7)少数糖尿病患者反复多次出现酮症酸中毒时,应考虑有精神因素、治疗不当或不配合治疗等。发生酮症酸中毒的病例往往同时存在几种诱因,但也有些病例诱因不明。

(二)发病机制

糖尿病患者由于各种诱因,增加了胰岛素的负担,使糖尿病加重,由于体内胰岛素严重缺乏,可产生大量酮体(乙酰乙酸、β羟丁酸及丙酮)。同时,应激激素(糖皮质激素、儿茶酚胺、胰高血糖素及生长激素等)水平明显上升,末梢组织对葡萄糖及酮体的利用减少。这些原因使酮症酸中患者的血糖水平明显升高,葡萄糖及酮体的生成增多而利用减少,使其在血中浓度异常升高。血糖水平可高达 27.8 mmol/L(500 mg/dL)以上,血浆酮体≥8 mmol/L。

高血糖、高酮体、酸中毒和电解质紊乱等变化,使机体代谢造成紊乱,引起一系列临床症状,严重时致昏迷,危及生命。

二、临床表现

发病前一日至数日,患者的糖尿病症状加重,已有烦渴、多饮、多尿加重、极度软弱无力。脱水明显,水分的丢失可高达体重的 10%。患者口干,舌干色红,皮肤干燥、缺乏弹性,重者眼球下陷,脉速而弱,四肢厥冷,血压降低,休克,严重时因肾血流量不足而出现少尿。呼吸深而快,呼气有酮味,如烂苹果味,当血 pH≤7 时,可因脑干受到抑制,呼吸减慢。可有饮食减少、恶心、呕吐、腹痛等;有时可出现腹部压痛,以至腹肌紧张而被误诊为外科急腹症。当病情进一步加重时,则出现意识不清,并逐渐进入昏迷状态。

三、诊断与鉴别诊断

(一)诊断

在急诊室如果发现患者意识不清伴有脱水、呼气时有烂苹果气味,就要考虑糖尿病酮症酸中毒的诊断。

(1)注意既往糖尿病病史,近期治疗情况,有无急性感染、腹泻、饮食失调、食糖过多,有无以往未发现糖尿病而用糖过多、严重精神刺激、停用或大量减少胰岛素、降糖药等情况。

(2)体检可注意脱水程度,有无呼吸深而快、呼气酮味及周围循环衰竭等体征。

(3)实验室检查可见:①血糖明显升高,常在 16.7～27.8 mmol/L。②血酮升高,常不低于 8 mmol/L(正常低于 2.0 mmol/L)。③血二氧化碳结合力可降到 10 mmol/L(10 mEq/L)以下。④血 pH 下降至 7.35 以下。有学者据此将糖尿病酮症分为轻度(pH>7.3)、中度(pH 为 7.1～7.3)和重度(pH<7.1)。⑤血钾早期可正常或偏低,晚期血钾水平可升高;血钠、血氯水平降低。⑥血浆渗透压升高。⑦尿糖及酮体强阳性。⑧白细胞数增多,可达 15×10^9/L 以上,中性粒细胞增多,有时可达 $(20～30) \times 10^9$/L,甚至出现类白血病反应。⑨尿常规可见蛋白质及管型,晚期可有氮质血症。⑩大多数患者血清淀粉酶水平升高。

有学者提出糖尿病酮症酸中毒的诊断可根据病情分为三个阶段:只有酮体阳性者,视为糖尿病酮症;如果出现酸中毒的表现,视为糖尿病酮症酸中毒;如果出现了意识障碍和昏迷等症状,可诊为糖尿病酮症酸中毒昏迷。

(二)鉴别诊断

(1)注意鉴别和排除伴有意识障碍和昏迷的其他疾病。如果发现患者伴有明显脱水、呼气时有烂苹果气味,就要考虑糖尿病酮症酸中毒的诊断。

(2)注意鉴别和排除伴有恶心、呕吐、腹痛以及腹肌紧张等外科急腹症的疾病。如果发现患者有明确糖尿病病史,有以上典型症状及血糖、酮体水平明显升高,以及酸中毒和电解质紊乱等变化,就要考虑糖尿病酮症酸中毒的诊断。

(3)约 90% 的糖尿病酮症酸中毒患者血清淀粉酶水平升高。血清淀粉酶水平升高与腹痛及呕吐症状不相称,因此不足以作为胰腺炎的诊断依据。若高度怀疑有胰腺炎,则可测定血浆脂酶,对诊断很有帮助。

四、治疗

坚持严格控制血糖是糖尿病患者预防酮症酸中毒发生的最有效措施。预防措施如下:①预防感染;②依赖胰岛素者不可随便停药;③糖尿病患者遇到手术、分娩等应激时应更严格地控制血糖;④发生发热、恶心、呕吐等不适时,不能终止胰岛素治疗,而应积极控制病症;⑤对于 1 型糖尿病患者,往往因酮症酸中毒(作为第一症状)就诊,故应时刻警惕其发生的可能性。

若患者处于昏迷状态,要尽快明确诊断。一旦明确诊断,即进行紧急抢救。

(一)胰岛素治疗

注射普通胰岛素,可应用小剂量胰岛素治疗方案:初次静脉滴注胰岛素(于生理盐水中),剂量为 5～10 U/h[0.1 U/(kg·h)],同时肌内注射 10～20 U;待血糖降至 13.9 mmol/L(250 mg/dL)时,改为每 2 h 皮下注射 1 次胰岛素,剂量可按尿糖＋＋＋＋,16 U;＋＋＋,12 U;＋＋,8 U;＋,4 U。如果用胰岛素及液体治疗 2～3 h 血糖水平仍不下降,则可能有胰岛素抵抗,应将每小时胰岛素剂量加倍。

胰岛素用法还有肌内注射法,开始肌内注射 20 U,以后每小时肌内注射 5 U;静脉滴注法,胰岛素用量为 4～6 U/h,溶于生理盐水中。

经上述治疗如果有效,则血糖将以每小时 3.3～6.7 mmol/L(60～120 mg/dL)的速度下降,在治疗过程中,需保持尿糖在+以上。在充分补充液体的情况下,若给胰岛素的头 2 h 内血糖下降少于每小时 2 mmol/L(36 mg/dL),原来用肌内注射法者应改为静脉滴注,而原来用静脉滴注法者应将胰岛素的用量加倍。在治疗开始后的第 4 h 必须明确是否有胰岛素抵抗及是否需要增加胰岛素的用量。当血糖下降到 13.9 mmol/L(250 mg/dL)时,静脉补液改为 5%～10%的葡萄糖注射液。胰岛素的用量改为每 2 h 肌内注射 4～6 U,或每小时静脉滴注 2～3 U。上述的胰岛素治疗方法必须持续到动脉血 pH 恢复正常,或血、尿酮体消失。使用胰岛素泵或微量输液泵,以均衡速度泵入胰岛素 5～10 U/h 是目前较好的降血糖方法,已在许多医院普遍使用,也得到很好的效果。

有统计表明,小剂量治疗后,血糖降至 13.9 mmol/L 的时间为(3.8±1.15) h,也有报告为(6.7±0.8) h。酮症纠正时间为(5.45±3.64) h。有效的治疗可使血糖以每小时 3.3～6.7 mmol/L(60～120 mg)的速度下降。有人认为在用静脉滴注后,在治疗开始 2～4 h 血糖下降不及 30%,或在 6～8 h 不及 50%者,应将剂量加倍。肌内注射后,如 2 h 后血糖无变化,应改为静脉滴注法。治疗中应避免胰岛素的用量过大、操之过急而发生低血糖,或因血糖下降过速,导致脑水肿及低血钾。

(二)纠正失水

严重的酮症酸中毒,可能已丧失 12 L 水分、800 mmol 的钠和钾、少量氯和镁。以每千克体重计,丢失水分 75～100 mL、钠 8 mmol、氯 5 mmol、钾 6 mmol。脱水可使有效容量下降,造成严重危害,甚至死亡。患者因灌注不足,要补生理盐水:最初 2～4 h 应快速静脉滴注生理盐水或复方氯化钠 2 000 mL,24 h 内,年轻患者可用至 6 000 mL 左右,年老及心肾功能不全者补液不可超过 4 000 mL。补液不宜过快、过多。有学者指出对有心肌病的患者或老年患者要用中心静脉压测定指导补液。一般情况下,在初起 24 h 内补液量不应超过体重的 10%。至血糖下降至 13.9 mmol/L(250 mg/dL)以下,改用 5%的葡萄糖注射液,或 5%的葡萄糖盐水。当患者能进食时,鼓励进流食、半流食。

(三)补钾

有学者认为发生本症时丢钾可达 39 g,部分钾又进入细胞内,这与胰岛素剂量成正比。头 24 h 内,即使用小剂量胰岛素疗法,仍需用氯化钾 7.5～15 g,以后至少继续补钾 1 周,才能完全补足全身所缺的钾。如血钾低或正常,尿量充分,治疗后 3～4 h 注意补钾,即静脉滴注氯化钾 1～1.5 g/(500 mL·h),第 1 天可补钾 6～9 g。补钾时宜在心电图监测下进行,或 2～3 h 测血钾,防止产生高血钾。如用碳酸氢钠,钾进入细胞更快,主张每 100 mL 碳酸氢钠中加氯化钾 1～1.5 g,缓慢静脉滴注。每小时补钾 1 g 以上者,应用心电监护。

有学者强调补钾量应参考血钾水平,具体方法如下。

(1)血钾<3 mmol/L,补钾量为 26～39 mmol/h(氯化钾 2～3 g/h)。

(2)血钾为 3～4 mmol/L,补钾量为 20～26 mmol/h(氯化钾 1.5～2 g/h)。

(3)血钾为 4～5 mmol/L,补钾量为 5.5～13 mmol/h(氯化钾 0.5～1 g/h)。

(4)血钾>5.5 mmol/L 停止补钾,每 2～4 h 测定血钾一次,并且连续监测心电图,若 T 波高耸,提示有高血钾;若 T 波低平并有 U 波,表示低血钾。酮症纠正时间为(5.45±3.64) h。有效的治疗可使血糖以每小时 3.3～6.7 mmol/L(60～120 mg/dL)的速度下降。有学者认为在用静脉滴注后,在治疗开始 2～4 h 血糖下降不及 30%;或在 6～8 h 不及 50%者,应将剂量加倍。肌内注射后,如 2 h 后血糖无变化,应改为静脉滴注法。治疗中应避免胰岛素用量过大、操之过急而发生低血糖,或因血糖下降过速,导致脑水肿及低血钾。

(四)纠正酸中毒

发生糖尿病酮症酸中毒时,使用碳酸氢钠要十分谨慎。血 pH＞7.15 时不用碱剂,pH＜7.0或 HCO_3^- 低于 10 mmol/L 或二氧化碳结合力低于 6.735 mmol/L 时,尤其是存在低血压、心律失常、循环衰竭或昏迷时,应考虑补碱。用 5% 的碳酸氢钠 150 mL,pH 为 7.0～7.15时用半量。必要时可重复输入碳酸氢钠,直到动脉血 pH＞7.1。不能应用乳酸钠;同时密切注意血钾浓度,如下降,则补充之。

(五)低磷治疗

酮症酸中毒可致低磷。低磷除了可使组织缺氧外,还可使心肌收缩受到抑制。补磷可使酸中毒纠正较快,且减少昏迷与降低病死率。用法:磷酸缓冲液(磷酸二氢钾 0.4 g,磷酸氢二钾2.0 g加生理盐水 600 mL 及蒸馏水 400 mL),静脉滴注。如滴注太快,可发生低血钙,不能常规应用,仅限于重症,伴有呼吸、循环衰竭者。

(六)寻找并去除诱因

因为患者经常死于诱因,而非酮症酸中毒,所以必须寻找并去除诱因。

五、预后

在国外专科医院酮症酸中毒的病死率为 5%～15%。一般医院该病的病死率高达 20%～30%。老年人该病的病死率则可达 50%以上。长时间昏迷不醒、低血钾、少尿、无尿或长时间肠麻痹的患者的预后很差。早期诊断、合理治疗能使病死率显著降低。

(赵晓华)

第三节　非酮症性高血糖高渗性糖尿病昏迷

非酮症性高血糖高渗性糖尿病昏迷(NKHDC)是糖尿病的严重急性并发症。特点是血糖极高,没有明显的酮症酸中毒,高血糖引起血浆高渗性脱水和进行性意识障碍。

一、病因与发病机制

常见的诱发因素有大量口服或静脉输注糖液,使用糖皮质激素、利尿剂(如呋塞米、噻嗪类、山梨醇等)、免疫抑制剂、氯丙嗪、苯妥英钠、普萘洛尔等药物,急性感染,手术,有脑血管意外、急性心肌梗死、心力衰竭等应激,腹膜透析和血液透析等。详细的发病机制还有待于进一步阐明。可能由于本病患者体内仍有一定量的胰岛素,虽然各种不同原因而使其生物效应不足,但足以抑制脂肪细胞脂肪分解,而不能抑制肝糖原分解和糖原异生,肝脏产生葡萄糖增加,释放入血,同时因胰岛素不足葡萄糖不能透过细胞膜而为肌肉等摄取与利用,导致血糖水平上升。

脂肪分解受抑制,游离脂肪酸增加不多,使肝脏没有足够的底物形成较多的酮体。加以本病患者抗胰岛素激素(如生长激素、糖皮质激素等)水平虽然升高,但其出现时间较酮症酸中毒患者迟,且其上升程度不足以引起生酮作用。血糖水平升高,大量尿糖从肾排出,引起高渗性利尿,从而导致脱水和血容量减少。

二、临床表现

(一)前驱期表现

NKHDC 起病多隐蔽,在出现神经系统症状和进入昏迷前常有一段过程,即前驱期,表现为糖尿病症状,如口渴、多尿、倦怠和无力等症状加重,反应迟钝,表情淡漠,引起这些症状的基本原因是渗透性利尿失水。

前驱期可以是几天到数周,发展比糖尿病酮症酸中毒慢。如能对 NKHDC 提高警惕,在前驱期及时发现并诊断,则对患者的治疗和预后大有好处。但可惜往往由于前驱期症状不明显,易被患者本人和医师所忽视,常易被其他并发症症状所掩盖,而使诊断困难。

(二)典型期的临床表现

如前驱期得不到及时治疗,则病情继续发展,由于严重的失水引起血浆高渗和血容量减少,患者主要表现为严重的脱水和神经系统症状和体征,我们观察的全部患者都有明显的脱水表现,患者的唇舌干裂,眼窝塌陷,皮肤失去弹性,由于血容量不足,大部分患者血压降低、心跳加速,少数患者呈休克状态,有的由于严重脱水而无尿,神经系统则表现为不同程度的意识障碍,从意识不清、嗜睡直至昏迷,可以有一过性偏瘫。病理反射和癫痫样发作,出现神经系统症状常是促使患者前来就诊的原因,因此常误诊为一般的脑血管意外而导致误治,后果严重。和酮症酸中毒不一样,NKHDC 没有典型的酸中毒呼吸,如患者出现中枢性过度换气现象,则应考虑是否合并败血症和脑血管意外。

三、辅助检查

(1)血常规:由于脱水血液浓缩,血红蛋白增多,白细胞计数多在 $10 \times 10^9/L$ 以上。

(2)血糖极高,高于 3.3 mmol/L,多数高于 4.4 mmol/L。

(3)血电解质改变不明显。

(4)尿糖强阳性,尿酮体阴性或弱阳性。

(5)血浆渗透压升高。可按下面公式计算浆渗透压。血浆渗透压(mmol/L)=$2(Na^+ + K^+) +$ 血糖(mg/dL)/18 + BUN(mg/dL)/2.8。正常范围是 $280 \sim 300$ mOsm/L,NKHDC 多在 340 mOsm/L 以上。

血肌酐和尿素氮水平多升高,可能是肾脏本身因素所致,但大部分患者是由于高度脱水肾前因素所致,因而血肌酐和尿素氮水平随急性期补液治疗后而下降,如仍不下降或特别高者预后不良。

四、诊断与鉴别诊断

(一)诊断

NKHDC 的病死率极高,能否及时诊断直接关系到患者的治疗和预后。从上述 NKHDC 的临床表现看,对本症的诊断并不困难,关键是所有的临床医师要提高对本症的警惕和认识,特别是对中、老年患者有以下临床症状者,无论有无糖尿病病史,均提示有 NKHDC 的可能,应立即进行实验室检查。

一是进行性意识障碍和明显脱水表现;二是中枢神经系统症状和体征,如癫痫样抽搐和病理反射征阳性;三是合并感染、心肌梗死、手术等应激情况下出现多尿;四是大量摄糖,静脉输糖或应用激素、苯妥英钠、普萘洛尔等可致血糖水平升高的药物时出现多尿和意识改变；五是水的摄入量不足、失水和用利尿药、脱水治疗与透析治疗。

实验室检查和诊断指标：对上述可疑 NKHDC 者应立即取血，查血糖、血电解质（钠、钾、氯）、尿素氮和肌酐、二氧化碳结合力（CO_2CP），有条件的做血酮和血气分析，查尿糖和酮体，做心电图。NKHDC 实验室诊断指标：血糖>33.3 mmol/L；有效血浆渗透压>320 mOsm/L，有效血浆渗透压指不计算血尿素氮提供的渗透压；尿糖强阳性，尿酮体阴性或弱阳性。

（二）鉴别诊断

首先，需与非糖尿病脑血管意外区别，这种患者血糖多不高，或有轻度应激性血糖水平升高，但不可能高于 33.3 mmol/L。需与其他原因的糖尿病性昏迷区别。

（三）危重指标

所有的 NKHDC 患者均为危重患者，但有下列表现者大多预后不良。一是昏迷持续 48 h 尚未恢复，二是高血浆渗透压于 48 h 内未能纠正，三是昏迷伴癫痫样抽搐和病理反射征阳性，四是血肌酐和尿素氮水平升高而持续不降低，五是患者合并革兰氏阴性细菌感染。

五、治疗

尽快补液以恢复血容量，纠正脱水及高渗状态，降低血糖，纠正代谢紊乱，积极查询并清除诱因，治疗各种并发症，降低病死率。

（一）补液

迅速补液，扩充血容量，纠正血浆高渗状态，是本症治疗中的关键。

1.补液的种类和浓度

具体分以下三种情况。

（1）有低血容量休克者，应先静脉滴注等渗盐水，以较快地提高血容量，升高血压，但因其含钠高，有时可造成血钠及血浆渗透压进一步升高而加重昏迷，故应在血容量恢复，血压回升至正常且稳定而血浆渗透压仍高时，改用低张液（4.5 g/L 氯化钠或 6 g/L 氯化钠）。

（2）血压正常，血钠>150 mmol/L，应首先静脉滴注 4.5～6 g/L 氯化钠溶液，使血浆渗透压迅速下降。因其含钠量低，输入后可有 1/3 进入细胞内，大量使用易发生溶血或导致继发性脑水肿及低血容量休克，故血浆渗透压降至 330 mmol/L 以下，血钠在 140～150 mmol/L 时，应改输等渗氯化钠溶液。若血糖降至 13.8～16.5 mmol/L，改用 5% 的葡萄糖注射液或葡萄糖盐水。

（3）休克患者或收缩压持续高于 10.6 kPa 者，除补等渗液外，应间断输血浆或全血。

2.补液量估计

可按体重的 10% 估算补液总量。

3.补液速度

一般按先快后慢的原则，头 4 h 补总量的 1/3,1.5～2 L，头 8 h、12 h 补总量的 1/2 加尿量，其余在 24～48 h 补足。但在估计输液量及速度时，应根据病情随时调整。仔细观察并记录尿量、血压和脉率，应注意监测中心静脉压和心电图等。

4.鼻饲管内补给部分液体

可减少静脉补液量，减轻心肺负荷，对部分无胃肠道症状的患者可试用，但不能以此代替输液，以防失去抢救良机。

（二）胰岛素治疗

本症患者一般对胰岛素较敏感,有的患者尚能分泌一定量的胰岛素,故患者对胰岛素的需要量比酮症酸中毒者少。目前,多采用小剂量静脉滴注,一般 5～6 U/h,与补液同时进行。在 4～8 h 血糖降至 14 mmol/L 左右时,改用 5％的葡萄糖注射液或静脉注射葡萄糖盐水,病情稳定后改为皮下注射胰岛素。应每 1～2 h 监测血糖 1 次,治疗 2～4 h 血糖下降不到 30％者应加大剂量。

（三）补钾

尿量充分,宜早期补钾。根据尿量、血钾值、心电监护灵活掌握用量。

（四）无须补充碱剂

本症患者,一般不需要补充碱剂。

（五）治疗各种诱因与并发症

1. 控制感染

感染是本症最常见的诱因,也是引起患者后期死亡的主要因素,必须积极控制各种感染并发症。强调诊断一经确立,即应选用强有力的抗生素。

2. 维持重要脏器功能

对合并心脏疾病患者,应控制输液量及速度,避免引起低血钾和高血钾;保持血渗透压,控制血糖下降速度,以免引起脑水肿;加强支持疗法等。

（赵晓华）

第四节　肾上腺危象

肾上腺危象又称急性肾上腺皮质功能衰竭,是一种急性肾上腺皮质功能降减的状态。自从 1911 年 Waterhouse 和 1918 年 Friderichsen 报告了某些暴发性脑膜炎患者的猝死与急性肾上腺皮质功能不全有着密切的关系后,此症引起医学界注意。此症发生后急剧凶险,如在诊断和治疗上认识不清或稍失时机,常有患者死亡危险。绝大部分患者呈现为全身功能衰竭的表现,如不及时抢救,可导致死亡。

一、病因与发病机制

肾上腺为稳定机体内环境的重要器官,具有高度的适宜能力。只有双侧肾上腺皮质破坏 90％以上后,肾上腺产生的皮质激素才不能满足机体的需要,才会出现肾上腺皮质功能不全的各种临床表现。如果肾上腺皮质是逐渐受损的(如结核侵蚀性损害或自身免疫所致等),最后导致的是慢性肾上腺皮质功能不全。在原有慢性功能不全基础上,遇感染、创伤、手术、分娩、过度劳累、大量出汗、呕吐、腹泻、失水或突然中断肾上腺皮质激素治疗等应激情况,机体对糖皮质激素的需要量显著增加,就有可能发生肾上腺危象。

有些病例的肾上腺病理损害(如急性肾上腺出血、坏死或栓塞)是急骤发生的,如希恩综合征等,可使肾上腺皮质急剧损害,糖皮质激素及盐皮质激素分泌均突然减少,出现急性肾上腺皮质功能衰竭的表现。

二、临床表现

慢性肾上腺皮质功能减退症可分成原发性和继发性,所出现的肾上腺危象的临床表现及特征各有不同。这里主要指原发性肾上腺皮质功能减退症出现危象的临床表现。

(一)慢性肾上腺皮质功能减退症出现危象

(1)大多数患者发热,体温可达 40 ℃以上。

(2)出现直立性低血压,甚至出现低血容量休克,心动过速,四肢厥冷,发绀虚脱。

(3)极度虚弱无力、萎靡淡漠和嗜睡。

(4)可烦躁不安和谵妄惊厥,甚至昏迷。

(5)出现消化功能障碍,厌食、恶心、呕吐和腹泻。

(6)低血糖昏迷。

(7)严重时,可出现重度脱水、低血钠、高血钾及酸中毒。

(二)急性肾上腺出血者引起的肾上腺危象

(1)华佛综合征的特征为急性的致死性的败血症。突然发热,迅速出现不可逆的循环衰竭;皮肤出现丘疹样瘀斑;病情危重,病死率极高。极少出现肾上腺皮质功能减退症的其他征象。

(2)应用抗凝剂治疗或创伤或手术引起的肾上腺出血而致肾上腺危象的临床特征为类似急腹症的症状,如双肋疼痛、背部或腹部疼痛、腹胀、腹肌紧张、反跳痛,常伴有血压下降、面色苍白、昏迷、恶心、呕吐、严重腹泻、发绀。病情发展可出现不可逆的休克,出人意料地急剧变化而死亡。典型的低血钠和高血钾在 $2\sim3$ d 才出现。

急性肾上腺危象的临床表现有低血压及休克、发热、脱水、血容量减少、恶心、呕吐、食欲缺乏、虚弱、淡漠、抑郁、低血糖等。

三、诊断与鉴别诊断

(一)诊断

(1)有如下病史:慢性肾上腺皮质功能减退症、强烈应激或感染、肾上腺手术、长期使用糖皮质激素后骤然停药、急性严重感染等。注意有无各种原因所致的急性肾上腺皮质出血情况。

(2)起病时有前驱症状,如周身不适、头痛、腹痛、呕吐、腹泻等。随后出现全身衰竭、高热、厌食、恶心、呕吐、腹泻、腹痛加重、失水、血压下降、重度休克、紫癜、意识障碍、昏迷等症状。

(3)实验室检查:血常规中嗜酸性粒细胞计数增多,明显低血钠、高血钾、低血糖,血尿素氮、肌酐水平升高。血皮质醇及尿游离皮质醇明显低于正常值。患者的血浆促肾上腺皮质激素(ACTH)水平升高,必要时再进行肾上腺的储备功能试验。

(二)鉴别诊断

主要排除急性胃肠病、胃肠道传染病、急腹症、感染性休克等易误诊的病症。

(1)食欲缺乏、恶心及呕吐等急性胃肠病或胃肠道传染病均可使血容量减少及脱水加重,导致低血容量性休克。但对于原因不明的低血容量性休克应考虑到肾上腺皮质功能减退的可能性。

(2)腹痛酷似急腹症。但患者虚弱、淡漠、思想混乱,且多有发热。有慢性原发性肾上腺皮质功能减退症者,一般均有色素沉着。急性肾上腺皮质出血病例无色素沉着表现。其他有助于诊断的指征为低血钠、高血钾、低血糖、淋巴细胞和嗜酸性粒细胞增多。此症危重,若延误治疗,将导致休克、昏迷,甚至死亡。

(3)假如患者已处于休克状态,经过补充血容量和迅速纠正电解质和酸碱的失衡,以及其他抗休克措施后仍无好转,应排除其他引起休克的原因,考虑是否并发肾上腺危象。立即抽血检查上述各项项目,以明确诊断。

四、治疗

(一)预防

肾上腺危象的出现常比较突然,临床上具有重症感染、严重创伤、较大手术、胃肠道紊乱、应用抗凝剂治疗期间或骤然停用皮质激素等诱发情况。危象发生时其症状常被其他疾病的症状掩盖而被忽视。即使危象发生后做出了诊断和治疗,有时仍难避免患者死亡。故采取措施进行预防,具有更重要的意义。

(1)对应激反应较强的患者应给予外源性皮质激素制剂的补充。尤其是在患者还未发生循环衰竭时或预定进行大手术之前给予适当的补充,对防止休克和肾上腺危象的发生具有一定的价值。

用药方法:可静脉滴注氢化可的松 100 mg,每 6 h 1 次,可以保证体内已有可的松的储备。危重患者或手术当日,可于 24 h 内给予氢化可的松,总量达 300 mg,根据病情需要以后可以逐渐减量或延长给药时间。

(2)积极控制感染,纠正水与电解质的失衡,改善全身营养状态(包括各种维生素和术前的适量输血)。

(3)假如患者患有慢性的慢性肾上腺皮质功能不全时,则应给予醋酸可的松片剂,25 mg/d(分 2 次服用),必要时加以调整,作为维持剂量长期服用。如为原发性,必要时还应补充少量盐皮质激素。

(二)急诊处理

急性肾上腺危象诊断确定之后,应立即积极抢救。治疗措施包括立即使用足够量的糖皮质激素,积极控制感染,纠正水与电解质和酸碱失衡,同时采取对心血管系统的支持疗法,治疗诱发因素及并发症。

1.糖皮质激素的应用

(1)皮质醇(半琥珀酸或磷酸氢化可的松)100 mg,溶于 5% 的葡萄糖注射液或生理盐水中,静脉滴注,于头 2～4 h 迅速静脉滴注,视病情每 4～8 h 1 次,共 24 h;第 1 天用量可达 300～500 mg。

(2)当病情稳定时,第 2 天或第 3 天可将氢化可的松减至 300 mg,分次静脉滴注。如病情好转,继续减至每日 200 mg,继而 100 mg。或肌内注射醋酸可的松 25 mg,每 6～8 h 1 次;逐渐减到维持量(在第 4～5 天时)。若同时存在严重的疾病,则每 6 h 静脉滴注 50～100 mg 氢化可的松,直至病情稳定后逐渐减量。

(3)如病情好转,呕吐停止,可进食,可改为口服。氢化可的松片剂 20～40 mg 或泼尼松 5～10 mg,每日 3～4 次。注意病情反跳。当氢化可的松用量在 50～60 mg/24 h 以下时常需要盐皮质激素,口服 9α-氟氢可的松,0.05～0.2 mg/d。

(4)维持量治疗期,若有并发症或出现并发症时可从维持量增到 200～400 mg/d。使用皮质醇的注意事项:①病情严重者,尤其有并发症(如败血症等),进行大剂量皮质醇的治疗要持续较久,使用皮质醇 100 mg,每 6~8 h 1 次,直至病情稳定;②在原发性肾上腺皮质功能减退症,当每日剂量减到 50~60 mg 时,应加用 9α-氟氢可的松 0.05~0.2 mg,每日 1 次;③在急性肾上腺危象的危急期,禁止肌内注射醋酸可的松,因为该药吸收得很慢,需在肝中转为皮质醇才有生物效应,故不易达到有效的血浆浓度。

2.补液

一般肾上腺危象时总脱水量很少超过总体液量的 10%,估计补充的液体量为正常体重的 6%。开始 24 h 内可静脉补葡萄糖生理盐水 2 000~3 000 mL。应根据失水程度、患者的年龄和心功能情况而定补液量,以纠正低血容量、低血压及低血糖。迅速纠正水及电解质紊乱。

3.病因及诱因的治疗和支持疗法

积极控制感染,应用有效抗感染药物。同时寻找诱因,并积极去除诱因。给予全身性的支持疗法。抗休克,给氧,并适当给予血管活性药物。

(代明营)

第五节　黏液水肿危象

甲状腺功能减退(简称甲减)发生黏液水肿的患者,由于某种诱因,出现了昏迷或休克,称黏液水肿性休克,也可称黏液水肿危象。引起甲减的病变可以在甲状腺本身(即原发性),也可以在脑垂体前叶(即继发性)。发生黏液水肿时,细胞的氧化磷酸化过程不能如常进行,从而体内供能显著减少,各代谢过程都很迟缓,不能应付应激时的需要。另外,黏液水肿时,肾上腺皮质处于相对功能不全的状态,加之受体对儿茶酚胺反应迟钝,所以对突如其来的强刺激,身体不能立即做出有效的反应。

一、病因与发病机制

(1)黏液水肿患者遇到创伤、麻醉、手术等强烈刺激时,往往失去适应能力,出现危象。

(2)患甲减的年老患者由于黏液水肿长期未得到治疗或中断治疗,大多在冬季寒冷时发展到昏迷或休克。

(3)黏液水肿患者使用巴比妥类及氯丙嗪等镇静药物,可通过抑制中枢神经活动,使已经减慢的代谢过程更加迟缓。心率和呼吸进一步减慢,供给脑细胞活动的氧气和能量更加减少,所以易发生昏迷。

(4)黏液水肿患者伴有严重躯体疾病,如有心力衰竭,心排血量进一步下降,以致脑组织的供血减少,脑细胞代谢障碍导致昏迷。

二、临床表现

黏液水肿的早期临床表现常不被注意,发生危象时,多有诱因,而作为诱因的临床征象却较易察知,所以往往把诱因当作主病,而忽略了黏液水肿性昏迷的存在,以致引起严重后果。

(1)发生黏液水肿性昏迷的患者绝大多数在 40 岁以上,60 岁以上的约占 65%,男性患者与女性患者的比例约为 1:5。

(2)临床表现为嗜睡、低温(低于 35 ℃)、呼吸减慢、心动过缓、血压下降、四肢肌肉松弛、反射减弱或消失,甚至昏迷、休克,可因心肾功能不全而危及生命。

(3)患者有特征性的外貌和皮肤改变,面容愚笨,水肿,皮肤干燥,合并感染而发热时,皮肤仍呈黄白色,并不红润,毛发脱落,尤其是眉毛与睫毛异常稀疏,唇厚,舌体胖大甚至达到口内容纳不下的程度。患者的腱反射常可引出,但松弛期延长。

(4)部分患者发生危象时有明显的腹痛、腹胀,严重的可酷似机械性肠梗阻,但肠鸣音稀少。透视常不能发现肠管内有气液面,灌肠将长期便秘而积留的粪便排净,也不能缓解(在国外报告中个别患者做了盲肠造瘘术)。

三、诊断与鉴别诊断

(一)诊断

(1)注意有无地方性缺碘,有无服^{131}I史或甲状腺手术史,是否自幼发病,有无服过量抗甲状腺药史。如果患者为婴儿,注意母亲妊娠期有无服抗甲状腺药或碘化物史。注意有无下丘脑或垂体疾病史。

(2)体温低于 35 ℃,呼吸浅慢,心动过缓,血压降低,反射消失,意识不清,昏迷。

(3)声音嘶哑,皮肤干燥、水肿、发黄,唇厚舌大,腹满脐疝,皮肤温度低,毛发干枯,耳聋,心动过缓,心界扩大,心音低钝,心包积液,跟腱反射松弛时间延长。

(4)实验室检查如下。

血清 TT_4、TT_3、FT_4、FT_3 水平低于正常值,测定血清促甲状腺激素(TSH),原发性甲减 TSH 水平升高;继发性甲减 TSH 减少,甲状腺摄^{131}I率明显降低(3 h低于 10%,24 h低于 15%)。

血红细胞、血红蛋白水平常低于正常值,血糖水平低于正常值,约 70%的患者血钠水平降低,常为稀释性低钠。

测定血胆固醇,病变始于甲状腺本身的可见胆固醇水平明显升高(约占 68%),病变在垂体或下丘脑的胆固醇水平多正常。

颅骨 X 线片、薄分层摄影等检查:必要时做 MRI 扫描等以检查引起甲减的原因。胸透检查可见心包积液。

心电图显示有低电压,超声心动图检查可见心包积液。

必要时做脑电图检查,可出现三相波。

必要时做脑脊液检查,黏液水肿性昏迷患者的脑脊液除压力可稍高、蛋白量可稍有增加外,余皆正常。

必要时可做下丘脑促甲状腺激素释放激素(TRH)兴奋试验:静脉注射 TRH 400~600 μg,于注射前、注射后 20 min、60 min 和 90 min 测血清 TSH,原发性甲减 TSH 水平升高,对 TRH 的刺激反应增强,继发性甲减,TSH 减少,如病变在垂体,对 TRH 的刺激无反应,如病变在下丘脑,多呈延迟反应。

甲状腺自身抗体检查:测血抗甲状腺微粒体抗体(TPOAb)和抗甲状腺球蛋白抗体(TgAb),以帮助诊断有无自身免疫性甲状腺炎疾病。

(二)鉴别诊断

昏迷或休克的患者,既往病史中有能引起甲减的疾病(如甲状腺手术、甲状腺炎,^{131}I治疗等），或已诊为黏液水肿，病程中未用或中断了甲状腺激素治疗或出现了诱发疾病，再加上黏液水肿的特异外貌和其他征象，一般不难诊断。但据不完全统计，入院当时能做出诊断的不足1/7，大都是因为病史询问不详，把注意力都集中到也可以引起昏迷和休克的诱发疾病上，而将黏液水肿的征象忽略。所以在诊断未明确前，需与引起昏迷和休克的疾病区别。

（1）延误诊断较多的是感染诱发的黏液水肿性昏迷，常被误为感染性脑病或感染性休克。若能注意到虽有感染，体温却不升，无寒战，虽有休克，但皮肤干燥，脉搏缓慢，再进一步详询病史，并注意检查外貌和皮肤，应想到黏液水肿性昏迷的可能。如实验室检查发现血胆固醇水平明显升高和心电图显示低电压，不需借助甲状腺功能检查也能确诊。

（2）心力衰竭诱发的黏液水肿性昏迷常被误诊为单纯心力衰竭引起的心源性休克或意识不清。两者不同的是单纯心力衰竭发展到休克或昏迷时，心率和呼吸多明显增快，体温不降低，下肢水肿较颜面水肿显著，且为可凹性，肤色发绀。而黏液水肿患者发生危象时，原来的心动过缓、呼吸减慢和低体温依然不变，患者的面部水肿极明显，且为非可凹性，除唇、舌可见发绀外，皮肤色泽仍呈苍白、蜡黄色，足以鉴别。

（3）以腹胀、腹痛为主要表现的黏液水肿性昏迷常被误为肠梗阻合并电解质紊乱而致休克或昏迷。但患者无呕吐、腹泻、大汗等失液途径，X线透视肠腔中也无宽的气液面，膈肌虽升高，但心率、呼吸都不快，肠鸣音稀少，无腹膜炎征象等。观察外貌、皮肤和检查血胆固醇和电解质（黏液水肿性昏迷患者的电解质可无改变或仅有低钠），常可得出诊断。

（4）黏液水肿性昏迷有时很像慢性肾炎合并尿毒症性昏迷。但慢性肾炎的水肿松软，为可凹性，眉毛不脱落，唇不厚，舌也不会胖大，心率、呼吸都增快，血压不低，这几项表现恰与黏液水肿相反。必要时可查尿蛋白和沉渣以及血尿素氮。如稍加注意，不难鉴别。

四、治疗

（一）预防

预防黏液水肿患者发生危象的根本措施在于早期对黏液水肿做出诊断，并早期予以适当的治疗。

（1）对病史或外貌、皮肤有甲减迹象的手术患者，尤其是中年以上的妇女，术前应详查甲状腺功能。如有减退，对择期手术者，应准备完善再做手术。如为急症手术，应经静脉滴注三碘甲状腺原氨酸（T_3）和氢化可的松。

（2）对已确诊为黏液水肿，应勿中断替代疗法，并要避免感染和勿用可诱发昏迷的药物。

（二）急诊处理

黏液水肿的原始病变无论出于何处，发生危象时的紧急治疗措施没有原则上的不同；主要是补充甲状腺激素，使代谢恢复，兼顾肾上腺、呼吸功能、循环功能和水钠平衡。黏液水肿性昏迷诊断确立后，可一面积极治疗，一面进一步探讨黏液水肿是原发于甲状腺，还是继发于腺脑垂体疾病。

1. 甲状腺激素替代治疗

出现黏液水肿性昏迷时应即刻补充甲状腺激素。严重者静脉注射左旋三碘甲状腺原氨酸钠（$L\text{-}T_3$），首次 $40\sim120\ \mu g$，以后每 6 h $5\sim15\ \mu g$，至患者清醒改为口服。或首次静脉注射左甲状腺素钠（$L\text{-}T_4$）$100\sim300\ \mu g$，以后每日注射 $50\ \mu g$，待患者苏醒后改为口服，如无注射剂，可以碘赛罗宁片剂（每次 $20\sim30\ \mu g$，每 $4\sim6$ h 1 次）或 $L\text{-}T_4$ 片剂（剂量同前）或干甲状腺片每次 30～60 mg,每 4～6 h 1 次,经胃管给药,清醒后改为口服。有心脏病者起始量为一般用量的 1/5～1/4。

开始口服时可用 $L\text{-}T_4$,或 $L\text{-}T_3$ 以及两者的混合剂。长期用药以 $L\text{-}T_4$ 较佳。维持量为 $L\text{-}T_4$ 100～200 $\mu g/d$。或用干甲状腺片 10～20 mg/d,以后每 2～3 周增加 10～20 mg,直至奏效。如合并肾上腺皮质功能减退,应先用小剂量氢化可的松,再行甲状腺片替代治疗。

注意事项有以下几点。①$L\text{-}T_3$ 发挥作用快,适于急救,但有效半衰期短,较难掌握药量,开始常需多次给药。大量应用,可导致心绞痛、心肌梗死或心律失常。而且在血中的浓度较难查。大部分患者在给药后 6～8 h 即可出现好转征象。②比起 $L\text{-}T_3$,$L\text{-}T_4$ 对心脏毒性小,不易引起心肌缺血或心律不齐,血中浓度易查到,可指导用药量,半衰期长,药量较易掌握,且不需要频繁给药。给药后 6～24 h 意识障碍即可开始好转。

2.应用糖皮质激素

黏液水肿性昏迷患者(尤其是病史较长的)接受 T_3 或 T_4 治疗后,代谢由极低水平突然升高,脑垂体前叶和肾上腺常不能相应地发生反应,加之一部分患者的加减是由脑垂体前叶病变引起的,所以在给 T_3 之前或同时,应给予糖皮质激素类药物。常选用氢化可的松,每 24 h 100～300 mg,加入 5%～10% 的葡萄糖注射液中,静脉滴注,以后每 6 h 静脉滴注 50～100 mg,待患者清醒及血压稳定后减量,乃至停药。

3.升压药的使用

对深重休克患者可经静脉滴注升压药。比较适用于黏液水肿性昏迷的升压药是多巴胺,它对心脏的影响较小,且可增加肾血流量。间羟胺本身升压作用弱,所以此药不很适用。不要将血压提得太高,一般保持在平时血压的低限值,使患者尿量正常即可。

(三)其他治疗

三磷酸腺苷是直接供能药,可以应用。同时应补给 B 族维生素和维生素 C 等。给贫血者补铁剂、维生素 B_{12}、叶酸或肝制剂等。胃酸缺乏者口服稀盐酸。

五、预后

入院后立即做出诊断和进行替代疗法的黏液水肿危象患者,除非诱发疾病严重,一般都能恢复。入院前未经治疗的、入院后诊断延误的、有心力衰竭的和深重休克的患者病死率较高。死亡原因多为重度周围循环衰竭和心力衰竭。

(邹小英)

第三章　肛肠科疾病

第一节　内　痔

发生于肛门齿线以上，直肠末端黏膜下的静脉丛扩大、曲张所形成的柔软静脉团称为内痔。内痔是肛门直肠最常见的疾病，好发于截石位的 3 点、7 点、11 点处，发生在此处的内痔称为母痔，其余部位发生的内痔均称为子痔。其临床特点是便血，痔核脱出，有肛门不适感。

一、病因病机

多因脏腑本虚，兼因久坐久立，负重远行，或长期便秘，或泻痢日久，或临厕久蹲，或饮食不节，过食辛辣醇酒厚味，故脏腑功能失调，风湿燥热下迫大肠，瘀阻魄门，瘀血浊气结滞不散，筋脉懈纵而成痔。日久气虚，中气下陷，不能摄纳则痔核脱出。西医学对痔的病因病理的认识，尚无一致的定论，目前较为认同的是"静脉曲张""血管增生""肛垫下移"三种学说。

二、诊断

1.临床表现

初期常以无痛性便血为主要症状，血色鲜红，血液与大便不相混合，多在排便时出现手纸带血、滴血或射血。出血呈间歇性，饮酒、过劳、便秘、腹泻等诱因常使症状加重，出血严重者可出现继发性贫血。随着痔核增大，在排便时可脱出，若不及时回纳，可形成内痔嵌顿。患者常伴有大便秘结，内痔持续脱出时有分泌物溢出，并可有肛门坠胀感。指诊可触及柔软、表面光滑、无压痛的黏膜隆起；肛门镜下见齿线上黏膜呈半球状隆起，颜色暗紫或深红，表面可有糜烂或出血点。由于病程的长短不同，可分为四期。①Ⅰ期内痔：痔核较小，不脱出，以便血为主。②Ⅱ期内痔：痔核较大，大便时可脱出肛外，便后自行回纳，便血或多或少。③Ⅲ期内痔：痔核更大，大便时痔核脱出肛外，甚至行走、咳嗽、打喷嚏、站立时也会脱出，不能自行回纳，须用手推回，或平卧、热敷后才能回纳；便血不多或不出血。④Ⅳ期内痔：即嵌顿性内痔。痔核脱出，不能及时回纳，嵌顿于外，因充血、水肿和血栓形成，以致肿痛、糜烂和坏死。

2.实验室及其他辅助检查

白细胞及中性粒细胞一般无明显变化，长期便血，若不及时治疗，可引起红细胞及血红蛋白下降，甚至贫血。

三、鉴别诊断

1.直肠脱垂

脱出物呈环状或螺旋状，表面光滑，颜色淡红，无静脉曲张，一般不出血，脱出后有黏液分泌。

2.直肠息肉

直肠息肉多见于儿童，脱出物为肉红色，一般为单个，有长蒂，头圆，表面光滑，质地较痔核硬,可活动,容易出血,以便血、滴血为主,但多无射血现象。

3.肛乳头肥大

脱出物呈锥形或鼓槌状,灰白色,表面为上皮,质地较硬,一般无便血,常有疼痛或肛门坠胀,过度肥大者,便后可脱出肛门外。

4.肛裂

排便时肛门周期性疼痛,伴出血,便秘时尤甚。局部检查可见肛管部位有明显的裂口,多在截石位6点或12点处。

5.直肠癌

直肠癌多见于中年以上人群,粪便中混有脓血、黏液或腐臭的分泌物,大便变扁或变细,便次增多,里急后重。指检可触及菜花状物或凹凸不平的溃疡,易出血,质地坚硬,不能推动。细胞学检查或病理切片可以确诊。

6.下消化道出血

溃疡性结肠炎、克罗恩病、直肠血管瘤、憩室、家族性息肉病等,常有不同程度的便血,需行乙状结肠镜、电子结肠镜或钡剂灌肠造影才能鉴别。

四、治疗

1.辨证论治

(1)内治:多适用于Ⅰ、Ⅱ期内痔,或内痔嵌顿伴有继发感染,或年老体弱者,或内痔兼有其他严重慢性疾病不宜手术治疗者。

风伤肠络证的内治如下。

证候:大便带血、滴血或喷射状出血,血色鲜红,或有肛门瘙痒等;舌质红,苔薄白或薄黄,脉浮数。

治法:清热凉血祛风。

方药:凉血地黄汤加减。大便秘结者加槟榔、大黄等。

湿热下注证的内治如下。

证候:便血色鲜,量较多,肛内肿物外脱,可自行回缩,肛门灼热;舌质红,苔黄腻,脉弦数。

治法:清热利湿止血。

方药:脏连丸加减。出血多者加地榆炭、仙鹤草等,灼热较甚者加白头翁、秦艽等。

气滞血瘀证的内治如下。

证候:肛内肿物脱出,甚或嵌顿,肛管紧缩,坠胀疼痛,甚则肛缘水肿、血栓形成,触痛明显;舌质红或暗红,苔白或黄,脉弦细涩。

治法:清热利湿,祛风活血。

方药:止痛如神汤加减。肿物紫暗明显者加红花、丹皮,肿物淡红光亮者加龙胆草、木通等。

脾虚气陷证的内治如下。

证候:肛门松弛,痔核脱出需手法复位,便血色鲜或淡;面白少华,神疲乏力,少气懒言,纳少便溏;舌质淡,边有齿痕,苔薄白,脉弱。

治法:补中益气,升阳举陷。

方药:补中益气汤加减。大便干结者加肉苁蓉、火麻仁,血虚者合四物汤。

（2）外治：适用于各期内痔。

熏洗法：适用于各期内痔及术后。将药物加水煮沸，先熏后洗，或用毛巾蘸药液趁热湿敷患处，冷则更换。具有活血止痛、收敛消肿等作用。常用五倍子汤、苦参汤等。

外敷法：适用于各期内痔及术后。将药物敷于患处，具有消肿止痛、收敛止血、祛腐生肌等作用。根据不同病情可选用油膏或散剂，如九华膏、黄连膏、消痔膏（散）、五倍子散等。

塞药法：适用于各期内痔及术后。将药物制成栓剂，塞入肛内，具有消肿、止痛、止血的作用。如痔疮栓等。

枯痔法：适用于Ⅱ、Ⅲ期内痔。将药物敷于脱出肛外的内痔痔核表面，具有强腐蚀作用，能使痔核干枯坏死，达到痔核脱落痊愈的目的。枯痔散用于痔核表面鲜红色或青紫色的病例疗效更佳，用时需用棉纸把痔核同周围皮肤隔离。痔核表面呈灰白色者用灰皂散也能收到疗效，但灰皂散的不良反应较大，涂药时容易伤及正常组织，较大的内痔挤在一起时，难于上药，对混合痔容易引起肿胀疼痛，此法目前已少采用。

2.手术治疗

（1）注射法：是目前治疗内痔的常用方法，按其所起的作用不同，分硬化萎缩和坏死枯脱两种方法。由于坏死枯脱疗法术后常有大出血、感染、直肠狭窄等并发症，故目前国内外普遍应用硬化萎缩疗法。

适应证：Ⅰ、Ⅱ、Ⅲ期内痔，内痔兼有贫血者，混合痔的内痔部分。

禁忌证：Ⅳ期内痔，外痔，内痔伴肛门周围急性或慢性炎症或腹泻，内痔伴有严重肺结核或高血压、肝病、肾病及血液病患者，腹腔肿瘤引起的内痔和妊娠期妇女。

常用药物：5%～10%的石炭酸甘油、5%的鱼肝油酸钠、4%～6%的明矾液、消痔灵（可使痔核硬化萎缩）、枯痔液、新六号枯痔注射液（可使痔核枯脱坏死）等。

操作方法如下。

硬化萎缩注射法：取侧卧位，一般不用麻醉，在肛门镜直视下局部常规消毒，以1 mL针筒（5号针头）抽取5%的苯酚甘油或4%～6%的明矾液，于痔核上距齿线0.5 cm处的黏膜下层，针头斜向上15°进行注射，每个痔核注射0.3～0.5 mL，总量不超过1 mL，一般每次注射不超过3个痔核。注射后当日避免过多活动，不宜排便，相隔7 d后再进行注射，一般需要3～4次治疗。该法对止血有明显的效果。但要防止注射部位过浅，可引起黏膜溃烂，注射过深则易引起肌层组织发生硬化。

消痔灵注射法：取侧卧位或截石位，肛门部常规消毒后，腰部俞麻醉或局部浸润麻醉，在肛门镜下或将内痔暴露于肛门外，检查内痔的部位、数目，并行直肠指诊，确定母痔区有无动脉搏动。黏膜常规消毒后用不同浓度的消痔灵液分四步注射：第一步是痔上动脉区注射，用1：1浓度（即消痔灵液用1%的普鲁卡因液稀释到2倍）注射1～2 mL。第二步是痔区黏膜下层注射，用2：1浓度在痔核中部进针，刺入黏膜下层后成扇形注射，使药液尽量充满黏膜下层血管丛。注入药量多少以痔核弥散肿胀为度，一般注射3～5 mL。第三步是痔区黏膜固有层注射，当第二步注射完毕，缓慢退针，多数病例有落空感，可作为针尖退到黏膜肌板上的标志，注药后黏膜呈水泡状，一般注射1～2 mL。第四步是洞状静脉区注射，用1：1浓度，在齿线上0.1 cm处进针，刺入痔体的斜上方0.5～1 cm，成扇形注射，一般注药1～3 mL。一次注射总量15～30 mL。注射完毕，肛管内放入凡士林纱条，外盖纱布，用胶布固定。本疗法是目前治疗内痔较好的注射方法。

坏死枯脱注射法:取截石位,在腰部俞麻醉或局部浸润麻醉下,使肛门部充分暴露,常规消毒,将内痔翻出肛门外,用蚊式止血钳于齿线上方将痔核夹住一部分拉出固定,右手持盛有枯痔注射液的注射器,在齿线上 0.3~0.5 cm 处,刺入痔核黏膜下层,缓缓将药液由低向高,呈柱状注入痔核内,用量 1~5 mL,使痔核略微膨大变色为度。用相同方法逐个将所有的内痔进行注射后,将痔核推回肛门内。

注意事项:①注射时必须注意严格消毒,每次注射都须再次消毒。②必须用 5 号针头进行注射,否则针孔大,易出血。③进针后应先做回血试验,注射药液宜缓缓进行。④进针的针头勿向痔核内各方乱刺,以免过多地损伤痔内血管,引起出血,致使痔核肿大,增加局部的液体渗出,延长痔核的枯脱时间。⑤注意勿使药液注入外痔区,或注射位置过低,使药液向肛管扩散,造成肛门周围水肿和疼痛。⑥操作时应先注射小的痔核,再注射大的痔核,以免小痔核被大痔核挤压、遮盖,从而增加操作的困难。

(2)插药疗法(枯痔钉疗法):该疗法是治疗内痔的一种传统的、有效的方法。枯痔钉具有腐蚀作用,能使痔核干枯坏死,达到痊愈的目的。本方法具有疗效确切、操作简单、痛苦少等优点,但对痔核表面呈灰白色(纤维化)、质地较硬的Ⅲ期内痔疗效较差。枯痔钉的配方有含砒和无砒两种。含砒枯痔钉毒性较大,使用不当易致砒中毒,故目前已很少使用。

适应证:各期内痔及混合痔的内痔部分。

禁忌证:各种急性疾病、严重的慢性疾病、肛门直肠急性炎症、腹泻、恶性肿瘤、有出血倾向者。

操作方法:术前嘱患者排空大便或灌肠 1 次。取侧卧位或截石位,充分暴露肛门,将内痔缓缓翻出肛外,以左手示指、中指拉紧和固定痔核,行表面消毒。右手拇指、示指捏住枯痔钉的尾段,在距齿线上 0.3~0.5 cm 处,沿肠壁纵轴成 25°~35° 方向旋转插入黏膜下痔核中心,深约 1 cm,插钉多少视痔核大小而定,一般每痔一次插 4~6 根,间距 0.3~0.5 cm。剪去多余的药钉,但应使钉外露 1 mm 才能保持固定和防止插口出血,插毕药钉,即将痔核推回肛门内,同时塞入黄连膏,7 d 左右痔核萎缩脱落。

注意事项:①插钉不要重叠,深浅要适当,过深可致括约肌坏死,引起肛门疼痛。太浅则药钉容易脱落,导致插口出血。②先插小的痔核,后插大的痔核。若有出血,先在出血点插 1 根钉即可止血。③一次插钉总数量不超过 20 根。

术后处理:①术后 24 h 嘱患者不解大便,以防枯痔钉滑脱出血。若大便后内痔脱出,应立即推回,以免水肿嵌顿疼痛。②治疗过程中,酌情给予止血、消炎、通便等中西药物。

(3)结扎疗法:结扎疗法是中医传统的外治法,除丝线结扎外,也可用药制丝线,纸裹药线缠扎痔核根部以阻断痔核的气血流通,使痔核坏死脱落,遗留创面自愈。结扎疗法治疗痔疮,早在宋代《太平圣惠方》中就有记载:"用蜘蛛丝,缠系痔鼠乳头,不觉自落。"由于其适应证广,操作简单,远期疗效比较理想,所以目前是广泛使用的治疗内痔的方法之一。临床上常用的有单纯结扎法、贯穿结扎法和胶圈套扎法。

单纯结扎法如下。

适应证:Ⅰ、Ⅱ内痔。

禁忌证:肛门周围有急性脓肿或湿疮者;内痔伴有痢疾或腹泻者,因腹腔肿瘤引起的内痔;内痔伴有严重肺结核、高血压和肝、肾疾病或血液病的患者;临产期孕妇。

术前准备:①用等渗盐水或 1% 的软皂水 300 mL 行清洁灌肠,如在门诊手术,嘱患者先排空大便。②肛门周围备皮,并用1:5 000的高锰酸钾溶液冲洗、拭净。

操作方法:①患者取侧卧位(患侧在下)或截石位,尽量暴露臀部,局部浸润麻醉或腰部麻醉下,给肛管及直肠下段常规消毒,再用双手示指扩肛,使痔核暴露。②用右手持弯血管钳夹住痔核基底部,左手持组织钳夹住痔核向肛外同一方向牵引,并在齿线下方剪一个小口,用10号丝线在弯血管钳下方剪口处结扎,用相同方法处理其他部位的痔。术后肛内纳入痔疮栓一枚或九华膏、红油膏适量,用纱布覆盖,用胶布固定。

贯穿结扎法如下。

适应证:Ⅱ、Ⅲ期内痔,对纤维型内痔更为适宜。

禁忌证:与单纯结扎法的禁忌证相同。

术前准备:与单纯结扎法的术前准备相同。

操作方法:①准备与单纯结扎法的准备相同。②用右手持弯血管钳夹住痔核基底部,左手持组织钳夹住痔核向肛外同一方向牵引,用持针钳夹住已穿有丝线的缝针,将双线从痔核基底部中央稍偏上穿过。③将已贯穿痔核的双线交叉放置,并用剪刀沿齿线剪一条浅表裂缝,再分段进行"8"字形结扎或"回"字形结扎。④结扎完毕,用弯血管钳挤压被结扎的痔核,也可在被结扎的痔核内注射6%的明矾溶液,加速痔核坏死。⑤将存留在肛外的线端剪去,再将痔核送回肛内,术后肛内纳入痔疮栓一枚或挤入九华膏、红油膏适量,用纱布覆盖,用胶布固定。

对环状内痔采取分段结扎,先将环形内痔划分为几个痔块,在所划分的痔块的一侧,用两把止血钳夹起黏膜,于中间剪开,用相同方法处理痔块的另一侧。然后用弯血管钳夹住痔块基底部,同时去掉痔块两侧的止血钳,于齿线附近剪开一个小口,用圆针、10号丝线贯穿,进行"8"字形结扎。用相同方法处理其他痔块。

注意事项:①结扎内痔时,宜先结扎小的痔核,后结扎大的痔核。②缝针穿过痔核基底部时,不可穿入肌层,否则结扎后可引起肌层坏死或并发肛门直肠周围脓肿。③结扎术后当日禁止排便,若便后痔核脱出,应立即将痔核送回肛内,以免发生水肿,加剧疼痛反应。④结扎后的7~9 d,为痔核脱落阶段,嘱患者减少行动,大便时不宜用力,以避免大出血。

胶圈套扎法:本法是通过器械将小乳胶圈套入痔核根部,利用胶圈较强的弹性阻止血液循环,促使痔核缺血、坏死、脱落,从而治愈内痔。

适应证:Ⅱ、Ⅲ期内痔及混合痔的内痔部分。

禁忌证:与单纯结扎法的禁忌证相同。

应用器械:①斜面肛门镜。②组织钳。③特制乳胶圈,壁厚0.3 cm,内径0.2 cm,长0.3 cm。亦可用自行车气门芯胶管代替。④套扎器械的主件,包括套圈及杆,用不锈钢制成。套圈为一个圆环,圆径1 cm,有内外两圈,内圈高0.5 cm,外圈高0.3 cm,内圈固定、不活动,以圈套痔核。外圈能上下移动,内圈套装小胶圈,按压杆部时,外圈推动小胶圈,滑出内圈到痔核根部,套扎住痔核;杆部为长20 cm带柄的金属杆,分上、下两杆,上杆与外套圈连接,下杆固定、不活动,按压上杆时,外套圈下移,推出小胶圈;扩胶圈器,是将小胶圈套装于内套圈,该器为一个圆锥体,底部大小能嵌入内套圈,用时将小胶圈自尖端套入,逐渐扩大,滑入内套圈后,即取出扩胶圈器。

操作方法:①让患者排便后,取膝胸位或侧卧位。②先做直肠指诊,以排除其他病变。③插入肛门镜,检查痔核位置及数目,选定套扎部位。④使用长棉花签,清洁套扎部位,常规给手术野消毒,充分暴露痔核区,助手固定肛门镜,医师左手持套扎器套住痔核,右手持组织钳,经套扎圈钳夹痔核根部,将痔核牵拉入套扎器内,按压套扎器柄,使套圈的外套圈向痔核根部移动。将胶圈推出扎到痔核根部,然后松开组织钳,与套扎器一并取出,最后退出肛门镜。术后处理与单纯结扎法相同。

(4)术后常见反应及处理方法如下。

疼痛:手术后用1%的盐酸普鲁卡因10 mL,于中髎或下髎穴封闭(每侧5 mL),或口服索米痛片,影响睡眠时可肌内注射苯巴比妥钠0.1 g。

小便困难:嘱患者术后多饮白开水;或用车前子15 g水煎代茶;下腹部热敷或针刺三阴交、关元、中极穴,留针15～30 min;或用1%的普鲁卡因10 mL于长强穴封闭;或听流水声引导;必要时行导尿术。

出血:内痔结扎不牢而脱落,或内痔枯萎脱落,均可出现创面渗血,甚至小动脉出血。对于创面渗血,可用凡士林纱条或吸收性明胶海绵填塞压迫,或用桃花散或云南白药外敷;对于小动脉出血,必须显露出血点,进行缝扎,彻底止血。

发热:一般因组织坏死、吸收而引起的发热不超过38 ℃,除加强观察外,无须特殊处理。对局部感染引起的发热,应用清热解毒药或抗生素等。

水肿:以芒硝30 g煎水熏洗,每日1～2次;或用1∶5 000的高锰酸钾溶液坐浴,外敷消痔膏或黄连膏,也可用热水袋外敷。

(杨爱龙)

第二节 外 痔

外痔是指发生于肛管齿线之下的痔疮,由肛缘皮肤感染,或痔外静脉丛破裂出血,或反复感染、结缔组织增生,或痔外静脉丛扩大曲张而成。其临床特点是自觉肛门坠胀、疼痛,有异物感。由于临床症状、病理特点及其过程不同,可分为炎性外痔、血栓性外痔、结缔组织性外痔、静脉曲张性外痔。

一、炎性外痔

由于炎症刺激,肛缘皮肤红、肿、疼痛,产生肛缘外肿物。

(一)病因病机

饮食不节,过食辛甘厚味,内蕴热毒,外伤风湿或破损染毒,以致气血、湿热结聚肛门,日久成痔。

(二)诊断

1.临床表现

多因过食辛辣,过饮醇酿,腹泻,便秘,手术等因素而诱发,起病时,肛缘皮肤突然肿胀疼痛,伴肛门异物感,排便、坐、行走甚至咳嗽等动作时均可加重疼痛。

专科检查可见肛缘皮肤肿胀明显、光亮,颜色淡红或淡白,触痛明显,内无硬结。

2.实验室及其他辅助检查

白细胞及中性粒细胞一般无明显变化或有轻微增多。

(三)鉴别诊断

1. 血栓性外痔

大多发生于肛门左右两侧，突然肿起，形如葡萄，呈青紫色，按之坚硬光滑，疼痛较剧烈，痔体不随腹压增加而增大。

2. 结缔组织性外痔

其为肛缘松皮样赘生物，按之质地较软，排便及腹压增加时赘生物无变化。

(四)治疗

1. 辨证论治

(1)内治。

湿热蕴结证的内治如下。

证候：肛缘肿物肿胀、疼痛，咳嗽、行走、坐下均可使疼痛加重，溲赤，便干；舌质红，苔薄黄或黄腻，脉滑数或浮数。

治法：清热，祛风，利湿。

方药：止痛如神汤加减。便秘者加大黄、槟榔等，溲赤者加木通、滑石等。

(2)外治：用苦参汤熏洗，外敷消痔膏或黄连膏。

2. 其他治疗

远红外线、微波或超短波治疗。

二、血栓性外痔

血栓性外痔是指痔外静脉破裂出血，血液凝结于皮下，血栓形成而致的圆形肿物。其临床特点是肛门部突然剧烈疼痛，并有暗紫色肿块。

(一)病因病机

由于内热血燥，或便时努挣，或用力负重，致肛缘皮下的痔外静脉破裂，血溢脉外，淤积皮下，而致血栓形成。

(二)诊断

1. 临床表现

血栓性外痔好发于干燥季节。患者以中年男子占多数。病前有便秘、饮酒或用力负重等诱因。起病时，肛门部突然剧烈疼痛，排便、坐下、走路，甚至咳嗽等动作时均可加重疼痛。

专科检查时可见在肛缘皮肤表面隆起暗紫色圆形结节，界限清楚，质地韧，可移动，触痛明显。

2. 实验室及其他辅助检查

白细胞及中性粒细胞一般无明显变化或有轻微增多。

(三)鉴别诊断

1. Ⅳ期内痔(嵌顿性内痔)

齿线上内痔脱出、嵌顿，疼痛时间较长，皮瓣水肿，消退缓慢，表面糜烂，伴感染时有分泌物和臭味。

2. 静脉曲张性外痔

痔外静脉丛发生扩大、曲张、瘀血，使肛缘皮肤一部分形成圆形或椭圆形的柔软团块，痔体可随腹压增加而增大，一般无疼痛。

(四)治疗

1. 辨证论治

(1)内治。血热瘀阻证候:肛缘肿物突起,肿痛剧烈难忍,肛门坠胀疼痛,局部可触及硬结节,其色暗紫;伴便秘,口渴,烦热;舌紫,苔淡黄,脉弦涩。

治法:清热凉血,消肿止痛。

方药:凉血地黄汤加减。肿块较硬者加桃仁、红花,便秘者加大黄、槟榔。

(2)外治:用苦参汤熏洗,外敷消痔膏或黄连膏。

2. 其他治疗

疼痛较重时可行血栓剥离术。①适应证:血栓外痔较大,血块不易吸收,炎症水肿局限者。②操作方法:取侧卧位(患侧在下方),局部常规消毒。局部浸润麻醉后,在肿块中央做放射状或梭形切口,用血管钳将血块分离,并摘除,然后修剪创口两侧皮瓣,使创口引流通畅,术后将凡士林纱条嵌入创口,外盖无菌纱布,用胶布固定。每次便后坐浴并常规换药,直至痊愈。

三、结缔组织性外痔

结缔组织性外痔是由急、慢性炎症反复刺激,使肛缘的皮肤增生、肥大而成,痔内无曲张静脉丛。其主要临床特点为肛门异物感。

(一)病因病机

炎性外痔、血栓性外痔、陈旧性肛裂、湿疹等反复发作,内痔反复脱出或妊娠分娩、负重努挣,导致邪毒外侵,湿热下注,使局部气血运行不畅,筋脉阻滞,瘀结不散,日久结缔组织增生肥大,结为皮赘。

(二)诊断

1. 临床表现

肛缘处赘生皮瓣,逐渐增大,质地柔软,一般无疼痛,不出血,仅觉肛门有异物感,偶尔有染毒而肿胀时,才觉疼痛,肿胀消失后,赘皮依然存在。发生于截石位6点、12点处的外痔,常由肛裂引起;若发生于截石位3点、7点、11点处的外痔,多伴有内痔;若呈环状或花冠状的,多发生于经产妇。专科检查时可见肛缘呈不规则或环形松皮样赘生物,色泽与肛缘皮肤色泽相同,质地柔软,无触压痛。

2. 实验室及其他辅助检查

白细胞及中性粒细胞一般无明显变化。

(三)鉴别诊断

1. 血栓性外痔

多发生于肛门左右两侧,突然肿起,形如葡萄,呈青紫色,按之较硬,光滑,疼痛剧烈。

2. 静脉曲张性外痔

肛缘齿线下静脉曲张,触之柔软,在腹压增加时,肿块随之增大,便后或按摩后肿块体积可缩小。

(四)治疗

一般不需治疗,当外痔染毒发炎肿痛时,可外用熏洗法,如苦参汤加减;或外敷消痔膏、黄连膏等。对反复炎症或赘皮较大影响清洁卫生者,可考虑在无炎症的情况下行外痔切除术。①适应证:结缔组织性外痔反复发炎者、赘皮外痔较大有明显异物感者。②操作方法:取截石位或侧卧位,在局部浸润麻醉或腰部麻醉下,局部常规消毒,用组织钳提起外痔组织,以剪刀环绕其痔根四周做一个梭形切口,切口上端向肛管,将痔体由括约肌浅面分离,切除痔组织,结扎出血点,修剪皮缘,外敷桃花散或云南白药,用凡士林纱条敷盖,用无菌纱布包扎。每次便后用苦参汤或1∶5 000的高锰酸钾液坐浴,创面外敷红油膏或黄连膏,直至痊愈。

四、静脉曲张性外痔

静脉曲张性外痔是痔外静脉丛发生扩大、曲张,在肛缘形成圆形或椭圆形的柔软团块。肛门部坠胀不适感为其主要表现特点。

(一)病因病机

多因Ⅱ、Ⅲ期内痔反复脱出,或妊娠分娩,负重努挣,腹压增加,致筋脉横解,瘀结不散而成。

(二)诊断

1.临床表现

一般无任何临床症状,在肛缘可触及圆形或椭圆形肿物,质地柔软。在排便或下蹲等使腹压增加时,肿物体积增大,并呈暗紫色,便后或按摩后肿物体积缩小、变软。一般无疼痛,或仅有坠胀不适感。若便后肿物不缩小,可致周围组织水肿而引起疼痛。有静脉曲张性外痔的患者,多伴有内痔。

专科检查时可看到肛缘有圆形或椭圆形肿物,呈紫暗色,触之柔软,无疼痛。嘱患者做排便动作或下蹲等使腹压增加时,可见肿物体积增大,暗紫色加重,提肛或按摩后肿物体积缩小、变软。

2.实验室及其他辅助检查

白细胞及中性粒细胞一般无明显变化。

(三)鉴别诊断

参见炎性外痔的鉴别诊断。

(四)治疗

1.辨证论治

(1)内治:一般不需内治,若染毒,可按下述证型治疗。

湿热下注证的内治如下。

证候:便后肛门缘肿物隆起,不缩小,坠胀明显,甚则灼热疼痛或有滋水,便干,溲赤;舌红,苔黄腻,脉滑数。

治法:清热利湿,活血散瘀。

方药:萆薢化毒汤合活血散瘀汤加减。

(2)外治:肿胀明显时,可用苦参汤熏洗,黄连膏外敷。

2.其他治疗

彻底治疗应做静脉丛剥离切除术。①适应证:单纯性静脉曲张性外痔、静脉曲张性混合痔的外痔部分。②操作方法:取截石位或侧卧位,在局部浸润麻醉或腰部麻醉下,局部常规消毒,用组织钳提起外痔组织,以剪刀环绕其痔根四周做一个梭形切口,切口上端必须指向肛门中心,呈放射状,再用剪刀分离皮下曲张的静脉丛,将皮肤连同皮下组织一并切除。术后用凡士林纱条填塞创面引流。每次便后用苦参汤或1∶5 000的高锰酸钾液坐浴,创面外敷红油膏或黄连膏,用无菌纱布包扎至痊愈。

五、混合痔

混合痔是指同一方位的内、外痔静脉丛曲张,相互沟通吻合,使内痔部分和外痔部分形成一个整体。其临床特点是内痔、外痔的双重特点。

(一)病因病机

多因Ⅱ、Ⅲ期内痔反复脱出,或妊娠分娩,负重努挣,腹压增加,致筋脉横解,瘀结不散而成。

(二)诊断

1.临床表现

大便时滴血或射血,量或多或少,色鲜,便时常有肿物脱出,能自行回纳或需用手法复位,若合并染毒则会嵌顿肿痛。

参见内痔及外痔专科检查,混合痔多发生于截石位3点、7点、11点处,以11点处最多见,内、外痔相连,无明显分界。

2.实验室及其他辅助检查

白细胞及中性粒细胞一般无明显变化或略有增多,内痔出血量多或长期出血者,可有红细胞或血红蛋白减少,甚至贫血。

(三)治疗

1.辨证论治

(1)内治:参见内痔辨证治疗。

(2)外治:参见内、外痔外治法。

2.其他治疗

必要时可选用外痔剥离、内痔结扎术。取侧卧位或截石位,局部常规消毒,局部浸润麻醉或腰部麻醉,将混合痔充分暴露,在其外痔部分做"V"字形皮肤切口,用剪刀锐性剥离外痔皮下静脉丛至齿线处。然后用弯血管钳夹住被剥离的外痔静脉丛和内痔基底部,在内痔基底正中用圆针10号丝线贯穿,做"8"字形结扎,在距结扎线1 cm处,剪去"V"字形内的皮肤及静脉丛,使在肛门部呈放射状切口,用相同方法处理其他痔核后,创面用红油膏纱布掺桃花散或云南白药引流,外用纱布敷盖,用胶布固定。术后当日禁止排便,每次便后用苦参汤或1∶5 000的高锰酸钾溶液或温开水坐浴,纳入痔疮栓一枚,外敷黄连膏,直至痊愈。若混合痔的外痔静脉丛不很明显,可在外痔中间做一个放射状切口,然后用剪刀锐性剥离静脉丛,修剪两侧皮瓣,成一小"V"字形切口。剥离外痔时要选好切口,照顾外痔部分的整体关系,手术中注意保留适当的黏膜和皮肤,以防术后肛门直肠狭窄。术后处理参见内痔贯穿结扎法。

(四)预防与调护

(1)保持大便通畅,养成每日定时排便的习惯,蹲厕时间不宜过长。

(2)注意饮食调和,多喝开水,多食蔬菜、水果,少食辛辣刺激性食物。

(3)避免久坐久立,进行适当的活动和肛门功能锻炼。

(4)患内痔后应及时诊疗,防止进一步发展。

(5)保持肛门局部清洁卫生,防止便秘或腹泻的发生。

(杨爱龙)

第三节　肛隐窝炎

肛隐窝炎是肛隐窝发生的急性或慢性炎症性疾病,又称肛窦炎,常并发肛乳头炎、肛乳头肥大。其临床特点是肛门部坠胀隐痛和肛门潮湿。肛隐窝炎是肛周化脓性疾病的重要诱因,因此对本病进行早期诊断、积极治疗具有重要的意义。

一、病因病机

多因饮食不节,过食醇酒厚味,辛辣炙煿;或虫积骚扰,湿热内生,下注肛门;或因肠燥便秘,破损染毒而成。

二、诊断

1.临床表现

自觉肛门部不适,排便时因粪便压迫肛隐窝,可感觉肛门疼痛,一般不甚剧烈,数分钟内消失。若括约肌受刺激致挛缩则疼痛加剧,常可出现不排便时的短时间阵发性刺痛,并波及臀部和股后侧。急性期常伴便秘,粪便表面常带少许黏液,或于粪便前流出,有时混有血丝。若并发肛乳头肥大,并从肛门脱出,可使肛门潮湿瘙痒。

肛门指检可发现肛门口紧缩感,肛隐窝发生炎处有明显压痛、硬结或凹陷,或可触及肿大、压痛的肛乳头。

2.实验室及其他辅助检查

(1)肛门镜检查:可见肛隐窝和肛乳头红肿,并有脓性分泌物,或有红色肉芽肿。

(2)探针检查:探查肛隐窝时,肛隐窝变深超过 0.5 cm,并有脓液附着。

三、鉴别诊断

1.肛裂

疼痛特点为特殊的周期性。检查可见肛管有纵行裂口。

2.直肠息肉

若并发肛乳头肥大,则需与直肠息肉相区别。直肠息肉在齿线以上的直肠黏膜处,有蒂或无蒂,颜色鲜红或紫红,易出血。

四、治疗

积极治疗本病,对预防肛痈、肛漏有重要意义,可先采用保守治疗,无效或有并发症时,即采用手术治疗。

1.辨证论治

(1)内治。湿热下注证候:常见肛门坠胀不适,或可出现灼热刺痛,便时加剧,粪便夹有黏液,肛门湿痒;伴口干,便秘;苔黄腻,脉滑数。

治法:清热利湿。

方药:止痛如神汤或凉血地黄汤加减。

(2)外治。

熏洗法:用苦参汤煎水先熏后洗,每日 2 次。

塞药法：痔疮宁栓，每日坐浴后塞入肛内，每日 2 次。或将红油膏、九华膏挤入肛内。

2.手术治疗

肛隐窝内已成脓者，或伴有肛乳头肥大、内盲瘘者，宜手术治疗。

（1）切开引流术如下。

适应证：单纯肛隐窝炎或化脓者；或有内盲瘘者。

操作方法：给肛门部皮肤常规消毒，在局部浸润麻醉或腰部麻醉下，取截石位或侧卧位，在双叶肛门镜下，暴露病灶，沿肛隐窝做纵向切口，使引流通畅，创口用红油膏纱条或黄连膏纱条压迫止血并引流。术后每日便后坐浴、换药。

（2）切除术如下。

适应证：本病伴肛乳头肥大者。

操作方法：准备与切开引流术的准备相同，在双叶肛门镜下，暴露病灶，将肛隐窝、肛门瓣做梭形切口，并剥离至肛乳头根部，用弯血管钳夹住肛乳头基底部，贯穿结扎切除，创口用药及术后处理与切开引流术相同。

五、预防与调护

（1）保持排便通畅及肛门清洁，及时治疗慢性肠道炎症、便秘及腹泻等。

（2）少食醇酒厚味、辛辣炙煿。

（3）养成良好的卫生习惯，防止虫积骚扰。

（杨爱龙）

第四节　肛　痈

肛痈是指肛管直肠周围间隙发生急、慢性感染而形成的脓肿，相当于西医的肛门直肠周围脓肿。由于发生的部位不同，可有不同的名称，如肛门旁皮下脓肿、坐骨直肠间隙脓肿、骨盆直肠间隙脓肿等。中医对本病也有不同的称谓，如脏毒、悬痈、坐马痈、跨马痈、穿裆发等。其临床特点是多发病急骤，疼痛剧烈，伴高热，破溃后多形成肛漏。本病最早的论述见于《灵枢·痈疽》，云："发于尻，名曰锐疽，其状赤坚大，急治之，不治三十日死矣。"所谓锐疽即肛痈。《外科精要》首次将本病命名为"痈"，谓"谷道前后生痈，谓之悬痈"。

一、病因病机

多因过食肥甘、辛辣、醇酒等物，致湿热内生，下注大肠，蕴阻肛门；或肛门破损染毒，致经络阻塞，气血凝滞而成。也有因肺、脾、肾亏损，湿热乘虚下注而成。

西医学认为，本病是肛隐窝感染后，炎症由肛腺管向肛管直肠周围间隙组织蔓延而成。

二、诊断

1.临床表现

发病者中男性多于女性，尤以青壮年居多。主要表现为肛门周围疼痛、肿胀、有结块，伴有不同程度的发热、倦怠等全身症状。

由于脓肿的部位和深浅不同,症状也有差异。肛提肌以上的间隙脓肿,病变部位深隐,全身症状重,而局部症状轻;肛提肌以下的间隙脓肿,病变部位浅,局部红、肿、热、痛明显,而全身症状较轻。

(1)肛门旁皮下脓肿:发生于肛门周围的皮下组织内,局部红、肿、热、痛明显,脓成,按之有波动感,全身症状轻微。

(2)黏膜下脓肿:发于黏膜下层,主要在直肠下段,其远端可达肛门瓣平面,向上则往往超过肛管直肠环。初起常觉直肠部沉重或有饱满感,当脓肿扩大时,可有钝性酸痛或跳痛,大便时加重。偶尔有里急后重感。全身症状可有发热、头痛、食欲缺乏等。直肠指检,在直肠壁上可触及一个具有波动性的卵圆形包块,并明显突入肠腔。肛门镜检查,可见直肠壁上有一个表面平滑而又规则的突起。穿刺可以抽出脓液。

(3)坐骨直肠间隙脓肿:发于肛门和坐骨结节之间,感染区域比肛门皮下脓肿广泛而深。初起仅感肛门部不适或微痛,逐渐出现发热、畏寒、头痛、食欲缺乏等,随后局部症状加剧,肛门有灼痛或跳痛,在排便、咳嗽、行走时疼痛加剧,甚则坐卧不安。直肠指检,肛管患侧饱满,有明显压痛,或有波动感。

(4)骨盆直肠间隙脓肿:位于肛提肌以上,腹膜以下,病变部位深隐,局部症状不明显,有时仅有直肠下坠感,但全身症状明显。直肠指检,可触及患侧直肠壁处隆起,有压痛及波动感。

(5)直肠后间隙脓肿:症状与骨盆直肠间隙脓肿相同,但直肠内的坠胀感更加明显,骶尾部可产生钝痛,并可放射至下肢,在尾骨与肛门之间有明显的深部压痛。直肠指检,直肠后方肠壁处有触痛、隆起和波动感。

本病一般5～7 d成脓,若成脓期逾月,溃后脓出,呈灰色,稀薄,不臭或微臭,无发热或低热,应考虑结核性脓肿。

2.实验室及其他辅助检查

(1)血常规:白细胞及中性粒细胞可有不同程度的增加。

(2)超声检查:有助于了解肛痈的大小、位置及与肛门括约肌和肛提肌的关系。

三、鉴别诊断

1.肛周毛囊炎、疖、汗腺炎

病灶仅在皮肤或皮下,因发病与肛隐窝无病理性关系,破溃后不会形成肛漏。

2.骶骨前畸胎瘤继发感染

有时其与直肠后部脓肿相似。肛门指诊直肠后有肿块,光滑,无明显压痛,有囊性感。X线检查可见骶骨与直肠之间的组织增厚,或见骶前肿物将直肠推向前方,使骶直间隙增大,肿物内有散在钙化阴影、骨质、牙齿。

3.骶髂关节结核性脓肿

病程长,有结核病史,病灶与肛门和直肠无病理联系。X线检查可见骨质改变。

四、治疗

治疗以手术为主,注意预防肛漏的形成。

1.辨证论治

(1)内治。

热毒蕴结证的内治如下。

证候:肛门周围突然肿痛,持续加剧;肛周红肿,触痛明显,质硬,皮肤焮热;伴有恶寒,发热,便秘,溲赤;舌红,苔薄黄,脉数。

治法:清热解毒。

方药:仙方活命饮、黄连解毒汤加减。若有湿热之象,可合用草薢渗湿汤。

火毒炽盛证的内治如下。

证候:肛周肿痛剧烈,持续数日,痛如鸡啄,难以入寐;肛周红肿,按之有波动感或穿刺有脓;伴恶寒发热,口干便秘,小便困难;舌红,苔黄,脉弦滑。

治法:清热解毒透脓。

方药:透脓散加减。

阴虚毒恋证的内治如下。

证候:肛周肿痛,皮色暗红,成脓时间长,溃后脓出稀薄,疮口难敛;伴有午后潮热,心烦口干,盗汗;舌红,苔少,脉细数。

治法:养阴清热,祛湿解毒。

方药:青蒿鳖甲汤合三妙丸加减。肺虚者加沙参、麦冬;脾虚者加白术、山药、扁豆;肾虚者加龟板、玄参,生地改熟地。

(2)外治。

初起:实证用金黄膏、黄连膏外敷,病变部位深隐者,可用金黄散调糊灌肠;虚证用冲和膏或阳和解凝膏外敷。

成脓:宜早期切开引流,并根据脓肿部位深浅和病情缓急选择手术方法。

溃后:用九一丹纱条引流,脓尽改用生肌散纱条。日久成漏者,按肛漏处理。

2.手术治疗

(1)脓肿一次切开法如下。

适应证:浅部脓肿。

操作方法:取截石位,在腰部麻醉或局部浸润麻醉下,局部常规消毒,于脓肿处切口,切口呈放射状,应与脓肿等长,使引流通畅,同时寻找齿线处感染的肛隐窝或内口,将切口与内口之间的组织切开,并搔刮清除,以避免形成肛漏。

(2)一次切开挂线法如下。

适应证:高位脓肿,如由肛隐窝感染而致坐骨直肠间隙脓肿、骨盆直肠间隙脓肿、直肠后间隙脓肿及马蹄形脓肿等。

操作方法:取截石位,在腰部麻醉下,局部常规消毒,于脓肿波动明显处,或穿刺抽脓,确定部位,做放射状或弧形切口,充分排脓后,以示指分离脓腔间隔,然后用过氧化氢溶液或生理盐水冲洗脓腔,修剪切口,将其扩大成梭形(可切取脓腔壁送病理检查)。然后用银质球头探针,自脓肿切口探入并沿脓腔底部轻柔地探查内口,用另一根示指伸入肛内引导协助寻找内口,探通内口后,将银质球头探针引出,以橡皮筋结扎于球头部,通过脓腔拉出切口,将橡皮筋两端收拢,并使之有一定张力后结扎,创口内填塞红油膏纱条,外敷纱布,用宽胶布固定。

(3)分次手术。

适应证:患者体质虚弱或有深部脓肿,不愿住院治疗。

操作方法:切口应在压痛或波动明显部位,尽可能靠近肛门,切口呈弧状或放射状,须有足够长度,用红油膏纱布条引流,以保持引流通畅。待形成肛漏后,再按肛漏处理。病变炎症局限和全身情况良好,如发现内口,可采用切开挂线法,以免二次手术。

(4)术后处理:酌情应用清热解毒、托里排脓的中药或抗生素,以及缓泻剂。每次便后用苦参汤或1:5 000的高锰酸钾液坐浴,换药。挂线者,一般约10 d自行脱落,可酌情紧线或剪除,此时创面已修复,变得浅平,再经换药后,可迅速愈合,无肛门失禁等后遗症。各种方式的手术后,须注意有无高热、寒战等,如有,则应及时处理。

(5)手术中的注意事项:①定位要准确,一般在脓肿切开引流前应先穿刺,待抽出脓液后,再行切开引流。②浅部脓肿,可行放射状切口,深部脓肿,应行弧形切口,避免损伤括约肌。③引流要彻底,切开脓肿后要用手指去探查脓腔,分开脓腔内的纤维间隔以利于引流。④预防肛漏形成,术中应切开原发性肛隐窝(即内口),可防止肛漏形成。

五、预防与调护

(1)保持大便通畅,注意肛门清洁。

(2)积极防治肛门病变,如肛隐窝炎、肛腺炎、肛乳头炎、直肠炎、内痔、外痔等。

(3)患病后应及早治疗,防止炎症范围扩大。

(杨爱龙)

第五节 肛 漏

肛漏是指直肠或肛管与周围皮肤相通所形成的瘘管,也称肛瘘。一般由原发性内口、瘘管和继发性外口三部分组成,也有仅具有内口或外口者。内口为原发性,绝大多数在肛管齿线处的肛隐窝内;外口是继发的,在肛门周围皮肤上,常不止一个。肛漏多是肛痈的后遗症,临床上分为化脓性、结核性。其临床特点是局部反复流脓、疼痛、瘙痒等,并可触及或探及,瘘管通到直肠。肛漏好发于婴幼儿及20~40岁的成年人,多见于男性。成书于战国时期的《山海经》已有治"瘘"的记载;《五十二病方》将肛漏归属于"牡痔"中,并有详细的治疗肛漏的记载;《神农本草经》首将其命名为"痔漏";《疮疡经验全书》称其为"漏疮";《外科正宗》有"单漏"的名称;《外证医案汇编》则始名为"肛漏"。

一、病因病机

肛痈溃后,余毒未尽,蕴结不散,血行不畅,疮口不合,日久成漏;亦有虚劳久嗽,肺、脾、肾亏损,邪乘于下,郁久肉腐成脓,溃后成漏。故宋《太平圣惠方》说:"夫痔瘘者,由诸痔毒气,结聚肛边……穿穴之后,疮口不合。时有脓血,肠头肿疼,经久不差,故名痔瘘也。"瘘管久不收口,邪气留恋,可耗伤气血。

西医学认为,肛漏与肛周脓肿分别属于肛周间隙化脓性感染的两个病理阶段,急性期为肛周脓肿,慢性期即为肛漏。

二、诊断

1.临床表现

本病可发生于各种年龄和不同性别,但多见于成年人。患者通常有肛痈反复发作史,并有自行溃破或曾作切开引流的病史。

(1)流脓:局部间歇性或持续性流脓,久不收口。一般初期形成的漏流脓较多,有粪臭味,色黄而稠;久之,则脓水稀少,或时有时无;若过于疲劳,则脓水增多,有时可有粪便流出;若脓液已少而突然又增多,兼有肛门部疼痛,常有急性感染或有新的支管形成。

(2)疼痛:当瘘管通畅时,一般不觉疼痛,而仅有局部坠胀感。若外口自行闭合,脓液积聚,可出现局部疼痛,或有寒热;若溃破后脓水流出,症状可迅速减轻或消失。但也有因内口较大,粪便流入管道致其堵塞或感染而引起疼痛,尤其是排便时疼痛加剧。

(3)瘙痒:由于脓液不断刺激肛门周围皮肤而引起瘙痒,有时可伴发肛周湿疮。

肛门视诊可见外口,外口凸起较小者多为化脓性;外口较大,凹陷,周围皮肤暗紫,皮下有穿凿性者,应考虑复杂性或结核性肛漏。低位肛漏可在肛周皮下触及硬索,高位或结核性者一般不易触及。以探针探查,常可找到内口。

临床上将肛漏分为以下两类。①单纯性肛漏:指肛门旁皮肤仅有一个外口,直通入齿线上肛隐窝之内口者,称为完全漏,又称内外漏。另外,还有只有外口或内口与瘘管相连的窦道,也属于单纯性肛漏的范围,又称为外盲瘘或内盲瘘。②复杂性肛漏:指在肛门内、外有3个以上的开口;或管道穿通2个以上间隙;或管道多而支管横生;或管道绕肛门而生,形如马蹄,如马蹄形肛漏等。

1975年全国首届肛肠学术会议制定了肛漏的高低位统一分类标准,以外括约肌深部划线为标志,漏管经过齿线以上者为高位,在齿线以下者为低位,其分类如下。①低位单纯性肛漏:只有1个瘘管,并通过外括约肌深部以下,内口在肛隐窝附近。②低位复杂性肛漏:漏管在外括约肌深部以下,有2个以上外口,或2条以上管道,内口在肛隐窝附近。③高位单纯性肛漏:仅有1条管道,瘘管穿过外括约肌深部以上,内口位于肛隐窝附近。④高位复杂性肛漏:有2个以上外口及管道有分支窦道,其主管道通过外括约肌深部以上,有1个或2个以上内口。

观察肛漏的发展,可画一条横线将肛门两侧的坐骨结节连接,当漏管外口在横线之前距离肛缘4 cm以内,内口在齿线处与外口位置相对,其管道多为直行;如外口在距离肛缘4 cm以外,或外口在横线之后,内口多在后正中齿线处,其漏管多为弯曲或马蹄形。

2.实验室及其他辅助检查

X线碘油造影术可显示瘘管走行、深浅,有无分支及内口的位置,与直肠及周围脏器的关系等,为手术提供可靠的依据。

三、鉴别诊断

1.肛门部化脓性汗腺炎

肛门部化脓性汗腺炎是皮肤及皮下组织的慢性炎性疾病,可在肛周皮下形成瘘管及外口,常流脓,并不断向四周蔓延。检查时可见肛周皮下多处瘘管及外口,皮硬,呈暗褐色,肛管内无内口。

2.骶前畸胎瘤溃破

骶前畸胎瘤是胚胎发育异常的先天性疾病,多在青壮年时期发病,初期无明显症状,如肿瘤增大压迫直肠可发生排便困难。若继发感染,可从肛门后溃破而在肛门后尾骨前有外口,但肛门指诊常可触及骶前有囊性肿物感,而无内口。手术可见腔内有毛发、牙齿、骨质等。

四、治疗

一般以手术治疗为主，内治法多用于手术前后以增强体质，减轻症状，控制炎症发展。

1. 辨证论治

(1)湿热下注证的内治如下。

证候：肛周经常流脓液，脓质稠厚，肛门胀痛，局部灼热；肛周有溃口，按之有索状物通向肛内；舌红，苔黄，脉弦或滑。

治法：清热利湿。

方药：二妙丸合萆薢渗湿汤加减。

(2)正虚邪恋证的内治如下。

证候：肛周流脓液，质地稀薄，肛门隐隐作痛，外口皮色暗淡，漏口时溃时敛；肛周有溃口，按之质较硬，或有脓液从溃口流出，且多有索状物通向肛内；伴神疲乏力；舌淡，苔薄，脉濡。

治法：托里透毒。

方药：托里消毒饮加减。

(3)阴液亏损证的内治如下。

证候：肛周溃口，外口凹陷，瘘管潜行，局部常无硬索状物可扪及，脓出稀薄；可伴潮热盗汗，心烦口干；舌红，少苔，脉细数。

治法：养阴清热。

方药：青蒿鳖甲汤加减。肺虚者加沙参、麦冬，脾虚者加白术、山药。

2. 手术治疗

本病以手术治疗为主。将瘘管全部切开，必要时可将瘘管周围的瘢痕组织做适当修剪，使之引流通畅，创口逐渐愈合。手术成败的关键在于正确地找到内口，并将内口切开或切除，否则瘘管就不能愈合，即使暂时愈合，日久又会复发。目前常用的手术疗法有挂线疗法、切开疗法、切开与挂线相结合。

(1)挂线疗法：此法早在明代就已采用。《古今医统》说："药线日下，肠肌随长，僻处即补，水逐线流，未穿疮孔，鹅管内消。"简要叙述了本疗法简便、经济，不影响肛门功能，具有瘢痕小、引流通畅等优点。其机制是利用结扎线的机械作用，以其紧缚所产生的压力或收缩力，缓慢勒开管道，使断端生长和周围组织产生炎性粘连，从而防止了肛管直肠环突然断裂回缩而引起的肛门失禁。目前多以橡皮筋代替丝线，可缩短疗程，减轻术后疼痛。

适应证：适用于距离肛门 4 cm 以内，有内、外口的低位肛漏；亦作为复杂性肛漏切开疗法或切除疗法的辅助方法。

禁忌证：肛门周围有皮肤病，瘘管仍有酿脓现象，有严重的肺结核病、梅毒等，或极度虚弱，有癌变。

操作方法：取侧卧位（病侧在下）或截石位，腰部麻醉或局部浸润麻醉下，局部常规消毒，先在银质球头探针尾端缚扎一根橡皮筋，再将探针从瘘管外口轻轻地向内探入，将示指伸入肛管，协助探针，在肛管齿线附近找到内口，并由内口将探针引出后，将探针弯曲，从肛门拉出。使橡皮筋经过外口进入瘘管，并由内口引出，提起橡皮筋，切开瘘管内、外口之间的皮肤及皮下组织，拉紧橡皮筋，紧贴皮下切口用血管钳夹住，在血管钳下方用粗丝线收紧橡皮筋并双重结扎之，然后在结扎线外 1.5 cm 处剪去多余的橡皮筋。松开血管钳，用红油膏纱布条填塞创口，压迫止血,外垫纱布,用宽胶布固定。

若以药线挂线,将药线收紧,打 1～2 个活结,以备以后紧线;也可将药线的一端穿入另一段药线内,由肛门引出,使线在瘘管周围成为双股线,然后收紧,打一活结,每隔 1～2 d 紧线一次,直至挂线脱落。

(2)切开疗法如下。

适应证:适用于低位单纯性肛漏和低位复杂性肛漏,对高位肛漏切开时必须配合挂线疗法,以免造成肛门失禁。

禁忌证:与挂线疗法的禁忌症相同。

操作方法:取截石位或侧卧位(病侧在下),腰部麻醉或局部浸润麻醉下,局部常规消毒后,先在肛门内塞入一块生理盐水纱布,再用钝头针头注射器,由瘘管外口注入 1‰ 的亚甲蓝或甲紫溶液,如纱布染有颜色,则可有助于寻找内口,也便于在手术时辨认瘘管走向;将有槽探针从瘘管外口轻轻插入,然后沿探针走行切开皮肤和皮下组织及瘘管外壁,使瘘管部分敞开,再将有槽探针插入瘘管残余部分,逐步用同样方法切开探针的表面组织,直到整个瘘管完全切开。瘘管全部敞开后用刮匙将瘘管壁上染蓝色的坏死组织和肉芽组织刮除,修剪创口两侧的皮肤和皮下组织,形成口宽底小的创面,使引流通畅;仔细止血,向创面填塞红油膏纱布条,外垫纱布,用宽胶布压迫固定。

(3)手术时注意事项:①将探针由外口探入时,不能用力,以免造成假道。②如瘘管在肛管直肠环下方通过,可以一次全部切开瘘管。如瘘管通过肛管直肠环的上方,必须加用挂线疗法,即先切开外括约肌皮下部、浅部及其下方的瘘管,然后用橡皮筋由剩余的管道口通入,由内口引出,缚在肛管直肠环上,这样可避免一次切断肛管直肠环而造成肛门失禁。如肛管直肠环已纤维化,也可一次全部切开,无须挂线。③瘘管若在外括约肌深、浅两层之间通过,该处肌肉未形成纤维化时,不能同时切断两处外括约肌。在切断外括约肌时,要与肌纤维成直角,不能斜角切断。④高位肛漏通过肛尾韧带,可以做纵行切开,不能横行切断肛尾韧带,以免造成肛门向前移位。

(4)术后处理:①术后须保持大便通畅,必要时可给予润下剂。②术后疼痛,可给予止痛剂或采用针灸疗法。③每日便后用苦参汤或 1∶5 000 的高锰酸钾溶液坐浴、换药。④挂线后,若结扎的橡皮筋较松,需再紧线一次;橡皮筋在 7 d 左右可以脱落,若 10 d 以后不脱落,可以剪开组织。⑤创面必须从基底部开始生长,防止表面过早粘连封口,形成假愈合。⑥管道切开或挂开后,改用生肌散纱条或生肌玉红膏纱条换药至收口。⑦肛漏在切开或挂开后,可有少量脓水流出,四周肿胀逐渐消散,如仍有较多脓水,应检查有无支管或残留的管道。⑧如有局部感染,应及时予以治疗。

五、预防与调护

(1)经常保持肛门清洁,养成良好的卫生习惯。

(2)发现肛痈,宜早期彻底治疗,可以防止后遗肛漏。

(3)肛漏患者应及早治疗,避免外口堵塞而引起脓液积聚,排泄不畅,引发新的支管。

(杨爱龙)

第六节 肛 裂

肛管皮肤全层裂开并形成感染性溃疡者称为肛裂。肛裂多见于20~40岁的青壮年,好发于截石位6点、12点处,而发于12点处的又多见于女性。其主要临床特点是肛门周期性疼痛,便秘,出血。在肛门部疾病中,其发病率仅次于痔。中医将本病称为"钩肠痔""裂痔""脉痔"等。

一、病因病机

《医宗金鉴·外科心法要诀》记载:"肛门围绕、折纹破裂、便结者,火燥也。"说明阴虚津液不足或脏腑热结肠燥,而致大便秘结,粪便粗硬,排便努挣,使肛门皮肤裂伤,湿热蕴阻,染毒而成。

西医学认为,肛裂的发生与解剖、外伤、感染及内括约肌痉挛等因素有关。

二、诊断

1.临床表现

主要症状为便时疼痛,呈阵发性刀割样疼痛或灼痛,排便后10余分钟内疼痛减轻或消失,称为疼痛间歇期。随后又因括约肌持续性痉挛而剧烈疼痛,往往持续数小时方能逐渐缓解。病情严重时,咳嗽、打喷嚏都可引起疼痛,并向骨盆及下肢放射。同时可见大便时出血,一般为滴血,但量少或仅附着于粪便表面。患者常有习惯性便秘,干燥粪便常使肛门皮肤撕裂而引起肛裂,又因恐惧大便时的肛裂疼痛而不愿定时排便,产生"惧便感",又使便秘加重,形成恶性循环。

专科检查以肛门视诊为主,用两拇指将肛缘皮肤向两侧轻轻分开,并嘱患者放松肛门,可见肛管有纵形裂口或纵行梭形溃疡,多位于截石位6点或12点处,常伴有赘皮外痔、肛乳头肥大等。必要时可在局部浸润麻醉下行直肠指诊及肛门镜检查。

根据不同病程及局部表现,可将肛裂分为两期。①早期肛裂:发病时间较短,仅在肛管皮肤上见有一片小的梭形溃疡,创面浅而鲜红,边缘整齐,有弹性。②陈旧性肛裂:病程较长,反复发作,溃疡颜色淡白,底深,边缘呈"缸口"增厚,底部形成平整、较硬的灰白组织(栉膜带)。由于裂口周围组织有慢性炎症,常可伴发结缔组织性外痔(又称赘皮痔)、单口内瘘、肛乳头肥大、肛隐窝炎、肛乳头炎等。因此,裂口、栉膜带、结缔组织性外痔、肥大乳头、单口内瘘、肛隐窝炎、肛乳头炎等局部的病理改变,就成为陈旧性肛裂的特征。

2.实验室及其他辅助检查

白细胞及中性粒细胞一般无明显变化或略有增多。

三、鉴别诊断

1.结核性溃疡

溃疡的形状不规则,溃疡面可见干酪样坏死物,疼痛不明显,无裂痔,出血量少,多有结核病史。

2.肛门皲裂

多继发于肛门湿疹、肛门瘙痒等,裂口为多发,位置不定,一般较表浅,疼痛轻,出血少,无赘皮外痔和肛乳头肥大等并发症。

3. 早期上皮癌

溃疡边缘和基底不规则,表面覆盖坏死组织,持续性疼痛,组织病理学检查可见癌细胞,多为鳞状上皮癌。

4. 梅毒性溃疡

多有性病史,溃疡不痛,位于肛门侧面,对触诊不敏感。溃疡呈圆形或梭形,微微隆起,较硬,有少量分泌物,可伴有双侧腹股沟淋巴结肿大。

四、治疗

应以纠正便秘、止痛和促进溃疡愈合为目的。早期肛裂,一般采用保守治疗,而陈旧性肛裂必须采用手术治疗才能彻底治愈。

1. 辨证论治

(1)内治。

血热肠燥证的内治如下。

证候:大便二三日一行,质干硬,便时肛门疼痛,便时滴血或手纸染血,裂口色红;伴腹部胀满,溲黄;舌偏红,脉弦数。

治法:清热润肠通便。

方药:凉血地黄汤合脾约麻仁丸加减。出血较多者加侧柏炭,大便干硬者酌加番泻叶。

阴虚津亏证的内治如下。

证候:大便干结,数日一行,便时疼痛,点滴下血,裂口深红;伴口干咽燥,五心烦热;舌红,苔少或无苔,脉细数。

治法:养阴清热润肠。

方药:润肠汤加减。便头干者加肉苁蓉,口干较甚者加天花粉、石斛。

气滞血瘀证的内治如下。

证候:肛门刺痛明显,便时便后尤甚,肛门紧缩,裂口色紫暗;舌紫暗,脉弦或涩。

治法:理气活血,润肠通便。

方药:六磨汤加红花、桃仁、赤芍等。

(2)外治。

早期肛裂:每次便后用苦参汤或花椒食盐水坐浴,也可用 1∶5 000 的高锰酸钾液坐浴,有促进血液循环、保持局部清洁、减少刺激的作用。坐浴后用生肌玉红膏蘸生肌散涂于裂口,每日 1～2 次。

陈旧性肛裂:可将七三丹或枯痔散等腐蚀药搽于裂口,2～3 d 腐脱后,改用生肌白玉膏或生肌散收口。或用 5% 的石炭酸甘油涂擦患处后,再用 75% 的酒精擦去。也可选用封闭疗法,于长强穴用 0.5%～1% 的普鲁卡因,或 1% 的利多卡因,或 0.25% 的丁哌卡因,均 5～10 mL,做扇形注射,隔日 1 次,5 次为 1 个疗程。亦可于裂口基底部注入长效止痛液(亚甲蓝 0.2 g,盐酸普鲁卡因 2 g,加水至 100 mL,过滤消毒)3～5 mL,每周 1 次。

2. 手术治疗

对于陈旧性肛裂和非手术疗法治疗无效的早期肛裂,可考虑手术治疗,并根据不同情况选择不同的手术方法。

(1)扩肛法如下。

适应证:适用于早期肛裂,无结缔组织外痔及肛乳头肥大等并发症者。

操作方法:取截石位或侧卧位,局部浸润麻醉或腰部麻醉下,肛内常规消毒,医师戴橡胶手套,并将双手示指和中指涂上润滑剂,先将右手示指插入肛内,再插入左示指,两手腕部交叉,两手示指掌侧向外侧扩张肛管,之后逐渐伸入两中指,持续扩张肛管3～4 min,使肛管内、外括约肌松弛,术后即可止痛。肛裂创面扩大并且开放、引流通畅,创面很快愈合。手术中注意勿用暴力快速扩张肛管,以免撕裂黏膜和皮肤。术后,每次便后用温水或苦参汤或1∶5 000的高锰酸钾溶液坐浴,肛内纳入痔疮栓一枚或注入九华膏适量,外盖纱布,用胶布固定。

(2)切开法如下。

适应证:适用于陈旧性肛裂,伴有结缔组织性外痔、肛乳头肥大等。

操作方法:取侧卧位或截石位,局部浸润麻醉或腰部麻醉下,肛内常规消毒,在肛裂正中纵向切口,上至齿线,切断栉膜带及部分内括约肌环形纤维,下端向下适当延长,切断部分外括约肌皮下部纤维,使引流通畅,同时将赘皮外痔、肥大肛乳头等一并切除,修剪溃疡边缘发硬的瘢痕组织,成底小顶大的"V"字形开放创口,用红油膏纱条嵌压创面,再用纱布覆盖固定。术后,每次便后用温水或苦参汤或1∶5 000的高锰酸钾溶液坐浴,用九华膏或黄连膏纱条换药至痊愈。

(3)肛裂侧切术如下。

适应证:适用于不伴有结缔组织外痔、皮下瘘等的陈旧性肛裂。

操作方法:取侧卧位或截石位,局部浸润麻醉或腰部麻醉下,肛内常规消毒,在肛门一侧距离肛缘1.5 cm处做一个纵形切口,深达皮下,以血管钳显露内括约肌及栉膜带,在直视下用两把血管钳夹住内括约肌下缘后剪断之,一般不缝合切口,以红油膏纱条嵌压引流。术后处理与切开疗法相同。

(4)纵切横缝法如下。

适应证:适应于陈旧性肛裂伴有肛管狭窄者。

操作方法:取侧卧位或截石位,局部浸润麻醉或腰部麻醉下,肛内常规消毒,沿肛裂正中做一个纵向切口,上至齿线上0.5 cm,下至肛缘外0.5 cm,切断栉膜带及部分内括约肌纤维,如有潜行性皮下瘘管、赘皮痔、肛乳头肥大、肛隐窝炎也一并切除。修剪裂口创缘,再游离切口下端的皮肤,以减少张力,彻底止血,然后用细丝线从切口上端进针,稍带基底部组织,再从切口下端皮肤穿出,对拉切口两端丝线结扎,使纵切口变成横缝合,一般缝合3～4针,外盖红油膏纱布,用纱布压迫,用胶布固定。术后应嘱患者进流质饮食或软食2 d,控制大便1～2 d。便后用中药坐浴或1∶5 000的高锰酸钾液坐浴,肛内注入九华膏换药,5～7 d拆线。

五、预防与调护

(1)养成良好的排便习惯,及时治疗便秘。

(2)饮食中应增加蔬菜、水果,防止大便干燥,避免粗硬粪便擦伤肛门。

(3)注意肛门清洁,避免感染。

(4)肛裂发生后宜及早治疗,防止继发其他肛门疾病。

(杨爱龙)

第七节　脱　肛

脱肛是直肠黏膜、肛管、直肠全层和部分乙状结肠向下移位,脱出肛门外的一种疾病,相当于西医的直肠脱垂。其临床特点是直肠黏膜及直肠反复脱出肛门外伴肛门松弛。其最早在《五十二病方》中被称为"人州出",而"脱肛"的病名则首见于《神农本草经》。

一、病因病机

小儿气血未旺,老年人气血衰退,中气不足,妇女分娩用力耗气,气血亏损,以及慢性泻痢、习惯性便秘、长期咳嗽,均易导致气虚下陷,固摄失司,以致直肠肛管向外脱出。

西医学认为,全身功能状况(尤其是神经系统功能)减退对脱肛的发生有重大影响,但局部因素(如解剖结构缺陷和功能不全、肠源性疾病、腹压升高等),也是造成脱肛的重要条件。

二、诊断

脱肛分为显性和隐性(又称直肠黏膜内脱垂)两种,这里主要介绍显性脱垂。

1.临床表现

脱肛多见于幼儿、老年人、久病体弱者及身高瘦弱者。因女性骨盆下口较大及多次分娩等因素,女性脱肛的发病率高于男性。

(1)脱出:初起便时脱出,便后自行缩回而消失。继则脱出物逐渐增长、变粗,便时脱出,便后不能自行还纳,需卧床或用手助其复位。最后不仅便时脱出,而且行走、咳嗽、下蹲等因素都能使直肠下移外翻脱出,难于复位。

(2)分泌物增加:早期直肠脱垂的黏膜有少量黏液分泌,由于反复脱垂,复位困难,脱垂部暴露时间较长,容易受到刺激,致使分泌物增多;继而因肛门括约肌松弛,分泌物沿肛管流出,致使肛周皮肤潮湿、瘙痒、糜烂。

(3)坠胀和疼痛:由于反复发作,脱垂物的长度和宽度逐渐增大,出现坠胀感,或有里急后重感。严重者可有腹部或下腹部钝痛,其痛多向下肢放散,引起尿频。部分患者有一侧或双侧髋部疼痛,可向下延伸至小腿。

(4)排便紊乱:为常见症状。便秘是造成排便紊乱的主因之一,这与患者惧怕排便、久忍大便有关。加之反复脱出,局部受到刺激和损伤,产生炎症或溃疡,又可引起腹泻,从而出现便秘与腹泻交替的排便紊乱症状。

(5)绞窄:绞窄多发生于全层脱垂的成年患者。脱垂后未能及时复位,脱垂部发生血液循环障碍,出现脱出部肠管急剧肿胀,大量渗液,黏膜色泽由淡红色变成暗红色,最后成紫色,甚则表浅部分出现黑色糜烂坏死,伴有大小便困难,局部疼痛坠胀,体温升高,食欲缺乏,坐卧不宁等症状。

(6)脱垂处穿孔:穿孔可自行发生,也可在复位时发生。

观察脱垂物的形状及长度,评估还纳的难易;触诊其软硬度和弹性,评估还纳的难易;观察肛门松弛情况,轻度松弛者,肛门自然闭合,视诊不易分辨,重度松弛者,于膝胸位检查时,肛门可自然张开而形成一个空洞。松弛越重,空洞越大;指检,触其脱垂物的软硬度和弹性,观察肛门松弛情况。

脱肛分类有以下标准。①Ⅰ度:为直肠黏膜脱出,脱出物淡红色,长3～5 cm,触之柔软,无弹性,不易出血,便后可自行回纳。②Ⅱ度:为直肠全层脱出,脱出物长 5～10 cm,呈圆锥状,淡红色,表面为环状而有层次的黏膜皱襞,触之较厚,有弹性,肛门松弛,便后有时需用手回复。③Ⅲ度:直肠及部分乙状结肠脱出,长达 10 cm 以上,呈圆柱形,触之很厚,肛门松弛无力。

2.实验室及其他辅助检查

直肠镜可看到直肠内黏膜壅塞。排粪造影可见脱垂起始部位及返折点。

三、鉴别诊断

应鉴别内痔脱出与Ⅰ度直肠脱垂。内痔脱出时痔核分颗脱出,无环状黏膜皱襞,呈暗红色或青紫色,容易出血。

四、治疗

内治、外治及针灸可以加强盆腔内张力,增强对直肠的支持固定作用,对Ⅰ度直肠脱垂,尤其对儿童可收到较好疗效,但对于Ⅱ、Ⅲ度脱肛仅能改善症状,很难彻底治愈。注射与手术治疗,主要是加强直肠与周围组织或直肠各层组织粘连固定,使直肠不再下脱。

1.辨证论治

(1)内治。

脾虚气陷证的内治如下。

证候:便时肛内肿物脱出,轻重不一,色淡红;伴有肛门坠胀,大便带血,神疲乏力,食欲缺乏,甚则头昏耳鸣,腰膝酸软;舌淡、苔薄白,脉细弱。

治法:补气升提,收敛固涩。

方药:补中益气汤加减。脱垂较重、不能自行还纳者宜重用升麻、柴胡、党参、黄芪,腰酸耳鸣者加山萸肉、覆盆子、诃子。

湿热下注证的内治如下。

证候:肛内肿物脱出,色紫暗或深红,甚则表面溃破、糜烂,肛门坠痛,肛内指检有灼热感;舌红,苔黄腻,脉弦数。

治法:清热利湿。

方药:萆薢渗湿汤加减。出血多者加地榆、槐花、侧柏炭。

(2)外治:①以苦参汤加石榴皮、枯矾、五倍子,煎水熏洗,每日 2 次。②用五倍子散或马勃散外敷。

2.其他治疗

(1)注射治疗:将药液注入直肠黏膜下层或直肠周围,使分离的直肠黏膜与肌层粘连固定,或使直肠与周围组织粘连固定。

黏膜下注射法:此法分为黏膜下层点状注射法和柱状注射法 2 种。适应证:Ⅰ、Ⅱ度脱肛。

禁忌证:直肠炎、腹泻、肛周炎及持续性腹压增加疾病。

药物:6%～8%的明矾溶液。

操作方法:取侧卧位或截石位,局部消毒后,将直肠黏膜暴露肛外,或在肛门镜下,齿线上 1 cm,环形选择 2～3 个平面,或纵行选择 4～6 行。每个平面或每行选择 4～6 点,每点注药 0.2～0.3 mL,不要过深刺入肌层,或过浅注入黏膜内,以免无效或坏死。总量一般为 6～10 mL,注射完毕,用塔形纱布压迫固定。柱状注射,在暴露肛外直肠黏膜 3 点、6 点、9 点、12 点齿线上 1 cm,黏膜下层行柱状注射。长短视脱出长度而定,每柱药量 2～3 mL,注射完毕,送回肛内。注射当日适当休息,不宜剧烈活动。流质饮食,控制大便1～3 d。一般1次注射后可收到满意效果,若疗效不佳,7～10 d再注射1次。

直肠周围注射法如下。

适应证:Ⅱ、Ⅲ度脱肛。

禁忌证:肠炎、腹泻、肛门周围急性炎症。

药物:6%～8%的明矾溶液。

术前准备:术前晚上和术前各灌肠1次。

操作方法:取截石位,在腰部麻醉或局部浸润麻醉下,局部和肛内消毒,医师戴无菌手套,选定在距离肛缘1.5 cm,截石位3点、6点、9点三个进针点,然后用细长腰穿针头和20 mL注射器,吸入注射药液,在进针点刺入皮肤、皮下,进入坐骨直肠窝,进入4～5 cm,针尖遇到阻力,即达肛提肌,穿过肛提肌,进入骨盆直肠间隙。此时,另一只手示指伸入直肠内,确定针尖在直肠壁外(为了保证针尖不刺入直肠壁内,以针尖在直肠壁外可以自由滑动为准),再将针深入2～3 mm,然后缓慢注入药物6～8 mL,使药液呈扇形均匀散开。用相同方法注射对侧,最后在6点处注射,沿直肠后壁进针,刺入4～5 cm,到直肠后间隙,注药4～5 mL,三点共注射药量16～20 mL。注射完毕,局部消毒后,用无菌纱布覆盖。卧床休息,控制大便3 d。注射后1～3 h肛门周围胀痛,一般可自行缓解。术后2～3 d,时有低热,如不超过38 ℃,局部无感染者为吸收热,可不予特殊处理。如超过38 ℃,局部有红、肿等感染性炎症改变,应给予抗生素治疗。

(2)针灸治疗:①体针及电针,取长强、百会、足三里、承山、八髎、提肛等穴。②梅花针,在肛门周围外括约肌部位点刺。

此外,还有直肠瘢痕支持固定术、肛门紧缩术和直肠悬吊术等手术方法。

五、预防与调护

(1)患脱肛后,应及时治疗,防止发展到严重程度。

(2)避免负重远行,积极治疗慢性腹泻、便秘、咳嗽等,防止腹压过度升高。

(3)局部可采用丁字形托带垫棉固定,或每日进行提肛运动锻炼。

(杨爱龙)

第八节　息肉痔

息肉痔是指发生于直肠黏膜上的赘生物,是一种常见的直肠良性肿瘤,相当于西医的直肠息肉。可分为单发性和多发性两种,前者多见于儿童,后者多见于青壮年。其临床特点为肿物蒂小质嫩,其色鲜红,便后出血。若很多息肉积聚在一段或全段大肠,称息肉病。本病少数可恶变,尤以多发性息肉者恶变较多。中医将直肠息肉统称为痔,历代中医文献所记载的"息肉痔""悬胆痔""垂珠痔""樱桃痔"等均指直肠息肉。

一、病因病机

总因湿热下迫大肠,肠道气机不利,经络阻滞,瘀血浊气凝聚而成。西医学认为,本病的发生可能与遗传、饮食、慢性炎症刺激等有关。

二、诊断

1.临床表现

因息肉大小及位置高低的不同,临床表现也不尽相同。位置较高的小息肉一般无症状;低位带蒂息肉,大便时可脱出肛门外,小的能自行回纳,大的便后需用手推回,常伴有排便不畅、下坠,或有里急后重感。多发性息肉常伴腹痛、腹泻,排出带血性黏液便,久之则体重减轻,体弱无力,消瘦,贫血等。

若息肉并发溃疡及感染,可有大便次数增加,便后有里急后重,便后出血伴血性黏液排出。肛门指诊对低位息肉有重要诊断价值,可扪及圆形柔软肿物,表面光滑,活动度大,有长蒂时常有肿物出没不定的情况。多发性息肉,则可触及直肠腔内有葡萄串样大小不等的球形肿物,指套染血或附有血性黏液。做直肠镜或乙状结肠镜检查并取活体组织行病理检查,进一步明确诊断。气钡双重造影检查能发现早期微小病变,可确定息肉的部位与数目。

2.实验室及其他辅助检查

(1)血常规:白细胞及中性粒细胞一般无明显变化或略有增多,息肉出血量多或长期出血者,可有红细胞或血红蛋白减少,甚至贫血。

(2)肠镜检查:可见直肠内有单个或多个有蒂肿物,或呈葡萄串样大小不等的球形肿物,颜色紫暗,或有出血点,组织病理学检查可明确诊断。

(3)钡灌肠造影:直肠腔内可见有单个或多个龛影。

三、鉴别诊断

1.直肠癌

可有大便习惯的改变,大便变细、变扁,便血,颜色紫暗,气味恶臭,伴里急后重。直肠指检可触及基底不平、质硬、推之不移的肿块,组织病理学检查可明确诊断。

2.肛乳头肥大

发生在齿线肛隐窝附近,常单个发生,质较硬,呈灰白色,光面光滑,多无便血,组织病理学检查可以明确性质。

3.内痔

两者均有脱出、便血。但内痔位于直肠末端近齿线处,呈圆形或椭圆形,基底较宽而无蒂,便血量多,多见于成年人。

四、治疗

本病应采用综合治疗,对保守治疗效果不佳者,可采用手术切除或镜下套扎或烧灼等治疗。

1.辨证论治

(1)内治。

风伤肠络证的内治如下。

证候:便血鲜红,滴血,带血;息肉表面充血明显,脱出或不脱出肛外;舌质红,苔薄白或薄黄,脉浮数。

治法:清热凉血,祛风止血。

方药:槐角丸加减。便血量多者加丹皮、生地、侧柏炭。

气滞血瘀证的内治如下。

证候:肿物脱出肛外,不能回纳,疼痛甚,息肉表面紫暗;舌紫,脉涩。

治法:活血化瘀,软坚散结。

方药:少腹逐瘀汤加减。息肉较大或多发者加半枝莲、半边莲、白花蛇舌草。

脾气亏虚证的内治如下。

证候:肿物易于脱出肛外,表面增生粗糙,或有少量出血,肛门松弛;舌质淡,苔薄,脉弱。

治法:补益脾胃。

方药:参苓白术散加减。出血量多者加阿胶、鸡血藤等。

(2)外治:灌肠法适用于多发性息肉,选用具有收敛、软坚散结作用之药液。①6%的明矾液 50 mL,保留灌肠,每日 1 次。②乌梅、海浮石各 12 g,五倍子 6 g,牡蛎、夏枯草各 30 g,紫草、贯众各 15 g,浓煎为 150～200 mL,每次取 50 mL,保留灌肠,每日 1 次。

2.其他治疗

(1)注射疗法如下。

适应证:适用于小儿无蒂息肉。

药物:6%～8%的明矾液或 5%的鱼肝油酸钠。

操作方法:取侧卧位,局部常规消毒,局部浸润麻醉后,在肛门镜下找到息肉,消毒,将药液注入息肉基底部,一般用药 0.3～0.5 mL。术后防止便秘,每日服麻仁丸 9 g。

(2)结扎法如下。

适应证:适用于低位带蒂息肉。

操作方法:取侧卧位或截石位,局部常规消毒,局部浸润麻醉并扩肛后,用示指将息肉轻轻拉出肛外,或在肛门镜下,用组织钳夹住息肉轻轻拉出肛外,用圆针丝线在息肉基底贯穿结扎,然后切除息肉,注入九华膏或放置红油膏纱布条引流。

(3)电烙法如下。

适应证:适用于较高位的小息肉。

操作方法:取膝胸位或俯卧位,在肛门镜或乙状结肠镜下找到息肉,直接用电灼器烧灼息肉根部,可烧灼无蒂息肉中央部,但烧灼不宜过深,以防损伤深部组织。术后卧床休息 1 h。1 周后复查,若脱落不完全可电灼第二次。

(4)直肠结肠切除术:对高位多发性腺瘤,必要时可考虑行直肠结肠切除术。

五、预防与调摄

(1)及时治疗肛门内痔、外痔、肛漏、肛裂、肛隐窝炎及慢性肠炎等疾病。

(2)保持大便通畅,养成定时排便的习惯,防止便秘或腹泻的发生。

(3)息肉脱出肛外,要及时回纳,切不可盲目牵拉,以免撕伤或断裂而造成大出血。

(杨爱龙)

第九节　锁肛痔

锁肛痔是指发生在肛管、直肠的恶性肿瘤，因病至后期，肛门狭窄犹如被锁住一样，故称为锁肛痔，相当于西医的肛管直肠癌。锁肛痔的发病年龄多在 40 岁以上，偶尔见于青年人。其早期临床特点是大便习惯改变、便血等。《外科大成》中说："锁肛痔，肛门内外如竹节锁紧，形如海蜇，里急后重，粪便细而带扁，时流臭水……此无治法。"对该病的症状和预后作了详细的描述。

一、病因病机

忧思抑郁，脾胃不和，湿热蕴结，日久化毒，乘虚下注，浸淫肠道，气滞血瘀，湿毒瘀滞凝结而成肿瘤；或饮食不洁，久泻久痢，息肉虫积，损伤脾胃，运化失司，湿热内生，热毒蕴结，流注大肠，蕴毒积聚，结而为肿。总之，湿热下注，火毒内蕴，结而为肿，是病之标；正气不足，脾肾两亏，乃病之本。

西医学认为，直肠癌多为腺癌，好发于直肠上段及与乙状结肠交界处。肛管癌原发于肛管皮肤，多为鳞状细胞癌。肛门部瘢痕组织、湿疣、肛漏等病变亦可诱发癌变。

二、诊断

1.临床表现

(1)直肠癌：仅限于黏膜的早期直肠癌，可无明显症状，病情进一步发展，可出现一系列改变。

排便习惯改变：肿瘤直接刺激直肠所致。表现为排便次数增多，便意频繁，里急后重；肛门内有下坠感，其不适程度与肿瘤大小有关。

便血：肿瘤表面溃破后，表现为大便带血，血为鲜红或暗红，量不多，常同时伴有黏液排出。合并感染时有脓血便，并有特殊的臭味，是直肠癌最常见的早期症状。

大便变形：病程后期因肠腔狭窄，粪便形状变细、变扁，并出现腹胀、腹痛、肠鸣音亢进等肠梗阻征象。

转移征象：首先是直接蔓延，后期穿过肠壁，侵入膀胱、阴道壁、前列腺等邻近组织，若侵及膀胱、尿道，有排尿不畅及尿痛、尿频；侵及骶前神经丛时，在直肠内或骶骨部可有剧烈持续性疼痛，并向下腹部、腰部或下肢放射。另外，可经淋巴向上转移至沿直肠上静脉走行的淋巴结。10%～15%的患者确诊时癌症已经过门静脉血行转移至肝脏，出现肝大、腹腔积液和黄疸等。

(2)肛管癌：主要表现为持续性肛门疼痛，便后加重，常因疼痛而不敢大便，或拒绝直肠指诊检查；可有便血，并随着病情发展而逐渐加重；另有排便习惯改变，次数增多，便意频繁，里急后重等；其晚期可向腹股沟淋巴结转移，而出现质硬、肿大的淋巴结。

肛管癌、直肠癌晚期患者可出现食欲缺乏、全身衰弱无力、贫血、极度消瘦等恶病质表现。

直肠指诊是诊断直肠癌的最简便、最重要的方法之一。80%的直肠癌位于手指可触及的部位，肿瘤较大时直肠指检可以清楚地扪到肠壁上的硬块、巨大溃疡或肠腔狭窄。退指后可见指套上染有血、脓和黏液。指检发现肿瘤时要扪清大小、范围、部位和固定程度，以便决定治疗方法。肛管癌较少见，早期肿块较小，可活动，呈现疣状。进一步发展，在肛门部可看到突起包块或溃疡，基底不平，质硬，有压痛，并可能有卫星转移结节和腹股沟淋巴结转移。

2.实验室及其他辅助检查

（1）大便潜血试验：是早期发现结肠癌、直肠癌的方法之一。

（2）直肠镜或乙状结肠镜检查：对所有指诊可疑或已明确无疑的直肠癌均应进行直肠镜或乙状结肠镜检查，不仅可以看到直肠内病变的范围，而且可行组织病理学检查，以明确诊断。

（3）钡剂灌肠检查：可以发现肠腔狭窄或充盈缺损等，也可以排除结肠中多发性原发癌。

（4）其他检查：直肠下端肿瘤较大时，女性患者应行阴道及双合诊检查，男性患者必要时应行膀胱镜检查。疑有肝转移时应行超声检查、CT或同位素扫描。直肠肿瘤侵及肛管而有腹股沟淋结肿大时，应将淋巴结切除活检。

三、鉴别诊断

早期排便次数增多或便血，应与痢疾、肠炎、内痔出血等区别；直肠指检触到肿块，应与息肉、肛乳头肥大等区别；肛管癌性溃疡，应与肛漏、湿疣等区别。

四、治疗

本病一经诊断，应及早采取根治性手术治疗。根据情况于术前、术后应用中医药治疗、放疗或化疗可以提高疗效。

1.辨证论治

（1）内治。

湿热蕴结证的内治如下。

证候：肛门坠胀，便次增多，大便带血，色泽暗红，或夹黏液，或下痢赤白，里急后重；舌红，苔黄腻，脉滑数。

治法：清热利湿。

方药：槐角地榆丸加减。

气滞血瘀证的内治如下。

证候：肛周肿物隆起，触之坚硬如石，疼痛拒按，或大便带血，色紫暗，里急后重，排便困难；舌紫暗，脉涩。

治法：活血化瘀。

方药：桃红四物汤合失笑散加减。

气阴两虚证的内治如下。

证候：面色无华，消瘦乏力，便溏，或排便困难，便中带血，色泽紫暗，肛门坠胀；或伴心烦口干，夜间盗汗；舌红或绛，苔少，脉细弱或细数。

治法：益气养阴，清热解毒。

方药：四君子汤合增液汤加减。

（2）外治：肛管癌溃烂者可外敷九华膏或黄连膏。

2.其他治疗

（1）手术治疗：对能切除的肛管直肠癌应尽早行根治性切除术。其适用于肿瘤局限在直肠壁或肛管，只有局部淋巴结转移的患者，已侵犯的子宫、阴道壁也可以同时切除。当晚期肛管直肠癌已广泛转移，不能行根治性手术，或有肠梗阻时，可行乙状结肠造瘘术，以预防或解除梗阻，减轻患者的痛苦。

（2）放疗与化疗：作为辅助治疗有一定疗效。较晚期的直肠癌术前放疗可以改善局部情况，一部分患者因此而能行根治性切除。直肠癌术后局部复发多见会阴部，放疗可以抑制其生长，但不能根治。化疗配合根治性切除可以提高五年生存率。

(3)灌肠治疗：败酱草30 g，白花蛇舌草30 g，水煎80 mL，保留灌肠，每日2次，每次40 mL。

五、预防与调护

(1)积极防治血吸虫病以及与大肠癌发生有关的良性病变，如息肉及息肉病、溃疡性结肠炎等。对这些病例，需定期进行内镜随访。

(2)40岁以上，出现排便习惯改变及便血者，即应早期就诊，警惕直肠癌的发生。近年来，青年人的直肠癌发病率有上升的趋势，故青年人出现上述症状，也不应掉以轻心。

(3)对50岁以上的人群，应每年检查大便潜血2次。

(4)注意情志调护，保持健康乐观的心态。

(5)饮食要合理，适当降低膳食中的脂肪和肉类的比例，增加富含纤维素食物。

(杨爱龙)

第十节 便 秘

便秘是指传导功能失常导致的以大便排出困难，排便时间或排便间隔时间延长为特征的疾病。在一定条件下，便秘可以是一种独立的病，也可以是在多种急、慢性疾病过程中经常出现的症状。本节仅讨论前者，其相当于西医的功能性便秘。

中医将本病称为"后不利""阴结""阳结""脾约""不更衣"等，直至明代《万密斋医学全书·妇人科》才有"便秘"的称谓，并将其作为"病"来论述。《医学心悟·大便不通》将便秘分为实秘、虚秘、热秘、冷秘四种类型，并分别列出各类的症状、治法及方药，对临床有一定的参考价值。

流行病学调查证实，便秘与年龄、性别、饮食、职业、遗传、文化程度、家庭收入、地理分布、居住区域以及种族、性格等多种因素有关。便秘的发病率高，对人体影响的时间长，长期便秘可对身体造成极大的伤害。轻则导致记忆力下降、记忆力不集中，严重则影响日常生活和工作，甚则导致心、脑血管意外情况发生。

一、病因病机

便秘是人体阴阳、脏腑经络、气血津液、饮食情志失调的一种局部表现。其病因病机归纳起来，大致可分为如下几个方面。

1.肠胃积热

素体阳盛，或热病之后，余热留恋；或肺内燥热，下移大肠，或过食辛辣、醇酒厚味，或过服热药，均可致肠胃积热，耗伤津液，肠道干涩失润，粪质干燥，难于排出，形成"热秘"。《景岳全书·秘结》所载的"阳结证，必因邪火有余，以津液干燥"。

2.气机郁滞

忧愁思虑，脾伤气结，肺气不降，抑郁恼怒，肝郁气滞；或久坐少动，或腹部术后肠道粘连，气机不利,均可导致腑气郁滞,通降失常,传导失职,糟粕内停,不得下行,或欲便不出,或出而不畅,或大便干结而成"气秘"。如《金匮翼·便秘》曰:"气秘者,气内滞而物不行也。"

3. 阴寒积滞

恣食生冷,凝滞胃肠,或外感寒邪直中肠胃,或过服寒凉药物,阴寒内结,均可导致阴寒内盛,凝滞胃肠,传导失常,糟粕不行,而成"冷秘"。如《金匮翼·便秘》曰:"冷秘者,寒冷之气,横于肠胃,凝阴固结,阳气不行,津液不通。"

4. 气虚阳衰

饮食劳倦,脾胃受损,或素体虚弱,阳气不足,或年老体弱,气虚阳衰;或久病产后,正气未复,或过食生冷,损伤阳气,或苦寒攻伐,伤阳耗气,均导致气虚阳衰,气虚则大肠传导无力,阳虚则大肠失于温暖,阴寒内结,便下无力,使排便时间延长,形成便秘。如《景岳全书·秘结》所载的"下焦阳虚,则阳气不行,阳气不行则不能传送,而阴凝于下,此阳虚而阴结也"。

5. 阴亏血少

素体阴虚,津亏血少,或病后产后,阴血虚少,失血夺汗,伤津亡血,年高体弱,阴血亏虚,或过食辛香燥热之品,损耗气血,久服泻剂,耗伤津液,均可导致阴亏血少,血虚则大肠不荣,阴亏则大肠干涩,肠道失润,大便干结,便下困难,而成便秘。如《医宗必读·大便不通》所载:"更有老年津液干枯,妇人产后无血,及发汗利小便,病后血气未复,皆能秘结。"

另外,肛裂等肛门直肠疾病患者,由于排便时剧痛,致恐惧排便,而使粪便滞留,亦可导致便秘。

上述各种病因病机之间常常相兼为病,或互相转化,如肠胃积热与气机郁滞可以并见,阴寒凝滞与阳气虚衰相兼,气机郁滞日久化热,可导致热结,热结日久,耗伤阴津,又可转化成阴虚等。虚实之间可以转化,可由实转虚,可因虚致实,虚实并见。总之,形成便秘的基本病机是肠失温润,推动无力,或邪滞大肠,腑气闭塞不通,导致大肠传导功能失常。

西医学认为,能导致大肠形态异常和运动功能异常而引起便秘的原因是多方面的。认识到便秘的本质,了解引起便秘的原因,就可以预防,或使便秘的症状减轻,甚至治愈。一般可将便秘分为原发性和继发性,前者与肠道受到的刺激不足、排便动力不足、忽视便意等有关,后者与结肠、直肠、肛门器质性改变、结直肠功能性疾病、大肠运动异常、神经系统障碍、内分泌紊乱、中毒及药物性影响、长期滥用泻药等有关。

二、诊断

1. 临床表现

①自然排便次数少:自然排便间隔时间延长,并可逐渐加重,即少于每周 3 次,粪便量少。②排出困难:常见有两种情况。一为粪便干硬,如板栗状,难以排出;二为粪便并不干硬,亦难以排出。

有的患者自觉肛门上方有梗阻感,排便用力越强烈,梗阻越明显,迫使患者过度用力,甚至大声呻吟,十分痛苦。部分女性患者有粪块前冲感,自觉粪块不自肛门方向下降,则向阴道方向前冲,有经验者用手指伸入阴道,向后壁加压,可使粪便块较易排出。部分患者自觉直肠内胀满,尾骨部疼痛,排便不全,用手指、纸、肥皂条插入肛门后可使排便较为容易。上述症状称为出口阻塞综合征。

直肠指诊对排除直肠下段的肿瘤及出口梗阻性便秘有重要意义。正常肛管可容纳一指通过,张力中等。患者排便的同时,肛门括约肌可明显放松。若肛管张力升高,常提示附近有刺激性病变;若肛管不能通过一指,则提示肛管有器质性狭窄,常见于低位肿瘤、局部瘢痕等。直肠前突患者的内括约肌上、耻骨联合下方触及袋状薄弱区。直肠内套叠患者的直肠壁松弛,指诊时直肠内有黏膜堆积的感觉,偶尔可触及套叠的肠壁。盆底肌失弛缓患者,做排便动作时可感觉到耻骨直肠肌、括约肌各部均不松弛,严重者可见耻骨直肠肌明显肥大增厚、僵硬、活动度减弱,肛管张力升高,并有明显疼痛,用手指压迫直肠壶腹各方面以检查直肠感觉功能,可粗略估计感觉功能受损程度。

肛门镜检查可窥及直肠低位肿瘤、内痔等病变。

2.实验室及其他辅助检查

(1)结肠气钡双重造影:是诊断结肠器质性病变的重要检查方法。若发现冗长的结肠、宽大的结肠、直肠,对诊断便秘有一定的参考价值。

(2)排粪造影:是将糊状钡剂注入受检者直肠内,在 X 线电视下观察肛管、直肠在静息相和排便过程中的形态变化。通过测量肛直角、会阴下降、耻骨直肠肌压迹等参数变化,结合动态的形式变化,能确诊直肠前突、直肠黏膜内脱垂、盆底痉挛综合征和耻骨直肠综合征。

(3)结肠传输试验:是利用不透 X 线的标志物,定时拍摄腹部平片,追踪标志物在结肠运行的时间,并判断结肠内容物运行受阻部位的一种方法。

(4)肛肠测压:利用压力测定装置,通过测定肛管、直肠压力的异常变化,以了解某些肌肉的功能状况,有利于疾病的诊断。

(5)盆底肌电图检查:主要用来了解肛门内外括约肌、耻骨直肠肌功能,区分肌肉功能的异常是神经源性损害、肌源性损害还是混合性损害。

(6)纤维结肠镜检查:该项检查虽然不能直接对便秘做出诊断,但其重要的价值在于排除大肠内肿瘤等器质性疾病所导致的便秘。

3.便秘的分类

目前根据肠道发生病变的部位将肠道功能性便秘分为三类。

(1)结肠慢传输性便秘:此型较少见。主要表现为腹痛,腹胀,无便意,排便时间延长,需靠服用泻剂协助排便等。直肠指诊无出口梗阻征象。肛肠动力学检查中,结肠运输时间显著延长,同时综合其他检查排除结、直肠器质性病变及出口梗阻后要确定诊断。

(2)出口梗阻性便秘:亦可称为功能性出口梗阻,指那些只在排便过程中才表现出来一系列功能性异常。主要包括耻骨直肠肌痉挛、肥厚、粘连,肛管内括约肌痉挛、肥厚,直肠黏膜脱垂内套叠,直肠前突,盆底及会阴异常下降,小肠或乙状结肠内疝。患者常存在排便费力,便意不尽,肛门部疼痛,有时需手助排便等症状。

(3)混合性便秘:既有结肠传输功能障碍,又存在功能性出口梗阻,两者可互为因果,临床上可具有双重表现。全面的肛肠动力学检查是诊断该型便秘的重要手段。

三、鉴别诊断

1.肠易激综合征

本病表现出腹痛,便秘或腹泻,或便秘与腹泻交替出现,粪便中带有大量黏液等非特异性肠道症状,但经粪便及其他有关检查无肠道炎性病变,无肠道肿瘤等器质性病变。钡剂灌肠 X线检查可表现出肠管充盈迅速,遇强烈收缩时结肠变细,呈条索状或结节性痉挛等特殊 X

线征象。

2.结肠癌

便秘并非结肠癌的主要表现,只有当肿瘤增大到足以阻塞肠腔时,方出现不同程度的便秘,但患者仍以脓血黏液便为主要表现,纤维结肠镜及直视下取活组织病理学检查是本病确诊的依据。

3.直肠癌

直肠癌比结肠癌易出现便秘,因病变部位靠近肛门,当肿瘤增大造成肠腔阻塞或狭窄时,便秘是常见症状,且常伴直肠刺激症状,如里急后重、排便不尽感或腹泻与便秘交替出现等。肛门指诊及直肠、乙状结肠镜检查均为有效的检查方法,但直视下取活组织病理学检查才是本病确诊的依据。

4.先天性巨结肠(或先天性成年型巨结肠)

本病为消化道畸形疾病中的常见病,可见于新生儿、婴幼儿、儿童及成年人等各年龄组。本病突出的症状是便秘。钡灌肠 X 线片可显示出本病特有的 X 线征:扩张的肠段、肠段下端呈漏斗状和直肠持续性狭窄等。

四、治疗

便秘的治疗目的如下:①恢复正常的排便频率和正常粪便的稠度;②解除便秘引起的不适;③维持适当的排便规律而不需要人为的帮助。

1.辨证论治

肠胃积热、气机郁滞、阴寒积滞属实秘,气虚、血虚、阴虚、阳虚属虚秘。

(1)肠胃积热证的内治如下。

证候:大便干结,腹胀腹痛,面红身热,口干口臭,心烦不安,小便赤;舌红,苔黄燥,脉滑数。

治法:泻热导滞、润肠通便。

方药:麻子仁丸加减。津液已伤者加生地、玄参、麦冬,燥热不甚或药后通而不爽者用青麟丸。

(2)气机郁滞证的内治如下。

证候:大便干结或不甚干结,欲便不得出,或便出不畅,肠鸣矢气,腹胀痛,肠满闷,嗳气频作,饮食减少;苔腻,脉弦。

治法:顺气导滞。

方药:六磨汤加减。气郁化火者加黄芩、栀子、龙胆草,气逆呕吐者加半夏、旋覆花、代赭石,七情郁结、忧郁寡言者加白芍、柴胡、合欢皮,跌仆损伤、腹部术后便秘不通加桃仁、红花、赤芍。

(3)阴寒积滞证的内治如下。

证候:大便艰涩,腹痛拘急,胀满拒按,胁下偏痛,手足不温,呃逆呕吐;苔白腻,脉弦紧。

治法:温里散寒,通便导滞。

方药:大黄附子汤加减。

(4)气虚证的内治如下。

证候:粪质并不干硬,也有便意,但临厕排便困难,需努挣方出,挣得汗出短气,便后乏力,体质虚弱,面色苍白,肢倦懒言;舌淡苔白,脉弱。

治法：补气润肠，健脾升阳。

方药：黄芪汤加减。气虚甚者选用红参，脱肛者用补中益气汤，肺气不足者用生脉散，日久肾气不足者用大补元煎。

(5)血虚证的内治如下。

证候：大便干结，排出困难，面色无华，心悸气短，健忘，口唇色淡；脉细。

治法：养血润肠。

方药：润肠丸加减。兼气虚者加白术、党参、黄芪；血虚已复，大便仍干燥者用五仁丸。

(6)阴虚证的内治如下。

证候：大便干燥，如羊屎状，形体消瘦，头晕耳鸣，心烦失眠，潮热盗汗，腰酸腿软；舌红少苔，脉细数。

治法：滋阴润肠通便。

方药：增液汤酌加芍药、玉竹、石斛、火麻仁、柏子仁、瓜蒌仁。口干口渴者用益胃汤，腰酸腿软者用六味地黄丸。

(7)阳虚证的内治如下。

证候：大便或干或不干，皆排出困难，小便清长，面色苍白，四肢不温，腹中冷痛，得热痛减，腰膝冷痛；舌淡苔白，脉沉迟。

治法：温阳润肠。

方药：济川煎加减。老人虚冷便秘用半硫丸，脾阳不足、中焦虚寒者用理中汤加当归、芍药，肾阳不足者用金匮肾气丸或右归丸。

便秘尚有外导法，例如，《伤寒论》中的蜜煎导法，对于大便干结坚硬者，皆可配合使用。

2.其他治疗

(1)针灸治疗：针灸对功能性便秘有良好疗效，可以调整自主神经功能，改善和加强肠蠕动及排便功能。取大肠俞、天枢、支沟、上巨虚穴；热结配合谷、曲池穴，气滞配中脘、行间穴，气血虚弱配脾俞、胃俞穴，寒秘加灸神阙、气海穴以温通三焦穴而消阴寒。实秘针用泻法，虚秘针用补法，寒秘可加灸。

(2)西药治疗。

刺激性泻剂：系通过刺激结肠黏膜肌间神经丛、平滑肌以增加蠕动和黏液分泌而发挥作用。常用药物有大黄、番泻叶、酚酞(果导)、蓖麻油等，刺激性泻药可引起腹部绞痛，长期使用可致水、电解质紊乱及酸碱失调并可降低肠壁的敏感性，造成腹壁内神经元的损害，出现"泻性结肠"。因不易识别，常被误认为顽固性便秘而给予更多的泻剂，造成恶性循环，甚至施以其他不当的治疗，应引起重视。

机械性泻剂如下。

膨胀性泻剂：又称充肠剂，小麦麸皮、玉米麸皮、琼脂、甲基纤维素、车前子制剂均属于此类。因此类泻剂可引起肠堵塞，有肠狭窄者应慎用。

高渗性泻剂：又称为容积性泻剂，常用的有硫酸镁、硫酸钠、甘露醇等。严禁应用于有器质性狭窄的患者，以免引起急性肠梗阻。

软化剂：为表面活化剂，能使粪便中的脂肪与水容易混合，并增加肠道分泌，如辛丁酯酸钠(钙)等。

润滑剂：液状石蜡在肠道中不被消化吸收，可包绕粪块，使之容易排出；同时又妨碍结肠对水的吸收,故能润滑肠腔,软化大便。

治疗便秘时,应熟悉不同种类泻药的作用机制、注意事项,做到合理用药。对慢性便秘一般以膨胀性制剂为主,必要时加用刺激性泻剂。对急性便秘可选用小剂量高渗性泻剂、刺激性泻剂、润滑剂等,但不宜超过 1 周。凡长期服用刺激性泻剂者,必须逐渐停药并加用膨胀性泻剂。一次服用泻剂将结肠完全排空后,需 3~4 d 结肠才能重新充满。因此,连续用药是不妥当的。口服泻剂一般需 6~8 h 发生作用,故较合理的用药时间为晚上睡前,次日早晨起床后或早餐后排便。

(3)生物反馈疗法:包括肛肠测压反馈技术和肛肠肌电图反馈技术,对慢传输型、出口梗阻型、混合型便秘均有效,但对出口梗阻型便秘的疗效较好。

(4)手术治疗:采用全结肠切除术治疗顽固性慢传输性便秘。

五、预防与调护

(1)调整饮食结构是治疗和预防各种便秘的基础方法,包括多进食粗纤维含量高的食物和养成多饮水的习惯。藻类、芝麻、豆类的食物纤维含量最高。一般要求每日饮水量不低于2 000 mL,且不宜多饮茶或含咖啡的饮料,以防利尿。

(2)纠正不良排便习惯,例如,人为抑制便意,排便时看书,导致排便时间过长,过度用力排便等。养成每日定时排便习惯。

(3)养成良好的生活习惯,生活起居要有规律,多参加体育活动。保持乐观、豁达的情绪,以减少心理因素对胃肠道功能的影响。出口梗阻性便秘、直肠内黏膜脱垂患者,长期坚持做膝胸位提肛锻炼,加强盆底肌肉的力量,可以减轻症状,甚至治愈。

(杨爱龙)

第四章　妇科疾病

第一节　阴道炎症

阴道炎症(vaginitis)是指阴道黏膜及黏膜下结缔组织的炎症,可表现为带下量、色、质的改变。

临床常见的有滴虫阴道炎、外阴阴道假丝酵母菌病、萎缩性阴道炎及细菌性阴道病。各年龄阶段妇女均可发生阴道炎。阴道炎为女性生殖器炎症中最常见的疾病。

一、病因病理

正常阴道内存在多种细菌,菌群之间可形成生态平衡,并不致病。乳杆菌、雌激素及阴道pH在维持阴道生态平衡中起重要作用。当各种原因导致阴道的酸碱平衡紊乱或免疫力下降时,相应的致病菌大量繁殖,可引起阴道炎。

二、临床表现

(一)滴虫阴道炎

1.症状

阴道分泌物增多,外阴瘙痒,或有灼热、疼痛、性交痛等。阴道分泌物呈稀薄脓性、泡沫状,有臭味;若合并其他细菌感染则呈黄绿色。滴虫不仅寄生于阴道,还常侵入尿道或尿道旁腺,甚至膀胱,患者可有尿频、尿痛,甚至血尿。阴道毛滴虫能吞噬精子,并阻碍乳酸形成,影响精子在阴道内存活,可致不孕。

2.体征

阴道黏膜充血,严重者可有散在出血点,甚至宫颈有出血斑点,形成"草莓样宫颈"。后穹隆有大量灰黄色、黄白色稀薄液体或黄绿色脓性分泌物,多呈泡沫状。

(二)外阴阴道假丝酵母菌病

1.症状

外阴及阴道瘙痒难忍、疼痛,阴道分泌物增多,呈白色稠厚的凝乳状或豆渣样;外阴肿胀,伴有灼热感、尿痛、排尿困难、性交痛。

2.体征

外阴红斑、水肿,常伴抓痕;小阴唇内侧及阴道黏膜附有白色块状物,擦除后见黏膜充血红肿。急性期还可见糜烂面及浅表溃疡。表皮剥脱严重者可导致小阴唇肿胀粘连。

(三)细菌性阴道病

1.症状

10%~40%的患者无临床症状,有症状者表现为阴道分泌物增多,有鱼腥臭味,性交后症状加重,可伴有轻度外阴瘙痒或烧灼感。

2.体征

检查见阴道黏膜无红肿、充血等炎症反应,分泌物呈灰白色、均匀一致、稀薄、黏度低,容易从阴道壁拭去。

(四)萎缩性阴道炎

1.症状

阴道分泌物增多,外阴瘙痒,有灼热感,分泌物稀薄,呈淡黄色,严重者呈脓血性白带,阴道黏膜萎缩,可伴有性交痛。

2.体征

外阴、阴道黏膜潮红、充血,阴道黏膜萎缩性改变,上皮皱襞消失、萎缩、菲薄,呈老年性改变,阴道黏膜可见散在小出血点或点状出血斑,有时见浅表溃疡。阴道黏膜溃疡后可与对侧形成粘连,造成阴道狭窄甚至闭锁,炎性分泌物引流不畅,可形成阴道积脓或宫腔积脓。

三、诊断

有不洁性交史、长期抗生素应用史、糖尿病病史或各种原因引起的雌激素水平不足,结合临床表现及下列实验室检查,可对本病做出诊断与鉴别诊断。

滴虫阴道炎患者的阴道分泌物中可找到滴虫;外阴阴道假丝酵母菌病患者的阴道分泌物中可找到假丝酵母菌的芽孢或假菌丝,还可见少量白细胞;细菌性阴道病患者的阴道分泌物可找到线索细胞,胺试验阳性,阴道分泌物 pH>4.5;萎缩性阴道炎患者的阴道分泌物可见大量基底层细胞及白细胞而无滴虫及假丝酵母菌,pH 升高,激素测定显示雌激素水平明显低下。

四、治疗

阴道炎症可同时侵及尿道、尿道旁腺及前庭大腺,因此,治疗时需全身用药与局部用药相结合。

(一)滴虫阴道炎的治疗

(1)全身治疗:初次治疗可选择甲硝唑 2 g,单次口服;或替硝唑 2 g,单次口服;或甲硝唑 400 mg,每日 2 次,连服 7 d。服用后,部分患者可有食欲缺乏、恶心、呕吐等胃肠道反应,偶尔见头痛、皮疹、白细胞减少等不良反应,一旦发现上述症状应停药。甲硝唑治疗 24 h、替硝唑治疗 72 h 内应禁止饮酒。哺乳期患者用药后不宜哺乳。因滴虫阴道炎主要由性行为传播,故性伴侣应同时治疗。

(2)局部治疗。用 0.5%~1%乳酸或醋酸溶液冲洗阴道,每日 1 次,10 次为一个疗程,以增强阴道防御能力。甲硝唑阴道泡腾片 200 mg,于阴道冲洗后或每晚塞入阴道 1 片,10 d 为 1 个疗程。治疗期间为避免复感,应将内裤及毛巾煮沸 5~10 min,以消灭病原。

(3)妊娠期治疗:妊娠期滴虫阴道炎可致胎膜早破、早产及低出生体重儿,治疗妊娠期滴虫阴道炎可以减轻症状,减少传播,防止新生儿呼吸道和生殖道感染。方案为甲硝唑 2 g,顿服;或甲硝唑 400 mg,每日 2 次,连用 7 d。按照美国食品药品监督管理局(FDA)颁布的妊娠期用药分类规定,甲硝唑属于 B 类药物。应用甲硝唑前应取得患者及其家属的同意。

(二)外阴阴道假丝酵母菌病的治疗

(1)全身治疗:可选用口服药物氟康唑 150 mg,顿服。

(2)局部治疗。

阴道纳药:选用咪康唑栓剂,每晚 1 粒(200 mg),连用 7 d;制霉菌素栓剂,每晚 1 粒 (10 万单位),连用 10～14 d;克霉唑栓剂,每晚 1 粒(150 mg),连用 7 d。

调节阴道酸碱度:用 2‰～3‰的苏打液(碳酸氢钠)冲洗外阴及阴道,或坐浴,每日 1 次, 10 次为一个疗程。此法可改变阴道酸碱度,不利于假丝酵母菌生长。

(3)注意:去除病因,保持皮肤清洁、外阴干燥;用过的内裤、盆及毛巾均需用开水烫洗;及时停用广谱抗生素或激素;积极治疗糖尿病;妊娠期患者应以局部治疗为主。

3.细菌性阴道病

(1)全身治疗:甲硝唑,每次 400 mg,每日 2 次,口服,7 d 为一个疗程,连续应用 3 个疗程;或克林霉素 300 mg,每日 2 次,连服 7 d。

(2)局部治疗:甲硝唑栓(200 mg),每晚 1 次,连用 7 d;用 2‰的克林霉素软膏涂抹阴道,每次5 g,每晚 1 次,连用 7 d。

(3)妊娠期治疗:本病与不良妊娠结局(绒毛膜羊膜炎、胎膜早破、早产等)有关,且有合并上生殖道感染的可能,故妊娠期应选择口服用药。甲硝唑 200 mg,每日 3 次,连用 7 d;或克林霉素 300 mg,每日 2 次,连用 7 d。

4.萎缩性阴道炎

(1)全身治疗:提高阴道抵抗力、补充雌激素是治疗萎缩性阴道炎的主要方法。给予替勃龙 2.5 mg,每日 1 次,也可选用其他雌孕激素制剂连续联合用药。

(2)局部治疗:雌三醇软膏局部涂抹,每日 1 次,连用 14 d;或可选用氯喹那多普罗雌烯阴道片,每日 1 次,连用 7～10 d;抗生素如诺氟沙星 100 mg,置于阴道深部,每日 1 次,7～10 d 为一个疗程;也可选用中成药保妇康栓,阴道纳药。

(董瑞丽)

第二节　子宫颈炎症

子宫颈炎症(cervicitis)是常见的女性下生殖道炎症,包括子宫颈阴道部炎症及子宫颈管黏膜炎症。因子宫颈阴道部鳞状上皮与阴道鳞状上皮相延续,故阴道炎症可引起子宫颈阴道部炎症。

临床多见的子宫颈炎为子宫颈管黏膜炎,若得不到及时治疗,可引起上生殖系统炎症,重者有可能诱发子宫颈癌。

一、病因病理

(一)病因

(1)病原体感染:性传播疾病病原体如淋病奈瑟球菌及沙眼衣原体等,主要感染子宫颈柱状上皮,可引起急性子宫颈炎。部分子宫颈炎的病原体与阴道炎病原体、生殖道支原体感染有关。但也有部分患者的病原体并不清楚。淋病奈瑟球菌及沙眼衣原体感染子宫颈管柱状上皮后,可引起子宫颈管黏膜炎,淋病奈瑟球菌还常侵袭尿道移行上皮、尿道旁腺及前庭大腺。慢性子宫颈炎可由急性子宫颈炎迁延而来,也可以为病原体持续感染所致。葡萄球菌、链球菌、大肠埃希菌、厌氧菌等是引起慢性子宫颈炎的常见病原体。

(2)机械性刺激或损伤：约半数已婚患者的子宫颈炎和性生活有一定关系；另外，分娩、流产、手术、不洁性交等可致子宫颈损伤并发感染而发病。

(3)其他：使用高浓度酸性或碱性溶液冲洗阴道，或放置腐蚀性较强的药片、栓剂，以及邻近器官炎症蔓延至阴道、子宫颈亦可引起本病。

(二)病理

(1)急性子宫颈炎：表现为子宫颈红肿、子宫颈黏膜充血水肿，其脓性分泌物可经子宫颈外口流出。

(2)慢性子宫颈炎的病理如下。

子宫颈息肉：为慢性炎症刺激致子宫颈管腺体和间质所形成的局部增生，向宫颈外口凸出，形成单个或多个带蒂的小肉芽样组织，质软脆，易出血。子宫颈息肉极少恶变，但应与子宫颈的恶性肿瘤相区别。光镜下见息肉表面被覆高柱状上皮，并可见间质水肿、丰富的血管及慢性炎性细胞浸润。

宫颈管黏膜炎：病变局限于子宫颈管黏膜及黏膜下组织，可表现为子宫颈口充血、发红，子宫颈管覆盖黏液及脓性分泌物，且反复发作。

子宫颈肥大：慢性炎症的长期刺激可导致腺体和间质增生，子宫颈充血水肿，可表现为子宫颈肥大、硬度不同程度地增加，可为正常的2~4倍，表面多光滑或有糜烂。

二、临床表现

(一)症状

(1)急性子宫颈炎：多无症状；有症状者主要表现为阴道分泌物增多，呈黏液脓性，可伴有外阴瘙痒及灼热感，或见月经间期出血、性交后出血等症状。若合并尿路感染，可出现尿频、尿急、尿痛之症。

(2)慢性子宫颈炎：亦多无症状；少数患者可见阴道分泌物增多，呈乳白色黏液状，有时呈淡黄色脓性，性交后出血，或月经间期出血，可伴腰骶部疼痛、下腹坠痛。

(二)妇科检查

(1)急性子宫颈炎：可见子宫颈充血、水肿、黏膜外翻，黏液脓性分泌物附着甚至从子宫颈管流出，子宫颈管黏膜质脆，容易诱发出血。若为淋病奈瑟球菌感染，则尿道旁腺、前庭大腺易受累，可见尿道口、阴道口黏膜充血、水肿及大量脓性分泌物覆着。

(2)慢性子宫颈炎：可见子宫颈呈糜烂样改变，或有黄色分泌物覆盖子宫颈口或从子宫颈口流出，也可表现为子宫颈肥大或子宫颈息肉。

(三)常见并发症

(1)月经不调：可出现月经先期、经间期出血、月经过多、经期延长。

(2)不孕：黏稠的脓性白带不利于精子穿透，而炎症改变了阴道内的pH也不利于精子的存活，因而可造成不孕。

(3)盆腔炎性疾病：子宫颈炎严重时，感染可沿子宫颈管上行，造成子宫内膜炎及输卵管炎，甚至扩散造成盆腔结缔组织炎。

(4)子宫颈癌：子宫颈炎症经久不愈，长期刺激可诱发子宫颈癌。

三、诊断与鉴别诊断

（一）诊断要点

1.病史

常有分娩、流产、手术感染史，或经期不卫生、不洁性生活史，或子宫颈损伤，或化学物质刺激，或病原体感染及邻近器官炎症等病史。

2.临床表现

可见阴道分泌物增多，呈黏液脓性或乳白色黏液状，甚至有血性白带或性交后出血，或伴有外阴瘙痒或腰酸，下腹坠痛。

3.妇科检查

可见子宫颈充血、水肿、黏膜外翻，脓性分泌物增多或者接触性出血。子宫颈糜烂、肥大，或见息肉。

4.实验室及其他检查

（1）实验室检查：阴道分泌物检查白细胞增多即可做出子宫颈炎症的初步诊断。子宫颈炎症诊断后，需进一步做淋病奈瑟球菌及衣原体的检测、子宫颈刮片或液基薄层细胞学检查（TCT）。①细胞学检测：子宫颈管脓性分泌物涂片做革兰氏染色，本病患者中性粒细胞可高于 30/HP；阴道分泌物涂片白细胞可高于 10/HP。②病原体检测：应做淋病奈瑟球菌及衣原体的培养以及分泌物检查，确定有无细菌性阴道病、滴虫阴道炎及假丝酵母菌性阴道病。

（2）其他辅助检查：由于子宫颈炎是上生殖道感染征象之一，所以还应注意有无上生殖道感染。超声、彩色多普勒超声、CT、MR 等检查可助详细了解子宫颈及盆腔情况。若 TCT 检查发现异常，则应进行阴道镜检查或活组织检查以明确诊断。

（二）鉴别诊断

在诊断慢性子宫颈炎时，应注意鉴别妇科检查所发现的阳性体征与子宫颈的常见病理生理改变。

1.子宫颈柱状上皮异位和子宫颈鳞状上皮内病变

除慢性子宫颈炎外，子宫颈的生理性柱状上皮异位、子宫颈鳞状上皮内病变，甚至早期子宫颈癌也可呈现子宫颈糜烂样改变。生理性柱状上皮异位多见于青春期、雌激素分泌旺盛的生育年龄妇女、口服避孕药或妊娠者，由于雌激素的作用，鳞-柱交接部外移，子宫颈局部呈糜烂样改变。此外，子宫颈鳞状上皮内病变（SIL）及早期子宫颈癌也可使子宫颈呈糜烂样改变。因此，需借助辅助检查，如"三阶梯检查"（子宫颈细胞学检查和/或 HPV 检测-阴道镜检查-宫颈活组织检查）以明确诊断。

2.子宫颈腺囊肿

绝大多数子宫颈腺囊肿是子宫颈的生理性变化。本病是子宫颈转化区内鳞状上皮取代柱状上皮过程中，新生的鳞状上皮覆盖子宫颈腺管口或伸入腺管，并阻塞腺管口，导致腺体分泌物引流受阻而形成的。子宫颈局部损伤或子宫颈慢性炎症亦可使腺管口狭窄，导致子宫颈腺囊肿形成。囊肿一般为米粒大小，略凸出于子宫颈表面，内含黄白色液体。

3.子宫颈癌

早期从外观上很难将子宫颈炎症与子宫颈癌区别开，因此，需行子宫颈细胞学检查、阴道镜检查、子宫颈和子宫颈管活组织检查以明确诊断。

4.子宫颈湿疣

子宫颈息肉与子宫颈湿疣难于肉眼鉴别,故应常规行阴道镜下醋酸发白试验,并做活检,检测 HPV 以明确诊断。

5.黏膜下子宫肌瘤

黏膜下子宫肌瘤可排出子宫颈外,形似息肉,但质硬,病理检查可诊断。

四、治疗

急性子宫颈炎主要针对病原体治疗,治疗应及时、彻底,以免转为慢性;慢性子宫颈炎以局部治疗为主,根据病理特点采用不同的治疗方法。中医治疗多采用辨证与辨病相结合、整体与局部相结合的方法治疗,对慢性子宫颈炎多是内外同治。在治疗慢性子宫颈炎过程中,需定期行子宫颈细胞学检查。

1.抗生素

针对病原体选用抗生素治疗。

(1)单纯急性淋病奈瑟球菌性子宫颈炎:主张大剂量、单次给药。常用药物有头孢菌素类,例如,头孢曲松钠 250 mg,单次肌内注射;或头孢克肟 400 mg,单次口服;或头孢唑肟 500 mg,肌内注射;头孢西丁 2 g,肌内注射,加丙磺舒 1 g,口服;或头孢噻肟钠 500 mg,肌内注射;也可选择氨基糖苷类的大观霉素 4 g,单次肌内注射。

(2)沙眼衣原体感染所致子宫颈炎:可选用四环素类,例如,多西环素 100 mg,每日 2 次,连服 7 d;红霉素类,例如,阿奇霉素 1 g,单次顿服;或红霉素 500 mg,每日 4 次,连服 7 d。喹诺酮类,例如,氧氟沙星 300 mg,每日 2 次,连服 7 d;或左氧氟沙星 500 mg,每日 1 次,连服 7 d;或莫西沙星 400 mg,每日 1 次,连服 7 d。由于淋病奈瑟球菌感染常伴有衣原体感染,因此,若确诊为淋病性子宫颈炎,治疗时可同时选用抗淋病奈瑟球菌药物和抗衣原体药物。

(3)合并细菌性阴道病:应同时治疗细菌性阴道病,否则将导致子宫颈炎症持续存在。

2.子宫颈糜烂样改变

(1)无症状的生理性柱状上皮异位:无须进行处理。

(2)糜烂样改变伴有白带量多、乳头状增生、接触性出血:可给予局部物理治疗,包括激光、冷冻、电熨、微波及红外线凝结等。局部物理治疗是治疗本病最常用的治法,治疗后创面愈合需 3~4 周,病变较深者需 6~8 周。局部物理疗法治疗前应常规行子宫颈癌筛查;有急性生殖器炎症者禁做;治疗时间应选在月经干净后 3~7 d;术后可出现大量阴道水样排液,术后 1~2 周脱痂时可有少许出血;治疗后应保持外阴清洁,在创面尚未完全愈合期间(4~8 周)应避免盆浴、性交及阴道冲洗。

3.子宫颈息肉

行息肉切除术,将切除的息肉送病理组织学检查。

4.子宫颈肥大

一般无须治疗。

5.子宫颈腺囊肿

一般无须治疗;若囊肿大或合并感染,可用微波或激光治疗。

(董瑞丽)

第三节 盆腔炎性疾病

盆腔炎性疾病(pelvic inflammatory disease,PID)指女性上生殖道的一组感染性疾病,主要包括子宫内膜炎、输卵管炎、输卵管卵巢脓肿、盆腔腹膜炎。本病曾有"急性盆腔炎"之称。炎症可局限于一个部位,也可以同时累及几个部位,最常见的是输卵管炎和输卵管卵巢炎。PID多发生在性活跃期、有月经的妇女,初潮前、绝经后或无性生活者很少发生PID,若发生PID也往往是邻近器官炎症的扩散。严重的PID可引起弥散性腹膜炎、败血症、感染性休克,甚至危及生命。若PID未能得到及时正确的治疗,可转为盆腔炎性疾病后遗症,引起不孕、输卵管妊娠、慢性盆腔痛及炎症反复发作等,从而严重影响妇女的生殖健康。

一、病因病理

(一)病因

(1)产后、流产后感染:妇女产后或流产后,体质虚弱,分娩致产道损伤,或流产造成裂伤,流血过多,或有胎盘、胎膜组织残留等,病原体易侵入子宫腔而引起感染。

(2)子宫腔内手术操作后感染:如放置宫内节育器、刮宫术、输卵管通液术、子宫输卵管造影、宫腔镜检查等,手术所致生殖道黏膜损伤、出血、坏死,导致下生殖道内源性病原体上行感染。

(3)经期及产褥期卫生不良:经期及产褥期子宫内膜的剥脱面扩张的血窦及凝血块为细菌的良好滋生环境,加之抵抗力减弱,如不注意卫生或经期行性生活等均可使病原体侵入子宫腔而引起炎症。

(4)下生殖道感染:如淋病奈瑟球菌性子宫颈炎、沙眼衣原体性子宫颈炎及细菌性阴道病等下生殖道感染上行蔓延,可引起PID。

(5)邻近器官炎症直接蔓延:如阑尾炎、腹膜炎、膀胱炎等。

(6)PID再次急性发作:PID所致的盆腔广泛粘连、输卵管损伤、输卵管防御能力下降,容易造成再次感染,导致急性发作。

引起盆腔炎性疾病的病原体有内源性及外源性两种来源,内源性病原体包括需氧菌及厌氧菌,主要的需氧菌及兼性厌氧菌有金黄色葡萄球菌、溶血性链球菌、大肠埃希菌等,厌氧菌有脆弱类杆菌、消化球菌、消化链球菌等。外源性病原体主要为性传播疾病的病原体,常见病原体为淋病奈瑟球菌、沙眼衣原体、支原体。外源性及内源性病原体可分别单独存在,也可同时存在,通常为混合感染。这些病原体的主要感染途径如下:①沿生殖道黏膜上行蔓延,如淋病奈瑟球菌、沙眼衣原体及葡萄球菌等。②经淋巴系统蔓延,如链球菌、大肠埃希菌、厌氧菌等。③经血循环传播,如结核菌等。④直接蔓延,如阑尾炎等。

(二)病理

(1)急性子宫内膜炎及子宫肌炎:子宫内膜充血、水肿,有炎性渗出物,严重者内膜坏死、脱落形成溃疡。镜下见大量白细胞浸润,炎症向深部侵入,可形成子宫肌炎。

(2)发生急性输卵管炎、输卵管积脓、输卵管卵巢脓肿。

炎症经子宫内膜向上蔓延:病原体首先侵入输卵管,可引起输卵管黏膜肿胀、间质水肿、充血及大量中性粒细胞浸润,导致输卵管炎、输卵管卵巢炎。若输卵管伞端粘连闭锁,则可形成输卵管脓肿；若脓肿与卵巢贯通则发展为输卵管卵巢脓肿，输卵管卵巢脓肿可为一侧或两侧，约半数是在可识别的急性盆腔炎性疾病初次发病后形成的，多位于子宫后方或子宫、阔韧带后叶及肠管间粘连处。淋病奈瑟球菌、大肠埃希菌、类杆菌及普雷沃菌，除可直接引起输卵管上皮损伤外，其细胞壁脂多糖等内毒素亦可引起输卵管纤毛大量脱离，导致输卵管运输功能减退、丧失。因衣原体的热休克蛋白与输卵管热休克蛋白有相似性，故感染引起的交叉免疫反应可损伤输卵管，导致输卵管黏膜结构及功能的严重破坏，并引起盆腔广泛粘连。

病原菌通过子宫颈的淋巴管播散到宫旁结缔组织：首先侵及输卵管浆膜层，发生输卵管周围炎，然后累及肌层，而输卵管黏膜层可不受累或受累较轻。病变以输卵管间质炎为主，其管腔常可因肌壁增厚而受压变窄，但仍能保持通畅。轻者输卵管仅有轻度充血、肿胀、略增粗；重者输卵管明显增粗、弯曲，纤维素性脓性渗出物增多，可与周围组织粘连。

卵巢很少单独发炎，白膜是良好的防御屏障。卵巢常与发炎的输卵管伞端粘连而发生卵巢周围炎，称为输卵管卵巢炎，习称附件炎。

（3）急性盆腔结缔组织炎及盆腔腹膜炎：病原体沿淋巴扩散至子宫旁结缔组织可引起结缔组织充血、水肿及中性粒细胞浸润，则易发生盆腔结缔组织炎，且以宫旁结缔组织炎最常见。若炎症蔓延至盆腔腹膜，可致急性盆腔腹膜炎或盆腔脓肿，脓肿如果穿破排出或破入腹腔，可造成急性弥散性腹膜炎。

（4）败血症及脓毒血症：当病原体毒性强、数量多，患者抵抗力降低时，可发展为败血症，若身体其他部位发现多处炎症病灶或脓肿，应考虑存在脓毒血症，但需经血培养证实。败血症及脓毒血症严重时可导致感染性休克而使患者死亡，多见于严重的产褥感染、感染性流产及播散性淋病者。

（5）肝周围炎（Fitz-Hugh-Curtis 综合征）：是指有肝包膜炎症而无肝实质损害的肝周围炎。衣原体及淋病奈瑟球菌感染均可引起。由于肝包膜水肿，吸气时右上腹疼痛。肝包膜上有脓性或纤维渗出物，早期在肝包膜与前腹壁腹膜之间形成松软粘连，晚期形成琴弦样粘连。5%～10%的输卵管炎可引起肝周围炎，表现为继下腹痛后出现右上腹痛，或下腹疼痛与右上腹疼痛同时出现。

二、临床表现

（一）症状

由于炎症累及的范围及程度不同，临床表现亦不同。起病时下腹疼痛，性交或活动后加重，伴发热。病情严重者可有高热、寒战、头痛、食欲缺乏，阴道分泌物增多，常呈脓性、秽臭。月经期发病可出现经量增多、经期延长。若有腹膜炎，可见恶心、呕吐、腹胀、腹泻等消化系统症状；若泌尿系统感染，则可有尿频、尿急、尿痛的症状；若脓肿形成，下腹可有包块或局部压迫刺激症状；包块位于子宫前方可出现膀胱刺激症状，则有尿频、尿痛或排尿困难；包块位于子宫后方可有直肠受压刺激症状，则可见排便困难、腹泻或有里急后重感。若有输卵管炎的症状及体征，同时有右上腹疼痛，应怀疑有肝周围炎。

（二）体征

个体差异较大，轻者无明显异常发现，或妇科检查仅发现子宫颈举痛、子宫体压痛、附件区压痛。重者呈急性病容，体温升高，心率增快，下腹部有压痛、反跳痛及肌紧张，肠鸣音减弱或消失。妇科检查：阴道充血，有大量脓性臭味分泌物，穹隆明显触痛；子宫颈充血、水肿，举痛明显；子宫体稍大，较软，压痛，活动受限；输卵管压痛明显，有时可扪及包块；有子宫旁结缔组织炎时，下腹一侧或两侧可触及片状增厚，或两侧宫骶韧带水肿，增粗，压痛明显；盆腔脓肿形成且位置较低时，后穹隆或侧穹隆可扪及肿块且有波动感。

三、诊断与鉴别诊断

（一）诊断要点

1.病史

患者多有近期妇产科手术、盆腔炎史，或经期、产后不注意卫生，房事不节等。

2.临床表现

下腹痛，高热，阴道分泌物增多，下腹部压痛、反跳痛、肌紧张。妇科检查有盆腔炎性疾病体征。

3.实验室及其他检查

（1）实验室检查：白细胞数升高，以粒细胞为主；红细胞沉降率升高；血 C 反应蛋白水平升高。阴道分泌物生理盐水涂片见大量白细胞，后穹隆穿刺可吸出脓液。阴道和子宫颈管分泌物、后穹隆穿刺液，以及血液和盆腔感染部位分泌物培养可检测出病原体。

（2）辅助检查：超声检查提示盆腔内有炎性渗出液或肿块。

由于盆腔炎性疾病的临床表现差异较大，临床诊断准确性不高，故目前尚无既敏感又特异的诊断方法。2015 年美国疾病控制与预防中心推荐的盆腔炎性疾病的诊断标准，包括最低诊断标准、附加标准和特异标准，旨在提高对年轻女性腹痛或有异常阴道分泌物或不规则阴道流血者盆腔炎性疾病的认识，对可疑患者进一步评价，及时治疗，减少盆腔炎性疾病后遗症的发生。最低诊断标准提示，性活跃期的年轻女性或具有性传播疾病的高危人群，若出现下腹疼痛，并排除其他引起下腹疼痛的原因，且妇科检查发现发子宫颈举痛，或子宫体压痛，或附件区压痛，可给予经验性抗生素治疗。附加标准可增加诊断的特异性。若见体温超过 38.3 ℃（口表），宫颈或阴道有异常黏液脓性分泌物，阴道分泌物涂片可见大量白细胞，红细胞沉降率升高，血 C 反应蛋白水平升高，实验室证实的子宫颈淋病奈瑟球菌或衣原体阳性，可明确诊断本病。但若子宫颈分泌物正常，且阴道分泌物镜下见不到白细胞，则盆腔炎性疾病的诊断需慎重，而应考虑其他引起腹痛的疾病。

特异检查可用于诊断盆腔炎性疾病。但除超声检查外，其他均为有创检查，且费用较高，故仅适用于一些有选择的病例。例如，子宫内膜活检组织学检查可用于证实子宫内膜炎；阴道超声或磁共振检查如显示输卵管增粗、输卵管积液、伴或不伴有盆腔积液、输卵管卵巢脓肿，或腹腔镜检查发现盆腔炎性疾病征象，可明确诊断盆腔炎性疾病。

（二）鉴别诊断

1.输卵管妊娠流产或破裂

由于腹腔内出血，临床可见腹痛、阴道流血，甚至昏厥等症状，与盆腔炎性疾病相似。而盆腔炎性疾病者可出现高热，且白细胞数明显升高；异位妊娠者则表现为血 β-HCG 水平升高。盆腔炎性疾病者后穹隆穿刺可吸出脓液，异位妊娠者则可吸出不凝固的积血，可鉴别。

2.急性阑尾炎

急性阑尾炎与盆腔炎性疾病均可见发热、腹痛、白细胞数升高。盆腔炎性疾病痛在下腹部，病位较低，常伴有月经及带下异常；而急性阑尾炎多局限于右下腹部，有麦氏点压痛、反跳痛。

3.卵巢囊肿蒂扭转或破裂

常有突然腹痛,逐渐加重,甚至伴有恶心、呕吐,一般体温不升高。超声检查或妇科盆腔检查可鉴别。

四、治疗

主要为抗生素治疗,必要时手术治疗。抗生素治疗可清除病原体,改善症状及体征,减少后遗症的发生,并配合中药辨证论治。

(一)一般治疗

卧床休息,取半卧位以利于脓液局限于盆腔低位;给予充分营养,纠正水及电解质紊乱;高热时应采用物理降温;避免不必要的妇科检查,以免使炎症扩散。

(二)西医治疗

1.抗生素治疗原则

本病的抗生素治疗原则为经验性、广谱、及时及个体化选择应用。

(1)经验性选择抗生素:根据药敏试验选用抗生素较为合理,但在细菌培养结果不明或无培养条件时,初始治疗往往是经验性选择抗生素。

(2)选择广谱抗生素:由于 PID 多为需氧菌、厌氧菌、淋病奈瑟球菌及衣原体混合感染,故多采用广谱抗生素。

(3)及时应用抗生素:诊断后应立即开始治疗,诊断 48 h 内及时用药可明显降低 PID 后遗症的发生率。

(4)个体化选择抗生素:应综合考虑安全性、有效性、经济性、患者依从性等因素选择治疗方案,根据疾病的严重程度决定静脉给药或非静脉给药。在抗生素治疗前,要了解患者的抗生素用药史、药物过敏史及常用抗生素的抗菌谱及其不良反应。

2.抗生素治疗方案

(1)非静脉给药方案:患者一般状况好,症状轻,能耐受口服抗生素,并有随访条件,可给予口服或肌内注射抗生素治疗。

头孢曲松钠 250 mg,单次肌内注射;或头孢西丁钠 2 g,单次肌内注射,单次肌内注射后可改为口服其他第三代头孢菌素类药物,如头孢噻肟、头孢唑肟钠,共 14 d。为覆盖厌氧菌,加用硝基咪唑类药物,如甲硝唑 0.4 g,每 12 h 1 次,口服 14 d。为覆盖沙眼衣原体或支原体,可加用多西环素 0.1 g,每 12 h 1 次,口服 10~14 d;或米诺环素 0.1 g,每 12 h 1 次,口服 10~14 d;或阿奇霉素 0.5 g,每日 1 次,连服 1~2 d 后改为 0.25 g,每日 1 次,连服 5~7 d。

氧氟沙星 400 mg,口服,每日 2 次,连用 14 d;或左氧氟沙星 500 mg,口服,每日 1 次,连用 14 d;同时加用甲硝唑 0.4 g,每日 2~3 次,口服,连用 14 d。

(2)静脉给药方案:患者的一般情况差,病情严重,伴有发热、恶心、呕吐,或有盆腔腹膜炎;或输卵管卵巢脓肿,或门诊治疗无效,或不能耐受口服抗生素,或诊断不清,应住院给予静脉抗生素治疗。

头孢霉素类或头孢菌素类药物:头孢霉素类,头孢西丁钠 2 g,静脉滴注,每 6 h 1 次;或头孢替坦 2 g,静脉滴注,每 12 h 1 次;加多西环素 100 mg,每 12 h 1 次,静脉滴注或口服。头孢菌素类,如头孢噻肟钠、头孢曲松钠、头孢唑肟等。临床症状改善 24 h 后改为口服药物治疗,多西环素 100 mg,每 12 h 1 次,连用 14 d;或米诺环素 0.1 g,每 12 h 1 次,口服 14 d;或阿奇霉素,每次 0.25 g,每日 1 次,连用 7 d(首次剂量加倍)。若为输卵管卵巢脓肿,需加用克林霉素或甲硝唑,以有效对抗厌氧菌。

克林霉素与氨基糖苷类药物:克林霉素 900 mg,每 8 h 1 次,静脉滴注;加用庆大霉素,首次负荷量(2 mg/kg),然后给予维持量(1.5 mg/kg),每 8 h 1 次,静脉滴注。临床症状、体征改善后,继续静脉应用 24~48 h,克林霉素改为口服,每次 450 mg,每日 4 次,连用 14 d;或多西环素 100 mg,口服,每 12 h 1 次,连用 14 d。

青霉素类与四环素类药物:氨苄西林钠舒巴坦钠 3 g,静脉滴注,每 6 h 1 次,加多西环素 100 mg,每 12 h 1 次,连用 14 d。

喹诺酮类药物与甲硝唑:氧氟沙星 400 mg,静脉滴注,每 12 h 1 次;或左氧氟沙星 500 mg,静脉滴注,每日 1 次,加甲硝唑 500 mg,静脉滴注,每 12 h 1 次。

3.手术治疗

以下情况可考虑手术治疗。

(1)药物治疗无效:凡有输卵管卵巢脓肿或盆腔脓肿形成,经药物治疗 48~72 h 体温持续不降,患者中毒症状加重或肿块增大,应及时手术,以免发生脓肿破裂。

(2)输卵管积脓或输卵管卵巢脓肿持续存在:经药物治疗病情有所好转,可继续控制炎症数日(2~3 周),包块仍未消失但已局限化,可手术治疗。

(3)脓肿破裂:患者突然腹痛加剧,高热、寒战、恶心、呕吐、腹胀拒按,或有中毒性休克表现,均应怀疑有脓肿破裂,一旦怀疑脓肿破裂,需立即在抗生素治疗的同时行手术治疗,并根据患者的年龄、病灶范围决定手术方式。可根据情况选择经腹手术或腹腔镜手术。应根据病变范围、患者年龄、一般状况等考虑手术范围,原则上以切除病灶为主。

(董瑞丽)

第四节　子宫内膜异位症

具有活性的子宫内膜组织(腺体和间质)出现在子宫腔被覆内膜及宫体肌层以外部位时称为子宫内膜异位症(endometriosis,EMT),简称内异症,是引起盆腔痛与不孕的主要原因之一。异位内膜可侵犯全身任何部位,但绝大多数位于盆腔内,以子宫骶韧带、直肠子宫陷凹及卵巢最常见,其次为子宫浆膜、输卵管、乙状结肠、腹膜脏层、直肠阴道膈等部位。本病多见于育龄妇女,与卵巢周期性变化有关,为性激素依赖性疾病。虽为良性病变,但具有类似恶性肿瘤的种植、侵蚀、转移和复发能力。妇科手术中发现,5%~15%的患者患有此病;25%~35%的不孕症患者存在子宫内膜异位症。

一、病因病理

(一)病因

其发病机制尚未完全阐明。种植学说为目前主要的关于本病病因的认识。逆流至盆腔的子宫内膜经黏附、侵袭、血管形成等过程种植、生长、蔓延,最终发生病变;其他发病机制涉及体腔上皮化生学说、诱导学说、遗传学说、免疫与炎症因素。国内学者提出了"在位内膜决定论"。性激素受体表达异常、环境因素、血管生成因素、细胞凋亡减少、干细胞异常等亦可能与其有关。

（二）病理

基本病理变化为异位内膜随卵巢激素的变化而发生周期性出血，使周围纤维组织增生和粘连，出现紫褐色斑点或小泡，最后发展为大小不等的紫蓝色结节或包块。病变可因发生部位和程度不同而有所差异。

（1）巨检。

卵巢型异位症：最多见，约80%的病变累及一侧，50%的病变累及双侧，可形成囊肿。卵巢常与邻近的组织、器官紧密粘连，固定在盆腔内，不能活动。因异位内膜在卵巢皮质内生长并反复出血，形成了单个或多个囊肿，内含暗褐色黏糊状陈旧血，状似巧克力液，故又称卵巢巧克力囊肿。如囊肿破裂，可引起急腹症。

腹膜型异位症：指盆腔腹膜和各脏器表面的内异症病灶。分为两型。①色素沉着型（棕色病变）：盆腔可见典型的紫蓝色或褐色结节。②无色素沉着型：为早期子宫内膜异位腹膜病灶，包括红色病变、白色病变。早期病灶发展成典型病灶需6~24个月。

深部浸润型异位症：指病灶浸润深度≥5 mm，位于宫骶韧带、直肠子宫陷凹、阴道穹窿、直肠阴道隔、直肠或结肠壁，也可侵犯膀胱壁和输尿管。这些部位处于盆腔较低或最低处，为内异症好发部位。

其他部位的异位症：包括瘢痕内异症（会阴及腹壁切口）及其他少见的远处内异症，如肺、胸膜等部位内异症。

（2）镜下检查：典型的异位内膜组织可见到子宫内膜上皮、腺体、内膜间质、纤维素及出血等成分。无色素型早期病灶一般可见典型的异位内膜组织，但异位内膜反复出血后，上述典型的组织结构可能被破坏而难以发现，使临床和病理不一致，即临床表现极典型，但组织病理特征极少。由于异位内膜的出血来自间质内血管而非腺上皮或腺体，故镜检时找到少量内膜间质细胞即可确诊。若临床表现和手术时肉眼所见十分典型，即使镜下仅能在卵巢囊壁中发现红细胞或含铁血黄素的巨噬细胞等出血证据，亦应视为内异症。异位内膜虽可随卵巢周期变化有增生和分泌改变，但其改变不一定与子宫内膜同步，且往往仅表现为增生期改变。

二、临床表现

（一）症状

症状因人而异，且可因病变部位不同而出现不同症状，约25%的患者无明显不适。

（1）痛经和下腹痛：主要症状是痛经，特点为继发性痛经、进行性加剧。疼痛多位于下腹及腰骶部，可放射至阴道、会阴、肛门或大腿，可发生在经前及经期，亦可出现在经后，呈周期性。但也有表现为非周期性的慢性盆腔痛。疼痛程度与病灶大小不一定成正比。27%~40%的患者无疼痛症状。

（2）月经异常：15%~30%的患者表现为经量增多、经期延长或经前点滴出血，可能与卵巢实质被破坏、无排卵、黄体功能不足或合并子宫腺肌病或子宫肌瘤有关。

（3）不孕：发生率为40%~50%。引起不孕的原因很多，如下：①盆腔微环境改变影响精卵结合与运输。②免疫功能异常造成子宫内膜细胞损害，干扰受精卵的结合、输送和着床。

③内异症导致卵巢功能异常。④盆腔内器官和组织广泛粘连,影响受精卵运送。

(4)性交痛:病变累及直肠子宫陷凹、宫骶韧带,或局部粘连导致子宫后倾固定,性交时宫颈受到碰撞及子宫收缩和向上提升可引起疼痛,且以经前为著。

(5)其他:肠道子宫内膜异位症可出现腹痛、腹泻、便秘,甚至周期性少量便血,严重者可发生肠梗阻;异位内膜侵犯膀胱,可在经期出现尿频、血尿、尿痛,但常被痛经症状所掩盖;病灶压迫或侵犯输尿管可引起输尿管阻塞、肾盂积水,如双侧输尿管及肾脏受累,可出现高血压症状;剖宫产或会阴切口术后瘢痕内异症者可表现为经期瘢痕疼痛;胸膜及肺部内异症可出现经期气胸及咯血。此外,当卵巢子宫内膜异位囊肿破裂时,囊内液流入盆腹腔,刺激腹膜,可引起突发性剧烈腹痛,伴恶心、呕吐和肛门坠胀。疼痛多发生在经期前后或经期及性交后或腹压增加时。

(二)体征

较大的卵巢异位囊肿可在妇检时扪及囊性包块。囊肿破裂可出现腹膜刺激征。典型盆腔内异症在妇检时可扪及子宫多后倾固定,直肠子宫陷凹、宫骶韧带或子宫后壁下段扪及触痛结节,一侧或双侧附件区扪及囊性不活动包块。若病变累及腹壁切口及脐部等其他部位,则在相应部位可触及硬韧、不活动、边界不甚清楚的触痛性结节,经期增大。病变累及直肠阴道隔,可在阴道后穹隆部扪及或看到隆起的紫蓝色斑点、小结节或包块。

三、诊断与鉴别诊断

(一)诊断要点

1.病史

重点询问月经史、妊娠史、流产史、分娩史、家族史及手术史。

2.临床表现

育龄妇女有继发性、进行性加剧的痛经和不孕、性交痛,或慢性盆腔痛病史,盆腔检查扪及与子宫相粘连的囊性包块或盆腔内有触痛性结节,即可初步诊断为子宫内膜异位症。但临床确诊尚需参考腹腔镜检查和活组织检查结果。

3.实验室及其他检查

(1)影像学检查:超声检查可确定卵巢异位囊肿的位置、大小和形状。囊肿壁厚且粗糙,囊内有细小的絮状光点,与周围(特别是与子宫)粘连,但此回声图像无特异性,不能单纯根据超声确诊。盆腔 CT、MRI 对盆腔深部内异症的诊断和评估有意义。

(2)腹腔镜检查:是目前诊断子宫内膜异位症的最佳方法,特别是对盆腔检查和超声检查无阳性发现,但有典型内异症症状者更为重要。在腹腔镜下活检即可确诊,并确定临床分期。

(3)CA125 值测定:血清 CA125 值可升高,重症患者该值高于Ⅰ、Ⅱ期患者,但一般不超过 100 U/mL。CA125 测定还可用于监测异位内膜病变活动情况,监测疗效、复发情况。但 CA125 特异性较低,不作为独立的诊断依据。

(4)膀胱镜或肠镜检查:可疑膀胱或肠道内异症,可行膀胱镜或肠镜检查及活检,并排除器官本身病变,诊断概率为 10%~15%。

(二)临床分期及内异症生育指数

1.临床分期

目前我国多采用 1997 年美国殖育医学协会(ASRM)第三次修订的修正子宫内膜异位症

分期法,以评估疾病严重程度及选择治疗方案。准确比较和评价各种不同疗法的优劣,有助于判断预后。此分期法需经腹腔镜检查或剖腹探查进行,要求详细观察和记录内膜异位病灶的部位、数目、大小、深度和粘连程度,最后评分。

2.内异症生育指数

其主要用于预测内异症合并不孕的患者腹腔镜手术分期后自然妊娠情况,评分高者的妊娠概率高。预测前提是男方精液正常,女方卵巢储备功能良好且无合并子宫腺肌病。

四、治疗

治疗目的在于缩减和去除病灶、缓解并解除疼痛、改善和促进生育、减少和避免复发。制订子宫内膜异位症治疗方案需考虑到患者的年龄、生育要求、症状、病变范围、既往治疗史及患者意愿等方面,并应强调治疗个体化。对不孕、盆腔包块、盆腔疼痛治疗需分别对待。围绝经期应警惕内异症恶变的风险。

(一)药物治疗

治疗目的为抑制卵巢功能,减少内异灶活性及粘连的形成,阻止内异症发展。药物治疗适用于痛经明显或慢性盆腔痛,但无卵巢囊肿形成或囊肿较小,有生育要求者。选择药物时应充分考虑其不良反应、患者的意愿及经济能力。常用的药物如下。

(1)非甾体抗炎药:吲哚美辛、萘普生、布洛芬等,根据需要应用。主要不良反应为胃肠道反应,长期应用需警惕出现胃溃疡。

(2)避孕药:常用低剂量高效孕激素和炔雌醇复合制剂。长期连续服用,可造成类似妊娠的人工闭经,称为假孕疗法。每日 1 片,连续服用 6~9 个月,适用于轻度内异症患者。

(3)孕激素:孕激素通过抑制垂体促性腺激素分泌,并直接作用于子宫内膜和异位内膜,使内膜萎缩和闭经。可用甲羟孕酮,每日 20~30 mg,或炔诺酮每日 5 mg,连续应用 6 个月。停药数月后月经恢复。不良反应有不规则点滴出血、恶心、水潴留及肝功能异常等。

(4)孕三烯酮:为 19-去甲睾酮衍生物,能抗雌、孕激素,降低性激素结合蛋白水平,升高游离睾酮水平,抑制促卵泡激素(FSH)、黄体生成素(LH)峰值并降低 LH 均值,使雌激素水平下降、异位内膜萎缩、吸收。不良反应主要有雄激素样作用,如毛发增多、情绪改变及影响脂蛋白代谢,可能出现肝功能损害及体重增加等。用法为每次 2.5 mg,每周 2~3 次,月经第 1 日开始服药,连续用药 6 个月。

(5)促性腺激素释放激素激动剂(GnRH-a):为人工合成的十肽类化合物,其作用与体内的 GnRH 相似,能耗尽 GnRH 受体,使促性腺激素(Gn)减少,出现暂时性绝经。常用药物有亮丙瑞林、戈舍瑞林、曲普瑞林。

用法为月经第 1 日皮下注射亮丙瑞林 3.75 mg 或戈舍瑞林 3.6 mg 或肌内注射曲普瑞林 3.75 mg,以后每隔 28 d 再注射一次,连用 3~6 次。主要不良反应为潮热、阴道干燥、性欲减退及骨质丢失等,停药后大部分症状短期内消失,可恢复排卵,但骨质丢失需要 1 年甚至更长时间才能逐渐恢复。

(二)手术治疗

目的是去除病灶。手术治疗适用于药物治疗后症状无缓解、病变加剧或生育功能未恢复者,以及卵巢子宫内膜异位囊肿较大且迫切希望生育者。首选腹腔镜手术。

(1)保守性手术:即病灶切除术,适用于年轻或有生育要求的患者,首选腹腔镜手术。手术尽量切净或破坏所见的异位内膜灶,剔除子宫内膜异位囊肿,分离粘连,恢复解剖结构。

(2)子宫切除术:切除全子宫,保留卵巢,适用于无生育要求、症状重或复发,经保守性手术或药物治疗无效,但年龄较轻,希望保留卵巢功能的患者。

(3)子宫及双侧附件切除术:即将子宫、双侧附件及所有可见的病灶予以切除和清除,适用于年龄较大、无生育要求、症状严重或经保守性手术及药物治疗无效的患者。

(董瑞丽)

第五节　子宫肌瘤

子宫肌瘤(uterine myoma)是女性生殖器官常见的良性肿瘤,由平滑肌及结缔组织组成,常见于30～50岁妇女,20岁以下少见。据尸检统计,30岁以上妇女约20%有子宫肌瘤。因肌瘤多无症状,临床统计发病率远低于真实发病率。根据本病的临床特点,中医多记载于"石瘕""症瘕""崩漏"等疾病中。

一、病因病理

(一)病因

确切病因尚不清楚。肌瘤好发于生育年龄及青春期少见、绝经后萎缩或消失的特点,提示其发生可能与性激素相关。

(1)雌激素及其受体:研究证实,肌瘤组织中雌二醇转化为雌酮效应与正常肌组织相比明显降低,且雌激素受体数目高于周边肌组织,故肌瘤组织局部对雌激素的高敏感性,是肌瘤发生的重要因素之一。

(2)孕激素及其受体:肌瘤组织中存在孕激素受体,孕激素有促进肌瘤有丝分裂活动,刺激肌瘤生长的作用。

(3)细胞遗传学:25%～50%的子宫肌瘤存在细胞遗传学异常,包括染色体12号和14号易位、7号染色体部分缺失等,导致子宫肌瘤中促生长的细胞因子(如转化生长因子-β、表皮生长因子及胰岛素样生长因子-1等)增多。

(二)病理

(1)巨检:实质性球形包块,表面光滑,质地较子宫肌硬,压迫周围肌壁纤维,形成假包膜;肌瘤与假包膜间有一层疏松网状间隙,极易剥出;切面呈灰白色,可见漩涡状或编织状结构。

(2)镜检:主要由梭形平滑肌细胞和不等量纤维结缔组织构成。肌细胞大小一致,排列成漩涡状或棚状,具有杆状核。

(3)肌瘤变性:指肌瘤失去原有的典型结构。常见变性如下。①玻璃样变:又称透明变性,最常见。肌瘤剖面旋涡状结构消失,代之以均匀透明样物质。镜下见病变区肌细胞消失,为均匀透明无结构区。②囊性变:肌瘤玻璃样变后,进一步液化,形成囊腔,称囊性变。囊内含清澈无色液体,或为胶冻状。镜下囊腔壁由玻璃样变的肌瘤组织构成,内壁无上皮衬托。③红色样变:多见于妊娠期或产褥期,为一种特殊类型的坏死,肌瘤体积迅速增大,发生血管破裂,出血弥散于组织内;肌瘤剖面呈暗红色,如半熟的烤牛肉,质软,旋涡状结构消失。镜下细胞质为淡红色,细胞核消失,有溶血现象。④肉瘤样变:肌瘤恶变为肉瘤的仅占 $0.4\%\sim0.8\%$,多见于年龄较大的妇女。肌瘤在短期内迅速增大或伴不规则阴道流血,应考虑有肉瘤变的可能,绝经后妇女肌瘤增大,应警惕恶变。肿瘤切面为灰黄色,质软,如生鱼肉,无包膜,镜下瘤细胞可呈梭形。⑤钙化:多见于蒂部狭小,血供不足的浆膜下肌瘤及绝经后妇女的肌瘤;常在脂肪变之后分解成甘油三脂,再与钙盐结合成碳酸钙石,形成营养不良性钙化。

二、分类

(一)按肌瘤生长部位分类

按肌瘤生长部位分为宫体肌瘤(约占 90%)、宫颈肌瘤(约占 10%)。

(二)按肌瘤与子宫肌壁的关系分类

(1)肌壁间肌瘤:肌瘤位于子宫肌壁间,周围被肌层包围,占 $60\%\sim70\%$。

(2)浆膜下肌瘤:肌瘤向子宫浆膜生长,凸出于子宫表面,肌瘤表面仅由子宫浆膜覆盖,约占 20%。若瘤体继续向浆膜面生长,仅有一蒂与子宫相连,称为带蒂浆膜下肌瘤,由蒂部血管供应营养;若血供不足肌瘤可变性坏死。若蒂扭转断裂,瘤体脱落,可形成游离性肌瘤。若位于宫体两侧壁且向宫旁生长,凸出于阔韧带两层间,则为阔韧带肌瘤。

(3)黏膜下肌瘤:肌瘤向宫腔方向生长,凸于宫腔,表面仅黏膜层覆盖,占 $10\%\sim15\%$。黏膜下肌瘤易形成蒂,常引起宫缩,被挤出宫腔外口而凸于阴道。各种类型的肌瘤可并存于同一子宫,称为多发性子宫肌瘤。

三、临床表现

(一)症状

多无症状,仅在体检时偶尔被发现。症状与肌瘤大小、数目关系不大,而与肌瘤部位、有无变性相关。

(1)月经异常:多表现为经量增多、经期延长,少数表现为不规则阴道流血或血样脓性排液。

(2)下腹包块:子宫体的壁间肌瘤与浆膜下肌瘤逐渐增大,凸向腹腔,当肌瘤增大不小于 3 个月妊娠子宫大小时,于腹部可触及。巨大的黏膜下肌瘤可脱出于阴道外。

(3)压迫症状:子宫体下段前壁或宫颈肌瘤压迫膀胱或输尿管,可发生尿频、尿急、排尿困难、尿潴留。子宫后壁特别是子宫体下段肌瘤可压迫直肠,引起便秘等。

(4)白带增多:肌壁间肌瘤的症状有白带增多,黏膜下肌瘤更为明显,当其感染坏死时可产生多量脓血性排液,伴有臭味。

(5)其他:下腹坠胀,腰背酸痛,可伴不孕、继发性贫血等。浆膜下肌瘤蒂扭转时可出现急腹痛。肌瘤红色变性时,腹痛剧烈,伴发热。

(二)体征

子宫增大,超过 3 个月妊娠子宫大小或出现较大宫底部浆膜下肌瘤时,可在耻骨联合上方或下腹部正中扪及包块,实性,无压痛;若为多发性子宫肌瘤,则肿块外形不规则。妇科检查显示子宫增大,表面可扪及单个或多个不规则结节凸起,或触及单个球形肿块与子宫相连(浆膜下肌瘤),质硬;或宫颈口扩张,可见红色、实质、光滑包块位于宫颈管内,或脱出于宫口,位于阴道内(黏膜下肌瘤);伴感染时可有坏死、出血及脓性分泌物附着。

四、诊断与鉴别诊断

(一)诊断要点

1.病史及临床表现

根据病史及体征,诊断一般较容易。

2.体格检查

当子宫大于 3 个月妊娠子宫时可在下腹部扪及实质性不规则肿块。

3.妇科检查

依据肌瘤的大小、位置、数目及有无变性而做出诊断。

4.实验室及其他检查

(1)超声检查:为目前最为常用的辅助诊断方法。它可显示子宫增大,形状,肌瘤数目、部位、大小及肌瘤内部是否均匀或液化、囊变等。

(2)宫腔镜检查:在宫腔镜下可直接观察宫腔形态,有助于黏膜下肌瘤的诊断。

(3)腹腔镜检查:当需鉴别肌瘤与卵巢肿瘤或其他盆腔肿块时,可行腹腔镜检查,直接观察子宫的大小与形态、肿瘤生长部位并初步判断其性质。

(4)磁共振检查:MRI 在肌瘤大小、数目和位置的判断上有明显优势。

(二)鉴别诊断

1.妊娠子宫

有停经史及早孕反应。尿妊娠试验或血 β-HCG 及超声检查可鉴别。

2.卵巢肿瘤

一般无月经改变,超声检查可鉴别,难以鉴别时可借助腹腔镜明确。

3.子宫腺肌病

有继发性、渐进性痛经以及月经过多病史,子宫多呈均匀增大,质硬,亦可有经量增多等症状。超声检查有助于鉴别。但有时两者可并存。

4.子宫恶性肿瘤

(1)子宫肉瘤:好发于老年妇女,生长迅速,多有腹痛、腹部包块及不规则阴道流血,B 超及磁共振检查有助于诊断。

(2)子宫内膜癌:以绝经后阴道流血为主症,子宫或呈均匀性增大,质软。围绝经期妇女肌瘤可合并子宫内膜癌。诊刮或宫腔镜有助于诊断。

(3)子宫颈癌:有接触性出血或不规则阴道出血及白带增多或不正常排液等症状。应鉴别内生型子宫颈癌与宫颈黏膜下肌瘤。可应用超声检查、宫颈脱落法细胞学检查、宫颈活检、宫颈管搔刮及分段诊刮、MRI 等方法鉴别诊断。

5.其他

其他有盆腔炎性包块、卵巢子宫内膜异位囊肿等,可根据病史、体征及超声检查鉴别诊断。

五、治疗

主要根据患者的症状,结合年龄、生育要求及肌瘤的类型、大小、数目全面考虑治疗方法。

(一)随访观察

无症状肌瘤可不治疗,尤其是近绝经期患者。每 3～6 个月随访一次,若出现症状可再进行治疗。

(二)药物治疗

药物治疗适用于症状轻,近绝经年龄或全身情况不适宜手术者。

(1)月经量多的治疗:对于仅有月经量多症状的患者,可在月经量多时给予非甾体抗炎药(NSAID),减少月经出血,NSAID可作为月经过多的一线药物;氨甲环酸用于月经过多疗效确切,用法为静脉滴注,一般成人一次0.25～0.50 g,必要时可每日1～2 g,分1～2次给药,有血栓形成倾向及有心肌梗死倾向者慎用。复方口服避孕药(COC)可用于子宫肌瘤相关的点滴出血和月经过多;左炔诺孕酮宫内缓释系统(LNG-IUS)可通过使子宫内膜萎缩治疗月经过多,但缩小子宫肌瘤体积的作用不明显。

(2)压迫症状的治疗。①促性腺激素释放激素激动剂(gonadotropin-releasing hormone agonist,GnRH-a):亮丙瑞林每次3.75 mg,或戈舍瑞林每次3.6 mg。用药超过6个月可引起绝经综合征、骨质疏松症等,故应避免长期用药。②米非司酮每日12.5 mg,口服,可在术前用或用于绝经,但不宜长期使用。

(三)手术治疗

(1)适应证:因肌瘤致月经过量或异常出血,导致继发贫血,药物治疗无效;有蒂肌瘤扭转引起急性腹痛;子宫肌瘤体积大或引起膀胱、直肠等压迫症状;能确定不孕或反复流产的唯一病因是肌瘤;疑有肉瘤变。

(2)手术方式:可经腹、经阴道手术或宫腔镜及腹腔镜下手术。①肌瘤切除术:适用于希望保留生育功能的患者,可经腹或腹腔镜下切除肌瘤。可经阴道或宫腔镜下切除黏膜下肌瘤。术后有50%复发,约1/3的患者需再次手术。②子宫切除术:不需保留生育功能,或疑有恶变者,可行子宫次全切除或子宫全切术。术前应行宫颈细胞学检查,排除宫颈恶性病变。处于围绝经期的子宫肌瘤患者应注意排除子宫内膜癌。

(四)其他治法

(1)子宫动脉栓塞术:主要适用于不能耐受或不愿手术者,通过阻塞子宫动脉及其分支,减少瘤体的血流,从而延缓肌瘤的生长,缓解症状。但该法有可能引起卵巢功能减退并增加潜在的妊娠并发症的风险,故对有生育要求的妇女不建议应用。

(2)高能聚焦超声(high-intensity focused ultrasound,HIFU):通过物理能量使肌瘤组织坏死,逐渐吸收或瘢痕化,但存在肌瘤残留、复发的风险,需排除恶性病变。

(3)子宫内膜切除术(transcervical resection of endometrium,TCRE):经宫腔镜切除子宫内膜以减少月经量或造成闭经。

(董瑞丽)

第六节 葡萄胎

葡萄胎是指妊娠后胎盘绒毛滋养细胞异常增生,终末绒毛转变成水泡,水泡间相连成串,形如葡萄状,亦称水泡状胎块,分为完全性葡萄胎(complete hydatidiform mole)和部分性葡萄胎(partial hydatidiform mole)。其病变局限于宫腔内,不侵入肌层或转移至远处。在不同国家和地区其发生率有很大差别。我国有报道,平均每 1 000 次妊娠中葡萄胎可发生 0.81 次,以 35 岁后的妇女怀孕时发病机会为多。曾出现 1 次和 2 次葡萄胎者,再次葡萄胎的发病率分别为 1％～3％和 15％～20％。

一、病因病理

(一)病因

葡萄胎的确切病因迄今不清楚。有胚胎早期死亡、病毒感染、卵巢功能失调、细胞遗传异常及免疫机制失调等假说,但这些假说都只能解释部分现象。在病因学中,年龄是显著的相关因素,年龄大于 40 岁者的葡萄胎发生率为年轻妇女的 10 倍。近年通过细胞遗传学的研究发现,葡萄胎的发生与卵子或异常受精有关。对染色质和染色体的研究发现,绝大多数葡萄胎的滋养细胞为性染色质阳性,染色体多为二倍体(46,XX)。滋养细胞被认为是次级卵母细胞在受精时分裂出第二极体,此极体内在复制的结果,即第二极体的染色体为单倍体"n",经内在复制后成为双倍体"2n"。此学说值得进一步研究。

(二)病理

(1)大体观察。①完全性葡萄胎:子宫膨大,宫腔内被大小不等之水泡所充满,直径自数毫米至 3 cm,水泡壁薄透亮,内含黏液,绒毛干梗将无数水泡相连成串,胎儿及其附属物阙如。②部分性葡萄胎:除不等量的水泡外,合并胚胎或胎儿组织,常见发育不良或畸形。

(2)组织学特点。①滋养细胞呈不同程度增生。②绒毛间质水肿,体积增大。③间质内胎源性血管消失或仅有极稀少的无功能血管。④滋养细胞增生是葡萄胎最重要的组织学特征。

(3)卵巢黄素化囊肿:其发生率为 30％～50％,常于双侧发生,大小不等,可小至需镜下分辨,大到直径 20 cm 以上。囊肿表面光滑,呈黄色,壁薄,内衬 2～3 层黄素化细胞,切面多房,囊液清亮。其发生主要是由于滋养细胞,显著增生,产生大量绒毛膜促性腺激素,刺激卵巢卵泡内膜细胞,使之发生黄素化。

二、临床表现

(一)症状

(1)阴道流血:多数表现为不规则阴道流血,量时多时少,时断时续,或出现反复大出血,有时可伴葡萄样水泡状组织排出。

(2)下腹痛:葡萄胎增长迅速,子宫急速膨大可引起下腹胀痛;葡萄胎间歇性阴道流血前常伴阵阵下腹隐痛;若发生卵巢黄素化囊肿扭转或破裂,可出现急腹痛。

(3)子宫异常增大变软:由于绒毛水肿及宫腔积血,约 2/3 的葡萄胎患者的子宫大于相应的正常妊娠月份的子宫,且质地极软。1/3 患者的子宫大小与相应妊娠月份子宫大小相符。小于相应妊娠月份子宫大小的只占少数,可能是因水泡退行性变,停止发展。

(4)妊娠呕吐及妊娠期高血压疾病征象:葡萄胎患者出现妊娠呕吐较正常妊娠早,持续时间长,且症状严重。少数患者孕 24 周前出现高血压、蛋白尿、水肿等妊娠期高血压疾病征象,子宫增大迅速者尤易发生。

(5)甲状腺功能亢进现象:约 10％的葡萄胎患者可出现轻度的甲亢现象,但突眼者少见;葡萄胎被清除后,症状可迅速消除。

(6)贫血与感染:反复出血或突然大出血而致不同程度的贫血,可因急性大失血而发生休克。患者的抵抗力因阴道流血、宫颈口开放、贫血等降低,病原体易从阴道上行侵袭,造成内生殖器官感染,甚至全身感染。

(二)体征

(1)子宫大小与相应妊娠月份子宫大小不相符:多数大于相应妊娠月份子宫大小,质软,听不到胎心,也摸不到胎体。

(2)卵巢黄素化囊肿:在双侧附件处,多数可摸到大小不等、活动的囊性肿物,即卵巢黄素化囊肿。注意检查时不要用力挤压子宫,特别是对子宫增长速度快的患者,避免将水泡挤入血液循环,引起广泛性肺栓塞,甚至可导致即刻死亡。部分性葡萄胎可有完全性葡萄胎的大多数症状,但程度较轻。子宫大小与相应妊娠月份子宫大小相符或小于相应妊娠月份子宫大小,一般无腹痛,呕吐较轻,多无妊娠期高血压疾病征象,通常不发生卵巢黄素化囊肿。

三、诊断与鉴别诊断

(一)诊断要点

1.病史

有停经史,停经时间多为 2～4 个月,平均为 12 周。

2.临床表现

临床表现如前文所述。

3.实验室及其他检查

(1)人绒毛膜促性腺激素(HCG)的测定:葡萄胎滋养细胞高度增生,可产生大量的 HCG,血清中 HCG 浓度通常高于相应妊娠月份的正常值,且在停经 8～10 周仍持续上升。发生完全性葡萄胎时,约 45% 病例的血清 β-HCG 在 100 000 U/L 以上,最高可高达 240 万 U/L,且持续不降。但也有少数葡萄胎,尤其是部分性葡萄胎的血清 β-HCG 升高不明显。

(2)超声检查:为目前最常用而又较准确的诊断方法,应用最多的有下列两种。超声检查:子宫内呈"落雪状"或"蜂窝状"影像,是完全性葡萄胎的典型表现;部分性葡萄胎在上述影像中还可见胎囊或胎儿。多普勒超声探测胎心:正常妊娠最早在孕 6 周时可探测到胎心音,孕 12 周后阳性率达 100%,葡萄胎则只能探测到子宫血流杂音。

(二)鉴别诊断

1.先兆流产

先兆流产与葡萄胎均有停经后阴道流血。前者子宫大小与妊娠月份相符,血清 β-HCG 值在正常范围内或偏低,早期妊娠超声检查可见孕囊或原始心管搏动。

2.双胎妊娠

双胎妊娠子宫大于相应妊娠月份子宫大小,早孕反应较重,且血清 β-HCG 值可偏高,常易误诊为葡萄胎。但双胎妊娠一般无阴道流血,超声检查可见 2 个胎囊及胎儿。

3.羊水过多

可出现子宫大于相应妊娠月份子宫大小,但无阴道流血,超声检查可以确诊。

四、治疗

葡萄胎的处理包括葡萄胎组织的清除、并发症的处理、恶性变的预防及术后调理、随访等。葡萄胎一经明确诊断,应及时清除宫腔内容物。但若有严重并发症,如重度贫血、甲亢、高血压综合征、心力衰竭等,则应先处理并发症,待情况好转后再处理葡萄胎。注意阴道流血情况,测量血压,纠正电解质紊乱,预防感染。贫血严重者,可多次少量输血。

(一)清宫

一般采用吸刮术,宜尽量选用大号吸管,以免吸出物堵住管腔而影响操作。为预防术中大出血,术前应做好输液准备、备血。手术中当子宫颈管充分扩大和大部分葡萄胎组织排出后可静脉滴注缩宫素(将 5~10 U 加于 250 mL 葡萄糖溶液中,每分钟 15~30 滴)以加强子宫收缩,减少出血。但缩宫素不宜在手术开始时使用,以免因子宫收缩将滋养细胞挤压入子宫壁血窦内,增加转移或肺栓塞的机会。子宫大于妊娠 12 周子宫大小者,一般应在 1 周后行第二次刮宫。需将所有清出的组织物送病理检查。

(二)卵巢黄素化囊肿的处理

黄素化囊肿多在葡萄胎排出后 2~3 个月自然萎缩消失,故一般不必处理。即使发生扭转,亦可在腹腔镜直视下腹壁穿刺抽取囊液。此法不但安全可靠,而且可观察扭转的囊肿是否松解和自然复位,通过观察卵巢颜色的变化可知道其是否恢复血运。若因扭转时间较久、血运确实无法恢复,则需行患侧附件切除术。

(三)预防性化疗

葡萄胎虽是良性疾病,但仍有潜在的恶性变。15%~20% 的葡萄胎有恶性变的可能。对有高危因素(年龄>40 岁,子宫明显大于相应妊娠月份子宫大小,血 β-HCG 值异常升高,滋养细胞高度增生或伴不典型增生,清宫后血 β-HCG 不呈进行性下降或始终处于高值且排除葡萄胎残留,有咯血等),以及出现可疑转移灶和随访困难的患者,预防性化疗的时机尽可能选在清宫前或清宫时,一般选用甲氨蝶呤、氟尿嘧啶或放线菌素 D 等单一药物化疗。如 1 个疗程后血 β-HCG 未恢复正常,可重复化疗至血 β-HCG 正常,不必巩固化疗。预防性化疗不能代替随访。部分性葡萄胎一般不进行预防性化疗。

(四)子宫切除术

40 岁以上的妇女患葡萄胎后发生恶变者较年轻妇女高,故对于 40 岁以上、有高危因素(血 β-HCG>100 000 U/L,子宫明显大于相应妊娠月份子宫大小、卵巢黄素化囊肿直径>6 cm、年龄>40 岁、重复葡萄胎等)、无生育要求者可行子宫全切术,保留双侧卵巢,术后需定期随访。若子宫超过孕 14 周大小,应考虑先吸出葡萄胎组织,再切除子宫。但切除子宫并不能防止子宫外转移的发生,仅去除葡萄胎侵入子宫肌层的危险,故不作为常规处理。

(董瑞丽)

第七节　妊娠滋养细胞肿瘤

妊娠滋养细胞肿瘤(gestational trophoblastic neoplasia,GTN)是一组以滋养细胞异常增生为特征的疾病,包括侵蚀性葡萄胎、绒毛膜癌和胎盘部位滋养细胞肿瘤。滋养细胞肿瘤绝大部分继发于妊娠,极少数来源于卵巢或睾丸生殖细胞者,称为非妊娠性绒癌。侵蚀性葡萄胎(invasive mole)指葡萄胎组织侵入子宫肌层局部,引起组织破坏,或并发于子宫外转移。侵蚀性葡萄胎具有恶性肿瘤行为,但恶性程度不高,多数仅造成局部侵蚀,少数并发远处转移。侵蚀性葡萄胎来自良性葡萄胎,多数在葡萄胎清除后6个月内发生,也有在葡萄胎未排出前即恶变者。

绒毛膜癌(choriocarcinoma)是一种继发于正常或异常妊娠后的高度恶性的滋养细胞肿瘤,简称绒癌。可继发于葡萄胎,也可继发于非葡萄胎,如流产、足月产、异位妊娠等。

一、病因病理

(一)病因

原因迄今不明,可能与下列因素有关。

(1)母体免疫力降低:即排斥异体细胞的能力降低,多与患者年龄较大等因素有关。

(2)葡萄胎滋养细胞的侵蚀能力增强:表现为子宫快速增大,血 β-HCG 高水平,滋养细胞高度增生等。

(二)病理

侵蚀性葡萄胎大体检查可见子宫肌壁内有大小不等、深浅不一的水泡状组织,宫腔内可有原发病灶,也可能没有原发病灶。当侵蚀病灶接近子宫浆膜层时,子宫表面可见紫蓝色结节;侵蚀较深时,可穿透子宫浆膜层或阔韧带。镜下可见侵入肌层的水泡状组织的形态和葡萄胎相似,可见绒毛结构及滋养细胞增生和分化不良。少数绒毛结构退化,仅见绒毛阴影。多数病例可在静脉内找到绒毛及滋养细胞,并造成血管壁坏死、出血。绒癌绝大多数原发于子宫,但也有极少数可原发于输卵管、宫颈、阔韧带等部位。肿瘤常位于子宫肌层内,也可凸向宫腔或穿破浆膜,单个或多个,无固定形态,与周围组织分界清,质软而脆,呈海绵样,暗红色,伴出血坏死。镜下特点为滋养细胞不形成绒毛或水泡状结构,成片高度增生,并广泛侵入子宫肌层和破坏血管,造成出血坏死。肿瘤中不含间质和自身血管,瘤细胞靠侵蚀母体血管而获取营养物质。

二、临床分期

目前国内外普遍采用国际妇产科联盟(FIGO)2000 年审定并于 2002 年颁布的临床分期,包括解剖学分期和预后评分系统两个部分,预后评分总分不超过 6 分为低危,不低于 7 分为高危。例如,一位妊娠滋养细胞肿瘤患者肺转移,预后评分 7 分,则诊断应为"妊娠滋养细胞肿瘤(Ⅲ:7)"。

三、临床表现

多数侵蚀性葡萄胎发生在葡萄胎排空后 6 个月内。而绒癌发病距前次妊娠时间长短不一,继发于葡萄胎的绒癌绝大多数在 1 年以上发病,而继发于流产和足月产的绒癌约 50% 在 1 年内发病。由于侵蚀性葡萄胎和绒癌在临床表现、诊断和处理原则等方面基本相同,故目前倾向于将二者合并叙述。

1. 阴道流血

在葡萄胎排空、流产或足月产后,有持续的阴道不规则流血,量多少不定。或有正常月经一段时间后再停经,然后出现阴道不规则流血。

2. 子宫增大

在葡萄胎排空后 4～6 周子宫未恢复到正常大小,质地偏软。

3.卵巢黄素化囊肿

在葡萄胎排空、流产或足月产后 4～6 周,两侧或一侧卵巢黄素化囊肿持续存在。

4.腹痛

一般无腹痛,但子宫病灶穿破浆膜层可引起急性腹痛及腹腔内出血症状。黄素化囊肿发生扭转或破裂时也可出现急性腹痛。

5.假孕症状

表现为乳房增大,乳头及乳晕着色,外阴、阴道、子宫颈着色,质地变软。

6.肺转移

病灶较小时可无症状,较大时表现为胸痛、咳嗽、咯血及呼吸困难。

7.阴道转移

转移灶常位于阴道前壁,呈紫蓝色结节,破溃时可引起不规则阴道流血,甚至大出血,一般为宫旁静脉逆行性转移所致。

8.肝转移

表现为上腹部或肝区疼痛,若病灶穿破肝包膜,可出现腹腔内出血。

9.脑转移

脑转移预后凶险,为主要的致死原因。脑转移的形成可分为三期。首先为瘤栓期,表现为一过性脑缺血症状,如猝然跌倒、暂时性失语或失明等。继而发展为脑瘤期,即瘤组织增生,侵入脑组织,形成脑瘤,出现头痛、喷射样呕吐、偏瘫、抽搐直至昏迷。最后进入脑疝期,脑瘤增大及周围组织出血、水肿而造成颅内压升高,脑疝形成,压迫生命中枢,导致死亡。

四、诊断与鉴别诊断

(一)诊断要点

1.病史

侵蚀性葡萄胎多数发生在葡萄胎排空后 6 个月之内,若发生在葡萄胎排空后半年至 1 年,约一半为侵蚀性葡萄胎。绒癌患者有葡萄胎、流产、足月产或异位妊娠史;葡萄胎排空 1 年以后发生恶变者,多为绒癌。先行妊娠为流产或足月产史者,至绒癌发病的时间在 3 个月以内者占 44%,1 年以内者为 67.2%,1 年及以上者为 32.8%。

2.临床表现

临床表现与前文所述相同。

3.实验室及其他检查

(1)血 β-HCG 连续测定:血 β-HCG 水平是妊娠滋养细胞肿瘤的主要诊断依据。葡萄胎后妊娠滋养细胞肿瘤的诊断应符合下列标准中的任何一项,且排除妊娠物残留或再次妊娠:①血 β-HCG 测定 4 次(即 1 d、7 d、14 d、21 d)呈平台状态(±10%),并持续 3 周或以上。②血 β-HCG测定 3 次(即 1 d、7 d、14 d)上升(大于 10%),并至少持续 2 周。非葡萄胎后妊娠滋养细胞肿瘤的诊断标准:流产、足月产、异位妊娠后 4 周以上,血 β-HCG 仍持续高水平,或曾经下降,后又上升,已排除妊娠物残留或再次妊娠,可诊断。

(2)超声检查:子宫壁显示局灶性或弥散性强光点或光团与暗区相间的蜂窝样病灶。彩色多普勒超声主要显示丰富的血流信号和低阻力型血流频谱。但难以鉴别侵蚀性葡萄胎与绒癌。

（3）病理检查：在子宫肌层或子宫外转移的切片中，见到绒毛结构或绒毛退变痕迹，应诊断为侵蚀性葡萄胎；若原发病灶与转移病灶诊断不一致，只要任一标本中有绒毛结构，即可诊断为侵蚀性葡萄胎。若仅见成片滋养细胞浸润及坏死出血，未见绒毛结构，则诊断为绒癌。组织学证据对于妊娠滋养细胞肿瘤的诊断不是必需的，但有组织学证据时应以组织学诊断为准。

（4）胸部 X 线、CT、MRI 检查：肺转移发生机会最多，胸部 X 线检查或 CT 检查或可见转移病灶，观察其动态变化对判断病情的发展变化意义重大。核磁共振主要用于肝、脑和盆腔病灶的诊断。

（二）鉴别诊断

1.葡萄胎残留

葡萄胎排出后，有不规则阴道流血，子宫大而软，血 β-HCG 仍较高，首先应排除残存葡萄胎。可行刮宫术，如刮出葡萄胎组织，术后血 β-HCG 则很快转为正常，子宫出血停止，且恢复正常大小，即可诊断为葡萄胎残留。

2.肺、脑等转移病灶与肺、脑等原发疾病的鉴别

主要依据病史、临床表现、妇科检查及血 β-HCG 的测定鉴别。

五、治疗

本病一经确诊，首选化学药物治疗，可辅以中医、手术、放疗。治疗原则是以化疗为主，中医辨证论治、手术、放疗为辅。化疗前应做出正确的临床分期和预后评分，如配合中医辨证施治，可增强疗效，减轻化疗不良反应。注意阴道流血情况，测量血压，加强营养，纠正电解质紊乱，预防感染；贫血严重者，可多次少量输血。以化疗为主，手术和放疗为辅。但手术治疗在控制出血、感染等并发症及切除残存或耐药病灶方面仍占重要地位。

1.化疗

（1）常用药物：甲氨蝶呤（MTX）、放线菌素 D（Act-D）、氟尿嘧啶（5-FU）、环磷酰胺（CTX）、长春新碱（VCR）、依托泊苷（VP-16）等。

（2）用药原则：低危病例常用单一药物治疗，高危病例宜联合化疗。

（3）疗效判定：在每一疗程结束后，每周测定一次血 β-HCG，在每个疗程结束后 18 d 内，血 β-HCG 下降至少 1 个对数为有效。必要时可结合妇科检查、超声、胸部 X 线、CT 等检查。

（4）不良反应：以造血功能障碍为主，其次为消化道反应，肝功能损害也常见，严重者可致死，治疗过程中应注意防治；脱发常见，停药后可逐渐恢复。

（5）停药指征：每周测定 1 次血 β-HCG，连续 3 次正常后，再巩固 1～3 个疗程（低危者至少 1 个疗程；高危者 3 个疗程，其中第 1 个疗程应为联合化疗）方可停药。随访 5 年无复发者称为治愈。

2.手术

病变在子宫，化疗无效或病灶穿孔出血者可切除子宫。主张行全子宫或次广泛子宫切除术。对有生育要求者，尽可能不切子宫，以保留生育功能；育龄妇女必须切除子宫时，应考虑保留卵巢。

3.放疗

放疗主要用于肝、脑转移和肺部耐药病灶的治疗。

（董瑞丽）

第八节　异常子宫出血

异常子宫出血(abnormal uterine bleeding,AUB)指育龄期非妊娠妇女,与正常月经的周期频率、规律性、经期长度、经期出血量任何1项不符的、源自子宫腔的异常出血。临床上可表现为慢性 AUB 和急性 AUB。前者是指近6个月内至少出现3次 AUB,不需要紧急临床处理,但需进行规范诊疗。急性 AUB 指需要立即处理的严重的大出血,可见于有或无慢性 AUB 病史的患者。AUB 按病因分为两大类九个类型,按英语首字母缩写为"PALM-COEIN",具体指子宫内膜息肉(polyp)所致 AUB(简称 AUB-P)、子宫腺肌病(adenomyosis)所致 AUB(简称 AUB-A)、子宫平滑肌瘤(leiomyoma)所致 AUB(简称 AUB-L)、子宫内膜恶变和不典型增生(malignancy and hyperplasia)所致 AUB(简称 AUB-M)、全身凝血相关疾病(coagulopathy)所致 AUB(简称 AUB-C)、排卵障碍(ovulatory dysfunction)相关的 AUB(简称 AUB-O)、子宫内膜(endometrium)局部异常所致 AUB(简称 AUB-E)、医源性(iatrogenic)AUB(简称 AUB-I)、未分类(not yet classified)的 AUB(简称 AUB-N)。其中"PALM"组存在结构性改变,可以用影像学技术和/或病理学方法明确诊断,而"COEIN"无子宫结构性改变。本节主要论述排卵障碍性异常子宫出血(AUB-O)。因稀发排卵、无排卵及黄体功能不足,致下丘脑-垂体-卵巢轴功能异常而引起的异常子宫出血,称为排卵障碍性异常子宫出血。常见于青春期、绝经过渡期,生育期也可因多囊卵巢综合征、肥胖、高催乳激素血症、甲状腺疾病等引起。子宫内膜不规则脱落所致的经期延长是临床常见病,虽无明确的归类,但目前国内多认为其与黄体功能异常有关,故本节一并介绍。

一、病因病理

当机体受内外各种因素,如精神紧张、营养不良、代谢紊乱、慢性疾病、环境及气候骤变、饮食紊乱、过度运动、酗酒及其他药物等影响时,可通过大脑皮质和中枢神经系统,引起下丘脑-垂体-卵巢轴功能调节或靶细胞效应异常而导致异常子宫出血。

(一)无排卵性异常子宫出血

(1)病理生理:无排卵性异常子宫出血一般发生在青春期和绝经过渡期。青春期下丘脑-垂体-卵巢轴激素的反馈调节尚未成熟,大脑中枢对雌激素的正反馈作用存在缺陷,FSH 呈持续低水平,无 LH 陡直高峰形成而不能排卵;在绝经过渡期,卵巢功能不断衰退,卵巢对垂体促性腺激素的反应性低下,卵泡发育受阻而不能排卵;生育年龄妇女有时因应激等因素干扰,也可发生无排卵。各种原因引起的无排卵均可导致子宫内膜受单一雌激素刺激而无孕激素对抗,引起雌激素突破性出血或撤退性出血。

无排卵性异常子宫出血还与子宫内膜出血的自限机制缺陷有关。主要表现:①子宫内膜组织脆性增加。②子宫内膜脱落不完全致修复困难。③血管结构与功能异常。④凝血与纤溶异常。⑤血管舒缩因子异常。

(2)子宫内膜病理改变:无排卵性异常子宫出血患者的子宫内膜受雌激素持续作用而无孕激素拮抗,可发生不同程度的增生性改变,少数可呈萎缩性改变。

子宫内膜增生症:国际妇科病理协会(ISGP,1998年)标准分型如下。①单纯型增生:为最常见的子宫内膜增生类型,发展为子宫内膜癌的概率仅约1%。②复杂型增生:只涉及腺体,通常为局灶性,约3％可发展为子宫内膜癌。③不典型增生:只涉及腺体,通常为局灶性,发展为子宫内膜腺癌的概率为23％。只要腺上皮细胞出现异型,即应归为不典型增生。不典型增生不属于异常子宫出血范畴。

增殖期子宫内膜:子宫内膜与正常月经周期中的增生期内膜无区别,只是在月经周期后半期甚至月经期仍表现为增殖期形态。

萎缩型子宫内膜:子宫内膜菲薄萎缩,腺体少而小,腺管狭而直,腺上皮为单层立方形或砥柱状细胞,间质少而致密,胶原纤维相对增多。

(二)黄体功能不足

月经周期中有卵泡发育及排卵,但黄体期孕激素分泌不足或黄体过早衰退可导致子宫内膜分泌反应不良和黄体期缩短。子宫内膜形态一般表现为分泌期内膜,腺体分泌不良,间质水肿不明显或腺体与间质发育不同步,或在内膜各个部位显示分泌反应不均。内膜活检显示分泌反应至少落后 2 d。

(三)子宫内膜不规则脱落

下丘脑-垂体-卵巢轴调节功能紊乱,或溶黄体机制失常,引起黄体萎缩不全,而内膜持续受孕激素影响,不能如期完整脱落。正常月经第3～4日时,分泌期子宫内膜已全部脱落。黄体萎缩不全时,月经期第5～6日仍能见到呈分泌反应的子宫内膜,常表现为残留的分泌期内膜与出血坏死组织及新增生的内膜混合共存。

二、临床表现

(一)症状

(1)无排卵性异常子宫出血:主要是不规则子宫出血,常表现为月经周期紊乱,经期长短及出血量不一,可点滴出血,亦可大量出血。出血量多或时间长时可继发贫血,伴有乏力、头晕、心悸等症状,甚至出现失血性休克。

(2)黄体功能不足:月经周期缩短,有时周期虽在正常范围内,但卵泡期延长,黄体期缩短,常伴不孕或孕早期流产。

(3)子宫内膜不规则脱落:月经周期正常,但经期延长,可长达9～10 d,经量可多可少。

(二)体征

有程度不等的贫血貌,妇科检查无明显异常。

三、诊断与鉴别诊断

(一)诊断要点

1.病史

详细了解异常子宫出血的类型、发病时间、病程经过、流血前有无停经史及以往治疗情况。注意患者的年龄、月经史、婚育史、避孕措施、激素类药物的使用情况,既往是否患有肝病、血液病、糖尿病、甲状腺功能亢进或减退等。

2.临床表现

不规则子宫出血,常表现为月经周期、经期、经量异常,或排卵期出血。

3.妇科检查

妇科检查无明显异常。

4.实验室及其他检查

（1）诊断性刮宫：简称刮诊。其作用是止血和明确子宫内膜病理诊断。对年龄超过35岁，药物治疗无效或存在子宫内膜癌高危因素的异常子宫出血患者，应通过诊刮明确子宫内膜病变。施术时必须搔刮整个宫腔，并注意宫腔大小、形态，宫壁是否光滑，刮出物性质及数量。若未婚患者激素治疗无效或疑有器质性病变，应经患者或家属知情同意后考虑诊刮。为确定排卵和黄体功能，应在经前期或月经来潮6 h内诊刮；若怀疑子宫内膜不规则脱落，应在月经第5天诊刮；不规则阴道流血或大出血者可随时诊刮。

（2）超声检查：阴道超声检查可了解子宫的大小、形态，宫腔内有无赘生物，子宫内膜厚度等。

（3）宫腔镜检查：可直视宫腔内情况，选择病变区域进行活检以诊断宫腔病变。

（4）基础体温测定：了解有无排卵及黄体功能。基础体温呈单相型提示无排卵；黄体功能不足时虽呈双相型，但高温相小于11 d；子宫内膜不规则脱落，呈双相型，但下降缓慢。

（5）激素测定：黄体中期测血孕酮值，孕酮呈卵泡期水平，为无排卵；可检查血睾酮、催乳激素水平及甲状腺功能等以排除其他内分泌疾病。

（6）妊娠试验：有性生活史者应行妊娠试验，以排除妊娠及其相关疾病。

（7）宫颈细胞学检查：可排除子宫颈癌及癌前病变。

（8）血常规及凝血功能测定：检查血红蛋白、血小板计数、出血时间、凝血时间、凝血活酶时间、活化部分凝血酶原时间等，以了解贫血程度和排除血液系统病变。

（二）鉴别诊断

在诊断排卵障碍性异常子宫出血前，必须排除生殖器官病变或全身性疾病所导致的生殖器官出血，需注意鉴别的疾病包括异常妊娠或妊娠并发症（如流产、异位妊娠、葡萄胎、子宫复旧不良、胎盘残留、胎盘息肉等）、生殖器官肿瘤、生殖器官感染、激素类药物使用不当及宫内节育器或异物引起的异常子宫出血、全身性疾病（如血液病、肝功能衰竭、肾衰竭、甲状腺功能亢进症或减退症等）。

四、治疗

应本着"急则治其标，缓则治其本"的原则，出血阶段应迅速、有效地止血及纠正贫血；血止后调整月经周期或促排卵。主要以中、西药物治疗为主，必要时可行手术治疗。

（一）无排卵性异常子宫出血

青春期及生育年龄以止血、调整周期为治疗原则，对有生育要求者需促排卵治疗；绝经过渡期以止血、调整周期、减少经量、防止子宫内膜病变为治疗原则。常用性激素止血和调整月经周期。

（1）止血：常采用性激素止血。出血期可辅用止血药物。对大量出血患者，要求性激素治疗8 h内见效，24~48 h出血基本停止。96 h以上血仍不止，应考虑有器质性病变的可能。

性激素治疗。①雌、孕激素联合用药：性激素联合用药的止血效果优于单一药物。口服避孕药在治疗青春期和生育年龄无排卵性异常子宫出血时常有效。多采用孕激素占优势的口服避孕药，例如，去氧孕烯炔雌醇片或复方醋酸环丙孕酮片，每次1~2片，每6~12 h一次，血止3 d后按每3日递减1/3量，直至维持量（每日1片），持续至出血停止后21 d停药。②单纯雌激素：应用大剂量雌激素可迅速促使子宫内膜生长，短期内修复创面而止血，适用于治疗急性大量出血而有明显贫血的青春期异常子宫出血患者。例如,戊酸雌二醇 2 mg 或结合雌激素 1.25 mg,口服,每 4～6 h 一次,血止 3 d 后按每 3 日递减 1/3 量为宜。③单纯孕激素:也称 "子宫内膜脱落法"或"药物刮宫",停药后短期即出现撤药性出血,此法可起到药物性刮宫作 用,适用于体内已有一定雌激素水平、血红蛋白水平＞80 g/L,生命体征稳定的患者。孕酮 20 mg,肌内注射,每日 1 次,共 3～5 d,或口服醋酸甲羟孕酮,每日 6～10 mg,共 7～10 d;若出 血量多,可应用炔诺酮(妇康片)5 mg,每 8 h 一次,血止 3 d 后按每 3 日递减 1/3 量直至维持 量,每日2.5～5 mg,持续用到血止后 21 d。一般停药后 3～7 d 可发生撤药性出血。

其他治疗:包括应用一般止血药、丙酸睾酮,纠正凝血功能,纠正贫血和抗感染治疗。

(2)调整月经周期:止血后必须调整月经周期。青春期及生育年龄的无排卵性异常子宫出 血患者的治疗,需首先恢复正常的内分泌功能,以建立正常月经周期;绝经过渡期患者的治疗, 需控制出血及预防子宫内膜增生症的发生,防止异常子宫出血再次发生。

雌孕激素序贯法:通过模拟自然周期中卵巢的内分泌变化,序贯运用雌、孕激素,使子宫内 膜发生相应变化而引起周期性脱落,适于青春期或生育期异常子宫出血、内源性雌激素水平较 低者。自撤药性月经第 5 日开始用药,例如,戊酸雌二醇 1～2 mg,每晚一次,连服 21 d,最后 10 d 加用地屈孕酮 10 mg,每日 2 次,口服,连续使用 3 个周期为一个疗程。若正常月经仍未 建立,应重复上述序贯疗法。如果患者体内有一定雌激素水平,则可采用半量或 1/4 量雌 激素。

雌孕激素联合法:开始即用孕激素以限制雌激素的促内膜生长作用,使撤药性出血逐步减 少,适用于生育期异常子宫出血内源性雌激素水平较高者,或绝经过渡期异常子宫出血患者。 应用口服避孕药,自撤药性出血的第 5 日起每晚 1 片,连服 3 周,连续 3 个周期为一疗程。停 药后若仍未建立正常月经周期者,可重复应用。

后半周期疗法:适用于有内源性雌激素的青春期或组织学检查为子宫内膜增生期患者。 可在月经周期后半期(撤药性出血的第 16～25 日)口服地屈孕酮 10 mg,每日 2 次,共 10 d,或 微粒化孕酮每日 200～300 mg,共 5～7 d;或醋酸甲羟孕酮每日 10 mg,连用 10 d。酌情应用 3～6 个周期。

宫内孕激素释放系统:宫腔内放置含孕酮或左炔诺孕酮缓释系统的宫内节育器(IUD),每 日释放左炔诺孕酮 20 μg,能在宫腔内局部抑制子宫内膜生长,减少经量,甚至出现闭经,有效 期 4～5 年,适用于已无生育要求的育龄期患者。

(3)刮宫术:可迅速止血,并具有诊断价值,可了解子宫内膜病理,排除恶性病变。对于绝 经过渡期及病程长的生育年龄患者,应首先考虑使用刮宫术。

(4)手术治疗:对于药物治疗效果不佳或不宜用药、无生育要求的患者,尤其是不易随访的 年龄较大患者,应考虑手术治疗。常用术式包括子宫内膜切除术(宫腔镜下电切割、激光切除 子宫内膜、采用滚动球电凝、热疗等)和子宫切除术。

(二)黄体功能不足

治疗方法包括促进卵泡发育、促进月经中期 LH 峰形成、黄体功能刺激疗法、黄体功能补 充疗法等。

(1)促进卵泡发育:针对其发生原因,促进卵泡发育和排卵,首选药物为氯米芬。月经第 5 日口服氯米芬 50 mg,每日 1 次,连服 5 d。

(2)促进 LH 峰形成:当卵泡成熟时,肌内注射绒毛膜促性腺激素 5 000～10 000 U,以加强月经中期 LH 排卵峰,并达到促进黄体形成和提高其分泌孕酮量的目的。

(3)黄体功能刺激疗法:在基础体温上升后,隔日肌内注射 HCG 1 000～2 000 U,每周 2 次或隔日 1 次,共 2 周,可促进黄体功能。

(4)黄体功能替代疗法:治疗可选用天然孕酮制剂,自排卵后每日肌内注射孕酮10 mg,共 10～14 d,也可口服天然微粒化孕酮治疗。

(三)子宫内膜不规则脱落

治疗方法包括应用孕激素使黄体及时萎缩,应用绒毛膜促性腺激素促进黄体功能,应用复方短效口服避孕药控制周期。

(1)孕激素或避孕药:孕激素通过调节下丘脑-垂体-卵巢轴的负反馈功能,使黄体及时萎缩,内膜按时完整脱落。自排卵后第 1～2 日或下次月经前 10～14 d 开始,每日口服醋酸甲羟孕酮 10 mg,共 10 d。有生育要求者,可用孕酮注射液或口服天然微粒化孕酮治疗。无生育要求者也可用口服避孕药,从月经第 5 日开始,每日 1 片,连服 21 d 为一个周期。

(2)绒毛膜促性腺激素:用法与治疗黄体功能不足的用法相同。

(董瑞丽)

第九节　闭　经

闭经(amenorrhea)表现为无月经或月经停止,为常见的妇科症状,分原发性闭经和继发性闭经。前者指年龄超过 16 岁,第二性征已发育,月经尚未来潮,或超过 14 岁,第二性征尚未发育。后者指正常月经周期建立后月经停止 6 个月以上,或按自身原有月经周期计算停止 3 个月经周期以上。按生殖轴病变和功能失调部位分类,可分为下丘脑性闭经、垂体性闭经、卵巢性闭经、子宫性闭经和下生殖道性闭经。世界卫生组织(WHO)将闭经分为三型:Ⅰ型为无内源性雌激素产生,FSH 水平正常或低下,催乳素(PRL)正常,无下丘脑-垂体器质性病变的证据;Ⅱ型为有内源性雌激素产生,FSH 及 PRL 正常;Ⅲ型为 FSH 水平升高,卵巢功能衰竭。青春期前、妊娠期、哺乳期及绝经后期的无月经现象属于生理性闭经,本节不做讨论。

一、病因病理

正常月经周期的建立有赖于生殖管道的发育成熟、下丘脑-垂体-卵巢轴的神经内分泌调节、子宫内膜对性激素的周期性反应和下生殖道的通畅,其中任何环节发生障碍都有可能导致闭经。

(一)原发性闭经

原发性闭经多为遗传原因或先天发育缺陷所致,较少见。据第二性征情况分为第二性征存在和第二性征缺乏两类。第二性征存在的原发性闭经包括米勒管发育不全综合征、雄激素不敏感综合征(又称睾丸女性化完全型)、对抗性卵巢综合征(又称卵巢不敏感综合征)、生殖道闭锁、真两性畸形等。第二性征缺乏的原发性闭经包括低促性腺激素性性腺功能减退(体质性性腺发育延迟和嗅觉缺失综合征)和高促性腺激素性腺功能减退(特纳综合征、XX 单纯性腺发育不全和 XY 单纯性腺发育不全)。

（二）继发性闭经

发病率明显高于原发性闭经。分为下丘脑性闭经、垂体性闭经、卵巢性闭经、子宫性闭经和下生殖道发育异常闭经，其中，下丘脑性闭经最常见。

(1)下丘脑性闭经:可由精神应激、体重下降和神经性厌食、运动性闭经、药物性闭经、颅咽管瘤等引起。下丘脑性闭经是中枢神经系统和下丘脑功能和器质性病变引起的闭经，以功能性原因为主，属于低促性腺激素性闭经。

(2)垂体性闭经:可由垂体梗死、垂体肿瘤、空蝶鞍综合征等引起。腺垂体功能失调或器质性病变，致促性腺激素异常，继而影响卵巢功能，可引起闭经。

(3)卵巢性闭经:卵巢功能早衰、卵巢功能性肿瘤、多囊卵巢综合征而导致。卵巢分泌性激素功能低下，致子宫内膜无法发生周期性反应，亦可引起闭经。

(4)子宫性闭经:可由子宫内膜损伤(如阿谢曼综合征或宫腔粘连等)、子宫切除或子宫腔内放疗引起。子宫性闭经月经调节功能正常，第二性征正常，但子宫内膜对卵巢激素不能产生正常的反应而导致闭经。

二、临床表现

（一）症状

无月经或月经停闭，可伴有与病因相关的症状。例如，垂体肿瘤，可见溢乳;希恩综合征，可见毛发脱落、倦怠嗜睡、畏寒肢冷、饮食较差;多囊卵巢综合征，可见痤疮、多毛;卵巢功能早衰，可见烘热汗出、失眠多梦、烦躁易怒等。

（二）体征

形体瘦弱或肥胖，第二性征发育不良，可见多毛、胡须、溢乳、皮肤干燥、毛发脱落等。

三、诊断与鉴别诊断

（一）诊断要点

1.病史

对原发性闭经患者，应详细了解先天身体状况及后天生长发育过程。对继发性闭经患者，应注意有无以下病史:月经初潮较迟及月经稀发，产后出血、产后感染史，接受过激素及放射治疗，营养不良或精神创伤，急、慢性疾病史，如贫血、结核病、糖尿病、垂体肿瘤，有人工流产、刮宫，以及手术切除子宫、卵巢，滥用避孕药或长期哺乳，甲状腺或肾上腺疾病等。

2.临床表现

临床表现与前文所述相同。

3.体格检查

检查全身发育情况，有无畸形，测量体重、身高及四肢与躯干比例，观察精神状态、智力发育、营养和健康情况，第二性征(如毛发分布、乳房发育等)是否正常，有无乳汁分泌，有无甲状腺肿大等。

4.妇科检查

注意内、外生殖器发育状况，有无先天性缺陷、畸形，盆腔有无肿物等。

5.实验室及其他检查

(1)实验室检查。

药物撤退试验:了解内源性雌激素水平和子宫内膜功能,以确定闭经程度。包括孕激素试验和雌孕激素序贯试验。孕激素试验阳性提示子宫内膜有一定雌激素水平,为Ⅰ度闭经。阴性者,应行雌孕激素序贯试验,结果阳性提示闭经是体内缺乏雌激素所致,为Ⅱ度闭经;阴性者,应重复试验,若仍无出血,可诊断为子宫性闭经。

垂体兴奋试验:又称GnRH刺激试验,是通过静脉注射GnRH,测定前、后FSH和LH,了解垂体FSH和LH对GnRH反应性的试验。若注入后LH值较注入前基础值上升2倍以上,FSH值上升1.5倍以上,为正常反应,提示垂体功能正常,病变在下丘脑;若经多次重复试验LH值无升高或升高不显著,说明垂体功能减退。

血甾体激素测定:包括雌二醇、孕酮及睾酮测定。血孕酮水平升高,提示排卵;雌激素水平低,提示卵巢功能不正常或衰竭;睾酮值高,提示可能有多囊卵巢综合征或卵巢支持-间质细胞瘤等。

催乳激素及垂体促性腺激素测定:PRL水平高于 25 $\mu g/L$ 时,称为高催乳激素血症。PRL升高者测定TSH,TSH升高为甲状腺功能减退;TSH正常,而PRL水平高于 100 $\mu g/L$,应行头颅MRI或CT检查,排除垂体肿瘤。

水平高于PRL正常,应测定垂体促性腺激素。若两次测定FSH水平均高于 40 U/L,提示卵巢功能衰竭;若LH水平高于 25 U/L 或LH与FSH水平之比为 2～3 时,高度怀疑多囊卵巢综合征;若FSH、LH水平均低于 5 U/L,提示垂体功能减退,病变可能在垂体或下丘脑。

(2)辅助检查。

超声检查:观察盆腔有无子宫,子宫形态、大小及内膜厚度,卵巢大小、形态,卵泡数目等。

CT或MRI:用于盆腔及头部蝶鞍区检查,了解盆腔肿块和中枢神经系统病变性质,诊断卵巢肿瘤、下丘脑病变、垂体微腺瘤、空蝶鞍等。

宫腔镜检查:用以诊断宫腔粘连。

染色体检查:高促性腺激素性闭经及性分化异常者应做此检查。

其他:靶器官反应检查,包括基础体温测定、诊断性刮宫等;疑多囊卵巢综合征(PCOS),查血脂、血糖、胰岛素;垂体性闭经,查三碘甲状腺原氨酸(T_3)、T_4、TSH、24 h尿游离皮质醇等。

(二)鉴别诊断

需鉴别本病与生理性闭经。

四、治疗

应早期诊断、早期治疗闭经。宜改善全身健康状况、心理状态及针对病因治疗;应用激素和中药恢复月经周期;对有生育要求者,应促排卵,促进生育;对一时性闭经(如服避孕药后引起的闭经),可短期观察。

(一)全身治疗

治疗全身性疾病,应提高机体体质,合理饮食,保持标准体重。给患者精神安慰,帮助其消除精神紧张和焦虑。

(二)病因治疗

(1)子宫性闭经:先天性无阴道者可择时行阴道成形术。对子宫内膜结核应抗结核治疗。宫腔粘连者应分离粘连后放置节育器,并给予一定时间的雌孕激素序贯法治疗,预防再粘连。

(2)卵巢性闭经:有肿瘤者应切除肿瘤。染色体为 46,XY 的患者应切除性腺及发育不良的子宫,以防恶变。

(3)垂体性闭经:垂体催乳素肿瘤以溴隐亭治疗为首选。瘤体较大引起视野缺失者,可考虑手术治疗减压,术后服用溴隐亭。希恩综合征患者应根据病情补充雌激素、孕激素、甲状腺素、肾上腺皮质激素。空蝶鞍综合征无高 PRL 血症者,可不处理。

(4)下丘脑性闭经:下丘脑肿瘤应手术治疗。运动过度、精神刺激或环境改变、体重过低所致者,应减少运动量,调整心态,注意劳逸结合。神经性厌食者,应改变进食习惯,必要时鼻饲高营养物质,以增加体重,但月经恢复需时较长。由避孕药引起者,应停药观察。

(三)性激素替代

治疗目的是维持女性全身健康及生殖健康,促进和维持第二性征和月经。

(1)雌激素替代疗法:适于无子宫者。雌激素每日 0.625 mg 或微粒化 17-β 雌二醇每日 1 mg,连服 21 d,停药 1 周后重复给药。

(2)人工周期疗法:适用于有子宫者。上述雌激素连服 21 d,最后 10 d 加服地屈孕酮,每日 10～20 mg,或醋酸甲羟孕酮每日 6～10 mg,连服 3～6 个周期。

(3)孕激素替代疗法:适用于体内有一定内源性雌激素水平的Ⅰ度闭经者。孕酮20 mg,肌内注射,每日 1 次,连用 5 d;地屈孕酮10～20 mg,或醋酸甲羟孕酮6～10 mg,每日1 次,口服,连用 10 d。

(四)促排卵

促排卵适用于有生育要求的患者。

(1)氯米芬:是促排卵最常用的药物,适用于有一定内源性雌激素水平的无排卵者。月经第 5 日始,每日 50～150 mg,连用 5 d。

(2)促性腺激素:适用于低促性腺激素闭经及氯米芬促排卵失败者。常用人绝经期促性激素(HMG)或 FSH 和 HCG 联合用药促排卵法。HMG 或 FSH 每日 75～150 U,肌内注射,用药 3～5 d 后可根据雌激素反应调整用量;若雌激素水平未上升可增加用量至每日 150～225 U,自撤药性出血第 3～5 天开始,连用 7～12 d,待优势卵泡成熟时,再使用 hCG 5 000～10 000 U促排卵。

(3)促性腺激素释放激素(GnRH):适用于下丘脑性闭经,以脉冲皮下注射或静脉方式给药。

(五)其他药物治疗

(1)溴隐亭:单纯高 PRL 血症者,每日 2.5～5 mg,多在服药的第5～6 周恢复月经。垂体催乳素瘤者,每日 5～7.5 mg,敏感者服药 3 个月后肿瘤明显缩小。

(2)肾上腺皮质激素:适用于先天性肾上腺皮质增生引起的闭经,一般用泼尼松或地塞米松。

(六)手术治疗

(1)生殖器畸形:处女膜闭锁、阴道横隔或阴道闭锁者,可手术切开或成形,使经血流畅。宫颈发育不良者,若无法手术矫形,则应行子宫切除术。

(2)阿谢曼综合征:在宫腔镜直视下分离粘连,随后加用大雌激素剂量并放置宫腔内支撑 7～10 d。宫颈狭窄和粘连者,可通过宫颈扩张术治疗。

(3)肿瘤:卵巢肿瘤一经确诊,应手术治疗。应根据肿瘤部位、大小及性质确定治疗方案。对催乳素瘤常用药物治疗,手术多用于药物治疗无效或巨腺瘤产生压迫症状者。对其他中枢神经系统肿瘤多采用手术和/或放疗方式治疗。

(董瑞丽)

第十节　子宫颈鳞状上皮内病变

子宫颈鳞状上皮内病变(cervical squamous intraepithelial lesion,SIL)是与子宫颈浸润癌相关的一组子宫颈病变,反映了宫颈癌发生发展的连续病理过程,是防治宫颈癌的重要阶段。大部分低级别鳞状上皮内病变(LSIL)可自然消退,但高级别鳞状上皮内病变(HSIL)具有癌变潜能。中医无本病病名,根据子宫颈鳞状上皮内病变的临床症状,本病可归于中医"带下病"范畴论治。

一、病因病理

(一)病因

病因尚未明确,但与子宫颈癌有相同的相关因素。

(1)病毒感染:近90%的SIL有HPV感染,高危型HPV的持续感染是主要危险因素。95%以上的子宫颈癌伴有高危型HPV感染。16、18型所致的子宫颈癌约占全部子宫颈癌的70%。高危型HPV产生E6和E7癌蛋白,可抑制宿主细胞的抑癌基因$P53$和Rb,导致细胞周期控制失常而发生癌变。此外,单纯疱疹病毒Ⅱ型及人巨细胞病毒等也与子宫颈癌发生有一定关系。

(2)性行为及分娩次数:性活跃、初次性生活小于16岁、早年分娩、多产等与子宫颈癌的发生密切相关。与有阴茎癌、前列腺癌或其性伴侣曾患子宫颈癌的高危男子性接触的妇女也易患子宫颈癌。

(二)病理

(1)宫颈组织学的特殊性:宫颈上皮是由宫颈阴道部鳞状上皮和宫颈管柱状上皮组成。宫颈阴道部鳞状上皮由深至浅分为基底层、中间层和浅表层。宫颈鳞状上皮与宫颈管柱状上皮交接部称为鳞-柱交接部。青春期后,柱状上皮多外翻到宫颈阴道部,在阴道酸性环境中,柱状上皮被破坏,被化生的鳞状上皮所取代,形成新的鳞-柱交接部,称为生理鳞-柱交接部。鳞状上皮的化生通常从外翻上皮的原始鳞-柱交接部开始,也可在暴露的柱状上皮中,呈岛状散布。此时原始鳞-柱交接部距宫颈外口较远,其与生理鳞-柱交接部之间的区域称为转化区,也称移行带。

在转化区形成的过程中,未成熟的基底鳞状上皮细胞暴露在阴道环境中,易受HPV病毒感染。病毒的早期基因在基底层细胞中表达,随着鳞状上皮的分化成熟,晚期基因得以在浅表层细胞中表达,从而完成病毒的复制过程。而高危型HPV持续感染未成熟的基底鳞状化生细胞,可使其转化为核与胞浆异常的不典型细胞,即形成SIL的病理表现。

(2)病理学诊断和分级:LSIL相当于以往的CINⅠ,HSIL包括CINⅢ及大部分CINⅡ,

通过用 P16 免疫组化染色将 CIN Ⅱ 分流，P16 阳性者，按 HSIL 处理，P16 阴性者，按 LSIL 处理。

二、临床表现

无明显症状和体征，部分患者可有阴道排液增多，伴或不伴有臭味，性交出血或妇科检查后出血。妇科检查可见宫颈光滑，或仅见局部红斑、白色上皮，或宫颈柱状上皮异位表现。

三、诊断与鉴别诊断

（一）诊断要点

1. 病史

常有早婚史，有多个性伴侣，有房事不洁（节）史，长期使用避孕药史等。

2. 临床表现

临床表现不典型，部分患者可有阴道排液增多、性交出血或接触性出血等症状。

3. 妇科检查

可见宫颈光滑，或仅见局部红斑、白色上皮，或宫颈柱状上皮异位表现。

4. 辅助检查

（1）宫颈细胞学检查：细胞学检查为最简单的 SIL 的辅助检查方法，现多采用液基细胞涂片法，可发现早期病变。过去国内采用巴氏 5 级分类法，约有 20% 表现为假阴性。目前 TBS 分类系统被普遍采用。

（2）高危型 HPV-DNA 检测：细胞学检查为意义不明的非典型鳞状细胞者，可行此检查。若高危型 HPV-DNA 阳性，需行阴道镜检查；若为阴性，1 年后再行细胞学检查。

（二）辨证要点

根据宫颈局部病变性质、带下的量、颜色、性质、气味及全身伴随症状等综合分析。

（三）鉴别诊断

鉴别本病与有临床类似症状或体征的各种宫颈病变，主要通过宫颈活组织病理检查进行鉴别。

四、治疗

根据细胞学、阴道镜及宫颈活组织检查结果决定治疗方法。

1. LSIL

60% 会自然消退，对于细胞学为 LSIL 及以下者可随访观察。若在随访过程中病变发展或持续存在 2 年，应进行冷冻或激光治疗。若阴道镜检查不充分，不能排除 HSIL 或 ECC 阳性，可进行子宫颈锥形切除术。

2. HSIL

可发展为浸润癌，需积极治疗。阴道镜检查充分的推荐采用子宫颈锥切术或消融治疗；阴道镜检查不充分的采用子宫颈锥切术；经子宫颈锥切术后确诊 HSIL，若患者年龄较大、无生育要求，或合并有其他妇科良性疾病手术指征，可行筋膜外子宫全切术。

3. 妊娠合并 SIL

妊娠合并 SIL 时，一般在妊娠期可观察，产后复查后处理。

（董瑞丽）

第五章　外科危重疾病

第一节　胸部创伤

一、概述

胸部创伤是发达国家创伤中仅次于颅脑创伤的第二位死亡原因。根据损伤暴力性质与致伤机制不同，将胸部创伤分为钝性胸伤和穿透性胸伤。钝性胸伤多由减速性、挤压性、撞击性或冲击性暴力所致。损伤机制复杂，损伤范围较广泛，多有肋骨或胸骨骨折，常合并其他部位损伤，伤后早期容易误诊或漏诊；胸腔内器官组织损伤以钝挫伤与挫裂伤为多见。心、肺组织广泛钝挫伤后继发组织水肿常导致急性呼吸窘迫综合征、心力衰竭或心律失常，多数钝性胸伤不需要开胸手术治疗。穿透性胸伤由刃器、锐器或火器穿透胸壁致伤，损伤机制清楚，创伤范围直接与伤道有关，早期诊断较容易；胸腔内器官组织裂伤所致的进行性出血，是穿透性胸伤的伤情进展快、患者死亡的主要原因，相当多的穿透性胸伤需要急诊手术治疗。穿透性暴力同时伤及胸部、腹部的器官和膈肌，致伤物入口位于胸部，称为胸腹联合伤，致伤物入口位于腹部，称为腹胸联合伤。

在诊治胸部创伤过程中及时、正确地认识威胁患者生命的伤情至关重要。快速危及生命的创伤包括心脏压塞、气道梗阻、气管损伤、进行性血胸、张力性气胸、开放性气胸和创伤性主动脉破裂。潜在威胁生命的创伤包括连枷胸、肺挫伤、食管破裂、膈肌破裂、心脏钝挫伤。应将有快速危及生命的胸伤伤员尽快转运到具备条件的医院急诊救治，同时仔细排查是否合并潜在威胁生命的胸伤。在早期诊断中，必须重点询问致伤机制、受伤时间、伤后临床表现和处置情况；体格检查应注意生命体征、呼吸道通畅情况，胸部伤口位置、深度及出血量，胸廓是否对称、稳定，胸部呼吸音及心音情况，是否存在皮下气肿、颈静脉怒张和气管移位等。胸部创伤的紧急处理，包括院前急救和院内急诊处理两部分。

1. 院前急救

院前急救包括基础生命支持与严重胸部创伤的紧急处理。基础生命支持的原则为维持呼吸通畅、给氧，控制外出血，补充血容量，镇痛，固定长骨骨折，保护脊柱（尤其是颈椎），并迅速转运。威胁生命的严重胸外伤需在现场施行特殊急救处理：对张力性气胸需放置具有单向活瓣作用的胸腔穿刺针或闭式胸腔引流；对开放性气胸需迅速包扎和封闭胸部吸吮伤口，有条件时安置穿刺针或引流管；对大面积胸壁软化的连枷胸有呼吸困难者，予以人工辅助呼吸。

2. 院内急诊处理

基于评估抢救患者的黄金时间与急诊处理的时效性而进行处理。对伤情不稳定、低血压的重伤员需要尽快鉴别是否存在进行性血胸、心脏压塞或张力性气胸，对呼吸窘迫者则需明确是否存在急性气道梗阻、连枷胸、张力性或开放性气胸，尽快给予最有效的紧急处理。院前急救的进步，使更多严重胸部创伤的伤员有机会转送到医院急诊室。在紧急处理中，穿透性胸伤伴重度休克,动脉收缩压<10.7kPa(80 mmHg),或呈濒死状态且高度怀疑心脏压塞,应施行更为紧急的急诊室开胸手术(ERT),争取挽救生命的时机。对送达时尚有生命征象的穿透性胸伤患者,实施急诊室开胸手术的预后较好,但钝性伤伤员的生存率极低。急诊开胸手术的指征如下:①进行性血胸;②心脏大血管损伤;③严重肺裂伤或气管、支气管损伤;④胸腹或腹胸联合伤;⑤早期发现的食管破裂;⑥胸壁大块缺损;⑦胸内存留较大的异物。

二、肋骨骨折

钝性胸伤中肋骨骨折的发生率约为40%,暴力直接作用于肋骨,可使肋骨向内弯曲折断,间接暴力挤压使肋骨向外弯曲折断。儿童的肋骨弹性好,胸壁柔韧,相对不易骨折,老年人的肋软骨骨化且骨质疏松,容易发生肋骨骨折,已有恶性肿瘤转移灶的肋骨也容易发生病理性骨折。第1~3肋骨粗短,且有锁骨、肩胛骨保护,不易发生骨折,一旦骨折说明致伤暴力巨大,常合并锁骨、肩胛骨骨折和颈部、腋部血管神经损伤。第4~7肋骨长而薄,最易折断。青少年时期第8~10肋前端肋软骨形成有弹性的肋弓,与胸骨相连,第11~12肋前端游离,均不易骨折,若发生骨折,应警惕腹内脏器和膈肌损伤。

间接暴力引起的肋骨骨折由于肋骨上下缘附着肌纹方向相反的肋间肌以及上、下方肋骨相互支撑,单根肋骨单处骨折一般不致移位,多根多处肋骨骨折使得局部胸壁失去完整肋骨支撑,形成软化的浮动胸壁,吸气时软化区浮动胸壁内陷,呼气时外凸,形成呼吸周期内浮动胸壁的反常呼吸运动,称为连枷胸。连枷胸患者吸气时伤侧软化胸壁反常塌陷,压迫肺而阻碍扩张;呼气时伤侧软化胸壁外凸,牵引肺而阻碍回缩,形成随呼吸周期而变化的两侧胸腔压力不均衡,造成纵隔摆动,进一步影响肺通气,加重缺氧与二氧化碳滞留,阻碍腔静脉回流,甚至发生呼吸循环衰竭。连枷胸常伴有广泛肺挫伤,挫伤区域的肺间质或肺泡充血、水肿导致氧弥散障碍,出现肺换气障碍所致的低氧血症。连枷胸可以快速危及伤员的生命,70%的伤员需要机械通气,40%的伤员合并休克,病死率约为15%。

(一)临床表现

肋骨毗邻肋间神经,肋骨骨膜和壁层胸膜有丰富的感觉神经分布,肋骨骨折的最显著症状是局部疼痛,在深呼吸、咳嗽或转动体位时加剧。胸痛使胸壁肌肉痉挛,呼吸变浅,咳嗽无力,呼吸道分泌物增多、潴留,易致肺通气障碍、肺不张和肺部感染。局部胸壁可能出现畸形、淤血、肿胀,局部压痛,在非致伤部位挤压胸廓引起骨折部位显著疼痛,甚至产生骨摩擦音,有助于与软组织损伤区别。骨折断端向内移位可刺破胸膜、肋间血管和肺组织,产生血胸、气胸、皮下气肿或咯血。伤后晚期骨折断端移位造成的损伤可导致迟发性血胸或血气胸。胸部X线检查常忽略线性肋骨骨折,肋骨骨折断裂线和断端错位常提示相对严重的胸壁不稳定,易发生愈合延迟或持久疼痛。

(二)治疗

肋骨骨折的处理原则为有效控制疼痛、肺部物理治疗和早期活动。有效镇痛能增加钝性胸伤患者的肺活量、潮气量、功能残气量、肺顺应性和血氧分压,降低气道阻力和连枷胸浮动胸壁的反常活动。一般肋骨骨折,可采用口服或肌内注射镇痛剂,多根多处肋骨骨折,则需要完全持久的镇痛效果。方法包括静脉镇痛法、肋间神经阻滞法、胸膜腔内麻醉法和硬膜外麻醉法。目前公认,硬膜外麻醉法(EDA)能提供最佳可控的持续镇痛效果,而无静脉镇痛法抑制咳嗽、呼吸的不良反应,避免肋间神经阻滞法镇痛效果欠佳、时间短暂的缺点,以及胸膜腔内麻醉法由麻醉药物重力分布和稀释所致镇痛效果不稳定和抑制膈神经功能的弊端。大量临床随机对照试验证明 EDA 具有上述改善肺功能作用,还可以减少肺部并发症,减少机械通气支持,缩短 ICU 停留和住院时间,降低相关治疗费用。

在充分镇痛的支持下,肺部物理治疗能协助患者深呼吸与有效咳嗽,排除呼吸道分泌物,促进肺扩张,避免和减少呼吸道感染等并发症,并早期下床活动。外部固定肋骨骨折和控制反常呼吸运动的各种物理方法(如使用多带条胸布、使用弹性胸带、宽胶布固定、胸部外牵引固定等)因其效果有限、弊端不少而逐渐减少使用。因其他指征需要开胸手术时,可用不锈钢丝、克氏针、Judet固定架等器材作肋骨断端的内固定。连枷胸患者出现明显呼吸困难,呼吸频率高于 35 次/分钟或低于 8 次/分钟,动脉血氧饱和度小于 90% 或动脉血氧分压低于 8 kPa (60 mmHg),动脉血二氧化碳分压高于 7.3kPa(55 mmHg),应当给予机械通气支持呼吸。机械通气能够纠正肺挫伤换气障碍所致低氧血症,还能控制连枷胸所引起的浮动胸壁反常呼吸运动。开放性肋骨骨折需要彻底清理胸部伤口,固定肋骨断端。

三、血胸

胸膜腔积血称为血胸,与气胸同时存在则称为血气胸。胸腔毗邻组织结构和胸腔内器官及组织损伤出血均可导致血胸。伤后失血速度与胸膜腔积血量决定伤情程度、进展与结局。大量血胸占据胸膜腔空间,压迫伤侧肺,推移纵隔,挤压健侧肺,影响肺扩张和通气功能。伤后血容量丢失和纵隔推移,引起循环障碍。持续大量出血所致胸膜腔积血称为进行性血胸。因肋骨骨折断端移位,刺破肋间血管或肋间血管,损伤处血凝块脱落所致伤后一段时间才出现的胸腔内积血,称为迟发性血胸。伤后胸腔内迅速积聚大量血液,超过肺、心包和膈肌运动所起的去纤维蛋白作用时,胸腔内积血发生凝固,形成凝固性血胸。凝血块机化后形成纤维板,限制肺与胸廓活动,损害呼吸功能。血液是良好的培养基,经伤口或肺破裂口侵入的细菌,会在积血中迅速滋生繁殖,引起感染性血胸,最终导致脓血胸。

(一)临床表现

血胸的临床表现与出血量、出血速度和个人体质有关。对于成人而言,胸腔积血量低于 500 mL 为小量血胸,一般不引起循环或呼吸障碍;积血量 500~1 500 mL 为中量血胸,伤员出现休克代偿期表现和限制性呼吸障碍;胸腔积血量高于 1 500 mL 为大量血胸,伤员有明显的失血性休克表现和较为严重的呼吸困难。

体格检查可发现气管向健侧移位、伤侧胸部呼吸动度减弱、肋间隙饱满、叩诊浊音和呼吸音减弱等胸腔积液的临床表现。立位胸部 X 线检查可以发现 200 mL 以上的血胸,卧位时胸腔积血≥1 000 mL 也容易被忽略。CT 可迅速全面反映头颅、胸、腹损伤,辨别 200 mL 以下胸腔积血。超声波能在床旁实施,探测胸腔积液的准确率高。胸腔穿刺术仍然是最简便易行、结果确切的定性诊断方法。具备以下征象提示进行性血胸:①持续脉搏加快、血压降低,或虽经补充血容量血压仍不稳定;②胸腔引流量每小时超过 200 mL,持续 3 h;③血红蛋白量、红细胞计数和血细胞比容进行性降低,胸腔积血的血红蛋白量和红细胞计数与周围血相接近,且积血容易凝固。具备以下情况应考虑感染性血胸:①有畏寒、高热等感染全身表现;②抽出胸腔积血1 mL,加入 5 mL 蒸馏水,若无感染,则呈淡红透明状,出现混浊或絮状物提示感染;③胸腔积血无感染时红细胞和白细胞计数比例与周围血相似,即 500∶1,感染时白细胞计数明显增加,比例达 100∶1 可确定为感染性血胸;④积血涂片和细菌培养发现致病菌有助于诊断,并可依此选择有效的抗生素。胸腔引流量减少,但持续存在胸腔积血的体征和影像学证据,应考虑凝固性血胸。

(二)治疗

应紧急鉴别诊断进行性血胸与心脏压塞、张力性气胸作,在纠正低血容量休克的同时选择适当切口,紧急开胸探查,手术止血。对非进行性血胸可根据积血量多少,采用胸腔穿刺或胸膜腔闭式引流术治疗,及时排出积血,促使肺膨胀,改善呼吸功能。血胸持续存在会增加发生凝固性或感染性血胸的可能性,一般多采用闭式胸腔引流术。对凝固性血胸,应待伤员情况稳定后尽早手术,清除血块,并剥除胸膜表面血凝块机化而形成的包膜;手术时机一般在伤后2～3 d,推迟手术可能使清除肺表面纤维蛋白膜变得困难,并继发感染。对感染性血胸应及时改善胸腔引流,排尽感染性积血、积脓,若效果不佳或肺复张不良,应尽早手术清除感染性积血,剥离脓性纤维膜。电视胸腔镜(VATS)的微创手术技术已广泛应用于生命体征稳定、非急诊手术的血胸患者,具有创伤小、疗效确切、住院时间短等优点。主要适应证为肺复张不良的残余血胸,凝固性血胸、感染性血胸和疑有膈肌损伤的探查手术。

四、气胸

正常胸膜腔为不含气体且存在负压的潜在腔隙。胸膜腔内负压牵引肺,且促进静脉血回流。胸膜腔内积气称为气胸。气胸多由肺组织、气管、支气管、食管破裂,空气逸入胸膜腔,或胸壁伤口穿破胸膜,胸膜腔与外界沟通,外界空气进入所致。根据胸膜腔压力与大气压的关系及其对病理生理的影响,气胸可以分为闭合性气胸、开放性气胸和张力性气胸三类。游离胸膜腔内积气通常聚集到不同体位时胸腔上部,当胸膜腔因炎症、手术等发生粘连,部分胸膜腔封闭,胸腔积气则会局限于某些区域,出现局限性气胸。

(一)闭合性气胸

闭合性气胸的胸膜腔内压仍低于大气压。胸膜腔积气量决定伤侧肺萎陷程度,伤侧肺萎陷使肺呼吸面积减少,影响肺通气功能,造成通气血流比例失衡,并引起纵隔向健侧移位。根据胸膜腔内积气的量与速度,轻者可无明显症状,重者呼吸困难。体检可能发现伤侧胸廓饱满,呼吸活动度降低,气管向健侧移位,伤侧胸部叩诊呈鼓音,呼吸音降低。胸部影像学检查可显示不同程度的肺萎陷和胸膜腔积气,伴有胸腔积液时可见液平面。诊断性胸腔穿刺可抽出气体。小量气胸,肺萎陷在 30% 以下无须特殊处理,胸腔内积气一般可在 1～2 周自行吸收;中量气胸,肺萎陷在 30%～50%,大量气胸,肺萎陷在 50% 以上,需根据积气量与速度选择胸膜腔穿刺术或胸膜腔闭式引流术处理,以排除胸膜腔积气,促使肺尽早膨胀。

(二)开放性气胸

开放性气胸由外界空气经胸壁伤口或软组织缺损处,随呼吸自由进出胸膜腔所致。空气出入量与胸壁伤口大小有密切关系,伤口大于气管口径时,空气出入量多,胸膜腔内压几乎等于大气压,伤侧肺将完全萎陷,丧失呼吸功能。开放性气胸吸气时的伤侧胸膜腔内压显著高于健侧,纵隔向健侧移位,挤压并阻碍健侧肺扩张;呼气时健侧胸膜腔内压高于伤侧,纵隔移向伤侧,造成纵隔扑动。纵隔扑动和移位影响腔静脉回心血流,引起循环障碍。临床主要表现为呼吸困难、口唇发绀、鼻翼扇动,伤侧胸壁可见伴有气体进出胸膜腔发出声音的吸吮伤口。气管向健侧移位,伤侧胸部叩诊鼓音,呼吸音消失,严重者伴有休克。胸部影像学检查可见伤侧胸腔大量积气,肺萎缩,纵隔移向健侧。

急救处理原则是把开放性气胸立即变为闭合性气胸,改善伤员的呼吸,将其迅速转送至医院。使用无菌或清洁器材制作不透气敷料和压迫物,在伤员用力呼气末封盖吸吮伤口,并加压包扎。转运途中呼吸困难加重,应在呼气时开放密闭敷料,排出气体后再封闭伤口。医院内急诊处理应在改善呼吸循环状况下清创缝合胸部伤口,安置胸膜腔闭式引流,给予抗生素预防感染,疑有胸腔内脏损伤,则需剖胸探查处理。胸膜腔闭式引流术的适应证为中量或大量气胸、开放性气胸、张力性气胸,胸腔穿刺术治疗气胸效果不佳,肺难于复张,需使用机械通气或人工通气的气胸或血气胸。

(三)张力性气胸

张力性气胸为气管、支气管或肺损伤处形成单向活瓣,气体随每次吸气进入胸膜腔并积累增多,导致胸膜腔压力高于大气压,又称为高压性气胸。伤侧肺严重萎陷,纵隔显著向健侧移位,健侧肺受压,腔静脉回流障碍。高于大气压的胸膜腔内压驱使气体经支气管、气管周围疏松结缔组织或壁层胸膜裂伤处,进入纵隔或胸壁软组织,形成纵隔气肿或面、颈、胸部的皮下气肿。张力性气胸患者表现为严重或极度呼吸困难、烦躁、意识障碍、大汗淋漓、发绀。气管明显移向健侧,颈静脉怒张,伤侧胸部饱满,多有皮下气肿,伤侧胸部叩诊鼓音,呼吸音消失。不少患者有脉细快、血压降低等循环障碍表现。胸部影像学检查显示伤侧胸腔大量积气,肺完全萎陷,纵隔移位,并可能有纵隔和皮下气肿,诊断性胸腔穿刺时有高压气体向外推移针筒芯。

(石伟东)

第二节 胃十二指肠溃疡穿孔

胃十二指肠溃疡穿孔是溃疡病的严重并发症,十二指肠溃疡穿孔较胃溃疡穿孔多见,约 2% 的十二指肠溃疡患者以急性穿孔为首发症状。十二指肠溃疡穿孔多发生在球部前壁小弯侧,而胃溃疡穿孔虽在前后壁均可发生,但多见于近幽门前壁小弯侧。5% ～10% 的病例前壁溃疡穿孔的同时,十二指肠后壁也存在溃疡,称为对吻溃疡。对十二指肠溃疡穿孔合并上消化道出血的患者,须注意对吻溃疡存在的可能。

一、发病机制

生理条件下胃十二指肠黏膜有一套完善、有效的防御和修复机制,足以抵御胃酸和胃蛋白酶的侵蚀。当致病因素损害了这一机制,胃酸和胃蛋白酶侵蚀黏膜,就会发生溃疡。目前学者认为幽门螺杆菌感染、应用非甾体抗炎药和胃酸过度分泌等是溃疡的主要病因。

在溃疡的形成、发展和愈合过程中,黏膜的破坏和修复处于动态平衡之中。致病因素持续存在,强于黏膜防御和修复机制时,则发生溃疡,且向广度与深度发展。病情进一步发展,溃疡穿透胃肠壁全层,则发生穿孔。多数患者在穿孔发生前数日常有溃疡症状加剧的病史,但临床上约 20% 的病例发病前并无溃疡病史。这类患者的溃疡周围常缺少瘢痕组织,称为急性溃疡,应激性溃疡即属于此类。部分患者的病情呈慢性经过,溃疡反复发作与缓解。溃疡周边常有较多瘢痕形成,并与邻近器官粘连,甚至穿入胰腺、肝脏等,形成穿透性溃疡或溃疡慢性穿孔。这种慢性穿孔一般不出现急性溃疡穿孔所常见的急腹症表现,但常伴疼痛和出血。

胃十二指肠溃疡急性穿孔后,酸性胃内容物及胆汁、胰液进入游离腹腔,迅速引起弥散性腹膜炎,随后产生细菌感染,造成一系列严重病理及病理生理变化。胃液及十二指肠液呈高度酸性或碱性,使腹腔受到强烈的化学刺激,有人比喻为"腹膜腔的烧伤"。在短期内即有大量细胞外液渗入腹腔,其量可与50%面积的烧伤相比,患者常陷于低血容量性休克。空腹胃液中由于胃酸的作用并无细菌,但在餐后由于食物及唾液的中和,胃内容物中可有肠杆菌、拟杆菌及乳酸杆菌类等细菌,其量达$10^{15}/mL$。在穿孔后6～8 h,由于病原菌生长(以大肠埃希菌及拟杆菌为主),逐渐转变为细菌性腹膜炎。穿孔后的病情演变取决于穿孔前胃内容的多少(空腹或饱餐后穿孔)、穿孔的大小、部位、患者的全身情况及治疗措施是否及时得当等因素。如果身体虚弱,合并其他基础疾病,穿孔大,进入腹腔胃内容物多或治疗延迟,则病情严重,易出现感染中毒性休克,甚至死亡。如果穿孔较小,腹腔污染轻,穿孔处迅速与周围脏器或大网膜发生纤维粘连而自行闭合,仅形成较轻的腹膜炎或局限性腹膜炎,则患者预后良好。

二、临床表现

典型的胃十二指肠溃疡穿孔患者多有溃疡病史,穿孔前症状加重,急性穿孔常发生在饱餐后或夜间空腹时。典型症状是突发性上腹剧痛,可向肩背部放射,迅速扩散至全腹。疼痛呈刀割样,非常剧烈,难以忍受,患者常采取被动体位以减轻腹痛。疼痛发作后可能伴随恶心及呕吐,穿孔同时合并大出血的少见,故呕血不多见。发病数小时后,由于腹腔内大量渗出液的稀释,化学性刺激减弱,疼痛可稍减轻。但此后由于细菌繁殖,症状又逐渐加重,呈现细菌性腹膜炎表现,并可发生低血容量性及感染性休克。

查体可见患者常面色苍白、出冷汗,有脉弱数等休克征象,患者表情痛苦,呈重病容,发病数小时后即可有脱水容貌。采取仰卧位,不敢改变体位、大声说话及做深呼吸。在早期多数患者心率稍快,血压正常,体温正常。全腹有压痛、反跳痛,肌紧张明显,呈"木板样",尤以上腹及右下腹明显。肝浊音区缩小或消失,肠鸣音消失或减弱。发病数小时后患者可有发热、心率增快、白细胞计数增加、血细胞比容增大等,随病情进一步发展,感染中毒症状更加突出。此时腹肌紧张非但不明显,反而呈现腹胀和肠麻痹。

实验室检查常可见白细胞升高和核左移,但应用免疫抑制剂的患者和老年患者可不明显。血清淀粉酶水平一般正常或略升高,通常其值小于正常值的3倍。腹部X线检查,80%的患者可见腹腔游离气体,对诊断有决定性意义。但应至少采取立位5 min后再检查,病情重者也可行左侧卧位检查。当疑为上消化道穿孔,但又无气腹出现,可经胃管注气或经胃管注入水溶性造影剂以确定有无穿孔及穿孔部位。

三、诊断及鉴别诊断

根据上述典型的临床表现,胃十二指肠溃疡急性穿孔的诊断多无困难。但对一些不典型病例,亦可发生误诊和漏诊,需注意以下几方面情况。

1.过分强调溃疡病史

15%～20%的胃十二指肠溃疡病急性穿孔患者并无溃疡病史,这类患者多属于急性溃疡穿孔,穿孔是其首次出现的临床表现。某些非腹部大手术后早期发生溃疡急性穿孔的病例也无明显溃疡病史,但不能据此否定诊断。

2.过分强调"板状腹"

虽然大多数患者会出现典型的临床体征,但在下列情况时可不具备典型的"板状腹":①穿孔较小或穿孔很快被堵塞,消化液流入腹腔很少时;②患者年老体弱、多次妊娠、四肢瘫痪或昏迷,腹肌薄弱无力,无法形成"板状腹";③肥胖或腹壁脂肪较厚时,"板状腹"不容易检查出来;④应用哌替啶等止痛药后;⑤穿孔6~12 h,腹腔内大量渗出液的稀释或较长时间的腹肌持续痉挛性收缩致使腹肌疲劳时。

3. 过分强调腹腔游离气体

虽然腹腔内游离气体是胃肠道急性穿孔的特征性证据,但应正确分析腹腔内游离气体的诊断价值。有些病例穿孔后漏入腹腔气体较少(曾有实验证明腹腔内注入20~30 mL气体才能显示有膈下游离气体),或X线检查时患者采取直立位时间太短都可能造成假阴性。而临床上少见的子宫穿孔或肠穿孔等急腹症同样可以出现腹腔游离气体,这就需要医师对信息进行综合分析,才能降低误诊率。

4. 鉴别本病与其他急腹症

①急性阑尾炎:穿孔后胃液可沿升结肠旁沟或小肠系膜右侧流至右下腹,而穿孔部位发生粘连或堵塞,致使右下腹触痛及肌紧张反较上腹重,此时易误诊为急性阑尾炎。②急性胰腺炎和急性胆囊炎:有时穿孔漏出的消化液积存在胆囊和十二指肠附近,类似急性胆囊炎。急性胰腺炎可和溃疡急性穿孔的临床表现十分相似,但常无"板状腹"、气腹和高淀粉酶血症。③急性乙状结肠憩室炎:穿孔溢出的消化液向下流向左结肠旁沟,可误诊。④腹主动脉瘤破裂及肠系膜血管病。

5. 鉴别本病与内科腹痛

鉴别本病与下叶肺炎或胸膜炎、急性肝炎、急性心绞痛或心肌梗死、急性胃肠炎产生的腹痛。

四、治疗

(一)非手术疗法

非手术疗法既可以是手术治疗的前期准备,又是治疗方案之一。其适应证如下:①患者全身情况较好,血流动力学稳定;②穿孔小,腹腔内渗液少,症状及体征轻微,腹膜炎范围局限,无弥散性腹膜炎;③口服水溶性造影剂,渗漏不明显;④空腹穿孔。

具体措施:禁食、禁水、持续胃肠减压、静脉输液、应用抑酸药及全身给予广谱抗生素等,病情重时还需监测生命体征及尿量。这些患者易于发生膈下或肝下脓肿,必要时可在超声引导下行经皮穿刺置管引流治疗。治疗过程中要严密观察病情的变化,如症状和体征不见好转,则应果断行手术治疗。非手术疗法治疗溃疡病穿孔具有一定的盲目性,具体体现如下:①穿孔的大小很难在术前判定;②胃溃疡穿孔时难以排除胃癌穿孔或溃疡已有癌变;③尽管有研究显示非手术疗法在选择性病例中是安全的,但非手术疗法的病死率因适应证的不同而波动在1%~11%;④单从病史及穿孔的时间难以判断是否"空腹"穿孔;⑤有些溃疡病可无临床表现,所谓急性溃疡穿孔病例,多数于手术中及术后病理证实仍属于慢性溃疡;⑥保守治疗后有12%~15%的患者仍需手术治疗。因此,非手术疗法不宜作为常规的治疗方法。施行时必须严格掌握适应证,严密观察病情的变化,必要时及时中转手术,才能取得良好的疗效。另外,由于老年患者对非手术疗法失败后并发症的耐受性较差,因此应用于老年虚弱者时需慎重。

(二)手术疗法

凡不适合非手术疗法或非手术疗法治疗无效者均应及早手术治疗,治疗延迟将增加并发症发生率并延长住院时间。选择手术方式时要综合分析患者的全身状况、局部解剖条件、既往内科治疗效果和术者经验等因素，按损伤控制性的原则处理。对于全身状况（严重休克、年老体衰及有严重伴发病等）和局部状况（组织炎症、水肿、瘢痕、粘连等较重）不佳者，穿孔缝合术是最佳选择。鉴于治疗溃疡病药物的进步、彻底性溃疡手术的并发症风险及穿孔患者所处的危重状态，越来越多的医师都首选穿孔缝合术。但对于合并幽门梗阻、有消化道出血病史及不能排除恶性病变者，若患者的一般情况较好，局部炎症较轻，还应该行彻底的溃疡手术。彻底性手术包括胃大部切除术、穿孔修补后加高选择性迷走神经切断术及迷走神经切断附加胃窦部切除或幽门成形术。

（1）手术探查：十二指肠球部溃疡穿孔多发生在前壁，局部可见纤维蛋白性渗出液和胆汁染色的液体。但由于穿孔局部充血水肿，有时很难判定穿孔发生在幽门的近端还是远端。若胃十二指肠前壁未发现穿孔，必须彻底探查从贲门至十二指肠球部的前后壁，此时常需切开胃结肠韧带和肝胃韧带。如果仍无法发现穿孔，则需探查整个腹腔。

（2）十二指肠溃疡穿孔：大多数十二指肠球部溃疡穿孔，采用间断缝合修补加大网膜覆盖的方法可以治愈；若穿孔较大或溃疡边缘炎症水肿较重，无法行间断缝合，可将带蒂的大网膜覆盖在十二指肠溃疡穿孔处，并在穿孔四周缝合固定。研究显示高选择性迷走神经切断不增加手术死亡率或并发症发生率，而溃疡复发率和需要再次手术率明显降低。因此如果全身及局部条件允许，穿孔闭合后可考虑行溃疡彻底性手术。对合并幽门梗阻的患者，可行胃大部切除术。

（3）胃溃疡穿孔：由于胃溃疡存在恶性病变的可能，因此术中需在溃疡边缘多点活检以明确诊断。根据患者的全身状况、溃疡部位、腹腔污染程度和病变性质（是否为恶性），可以采取单纯缝合、溃疡切除后单纯缝合或胃部分切除术。对位于胃远端的溃疡，胃窦切除不仅但解决了穿孔问题，还彻底解决了溃疡本身；对于病情不稳定或老年患者的良性溃疡，可以局部切除溃疡后缝合或仅行缝合后以大网膜覆盖；小弯侧的高位溃疡一般需要切除缝合。

（4）微创手术：腹腔镜技术的发展为胃十二指肠溃疡穿孔的治疗提供了新的选择，其手术方法与开放手术相同，但患者创伤小、恢复快。有经验者还可以施行各种迷走神经切断术，但该方法对技术要求很高，尚未普及。

（石伟东）

第三节　正常位急性阑尾炎

急性阑尾炎是常见的急腹症之一，也是外科领域中一种常见病、多发病。临床表现典型者的诊断相对容易。但实际上，急性阑尾炎的临床和病理表现多变，也易被误诊，处理上偶尔也会遇到意外或复杂情况。本节提到的常见型急性阑尾炎，是指在成年患者中临床表现相对典型的常见病例，但不应由于病情简单而不被重视。

一、病因和病理

阑尾腔梗阻并继发细菌感染是急性阑尾炎的最常见病因。阑尾扭曲（与其阑尾系膜短有关)、腔内粪石、淋巴组织增生、肿瘤、寄生虫或异物等常引起阑尾腔阻塞,继而腔内细菌或身体其他部位感染的细菌(扁桃体炎或上呼吸道感染等)经血液循环进入阑尾壁致病。在少数无阑尾腔梗阻存在者,细菌感染则是急性阑尾炎的直接致病原因。由于阑尾动脉是终末血管,与其他动脉极少侧支吻合,一旦栓塞,迅速引起阑尾壁坏死和穿破,故阑尾感染后若不及时控制或行阑尾切除,阑尾坏疽和穿孔是其必然的结果。按病理和临床分类有急性单纯性阑尾炎、急性化脓性阑尾炎(又称蜂窝织炎性阑尾炎)、坏疽性及穿孔性阑尾炎、阑尾周围脓肿。阑尾周围脓肿是指炎性阑尾被大网膜等周围组织粘连包裹形成炎性包块,或是阑尾穿孔伴发局限性腹膜炎而形成阑尾周围脓肿。

二、典型的临床表现

分为症状、体征和检查结果三方面。

(一)症状

持续性腹痛是最主要的表现。腹痛位置多先位于中上腹或脐周,数小时后转移至右下腹,这种转移性腹痛是急性阑尾炎的特征表现。因为早期阶段阑尾炎症局限于其黏膜和黏膜下层,刺激内脏神经,疼痛为反射性,范围弥散,程度不重,定位不明确;待炎症扩展至浆膜层或腹层腹膜,疼痛固定于右下腹,定位确切,是体神经刺激的结果。20%~30%的患者没有这种转移性腹痛特征,若阑尾黏膜层内脏神经感受器已损害(见于慢性阑尾炎急性发作病例)或阑尾壁感染迅速蔓延至全层(见于小儿的血液循环细菌感染)而未能反映内脏神经传导腹痛的情况,无转移性腹痛并不能否定阑尾炎的诊断。如果起病时即有剧烈腹痛而后变轻,则需要首先排除其他病变,如女性的黄体或滤泡破裂、异位妊娠等。

不同病理类型的阑尾炎腹痛有所差异,例如,单纯性阑尾炎的腹痛常较轻微,呈持续性胀痛和钝痛;逐渐加重,成持续性剧痛往往提示化脓性或坏疽性阑尾炎。持续剧痛波及中下腹或两侧下腹,常为阑尾坏疽穿孔的征象。有时阑尾穿孔,神经末梢失去感受和传导功能,或腔内压力骤减,腹痛会有所减轻,但这种疼痛缓解是暂时的,且其他伴随症状和体征并未改善,甚至有所加剧。单纯性阑尾炎也可伴有食欲缺乏、恶心、呕吐等胃肠道症状,盆位阑尾炎或阑尾坏疽穿孔患者因直肠周围炎而排便次数增多。并发腹膜炎、肠麻痹则出现腹胀和持续性呕吐。频繁腹泻者要首先考虑肠道炎性疾病。

全身症状极少,主要为不同程度的发热,在发生坏疽、穿孔之前,体温一般不超过38 ℃,且多出现在腹痛之后。如果发热为首发症状,要首先考虑内科疾病。严重高热或伴寒战者仅见于化脓性门静脉炎或肝脓肿并发症。

(二)体征

腹部压痛是壁腹膜受炎症刺激的表现,也是诊断急性阑尾炎的最重要证据,多数位于麦氏点(右髂前上棘与脐部连线的外、中1/3的交界处),但由于压痛部位取决于阑尾的位置,因此凡位于麦氏点邻近部位而不是真正的麦氏点位置,只要压痛点固定(指反复检查时其位置不变)者即为典型的体征。反跳痛(Blumberg征)和肌紧张等腹膜刺激征的轻重是阑尾炎症轻重程度的反映,要注意肥胖或盲肠后位阑尾炎患者的腹部压痛可不明显,但可有反跳痛,后者有重要的诊断价值,提示阑尾炎症存在。结肠充气试验(Rovsing征)可帮助诊断,腰大肌试验阳性提示炎症阑尾位置较深或呈后位,贴近腰大肌;闭孔内肌试验阳性提示阑尾位于闭孔内肌前方;直肠指诊有直肠右前方触痛,提示炎症阑尾位于盆腔内。

　　在阑尾炎早期,尤其是阑尾腔有梗阻时,可出现右下腹皮肤感觉过敏现象,范围相当于第10~12胸髓节段神经支配区,位于右髂嵴最高点、右耻骨嵴及脐构成的三角区,也称Sherren三角,它并不因阑尾位置不同而改变。如果阑尾已坏疽穿孔,则这三角区的皮肤过敏现象即消失。

(三)实验室检查

　　实验室检查一般见血白细胞计数和中性粒细胞数升高,但其升高程度不一定与其炎症的严重程度成正比。粪、尿常规检查可以与其他疾病区别。

(四)影像学检查

　　在急性阑尾炎并发局限性或弥散性腹膜炎时,腹部X线检查可见盲肠扩张和气液平、右下腹软组织影或穿孔所致的气腹等,偶尔可见钙化粪石,但该检查特异性差。B超检查可发现肿大阑尾或脓肿,是一种较有价值的手段,有报道称其准确率可高达95%。CT扫描与B超有相似的效果,并可显示阑尾周围软组织影及其与邻近组织的关系,其敏感性达94%,但特异性仅为79%。腹腔镜探查也是可以选择的方法之一。但是需要强调的是这些特殊检查不是诊断阑尾炎所必需的,只有当诊断困难时选择性应用。

三、诊断和鉴别诊断

(一)诊断要点

　　诊断主要根据三大临床表现,即腹痛、压痛和血白细胞数及中性粒细胞数升高。典型的急性阑尾炎诊断比较容易,但20%~30%的患者缺乏典型的临床表现,误诊和漏诊时有发生,其主要原因在于草率和忽视不典型急性阑尾炎的多变的临床表现;或对转移性右下腹痛的理解出现偏差,而把其他疾病的右下腹痛均认为是急性阑尾炎的表现。另外,对于腹痛和压痛部位的认识不足也是误诊的原因之一。急性阑尾炎的腹痛和压痛通常位于右下腹,但如果中肠旋转异常、盲肠和阑尾异位,则腹痛和压痛部位会发生相应变化,故要重视病史的采集,详细询问腹痛的起始、性质和变更。腹部检查是重点,但也不能忽视胸部的检查。凡腹痛、压痛及血液检查三者均典型,可列为诊断明确。如果症状和体征中任一项典型者,应列为可疑病例,宜严密观察随访,将患者暂留在急诊室,如果伴有血白细胞数升高,要考虑腹腔镜探查。对于急性阑尾炎的诊断不可仅仅满足于"是"与"不是",还应根据其临床表现估计其病理类型,以便制订相应的治疗方案。

(二)鉴别诊断

　　鉴于很多疾病可以有右下腹痛病史,尤其是女性患者,需详细鉴别。首先需排除非外科疾病引起的急性右下腹痛,常见的有右下肺的大叶性肺炎、右侧胸膜炎、溃疡病、胃肠炎、代谢性疾病、过敏性紫癜、尿毒症等。这类疾病通常先有发热史,后出现腹痛,主诉多而模糊。对女性患者要详细询问月经史,腹痛剧烈的要排除右侧输卵管妊娠破裂、右侧卵巢囊肿扭转、右侧卵巢滤泡或黄体破裂,做直肠指诊(对已婚妇女做阴道腹部双合诊)常有阳性发现;急性输卵管炎和急性盆腔炎多见于已婚妇女,通常发病初期即有明显发热,腹痛位置偏腹部下方。其次要与其他脏器引起的外科急腹症区别,如胃、十二指肠溃疡穿孔、急性胆囊炎坏疽穿孔、肝肿瘤破裂出血、急性胰腺炎、梅克尔憩室等。需要仔细分析腹痛性质,例如,呈阵发性腹痛并向外生殖器区放射,要排除右侧输尿管结石,注意结石嵌顿时尿液检查可呈阴性,腹痛缓解时见血尿(肉眼或镜检)征象。盲肠后位炎症阑尾与输尿管邻近,尿液检查也可见少量红细胞,需做尿路X线片。急性肠系膜淋巴结炎多见于儿童,常有上呼吸道感染病史,腹痛前后常有高热,体检腹部压痛范围较广,反跳痛不明显,有时很难与急性阑尾炎区别,可在短时期内重复比较。如此逐一排除,最后才考虑急性阑尾炎的诊断,这一思路可防止片面主观思维的错误。如果先入为主,一开始就考虑急性阑尾炎,询问病史时集中与之有关的问题而忽视重要的阳性病史,出现片面性和主观臆断的错误。

四、治疗

(一)开放的阑尾切除术

一旦急性阑尾炎诊断明确后,应尽早手术切除阑尾。如诊断不能完全肯定,经短期观察后症状和体征继续加重,尤其是右下腹压痛明显或已能排除内科疾病的可能,还是以手术探查为宜。非手术治疗只适合于早期单纯性急性阑尾炎,因伴其他严重器质性疾病而禁忌手术者;或者感染已局限而形成炎性包块,且病情有进一步好转。

急症阑尾切除术的禁忌证:①阑尾脓肿经药物治疗后好转,不必急于手术,可择期行阑尾切除术;②阑尾坏疽伴周围脓肿,尚未局限;③术中见阑尾脓肿周围粘连致密,解剖不清或组织严重水肿,不要强行剥离以解剖阑尾而致肠道损伤,改做引流术。术前准备:应在短期内补液以初步纠正失水和电解质紊乱,尤其是病情较重者、小儿或老年患者。全身感染严重或伴腹膜炎,应给予抗菌药物治疗,但对急性单纯性阑尾炎病例不宜常规使用抗菌药物。诊断明确的做右下腹麦氏切口,其优点如下:更符合解剖学,肌肉和筋膜损伤最少;切口虽小,但距阑尾较近;瘢痕愈合好,不易发生切口疝等。但其最大的缺点是暴露不够,不能有效地详细探查腹内脏器。故凡诊断不完全肯定而需探查其他脏器者,以做右腹直肌旁切口为好。操作要点如下。

(1)寻找阑尾:宜首先找到盲肠,因阑尾部恒定位于盲肠3条结肠带的会合处。用海绵钳轻轻提起盲肠,沿纵行结肠带向下即可找到阑尾。尽量不用手接触阑尾,更不可用手指挖出阑尾。如未能找到,可扩大切口,沿斜方向切开原切口的上、下端1～2 cm。如果在充分的显露下,仍不能找到,要考虑盲肠后位阑尾的可能,将盲肠向左侧推开,使盲肠的外下方清楚暴露。切开盲肠外侧的后腹膜,游离盲肠并将其向内上方翻起,盲肠和结肠后面得以显露,有时仍不能发现阑尾,仔细触摸盲肠后壁,能在其浆膜下摸到,切开浆膜,即可将阑尾分出。凡经努力仍找不到阑尾者应终止手术。

(2)分离阑尾系膜和切除阑尾:如果系膜暴露容易,用阑尾钳或鼠齿钳夹住阑尾系膜,向外提出,但不能钳夹阑尾本身。游离和全部提出阑尾后,用两把止血钳钳夹阑尾系膜,在其间切断和结扎,贯穿缝扎。最后将阑尾自根部直至其尖端完整取出。

(3)处理阑尾残端:对于阑尾残端,先用纯苯酚烧灼(破坏残端腔内黏膜,以防黏液分泌和黏液囊肿形成),再用75%的酒精和盐水棉签涂抹,弃去围在盲肠上的纱布,助手一只手将无齿镊提起盲肠,另一只手持蚊式止血钳将残端向盲肠内推入,使残端内翻,术者则收紧预置的荷包缝线后打结。残端的处理方法很多,术者可根据各自的实践经验和习惯采用不同的方法,例如,不将残端推入盲肠内或将残端推入盲肠后仅做荷包缝合。残端结扎处用血管钳压榨几下,然后结扎,期望缝线在数天后脱落,不使结扎处和荷包缝合之间的残端形成无效腔。也有人主张以电灼法切除阑尾,残端结扎后不做内翻包埋,或用网膜或邻近组织覆盖,操作简易,效果也满意,但须注意电灼时易灼伤肠壁。荷包缝合法在有些单位已长期使用,仍不失为一种可以应用的方法,但不宜应用于小儿阑尾切除术中,因幼儿的肠壁较薄,荷包缝合时易穿破肠壁。

(4)缝合切口：依次缝合腹膜、肌筋膜、皮下和皮肤。不管采用什么方法，留有阑尾残端，不属于阑尾全切除术，仍属于近似全切除范畴。

凡有下列情况，宜腹腔引流：①阑尾坏疽已伴穿孔；②伴腹膜炎和腹腔内积液、积脓；③阑尾残端周围组织水肿严重，经估计愈合不良而有肠内容物渗漏可能。凡阑尾无穿孔，伴有腹腔内澄清积液，可吸净积液而不引流。在切除手术中，不慎挤破阑尾而污染腹腔不严重者，清洗后也可不引流，但术后可适当应用抗菌药物治疗。引流管有双套管和闭式引流塑料管两种，前者用于腹腔积脓、感染严重或有坏死组织者。引流时均需另做戳创引出引流管，不宜经切口引出，以免污染切口。引流管放置的数目依具体情况而定，阑尾残端附近髂窝必须放置一根，有积液、积脓处（如盆腔等）也须放置一根。待感染控制和渗液量极少时分别拔除。

(二)腹腔镜阑尾切除术

近年来，随着腹腔镜技术的发展，腹腔镜阑尾切除术得到广泛应用。对诊断明确的急、慢性阑尾炎，排除腹腔镜手术禁忌后，多首选腹腔镜阑尾切除术；腹腔镜也可以作为诊断不能明确的疑似急性阑尾炎患者的探查手段。腹腔镜阑尾切除术的禁忌证：①不能耐受全身麻醉，如严重的心、肺、肝等主要器官功能不全；②严重凝血功能障碍；③患者处于妊娠期；④肠梗阻伴有明显腹胀；⑤阑尾穿孔合并急性腹膜炎；⑥腹腔广泛严重粘连等导致不能进行穿刺；⑦身体衰竭，如感染性休克等。术前准备与开放阑尾切除术相同。腹腔镜的摆放：腹腔镜屏幕置于患者右膝水平，术者立于患者左脚侧，扶镜手立于患者左头侧。患者体位：在造气腹时取平卧位，置入腹腔镜探查全腹后改为头低脚高的左倾位；若腹腔积脓，宜采用头高脚低位的左倾位，以防止脓液流入膈下，造成膈下感染，若术野显露不清，可采用小纱布推开小肠，以充分显露视野。套管针数量和位置：常用3枚套管针，脐上置入10 mm套管针，为观察孔，麦氏点、反麦氏点和耻骨联合上方2 cm阴毛处任选两点置入5 mm套管针，为操作孔。取耻骨联合上方穿刺点时，应注意预先留置导尿管排空膀胱，以免穿刺损伤膀胱。

操作要点如下。

(1)腹腔镜探查：脐上缘做弧形切口，建立气腹（压力1.6 kPa左右），置入10 mm套管针与镜头，再于麦氏点或反麦氏点置入5 mm套管针，在肠钳辅助下探查腹盆腔积液性状、阑尾周围粘连情况及是否有脓肿形成等。

(2)手术步骤：顺结肠带寻找阑尾，如有粘连，可用电钩或超声刀予以分离；牵起阑尾，于其根部系膜上开窗，用超声刀或hamlock离断阑尾系膜，用圈套器套扎阑尾根部，注意不要套扎过紧，以免造成切割，导致阑尾残端漏，再用超声刀在距离阑尾根部5 mm处离断阑尾，将阑尾标本装入异物袋后取出；用电灼法去除阑尾残端黏膜；若阑尾炎性水肿明显或根部坏疽，残端电灼后再荷包缝合包埋；必要时于麦氏点套管针孔放置引流管。

(3)缝合切口：用胖圆针、粗线缝合10 mm穿刺口，用创可贴粘合5 mm穿刺口。近来单孔腹腔镜或经自然腔道的内镜(NOTES)阑尾切除术也有开展，在病情允许、术者操作熟练或患者对腹壁外形要求高的情况下可以考虑应用，其操作要点与前文所述相同。

(三)阑尾包块的治疗

(1)治疗原则：所谓阑尾包块，有两种情况，一种是炎性阑尾与其周围组织（包括网膜）粘在一起成块，病史较短，仅2～3 d者仍可行急症手术，此时较易钝性分离粘连而完成阑尾切除术。如果粘连的网膜水肿严重，也可一并切除。如果病程历时较长，可先给予抗菌药物治疗和继续观察。另一种是阑尾周围脓肿，均应暂缓手术，行保守疗法（旧称Ochner-Sherran疗法），伴急性腹膜炎时处 Fowler 半坐位,禁食 48 h,给静脉营养输注,用抗菌药物治疗,待包块逐渐缩小乃至消失,2～3 个月再行阑尾切除。在保守治疗过程中,肿块无缩小趋向,或反见增大,体温和白细胞数继续升高,则需行引流手术。

(2)脓肿引流术:切口与常规阑尾切除术相同。如果阑尾容易见到而不需寻找或估计切除阑尾毫无困难,可同时切除阑尾。否则,不应强行分离粘连,以免引起炎症扩散或肠曲穿破,仅置一根引流管引流,待切口愈合后 2～3 个月再择期切除阑尾。

(邹小英)

第四节　重症急性胆管炎

急性胆管炎(acute cholangitis,AC)是指肝内、外胆管的急性炎症,大多是在胆道梗阻的基础上发生;单纯的胆道感染在没有胆道梗阻的情况下可以不引起急性胆管炎的症状。而当胆道梗阻未能解除、胆道感染未被控制时,急性胆管炎向严重阶段发展,即成为重症急性胆管炎或急性重症胆管炎(acute cholangitis of severe type,ACST)。AC 和 ACST 是胆管感染发生和发展的不同阶段,而 ACST 具有起病急、变化快和病死率高等特点,是胆道良性疾病死亡的主要原因。

一、病因

绝大多数急性胆管炎或 ACST 是继发性的,其基本的发病因素是胆道梗阻和胆道感染。由化脓性胆囊炎等非胆道梗阻性病因所致急性胆管炎少见,为感染的胆汁直接流入胆总管或胆囊炎症波及胆总管所致。绝大多数 ACST 患者的发病过程中有胆道梗阻和胆汁细菌感染这两个因素,且互为因果、相辅相成。近年来随着疾病谱的变化及胆道手术和介入治疗的发展,作为胆道梗阻主要病因的胆管结石病所引发的 ACST 发病率有下降的趋势;而恶性肿瘤、硬化性胆管炎以及各种胆道介入诊疗操作所引发的 ACST 发病率有逐渐上升的趋势。尤其是对于全身抵抗力降低的患者(如老年人、肿瘤晚期患者和免疫功能抑制的患者等)更容易在急性胆管炎发作时进展为 ACST,以致危及生命。

二、临床表现

胆管结石病所引发的急性胆管炎中 ACST 的发生率为 $11\%～24\%$。大多数患者有反复发作的胆道疾病病史,部分患者有胆道手术史。由于病因和病理生理机制较为复杂,依据胆道梗阻部位和程度的不同、胆道感染严重程度的不同、机体抵抗力的差异以及所伴随基础疾病的不同,ACST 的临床表现也不完全相同。尤其是老年患者,常常缺乏典型的临床表现,从而易导致诊断的延误和治疗的不及时。

(一)症状

典型的临床表现为伴有寒战的间歇性发热、右上腹疼痛和黄疸(夏科三联征)。腹痛常在发热前数小时发生,表现为右上腹持续性疼痛伴阵发性加重,向右肩部放射,常伴有恶心、呕吐等。若为胆总管结石或胆管蛔虫病,可表现为典型的剧烈胆绞痛,若为肝内胆管梗阻或恶性肿瘤所致胆道梗阻,则可能为右上腹或肝区的持续性胀痛,而胆绞痛不明显。高热寒战较常见,体温一般在 39 ℃以上,甚至达 40 ℃～41 ℃,有时每天也可以有不止一次的寒战和弛张高热。少数危重患者反应低下,体温可低于正常值。黄疸因病程的长短和胆道梗阻部位的不同而表现各异,约 20%的患者没有明显的黄疸表现。病程长者,多有较明显的黄疸,来源于胆管的梗阻及肝细胞的急性损害;而病程短者,黄疸可能较轻或暂时未出现。一侧肝胆管梗阻所引起的急性梗阻性化脓性肝胆管炎,可能没有黄疸表现或黄疸程度较轻。待病情进一步发展,则出现低血压和神志改变(雷诺五联征)。低血压常在腹痛和寒战之后出现。有些病情严重者在发病早期的数小时后即可出现低血压表现。在出现低血压前,患者常烦躁不安、脉搏增快、呼吸急促,有时血压可一度略升高,随后快速下降,继而出现休克的表现,如脉搏弱而快、少尿、发绀、神志恍惚、烦躁不安加重或表情淡漠、谵妄等,直至昏迷、死亡。

(二)体征

一般情况差,有急性痛苦病容,呼吸急促,体温常在 39 ℃以上,心率增快,血压下降,表情烦躁不安或淡漠,嗜睡,甚至昏迷。腹部检查,主要表现出剑突下或偏右上腹部有明显的压痛、反跳痛和肌紧张,肝脏可增大并伴有压痛,肝区叩痛等。肝外胆管梗阻时,肝脏多呈一致性增大并有压痛,有时胆囊亦增大。若为一侧肝胆管梗阻,肝脏增大多呈不对称性;当患侧肝脏无萎缩时,表现为患侧肝脏增大伴有压痛和肝区叩痛,如患侧肝脏萎缩,而对侧肝脏代偿性肥大时,则肝区叩痛可不明显。

三、辅助检查

(一)实验室检查

除老弱和机体抵抗力很差的患者以外,血常规检查多有白细胞计数明显升高,结果常大于 $20\times10^9/L$,其上升程度多与胆道感染的严重程度相一致;中性粒细胞比例亦明显升高。血小板计数可降低,可达 $(10\sim20)\times10^9/L$。尿常规检查可见尿胆红素阳性及蛋白和颗粒管型阳性等。肝功能检查可见血清胆红素水平的升高,尤其是结合胆红素水平的升高,以及天冬氨酸转氨酶(AST)、丙氨酸转氨酶(ALT)、碱性磷酸酶(ALP)、γ-谷氨酰转移酶(GGT)等转氨酶水平的升高。C 反应蛋白水平升高、凝血酶原时间延长、肾功能异常、代谢性酸中毒、水和电解质紊乱、低氧血症等也比较常见。部分患者寒战时做血培养多有细菌生长,细菌的种类与胆汁培养的结果相一致;而外周血中内毒素的含量常可超过正常值的 10 倍(正常值<50 pg/mL)。

(二)影像学检查

经常用于急性胆管炎的影像学检查包括腹部 B 超检查、CT、磁共振成像(MRI)/磁共振胆胰管成像(MRCP)、内镜超声(EUS)、ERCP 和经皮穿刺肝胆道成像(PTC)等。通常影像学检查难以直接确认胆管的急性炎症(除非 ERCP 或 PTC 检查时抽吸胆汁,行细菌学等检查),但可以通过发现胆管扩张来证明胆道梗阻的存在,同时也通过发现其他病因学证据(肿瘤、胆囊结石、寄生虫等)来间接支持急性胆管炎的诊断。

四、诊断

依据典型的腹痛、发热、黄疸以及低血压和精神症状等临床表现,结合既往胆道疾病或胆道手术病史,辅以实验室检查中炎症反应和肝功能指标的异常表现以及影像学检查中胆管扩张和胆道梗阻的征象,多可确诊 ACST。急性胆管炎的诊断依据如下。

(1)全身炎症反应：①发热(体温>38 ℃)和/或寒战；②实验室检查：炎症反应指标异常，例如，白细胞计数低于 $0.4×10^9$/L 或高于 $1.0×10^9$/L，血 C 反应蛋白不低于 1 mg/dL，有其他炎症改变。

(2)胆汁淤积：①黄疸，TB≥2 mg/dL(34.2 μmol/L)；②实验室检查：肝功能指标异常，例如，ALP、GGT、AST 或 ALT 高于正常值上限的 1.5 倍(IU)。

(3)影像学检查：①胆管扩张；②病因学证据，如狭窄、结石、胆道内支架等。

诊断标准：符合(1)、(2)、(3)中分别至少一项指标者可确诊为急性胆管炎；符合(1)中的一项指标＋(2)或(3)中的一项指标为疑似急性胆管炎。其他有助于诊断急性胆管炎的指标还包括腹痛(右上腹痛或上腹痛)和胆道病史(如胆结石病史、既往胆道手术或操作病史和留置胆管支架病史)。更为重要的是这些相关的临床指南中均对急性胆管炎的严重程度做了详细分级，目前对于 ACST 的诊断和治疗均可参照其中关于重度急性胆管炎的判定标准。中华外科学会胆道外科学组 2011 版《急性胆道系统感染的诊断和治疗指南》中将急性胆管炎按病情的严重程度分为轻、中、重度。

(1)重度急性胆管炎为至少合并下列器官/系统功能障碍中的一项。①心血管功能不全：低血压，需要使用多巴胺不低于 5 μg/(kg·min)维持，或需要使用多巴酚丁胺；②中枢神经功能不全：意识障碍；③呼吸功能不全：PaO_2/FiO_2<300；④肝功能不全：PT/INR>1.5；⑤肾功能不全：少尿，血肌酐水平高于 2.0 mg/dL(176.8 μmol/L)；⑥血液系统功能不全：血小板低于 $10×10^9$/L。

(2)中度急性胆管炎为符合下列指标中的两项：①白细胞计数大于 $1.2×10^9$/L 或小于 $0.4×10^9$/L；②高热：体温不小于 39 ℃；③年龄不小于 75 岁；④高胆红素血症：总胆红素水平不低于 5 mg/dL (85.5 μmol/L)；⑤低清蛋白血症：血浆白蛋白（ALB）低于正常值下限的 0.7 倍(g/L)。

(3)轻度急性胆管炎为尚不符合上述中度和重度急性胆管炎判定标准者。

五、治疗

ACST 是急性胆管炎发展的严重阶段，共同的发病基础是胆道梗阻和胆道感染，同时胆管炎又是一个波及全身多个系统器官的炎症反应综合征。所以在早期诊断的基础上，及时、有效地胆道引流，解除胆道梗阻的病因，合理、有效地抗菌药物治疗以及完善的全身性综合支持治疗，不仅是 ACST 的治疗原则，也同样适用于早期急性胆管炎的治疗。在急性胆管炎患者初始治疗(全身性支持治疗和抗菌药物治疗)的 12 h 内，如果病情不缓解或加重，则应该立即采取积极的胆道引流措施，并妥善进行病因学治疗。

如果 ACST 患者内镜下胆道引流和 PTCD 治疗失败，或存在禁忌证时，应及时考虑开腹胆道引流术。由于内镜等非手术治疗技术水平的不断提高和抗菌药物的更新换代，需要急诊手术胆道减压处理的 ACST 等中重度急性胆管炎患者有减少的趋势。而且，同内镜等非手术治疗方法相比，外科急诊手术治疗有具有创伤较大、并发症较多等不足，病死率高达 50％，往往不允许详细探查和处理肝胆管和肝脏疾病，需要再次手术解决。但内镜等非手术治疗措施尚不能完全替代外科手术治疗。除了有些胆道梗阻或狭窄仅能由外科手术才能彻底治愈以外，内镜等非手术治疗还存在一定的失败率和不彻底性，而外科手术治疗则成为唯一可供选择的治疗方案。因此，只有更好地把握外科手术治疗的适应证和手术时机的选择，并与内镜等非手术治疗措施相互辅助，才能最大限度地提高 ACST 患者的治愈率、降低病死率。

(一)急诊手术

经过 3～6 h 短暂的术前全身性支持治疗后，应积极争取在 ACST 患者多器官功能障碍综合征(MODS)出现之前进行手术治疗。手术要力求简单、微创、准确、有效。手术的目的也非常明确，就是以胆道引流、降低胆管内压为主，解除梗阻的病因为辅，即使仍有胆管梗阻或狭窄因素未完全解除，可留待二期治疗，不宜在取石等操作上费时太多。在强调急诊手术治疗的同时，也不应忽视充分的抗休克治疗等全身支持性治疗，匆忙或慌乱的手术只会增加 MODS 的发病率，这也是 ACST 患者死亡的主要原因。急诊手术主要采取剖腹探查、胆总管切开取石、T 形管引流术。如果腹腔粘连或炎症水肿较重，寻找胆道困难，可采用术中超声检查或细针穿刺抽吸胆汁进行定位的方法帮助确认胆道位置。找到胆总管后，应结合术前的检查结果和术中探查情况来进一步明确胆道梗阻的位置和数量。术中造影费时且可能诱发或加重脓毒症，术中胆道镜和超声检查是更为安全、便捷的检查方式。应在梗阻部位以上的胆管内放置 T 形管引流，术后留置 4～6 周，直至造影显示胆管恢复正常。对于肝门部和肝内主胆管梗阻为主的患者应争取解除梗阻或通过狭窄段胆管留置 U 形管或于近侧肝胆管穿刺并置管引流。如果胆总管下端的结石易于取出，也应尽量取出，这样有利于恢复胆肠内循环。在病情较重及未能详细了解肝内、外胆管情况的时候，急诊手术不宜采取胆肠吻合等创伤较大的手术方式。目前腹腔镜手术技术愈发成熟，有报道显示腹腔镜手术治疗常可获得较传统开腹手术更佳的微创治疗效果，但应由技术熟练的有经验的专科医师操作，以免弄巧成拙。

对于一般继发的急性胆囊炎，在胆管炎问题解决后，多可恢复正常，故不应随意切除。当胆囊炎症较重或合并坏疽、穿孔等，可同时切除胆囊。但对病情危重，体征不稳定者，选择胆囊造瘘更为恰当。除了既往手术腹腔粘连过重、胆管周围组织炎症瘢痕纤维化过重或胆管周围组织中出现异常严重的血管扩张充血等，导致肝外胆道无法寻找或止血困难，并可证实胆囊管尚通畅的等少数情况，不宜单独行胆囊造瘘术治疗。

(二)择期手术

急性期炎症消退或脏器功能好转后，可计划择期手术以彻底解除胆道梗阻的病因或建立较长久的胆汁流出通道。胆总管切开取石、T 形管引流术仍是常用的手术方法。其他术式尚包括胆管空肠 Roux-en-Y 吻合、胆总管十二指肠侧-侧吻合、间置空肠胆管十二指肠吻合及肝叶切除术。肝叶切除术仅限于合并肝内胆管结石的肝内胆管炎患者。在急性期应以抗菌药物治疗和 PTCD 等非手术治疗为主，控制炎症和通畅引流。当反复胆道感染和局限性胆管狭窄导致肝叶局限性萎缩及纤维化时，在急性胆道感染完全控制后方可施行病变肝叶切除术，以彻底解除病因。

(三)并发症的处理

(1)肝脓肿：小的多发性肝脓肿经充分的胆道引流和抗菌药物治疗可缓解。对于较大的肝脓肿，经皮肝穿刺置管引流是首选的治疗方法，同时将引流的脓液做细菌培养。对于其他部位的脓肿也可采用介入穿刺置管引流的方法进行治疗。穿刺引流失败而脓肿病灶对肝组织的破坏逐渐加重时，应考虑采取手术的方式进行切开外引流。

(2)胆道出血：胆道出血与胆道感染密切相关，在胆道梗阻和炎症得到控制后，多可自行停止；如出血量较大，可采用肝动脉结扎或介入栓塞的方式进行治疗。

(汤富尧)

第五节　胆道出血

胆道出血又称胆血症，最早于 1654 年由 Francis Glisson 描述，并于 1848 年 Richard Owen首次报道，是上消化道出血的原因之一，仅次于食管静脉曲张破裂出血、胃癌和溃疡病出血，占 3%～5%，由于临床处理困难，其病死率高达 50%。

一、病因和病理

胆道出血主要来自肝内和肝外胆管，以肝内胆管更为常见。其主要原因为胆道感染、胆道蛔虫、胆石压迫、手术或外伤，以及肝内胆管血管瘤（瘘）和恶性肿瘤，甚至肝胆管穿刺术等。

二、临床表现

常出现疼痛、出血、黄疸，即所谓胆道出血三联征。患者表现为右上腹阵发性绞痛，同时伴有呕血或便血，皮肤及巩膜出现黄疸，感染性胆道出血时常有高热和寒战。胆道出血虽然也表现为上消化道出血，但有不同的特点：①出血常与右上腹疼痛有密切关系，呕血或便血以前往往右上腹疼痛加重，而呕血或便血以后右上腹疼痛常明显减轻；②出血有周期性。PTC 或PTCD 所致的胆道出血可无右上腹疼痛，用过 T 形管或其他胆道减压措施的胆道出血可以不出现黄疸。体格检查时患者常有发热，巩膜黄染，腹部检查剑突下及右上腹有肌紧张及压痛与反跳痛，部分病例可以触到肿大的肝脏及胆囊。实验室检查，红细胞及血红蛋白减少，白细胞增多，血清胆红素水平升高，ALP 及 ALT 水平均升高。

三、诊断及鉴别诊断

上消化道出血的患者，既往无溃疡病或肝硬化门静脉高压症，但近期或以前有过肝胆疾病或右上腹外伤、肝胆手术病史，此次临床上出现了典型的胆道出血三联征，则胆道出血的诊断基本可以确立。有时误诊主要因询问病史不细，或对胆道出血的特点体会不深，因而没有对其临床表现进行全面的分析。另外胆道出血需要与胰管出血区别，一般胰管出血的患者有胰腺炎病史，表现为间断性上腹部绞痛，可伴背部放射痛，之后伴便血、黑便或呕血，出血量多者可伴失血性休克，部分患者可伴黄疸、呕吐、体重减轻。疼痛系血液进入胰管，产生胰管内高压和凝血块形成堵塞胰管所致。血管造影可发现正在出血的动脉，ERCP 可发现扩张胰管中的凝血块，并确认胰腺形态及胰管出血病变部位。胰管镜检查应用较少，可显示胰管出血，帮助证实出血部位。

1.超声检查

超声检查对胆道出血的诊断具有很大价值。胆囊和胆道内积血表现为腔内回声增强，后方无声影，肝内胆管扩张。同时可检出胆石、炎症、脓肿、肿瘤、肝内血肿等原发病。

2.X 线检查

选择性肝动脉造影是目前对本病最有价值的诊断方法，成功率高，对胆道出血的定位、定性诊断能提供可靠的依据。造影还可显示肝内出血部位血管的病理影像，据此可对原发病灶做出定性诊断，并可经导管进行灌注或栓塞止血。

3.CT 检查

CT 扫描能发现胆道出血的某些间接征象，如果为新鲜出血，则 CT 平扫表现为肝内、外胆管或胆囊内密度升高,出血量大时可使胆道铸型。由于血液进入胆道后与胆汁混合,故 CT 值一般不超过 8 HU,根据 CT 值不难与胆系阳性结石区别,但与阴性结石区别仍有困难。此外,CT 扫描对发现胆道出血的原发病灶(如肝脓肿、肝肿瘤以及肝外伤等)有价值。

4. MRI 检查

急性期胆道出血在 MRI 上呈等 T_1、短 T_2 异常信号,亚急性期呈短 T_1、长 T_2 信号混杂信号影。同时 MRI 可显示肝内脓肿或肿瘤。磁共振胰胆管造影(MRCP)可清楚地显示胆道梗阻的部位、形态、长度及程度。

5. 选择性动脉造影

选择性动脉造影是胆道活动性出血最有价值的诊断和定位方法,具有快捷、安全、准确等优点。当出血量达到 $1.5 \sim 2.0$ mL/min 时即可迅速明确出血部位。

对已有 T 形管引流的患者,为进一步明确诊断及查明出血部位,可经 T 形管逆行性胆道造影,往往有阳性所见。急性出血期血块由病灶堆积到正常胆管,可使显影有假象,因此有人主张最好在间歇期造影,造影前冲洗 T 形管,将血块清除。

四、治疗

(一)非手术治疗

由于相当一部分感染性肝内胆道大出血病例有自行停止出血的倾向,因此可首先试行非手术治疗,边治疗,边为手术创造条件与做好术前准备,如果非手术治疗无效,则随时改为手术治疗。

1. 非手术治疗方法

非手术治疗包括输血、补液,进行营养支持疗法,应用足量广谱抗生素控制肝内胆道感染,选用各种止血剂进行止血,如果患者已经过手术并置有 T 形管,也可从 T 形管注入去甲肾上腺素等止血药,此外还应进行疏肝利胆清热凉血止血的中医中药治疗。一些病情较轻,出血量不大的胆道出血患者,通过非手术治疗,出血多半可以自行停止,但出血量大,肝内感染严重的病例非手术治疗的效果不够满意,还需手术治疗。

2. 非手术治疗的适应证

(1)初次出血且出血量不大,或虽多次出血,但出血量逐渐减少,出血间隔时间趋于延长,而且每次出血容易停止。

(2)无寒战、高热、黄疸或中毒性休克等严重胆道感染表现。

(3)患者周身状态差,不能耐受手术治疗。

(4)经过手术探查和胆道造影或肝动脉造影,出血灶仍不明确。

(二)经导管动脉栓塞术(TAE)经导管动脉栓塞术

可以通过非手术的方式,明确病因,有效阻塞造成出血的血管分支而达到止血的目的,该方法越来越引起人们的关注。血管造影和介入栓塞治疗为胆道出血的临床诊治提供了有效的手段。目前学者认为尽可能早地采用选择性肝动脉栓塞术治疗胆道出血,可获得较好的临床效果,特别是能有效地挽救那些不能耐受再次手术患者的生命。同时介入治疗还可以稳定病情,作为术前的一种姑息治疗手段。

(三)手术治疗

对于经过保守治疗和介入治疗后仍持续出血的患者,开腹手术治疗仍是最后的选择。

1.手术时机

虽然急诊手术中寻找出血灶比择期手术容易，但手术危险性较大，因此对所有病例均应首先试行非手术治疗以及介入治疗，争取非手术治疗成功或进行择期手术，改善患者的周身状态，同时抓紧进行必要的术前检查和准备工作，为手术创造条件，以备一旦非手术治疗无效，随时可以手术治疗。

2.术中出血灶的探查方法

(1)肝脏的视诊与触诊：感染性肝内胆道大出血的肝脏常呈灰白色或白红相间，周围有粘连，肝表面可触及散在大小不等的炎性硬结，或有波动的血肿样改变，触摸时偶尔可诱发胆道大出血。

(2)高位切开胆总管直达左、右肝管汇合处，清除其中的积血和血块，用干纱条分别塞住一侧肝管，以判明出血来自哪一侧。如果出血已停止，可用导尿管或硅胶管分别插入两侧肝管，以无菌等渗盐水反复冲洗或用器械清除肝管内的凝血块，诱发出血，以查清出血的来源。

(3)有条件的，术中做胆道造影，或肝动脉造影，对出血灶的定位将更有意义。术中探查切忌穿刺胆囊有血即误认为是出血性胆囊炎造成的胆囊出血，不切开胆总管进行肝内外胆道的全面探查，即盲目切除胆囊，草率结束手术，以致术后仍然出血不止，造成诊断不清，治疗迷失方向。类似的错误并不罕见。

3.手术方式的选择

进入腹腔后首先应该肯定诊断，排除胃肠道溃疡、静脉曲张、肿瘤、憩室等其他出血的可能性，其次应设法探查胆道以确定出血的确切部位和出血的根本病因，然后根据不同情况考虑采取不同手术。原则上应以最简单有效者为佳，单纯作胆总管引流有效者不应行肝动脉结扎，而肝动脉结扎有效者更不应作肝叶切除。

(1)胆囊切除：若出血部位是在胆囊本身(出血性胆囊炎)，应施行胆囊切除术。有时胆道其他部位的出血也可促使血块充满胆囊而不易排出，则胆囊的切除也属于必要。需注意，单纯胆囊血肿并不一定意味着出血点在胆囊，因此必须常规地剖开检查切下的胆囊，以确定胆囊黏膜是否确有溃疡、炎症和出血现象。如果不能确定出血是由胆囊炎所致，仍需继续寻找出血的原因并予以相应的处理。

(2)胆总管 T 形管引流：不少结石或蛔虫嵌顿在胆总管内所致的胆总管黏膜溃疡出血，只要将结石和蛔虫去除，就可以达到止血目的。此时采用胆总管引流的目的除有利于控制胆道感染之外，一方面可通过引流管将血液引出胆道；另一方面可通过引流管灌洗胆道，稀释血液，防止凝固，以利于溃疡面之自然愈合。故胆总管单纯引流通常仅适用于胆总管之黏膜溃疡出血。

对肝内病灶所引起的出血，在清除胆道内的结石和蛔虫后也可予以单纯引流。由于感染获得控制，出血可能逐渐自行停止。就一般肝内胆道出血而言，因肝内结石未必能取净，出血又多数来自门静脉的破溃，故单纯的胆总管引流大多无效，因单纯的引流不能单独达到止血目的。

(3)肝动脉结扎：肝动脉或胆囊动脉血管瘤破入胆道导致出血，必须行肝动脉结扎术。对严重的胆总管黏膜溃疡出血、肝内胆管出血以及肝癌和肝脓肿所致的出血不宜作肝叶切除者，也可应用肝动脉结扎术。在正常情况下肝脏血液供给，虽仅有 25% 的血量来自肝动脉，但因肝动脉血的含氧量远高于门静脉血，故肝脏所需的氧量有40%～60%是来自肝动脉，结扎肝动脉自有一定危险性,特别在肝脏有感染的情况下,有导致肝脏坏死的可能。因此,胆道出血需行肝动脉结扎时,理论上应先结扎肝总动脉(即在胃十二指肠动脉分出点的近端结扎),以便通过胃右动脉和胃十二指肠动脉仍有部分动脉血流入肝脏,使其免于坏死。但如果肝总动脉结扎后仍不能达到止血目的,则无疑应作肝固有动脉结扎(即在胃十二指肠动脉的远端结扎),一般可获得更加满意的疗效,而不必过多地考虑肝坏死的可能。事实上,肝固有动脉结扎后的危险性也不如想象中的严重。为了安全,在急性出血期进行手术,如果出血来自一侧胆管,应结扎同侧的肝固有动脉分支;如果出血来自两侧,则应先试扎肝总动脉,只有在试扎肝总动脉无效时,才可进而考虑结扎肝固有动脉,这样方能减少结扎肝动脉之不良影响。

(4)门静脉结扎:根据编者有限的病理观察,肝内胆道出血很少是由于肝动脉的直接蚀破,故推想结扎肝动脉的疗效仅是间接的,大概结扎肝动脉后因门静脉压有所降低,故能间接地达到止血目的。可以想象,如果门静脉破溃较大,结扎肝动脉即可能无效,这可以说明临床上无论结扎肝总动脉或固有动脉,对小部分病例疗效不佳的原因。据此,对于肝动脉结扎后不能有效止血的病例,结扎门静脉似有其根据。按门静脉的血流量大于肝动脉的血流量,出血又多由于静脉本身破溃,则推想结扎患侧的门静脉在制止出血方面应较结扎肝动脉更为有效。肝脏的氧供给主要来自肝动脉(60%),结扎门静脉分支后对肝脏的影响也应较肝动脉结扎小,并不致引起门静脉高压症。所以编者主张在肝内胆道出血时,如果预行结扎(暂时控制)肝动脉无效而又不宜行肝叶切除,可以解除肝动脉的结扎线,改行门静脉分支的结扎,以达到止血目的。

(5)肝叶、段切除或胰十二指肠切除:因肝血管瘤、肝癌、肝脓肿、肝内胆道结石或肝内蛔虫病等引起的胆道出血病变明显地局限在半肝或一叶以内,可以考虑行肝叶切除术,这既是对症疗法,又是病因疗法,是一种既能止血,又可去除病灶的有效止血方法。编者的体会是凡行肝切除者需具有下列条件:①出血肯定来自一侧胆管;②病变局限在半肝范围内;③患者一般情况尚属于良好(最好在出血后不久就立即施行,或出血已暂时停止且一般情况已好转后施行);④手术者对肝切除有一定的经验。不符合上述条件者宁愿行肝动脉结扎等保守疗法,以期暂时止血。但如果结扎肝固有动脉分支后仍有出血,则肝叶切除有时可能为唯一的选择;如果患者的情况过于恶劣,或结扎肝动脉后已可止血,则不应以肝叶切除作为一种常规手术。因胆管癌或壶腹部周围肿瘤所致的出血,有时需考虑行胰十二指肠根治切除术。

(李海燕)

第六节　原发性胆总管结石

原发性胆总管结石是指在胆管内形成的,以胆红素钙为主要成分的结石。而在胆囊内形成以后下降至胆总管的,以胆固醇为主要成分的结石称为继发性胆总管结石,是胆囊结石的一种重要并发症。原发性胆总管结石和肝胆管结石都是原发于胆管的结石,同胆囊结石相比较,两者在结石成因、流行病学、病理改变、对治疗的要求等方面,都有明显的差别。

一、病因

原发性胆总管结石的解释来源有二:一是结石在胆总管内形成,二是肝内胆管的结石下降至胆总管。原发性胆总管结石多发于农村人口之中。原发性胆管结石的发生与胆道的感染和胆汁的流通不畅有密切的关系。胆道感染和胆流停滞，导致胆汁物理、化学性质的改变。

二、临床表现

年龄、体质不同，原发性胆总管结石的临床表现不尽相同。大多数病例的临床表现是有典型性的，以急性发作时最为突出，易于做出正确的诊断。而对处于发作间期和慢性期的病例，应详细了解其急性发作的历史及其变化来综合判断。原发性胆总管结石的临床表现如下。

(1)青壮年患者，病程较长，自幼有反复发作的上腹痛，随时间的延续而发作次数增多，程度加重。

(2)较为典型的发作，即胆道有间歇性梗阻和伴发胆道感染的症状。在发病之初，症状往往较为单一，如间歇性发作的上腹痛，以后随着梗阻和炎症的加重，渐次出现发冷、发热、黄疸。病程的演进，因个体不同而存在很大差异。

(3)原发性胆总管结石常有典型的症状：①胆绞痛，部位在上腹剑突下偏右方，绞痛十分剧烈，为阵发性，向肩背部放射。②绞痛发作时，常伴有频繁的恶心、呕吐，往往是胆道压力升高的表现。③有发冷、寒战、高热、白细胞计数明显升高等化脓性胆管炎的全身表现。常有上腹剑突下和右上腹压痛、肌紧张。在绞痛发作的间歇期常有上腹持续钝痛。④黄疸，常在绞痛及感染后出现。因梗阻程度不同，黄疸出现的早晚和深度也有差异，一般在发病后迅速出现。梗阻的程度和持续时间，除影响胆汁排泄外，对胆道感染也有重要影响。其导致并加重涉及全胆道的化脓性胆管炎，表现有肝区叩击痛。⑤可有急性胆囊炎表现，但与继发性胆总管结石梗阻和壶腹部肿瘤阻塞时的胆囊病变有一定差别。继发性胆总管结石梗阻，胆囊先有炎性损害，囊壁可有炎性瘢痕，有的已纤维化萎缩，临床上可表现原发病灶的急性化脓性炎症，剑突下及右上腹均有明显的腹膜刺激征。有时可以扪得炎性团块，但边界不清，常难以扪到胆囊。而原发性胆总管结石的梗阻和炎症主要在胆管系统，胆囊的病变一般不甚严重，右上腹胆囊区的腹膜刺激征往往较轻，而常可扪到一个边界较为清楚的、有一定张力的、有压痛的肿大胆囊。当胆总管的梗阻有所缓解时，肿大胆囊也易较快缩小而体征消失。原发性胆总管结石梗阻和壶腹部肿瘤阻塞，都是在胆囊管开口水平以下的胆总管机械性梗阻，胆囊没有明显损害，胆囊及其开口没有梗阻，能扪及肿大的胆囊。⑥原发性胆总管结石梗阻发作时胆汁淤滞，又加上化脓性炎症、充血、水肿、痉挛，胆道内压力升高，也影响和损害了肝脏。当胆道内压力高于肝细胞泌胆的最高分泌压力 2.9 kPa(30 cmH$_2$O)时，肝细胞即停止分泌胆汁，胆管炎、胆管周围炎又引起肝脏的充血、水肿，细胞的浊肿变性。这些改变表现为肝脏呈一致性肿大，压痛、叩痛，极易发生严重的并发症。

三、诊断

具有一定病程的青壮年患者，有突发上腹剧烈阵发性绞痛，发冷、发热、黄疸，胆囊肿大，肝弥散性肿大，压痛，病情发展快，临床诊断是不困难的。但胆道尚未完全梗阻，无梗阻性黄疸和化脓性胆管炎发作而就诊的慢性型病例，或有完全性梗阻性黄疸而无剧烈腹痛和化脓性胆管炎发作，表现为胆汁性肝硬化、门静脉高压的梗阻型病例，在诊断中易与慢性胃炎、迁延性或慢性肝炎、黄疸型传染性肝炎、恶性肿瘤等相混淆。往往在按内科或传染科疾病治疗无效时才考虑到胆总管结石的可能。这只有通过详问病史、仔细的体格检查、必要的辅助检查和对病情的全面分析来解决。影像诊断可为原发性胆总管结石提供有用的资料。

　　B超检查常能了解肝内、外胆管有无扩张,管腔内有无以增强光团为特征的结石影像。由于胆红素钙结石的结构特点,这一特征不如胆固醇性结石的影像清晰和典型,可不伴有声影。目前MRCP检查是胆总管结石最为常用、可靠的诊断手段。具有诊断参考价值的影像如下:①肝内外胆管扩张,胆囊明显增大;②胆总管有结石影并能显示其位置、大小、数目;③胆总管下端与十二指肠的畅通情况;④有无并存的胆管狭窄或肝内胆管结石;⑤有无继发的肝脏病变(如肝脓肿等),有无胰腺炎等。对MRCP难以确诊的病例,可以选择超声内镜检查,进一步明确诊断。CT检查对了解胆道的扩张、肝脏、胰腺的情况有重要价值,部分患者还可见胆总管内结石影。经内镜逆行胰胆管造影(ERCP)用于在完全性梗阻型病例难以使胆道显影,多作为内镜下奥迪括约肌切开取石(EST)时的辅助性诊断手段。PTC常能显示梗阻以上的全部胆道内情况,由于其属于有创性,目前基本被MRCP所取代,多作为胆道引流的手段应用于不适宜手术的重症患者。静脉法胆道造影亦能显示肝外胆管的大小及有无结石显影,但受肝功能和黄疸的影响及碘液过敏的限制,且影像不够清晰,操作亦费时,临床上已基本废弃。结合病史、体检以及影像学所见,常能得出符合实际病变的临床诊断,并为决定手术治疗方案提供可靠的依据。

四、治疗

　　原发性胆总管结石外科治疗的目的是解除胆管梗阻,引流感染的胆汁和解决胆流停滞,防止结石的再生和感染的复发。它的含义如下:①解除胆囊的病变不是治疗本病的关键;②解除胆总管的梗阻是最基本的要求;③有效地引流化脓性感染是预防各种严重并发症的可靠措施;④克服胆流停滞,通畅胆肠间的胆汁流通是预防感染复发和结石再生的必要步骤。努力达到这些要求,在处理急症病例时,将有效地减少并发症和降低病死率;在择期手术时,将有利于提高治疗效果,降低再手术率。原发性胆总管结石的非手术治疗,对于病程的早期,发作时间尚短,胆管的梗阻时间不长或不完全,胆道的局部炎症和全身中毒症状不严重的病例,常可使疼痛缓解,炎症消退,为进一步了解、分析病情提供了机会,因而是最基本的处理。但梗阻完全而持续,感染重笃的病例,或感染暂时得到控制,因结石梗阻而反复发作的病例,外科手术治疗就是必需和迫切的手段。对于原发性胆总管结石外科治疗的关键在于手术时机的确定。实际临床工作中常面临两个方面的情况,一是争取通过非手术治疗缓解症状,控制感染,以便在间歇期中进行必要的检查,弄清病变情况,避免单纯的急诊引流手术,从而减少再次手术的机会;二是完全阻塞和严重感染常使病情加重,易发生局部和全身并发症,贻误手术时机,导致严重后果。一般来说,急性化脓性胆管炎经过积极的非手术处理,在严密观察下,大多能得到缓解。少数患者在充分的非手术治疗下,表现如下:①有剧烈的、频繁的、为一般解痉止痛措施所不能有效缓解的绞痛发作;②有连续的弛张高热,发热前常有寒战,强力抗生素不能改善;③白细胞计数在20.0×10^9/L以上或出现中毒颗粒,核左移;④黄疸不断加深;⑤上腹及右上腹腹膜刺激征不断加重;⑥扪及肿大的肿囊并有较大的张力等都说明病变在发展,病情重笃。这类患者在入院后经短期准备,或在治疗中不见缓解,或短时缓解后又发作,都应及时进行胆管探查引流手术。对一些病情危重尤其是高龄、并存病多、重要脏器功能不全而不能耐受手术的患者,则可考虑选择急诊PTCD或经皮经胆囊的胆道引流(PTGBD),待一般状态改善,炎症控制后再行手术治疗。

　　急诊探查手术,主要在于解除胆道梗阻及胆道高压、引流感染,此时以疏通大胆管主要通道的梗阻为目的。急诊情况下,若胆囊内张力大,可先穿刺减压,而后切开探查胆总管,解除胆道内高压,疏通与十二指肠的通路,并注意肝内有无大胆管梗阻和肝内外有无并发症。若手术中患者的情况允许,而胆囊又无严重的粘连,可一并完成胆囊切除术。若患者的情况重笃,胆囊可留待以后处理。但若胆囊管亦有梗阻,则宜在胆总管置 T 形管引流的同时,行胆囊造口引流术。由于无法全面了解胆道内(尤其是肝内胆管)的情况,因而不宜在急诊手术时盲目施行任何方式的胆肠内引流术。择期进行胆总管结石的手术,应在对胆系有充分了解,患者经过较充分准备的情况下进行。这时对手术的要求如下:①有效解除胆总管的梗阻,并尽力避免结石的残留;②切除有病变的胆囊;③处理好胆总管结石引起的并发症;④行合理的胆肠内引流术。要强调的如下:①全面了解肝脏与胆系的情况,全面探查,仔细辨认肝与胆道可能存在的病变,并作必要的相应的处理;②不要满足于胆囊切除及对肝外并发症的处理,避免遗留病变,特别应避免忽视和遗留了肝内胆管的病变;③禁忌肝内外病变未得有效处理的情况下施行胆肠内引流术。

此外,值得慎重考虑的是胆道扩张形成胆总管下端的"相对性狭窄"的处理。这种病例胆总管下端的括约肌开口并无真正的缩窄,大号的扩张器和导尿管亦易于通过,但胆管的扩张常引起胆流停滞,易致结石的再生和胆管炎的复发,这是涉及胆道流变学的复杂课题。胆总管直径在 1.5 cm 以内的扩张,如胆总管下端通畅,可不给予特殊处理。而对 2.0 cm 以上的胆总管扩张,为解除胆流停滞常采用某种胆肠内引流术,许多学者根据经验指出,胆总管十二指肠吻合由于术后食糜频繁进入胆道,易致反流性胆管炎,仍给患者增加很多痛苦。目前有人报道横断并关闭胆总管远端,行间位空肠胆管十二指肠吻合并人工乳头植入术效果较好。近年来,内镜技术在胆总管结石治疗中的应用越来越普遍,并取得可喜效果。

(李海燕)

第七节　继发性急性腹膜炎

继发性急性腹膜炎是指继发于各种腹内病变或外伤的腹膜急性炎症,为外科临床上最为常见的一种腹膜炎。由于此症的病因极多,此症也是急性腹痛症(急腹症)中最主要的病症。

一、病因

(1)腹腔内空腔脏器穿孔或破裂、实质性脏器破裂所致急性腹膜炎,是常见的病因,约占所有病因中的 2/3。穿孔或破裂的原因可为脏器疾病或外伤,较常见的如阑尾炎穿孔、胃或十二指肠溃疡穿孔、胃肠道炎症或肿瘤穿孔、胆囊穿孔、肝脓肿或肝癌破裂、损伤性肝脾破裂或结肠破裂、胰腺假性囊肿破裂、盆腔性生殖器官破裂、腹主动脉瘤破裂等。

(2)腹内脏器炎症扩散导致的急性腹膜炎,如胰腺炎、胆管炎、坏死性肠炎、女性生殖器官炎症等。

(3)血管疾病导致的急性腹膜炎,如肠系膜动脉栓塞或动脉闭塞症等,由于肠壁缺血,甚至坏死后失去正常屏障作用,肠道内细菌发生移位,导致急性腹膜炎;肠系膜静脉血栓形成后也可因肠道血液循环障碍出现腹膜炎表现。

（4）肠梗阻后肠壁水肿、缺血性坏死，出现黏膜屏障功能障碍，导致大量肠道细菌移位，出现透壁性感染，甚至出现中毒性休克，尤其是闭襻性肠梗阻、绞窄性肠梗阻。

（5）医源性病因如各种腹部诊断性穿刺后渗漏、内镜检查损伤、手术后吻合口瘘、手术污染、异物残留、人工流产损伤子宫甚至肠管等。

二、分类

继发性急性腹膜炎可从不同角度进行分类，最常应用的有以下两种分类法。

（一）按腹膜炎累及的范围分类

1. 弥散性腹膜炎

弥散性腹膜炎指炎症累及绝大部分或全部腹膜腔，这是比较严重的腹膜炎，若不能及时而正确地进行处理，病死率会很高。

2. 局限性腹膜炎

局限性腹膜炎指炎症被腹内脏器或网膜所包裹而局限于腹腔内某一局部。如及时、正确地处理，可较快好转。反之，病变可扩大，而转变为弥散性腹膜炎。

（二）按病因性质分类

1. 细菌性（或化脓性）腹膜炎

细菌感染引起腹膜炎，多为革兰氏阴性杆菌、厌氧性杆菌等所致。

2. 化学性腹膜炎

化学性腹膜炎指由于胃液、胰液、胆汁、血液、尿液等逸入腹腔，引起强烈化学性刺激的腹膜炎。后期多合并感染而转变为化脓性腹膜炎。

三、临床表现与诊断

（一）症状

腹膜炎最突出的临床症状为腹痛，多为突然发病，偶尔也可较缓慢，通常为持续、烧灼性，并因身体活动而加重。在炎症最明显处疼痛最重。疼痛范围缩小，程度减轻，则提示炎症局限，反之，则表示炎症扩散。其他常见症状尚有恶心、呕吐、食欲缺乏、口渴及自觉发热等，发病后多有尿少及便秘。不同病因所致之腹膜炎尚可表现不同发病的特点，例如，胃十二指肠溃疡穿孔者多先有剑突下或右上腹突然发作剧痛，伴大汗淋漓，然后腹痛向右侧腹乃至全腹蔓延。急性阑尾炎穿孔可先有上腹或脐部疼痛，以后转移至右下腹，但腹痛多自右下腹向全腹扩展。肠绞窄引起的腹膜炎多先有阵发绞痛，其后出现持续性疼痛伴阵发性加重。

（二）体征

在早期体温可不升高，炎症明显后体温可高达 38 ℃及以上。体健者的体温反应更明显，年老体弱者仅有中度发热或无发热表现。心动过速及脉搏减弱多为血容量过少及剧痛所致。早期患者的血压尚可维持，后期血压多下降。呼吸多快或浅，快的原因是组织需氧增加以及代谢性酸中毒，发热时尤甚。有腹膜炎时腹式呼吸常减弱或消失。

腹部压痛和反跳痛：发生弥散性腹膜炎时全腹可出现压痛和反跳痛，但往往在原发病灶处最明显，例如，溃疡病穿孔时压痛最明显处多为右上腹，阑尾穿孔压痛最突出处为右下腹；与压痛相比，叩击痛常更准确。

腹部肌紧张：发生腹膜炎时腹肌由早期的肌抵抗发展为肌紧张，这是壁腹膜受累，出现反射性腹肌痉挛所致。溃疡病穿孔者可出现板状腹肌紧张。由于肠麻痹及肠内积气,腹部叩诊多呈鼓音,在空腔器官穿孔时可有气腹征,肺肝界叩不清或完全消失。早期腹膜炎患者可听到肠鸣音,随着炎症加重、扩散后肠鸣音多减弱或消失。直肠或阴道(妇女)指诊时有触痛或出现盆腔压痛性肿物说明盆腔腹膜受累。

(三)实验室检查

发生急性腹膜炎时,血常规检查白细胞数多升高并有核左移现象,但在早期较少有超过$20 \times 10^{10}/L$者,后期感染严重时,白细胞数可明显升高,甚至可出现类白血病血常规;早期多伴有血液浓缩表现,如血细胞比容升高等,如果腹膜炎或感染长时间没有得到控制,可出现消耗性贫血。血生化检查变异较大,常可出现低蛋白血症、代谢性酸中毒。在后期可有血尿素氮水平升高等改变。血电解质紊乱程度则随病情轻重程度而变化不一,早期或轻症患者多变化不大。

(四)影像学检查

腹部超声可提示腹腔有无积液和积液量、有无脓肿及部位,还可在超声定位和引导下腹腔穿刺;超声在腹膜炎的病因诊断方面也具有重要价值,尤其是胆石症、胆道蛔虫等的诊断。腹部透视,表现肠麻痹征象(如小肠膨胀等)及由于肠壁水肿显示的肠管间距加宽。若有空腔器官穿孔,则可出现膈下游离气体征象。腹部 CT 扫描是另一项重要的影像学检查,它可显示腹膜炎征象,如腹膜增厚、大网膜和肠系膜炎性改变等,还能直接显示原发病灶、脓肿形成和部位,增强 CT 扫描对胰腺炎患者的胰腺坏死程度、肠系膜血管病变等的确定具有重要意义。

(五)腹腔穿刺

腹腔穿刺有助于腹膜炎的诊断,通过观察腹腔穿刺液的性状有时可判断腹膜炎的原因。例如,腹腔液中若含有胆汁样液,则可能是胆囊穿孔或十二指肠溃疡穿孔所致;若为粪样,则多为下段小肠或盲肠穿孔所致。

如果在闭合性腹部外伤后腹腔穿刺吸出不凝的血液,则说明有腹内实质器官的损伤,如吸出肠内容物,则表示有肠管破裂。在骨盆骨折时也会穿刺吸出不凝血,但无腹内脏器损伤,这是下腹及盆腔腹膜外出血穿过腹膜而致。在腹胀严重且腹腔液体较少时腹腔穿刺应慎重或选择在超声引导下穿刺。在没有内脏损伤时是不宜施行手术的。因此,诊断时应加以注意。

四、治疗

在多数情况下继发性腹膜炎的治疗以手术为主,但炎症较局限的也可采用非手术方法治疗。非手术疗法也可作为手术前的准备。

(一)非手术治疗

当急性腹膜炎患者入院后只要不是出现大血管破裂或严重的内脏破裂继续出血,都应一面进行诊断,一面进行治疗,而早期的处理应针对全身状况的复苏。

1.监测、胃肠减压及留置导尿管

根据入院时患者的状态,可决定采取何种监测手段。对早期者或中毒症状较轻者可定时测定血压、脉率、体温等。重症合并休克者尚应进行中心静脉压测定、血气分析等。要留置导尿管测定每小时尿量。弥散性腹膜炎患者应常规禁食并留置胃管,行胃肠减压,排空胃及防止呕吐,减少麻痹肠管中气体的潴留,避免腹胀引起的不适和呼吸限制。此外,根据血尿生化检查结果了解代谢情况,随时调整治疗措施。

2.液体疗法

液体补充在急性腹膜炎的治疗上十分重要。初期治疗时需要快速给予大量液体以使血容量及尿量得以恢复及维持。重症者应通过中心静脉压(CVP)测定指导输液量。

3.抗生素治疗

一旦患者诊断或疑为腹腔内感染,应开始抗感染治疗。

4.给氧及呼吸支持

感染时代谢旺盛,耗氧量增加,发生腹膜炎时常合并肺换气功能障碍及轻度缺氧,这种情况必须在手术前就加以注意,一般可通过鼻导管给氧 5 L/min。要注意患者的潮气量及呼吸功能,疑有异常情况,则应测定换气量,进行动脉血气分析。当患者的动脉血氧分压(PaO_2)降至9.3 kPa(70 mmHg)以下时,则应开始用 40％氧浓度的气体进行换气支持。若 PaO_2 降至8.0 kPa(60 mmHg)以下或患者发生其更为严重的呼吸窘迫,则应采用呼吸机进行呼气末正压(PEEP)呼吸,设法使氧-血红蛋白解离曲线保持正常,甚至右移,因为红细胞有机磷酸盐常在发生脓毒症时减少。

5.感染性休克的处理

发生腹膜炎时体液丧失可导致休克,但在较晚期发生的休克多为感染等原因所致。因此,除及时补充血容量及手术去除病灶、通畅引流外,尚需应用血管活性药物、类固醇激素等治疗。

(二)手术治疗

手术治疗是最重要的治疗手段。然而在什么时机、进行何种手术,则应随具体病情而定。

1.手术的目的

主要目的如下:①终止污染的继续;②对腹腔污染处进行清创;③对已经发生感染的腹腔进行引流;④消除引起腹膜炎的病因,包括切除炎灶和坏死的器官、止血等。

2.手术的适应证

当身体自然的防御功能不能控制继续发生污染时就应考虑手术治疗。在发生继发性急性腹膜炎时优先考虑手术治疗的情况如下:①空腔器官穿孔或破裂不能自然闭合发生;②实质或空腔器官损伤合并继续大出血;③病灶主要为某些器官发生坏疽;④弥散性腹膜炎无局限趋势;⑤炎症局限后又继续扩大。

3.手术时机

凡适应手术的患者应尽可能早地施行手术。最好是在还未出现明显全身状态恶化之前(如休克、明显感染等)施行手术。对早期病例手术过于拖延或对晚期病例手术过急施行,都可能造成不良后果。

4.术前准备

一般来说,术前准备即采用非手术治疗措施,但应根据患者的具体情况及需要进行,例如,对早期急性阑尾炎穿孔或溃疡穿孔引起的腹膜炎一般仅需一些基本的准备即可进行手术,不需要常规做中心静脉压测定。在术前可给予镇痛剂或阿托品(全身麻醉时)。有高热者宜采取降温措施使体温下降。如果术前存在感染性休克,则应按休克进行必要的治疗,即使手术对消除致休克病因十分必要,也要进行适当的抗休克处理,否则患者可能在手术中出现不可逆性休克,甚至突然发生心搏骤停等严重后果。

5.手术技术及手术操作

(1)切口:手术切口应根据术前对腹膜炎病因的了解而定,例如,由胃十二指肠溃疡穿孔所致者,手术多采取右上腹直肌切口或正中切口。胆囊穿孔手术多取右上腹经腹直肌切口。阑尾穿孔则多用右下腹经腹直肌切口。肠穿孔或肠梗阻引起者多采用中腹部正中切口或正中旁切口。有人主张对 2 岁以内婴幼儿最好采用中腹横切口。有时,溃疡病穿孔误为急性阑尾炎穿孔而施行了右下腹切口,此时应自上腹正中线施行另一切口来手术,不要将原切口向上延长而勉强手术,否则增加腹壁创伤,易引起感染,而且暴露不好,极不方便。为此,对腹膜炎病例施行手术时,消毒范围宜扩大些。

(2)腹腔探查:术中的探查主要根据病情以及外科医师对其了解的程度而定。一般原则是最好不要破坏那些纤维素性粘连包裹的病灶,以免感染扩散。例如,发生阑尾炎穿孔局限性腹膜炎时,只需在局部切除阑尾而不要破坏纤维素与肠襻形成的屏障。但对弥散性腹膜炎病例,探查要涉及全腹,因而应打开形成的纤维素性屏障,以便彻底清除所有的脓性物,寻找病灶,特别是在腹部闭合性外伤时更应详细探查腹内各种器官,以免遗漏某个(些)破裂或穿孔处。由炎性肠病引起的肠穿孔,常常会有多处穿孔,探查时不要遗漏。尤应注意腹腔液的性状、颜色、气味等,以协助判断病灶位置及感染性质。

(3)炎性病灶处理:可采取多种方法,如切除、修补、外置、引流、清创、灌洗、减压等。

切除术:这是直接处理炎性病灶的方法,如阑尾切除、胆囊切除、憩室切除以及肠和胃的部分切除等。在外伤严重损伤某些实质或空腔器官时,也可行部分器官切除,如肝破裂时的部分肝切除,脾破裂时的脾切除或部分切除以及胃、肠的部分切除等。然而,在确定是否切除某一器官时需要认真考虑该器官切除的可能性、必要性以及是否会增加病死率等。

修补术:主要适用于某些病变引起器官穿孔,而患者的全身状况又不适合于采取较大术式的情况。常用的有胃十二指肠溃疡穿孔修补术、小肠穿孔修补、外伤性器官破裂的修补术(如胃和肠修补、肝破裂修补等)。近年来有人倡导对小儿及青少年脾破裂做修补术以保留脾脏的免疫功能。

外置术:对发生于肠管(小肠或结肠)的肠绞窄,因患者全身状况极差而不宜做切除术,应将病变外置于腹腔外,以避免肠内容或毒物进入腹腔。有时由于结肠的外伤性破裂事先未能施行肠道准备,切除或修补常无把握,也可行肠外置术。

腹内清创:对手术中所有腹腔内脓性渗液,纤维蛋白性假膜及其他渗液(如血液、胆汁等),均应在原发病灶彻底控制后完全清除。这种清创应包括某些较隐蔽的间隙,如膈下、盆腔以及肠间等处。

肠腔减压:在发生腹膜炎时应用肠腔减压的目的如下:①腹膜炎引起麻痹,导致肠腔积液、积气及肠膨胀,进一步引起肠循环障碍及呼吸受限。肠腔减压吸出积气与液体,可改善肠管循环,减轻腹胀及膈运动的不良影响。②在发生有肠绞窄的腹膜炎时,吸出有毒的肠内容将对全身状况有利。③肠腔减压有利于肠蠕动的恢复。④肠腔减压有利于肠管的愈合,防止发生瘘或裂开。

肠腔减压的方法:术前主要是通过鼻,将胃管(levin 管)插入胃内进行吸引,可吸出胃液、部分肠液以及吞咽的空气。术中的肠腔减压:①通过胃造口将导管插入十二指肠或胃进行吸引,可用在十二指肠破裂修补术后,可免除鼻腔插管的痛苦或不适,尤其是需要较长期肠减压者;②没有绞窄的肠道有明显扩张时,可将肠内容物顺肠管挤向结肠并经肛门排出;③术中经肠破裂口或肠切口插入多孔双套管吸引管,进行负压吸引,在十二指肠破裂修补术后也可经空肠上段切口逆行插一根导管至十二指肠内,进行减压;④个别情况下可采用长 Baker 管(此管不硬,不致压迫导致肠管坏死,具有弹性,不易弯折)插入小肠全长,起减压与小肠支架作用,适用于合并肠梗阻的腹内感染。

灌洗:在病灶得到控制后,就需考虑是否要进行加或不加抗生素的腹腔灌洗。对此措施虽尚有争论,但目前总的看法是当感染是局限性的,则不宜做灌洗,以防感染扩散。若为弥散性腹膜炎,则不存在感染扩散问题,因而可做腹膜灌洗。也有一些人主张术中于腹内置管(采用单一导管进液及排液或分置进液及排液管),在手术后继续进行灌洗。采用抗生素液灌洗时可能会有部分抗生素被吸收,应适当考虑所用剂量,以免药物中毒。也有人认为手术后的灌洗多不能奏效,因为肠管间的愈合仅在术后几小时内即可形成,致使灌洗不能达到目的。

引流:早期弥散性腹膜炎不适于做引流,如较早期的溃疡穿孔、脾破裂、阑尾穿孔等。因为腹腔的任何引流都不会很充分,经过 12～24 h 腹膜对异物(引流管)的反应常使其被包裹,不能发挥引流作用,而只能起到引流该引流道本身的作用。但在一些情况下仍需使用腹腔引流:①在发生化脓性腹膜炎时,即使无脓肿形成,将引流管放在炎性病灶附近并经皮肤切口引出可避免局部积液,也可防止切口脓肿;②当腹腔内已形成脓肿,置管引流是一种有效的治疗;③在发生某些化学性腹膜炎时(如溃疡病穿孔等),在穿孔修补或胃切除后十二指肠残端闭合不满意,可在局部放置引流管以防止局部积液感染,导致修补处或闭合处裂开,或发生胃肠漏时将胃肠内容物引流至体外;④为施行术后腹腔灌洗置入导管。此外,尚有一些置入器官的引流管,如胃造口导管引流、胆囊或胆总管置管引流、十二指肠残端(胃切除术时)内置导管引流、膀胱破裂时置导管引流等。结肠内置管引流多无效,遇到必须行结肠引流的情况,宜施行结肠造口术。

(4)切口闭合:继发性急性腹膜炎手术由于创口污染,切口感染的可能性往往较大。一般来说,上消化道穿孔(胃十二指肠)、胆囊穿孔、肝和脾破裂等手术后多可一期缝合切口。但由小肠破裂、肠梗阻、结肠的破裂、阑尾穿孔等所致的腹膜炎,切口感染的可能性较大。因此,应在手术中较好地保护切口组织,尽可能避免或减少污染。其次在缝合腹膜后(多可用铬肠线缝合),进行充分的切口冲洗,并用聚丙烯或尼龙线缝合筋膜或腹直肌鞘,皮下缝合时勿留无效腔,同时需擦净切口内冲洗液及血液,勿使其积存于皮下;对于肥胖患者或切口污染较重、切口感染风险较大者,可于皮下放置引流管。对于腹壁张力大者或年老体弱者、合并慢性阻塞性肺疾病等术后有较大切口裂开风险患者,需用减张缝合线或双 7 号丝线做减张缝合。如已缝合的皮肤及皮下组织发生感染,则应除去缝线,清除脓液,敞开切口。

(代明营)

第八节　小肠及肠系膜外伤

一、概述

小肠是占腹腔容积最大的器官,分布面广,相对表浅,缺少骨骼的保护,由于空肠起始部及回肠末端固定,因此在腹部创伤中极易发生小肠损伤,小肠损伤在腹部闭合性损伤中占 15％～20％,在开放性损伤中占 20％～30％。小肠损伤常可伴有肠系膜及邻近脏器的损伤。

肠系膜主干或根部损伤,可引起致死性大出血,病死率可达 30％左右。

二、损伤原因和类型

小肠及肠系膜损伤的主要原因为闭合性损伤和开放性损伤,也有医源性因素而致损伤。肠管损伤多为挫伤、破裂伤、浆肌层撕裂伤、肠壁血肿等。肠系膜的损伤常伴发于小肠损伤,也可单独发生,多为挫伤、撕裂伤及肠系膜血肿等,也可伴有肠系膜血管主干的损伤,发生大出血及所属肠管的血液循环障碍。

(一)闭合性损伤

小肠的闭合性损伤发生于腹部遭受直接暴力和间接暴力时。其好发部位和损伤类型依受伤机制而有不同。

(1)前腹壁的直接暴力,如在汽车突然减速时驾驶员受到方向盘挤压或佩戴不当的安全带挤压、摔倒或坠落时硬物垫于腹壁等,可将中段小肠或十二指肠迅速挤向脊柱而引起损伤,可伴有胰腺体部挫伤或横断伤。当肠内充盈时,肠管及肠系膜易被挤压而破裂,也可引起肠管的完全或不完全断裂;若肠内空虚,则易引起肠壁挫伤和血肿。当肠管内充满食糜或液体时,直接暴力可使肠腔内压力骤增而胀破肠壁;也可使肠内流体压力向受力部位两侧的远处传导,当压力达到 18.7 kPa(140 mmHg)或更高时,引起远离受力部位的肠管侧壁穿孔,其特点是穿孔位于远离受力处的肠管侧壁血管斜行穿入处,小而孤立且周围组织正常,而受力处肠壁可无穿孔。

(2)肠系膜活动性较小,直接暴力易引起挫伤,或因过度牵拉而裂伤。肠系膜的横行裂伤易损伤血管,引起出血及所属肠管的血液供应障碍。若裂伤靠近系膜根部,有可能损伤肠系膜血管主干而发生大出血。若为系膜窗破裂伤,则多无出血,但有时肠管可嵌入裂孔而发生内疝和肠梗阻。

(3)腹部强大的间接暴力可引起小肠及系膜固定部位的浆膜层撕裂伤。例如,进行突然的剧烈体力活动、高处坠落或高速行驶的机动车骤停时,肠管可因惯性运动而引起十二指肠、空肠起始部、回肠末端、肠系膜根部以及病理性粘连固定部位的撕裂伤或剪切伤。

(二)开放性损伤

小肠开放性损伤多为锐器和火器伤所致。损伤可单发或多发,可为肠管破裂伴肠内容物外溢,也可为单纯的肠系膜及其血管损伤,或肠管损伤与肠系膜损伤并存,或合并其他脏器损伤。开放性损伤的范围和程度随致伤因素而有不同。锐器所致者,范围较局限,边缘较整齐;火器伤时,因同时有弹道周围组织灼伤,故其边缘不整齐,损伤范围较广,程度也更严重。

(三)医源性损伤

小肠的医源性损伤多为术中误伤或手术器械压迫所致,可导致肠壁全层或浆肌层损伤,也可导致局部血肿形成,术后可因局部血液供应障碍导致肠壁穿破。长期留置在腹腔内的引流管,可引起局部压迫性坏死而形成肠瘘。采用暴力手法还纳嵌顿疝,也可引起肠破裂。

三、分级

1 级:小肠壁血肿或未伤及全层的肠壁撕裂伤。

2 级:小于 50％肠管周长的全层肠壁撕裂伤。

3 级:大于 50％肠管周长的全层肠壁撕裂伤,但未完全横断。

4级：肠壁完全横断，但血供尚正常。

5级：系膜断裂致部分肠管血液供应受损。

四、临床表现

小肠及肠系膜损伤后，主要临床表现有急性腹膜炎和腹腔内出血，但常可因损伤原因、损伤程度及损伤类型的不同而有所不同。小肠及肠系膜损伤常是腹部损伤的一部分，也常见于复合性损伤，初诊时其症状往往被其他脏器损伤或骨折等所掩盖。

小肠破裂后因有消化液的外溢，可在早期出现急性弥散性腹膜炎的临床表现。但若小肠破裂口较小，或因肠管痉挛、肠黏膜外翻、有凝血块、有食物残渣、邻近脏器粘连等而暂时堵塞破口，则腹膜炎表现不典型或出现得较晚。当合并肠系膜撕裂时，可伴有腹腔内出血，此时可以内出血征象为主，而腹膜炎表现不典型易被忽视。另外，低位小肠破裂时，也可因肠内容物的化学刺激性小，腹膜炎表现不典型或出现得较晚。腹部开放性损伤所致肠破裂，除有腹膜炎表现以外，还可有气体、肠内容物或肠襻从腹壁创口溢出。肠壁血肿及挫伤时常无典型表现，早期仅有腹部疼痛及不固定压痛，数小时或数天后，可因血肿破裂而有内出血表现，也可因肠壁挫伤严重或因伴发肠系膜损伤使肠管缺血，并经历感染、坏死和穿孔而发生腹膜炎。肠系膜损伤可表现为不同程度的内出血，若损伤多个系膜血管分支，则既有内出血表现，又有所属肠管缺血或肠坏死穿孔表现，若损伤系膜血管主干或其根部，则可有严重甚至致死性大出血。若为系膜窗损伤，则常无内出血表现。

五、诊断

腹部损伤时均应严密观察生命体征及腹部体征的变化，警惕小肠及肠系膜损伤的可能性，尤其在伴有其他部位的多发性损伤时，应全面检查，避免漏诊。对典型的小肠破裂及肠系膜损伤，多可依据腹部外伤史、腹膜炎表现、腹腔内出血和/或腹腔穿刺阳性及时做出诊断。

对有明确外伤史而无典型肠破裂表现者，应警惕症状隐匿的小穿孔以及肠壁血肿、挫伤或肠系膜损伤所致肠管缺血性坏死，严密动态观察病情变化，行腹腔穿刺，必要时行腹腔灌洗，若穿刺液有大量白细胞、肠内容物、食物残渣、胆汁或细菌等，即可明确诊断。腹部开放性损伤，如有气体、肠内容物、肠襻自创口溢出及伴有腹膜炎表现，应考虑肠破裂的诊断。肠破裂后发生腹膜炎，实验室检查可发现白细胞计数升高，中性粒细胞比例升高，若伴有血红蛋白水平下降和血细胞比容下降则提示有内出血。腹部 X 线检查发现气腹、肠扩张及液平面等有助于诊断，但应注意肠破裂时仅有少数患者可出现气腹表现，因此无膈下游离气体时不能否定肠破裂，而肠扩张及液平面的出现提示腹膜炎，但已属于晚期表现。肠系膜上动脉造影可发现在系膜血管破裂处有造影剂外溢。其他影像学检查（如 B 超及 CT 等）可发现膈下游离气体、腹腔内积液、肠系膜水肿增厚等。

六、治疗

对于腹部损伤或涉及腹部的多发性损伤，如有下列情况，均应急诊手术探查：①临床高度怀疑或诊断为小肠破裂；②有腹腔内出血，怀疑为实质脏器损伤或肠系膜及其血管损伤所致；③腹部开放性损伤。急诊手术前应根据失血程度、年龄及心脏情况，积极纠正有效血容量不足和水、电解质及酸碱平衡，选用广谱抗生素及抗厌氧菌药物，给予胃肠减压、留置导尿管、配血等处理，同时应注意检查全身各部位，以免遗漏其他损伤。

手术可在全身麻醉或持续硬膜外麻醉下进行，多采用腹部正中切口或经腹直肌切口入腹，根据需要可向上或向下延长切口或增加横切口。开放性损伤，不宜选伤口部位作为切口。切开腹膜时要先保护切口，迅速吸去溢出的腹内渗液，以利于显露和减少污染，入腹后应循序探查腹腔各脏器，全面了解损伤情况。小肠的探查应以空肠起始部或回盲部位为起点，循序逐段检查，尤其要注意检查小肠的系膜缘，逐段挤压肠管以免遗漏小的裂口。探查中如有活动性出血应首先处理，也应暂时钳夹关闭肠管裂口处，以免肠内容物继续外溢，同时应注意边检查边将肠襻还纳于腹腔内或用湿盐水纱布覆盖，以避免肠襻长时间暴露于腹腔外。

小肠及其系膜破损的基本处理方法是局部修补。对肠管浆膜的撕裂伤应以不吸收缝线做横向缝合，对于缝合修补有困难的较大浆膜撕裂，可将肠系膜上提，缝合于浆膜缺损处，以免黏膜疝出或肠内压力升高时引起继发破裂。肠壁血肿及肠系膜血肿，除少量出血瘀斑外，应横向切开血肿处浆膜、清除血肿、结扎活动出血点并仔细检查有无肠壁裂口及肠管血运障碍。若边缘整齐的肠壁小破损口未超过肠管周径的一半，一般均可按与肠管纵轴垂直的两层缝合法予以横向缝合修补，边缘不整齐或血供欠佳，应先修整，再予以缝合，对相距较近的两个小破口可相互剪通后予以缝合，以减少缝线反应并避免肠腔变窄。横向缝合较大的肠壁破损口时，要注意避免在缝合口的两端形成乳头状或憩室状突起。横向缝合有困难的较大破损口（尤其是纵向裂口），若系膜完整、肠壁挫伤较轻且血供良好，可将裂口两边对合，做"V"字形缝合，即对合纵裂口的两端，分别以裂口两边的中点为起点，做两层缝合，使原裂口处形成一个宽大的内折肠襻，该方法具有减少局部粘连形成和避免肠狭窄的优点。

局部缝合修补适用于大多数小肠及肠系膜损伤者，但有下列情况者应考虑行小肠部分切除术：①受损肠段有多处密集排列的小裂口；②肠壁及肠系膜挫伤严重或多处挫伤，造成血供障碍，有可能引起肠坏死；③肠壁裂口较大，不易缝合或缝合后可引起肠狭窄；④肠壁及肠系膜较大血肿被清除后，疑有肠壁血供障碍及肠坏死可能；⑤肠管与肠系膜间离断超过 2.5 cm，肠系膜较大的横行裂伤或系膜血管较大分支损伤影响肠管血运；⑥肠管大部分或完全断裂。

腹部开放性损伤时可有腹腔内异物，应尽可能取出。若异物位于深部组织、重要脏器或大血管处难以取出，或病情不允许时，可于局部放置引流管，暂不予以处理。损伤修复以后，应吸尽腹腔内渗液，用大量等渗盐水（5 000～10 000 mL），继用 0.5% 的甲硝唑液冲洗腹腔，并根据损伤部位、伤后距手术处理的时间、腹腔内污染程度及腹膜炎程度等情况，在膈下及髂窝等部位放置不同的引流管，通常为烟卷式引流、乳胶管及双腔管引流，于腹部切口旁另做小切口引出并妥善固定。

术后应注意加强以下处理：①继续抗休克治疗，必须补足有效血容量，维持水、电解质及酸碱平衡；②加强抗感染治疗，应选用主要针对阴性杆菌及厌氧菌的有效抗生素，并保持腹腔引流通畅；③加强营养支持治疗，对肠损伤广泛及有严重腹膜炎者，术后 5 d 仍有肠功能障碍，不能恢复饮食者，应给予肠外营养支持，以促进愈合，加速恢复；④加强防治术后并发症，如肺部及尿路感染、腹腔残余脓肿、切口并发症、术后肠粘连及肠梗阻等。

（汤富尧）

第九节 多发伤与复合伤

多发伤指由单一致伤因素同时或相继造成两个或两个以上部位的损伤,而这些损伤即使单独存在也危及生命。多发伤不是简单的各种创伤相加,而是对全身状态有较大影响,对伤员的生命有较大威胁的一类损伤。

这一概念包括以下三个内涵:①损伤由同一致伤因素引起,主要指机械力所致的损伤;②损伤必须是两个解剖部位以上,解剖分区依照简明创伤分级(AIS)2005标准,共分为9个解剖部位:头部、面部、颈部、胸部、腹部与骨盆部、脊柱、上肢、下肢、体表;③损伤必须是严重的,对患者生命构成威胁,需要急诊处理。

复合伤指两种以上不同致伤因素同时或相继作用于人体造成的损伤,如机械力损伤合并热烧伤、冲击伤合并热烧伤等。

一、病因与发病机制

(一)多发伤的病因与发病机制

多发伤致伤因素主要是机械性钝性力和锐器两类。交通事故、工矿事故,自然灾害(如地震、泥石流、台风等)为常见的钝性致伤因素。利器伤多为刀刺伤和锐器刺伤。在战时,高速投射物贯穿伤和爆炸继发的砸压伤也是多发伤重要致伤因素。

(二)复合伤的病因和发病机制

复合伤多是机械性损伤合并热、电击、化学、放射等因素损伤,如核战争或核电站事故中的放射复合伤、煤矿瓦斯爆炸时的烧伤砸压复合伤、高空电工作业事故时的电击坠落复合伤等。

二、临床特点

创伤对人体造成的损害不仅是局部损伤的问题,而且涉及人体生理和心理的各个方面。多发伤具有以下临床特征。

1. 损伤机制

复杂同一患者可能同时存在不同机制所致损伤。

2. 伤情重、变化快

多发伤具有加重效应,总伤情重于各脏器伤相加。伤情发展迅速,变化快,病死率高,需及时、准确地判断与处理。

3. 生理紊乱严重

由于多发伤的伤情复杂,多伴发一系列复杂的全身应激反应,并互相影响,易发生休克、低氧血症、代谢性酸中毒、颅内压增高、急性肾衰竭、急性呼吸窘迫综合征等并发症。

4. 诊断困难、易漏诊误诊

多发伤患者同时存在多个损伤,可能互相掩盖,造成漏诊。合并颅脑损伤的患者因意识障碍而不能准确表达,增加诊断的难度。

5. 处理顺序与原则的矛盾

由于多个损伤需要处理,其先后顺序可能发生矛盾。不同性质的损伤的处理原则不同,例如,颅脑伤合并内脏伤大出血,休克治疗与脱水治疗有矛盾。

6.并发症多

多发伤由于组织、器官广泛损伤、破坏,失血量大,对全身生理扰乱严重,容易发生各种并发症。

根据多发伤的临床特点,其存在三个死亡高峰:第一死亡高峰出现在伤后数分钟内,死亡原因主要为脑、脑干、高位脊髓的严重创伤或心脏主动脉等大血管撕裂,往往来不及抢救。第二死亡高峰出现在伤后 6~8 h,这一时间断段为抢救的"黄金时间",死亡原因主要为脑内、硬膜下及硬膜外的血肿、血气胸、肝脾破裂、骨盆与股骨骨折及多发伤大出血。这类患者是抢救的主要对象。第三死亡高峰出现在伤后数天或数周,死亡原因为严重感染或器官功能衰竭。复合伤的基本临床特点是"一伤为主""复合效应"。"一伤为主"是指复合伤中的主要致伤因素在疾病的发生、发展中起着主导作用。"复合效应"是指机体遭受两种或两种以上致伤因素的作用后,所发生的损伤效应,不是单一部位损伤的简单相加。各个部位的损伤可相互影响,使创伤的病理生理学表现不完全相同于单独发生的损伤,整体伤情也变得更为复杂。

三、诊断和伤情评估

(一)全面而详细的病史资料

全面而详细的病史资料包括致伤因素的性质、受伤的方式、伤口的类型、受伤后到达创伤中心的时间、复合伤时各种物理因素序贯作用机制。在对多发伤和复合伤的诊断评估过程中需全面而详细地了解病史,以抓住创伤救治中的主要矛盾。

(二)有序而认真的体格检查

其在多发伤的诊断过程中尤为重要。真正对伤员生命构成威胁的常常是较隐蔽的内脏损伤。体格检查必须是从头到脚的全面检查,即使是没有症状和损伤可能性"较小"的部位,也要认真检查。检查建议按照"CRASH PLAN"顺序检查评估(按前后顺序,C 表示心脏,R 表示呼吸,A 表示腹部,S 表示脊柱、脊髓,H 表示颅脑,P 表示骨盆,L 表示四肢,A 表示血管,N 表示神经)。

(三)实验室检验和辅助检查

应在第一时间完善血常规、血生化、血气分析和凝血功能检查,以评估创伤患者的内环境是否稳定,并且必须进行动态监测。尽早进行血型检测和交叉配血实验。床旁 B 超和床旁 X 光检查是在不搬动患者的前提下安全可靠的、可重复的检查,为临床诊断提供依据。对于多发伤、复合伤的患者,特别是存在意识障碍,不能配合体检,条件允许时,建议行头颈及胸、腹、盆腔全套 CT 扫描,以全面评估伤情,防止漏诊并节省宝贵的抢救时间。在某些紧急情况下,可进行浆膜腔的穿刺,达到诊断和急救治疗的目的,例如,出现张力性气胸时行粗针穿刺减压,腹部闭合性损伤时于下腹部行诊断性穿刺。

(四)伤情的评估

相比过去对多发伤和复合伤情和预后的相对主观的判断,现在创伤外科多引入了创伤评分体系来对伤情进行量化描述或分级。目前较为常用的创伤评估有创伤评分(TS)、修正创伤评分、损伤严重程度评分(ISS)等,还有更为详细的 TRISS 评分和 ASCOT 评分,通过将各项生理指标和具体伤情代入拟合曲线模型,计算和预测多发伤与复合伤的结局及预后。

四、抢救与治疗

多发伤的急救应从现场开始,急救人员必须迅速到达现场;排除致伤因素,使患者脱离危险区。

(一)初级生命支持

初级生命支持由训练有素的医师,按一定程序操作进行。

A. (airway)气道管理:有无气道阻塞,是否进行气管插管及用其他方法,保持气道通畅。

B. (breathing)支持呼吸:注意危及生命的病征,开放性气胸、张力性气胸、连枷胸、心脏挫伤或心包急性填塞的紧急处理。

C. (circulation):循环支持及抗休克。

(1)开放静脉通路,至少两个以上静脉通道。

(2)液体复苏:首剂为乳酸林格液 1 000~2 000 mL,观察输液反应。①快速反应:对首剂输液量反应迅速而保持血压稳定者,可能丢失小于 20%的循环血量,对这种患者不再大量输液,不立即输血,但做好血型和血交叉配血检查;②短暂反应:对首剂输液量有反应,但当滴速减慢时,则循环灌流指标恶化,这种患者丢失 20%~40%的循环血量或有活动性出血,应继续输液输血,积极寻找活动性出血灶,需立即外科处理;③极小或无反应:对首剂液体量极小或无反应,提示紧急需要外科处理以控制大出血。

(3)限制性液体复苏:近年来学者提出了限制性液体复苏的概念,即对创伤失血性休克,特别是有活动性出血患者,不主张快速给予大量的液体复苏,而主张在到达手术室彻底止血前,应给予少量平衡盐液,维持机体基本需要,再手术彻底止血之后再进行大量复苏。

(4)估计失血量必要时输血:失血量(L)=理想体重(kg)×7%×失血的百分率。例如,患者体重为 60 kg,估计丢失循环血量的 20%。失血量(L)=60×7%×20%=0.84 L。输液输血原则:失血量小于 20%,可以不输血,机体可代偿;失血量大于 20%,需要输血、血浆、羧甲淀粉,成分输血,输红细胞;输液量:相当于失血量的 3~4 倍晶体液。

(5)小剂量高渗液:7.5%的氯化钠 2~4 mL/kg,在 15 min 内滴完。其优点如下:①水负荷少,组织水肿轻,而可改善心血管功能,又不引起肺水肿和 Na^+ 水平异常升高;②抑制中性粒细胞的黏附,保护血管内皮细胞功能;降颅内压,恢复脑灌流压。其缺点如下:①使血小板减少并抑制其功能易致出血;②多剂量应用可致酸碱平衡失调(高氯性酸中毒);③"未控制"出血使受损血管出血增加,血流动力学参数明显下降,病死率增加;④有高渗性脱水患者,反而加重血液高渗和神经系统功能异常。

D. (disability):观察语言、睁眼、四肢刺激后的反应能力。

E. (exposure):解开衣服,完全暴露,全面检查。

F. (fracture):骨折固定。

(二)进一步处理

1. 颅脑损伤的处理

(1)尽早建立足够的通气和循环,保持呼吸道通畅,给氧,必要时气管插管人工辅助通气;防止休克,维持血压和平均动脉压(MAP),只有提高 MAP,才能维持脑灌流压。

(2)迅速诊断并清除颅内血肿和挫伤坏死组织。

(3)控制颅内压(ICP),改善脑灌流压(CPP),除早期保证血压外,还应用脱水剂(甘露醇、呋塞米、甘油果糖等)。

(4)保护脑细胞,防止或减少继发性神经元损伤,治疗措施包括激素的应用、亚低温疗法、抗感染治疗等。

2.胸部损伤的处理

胸部损伤的急救需注意开放性气胸、张力性气胸、连枷胸、心脏挫裂伤致心脏压塞的处理。对开放性气胸在现场即给予包扎封闭伤口;对张力性气胸,给予穿刺减压,有条件即安置胸腔引流管,可明显改善生命体征。连枷胸治疗的重点是浮动胸壁的固定与 ARDS 的防治。

3.腹部损伤的处理

腹部贯穿伤的诊断是根据伤物性质、伤道、可能损伤的脏器、伤后时间和休克发展的程度。对贯穿伤口明显贯通腹膜腔,而腹腔脏器外露者,或有休克者,应行剖腹探查。腹部钝性伤诊断的主要问题是手术探查指征,而不需要明确是什么脏器,重要的体征是腹膜刺激征。

4.四肢、骨盆和脊柱损伤的处理

在早期损伤控制性手术时,尽早将骨折基本复位和外固定,如骨牵引、外固定支架、石膏固定等,避免骨折造成的继发损伤,减少骨折对全身生理状况的影响。骨盆不稳定型骨折合并血流动力学不稳的可采用骨盆悬吊,减小骨盆容积,达到止血目的。闭合性骨折等待二期确定性修复,污染严重的开放性骨折经清创后外支架固定,必要时用负压辅助愈合(VAC)装置负压吸引,为二期处理创造条件。一般不在多发伤中复合伤早期行确定修复手术。

(三)手术顺序及一期手术处理

多发伤患者均有两个部位以上需要手术处理,按一定的顺序处理是抢救成功的关键。紧急组成临时创伤抢救组,根据对患者生命威胁的程度决定手术的顺序。

(1)颅脑需手术处理:伴有胸腹内脏伤,应分组同时进行。

(2)胸腹联合伤,可同台分组行剖胸、剖腹术;多数情况下,胸腔无大出血,但肺组织挫裂伤及漏气,应做胸腔闭式引流,再行剖腹术。

(3)四肢开放性骨折,需在剖腹剖胸结束时进行清创术、外固定术;可择期处理闭合性骨折。

(4)血管损伤,因需全身抗凝,故其他部位需要手术处理应分组同时进行。多发伤一期手术处理指多发伤患者各部位创伤需要手术处理,在患者情况许可时,应分组进行一次性处理。例如,胸、腹部及四肢创伤,可在急诊稳定状态下,在剖胸剖腹探查同时行骨折整复内固定术。

(四)损伤控制外科(DCS)处理

传统的创伤外科手术原则是暴露、探查、止血和重建,但对现代社会大量复杂的损伤,有些原则已不适用。广泛的多脏器损伤患者往往处于休克状态,持续出血,并发凝血功能障碍,复杂、耗时的修补重建手术只会加重患者的生理紊乱。

在这种情况下,损伤控制性原则可能是唯一的选择。在救治多发伤、复合伤、大量失血的患者时,根据患者的生理耐受程度,采取分阶段救治方式,即初期应采取救命措施尽可能拯救生命;紧接着进行 ICU 复苏;待生命体征平稳后再进行确定性手术的治疗原则,即损伤控制原则,这样可以最大限度地减少对患者的生理扰乱,降低患者的并发症及病死率。

(郑志荣)

第六章 消化内科疾病护理

第一节 消化系统疾病常见症状与体征的护理

消化系统疾病常见症状与体征有恶心与呕吐、腹痛、腹泻与便秘、吞咽困难、嗳气、反酸、灼热感或烧心(胃灼热)感、畏食或食欲缺乏、腹胀、黄疸、呕血与黑便。本节重点阐述恶心与呕吐、腹痛、腹泻与便秘患者的护理。

一、恶心与呕吐患者的护理

恶心(nausea)为上腹部不适、紧迫欲吐的感觉,并伴有迷走神经兴奋的症状,如皮肤苍白、出汗、流涎、血压降低、心动过缓等。呕吐(vomit)是指通过胃的强烈收缩迫使胃或部分小肠内容物经食管、口腔排到体外的现象。恶心与呕吐可单独发生,但多数患者先有恶心,继而出现呕吐。

(一)病因

1.消化系统疾病

其包括胃炎、胃癌、消化性溃疡合并幽门梗阻,还包括肝脏、胆囊、胆管、胰腺、腹膜等的急性炎症,胃肠功能紊乱等。

2.消化系统以外的疾病

其包括脑部疾病、前庭神经病变、代谢性疾病等。

3.服用药物

服用抗生素、抗癌药物及洋地黄等。

4.中毒

酒精、一氧化碳及有机磷农药中毒等。

(二)临床特点

呕吐的时间、频度、呕吐物的量和性状因病种而异。上消化道出血时,呕吐物呈咖啡色,甚至鲜红色;消化性溃疡并发幽门梗阻时,呕吐多在餐后发生,呕吐量大,呕吐物为酸性发酵宿食;低位肠梗阻时,呕吐物带有粪臭味;发生急性胰腺炎时可出现频繁而剧烈的呕吐,呕吐物含胆汁。大量频繁剧烈呕吐,可引起水、电解质紊乱,代谢性碱中毒。长期呕吐伴厌食,可导致营养不良。

(三)护理评估

1.健康史

(1)病程与诱因:应注意询问恶心、呕吐的起病情况及有无诱因。明确患者是否有急/慢性胃炎、消化性溃疡、病毒性肝炎、肝硬化、肠梗阻等消化系统疾病病史,明确患者有无脑膜炎、脑肿瘤、梅尼埃病、甲亢、尿毒症等消化系统以外疾病病史。

(2)症状与持续时间:评估恶心和呕吐发生的时间、诱因、与进食的关系;评估呕吐的特点及呕吐物的性质、量、颜色;呕吐时伴随的症状,如是否有腹痛、腹泻、发热、眩晕等。

(3)既往病史及治疗情况:既往有无消化道疾病史及家族史,了解治疗及用药情况。

(4)社会-心理状况:长期反复恶心、呕吐,患者容易出现烦躁不安、焦虑等心理反应。

2.护理体检

评估患者的生命体征、神志、营养状况,有无脱水表现。有无腹胀、腹痛、腹肌紧张,有无压痛、反跳痛,肠鸣音是否正常。

3.辅助检查

可进行呕吐物毒物分析或细菌培养检查,注意呕吐物量大者有无水、电解质代谢及酸碱平衡失衡。

(四)主要护理诊断/问题

1.有体液不足的危险

体液不足与大量呕吐导致失水有关。

2.活动无耐力

活动无耐力与频繁呕吐导致失水、电解质丢失有关。

3.焦虑

焦虑与频繁呕吐、不能进食有关。

4.潜在并发症

潜在并发症为窒息。

(五)护理目标

患者的生命体征平稳,不发生水、电解质和酸碱平衡紊乱;呕吐症状减轻或消失,逐步恢复进食,活动耐力恢复或改善;焦虑程度减轻;患者未发生窒息,或窒息时被及时发现并处理。

(六)护理措施

1.生活护理

(1)休息和体位:呕吐时协助患者坐起或取侧卧位,将患者的头偏向一侧,呕吐后协助患者漱口。对于有意识障碍的患者,尽可能清理口腔内的呕吐物,避免误吸而致窒息。患者突然起身可有头晕、心悸等不适,指导患者改变体位时动作缓慢,以免发生直立性低血压。

(2)饮食护理:为患者提供高热量、高蛋白、富含维生素、清淡、易消化的流质或半流质饮食,嘱其少食多餐,并注意及时补充水分,保持水、电解质及酸碱平衡。对剧烈呕吐不能进食或严重营养失调者,酌情给予肠内或肠外营养支持。

2.病情观察

(1)严密观察患者呕吐的特点:观察并记录患者呕吐的次数,记录呕吐物的量、颜色、气味、成分等;观察患者有无软弱无力、口渴、皮肤黏膜干燥、弹性降低等机体失水现象。

(2)监测生命体征:定时监测并记录生命体征,血容量不足时可出现心动过速、呼吸急促、血压下降;监测每日液体出入量、尿比重、体重,观察患者有无烦躁、意识障碍甚至昏迷;监测患者的血清电解质、酸碱平衡状态。

3.用药护理

遵医嘱适当给予镇吐药物,并注意药物的不良反应。

4.心理护理

关心患者,通过与患者及其家属交流,了解其心理状态。耐心解答患者及其家属提出的问题,解释紧张、焦虑等精神因素不利于呕吐的缓解,并指导患者掌握有效减轻焦虑的方法。

(七)护理评价

患者的生命体征是否平稳,有无口渴、少尿、皮肤干燥等失水现象;血生化、电解质是否正常;恶心、呕吐引起的不适症状是否减轻或消失;活动耐量是否增加,活动后有无头晕、心悸、气促或是否出现直立性低血压;患者能否认识到自己的焦虑状态并会运用适当的应对技术。

二、腹痛患者的护理

腹痛(abdominal pain)是局部感觉神经纤维受到某些因素(如炎症、缺血、损伤、理化因子等)刺激后,产生冲动传至痛觉中枢所产生的腹部疼痛和不适感。在临床上一般按起病急缓和病程长短将腹痛分为急性腹痛(acute abdominal pain)与慢性腹痛(chronic abdominal pain)。

(一)病因

急性腹痛多由腹腔脏器的急性炎症、空腔脏器梗阻或扩张、腹膜炎症、腹腔内血管阻塞等引起。慢性腹痛多由腹腔脏器的慢性炎症、空腔脏器的张力变化、胃十二指肠溃疡、腹腔脏器的扭转或梗阻、脏器包膜的牵张等引起。另外,某些全身性疾病(如糖尿病酮症酸中毒、过敏性紫癜腹型、尿毒症)、泌尿生殖系统疾病(如肾、输尿管结石等)、腹外脏器疾病(如急性心肌梗死、下叶肺炎等)也可引起腹痛。

腹痛性质可表现为隐痛、钝痛、烧灼痛、胀痛、刀割样痛、钻痛或绞痛等,可为持续性或阵发性疼痛。疼痛部位、性质和程度与疾病有关。例如,胃、十二指肠疾病引起的腹痛多为中上腹部隐痛、烧灼痛或不适感,伴恶心、呕吐、食欲缺乏、嗳气、反酸等;小肠疾病引起的疼痛多在脐部或脐周,伴有腹泻、腹胀等表现;大肠疾病所致疼痛多为下腹部一侧或双侧疼痛;急性胰腺炎多出现上腹部剧烈疼痛,为持续性钝痛、钻痛或绞痛,并向腰背部呈带状放射;急性腹膜炎疼痛弥散至全腹部,伴腹肌紧张、压痛、反跳痛。

(二)护理评估

1.健康史

(1)病程与诱因:明确患者腹痛发生的原因或诱因,询问患者是否有缓解腹痛的方法,效果如何。

(2)症状与持续时间:评估腹痛的部位、性质和程度;腹痛发生的时间,尤其是与进食、活动、体位的关系;是否有恶心、呕吐、腹泻、呕血、黑便、发热等伴随症状。

(3)既往病史及治疗情况:既往有无消化道疾病史及家族史,了解治疗及用药情况。

(4)社会-心理状况:急性腹痛起病急、症状重,患者往往因缺乏心理准备,会出现紧张、焦虑和恐惧心理;慢性腹痛疼痛时间长,病情反复,由于担心疾病的治疗效果和预后,患者往往出现焦虑、抑郁、悲观等心理反应。

2.护理体检

评估患者的生命体征、神志、营养状况;评估腹痛伴随症状及相关疾病,例如,腹痛伴黄疸多提示胰腺、胆道系统疾病,腹痛伴休克多与腹腔脏器破裂、急性胃肠穿孔、急性出血坏死性胰腺炎、急性心肌梗死等疾病有关。

3.辅助检查

根据病种,行相应的实验室检查,如血、尿、便常规检查、血生化检查、腹腔穿刺检查等,必要时需做 X 线钡餐检查、消化道内镜检查。

(三)主要护理诊断/问题

1.疼痛:腹痛

腹痛与腹腔脏器炎症、溃疡、肿瘤等疾病累及脏器包膜、壁腹膜或内脏感觉神经有关。

2.焦虑

焦虑与剧烈、反复或持续腹痛不易缓解有关。

(四)护理目标

疼痛逐渐缓解或消失;患者的紧张、焦虑减轻,情绪稳定。

(五)护理措施

1.生活护理

(1)休息和体位:卧床休息,协助患者采取有利于疼痛减轻的体位,例如,急性胰腺炎患者取弯腰屈膝侧卧位,胃炎和消化性溃疡者取屈曲位,急腹症患者应取平卧位,以减轻疼痛。对烦躁不安者应采取防护措施,以免坠床、意外伤害等发生。慢性腹痛患者,保证充足的休息,注意劳逸结合。

(2)饮食护理:急性腹痛患者,诊断未明确前宜禁食,必要时遵医嘱行胃肠减压。慢性腹痛者,应进食营养丰富、易消化、富含维生素饮食。同时,要根据病情指导患者合理饮食。

2.病情观察

观察并记录患者腹痛的部位、性质、程度、持续时间及相关疾病的其他临床表现。若疼痛性质突然发生改变,且经一般对症处理后疼痛不仅不能减轻,反而加重,需警惕某些并发症的出现,如消化性溃疡穿孔引起弥散性腹膜炎等,应立即向医师报告并配合处理。

3.疼痛护理

(1)非药物缓解疼痛:教会患者非药物缓解疼痛的方法,尤其是有慢性腹痛的患者,此法可减轻其紧张、焦虑,提高疼痛痛阈和对疼痛的控制感。

常用方法:①转移注意力,让患者回忆有趣的往事、交谈、深呼吸或腹式呼吸、听音乐、沐浴、有氧运动等。②局部热疗法,除急腹症外,疼痛局部用热水袋进行热敷,解除痉挛。③行为疗法,指导患者通过自我意识,集中注意力,使全身各部分肌肉放松,增强对疼痛的忍耐力,如用放松技术、冥想、生物反馈等。④针灸止痛,根据不同疾病、疼痛部位选择不同穴位针灸,如内关、足三里、中脘等穴位。

(2)药物止痛:根据病情、疼痛性质、疼痛程度选择性给药。腹痛剧烈时,遵医嘱给予解痉药、镇痛药,并注意观察疗效及不良反应,如恶心、呕吐、口干等。对癌性疼痛应遵循按需给药的原则,疼痛缓解或消失后及时停药,以减少药物耐受性和依赖性。急性剧烈腹痛诊断未明时,不可随意使用镇痛药物,以免掩盖症状,延误诊治。

4.心理护理

关心患者,通过与患者及其家属交流,了解其心理状态。耐心解答患者及其家属提出的问题,解释紧张、焦虑等精神因素不利于腹痛的缓解,并指导患者掌握有效减轻疼痛的方法。

(六)护理评价

患者的疼痛是否减轻或消失,患者的情绪是否稳定,患者能否应用适当的技巧减轻疼痛和焦虑。

三、腹泻与便秘患者的护理

腹泻(diarrhea)指排便次数多于平日习惯的频率,且粪质稀薄,或带有未消化的食物、黏液、脓血。腹泻可分为急性和慢性腹泻,病程超过 2 个月者为慢性腹泻。

便秘(constipation)是指排便次数减少或排便困难,一般指 7 d 内排便次数少于 3 次,粪便干结。

(一)病因

1.腹泻

腹泻多由肠道疾病引起,其他原因有药物、全身性疾病、过敏和神经功能紊乱等。发生机制为肠蠕动亢进,肠壁分泌增多或吸收障碍。

2.便秘

按病因分为原发性和继发性便秘。原发性便秘多由进食量少或食物中缺乏纤维素、结肠运动功能障碍、结肠冗长、腹肌及盆腔肌张力不足等引起;继发性便秘常有原发病的表现,如肠道或腹腔肿瘤压迫、肠梗阻、肠结核、直肠病变、全身性疾病(甲状腺功能减退、糖尿病、尿毒症等)、药物影响等。

(二)临床特点

1.腹泻的特点

急性感染性腹泻,每天排便次数多达 10 余次;细菌性痢疾,可有黏液血便或脓血便;阿米巴痢疾,粪便呈暗红色或果酱样;小肠疾病引起的腹泻,粪便成糊状或水样,可有未完全消化的食物成分;结肠病变引起的腹泻,粪便量少、黏液多,病变累及直肠可出现里急后重。

2.便秘的特点

急性便秘可有原发病的表现,伴有腹痛、腹胀、恶心、呕吐,多见于各种原因的肠梗阻;慢性便秘多为功能性,可无特殊表现,部分患者诉口苦、食欲减退、腹胀、下腹不适等症状。慢性习惯性便秘多见于中老年人,特别是经产妇,可能与肠肌、腹肌及盆底肌的张力降低有关。

(三)护理评估

1.健康史

(1)病程与诱因:明确患者是否有引起腹泻或便秘的病史,详细询问患者腹泻发生的时间、起病原因或诱因。

(2)症状与持续时间:评估粪便的性状、排便次数、量、气味及颜色,询问便秘的症状、特点、排便时间、粪便的性状和量,了解患者是否有里急后重、恶心、呕吐等伴随症状,是否有口渴、虚弱等脱水症状。

(3)既往病史及治疗情况:既往有无消化道疾病史及家族史,了解治疗及用药情况。

(4)社会-心理状况:慢性腹泻迁延不愈,频繁腹泻影响患者正常的工作、生活和社会活动,易使患者产生自卑、焦虑心理;慢性便秘或腹泻的治疗效果不明显时,患者对预后感到担忧,而紧张情绪又会诱发或加重症状。

因此,应评估患者有无自卑、焦虑、紧张的心理反应,便秘与腹泻是否与其心理状态有关。

2.护理体检

评估患者的生命体征、神志、营养状况。评估腹痛伴随症状及相关疾病。

3.辅助检查

正确采集新鲜粪便标本,做显微镜检查。注意监测急性腹泻者的血清电解质、酸碱平衡情况。

(四)主要护理诊断/问题

1.腹泻

腹泻与肠道疾病或全身性疾病有关。

2.便秘

便秘与饮食结构不合理、长期卧床、活动少及疾病影响有关。

3.营养失调:低于机体需要量

营养失调与严重腹泻造成水、电解质紊乱有关。

4.有体液不足的危险

体液不足与大量腹泻引起失水有关。

(五)护理目标

患者的排便情况恢复正常;不适症状减轻或消失,保证机体所需水分、电解质及营养素的摄入;患者的生命体征平稳,尿量、血生化指标在正常范围。

(六)护理措施

1.生活护理

(1)休息和体位:急性期或全身症状明显者应卧床休息,注意腹部保暖,可用热水袋热敷腹部,以减少排便次数。便秘患者可适当活动。

(2)饮食护理:合理饮食是护理腹泻和便秘患者的重要措施。腹泻者应以少渣、易消化食物为主,避免生冷、多纤维、刺激性强的食物。根据病情和医嘱给予禁食、流质、半流质或软食。便秘者应多饮水,多进食富含粗纤维素的食物(如芹菜、韭菜等),多吃新鲜蔬菜和水果。

(3)肛周护理:腹泻患者排便频繁时,粪便刺激可使肛周皮肤损伤,引起糜烂或感染。排便后应用温水清洗肛周,保持清洁、干燥,必要时涂无菌凡士林或抗生素软膏以保护肛周皮肤。

2.病情观察

观察并记录排便时间、次数和量、颜色、气味等性状并及时送检标本;观察有无其他伴随症状;对严重腹泻和便秘患者应注意了解患者皮肤的颜色、温度及弹性,观察生命体征及尿量变化以及早发现失水的体征,注意观察长期慢性腹泻者的营养状态以及肛周皮肤有无糜烂。

3.用药护理

对腹泻患者遵医嘱给予止泻药、镇静药、解痉药以及其他药物治疗,注意药物效果和不良反应。对便秘患者应严格遵医嘱适当给予导泻剂,如开塞露、果导片、番泻叶等,不可随意使用泻药,必要时可使用灌肠方法通便。

4.心理护理

鼓励患者积极参加社会活动和体育锻炼,耐心解释病情相关问题,消除患者的紧张、焦虑,使其情绪稳定、心理放松,积极配合检查和治疗。

(七)护理评价

患者的排便情况是否恢复正常,伴随症状是否减轻或消失,营养状况是否改善,是否维持体液平衡、生命体征平稳。

(王锦丽)

第二节　急性胃炎

急性胃炎(acute gastritis)是指由多种病因引起的急性胃黏膜炎症。急性起病,临床表现主要是上腹部症状。其主要病理改变为胃黏膜充血、水肿、糜烂和出血。急性胃炎主要包括幽门螺杆菌感染引起的急性胃炎、除幽门螺杆菌以外的病原体急性感染引起的急性胃炎、急性糜烂出血性胃炎。

一、病因及发病机制

1.药物

最常见的药物是非甾体抗炎药(NSAID),如阿司匹林、吲哚美辛等,这类药物可通过抑制前列腺素的合成,降低前列腺素对胃黏膜的保护作用。其次,某些抗肿瘤化疗药、抗生素、铁剂和氯化钾等可直接破坏黏膜屏障,引起胃黏膜糜烂。

2.急性应激

急性应激可由严重创伤、大面积烧伤、颅脑病变、大手术和休克,甚至精神心理因素引起。急性应激引起急性胃炎的发病机制尚未明确,多数学者认为在上述情况下,应激的生理性代偿功能不足以维持胃黏膜的微循环正常运行,从而使胃黏膜缺血、缺氧、黏液分泌减少、局部前列腺素合成不足,导致黏膜屏障破坏、胃酸分泌增加、H^+反弥散渗入黏膜,引起胃黏膜糜烂和出血。

3.其他因素

长期大量饮酒、急性感染、胆汁和胰液反流、胃内异物及大剂量射线照射等,均可导致胃炎。酒精具有亲脂和溶脂性能,可导致黏膜糜烂和出血。某些细菌、病毒、胆汁和胰液反流中的胆盐等,可直接破坏胃黏膜。

二、临床表现

1.症状

大多数患者症状不明显或仅有消化不良的表现,如上腹疼痛、饱胀不适、恶心、呕吐、食欲减退等。上消化道出血一般量少,呈间歇性,可自行停止。急性糜烂出血性胃炎患者多以突发呕血和/或黑便而就诊。持续少量出血可导致贫血,急性大出血可引起昏厥或休克。

2.体征

上腹部可能有不同程度的压痛。

三、辅助检查

1.粪便检查

粪便隐血试验呈阳性。

2.纤维胃镜检查

纤维胃镜检查是确诊的主要依据,应在出血后24～48 h检查,镜下可见胃黏膜多发性糜烂、出血、水肿,表面附有黏液和炎性分泌物。治疗要点是明确病因,去除病因,积极治疗原发病。

药物引起者,立即停药,遵医嘱使用抑制胃酸分泌的H_2受体拮抗剂或质子泵抑制剂、具有黏膜保护作用的硫糖铝或米索前列醇治疗;对于急性应激状态的患者,除积极治疗原发病外,应常规给予 H_2 受体拮抗剂、质子泵抑制剂或米索前列醇预防;对已发生上消化道大出血者,按治疗上消化道出血原则,采取综合措施进行抢救治疗。

四、主要护理诊断/问题

1.疼痛:腹痛

腹痛与急性胃黏膜炎症有关。

2.舒适改变

舒适改变与急性胃黏膜炎症有关。

3.知识缺乏

患者缺乏有关本病的病因及防治知识。

4.潜在并发症

潜在并发症包括上消化道大出血。

五、护理措施

1.生活护理

(1)休息与活动:患者要注意休息,避免劳累,急性出血时应卧床休息。保持环境安静、舒适、适宜的温度,保证患者良好的睡眠。

(2)饮食:给予高蛋白、高热量、富含维生素、少渣、温凉的半流质饮食,少食多餐。对少量出血者,给予牛奶、小米汤等流质饮食以中和胃酸,有利于胃黏膜的修复;呕吐频繁或急性大出血者应暂禁饮食。

2.病情观察

观察患者有无上腹部不适、胀满、食欲减退的表现。严密注意上消化道出血的征象,有无呕血和/或黑便,同时监测大便隐血,以便及时发现病情变化。

3.用药护理

遵医嘱给予 H_2 受体拮抗剂、质子泵抑制剂、硫糖铝等药物,可预防和治疗胃黏膜出血。对明显焦虑、烦躁不安者,遵医嘱酌情使用镇静剂;对腹痛明显者,可选用山莨菪碱等抗胆碱能药物。并注意观察药物的疗效及不良反应。

4.心理护理

护士应关心、体贴患者,稳定患者的情绪,向患者解释有关本病的基础知识,说明及时治疗和护理能取得明显的疗效,以消除其紧张、焦虑心理。

六、健康指导

1.疾病知识指导

向患者及其家属介绍本病的相关知识、预防和护理措施。

2.生活指导

饮食规律,戒烟、忌酒,生活要有规律,保持轻松愉快的心情。避免使用对胃黏膜有刺激性的药物,必须服用时应在饭后服药或同时服抑酸药。

(王锦丽)

第三节 慢性胃炎

慢性胃炎(chronic gastritis)是指多种病因引起的胃黏膜慢性炎症。慢性胃炎是一种常见病,发病率在各种胃病中居首位,发病率随年龄增加而升高。慢性胃炎的分类方法很多,目前我国采用国际上新悉尼系统的分类方法,将慢性胃炎分为三大类:慢性浅表性胃炎、慢性萎缩性胃炎、特殊类型胃炎。其中,慢性萎缩性胃炎又分为多灶萎缩性胃炎和自身免疫性胃炎。本节主要介绍慢性浅表性胃炎和慢性萎缩性胃炎。

一、病因病理

1.病因

(1)幽门螺杆菌(*Helicobacter pylori*,Hp)感染:Hp 感染是慢性胃炎最主要的病因。长期Hp 感染,部分患者可进展为慢性多灶萎缩性胃炎。①Hp 具有鞭毛结构,可在胃内黏膜层中自由活动,并依靠其黏附素紧贴胃黏膜上皮细胞,直接侵袭胃黏膜;②Hp 分泌高活性的尿素酶,可分解尿素产生 NH_3,保持细菌周围中性环境,既有利于 Hp 在胃黏膜定植,又通过产氨作用损伤胃上皮细胞膜;③Hp 分泌的空泡细胞毒素蛋白可直接损伤胃上皮细胞,细胞毒素相关蛋白还能引起强烈的炎症反应;④Hp 菌体胞壁可作为抗原诱导免疫反应。这些因素长期存在,共同导致胃黏膜的慢性炎症。

(2)饮食:流行病学资料统计,长期高盐饮食和缺乏新鲜蔬菜、水果等与慢性胃炎的发生密切相关。长期饮浓茶、酒、咖啡,食用过热、过冷、过于粗糙的食物,也可损伤胃黏膜。

(3)自身免疫:自身免疫性胃炎患者的血清中壁细胞抗体和内因子抗体可破坏壁细胞,使胃酸分泌减少,也影响维生素 B_{12} 的吸收,导致恶性贫血。

(4)其他因素:服用大量非甾体抗炎药(NSAID)、各种原因引起的十二指肠液反流、老龄化致胃黏膜退行性变等。

2.病理

慢性胃炎是胃黏膜上皮反复损害后,由于黏膜有特异的再生能力,发生改变,导致不可逆的固有胃腺体的萎缩、消失。慢性胃炎进程中,若炎性细胞浸润仅局限于胃小凹和黏膜固有层的表层,胃腺体完整无损,为慢性浅表性胃炎。若有中性粒细胞浸润,显示有活动性炎症,为慢性活动性胃炎,多提示有幽门螺杆菌感染。病变发展累及腺体,使腺体萎缩、消失,胃黏膜变薄并伴肠化生,为慢性萎缩性胃炎。

二、临床表现

1.症状

慢性胃炎起病隐匿缓慢,病程迁延,绝大多数患者无明显症状,或仅有上腹隐痛、餐后胀满、反酸、嗳气、食欲减退、恶心呕吐等,症状多与进食或食物种类有关;少数患者合并黏膜糜烂,可有上消化道出血;自身免疫性胃炎患者可出现明显畏食、贫血、体重减轻;极少数慢性多灶萎缩性胃炎,经长期演变可发展为胃癌,患者出现食欲减退、体重减轻及上腹部疼痛不适症状。

2.体征

体征多数不典型,上腹部可有轻压痛。

三、辅助检查

1.纤维胃镜及胃黏膜活组织检查

纤维胃镜是慢性胃炎最可靠的诊断方法。在胃镜直视下可确定病变部位,并通过胃黏膜活检确定病变类型。

2.幽门螺杆菌检测

可通过侵入性方法(如快速尿素酶测定、组织学检查、幽门螺杆菌培养等)和非侵入性方法(如 ^{13}C 或 ^{14}C 尿素呼气试验、粪便幽门螺杆菌抗原检测、血清学检测等)检测幽门螺杆菌。其中, ^{13}C 或 ^{14}C 尿素呼气试验的敏感性和特异性均较高,且无须做胃镜检查,常作为根除 Hp 感染治疗后复查的首选方法。

3.血清学检查

自身免疫性胃炎患者的血清中抗壁细胞抗体和抗内因子抗体可出现阳性,血清促胃泌素水平明显升高。发生多灶萎缩性胃炎时,血清促胃泌素水平正常或偏低。

4.胃液分析

发生自身免疫性胃炎时,胃酸缺乏;多灶萎缩性胃炎时,胃酸分泌量正常或偏低。其治疗原则是去除病因、缓解症状、控制感染、防治并发症、手术治疗。Hp 感染引起的慢性胃炎,治疗方案与消化性溃疡的治疗方案相同;NSAID 引起者,应考虑停药,并给予抑制胃酸和保护胃黏膜治疗;胆汁反流者服用氢氧化铝凝胶吸附,或用硫糖铝以及胃动力药中和胆盐,防止反流;自身免疫性胃炎目前尚无特异治法,伴有恶性贫血者,遵医嘱应用维生素 B_{12} ;有胃动力学改变者,可应用促胃动力药物如多潘立酮、莫沙必利等;对于已确诊的重度异性增生,应给予预防性手术治疗,目前多采用纤维胃镜下胃黏膜切除术。

四、主要护理诊断/问题

1.疼痛:腹痛

腹痛与慢性胃黏膜炎症病变有关。

2.知识缺乏

患者缺乏有关本病的病因及防治知识。

3.营养失调:低于机体需要量

营养失调与食欲减退、消化吸收不良有关。

4.焦虑

焦虑与病情反复、病情迁延有关。

五、护理措施

1.生活护理

(1)休息与活动:急性发作期,应多卧床休息,病情缓解后适当进行运动和锻炼,但避免过度劳累。

(2)饮食护理:帮助患者养成良好的饮食习惯,给予高热量、高蛋白、高维生素、易消化饮食,嘱患者细嚼慢咽,少食多餐。指导患者及其家属根据病情选择合适的食物种类,胃酸分泌量高者,可选用牛奶、菜泥等碱性食物,以中和胃酸。胃酸分泌量低者可用刺激胃酸分泌的食物,如浓缩肉汤、鸡汤等。指导患者及其家属注意改进烹饪技巧,提供舒适的进餐环境,以增进患者的食欲。

2.病情观察

密切观察患者腹痛部位、性质、时间,观察呕吐物和大便的颜色、量以及性状等,以便及时发现病情变化。监测上消化道出血的征象,如呕血、黑便等;做粪便隐血试验,监测血液中血红蛋白浓度。

3.腹痛护理

指导患者放松,避免紧张、焦虑,采用转移注意力、做深呼吸动作等方法缓解疼痛,或用热水袋热敷上腹部,以解除痉挛,减轻疼痛。

4.用药护理

遵医嘱给予患者根除幽门螺杆菌感染的药物,应用抑酸剂、胃黏膜保护剂,注意观察药物疗效及不良反应,具体内容见消化性溃疡。多潘立酮的不良反应较少,偶尔引起肌肉震颤、惊厥等锥体外系症状,应选择在饭前口服给药。莫沙必利可有腹痛、腹泻、口干等不良反应,在服用 2 周后,如果消化道症状不改善,则停药。

5.心理护理

因慢性胃炎病情反复、病程迁延,患者容易出现烦躁、焦虑情绪,而有异型增生的患者,常因担心癌变而恐惧、绝望。护士应主动关心、安慰患者,说明经正规治疗,慢性胃炎症状改善是很明显的;异型增生者,通过严密随访观察,及时切除病变,手术效果肯定,使患者树立治疗信心,配合治疗,消除焦虑、恐惧心理。

六、健康指导

1.疾病知识指导

向患者及其家属介绍本病的有关知识、预防和自我护理措施。嘱患者遵医嘱服用根除幽门螺杆菌药物、胃黏膜保护药等。向患者介绍药物可能出现的不良反应,嘱患者如果发生异常,及时就诊。嘱有癌变倾向者定时复查。

2.生活指导

指导患者生活要有规律,注意保护胃黏膜,例如,避免使用对胃黏膜有刺激性的药物,必须服用时可选在饭后服药或同时服抑酸药;饮食要有规律,避免过热、过冷、辛辣刺激性食物及浓茶、咖啡等饮料;戒烟、忌酒,劳逸结合。

(王锦丽)

第四节 消化性溃疡

消化性溃疡(peptic ulcer)主要指发生在胃和十二指肠黏膜的慢性溃疡,即胃溃疡(gastric ulcer,GU)和十二指肠溃疡(duodenal ulcer,DU)。溃疡的形成与多种因素有关,其中胃酸和胃蛋白酶的自身消化作用是溃疡形成的基本因素,故称消化性溃疡。消化性溃疡是全球性的常见病,全世界约有 10% 的人患过此病。临床上 DU 比 GU 多见,两者之比为 3:1,男性患病者多于女性患者。据统计,我国南方消化性溃疡的发病率高于北方消化性溃疡的发病率,城市消化性溃疡的发病率高于农村消化性溃疡的发病率。DU 好发于青壮年,而 GU 好发于中老年,后者发病的高峰比前者约迟 10 年。秋冬与冬春之交为本病的好发季节。

一、病因病理

1.病因

消化性溃疡是一种多因素疾病,其病因和发病机制尚未完全阐明。目前学者认为溃疡发生的基本原理主要与对胃十二指肠黏膜有损害作用的侵袭因素与黏膜自身防御-修复因素失衡有关。胃溃疡以保护因素减弱为主,十二指肠溃疡以损伤因素增强为主。

(1)幽门螺杆菌(Hp)感染:大量研究表明幽门螺杆菌感染是消化性溃疡的主要病因。

(2)药物因素:长期服用某些非甾体抗炎药(NSAID)、抗癌药等对胃十二指肠黏膜有损伤作用,其中以 NSAID(如阿司匹林、布洛芬、吲哚美辛等)最明显,抑制前列腺素的合成。另外,肾上腺皮质激素与溃疡的形成和活动有关。

(3)胃酸和胃蛋白酶:消化性溃疡的最终形成是由于胃酸和胃蛋白酶对黏膜有消化作用,胃酸和胃蛋白酶是胃液的主要成分,是对胃和十二指肠黏膜有侵袭作用的主要因素,胃酸的存在对溃疡的形成起决定作用。

(4)有其他因素。①遗传因素:部分消化性溃疡患者的发病有家族史,提示该病可能有遗传易感性。②胃、十二指肠运动异常:胃溃疡患者胃排空延迟,引起十二指肠胃反流可导致胃黏膜损伤,十二指肠溃疡患者胃排空加快,使十二指肠酸负荷增加,导致十二指肠黏膜损伤。③吸烟:吸烟者消化性溃疡的发生率比不吸烟者高,吸烟可作为常见诱因影响溃疡的愈合和促进溃疡复发。④应激和心理因素:急性应激可引起应激性溃疡,长期精神紧张、焦虑、情绪易波动或过度劳累可引起慢性溃疡发作或加重。⑤不良的饮食习惯:嗜酒、咖啡、浓茶或喜食酸辣刺激性食物,饮食不规律,高盐饮食等都是消化性溃疡的常见诱因。

总之,消化性溃疡的发生与多种因素有关,其中幽门螺杆菌感染和服用 NSAID 是已知的主要病因,胃酸在溃疡形成中起关键作用。

2.病理

消化性溃疡大多为单发,也可多个,呈圆形或椭圆形。DU 多发生于球部,较常见于前壁;GU 多在胃角和胃窦、胃体的小弯侧。DU 直径多小于 15 mm,GU 直径一般小于 20 mm,但巨大溃疡(DU 直径>20 mm,GU 直径>30 mm)亦非罕见,需与恶性溃疡区别。溃疡浅者累及黏膜肌层,深者可达肌层,甚至浆膜层,穿破浆膜层时导致穿孔,血管破溃引起出血。溃疡边缘常增厚,基底光滑、清洁,表面覆盖灰白色或灰黄色纤维渗出物。

二、临床表现

1.典型消化性溃疡

(1)症状:典型的消化性溃疡临床特点表现为慢性过程、周期性发作和节律性上腹部疼痛。上腹痛是消化性溃疡的主要症状,多数患者上腹痛长期反复发作,发作期与缓解期相交替,可达数年至数十年,多在冬春或秋冬之交易复发。另外,常伴反酸、嗳气、腹胀、消瘦、贫血等消化不良症状,以及失眠、多汗等自主神经功能失调的表现。

(2)体征:溃疡发作时上腹部可有局限性轻压痛,缓解期无明显体征。

(3)并发症如下。

出血:是消化性溃疡最常见的并发症,也是引起上消化道出血最常见的病因(约占所有病因的 50%）。溃疡侵蚀周围或深处的血管可引起不同程度的出血，轻者表现为黑便，重者出现呕血，出血量超过 800 mL 时，可出现冷汗、脉搏细速、血压降低等周围循环衰竭，低血容量性休克的表现。

穿孔：是消化性溃疡最严重的并发症。溃疡病灶穿透浆膜层则并发穿孔，临床上可分为急性、亚急性和慢性三种类型，以急性穿孔最常见。饮酒、过度劳累、服药等可诱发急性穿孔，多位于十二指肠前壁或胃前壁，主要表现为突发持续性上腹部刀割样剧烈疼痛、大汗淋漓、烦躁不安，疼痛多从上腹开始迅速蔓延至全腹，腹肌紧张，呈"板样"强直，明显压痛和反跳痛，叩诊肝浊音界缩小或消失，听诊肠鸣音减弱或消失。站立位 X 线检查可见膈下有新月状游离气体影。

幽门梗阻：由十二指肠溃疡或幽门管溃疡引起。溃疡急性发作，可因幽门部痉挛和炎性水肿而引起暂时性梗阻，可随炎症好转而缓解；慢性梗阻，由于瘢痕收缩形成持久性梗阻。表现为胃排空延迟，上腹饱胀不适，疼痛于餐后加重，可伴有蠕动波，反复大量呕吐，呕吐物为发酵酸性宿食，不含胆汁，呕吐后腹痛可稍缓解。严重频繁呕吐可致失水，低钾、低氯性碱中毒；继发营养不良、体重下降。体检可见空腹振水音及胃蠕动波。插胃管抽液量超过 200 mL。

癌变：溃疡癌变率较低，估计少于 1% 的胃溃疡患者可发生癌变，十二指肠球部溃疡一般不发生癌变。对有长期慢性胃溃疡病史、年龄超过 45 岁、溃疡久治不愈、疼痛规律发生改变、粪便隐血试验持续阳性者，应警惕癌变，需进一步胃镜检查和定期随访。

2.特殊类型的消化性溃疡

临床常见特殊类型消化性溃疡有复合性溃疡、幽门管溃疡、球后溃疡。

三、辅助检查

1.胃镜和胃黏膜活组织检查

胃镜和胃黏膜活组织检查是确诊消化性溃疡首选的检查方法。胃镜检查不仅可直接观察溃疡的部位、病变大小、性质，还可在直视下取活组织进行病理学检查及幽门螺杆菌检测；对于合并出血的还可给予止血治疗。

2.X 线钡餐检查

X 线钡餐检查适用于对胃镜检查有禁忌或不愿接受胃镜检查者。龛影是直接征象，对溃疡有确诊价值。

3.幽门螺杆菌检测

幽门螺杆菌检测是消化性溃疡诊断的常规检查项目，有无幽门螺杆菌感染决定治疗方案。

4.粪便隐血试验

粪便隐血试验阳性提示溃疡处于活动期，如果胃溃疡患者粪便隐血试验持续阳性，提示有癌变可能。

四、治疗要点

治疗原则：去除病因、控制症状、促进溃疡愈合、预防复发和防治并发症。针对病因治疗如根除幽门螺杆菌等，有可能彻底治愈溃疡病，是近年来消化性溃疡治疗的一大进展。

1.药物治疗

(1)抑制胃酸分泌的药物：溃疡的愈合与抑酸治疗的强度和时间成正比。

碱性抗酸药：中和胃酸，可迅速缓解疼痛症状，但促进溃疡愈合需长期、大量应用，不良反应大,故很少单一应用。代表药有氢氧化铝、铝碳酸镁及其复方制剂等。

H_2 受体拮抗剂:是治疗消化性溃疡的主要药物之一,能阻止组胺与 H_2 受体结合,通过抑制壁细胞从而减少胃酸的分泌。代表药物有西咪替丁、雷尼替丁、法莫替丁等。

质子泵抑制剂(PPI):是目前作用最强的胃酸分泌抑制剂,作用时间长,可使壁细胞分泌胃酸的关键酶 H^+-K^+ ATP 酶不可逆失活,从而抑制胃酸分泌。抑酸作用比 H_2 受体拮抗剂更强且作用持久,代表药有奥美拉唑、兰索拉唑等。

(2)保护胃黏膜:常用的有硫糖铝、枸橼酸铋钾和前列腺素类药物。

硫糖铝和枸橼酸铋钾:能黏附在溃疡面上形成一层保护膜,阻止胃酸/胃蛋白酶侵袭溃疡面,能促进内源性前列腺素合成和刺激表皮生长因子分泌。

前列腺素类药物:如米索前列醇,具有抑制胃酸分泌、增加胃十二指肠黏膜的黏液及碳酸氢盐分泌和增加黏膜血流等作用,增加预防溃疡复发,从而彻底治愈溃疡。

(3)药物治疗方案:目前尚无单一药物可有效根除幽门螺杆菌,故必须联合用药。现多采用根除幽门螺杆菌三联治疗方案。

近年来幽门螺杆菌对甲硝唑的耐药率迅速上升,在甲硝唑耐药率高的地区宜使用不含甲硝唑的其他三联疗法,或改用呋喃唑酮(200 mg/d,分 2 次)代替甲硝唑。治疗失败后的再治疗比较困难,可换用另外两种抗生素,或采用PPI,胶体铋联合两种抗生素的四联疗法。

2.并发症的治疗

对上消化道大量出血经内科紧急处理无效、急性穿孔、瘢痕性幽门梗阻、内科治疗无效的顽固性溃疡、胃溃疡疑有癌变者可行手术治疗。

五、主要护理诊断/问题

1.疼痛:腹痛

腹痛与胃酸刺激溃疡面引起的炎症反应有关。

2.营养失调:低于机体需要量

营养失调与疼痛致摄入量减少、呕吐、梗阻有关。

3.焦虑

焦虑与溃疡反复发作、病程迁延或出现并发症担心预后有关。

4.潜在并发症

潜在并发症包括上消化道出血、穿孔、幽门梗阻、癌变。

六、护理措施

1.生活护理

(1)休息和活动:根据患者的病情合理安排休息时间和活动量,在溃疡活动期、症状较重时,嘱患者多卧床休息,以缓解疼痛。溃疡缓解期,鼓励患者适当活动,劳逸结合,以不感到劳累和诱发疼痛为原则,避免餐后剧烈活动;避免过度劳累、情绪紧张、吸烟、饮酒等诱发因素。夜间疼痛,指导患者遵医嘱睡前加服 1 次抑酸药,以保证睡眠。

(2)饮食护理:指导患者建立合理的饮食习惯和结构,规律进食、少食多餐、定时定量、细嚼慢咽,避免餐间吃零食和睡前进食。选择营养丰富、清淡、易消化的食物,症状较重的患者可以面食为主,不习惯面食者以米饭或米粥代替,避免食用刺激性较强的食物(指生、冷、硬、粗纤维多的蔬菜、水果),避免食用强刺激胃酸分泌的食品和调味品,如油炸食物、浓咖啡、浓茶、辣椒、酸醋等。

2.观察病情

注意观察及详细了解患者上腹痛的特点和规律;观察有无呕血、黑便;观察有无急性穿孔的发生;监测生命体征及腹部体征,及时发现和处理并发症。

3.用药护理

遵医嘱用药,并注意观察药物的疗效和不良反应。

4.并发症护理

当并发急性穿孔和持久性幽门梗阻时,应立即遵医嘱做好术前准备;亚急性穿孔和慢性穿孔时,注意严密观察疼痛的性质,指导患者按时服药;并发急性幽门梗阻时,做好呕吐物的观察与处理,指导患者禁食、禁水,行胃肠减压,并遵医嘱静脉补液。

5.心理护理

由于本病病程长达数年,病情反复,患者和家属可能产生两种截然不同的心理反应,一种是对疾病认识不足,持无所谓的态度,一种是过于紧张、焦虑,特别是并发出血、梗阻时,患者易产生恐惧心理。这两种消极反应都不利于疾病的康复。因此,护理人员应正确评估患者和家属的认识程度和心理状态,有针对性地对其进行健康教育。向担心预后的患者说明,经正规治疗和积极预防,溃疡是可以痊愈的,而过度紧张焦虑的情绪,反而会诱发或加重溃疡。指导患者采用放松技术,如转移注意力、听音乐等,减轻疼痛,放松全身,保持良好的心态。向对疾病认识不足的患者及其家属说明本病的危害,使患者及其家属能积极配合治疗,减少疾病的不良后果。

七、健康教育

1.疾病知识指导

向患者及其家属讲解消化性溃疡的病因及诱发因素。嘱患者定期复诊,并指导患者了解消化性溃疡及其并发症的相关知识,上腹疼痛节律发生变化并加剧,或发生呕血、黑便时,应及时就医。嘱患者遵医嘱服药,指导患者掌握正确的服药方法、服药时间,并学会观察药物疗效和不良反应,不可擅自停药或减量,避免溃疡复发。慎用阿司匹林、吲哚美辛、咖啡因、泼尼松等致溃疡药物,定期门诊复查。

2.生活指导

指导患者合理安排休息时间,劳逸结合,保持良好的心态。指导患者养成良好的饮食习惯和建立合理的饮食结构,戒除烟、酒,避免摄入刺激性的食物和饮料。

(王锦丽)

第五节　肠结核和结核性腹膜炎

肠结核(intestinal tuberculosis)和结核性腹膜炎(tuberculous peritonitis)都是由结核分枝杆菌感染所致。肠结核是结核分枝杆菌侵犯肠道引起的慢性特异性炎症,结核性腹膜炎则是结核分枝杆菌侵犯腹膜引起的慢性弥散性腹膜炎症。近年来,因人类免疫缺陷病毒感染率升高、免疫抑制剂的广泛使用等,部分人群免疫力有所下降,导致这两种病的发病率有所增加。这两种病多见于青壮年,女性患者略多于男性患者。

一、病因病理

1. 病因

肠结核和结核性腹膜炎的发病主要是机体免疫力低下时,继发于肺结核或体内其他部位的结核病,两者共同的感染途径如下。

(1)直接蔓延:腹腔内结核病灶直接蔓延侵犯肠壁或腹膜。

(2)血行播散:少数肠外结核通过血行播散侵犯肠道,如血行播散型肺结核。另外,90%的肠结核主要由人型结核分枝杆菌引起,多因开放性肺结核或喉结核患者经常吞咽含菌的痰液,或经常与开放性肺结核患者共餐而忽视餐具消毒等而导致感染,少数患者可因饮用未经消毒的带菌牛奶或乳制品而感染牛型结核分枝杆菌。

2. 病理

结核分枝杆菌感染只是致病的条件,只有当侵入的结核分枝杆菌数量较多、毒力较大,并伴有人体免疫功能低下时才会发病。肠结核主要位于回盲部,也可累及结肠和直肠。

二、临床表现

1. 肠结核

(1)腹痛:多位于右下腹,疼痛多为隐痛或钝痛。进餐可诱发或加重腹痛并伴有便意,排便后可有不同程度的缓解。并发肠梗阻时有腹绞痛,多位于右下腹或脐周,伴有腹胀、肠鸣音亢进、肠型和蠕动波。

(2)腹泻与便秘:溃疡型肠结核的主要表现是腹泻,排便次数因病变严重程度和范围不同而异,一般每日2～4次,重者可达10余次,粪便呈糊状,一般无黏液、脓血,无里急后重感。有时患者会出现腹泻与便秘交替。增生型肠结核的主要临床表现是便秘。

(3)全身症状和肠外结核表现:溃疡型肠结核常有结核毒血症状,表现为不同热型的长期发热,伴有盗汗。患者倦怠、消瘦、贫血,后期可出现营养不良的表现。可同时有肠外结核尤其是活动性肺结核的表现。增生型肠结核一般情况较好,多不伴肠外结核的表现。

(4)腹部肿块:腹部肿块为增生型肠结核的主要体征,多位于右下腹,较固定,中等质地,伴有轻度或中度压痛。若溃疡型肠结核并发局限性腹膜炎,局部病变肠管与周围组织粘连,或同时有肠系膜淋巴结结核,也可出现腹部肿块。

(5)并发症:见于晚期患者,以肠梗阻多见,慢性穿孔可有瘘管形成,肠出血较少见,也可并发结核性腹膜炎,偶尔有急性肠穿孔。

2. 结核性腹膜炎

(1)全身症状:结核毒血症常见,主要是发热和盗汗。后期可有营养不良,表现为消瘦、水肿、贫血、口角炎、舌炎等。

(2)腹痛:多位于脐周、下腹或全腹,呈持续性隐痛或钝痛,也可始终无腹痛。当并发不完全性肠梗阻时,可有阵发性绞痛。

(3)腹泻与便秘:腹泻常见,一般每日3～4次,粪便多呈糊状,有时腹泻与便秘交替出现。患者可有不同程度的腹胀。

(4)腹部触诊:腹壁柔韧感是结核性腹膜炎的常见体征。脐周可触及大小不一的肿块,边缘不整,表面粗糙,活动度小。可有轻微腹部压痛,也可有少量至中等量的腹腔积液。

三、辅助检查

1.实验室检查

血沉多数明显加快,可作为评估结核病活动程度的指标之一。结核菌素试验呈强阳性反应或结核感染 T 细胞斑点试验(T-SPOT)阳性均有助于本病的诊断。

2.X 线检查

X 线胃肠钡餐或钡剂灌肠检查对肠结核的诊断有重要意义。溃疡型肠结核 X 线钡影呈跳跃征象,增生型肠结核表现肠管狭窄、充盈缺损、黏膜皱襞紊乱等征象。结核性腹膜炎患者的腹部 X 线平片可看到钙化影,钡餐可发现肠粘连、肠瘘、肠腔外肿物等征象,有辅助诊断价值。

3.结肠镜检查

直接观察到病变范围和性质,并可取肠黏膜组织活检,对肠结核有确诊价值。

4.大便检查

患者的粪便多为糊状,肉眼观察无脓血和黏液,显微镜下可见少量脓细胞和红细胞。

5.腹腔积液检查

腹腔积液多为草黄色渗出液,静置后可自然凝固,少数为浑浊或血性,偶尔为乳糜性。腹腔积液腺苷脱氢酶(ADA)活性升高(排除恶性肿瘤的原因)对本病的诊断有一定特异性。

6.腹腔镜检查

该检查适用于腹腔积液较多,诊断有困难者,可窥见腹膜、网膜、内脏表面有散在或集聚的灰白色结节,浆膜失去正常光泽。组织病理检查有确诊价值。

7.影像学检查

超声、CT、磁共振等可见到增厚的腹膜、腹腔积液、腹腔内包块及瘘管。

四、治疗要点

治疗原则:及早给予合理、足够疗程的抗结核化学药物治疗,以达到早日治愈,预防复发和防治并发症的目的。

1.抗结核化学药物治疗

抗结核化学药物治疗是治疗肠结核和结核性腹膜炎的关键环节。治疗方案与肺结核患者的治疗方案相同。

2.对症治疗

腹痛可用阿托品或其他抗胆碱能药物;严重腹泻或摄入不足者,应注意纠正水、电解质与酸碱平衡紊乱;对不完全性肠梗阻患者,需要进行胃肠减压,以缓解梗阻端近端肠曲的膨胀与潴留;如有大量腹腔积液,可适当放腹腔积液以减轻症状。

3.手术治疗

对内科治疗无效的肠梗阻、肠穿孔及肠瘘者考虑手术治疗。

五、主要护理诊断/问题

1.疼痛:腹痛

腹痛与结核分枝杆菌侵犯肠壁或腹膜导致炎症、梗阻等有关。

2.腹泻

腹泻与结核分枝杆菌致肠功能紊乱有关。

3.营养失调:低于机体需要量

营养失调与结核分枝杆菌毒素所致毒血症状、慢性消耗、消化吸收功能紊乱有关。

4.便秘

便秘与肠腔狭窄、梗阻或胃肠功能紊乱有关。

5.潜在并发症

潜在并发症包括肠梗阻、肠穿孔、肠瘘。

六、护理措施

1.生活护理

(1)休息与活动:嘱患者卧床休息,减少活动,以降低代谢,减少消耗,减少毒素的吸收。

(2)饮食护理:饮食应选择高热量、高蛋白、高维生素、清淡、易消化的食物,如新鲜蔬菜、水果、肉类及蛋类等,并提供舒适的进餐环境,以促进患者的食欲,保证营养摄入。腹泻明显的患者应少食用乳制品、高脂肪和粗纤维食物,以免肠蠕动加快。肠梗阻的患者应禁食,并给予静脉营养。

2.病情观察

密切观察腹痛的性质、特点,正确评估病程进展情况;监测患者的排便情况、伴随症状及大便化验结果,以便及时发现病情变化。

3.用药护理

(1)遵医嘱给予抗结核化学药物:嘱患者按时、按量、规范服用药物,帮助患者制订切实可行的用药计划,以免漏服。

(2)遵医嘱给予解痉止痛药物:向患者解释药物作用和可能出现的不良反应,例如,阿托品可松弛肠道平滑肌而减轻腹痛,但由于同时抑制了唾液腺分泌,可出现口干现象,应嘱患者多饮水,以缓解不适。

4.对症护理

(1)腹痛的护理:指导患者采取有效方法转移注意力,或采取热敷、按摩、针灸方法使疼痛感减轻;遵医嘱给患者解痉止痛药物或行胃肠减压。如果患者疼痛突然加重,压痛明显,或出现便血等应及时向医师报告并积极配合抢救。

(2)腹泻的护理:指导腹泻患者选择合适的饮食,注意腹部保暖,加强肛周皮肤的护理。

5.心理护理

护士应与患者多交谈,耐心解释有关本病的知识,说明只要规范、合理、全程应用抗结核化学药物,症状可以逐渐减轻或治愈。指导患者掌握放松的技巧,树立战胜疾病的信心,保持轻松愉快的心情,以缓解紧张、焦虑。

七、健康教育

1.疾病知识指导

向患者及其家属介绍病情发展变化的相关知识,配合医师对原发结核病积极治疗,定期就诊复查。指导患者掌握有关消毒、隔离等知识,防止结核病的传播,例如,注意个人卫生,提倡用公筷分餐,给牛奶消毒后饮用,对结核患者的粪便要消毒处理等。指导患者遵医嘱服药,不要擅自减药、停药,同时要注意药物的不良反应,如恶心、呕吐等胃肠道反应及肝和肾功能损害等。定期复诊,及时了解病情变化,以利于调整治疗方案。

2.生活指导

加强锻炼,合理营养,生活规律,劳逸结合,保持良好的心态,增强机体抵抗力。

(王锦丽)

第六节　溃疡性结肠炎

溃疡性结肠炎(ulcerative colitis)是一种慢性非特异性结肠炎症,任何年龄均可发病,多见于 20～40 岁。

病理病变主要位于直肠和乙状结肠,一般仅限于黏膜和黏膜下层,重症者可累及肌层,活动期黏膜呈弥散性炎症反应,特征为多发性溃疡、弥散性炎症和结肠上皮的脱落或排出;多从远段结肠开始,可逆行向近段发展,甚至累及全结肠及末段回肠,呈连续性分布,结肠炎症在反复发作的慢性过程中,大量新生肉芽组织增生,常出现炎性息肉。黏膜因不断破坏和修复,丧失其正常结构,并且由于溃疡愈合形成瘢痕,黏膜肌层与肌层增厚,使结肠变形缩短,结肠袋消失,甚至出现肠腔狭窄。临床表现起病缓慢,少数呈急性起病。病程长,呈慢性过程,多表现为发作期与缓解期交替。

一、临床表现

临床表现与病变范围、病型及病期等有关。

1.症状

出现持续或反复发作的腹泻、黏液脓血便伴腹痛、里急后重和不同程度的全身症状。可有关节、皮肤、眼、口及肝、胆等肠外表现。

(1)消化道症状如下。

腹泻:为最主要症状,典型表现为黏液便或黏液脓血便。黏液脓血便是本病活动期的重要表现。

腹痛:轻者或缓解期患者,无腹痛或仅有腹部不适。腹痛多局限于左下腹或下腹。临床有"疼痛—便意—便后缓解"的规律,常伴里急后重。

其他:有上腹胃部不适、腹胀,严重者食欲缺乏、恶心、呕吐等。

(2)全身表现:轻者的全身表现不明显。中、重型患者活动期低热或中等度发热,重症者出现高热、脉速、低蛋白血症、水和电解质平衡紊乱等表现。

(3)肠外表现:常见口腔黏膜溃疡、结节性红斑、关节炎等表现。少数患者出现情绪不稳、抑郁、失眠及自主神经功能失调等精神神经症状。

2.体征

患者呈慢性病容,精神状态差。重者呈消瘦贫血貌,轻、中型患者仅左下腹轻压痛,重型患者常有明显压痛和鼓肠。若腹肌紧张、反跳痛、肠鸣音减弱,应注意中毒性巨结肠、肠穿孔等并发症。

3.并发症

可并发中毒性巨结肠、出血、癌变、急性肠穿孔、肠梗阻等。

二、辅助检查

1.粪便检查

肉眼检查可见黏液、脓、血,显微镜检可见红细胞、白细胞或脓细胞,急性期可见巨噬细胞。为排除感染性结肠炎,做粪便病原学检查。

2.纤维结肠镜和黏膜活组织检查

纤维结肠镜和黏膜活组织检查是诊断和鉴别诊断的重要手段。镜检可直视病变肠黏膜状况,并取组织活检。

3.X线钡剂灌肠检查

黏膜皱襞粗乱或有细颗粒变化;也呈多发性小龛影或充盈缺损;结肠袋消失,肠管缩短、变细,呈管状。重者不宜做此项检查,防止加重病情或诱发中毒性巨结肠。

三、治疗要点

1.药物治疗

(1)氨基水杨酸制剂:首选药物为柳氮磺吡啶(SASP)。该药适用于轻、中型或重型经糖皮质激素治疗已有缓解的。病情完全缓解后须长期用药维持治疗。

(2)糖皮质激素:适用于对氨基水杨酸制剂疗效不佳的轻型、中型患者,对重型患者及急性活动期患者有较好的疗效。

(3)免疫抑制剂:硫唑嘌呤适用于对激素治疗效果不佳或对激素依赖的慢性活动性病例。

2.手术治疗

有结肠大出血、肠梗阻、肠穿孔、癌变及中毒性巨结肠等并发症,或经内科积极治疗无效者,需手术治疗。

四、主要护理诊断/问题

1.腹泻

腹泻与结肠炎症有关。

2.疼痛:腹痛

腹痛与急性胃黏膜炎症有关。

3.营养失调:低于机体的需要量

营养失调与机体营养丢失及吸收障碍有关。

五、护理措施

1.生活护理

(1)休息与活动:轻症者注意休息,减少活动量,防止劳累;重症者应卧床休息,保证睡眠,以减少肠蠕动,减轻腹泻和腹痛症状。为患者提供相对私密的空间,尽量安排患者在有卫生间的单人病室,病室舒适、安静、整洁。患者要注意休息,避免劳累,急性出血时应卧床休息。保持环境安静、舒适、温度适宜,保证患者良好的睡眠。

(2)饮食护理:给予质软、易消化、少纤维素、富含营养的食物。给予足够的热量,提供良好的进餐环境。避免刺激性食物,禁食牛奶和乳制品。病情严重者禁食,遵医嘱给予静脉高营养。

2.病情观察

了解腹痛的性质、部位及生命体征的变化,以了解病情的进展情况,观察是否出现并发症。观察每日排便的次数,粪便的量、性状,监测血红蛋白及电解质的变化。定期监测患者的营养状况,了解营养改善状况。

3.用药护理

遵医嘱用药,坚持治疗,了解药物的不良反应,不可擅自增减药量或停药。应用柳氮磺吡啶时,观察有无恶心、呕吐、皮疹、白细胞减少及关节痛等。用5-氨基水杨酸灌肠应现用现配,防止降低药效。应用糖皮质激素时,注意用量,病情缓解后逐渐减量至停药,减药速度不要太快,防止反跳现象。

4.心理护理

护理人员应让患者情绪稳定,鼓励患者树立战胜疾病的信心,使患者以平和的心态应对疾病,积极配合治疗。

六、健康教育

1.病因及疾病预防指导

向患者及其家属介绍本病的相关知识、预防和自我护理措施。指导患者坚持治疗,了解药物的不良反应,不要随意更换药物或停药,服药期间需大量饮水。一旦出现异常情况(如疲乏、头痛、发热、手脚发麻、排尿不畅等症状),要及时就诊,以免耽误病情。

2.生活指导

指导患者合理休息、合理饮食,摄入足够的营养,避免多纤维、刺激性、生、冷、硬、辛辣食品。

(王锦丽)

第七节 克罗恩病

克罗恩病(Crohn disease,CD)是一种病因尚不清楚的胃肠道慢性炎性肉芽肿性疾病。病变多见于末段回肠和邻近结肠,从口腔至肛门各段消化道均可受累,呈节段性或跳跃式分布,而不呈连续性。临床上以腹痛、腹泻、体重下降、腹块、瘘管形成和肠梗阻为特点,可伴有发热等全身表现以及关节、皮肤、眼、口腔黏膜等肠外损害。发病年龄多在15~30岁,但首次发作可出现在任何年龄组,男、女性的患病率近似,有终生复发倾向。

病理病变主要累及回肠末段与邻近右侧结肠,其次为小肠。早期黏膜呈鹅口疮样溃疡,随后溃疡增大、融合,形成纵行溃疡和裂隙溃疡,将黏膜分割呈鹅卵石样外观,当病变累及肠壁全层,肠壁增厚变硬,肠腔狭窄,可发生肠梗阻。溃疡穿孔可致局部脓肿,或穿透至其他肠段、器官、腹壁,形成内瘘或外瘘,肠壁浆膜纤维素渗出,慢性穿孔可引起肠粘连。

一、临床表现

起病大多隐匿、缓慢。本病呈慢性,长短不等的活动期与缓解期交替,有终生复发倾向。少数急性起病,可表现为急腹症,酷似急性阑尾炎或急性肠梗阻。腹痛、腹泻和体重下降三大症状是本病的主要临床表现。

1. 症状

(1)消化系统表现如下。

腹痛:为最常见症状。腹痛多位于右下腹或脐周,间歇性发作,常为痉挛性阵痛伴肠鸣音增强,常于进餐后加重,排便或肛门排气后缓解。腹痛的发生可能与进餐引起胃肠反射或肠内容物通过炎症、狭窄肠段,引起局部肠痉挛有关。腹痛亦可由部分或完全性肠梗阻引起,此时伴有肠梗阻症状。出现持续性腹痛和明显压痛,提示炎症波及腹膜或腹腔内脓肿形成。全腹剧痛和腹肌紧张,提示病变肠段急性穿孔。

腹泻:亦为本病常见症状,主要由病变肠段炎症渗出、蠕动增加及继发性吸收不良引起。腹泻早期呈间歇发作,后期可转为持续性。粪便多为糊状,一般无脓血和黏液。病变涉及下段结肠或肛门直肠者,可有黏液血便及里急后重。

腹部包块:见于 $10\%\sim20\%$ 的患者,由于肠粘连、肠壁增厚、肠系膜淋巴结肿大、内瘘或局部脓肿形成所致。多位于右下腹与脐周。固定的腹块提示有粘连,多已有内瘘形成。

瘘管:瘘管形成是克罗恩病的特征性临床表现,因透壁性炎性病变穿透肠壁全层,至肠外组织或器官而成。瘘分内瘘和外瘘,前者可通向其他肠段、肠系膜、膀胱、输尿管、阴道、腹膜后等处,后者通向腹壁或肛周皮肤。肠段之间内瘘形成可致腹泻加重及营养不良。有时可为本病的首发或突出的临床表现。

(2)全身表现:①发热,为常见的全身表现之一,与肠道炎症活动及继发感染有关。间歇性低热或中度热常见,少数呈弛张高热伴毒血症。少数患者以发热为首发和主要症状。②营养障碍,由慢性腹泻、食欲减退及慢性消耗等因素所致。主要表现为体重下降,可有贫血、低蛋白血症和维生素缺乏等表现。

(3)肠外表现:与溃疡性结肠炎的肠外表现相似,可有一系列肠外表现,包括口腔黏膜溃疡、皮肤结节性红斑、杵状指、关节炎及眼病等。

2. 体征

患者呈慢性病容,精神状态差,重者呈消瘦贫血貌,轻者仅有右下腹或脐周轻压痛,重型患者常有全腹明显压痛。

3. 并发症

肠梗阻最常见,其次是腹腔内脓肿,偶尔可并发急性穿孔或大量便血。直肠或结肠黏膜受累者可发生癌变。

二、实验室和其他检查

1. 血液检查

贫血常见;活动期血沉加快,C反应蛋白水平升高,周围血白细胞水平轻度升高,但明显升高常提示合并感染。

2. 粪便检查

粪便隐血试验常呈阳性。

3.影像学检查

小肠病变做胃肠钡剂造影,结肠病变做钡剂灌肠检查。X线表现为肠道炎性病变,可见黏膜皱襞粗乱、纵行性溃疡或裂沟、鹅卵石征、假息肉、多发性狭窄或肠壁僵硬、瘘管形成等X线征象,病变呈节段性分布。由于肠壁增厚,可见填充钡剂的肠襻分离。腹部超声、CT、MRI可显示肠壁增厚、腹腔或盆腔脓肿、包块等。

4.结肠镜检查

结肠镜做全结肠及回肠末段检查。病变呈节段性、非对称性分布,见纵行溃疡、鹅卵石样改变,肠腔狭窄或炎性息肉,病变之间黏膜外观正常。近年双气囊小肠镜等技术提高了对小肠病变诊断的准确性,提高克罗恩病的诊断水平。

三、治疗要点

克罗恩病的治疗原则为控制病情、维持缓解、减少复发、防治并发症。

1.氨基水杨酸制剂

柳氮磺吡啶仅适用于病变局限在结肠的轻、中度患者。美沙拉秦对病变在回肠末段、结肠者均有效,适用于轻度回结肠型及轻、中度结肠型患者,也可作为缓解期的维持治疗用药。

2.糖皮质激素

糖皮质激素是目前控制病情活动最有效的药物,适用于各型中、重度患者。初始量要足,疗程充分。一般可给予泼尼松口服,30~40 mg/d,重者可给予60 mg/d,好转后逐渐减量至停药,以氨基水杨酸制剂维持治疗。

3.免疫抑制剂

硫唑嘌呤或巯嘌呤适用于对糖皮质激素治疗无效或对激素依赖的慢性患者。

4.抗菌药物

某些抗菌药物(如甲硝唑、喹诺酮类药物等)应用于本病有一定疗效。甲硝唑对肛周病变有效,环丙沙星对瘘有效。

5.生物制剂

英夫利西(infliximab)是一种抗TNF-α的人鼠嵌合体单克隆抗体,为促炎性细胞因子的拮抗剂,临床试验证明对传统治疗无效的活动性克罗恩病有效,重复治疗可取得长期缓解,近年已逐步在临床推广使用。

四、主要护理诊断/问题

1.疼痛:腹痛

腹痛与肠内容物不易通过炎症狭窄肠段而引起局部肠痉挛有关。

2.腹泻

腹泻与炎症渗出、蠕动增加及继发性吸收不良有关。

3.营养失调:低于机体需要量

营养失调与腹泻、吸收障碍有关。

4.焦虑

焦虑与病情反复迁延不愈有关。

五、护理措施

1.生活护理

参见溃疡性结肠炎相关内容。

2.病情观察

腹痛的性质、部位及生命体征的变化,了解病情的进展情况,观察是否出现并发症如肠梗阻。观察腹泻的次数、性状,有无肉眼脓血和黏液,是否伴有里急后重。监测血红蛋白及电解质的变化。定期监测患者的营养状况,了解营养改善状况。

3.用药护理

部分患者对激素有依赖,需要长期用药,应注意观察药物不良反应。用免疫制剂维持治疗者,应监测白细胞计数,注意观察白细胞减少等不良反应。甲硝唑等药物长期应用不良反应大,常与其他药物联合短期应用。

(王锦丽)

第八节 肝硬化

肝硬化(liver cirrhosis)是因多种病因长期或反复作用于肝脏,导致进行性弥散性肝损害的慢性疾病。其病理特点为广泛的肝细胞变性、坏死和再生结节形成,弥散性结缔组织增生,肝小叶结构破坏和假小叶形成。

临床以肝功能损害和门静脉高压为主要表现,晚期出现消化道出血、肝性脑病、继发感染等严重并发症。肝硬化是我国常见疾病和主要死亡原因之一,多见于男性青壮年,发病年龄高峰在35～50岁,发生并发症时病死率高。

一、病因病理

1.病因

肝硬化的病因很多,我国以病毒性肝炎所致的肝硬化为主。国外以酒精性中毒多见。

(1)病毒性肝炎:主要为乙型、丙型、丁型肝炎病毒重叠感染,甲型和戊型病毒性肝炎一般不发展为肝硬化。

(2)酒精中毒:长期大量饮酒,酒精及其中间代谢产物(乙醛)直接损害肝细胞,引起酒精性肝炎而发展成肝硬化。

(3)胆汁淤积:持续肝外胆管阻塞或肝内胆汁淤积,高浓度胆汁酸和胆红素的毒性作用损害肝脏,导致胆汁性肝硬化。

(4)药物或化学毒物:长期服用某些药物,如双醋酚丁、甲基多巴等,或长期接触某些化学毒物,如磷、砷、四氯化碳等,可引起中毒性肝炎,导致肝硬化。

(5)循环障碍:缩窄性心包炎、慢性充血性心力衰竭、肝静脉或下腔静脉阻塞等使肝脏长期淤血,肝细胞缺氧、坏死和结缔组织增生,发展为心源性肝硬化。

(6)其他:长期或反复感染血吸虫,虫卵及其毒性产物在肝脏汇管区刺激,引起纤维组织增生,导致肝纤维化和门静脉高压,称为血吸虫病性肝纤维化。部分病例发病原因不明,称为隐源性肝硬化。

2.病理

各种病因引起的肝硬化,特征为广泛肝细胞变性、坏死,弥散性结缔组织增生,假小叶形成。上述病理变化造成肝内血管扭曲、受压、闭塞从而导致血管床缩小,门静脉、肝静脉和肝动脉小分支之间发生异常吻合而形成短路,造成肝血循环紊乱。这些严重的肝内血循环障碍,是形成门静脉高压的病理基础,也使肝细胞营养障碍进一步加重,并促使肝硬化病变更进一步发展。肝硬化时其他器官可发生相应的病理改变。门静脉压力升高到一定的程度,即可形成门体侧支循环开放,以食管胃底静脉曲张和腹壁静脉曲张最为重要。脾因长期阻塞性充血而肿大。

胃黏膜可见淤血、水肿、糜烂而呈蛇皮样改变,称为门静脉高压性胃病。由于门体分流及血管活性物质增加,肺内毛细血管扩张,肺动静脉分流,通气血流比例失调引起低氧血症称为肝肺综合征。睾丸和卵巢、甲状腺、肾上腺皮质等可有萎缩和退行性变。

二、临床表现

肝硬化起病隐匿,病程缓慢,可隐伏3~5年甚至10年以上。临床上分为肝功能代偿期和失代偿期,但两期的界限常不清楚。

1.代偿期

症状轻,以乏力、食欲减退为主要表现,可伴有腹部不适、恶心、厌油腻、腹泻等。以上症状多呈间歇性,劳累时或伴发其他疾病时表现明显,经休息或治疗后缓解。患者的营养状况一般,肝、脾轻度至中度肿大,肝功能正常或轻度异常。

2.失代偿期

主要有肝功能减退和门静脉高压两大临床表现。

(1)肝功能减退。

全身症状:一般状况与营养状况较差,消瘦,乏力,面色晦暗(肝病面容),精神不振,部分患者可有不规则的发热,皮肤干枯、粗糙、水肿,有舌炎、口角炎、夜盲等。

消化道症状:最常见的表现是食欲明显减退,上腹饱胀不适,恶心,呕吐,对脂肪及蛋白质的耐受性差,稍进油腻肉食即引起腹泻。上述症状的产生与肝硬化门静脉高压时胃肠道淤血水肿、消化吸收障碍和肠道菌群失调有关。半数以上患者有轻度黄疸,少数有中、重度黄疸,表明肝细胞有进行性或广泛性坏死,是肝功能减退的表现,提示预后不良。

出血倾向和贫血:常有鼻、牙龈出血、皮肤紫癜和胃肠出血等倾向。与肝合成凝血因子减少、脾功能亢进和毛细血管脆性增加有关。贫血可由营养不良、肠道吸收障碍、脾功能亢进等因素引起,常与白细胞或血小板减少同时存在。

内分泌失调:肝脏对雌激素、醛固酮及抗利尿激素的灭活功能减退,故雌激素增多,通过负反馈抑制腺垂体分泌促性腺激素及促肾上腺糖皮质激素的功能,致雄激素和肾上腺皮质激素减少。男性患者常有性欲减退、睾丸萎缩、毛发脱落及乳房发育。女性患者可有月经失调、闭经、不孕等。部分患者出现毛细血管扩张、蜘蛛痣(主要分布在面、颈及上胸部)、肝掌等。醛固酮及抗利尿激素增多致水钠潴留,促进腹腔积液形成。肾上腺皮质功能减退,表现为面部和其他暴露部位皮肤色素沉着。

(2)门静脉高压:门静脉高压症的三大临床表现是脾大、侧支循环的建立和开放、腹腔积液。

脾大：脾脏因长期淤血而肿大，一般为轻、中度大。脾可因上消化道大量出血而暂时缩小。晚期伴有脾功能亢进，脾对血细胞破坏增加，使外周血中白细胞、红细胞和血小板减少。

侧支循环的建立和开放：门静脉高压形成后，来自消化器官和脾的回心血液量流经肝脏受阻，导致门静脉系统与腔静脉之间交通支扩张，血流量增加。

临床上重要的侧支循环如下：①食管下段和胃底静脉曲张，主要是门静脉系的胃冠状静脉和腔静脉系的食道静脉、奇静脉沟通开放。在呕吐、咳嗽、负重等情况下腹内压常突然升高，或粗糙食物机械损伤、胃酸反流腐蚀损伤，导致曲张静脉破裂出血，出现呕血、黑便及休克等表现；②腹壁静脉曲张，门静脉高压时脐静脉重新开放，在脐周和腹壁可见曲张的静脉，以脐为中心向上及下腹壁延伸；③痔核形成，门静脉系的直肠上静脉与下腔静脉系的直肠中、下静脉吻合支扩张，破裂时引起便血。

3）腹腔积液：是肝硬化肝功能失代偿期最突出的临床表现。腹腔积液出现前常有腹胀、食欲减退。大量腹腔积液时腹部隆起，呈蛙腹，腹壁绷紧，膈抬高，出现呼吸困难、心悸。部分患者伴有胸腔积液。

腹腔积液形成的因素如下：①门静脉压力升高，使腹腔内脏器毛细血管床静水压升高，组织液回吸收减少而漏入腹腔。②低清蛋白血症，肝功能减退使清蛋白合成减少，蛋白质摄入及吸收障碍，当血浆清蛋白低于 30 g/L 时，血浆胶体渗透压降低，血液成分外渗。③肝淋巴液生成过多，肝静脉回流受阻超过胸导管引流能力，淋巴管内压力升高，使大量淋巴液自肝包膜和肝门淋巴管渗出至腹腔。④抗利尿激素及继发性醛固酮增多，引起水钠重吸收增加。⑤有效循环血容量不足，致交感神经活动增强，前列腺素、心房肽以及激肽释放酶-激肽系统活性降低，导致肾血流量减少，肾小球滤过率降低，排钠和排尿量减少。

（3）肝脏情况：早期肝脏增大，表面稍平滑，质中等硬；晚期肝脏缩小，表面可呈结节状，质地硬，一般无压痛，但在肝细胞进行性坏死或发生炎症时可有压痛与叩击痛。

3. 并发症

（1）上消化道出血：为本病最常见的并发症。多表现为突然大量的呕血和黑便，引起出血性休克或诱发肝性脑病，病死率高。出血的主要原因是食管胃底静脉曲张破裂，部分肝硬化患者消化道出血的原因是并发急性胃黏膜病变或消化性溃疡。

（2）肝性脑病：是晚期肝硬化的最严重并发症，也是本病最常见的死因，常在摄入大量含蛋白质的食物、上消化道出血、感染、放腹腔积液、使用大量排钾利尿剂时诱发。

（3）感染：因患者抵抗力低下，常并发细菌感染，如自发性细菌性腹膜炎、肺炎、胆管感染、大肠杆菌感染、败血症等。

（4）肝肾综合征：又称功能性肾衰竭，其特征是少尿或无尿、氮质血症、稀释性低钠血症和低尿钠，但肾脏无明显器质性损害。原因是大量腹腔积液，导致有效循环血容量不足，肾血流量减少，肾小球滤过率下降。

（5）原发性肝癌：肝硬化患者短期内出现肝脏迅速增大、持续性肝区疼痛、腹腔积液增多且为血性、不明原因的发热等，虽经积极治疗而病情恶化者，应考虑并发原发性肝癌，需进一步检查。

（6）电解质和酸碱平衡紊乱。低钠血症，与长期低钠饮食、长期利尿和大量放腹腔积液等致钠丢失，抗利尿激素增多使水潴留超过钠潴留有关。低钾低氯血症与代谢性碱中毒，由进食少、呕吐、腹泻、长期应用利尿剂或高渗葡萄糖液、继发性醛固酮增多等引起。

三、辅助检查

1. 血液检查

失代偿期常有不同程度的贫血。脾功能亢进时白细胞和血小板计数减少。

2. 尿液检查

失代偿期可有蛋白尿、血尿和管型尿。有黄疸时尿胆红素、尿胆原增加。

3. 肝功能试验

代偿期该试验结果正常或轻度异常,失代偿期该试验结果多有异常。重症患者血清胆红素水平升高,胆固醇水平低于正常。转氨酶水平轻、中度升高,一般以丙氨酸氨基转移酶(ALT)水平升高较显著,但肝细胞严重坏死时则天门冬氨酸氨基转移酶(AST)活力常高于ALT。血清总蛋白水平正常、降低或升高,但清蛋白水平降低,球蛋白水平升高,白球比降低或倒置。

4. 免疫功能检查

血清 IgG、IgA 水平均升高,IgG 水平升高更明显,T 淋巴细胞数减少;病毒性肝炎的患者,乙型、丙型、乙型加丁型肝炎病毒标记可呈阳性反应。

5. 腹腔积液检查

腹腔积液检查一般为漏出液。并发自发性腹膜炎、结核性腹膜炎或癌变时腹腔积液性质发生相应变化。

6. 影像学检查

超声波可显示肝脏大小和外形改变及脾肿大。发生门静脉高压症时可见门静脉、脾静脉直径增宽,有腹腔积液时可见液性暗区。食管静脉曲张时行食道吞钡 X 线检查,呈虫蚀样或蚯蚓样充盈缺损,胃底静脉曲张时钡剂呈菊花样充盈缺损。

7. 内镜检查

内镜检查可直视静脉曲张及其分布和程度。腹腔镜检查可直接观察肝、脾情况,在直视下对病变明显处进行肝穿刺做活组织检查。

四、治疗要点

临床上本病无特效治疗方法,关键在于重视早期发现,早期诊断,针对病因及加强一般治疗,延长代偿期;失代偿期主要是对症治疗,改善肝功能和防治并发症。

1. 一般治疗

代偿期患者宜适当活动,可参加轻量工作;失代偿期患者应卧床休息为主。饮食以高热量、高蛋白和维生素丰富而易消化的食物为宜。禁酒及避免进食粗糙、坚硬食物,禁用损害肝脏的药物。

2. 药物治疗

无特效药。平时可用维生素促进肝细胞营养储备,可用水飞蓟保护肝脏,秋水仙碱有抗感染症和抗纤维化作用,对肝储备功能尚好的代偿期肝硬化有一定疗效。中医药(如虫草等)也有抗纤维化的作用。

3. 腹腔积液治疗

(1)限制水、钠的摄入:腹腔积液患者必须限制水、钠的摄入,约 15% 的患者通过钠、水摄入的控制,可自发性利尿,使腹腔积液减退。腹腔积液减退后,仍需限制钠的摄入,防止腹腔积液再发生。

(2)利尿剂:临床常用保钾利尿剂,如螺内酯和氨苯蝶啶等。效果不明显时加用呋塞米或氢氯噻嗪等排钾利尿剂。应用排钾利尿剂时需注意补钾。利尿速度不宜过快,以每天体重减轻不超过 0.5 kg 为宜,故应小剂量、间歇用药。

(3)放腹腔积液加输注清蛋白:单纯放腹腔积液只能临时改善症状,2~3 d 腹腔积液迅速复原。故放腹腔积液时可输注清蛋白治疗难治性腹腔积液,每天或每周放腹腔积液,每次 5 000 mL 左右,同时静脉输注清蛋白 40 g,比大剂量用利尿剂效果好,能缩短住院时间。

(4)腹腔积液浓缩回输:主要用于难治性腹腔积液的治疗。将腹腔积液通过超滤或透析浓缩后,再经静脉回输。从而减轻水钠潴留,并提高血浆清蛋白浓度而提高血浆胶体渗透压,增加有效血容量,改善肾血液循环,减轻腹腔积液。但此方法易并发感染、电解质紊乱等。已感染的腹腔积液或癌性腹腔积液不能回输。

(5)经颈静脉肝内门体分流术:是一种以介入放射学的方法在肝内的门静脉与肝静脉的主要分支间建立分流通道。此法能有效降低门静脉压力,创伤小,安全性高,适用食管静脉曲张大出血和难治性腹腔积液,但易诱发肝性脑病。

4.手术治疗

为降低门静脉压力和脾功能亢进,常行各种分流术和脾切除术;肝移植术是治疗顽固性腹腔积液最有效的方法,也是治疗晚期肝硬化的最佳方案。

五、主要护理诊断/问题

1.营养失调:低于机体需要量

营养失调与肝功能减退、门静脉高压引起食欲减退、消化和吸收障碍有关。

2.体液过多

体液过多与门静脉高压、低蛋白血症有关。

3.活动无耐力

活动无耐力与肝功能减退、大量腹腔积液有关。

4.有皮肤完整性受损的危险

皮肤完整性受损与营养不良、水肿、皮肤干燥、瘙痒、长期卧床有关。

5.潜在并发症

潜在并发症包括上消化道出血、肝性脑病。

6.焦虑

焦虑与担心疾病预后、经济负担沉重等有关。

7.有感染的危险

感染与机体抵抗力下降有关。

六、护理措施

1.生活护理

(1)休息与活动:根据病情安排适当的休息和制订活动计划。代偿期患者可参加轻量工作,但避免过度疲劳。失代偿期患者则以卧床休息为主,为避免卧床引起消化不良、情绪不佳,应适当活动,活动量以不感到疲劳、不加重症状为度。

(2)饮食：饮食原则为选择高热量、高蛋白、高维生素、易消化饮食，根据病情变化应及时做出调整。①蛋白质是肝细胞修复和维持血浆清蛋白正常水平的重要物质基础，血氨水平正常时应保证蛋白质摄入量。蛋白质来源以豆制品、鸡蛋、牛奶、鱼、鸡肉、瘦猪肉为主。但血氨水平升高时限制蛋白质的摄入，并选择植物蛋白。②有腹腔积液者应低盐或无盐饮食，钠限制在每天 400～800 mg（氯化钠 1～2 g），进水量限制在每天 1 000 mL 左右，限钠饮食常使患者感到食物淡而无味，可适量添加柠檬汁、食醋等，改善食品的调味，以增进食欲。③有食管胃底静脉曲张者应食菜泥、肉末等软食，进餐时应细嚼慢咽，咽下的食团宜小且外表光滑，切勿混入糠皮、鱼刺、甲壳等。④禁烟、酒，少喝浓茶、咖啡，避免进食粗糙、辛辣刺激的食物，进食温凉饮食，以免损伤食管黏膜引起上消化道出血。

2.病情观察

观察患者的生命体征、精神状态，注意有无休克、肝性脑病的发生；了解患者的饮食和营养状况；观察腹腔积液和下肢水肿的消长，准确记录出入量，测量腹围、体重；定期监测血清电解质和酸碱度的变化，及时发现并纠正水、电解质及酸碱平衡紊乱。

3.对症护理

少量腹腔积液患者取平卧位，以增加肝、肾血流灌注；抬高下肢，以减轻水肿；阴囊水肿者可用托带托起阴囊，以利于水肿消退。大量腹腔积液患者取半卧位，使膈肌下降，减少对胸腔的压迫，有利于减轻呼吸困难。应避免使腹内压突然剧增的因素，如剧烈咳嗽、打喷嚏、用力排便等。需协助医师做好腹腔放液或腹腔积液浓缩回输，术后用无菌敷料覆盖穿刺点，并观察穿刺部位是否有溢液。术毕应使用紧腹带，防止腹内压骤降。

4.用药护理

遵医嘱用药，向患者介绍所用药物的名称、剂量、给药时间和方法，教会其观察药物疗效和不良反应。例如，服用利尿剂时，若出现软弱无力、心悸等症状，提示低钠、低钾血症，应及时就医。避免使用对肝脏有害的药物。

5.心理护理

肝硬化病程漫长，症状多变，尤其是进入失代偿期时，患者常有消极、悲观情绪。应鼓励患者说出其感受，增加与患者沟通的时间，讲述成功病例，提高其治疗的信心和依从性。引导患者家属从各方面关心患者。对表现出严重忧郁的患者，应加强巡视，以免发生意外。

七、健康教育

1.生活指导

指导患者做好身、心两方面的休息，保证足够的休息和睡眠，生活起居有规律。活动量以不加重疲劳感和其他症状为度，尤其应注意情绪的调节和稳定。切实遵循饮食治疗原则和计划，禁烟、酒，减少进食粗糙的食物，防止便秘，减少内因性有毒物质的产生。

2.疾病知识指导

帮助患者和家属掌握本病的有关知识，学会自我护理方法，避免各种病因及诱因，树立治病的信心，保持愉快心情。家属应理解和关心患者，给予精神支持和生活照顾。细心观察，及早识别病情变化。患者出现性格、行为改变等，可能为肝性脑病的前驱症状，或出现消化道出血等其他并发症时，应及时就诊。

（王锦丽）

第九节　急性胰腺炎

急性胰腺炎(acute pancreatitis)是指多种原因导致胰酶在胰腺内被激活后引起胰腺组织自身消化、水肿、出血甚至坏死的化学性炎症。临床上以急性腹痛、恶心、呕吐、发热、血和尿淀粉酶水平升高为特点。病程轻重不一,轻者以胰腺水肿为主,临床多见,病情常呈自限性,预后良好,称为轻症急性胰腺炎;少数重者胰腺出血、坏死,常继发感染、腹膜炎和休克等多种并发症,病死率高,称为重症急性胰腺炎。本病可见于任何年龄,但以青壮年居多。

一、病因病理

1.病因

急性胰腺炎的病因很多,但多数与胆道疾病和饮酒有关。在我国,胆道疾病是最常见病因;在西方国家,大量饮酒是主要病因。

(1)胆道疾病:国内报道 50％以上的急性胰腺炎并发于胆道结石、胆道感染或胆道蛔虫等胆道系统疾病。胆道结石、感染、蛔虫等因素致奥迪括约肌水肿、痉挛,使十二指肠壶腹部出口梗阻,胆道内压力高于胰管内压力,胆汁逆流入胰管,造成胰管黏膜完整性受损,使消化酶易于进入胰实质,引起急性胰腺炎。

(2)酗酒和暴饮暴食:大量饮酒和暴饮暴食均可刺激胰液分泌增加,并刺激奥迪括约肌痉挛,十二指肠乳头水肿,使胰管内压升高,胰液排出受阻,引起急性胰腺炎。慢性嗜酒者常有胰液蛋白沉淀,形成蛋白栓堵塞胰管,致胰液排泄障碍。

(3)胰管梗阻:各种原因(如胰管结石、狭窄、肿瘤或蛔虫钻入胰管等)引起胰管阻塞,胰液排泄障碍,胰管内压过高,使胰管小分支和胰腺腺泡破裂,胰液外溢到间质引起急性胰腺炎。

(4)其他:腹腔手术(特别是胰、胆或胃手术),腹部钝挫伤等,某些急性传染病(如流行性腮腺炎、传染性单核细胞增多症等),某些药物(如噻嗪类利尿剂、糖皮质激素等),任何原因引起的高钙血症和高脂血症等,都可能损伤胰腺组织或导致胰液分泌增加,引起急性胰腺炎。

2.病理

虽然急性胰腺炎可由多种病因引起,但都具有相同的病理生理过程,即一系列胰腺消化酶被激活而引起胰腺的自身消化,导致胰腺肿大、间质水肿、脂肪坏死及出血。

急性胰腺炎的病理变化一般分为两型,即急性水肿型和急性出血坏死型。急性水肿型可见胰腺肿大、分叶模糊、间质水肿、充血和炎性细胞浸润等改变;急性坏死型可见明显出血,分叶结构消失,胰实质有较大范围的脂肪坏死,坏死病灶周围有炎性细胞的浸润,病程稍长者可并发脓肿、假性囊肿或瘘管形成。

二、临床表现

急性胰腺炎的临床表现和病程,取决于其病因、病理类型和治疗是否及时。水肿型胰腺炎症状相对较轻,呈自限性过程;出血坏死型胰腺炎症状严重,进展快,病死率高。

1.症状

(1)腹痛:为本病的主要表现和首发症状,常在饱餐或酗酒后突然发生。疼痛为持续性,可有阵发性加剧,呈钝痛、绞痛或刀割样痛,通常发生于中、上腹部,可向左上腹、腰背部放射,取仰卧位时加剧,取弯腰抱膝位可减轻疼痛。水肿型腹痛一般 3～5 d 缓解。出血坏死型腹部剧痛持续较长,由于渗液扩散可引起全腹痛。极少数年老体弱患者腹痛极轻微或无腹痛。

(2)恶心、呕吐及腹胀:多在起病后出现恶心、呕吐,有时频繁而持久。呕吐物常为胃内容物,呕吐剧烈者可呕吐胆汁或咖啡渣样液体,呕吐后腹痛并不减轻。常同时伴有腹胀,出血坏死型伴麻痹性肠梗阻时腹胀显著。

(3)发热:多数患者有中度以上发热,一般持续 3～5 d 可自行消退。若持续发热一周以上不退或逐日升高、白细胞水平升高,提示有胰腺脓肿或胆道炎症等继发感染。

(4)水、电解质及酸碱平衡紊乱:多有轻重不等的脱水、低血钾,呕吐频繁者可有代谢性碱中毒。出血坏死型者可有显著脱水和代谢性酸中毒,伴低血钾、低血镁、低血钙。

(5)低血压和休克:见于出血性坏死型胰腺炎,患者烦躁不安,皮肤苍白、湿冷等,极少数患者可突然出现休克,甚至发生猝死。

休克的主要原因是有效循环血容量不足,胰腺坏死,释放心肌抑制因子致心肌收缩不良,并发感染和消化道出血等。

2.体征

(1)急性水肿型:患者的腹部体征较轻,多数有上腹压痛,但无腹肌紧张和反跳痛,可有腹胀及肠鸣音减弱。

(2)急性出血坏死型:患者上腹压痛显著,出现腹膜炎时,压痛可遍及全腹,并有腹肌紧张和反跳痛,伴麻痹性肠梗阻时有明显腹胀,肠鸣音减弱或消失。出现胸腔积液或腹腔积液,多呈血性。若有胰腺脓肿或假性囊肿形成,上腹部可扪及肿块。胰头炎性水肿压迫胆总管时,可出现黄疸。低血钙时有手足抽搐,提示预后不良。

3.并发症

并发症主要见于出血坏死型胰腺炎。局部并发症有胰腺脓肿和假性囊肿。全身并发症常在病后数天出现,如并发急性肾衰竭、急性呼吸窘迫综合征、心力衰竭、消化道出血、肝性脑病、弥散性血管内凝血、肺炎、败血症、糖尿病等,病死率极高。

三、辅助检查

1.血常规

多有白细胞增多,中性粒细胞明显增多并出现核左移。

2.淀粉酶测定

淀粉酶是诊断急性胰腺炎的敏感指标。血清淀粉酶一般在起病后 6～12 h 开始升高,48 h 后开始下降,持续 3～5 d。

血清淀粉酶正常为 40～180 U/dL,超过正常值 3 倍即可诊断本病,但淀粉酶水平的高低不一定反映病情轻重,出血坏死型胰腺炎血清淀粉酶值可正常或低于正常。尿淀粉酶水平升高较晚,常在发病后 12～14 h 开始升高,持续 1～2 周逐渐恢复正常,但注意尿淀粉酶易受患者尿量的影响。

3.血清脂肪酶测定

血清脂肪酶水平常在病后 24～72 h 开始升高,持续 7～10 d,对发病后就诊比较晚的急性胰腺炎患者有诊断价值,特异性也较高。

4.C 反应蛋白(CRP)

CRP 是组织损伤及炎症的非特异性标志物,有助于评估与监测急性胰腺炎的严重程度,在胰腺坏死时 CRP 水平明显升高。

5.生化及其他检查

可有血钙水平降低,若持续低于 1.5 mmol/L,多提示预后不良。血糖水平升高较常见,持久空腹血糖高于 10 mmol/L 反映胰腺组织坏死,提示预后不良。此外,可有血清 AST、LDH 增加,血清蛋白水平降低。

6.影像学检查

腹部 X 线平片可见肠麻痹或麻痹性肠梗阻征象。腹部 B 超与 CT 扫描对并发胰腺脓肿或假性囊肿的诊断有帮助。

四、治疗要点

治疗的原则为减轻腹痛,减少胰腺分泌,防治并发症。

1.轻症急性胰腺炎的治疗

大多数急性胰腺炎为轻症,经 3～5 d 的治疗多可治愈,具体措施有以下几点。

(1)禁食及胃肠减压:减少食物与胃酸刺激胰液的分泌,缓解腹痛、腹胀、恶心及呕吐症状。

(2)静脉补液:补充血容量,维持水、电解质和酸碱平衡。

(3)解痉镇痛:对诊断明确的腹痛者,可酌情给予阿托品或山莨菪碱解痉。疼痛剧烈者可合用哌替啶与阿托品,勿用吗啡,以免引起奥迪括约肌收缩。

(4)预防、控制感染:因我国急性胰腺炎的发生多与胆道疾病有关,应用抗生素预防治疗。

(5)抑酸治疗:常静脉给予 H_2 受体拮抗剂或质子泵抑制剂,通过减少胃酸分泌而抑制胰液的分泌。

2.重症急性胰腺炎的治疗

重症急性胰腺炎除上述治疗措施外,还必须采取综合性措施积极抢救治疗。

(1)积极补充液体和电解质:保持血容量,纠正水、电解质平衡紊乱。有休克时应给予清蛋白、全血及血浆代用品,在扩容的基础上应用血管活性药。

(2)营养支持:早期一般采用全胃肠外营养(TPN),如果患者未发生肠梗阻,应给予肠内营养(EN),以增强肠黏膜屏障作用,防止肠内细菌因移位引起胰腺坏死合并感染。

(3)控制感染:常规应用抗生素,预防胰腺坏死合并感染。常用药物有氧氟沙星、环丙沙星、克林霉素、甲硝唑及头孢菌素类等。

(4)减少胰液的分泌:生长抑素、胰升糖素和降钙素能抑制胰液分泌,生长抑素类似物奥曲肽的疗效较好。

(5)抑制胰酶活性:适用于出血坏死型胰腺炎的早期,常用抑肽酶 20 万～50 万单位/天,分 2 次溶于葡萄糖液静脉滴注。

3.并发症的治疗

对出血坏死型胰腺炎伴腹腔内大量渗液者,或伴急性肾衰竭者,可采用腹膜透析治疗;对急性呼吸窘迫综合征除药物治疗外,可作气管切开和应用呼吸机治疗;并发糖尿病者可使用胰岛素。

4.中药治疗

中药治疗对急性胰腺炎效果良好。中药主要有柴胡、黄连、黄芩、枳实、厚朴、木香、白芍、芒硝、大黄等,根据症状加减用量。

5.手术治疗

急性出血坏死型胰腺炎经内科治疗无效,或胰腺炎并发脓肿、假性囊肿、弥散性腹膜炎、肠穿孔、肠梗阻及肠麻痹坏死时,需实施外科手术治疗。

五、主要护理诊断/问题

1.疼痛:腹痛

腹痛与胰腺及其周围组织炎症、水肿或出血坏死有关。

2.体温过高

体温过高与胰腺炎症、坏死和继发感染有关。

3.有体液不足的危险

体液不足与呕吐、禁食、胃肠减压、脱水、出血有关。

4.潜在并发症

潜在并发症包括休克、急性肾衰竭、心功能不全、急性呼吸窘迫综合征等。

5.知识缺乏

患者缺乏本病的病因和预防方面的知识。

六、护理措施

1.生活护理

(1)休息与活动:患者应绝对卧床休息,减轻胰腺负担和增加脏器血流量,促进组织修复和体力恢复。协助患者取弯腰、屈膝侧卧位,以减轻疼痛。应注意保护因剧痛辗转不安者,加床挡防止坠床,避免在周围放置危险物品。

(2)饮食:多数患者需禁食1～3 d,减少胃酸与胰液分泌,明显腹胀者需行胃肠减压。禁食患者每天的液体入量常需达3 000 mL以上,根据患者的脱水程度、年龄和心肺功能调节输液速度,及时补充因呕吐、发热和禁食所丢失的液体和电解质,纠正酸碱平衡失调。腹痛、呕吐基本消失后,进食少量低糖流质饮食,逐步恢复至正常饮食。严禁暴饮暴食,禁烟、酒,忌辛辣食物,以免复发。

2.病情观察

(1)腹痛的特点:注意观察腹痛程度、部位及解痉止痛药的效果。

(2)有无休克征象:密切观察患者的生命体征,特别注意患者血压、神志及尿量的变化,如果出现神志改变、血压下降、尿量减少、皮肤黏膜苍白、冷汗等低血容量性休克的表现,应积极配合医师进行抢救。

(3)失水的程度:注意观察呕吐物的量及性质,对行胃肠减压者,观察和记录引流量及性质,观察患者的皮肤黏膜色泽、弹性有无变化,判断失水程度。

(4)定时留取标本:监测血常规、血和尿淀粉酶、血糖、血清电解质的变化,做好动脉血气分析的测定。应注意出血坏死型胰腺炎患者有无多器官功能衰竭的表现。

3.对症护理

(1)疼痛:指导并协助患者采用非药物止痛方法,如松弛疗法、皮肤针刺疗法等。若效果不佳,可遵医嘱给予解痉止痛药。禁用吗啡,以防引起奥迪括约肌痉挛,加重病情。

(2)发热:严密观察体温变化,做好记录。高热时可采用头部冰敷、酒精擦浴等物理降温的方法,并观察降温效果。

（3）重症胰腺炎的抢救配合：若患者出现低血容量性休克，应积极配合医师进行抢救。①患者取平卧位，给予氧气吸入，注意保暖。②迅速准备好抢救的用物和设备，如静脉切开包、人工呼吸器、气管切开包等。③尽快建立静脉通路，必要时行静脉切开，遵医嘱输注液体、血浆或全血，补充血容量。根据血压调整给药速度，必要时监测中心静脉压，确定输入液量和速度。如果循环衰竭持续存在，按医嘱给予升压药。④对腹腔内渗液严重者要做好耻骨上切开引流的手术准备。⑤对发生呼吸困难、有呼吸窘迫综合征的患者，立即高浓度给氧，并配合做好气管切开、机械通气的护理。

4. 用药护理

遵医嘱用药，注意观察药物的疗效及不良反应。抗胆碱药能引起口干、心率加快等不良反应。青光眼、前列腺肥大和肠麻痹者不宜使用阿托品，因阿托品可加重青光眼和排尿困难的症状，有松弛胃肠道平滑肌的作用。抑肽酶可产生抗体，应用时要注意有无过敏现象。使用西咪替丁，给药时速度不宜过快，并要密切观察患者的反应。

5. 心理护理

胰腺炎恢复得较慢，尤其是重症患者，需要较长的治疗时间。应加强与患者及其家属的沟通，鼓励家属多与患者交谈，消除患者的不良情绪，了解患者的心理需求。针对患者可能会出现的烦躁情绪，甚至不配合治疗，向患者介绍治疗方案及其意义，以排除患者的疑虑，增加患者对预后的信心，使之积极配合治疗。

七、健康教育

1. 生活指导

根据患者病情的恢复情况，安排休息与活动，避免劳累、情绪激动，做到劳逸结合。指导患者及其家属掌握饮食卫生知识，平时养成规律进食习惯，避免暴饮暴食。腹痛缓解后，应从少量低脂、低糖饮食开始逐渐恢复正常饮食，避免刺激强、产气多、高脂肪和高蛋白食物，戒除烟、酒，防止复发。

2. 疾病知识指导

向患者及其家属介绍本病的主要病因、诱发因素和疾病的过程。教育患者积极治疗胆道疾病，注意防治胆道蛔虫。指导患者遵医嘱用药，向患者及其家属介绍用药方法和不良反应，防止患者自行停药或减药。强调预防复发的重要性，定期复查，如果发现有恶心、呕吐、腹胀、腹痛及发热等情况，提示病情可能出现反复，应及时就诊。

（王锦丽）

第十节　原发性肝癌

原发性肝癌（primary carcinoma of the liver）指原发于肝细胞或肝内胆管上皮细胞等肝组织细胞的恶性肿瘤，是我国常见的恶性肿瘤之一。其病死率在恶性肿瘤中位居第二，在城市中仅次于肺癌，在农村仅次于胃癌。世界各地的发病率不等，以东南亚及非洲撒哈拉以南发病率最高，美国和西欧发病率最低，但目前均呈上升趋势。本病可见于任何年龄，多见于40～49岁人群。男性患者多于女性患者，高发区男性患者、女性患者之比为(3~4)∶1。

一、病因及发病机制

原发性肝癌的病因及发病机制迄今尚未完全阐明，其发生可能是多种因素综合作用的结果。

1.病毒性肝炎

在我国，乙型肝炎病毒(HBV)是肝癌的重要致病因子。流行病学调查发现，肝癌高发患者群的 HBsAg 阳性率可达 90%以上。近年来研究发现，在日本、欧洲，慢性丙型肝炎病毒(HCV)感染是肝癌的主要危险因素。提示乙型和丙型病毒性肝炎与肝癌发病有关。

2.肝硬化

在我国，原发性肝癌合并肝硬化者占 50%~90%，多为乙型或丙型病毒性肝炎发展成大结节性肝硬化。肝细胞恶变可能在肝细胞受损害后再生或不典型增生的过程中发生。在欧美国家，肝癌常发生在酒精性肝硬化的基础上。

3.黄曲霉毒素

黄曲霉素的代谢产物黄曲霉素 B_1(AFB$_1$)有强烈的致癌作用。流行病学调查发现在粮食、食品受黄曲霉毒素 B_1 污染严重的地区，肝癌发病率较高，提示黄曲霉素 B_1 与肝癌的发病相关。

4.饮用水污染

我国饮用水污染是部分地区诱发肝癌的重要危险因素之一，池塘中生长的淡水藻所产生的毒素有明显的促肝癌作用。

5.其他

引起慢性肝病的因素也是发生肝癌的危险因素，如长期饮酒、吸烟、遗传因素、亚硝胺类化学物质、有机氯类农药等。

二、临床表现

原发性肝癌起病隐匿，早期缺乏典型症状和体征，或在慢性肝病随访、体检、普查时偶尔发现。因出现症状而就诊者，病程大多数已进入中晚期。

1.症状

(1)肝区疼痛：是最常见的症状，半数以上的患者有肝区疼痛，呈持续性胀痛或钝痛，若肿瘤生长缓慢，通常无痛或仅有轻微钝痛；病变侵犯横隔时，右肩或右肩部有牵涉痛。疼痛由肿瘤生长过快、肝包膜被牵拉或肿瘤坏死刺激被膜所致。肝表面的癌结节破裂时，可引起剧烈的腹痛，从肝区迅速延至全腹，并有急腹症的表现，若出血量大，可引起昏厥和休克。

(2)消化道症状：如食欲缺乏、消化不良、恶心、呕吐等。若有腹腔积液门静脉癌栓，可导致腹胀、腹泻等症状。

(3)全身症状：如乏力、发热、营养不良、进行性消瘦，晚期患者甚至出现恶病质等。发热为低热或中度热，与肿瘤坏死、代谢产物的吸收或合并感染有关。

(4)转移灶症状：肝癌转移可引起相应的症状。肺转移出现咳嗽和咯血；胸腔转移以右侧多见，出现胸痛和血性胸腔积液；骨转移出现局部压痛或神经受压，椎体破坏，引起截瘫等。

2.体征

(1)肝大：进行性肝大为常见的特征性体征之一。肝脏质地坚硬，表面凹凸不平，可触及大小不等的结节或巨块,边缘钝而不整齐,有不同程度的压痛。如果肿瘤突出于右肋弓下或剑突下时,上腹呈现局部隆起或饱满;肿瘤位于膈面,则表现为膈抬高而肝下缘不肿大。

(2)黄疸:常出现在肝癌晚期,多为阻塞性黄疸,少数为肝细胞性黄疸。前者由肿瘤压迫或侵犯胆管或肝门转移性淋巴结肿大压迫胆管而引起;后者由癌组织肝内广泛浸润或合并肝硬化、慢性肝炎引起。

(3)肝硬化征象:肝癌伴肝硬化门静脉高压者,可有蜘蛛痣、肝掌、脾大、腹腔积液等表现。原有腹腔积液者,表现为腹腔积液迅速增加且难治,腹腔积液一般为漏出液或血性腹腔积液。

3.伴癌综合征

伴癌综合征是由于肿瘤本身代谢异常,进而导致机体内分泌代谢异常的一组综合征,以自发性低血糖症、红细胞增多症、高钙血症、高脂血症、类癌综合征等为主要表现。

4.并发症

(1)肝性脑病:是原发性肝癌终末期最严重的并发症,约1/3的患者死亡。

(2)上消化道出血:约占肝癌死亡原因的15%。肝硬化或门静脉、肝静脉癌栓常导致门静脉高压,引起食管胃底静脉曲张破裂出血;晚期肝癌患者胃肠道黏膜糜烂及凝血功能障碍引起出血。

(3)肝癌结节破裂出血:约10%的肝癌患者发生肝癌结节破裂出血。破裂局限于肝包膜下,则形成压痛性血肿;也可破入腹腔,引起急性腹痛和腹膜刺激征,大量出血可致休克或死亡,少量出血则表现为血性腹腔积液。

(4)继发感染:长期肿瘤消耗,化疗或放疗后白细胞下降,导致抵抗力减弱,加之长期卧床,容易并发肺炎、肠道感染、压疮、败血症等。

三、辅助检查

1.肿瘤标志物检查

甲胎蛋白(AFP)是原发性肝癌的血清标志物,AFP浓度通常与肝癌大小呈正相关,有助于发现无症状的早期肝癌,现已广泛用于普查,也是反映病情、判断疗效、预测复发的最敏感指标。甲胎蛋白异质体、异常凝血酶原、血清岩藻糖苷酶等,有助于AFP阴性肝癌的诊断和鉴别诊断。

2.影像学检查

B超检查是最常用、最有效的首选检查方法,可发现直径为2 cm以上的肿瘤。

AFP结合B超检查是早期诊断肝癌的主要方法;螺旋CT增强扫描,可发现直径1 cm以下的肿瘤;MRI检查可清楚地显示肝脏肿瘤内部结构特征,用于怀疑肝癌而CT检查未发现病灶,或病灶不能确定者。选择性肝动脉造影用于怀疑肝癌而普通的影像学检查未能发现病灶者。

3.肝活组织检查

在B超、CT引导下行细针穿刺活组织学检查,是确诊肝癌最可靠的方法。但应注意安全,避免出血、肿瘤针道转移或全身扩散等危险。

四、治疗要点

早发现、早治疗是改善肝癌预后的主要措施,也是提高肝癌患者生存率的关键。对早期肝癌采取手术切除,不能切除者采取综合治疗措施。

1. 手术治疗

手术切除是目前根治原发性肝癌的首选方案。

2. 局部治疗

(1)肝动脉插管化疗栓塞术(TACE):是原发性肝癌非手术治疗的首选方案。TACE是经皮穿刺股动脉,在X线透视下,将导管插至固有动脉或其分支,注射抗肿瘤药物和栓塞剂。常用栓塞剂有碘化油和吸收性明胶海绵碎片。现临床多采用将抗肿瘤药物和碘化油混合后注入肝动脉,发挥持久的抗癌作用。当肿瘤明显缩小时,再行手术治疗。

(2)无水酒精注射疗法(PEI):PEI是在B超引导下经皮穿刺至肿瘤内,将适量的无水酒精直接注入,使肿瘤细胞脱水、变性、凝固性坏死。适用于肿瘤直径小于3 cm、结节数在3个以下,伴有肝硬化而不能手术治疗的患者。

3. 放疗

放疗主要适用于肝门区肝癌的治疗,病灶局限、肝功能较好的早期病例,若能耐受40 Gy (4 000 rad)的剂量以上的放射剂量,疗效可显著提高。

4. 全身化疗

以药物顺铂(CDDP)为首选,常用化疗药物还有5-氟尿嘧啶(5-FU)、多柔比星(ADM)、丝裂霉素C(MMC)等。

5. 生物和免疫治疗

手术切除或放疗、化疗杀灭大量癌细胞后,应用生物和免疫治疗可起到巩固和增强疗效。目前单克隆抗体(MAbs)和酪氨酸激酶抑制剂(TKI)类的各种靶向治疗药物等已相继应用于临床。

6. 中医治疗

中医可调整机体的抗肿瘤能力,与手术、化疗、放疗合用,可起到改善症状、调动机体免疫功能、减少化疗反应、提高疗效的作用。

五、主要护理诊断/问题

1. 疼痛:肝区痛

肝区痛与肿瘤进行性增大,肝包膜张力升高或肝动脉栓塞术后产生栓塞综合征等有关。

2. 营养失调:低于机体需要量

营养失调与恶性肿瘤对机体造成的慢性消耗、食欲下降、化疗所致的胃肠道反应等有关。

3. 潜在并发症

潜在并发症包括肝性脑病、上消化道出血、肝癌结节破裂出血、感染等。

六、护理措施

1. 生活护理

(1)休息与活动:必要时卧床休息,以减少体力消耗,增加肝脏的血流量,减轻肝脏的负担。

(2)饮食:饮食以高蛋白、适当热量、高维生素、易消化食物为宜,避免摄入高脂和刺激性食物,使肝脏负担加重;对食欲缺乏、恶心、呕吐者,遵医嘱给予止吐剂,呕吐后30 min内勿进食。安排舒适的就餐环境,保持口腔清洁。若患者无法进食或进食量少,遵医嘱静脉补充营养。

2. 病情观察

观察肝区疼痛的特点以及有无腹腔积液、发热、黄疸等;观察肿瘤转移表现,如咳嗽、咯血、胸痛、血性胸腔积液、局部压痛、截瘫等;观察有无并发症征象,如意识状态的变化等肝性脑病征象,呕血、便血等上消化道出血征象。突发剧烈腹痛、急性腹膜炎和内出血表现,应考虑癌结节破裂出血。

3.对症护理

对轻度疼痛者,保持环境安静、舒适,减少不良刺激,缓解心理压力;教会患者一些放松和转移注意力的技巧,如深呼吸,看书、听音乐等。对效果不佳者,根据 WHO 疼痛三阶梯止痛法,遵医嘱使用止痛药,或使用自控镇痛(PCA)法止痛。

4.肝动脉栓塞化疗护理

(1)化疗前护理:①向患者及其家属解释肝动脉栓塞化疗的必要性、方法和效果,使其减轻对于手术的疑虑,配合治疗。②做好术前检查,查看过敏试验、生命体征、血常规、凝血功能试验、肝肾功能、心电图、B 超等检查结果。③行术前准备,如皮试、备皮、禁食等,在左上肢穿刺静脉留置针;术前 1 d 给易消化饮食,术前 6 h 禁食、禁水。④患者离开病房后,调节室内温度、湿度,铺好麻醉床,备好监护仪。

(2)化疗中护理。①询问患者的感受,给予心理支持。②监测生命体征、血氧分压等,出现异常,及时向医师报告。③注射化疗药物后,观察有无恶心、呕吐,一旦出现,立即帮助患者把头偏向一侧,指导患者做深呼吸,如果胃肠道反应明显,遵医嘱给予止吐药,观察上腹部腹痛,如果出现轻微腹痛,安慰患者,转移注意力;如果疼痛剧烈,遵医嘱给予对症处理。

(3)化疗后护理。术后由于肝动脉血供突然减少,可产生栓塞后综合征,即出现腹痛、发热、恶心、呕吐、人血白蛋白水平降低、肝功能异常等。应做好相应护理:①监测病情,多数患者于手术后 4~8 h 体温升高,持续 1 周左右,是机体对坏死肿瘤组织重吸收的反应。对高热者采取降温措施,避免机体大量消耗。②饮食及补液,术后禁食 2~3 d,从流质饮食开始,少食多餐,逐渐过渡到普食。③压迫止血,穿刺部位压迫止血 15 min 再加压包扎,沙袋压迫 6~8 h,保持穿刺侧肢体伸直 24 h,观察穿刺部位有无血肿及渗血,以及被压迫肢体的活动能力、远端皮肤的颜色和温度等,防止压包扎过紧引起缺血、缺氧。

5.心理护理

了解患者的情绪变化,对患者进行心理疏导,使其情绪稳定,坚定战胜疾病的信心。请心理医师配合治疗严重心理障碍者。对极度绝望而可能发生危险行为者,应加强监控,避免意外发生。进行检查或治疗护理时,向患者及其家属讲明其目的和可能发生的不良反应,得到患者和家属的配合。

七、健康教育

(1)生活指导:指导患者生活规律,养成良好的生活习惯。适当锻炼,注意休息,避免劳累和重体力活动,避免精神紧张和情绪激动,保持乐观和心情愉快,以积极的态度配合各项治疗和护理。鼓励患者参加社会性抗癌组织的活动,以增加精神支持,提高机体的抗癌能力。

(2)疾病知识指导:宣传及普及肝癌的预防知识,注意饮水、饮食卫生,避免食物霉变,减少与各种有毒有害物质接触,接种病毒性肝炎疫苗预防肝炎。对高危地区及高危人群进行定期普查。指导患者按医嘱服药,了解药物的主要不良反应,避免服用有肝损害的药物。强调定期复查的重要性,一旦出现体重减轻、出血倾向、黄疸或疲倦等异常情况,及时就医。

(谢晓芬)

第七章　肾内科疾病护理

第一节　慢性肾小球肾炎

　　慢性肾小球肾炎(chronic glomerulonephritis,CGN)系指各种病因引起的两侧肾脏弥散性或局灶性炎症反应。其基本发病机制为免疫反应。主要病理改变随病因、病程和类型不同而异,可表现为不同程度的膜性、局灶硬化、系膜增生和早期固缩肾。临床表现为起病隐匿,程度轻重不一,病程冗长,多有一个相当长的无症状尿异常期,然后出现高血压、水肿和肾功能减退,经历一个漫长的过程后,逐渐不停顿地破坏肾单位,出现贫血、视网膜病变,最终导致慢性肾衰竭。治疗以保护肾功能和防治影响肾功能恶化的各种因素。护理重点为采用饮食疗法,预防感染,提高患者对长期疗养的认识水平,做好生活指导。

一、护理评估

(一)病因

　　慢性肾炎是一组多病因的慢性肾小球病变为主的肾小球疾病,大多数患者的病因不十分明确。但经临床免疫病理和实验室的资料说明,慢性肾炎的发病原因与免疫机制关系密切,与链球菌感染无明确关系,15%~20%的病例是从急性肾小球肾炎转变而来,大部分慢性肾炎患者无急性肾炎病史,可能是各种细菌、病毒、原虫感染等因素通过诱导自身抗原耐受的丧失,炎症介质因子及非免疫机制等引起本病,而并非直接的免疫反应病因。感染因素以及其后的刺激导致免疫复合物在肾小球内沉积,提示体液免疫反应是慢性肾小球肾炎损伤的主要原因。然而,在肾小球内及肾小球外引起针对靶抗原的、有细胞参与的免疫反应;单核巨噬细胞在诱发疾病过程中具有重要作用。

(二)临床表现

　　慢性肾炎多发生于青壮年,出现症状时的年龄多为 20~40 岁。起病多隐匿,进展较缓慢(2~3 年甚至数十年)。大多数慢性肾炎患者无明显的急性肾炎史,小部分则是由急性肾炎迁延不愈而进入慢性阶段。由于慢性肾炎是一组病因和病理改变不完全相同的疾病,故临床表现有很大差异,现将慢性肾炎的共同性表现,归纳如下。

1. 尿液异常

　　尿液异常几乎是慢性肾炎患者必有的症状。蛋白尿和血尿出现得较早,多数为轻度蛋白尿和镜下血尿,部分患者可出现大量蛋白尿或肉眼血尿。

　　多数患者由于蛋白尿而排尿时泡沫明显增多且不易消失,尿蛋白含量不等,一般为 1~3 g/d,亦可呈大量蛋白尿(高于 3.5 g/d)。在尿沉渣中常有颗粒管型和透明管型,伴有轻度至中度血尿,偶尔有肉眼血尿。

2. 水肿

　　大多数患者有不同程度的水肿,轻者仅面部、眼睑和组织疏松部位轻至中度凹陷性水肿,一般无体腔积液。水肿重时则遍及全身，并可有胸腔或腹腔积液，少数患者始终无水肿。

3.高血压

大多数慢性肾炎患者迟早会出现高血压，有些患者以高血压为首发症状，多为中等度血压升高，尤其以舒张压升高明显。血压可持续性升高，亦可呈间歇性升高。有的患者因血压显著升高而出现头胀、头晕、头痛、失眠、记忆力减退。持续高血压数年之后，心肌肥厚，心脏增大，心律失常，甚至发生心力衰竭。患者可伴有慢性肾炎眼底改变，即眼底视网膜动脉变细、迂曲反光增强和动静脉交叉压迫现象，少数可见絮状渗出物和出血。

4.肾功能损害

慢性肾炎的肾功能损害呈慢性进行性损害，早期主要表现为肾小球滤过率下降，多数患者在就诊时未降到正常值的 50% 以下，因此血清肌酐及尿素氮水平可在正常范围内，临床上不出现氮质血症等肾功能不全的症状。后期随着被损害的肾单位增多，肾小球滤过率水平下降至正常值的 50% 以下，若这时在应激状态（如外伤、出血、手术或药物损害等）下，加重肾脏的负担，则可发生尿毒症症状。进展快慢主要与病理类型相关，例如，系膜毛细血管性肾炎进展较快，膜性肾病进展较慢，但也与是否配合治疗、护理和有无加速病情发展的因素（如感染、劳累、血压升高及使用肾毒性药物等）有关。

5.贫血

慢性肾炎在水肿明显时，可有轻度贫血，这可能与血液稀释有关。如果有中度以上贫血，多数是与肾内促红细胞生成素减少有关，表明肾单位损伤严重。

（三）辅助检查

1.尿液检查

尿液异常是慢性肾炎的基本特点和标志，蛋白尿是诊断慢性肾炎的主要依据。尿蛋白量一般为 $1\sim3$ g/24 h，尿沉渣可见颗粒管型和透明管型，多数患者可有肾小球源性镜下血尿，少数患者可有间歇性肉眼血尿。

2.肾功能检查

多数慢性肾炎患者可有不同程度的肾小球滤过率（GFR）下降，早期表现为肌酐清除率下降，其后血肌酐、尿素氮水平升高，可伴不同程度的肾小管功能减退，如近端肾小管尿浓缩功能减退和/或近端小管重吸收功能下降等。

3.影像学检查

B超检查早期可显示肾实质回声粗乱，晚期可有肾体积缩小等改变。

4.病理检查

肾活检有助于明确诊断，如果无特殊禁忌证，在有条件的医院，所有慢性肾炎患者应进行肾活检，肾活检有助于本病与继发性肾小球疾病的鉴别诊断。另外，可以明确肾小球病变的组织学类型和病理损害程度及活动性，从而指导合理的治疗，延缓慢性肾损害的进展。

（四）治疗要点

诊断典型病例不难，具有蛋白尿、血尿（相差显微镜检多见多形态改变的红细胞）、高血压、水肿、肾功能不全等肾小球肾炎临床表现，病程持续 1 年以上，排除继发性肾小球肾炎引起者，应考虑本病。

1.一般治疗

患者无明显水肿、高血压、血尿，蛋白尿不严重，无肾功能不全表现，可以自理生活，甚至可以从事轻微劳动,但要防止呼吸道感染,切忌劳累,勿使用对肾脏有毒性作用的药物。有明显高血压、水肿者或短期内有肾功能减退者,应卧床休息,并限制食盐的摄入量至 $2\sim3$ g/d。对尿中丢失蛋白质较多,肾功能尚可者,宜补充生物效价高的动物蛋白,如鸡蛋、牛奶、鱼类和瘦肉等,已有肾功能减退者(内生肌酐清除率在 30 mL/min 左右),应适量限制蛋白质在 30 g/d 左右,必要时加口服适量必需氨基酸。

2.对氮质血症处理

(1)短期内出现或第一次出现氮质血症,或在近期尿素氮水平、肌酐水平等进行性升高者均应卧床休息、限制过多活动。

(2)饮食与营养:对无明显水肿和高血压者不必限制水分和钠盐的摄入,适当增加水分以增加尿量十分重要。对轻、中度氮质血症患者不限制蛋白质摄入,以维持体内正氮平衡,特别是每日丢失蛋白质量较多的患者更应重视。大量蛋白尿伴轻度氮质血症时可增加植物蛋白,如大豆等。重度氮质血症或近期内进行性氮质血症者适当限制蛋白质的摄入。

(3)关于尿量与尿渗透浓度:一般慢性肾炎氮质血症患者的尿渗透浓度常在 400 mOsm/L 或以下,若每日尿量仅 1 L,则不足排出含氮溶质,故应要求尿量在 1.5 L 或以上,适当饮水或喝淡茶可达到此目的,必要时可间断服用利尿剂。

(4)控制高血压:慢性肾炎氮质血症和肾实质性高血压常提示预后不良,持续或重度肾性高血压又可加重氮质血症。用一般降压药虽可降低外周血管阻力,但不一定就降低肾小球内血管阻力。肾小球入球和出球小动脉阻力增强使肾小球滤过功能降低。关于钙通道阻断剂(如硝苯地平等)能否降低肾小球内压力而保护肾功能尚有异议,现已公认血管紧张素转化酶抑制剂(ACEI)不仅降低外周血管阻力,还可抑制组织中肾素-血管紧张素系统,降低肾小球、出球小动脉张力,改善肾小球内血流动力学,ACEI 尚使组织内缓激肽降解减少,使缓激肽扩张效果增强。缓激肽尚可刺激细胞膜磷脂游离出花生四烯酸,促进前列腺素生成,增强血管扩张的效应。ACEI 尚抑制血管紧张素Ⅱ对肾小球系膜细胞的收缩作用。这些作用机制反映在肾组织内,可改善肾小球内血流动力学。对中、重度高血压,心脏肥厚患者使用 ACEI 尚可减轻或抑制血管紧张素Ⅱ促心肌、血管平滑肌增生肥大和血管壁中层增厚的作用,此对防止慢性肾炎高血压患者血管壁增厚和心肌细胞增生肥大很有帮助。但 ACEI 引起肾小球出球小动脉张力降低,有时可使 GFR 下降,故在发生氮质血症时 ACEI 的剂量不宜过大,且应密切观察肾功能,更不宜使用保钾利尿剂,以免发生高钾血症。

常用药物为卡托普利 1 次 12.5$\sim$25 mg,每日 $2\sim3$ 次;或贝那普利(洛汀新)每日 $1\sim2$ 次,每次 10 mg;或依那普利 10 mg,每日 1 次;或西那普利 2.5$\sim$5 mg,每日 1 次。贝那普利、西那普利与依那普利为长效 ACEI,若未能控制高血压可加用氨氯地平(络活喜)5$\sim$10 mg,每日 $1\sim2$ 次。

(5)抗凝治疗:曾对 400 多例各种病理类型肾小球肾炎伴高凝状态及肾内纤维蛋白样坏死者联合应用肝素 50$\sim$80 mg/d 和尿激酶 2 万$\sim$8 万 U/D 静脉滴注($2\sim8$ 周)的治疗,肾功能常有不同程度的改善,无一例发生严重的出血。对顽固性或难治性肾静脉血栓形成者,经肾动、静脉插管技术注射尿激酶 20 万 U 治疗肾静脉血栓形成取得良好疗效。

(五)一般评估

1.生命体征(体温、脉搏、呼吸频率、血压)

感染未控制时可有发热,水钠潴留致血容量增加可有血压升高、心率、呼吸加快。

2. 患者主诉

发病前有无上呼吸道感染或皮肤感染;有无尿量减少、肉眼血尿;了解水肿发生的部位,有无腹胀等。

3. 相关记录

记录身高、体重、饮食、睡眠及排便情况等。

(六)心理-社会评估

了解患者对疾病的认识程度,有无因疾病而导致的焦虑、恐惧等不良情绪。评估患者家庭及社会的支持情况。

二、主要护理诊断/问题

(1)营养失调:低于机体需要量与食欲降低有关。

(2)活动无耐力与低蛋白血症有关。

(3)体液过多与肾小球滤过率下降有关。

(4)知识缺乏:缺乏慢性肾炎治疗、护理知识。

(5)预感性悲哀与疾病的漫长病程及预后不良有关。

三、护理目标

(1)患者能自觉控制水、盐的摄入,水肿明显消退。

(2)患者能逐步达到正常活动量。

(3)无并发症发生,或能早期发现并发症并积极配合抢救。

四、护理措施

(一)具体措施

1. 一般护理

慢性肾炎急性发作、高血压、肾病综合征和并发心肾不全者需卧床休息,给予一级护理。每日测量血压、尿量、体重并做记录,如果血压波动明显、体重增加,应及时向医师报告,调整药物。病情稳定者可进行室内活动。

2. 病情观察

观察肾功能不全、尿毒症的症状与体征,进行性贫血、蛋白尿减少而其他症状未改变,血肌酐水平升高,内生肌酐清除率下降等。有以下情况会加速慢性肾炎进入肾功能不全时期:①逐渐加重的高血压。②饮食上未控制好蛋白质的摄入。③饮食中未注意磷的摄入。④合并感染。⑤使用肾毒性药物。护士应指导患者避免上述诱因。

3. 观察并发症

慢性肾炎可有下列并发症。①心脏并发症:心脏扩大,心律失常,严重致心力衰竭。其由高血压、动脉硬化、贫血等因素导致。②感染:以泌尿道、呼吸道感染为多见。因为尿中长期丢失蛋白质,引起低蛋白血症,使机体抵抗力降低,易并发感染。③高血压脑病:表现为头痛、呕吐、抽搐,甚至昏迷,多为血压骤然升高所致。

4. 观察药物疗效及反应

治疗慢性肾炎的药物较多,其中需主要观察疗效的药物为肾上腺皮质激素和细胞毒类药物。①肾上腺皮质激素:有效表现在用药两周左右尿量开始增加、水肿消退、尿蛋白减少。常见反应有并发或加重感染、神经精神症状(激动、失眠、精神病)、抑制生长发育、库欣样状态(向心性肥胖、满月脸、痤疮、多毛)、骨质疏松等。服药以清晨顿服为佳,其理由如下:首先,符合激素昼夜分泌节律性;其次,减轻肾上腺皮质抑制从而减轻激素微减综合征;再次,减少肾上腺皮质功能亢进的临床表现。故补服也应安排在上午进行。②细胞毒类药物:有效表现与肾上腺皮质激素的有效表现相同。主要不良反应是骨髓抑制、脱发、出血性膀胱炎。静脉用药时外溢会引起局部组织坏死。在使用时护士应注意不宜在 18:00 以后使用,以免其代谢产物停留在膀胱内时间过长而引起出血性膀胱炎。做静脉注射时先行引导注射,注射中经常抽回血,确定针头在血管内后推药。一旦药液外溢立即用生理盐水行稀释注射或外敷金黄散。

5. 观察感染的前驱表现

体温变化、尿蛋白无原因增多常是潜在感染的前驱表现。慢性肾炎患者常因低蛋白血症和应用激素及免疫抑制剂致抵抗力低下,容易并发感染,或使潜在感染病灶(龋齿、注射结节、咽喉炎、毛囊炎等)和已稳定的结核病灶活动弥散,导致机体代谢亢进,代谢产物增加,使肾功能急剧恶化。因此护理人员应做好预防感染的工作,其具体措施如下:①在大剂量激素或细胞毒类药物冲击治疗期间,将患者置于洁净的单人病房内或反向隔离室中。②减少探视人员,特别是已有上呼吸道感染者。③预防呼吸道、消化道、尿路感染,定期给空气消毒,外出戴口罩,不吃生食,注意个人卫生,特别是每日清洁会阴部,有感染前驱表现时立即使用抗生素。④严格无菌操作,注意更换注射部位,避免注射难吸收药物,如苯丙酸诺龙等。

6. 观察肾穿刺后并发症

肾穿刺检查对于慢性肾炎的诊断和治疗意义重大,亦是常用检查之一,因其为创伤性检查,术前、术后观察护理甚为重要。

(二)饮食护理

根据病情的不同阶段调整饮食。以选择高营养、高维生素、高钙、低磷、低脂、易消化食物为原则。新近多主张低蛋白、低磷饮食,该方法对于延缓肾功能减退很有作用。

1. 蛋白质

急性发作期或肾炎晚期(伴有氮质血症),限制蛋白质的摄入,以减轻肾脏负担,每日需要量为 0.5~0.75 g/kg,且以优质蛋白为主,如鱼、瘦肉、鸡、蛋等。忌食植物性蛋白,如豆制品、大豆、黄豆等。少食鸭、虾、蟹类食物,因此类食物中含磷较高。肾病综合征和服用大剂量肾上腺皮质激素且有效,尿量高于 1 000 mL/d,体重下降,可增加蛋白质的摄入,每日需要量为1~1.5 g/kg。

2. 钠盐

水肿明显、心力衰竭、血压高时应限制钠盐的摄入,含钠食物(如用碱做成的馒头、烙饼、加碱的面条等)均不宜吃。可用无盐酱油,但每日尿量需高于 1 000 mL,因无盐酱油中主要成分是钾盐。目前学者认为水肿患者可使用利尿剂消肿,而不必严格限制钠、钾盐的摄入。

3. 水分

量出为入。

(三)心理护理

慢性肾炎病程长,病情反复,变化多样,绝大多数患者需做肾活检,故常有焦虑、烦闷、对治疗失去信心的表现,护士在患者住院期间应做好心理护理,教会患者自我观察、自我护理的方法,如尿蛋白测定(试纸法或醋酸滴定法)、血压的测量、定时服药等。使患者认识该病,认真对待,积极治疗,避免诱因,可拖延尿毒症出现时间至数十年。在缓解期内患者可从事轻松工作或做少量家务,以分散注意力,消除顾虑,过较正常的生活。儿童患者在发作间歇期可上学,但应免修体育课。

(四)健康教育

(1)遵守饮食疗法的规定,制定每周食谱。

(2)避免感染,不去空气混浊的公共场所,如电影院、餐馆、舞场等地,在抵抗力弱时外出戴口罩。居室经常通风,每周醋熏一次。常晒、勤洗被、褥。做好个人卫生,每周彻底清洁一次。

(3)女患者应避孕,一旦怀孕应与医师联系,决定处理方法。

(4)定期复查,每两周到医院检查一次血、尿常规、肾功能、肝功能。

(5)出现水肿、尿异常和体重迅速增加,应及时到医院就诊。

(6)不擅自用药,特别是对肾脏有损害的药物,如庆大霉素、两性霉素 B、感冒通等。遇上感可选择中药制剂或到肾脏专科门诊就诊。

(秦　静)

第二节　急性肾小球肾炎

急性肾小球肾炎(AGN)简称急性肾炎,是以急性肾炎综合征为主要表现的一组疾病。其特点为起病急,患者出现血尿、蛋白尿、水肿和高血压,可伴有一过性氮质血症。本病好发于儿童,患者中男性居多。AGN 常有前驱感染,多见于链球菌感染后,也可由其他细菌、病毒和寄生虫感染引起。本部分主要介绍链球菌感染后的急性肾炎。

一、护理评估

(一)病因

本病发病与抗原抗体介导的免疫损伤密切相关。当机体被链球菌感染后,菌体内某些有关抗原与相应的特异性抗体于循环中形成抗原-抗体复合物,随血流抵达肾脏,沉积于肾小球而致病。但也可能是链球菌抗原中某些带有阳电荷的成分通过与肾小球基底膜(glomerular basement membrane,GBM)上带有负电荷的硫酸类肝素残基作用,先植于 GBM,然后通过原位复合物方式而致病。补体被激活后,炎症细胞浸润,导致肾小球免疫病理损伤而致病。肾小球毛细血管的免疫性炎症使毛细血管腔变窄,甚至闭塞,并损害肾小球滤过膜,可出现血尿、蛋白尿及管型尿等,并使肾小球滤过率下降。因而肾对各种溶质(包括含氮代谢产物、无机盐)的排泄减少,而发生水钠潴留,继而引起细胞外液容量增加。因此,临床上有水肿、尿少、全身循环充血状态和呼吸困难、肝大、静脉压升高等表现。

本病引发的高血压目前被认为是血容量增加所致,同时,也可能与肾素-血管紧张素-醛固酮系统活力增强有关。本病急性期表现为弥散性毛细血管内增生性肾小球肾炎、肾小球增大,并含有细胞成分,内皮细胞肿胀,系膜细胞浸润。电镜下可见上皮下沉淀物呈驼峰状。免疫荧光检查可见弥散的呈颗粒状的毛细血管襻或系膜区的 IgG、C_3 和备解素的免疫沉积,偶尔有少量 IgM 和 C_4。

(二)临床表现

1.潜伏期

大部分患者有前驱感染史(咽部或皮肤),轻者可无感染的临床表现,仅抗链球菌溶血素 O (ASO)滴度上升。链球菌感染后 7～10 d 开始出现临床症状,此时大部分原发感染灶的临床表现已消失。

潜伏期可能较短,1/5 的病例潜伏期为 4～7 d,潜伏期为 3～4 周者极少见。但皮肤感染者的潜伏期较长,平均 18～21 d。

2.一般表现

本病的临床表现由亚临床-轻型至急性肾衰竭,严重程度波动很大。

(1)血尿:常为起病的第一个症状,几乎全部患者均有血尿,其中肉眼血尿的出现率约 40%。尿呈均匀的棕色混浊或呈洗肉水样,但无血凝块,酸性尿中红细胞溶解破坏常使尿呈酱油样棕褐色,数天或 1～2 周消失。严重血尿患者排尿时尿道有不适感及尿频,但无典型的尿路刺激症状。

(2)蛋白尿:几乎全部患者尿蛋白阳性,蛋白尿一般不严重,尿蛋白为 0.5～3.5 g/d,常为非选择性蛋白尿。仅不到 20% 的患者尿蛋白在 3.5 g/d 以上,此时尿纤维蛋白降解产物 (FDP)常升高。部分患者就诊时尿蛋白已阴转,极微量,因而无尿蛋白阳性的记录。

(3)水肿:水肿亦常为起病早期症状,出现率为 70%～90%,呈疾病主要表现者占 60% 以上,轻者早起眼睑水肿,呈所谓"肾炎面容"。严重者水肿可延及全身,指压可凹性不明显,体重可较病前增加 5 kg 以上。

(4)高血压:高血压见于 80% 左右的病例,老年人中水肿更多见。多为中等度的血压升高,偶尔可见严重的高血压。常不伴高血压眼底改变。

(5)少尿:大部分患者起病时尿量少于 500 mL/d,可由少尿引起氮质血症。2 周后尿量渐增,肾功能恢复。只有少数患者由少尿发展成为无尿,表明肾实质变严重。

(6)全身表现:患者常有疲乏、厌食、恶心、呕吐、头晕、视物模糊及腰部钝痛。偶尔有个例与风湿热并存。

(三)辅助检查

1.尿常规及沉渣检查

血尿为急性肾炎重要表现,肉眼血尿或镜下血尿,尿中红细胞多为严重变形红细胞。此系红细胞通过病变毛细血管壁和流经肾小管过程中,因渗透压改变而变形。此外,还可见红细胞管型,表示肾小球有出血渗出性炎症,是急性肾炎重要特点。

管型尿:尿沉渣中常见有肾小管上皮细胞、白细胞,偶尔有白细胞管型及大量透明和颗粒管型,一般无蜡样管型及宽大管型,如果出现此类管型,提示原肾炎急性加重,或全身系统性疾病,如红斑狼疮或血管炎等。

尿蛋白:通常为(+)～(++),24 h 蛋白总量小于 3.0 g,尿蛋白多属于非选择性。尿少与水肿:本病急性发作期 24 h 尿量一般在 1 000 mL 以下,并伴有面部及下肢轻度水肿。

2.血常规检查

白细胞计数可正常或增加,其与原感染是否仍继续存在有关。急性期血沉常增快,一般在 30～60 mm/h,常见轻度贫血,其与血容量增大、血液稀释有关,利尿消肿后即可恢复,但也有少数患者有微血管溶血性贫血。

3.肾功能及血生化检查

急性期肾小球滤过率(GFR)呈不同程度下降,但肾血浆流量可正常。因此滤过分数常下降。与肾小球功能受累相比,肾小管功能相对良好,肾浓缩功能多保持正常。临床常见一过性氮质血症,血中尿素氮、肌酐水平轻度升高,尿钠和尿钙排出减少,不限进水量的患者可有轻度稀释性低钠血症。此外,还可出现高血钾和代谢性酸中毒症。

4.有关链球菌感染的细胞学和血清学检查

链球菌感染后,机体对菌体成分及其产物产生相应的抗体,例如,ASO 抗体的阳性率可达 $50\%\sim80\%$,常借助检测此抗体以证实前期的链球菌感染。通常在链球菌感染后 $2\sim3$ 周出现,$3\sim5$ 周滴度达高峰,半年内可恢复正常,75% 的患者一年内转阴。在判断所测结果时应注意,ASO 抗体滴度升高仅表示近期内曾有链球菌感染,与急性肾炎发病的可能性及病情严重性不直接相关。经有效抗生素治疗者的阳性率降低,有皮肤感染灶者的阳性率也低。另外,起病早期部分患者的循环免疫复合物及血清冷球蛋白可呈阳性,但应注意病毒所致急性肾炎者可能前驱期短,一般为 $3\sim5$ d,以血尿为主要表现,C_3 水平不降低,ASO 抗体滴度不升高,预后好。

血浆补体测定除个别病例外,肾炎病程早期,血总补体及 C_3 水平均明显下降,$6\sim8$ 周可恢复正常,此规律性变化为急性肾炎的典型表现。血清补体水平下降程度与急性肾炎病情轻重无明显相关,但低补体血症持续 8 周以上,应考虑有其他类型肾炎的可能,如膜增生性肾炎、冷球蛋白血症或狼疮性肾炎等。

5.血浆蛋白和脂质测定

少数本病患者血清蛋白水平常轻度降低,此系水钠潴留的血容量增加和血液稀释造成,并不是由尿蛋白丢失而致,经利尿消肿后可恢复正常。有少数患者,伴有 α_2、β 脂蛋白水平升高。

6.其他检查

如少尿一周以上,或进行性尿量减少伴肾功能恶化,病程超过两个月而无好转趋势,急性肾炎综合征伴肾病综合征,应考虑进行肾活检以明确诊断,指导治疗。

(四)诊断

(1)链球菌感染后 $1\sim3$ 周出现血尿、蛋白尿、水肿、高血压,甚至少尿及氮质血症。

(2)血清补体 C_3 水平降低(8 周内恢复正常),即可临床诊断为急性肾小球肾炎。

(3)若肾小球滤过率进行性下降或 $1\sim2$ 个月病情尚未完全好转,应及时做肾活检,以明确诊断。

(五)治疗要点

本病是自限性疾病,因此基本上是对症治疗,主要环节为预防和治疗水钠潴留,控制循环血容量,从而达到减轻症状,预防致死性并发症,以及防止各种加重肾脏病变的因素,促进病肾组织学及功能上的修复。

1.休息

急性起病必须基本卧床休息,直到肉眼血尿消失,利尿消肿,血压恢复正常。血肌酐恢复正常后,可逐步增加活动。

2.饮食

应选择富含维生素的低盐饮食,蛋白质摄入量约为 1 g/(kg·d)。不加分析地控制蛋白质入量,对于肾单位的修复不利;过高的蛋白质摄入量增加肾脏负担。有水肿及高血压者,应免盐或低盐(每日 2～3 g 食盐),直至利尿开始。水肿重且尿少者,应控制入水量,不超过尿量与不显性失水量的和。出现肾功能不全、氮质血症者,应限制蛋白质摄入量,仅给予高质量蛋白质(含必需氨基酸的蛋白质,如牛奶、鸡蛋等),以达到既减轻肾脏排泄氮质的负担,又保证一定营养的目的,还可能促进非蛋白氮的利用,以减轻氮质血症。此类患者应限制钾的摄入量。

3.对症治疗

(1)利尿:控制水、盐摄入量后,水肿仍明显者,应加用利尿剂。常用噻嗪类利尿剂。必要时可用髓襻利尿剂,如呋塞米及布美他尼等。此外,还可应用各种解除血管痉挛的药物,如多巴胺等,以达到利尿目的。不宜采用汞利尿剂、渗透性利尿剂及贮钾利尿剂。

(2)降压药物:积极而稳步地控制血压对于增加肾血流量,改善肾功能,预防心、脑并发症是必要的。常用噻嗪类利尿剂,利尿后即可达到控制血压的目的。必要时可用钙通道阻滞剂及肼屈嗪、哌唑嗪以增强扩张血管效果。

(3)高钾血症的治疗:注意限制饮食中钾的摄入量,应用排钾性利尿剂均可防止高钾血症的发展。如果尿量极少,导致严重高钾血症,可用离子交换树脂,静脉滴注葡萄糖、胰岛素及碳酸钠。但以上措施均加重水钠潴留,扩张血容量,故应慎用。必要时可用腹腔或血液透析。

(4)控制心力衰竭:主要措施为利尿、降压,必要时可静脉滴注酚妥拉明或硝普钠,以减轻心脏前、后负荷。限制钠盐摄入与利尿仍不能控制心力衰竭时,可应用血液滤过脱水治疗。

(六)心理-社会因素

因患者多为儿童,对疾病的后果常不能理解,因而不重视疾病,不按医嘱注意休息,家属则往往较急,过分约束患者。年龄较大的儿童患者因休学、长期休息而产生焦虑、悲观情绪。评估患者及其家属对疾病的认识,目前的心理状态等。

二、常见护理诊断/问题

(1)体液过多:与水钠潴留大量蛋白尿致血浆清蛋白浓度下降有关。

(2)营养失调:与限制蛋白质饮食、低蛋白血症等有关。

(3)焦虑或恐惧:与疾病反复发作、医疗资源受限、临床经过凶险、预后不良有关。

(4)潜在并发症:肾衰竭(急或慢性肾衰竭)。

三、护理目标

(1)患者能自觉控制水、盐的摄入,水肿明显消退。

(2)患者能逐步达到正常活动量。

(3)无并发症发生,或能早期发现并发症并积极配合抢救。

四、护理措施

(一)一般护理

急性期患者应绝对卧床休息,以增加肾血流量和减少肾脏负担。应卧床休息 6 周～2 个月,尿液检查只有蛋白尿和镜下血尿时,方可离床活动。病情稳定后逐渐增加运动量,避免劳累和剧烈活动,坚持 1～2 年,待完全康复后才能恢复正常的体力劳动。存在水肿、高血压或心力衰竭时,应严格限制盐的摄入,一般进盐应低于 3 g/d,特别严重的病例应完全禁盐。在急性期,为减少蛋白质的分解代谢,限制蛋白质的摄取量,为 $0.5～0.8\ g/(kg \cdot d)$。当血压下降、水肿消退、尿蛋白减少后,即可逐渐增加食盐和蛋白质的量。除限制钠盐外,也应限制液体摄入量,进水量的控制本着宁少勿多的原则。每日进水量应为不显性失水量(约 500 mL)加上 24 h 尿量,此进水量包括饮食、饮水、服药、输液等所含水分的总量。另外,饮食应注意热量充足、易于消化和吸收。

(二)病情观察

注意观察水肿的范围、程度,有无胸腔积液、腹腔积液,有无呼吸困难、肺部湿啰音等急性左心衰竭的征象;监测高血压的动态变化,监测有无头痛、呕吐、颈项强直等高血压脑病的表现;观察尿的变化及肾功能的变化,及早发现有无肾衰竭的可能。

(三)用药护理

在使用降压药的过程中,要注意一定要定时、定量服用,随时监测血压的变化,还要嘱患者服药后在床边坐几分钟,然后缓慢站起,防止眩晕及直立性低血压。

(四)心理护理

患者尤其是儿童长期卧床,会产生忧郁、烦躁等心理反应,加上担心血尿、蛋白尿是否会恶化,会进一步加重精神负担。故应尽量多关心、巡视患者,随时注意患者的情绪变化和精神需要,尽快满足患者的要求。关于卧床休息需要持续的时间和病情的变化等,应适当予以说明,并要组织一些有趣的活动活跃患者的精神生活,使患者能以愉快、乐观的态度安心接受治疗。

(五)健康指导

1.预防指导

平时注意加强锻炼,增强体质。注意个人卫生,防止化脓性皮肤感染。有上呼吸道或皮肤感染时,应及时治疗。注意休息和保暖,限制活动量。

2.生活指导

急性期严格卧床休息,按照病情进展调整作息制度。掌握饮食护理的意义及原则,切实遵循饮食计划。指导患者及其家属掌握本病的基本知识和观察护理方法,消除各种不利因素,防止疾病进一步加重。

3.用药指导

遵医嘱正确使用抗生素、利尿药及降压药等,掌握不同药物的名称、剂量、给药方法,观察各种药物的疗效和不良反应。

4.心理指导

增强战胜疾病的信心,保持良好的心境,积极配合诊疗计划。

(秦　静)

第三节　急进性肾小球肾炎

急进性肾小球肾炎是一组病情发展急骤,由蛋白尿、血尿迅速发展为无尿或少尿急性肾衰竭、预后恶劣的肾小球肾炎。本病的病理改变特征为肾小球囊内细胞增生、纤维蛋白沉着,故又称为新月体型肾炎。这组疾病的发病率虽较低,但及时的诊断、充分的治疗可有效地改变疾病的预后,因此,应引起临床上高度的重视。

一、护理评估

(一)病因

本病有多种病因。一般有肾外表现者或明确原发病者称为继发性急进性肾炎,如继发于过敏性紫癜、系统性红斑狼疮等,偶尔有继发于某些原发性肾小球疾病者。病因不明者则称为原发性急进性肾炎。半数以上原发性急进性肾炎患者有上呼吸道前驱感染史,其中仅少数呈典型链球菌感染,其他一些患者呈病毒性呼吸道感染,但本病患者中流感及其他常见呼吸道病毒的血清滴度并无明显上升。

有人发现数例本病患者有柯萨奇病毒感染的血清学证据,但本病与病毒感染的关系,尚待进一步观察。此外,少数急进性肾炎患者有结核分枝杆菌抗原致敏史,在应用利福平治疗过程中发生本病,并有本病与肠道炎症性疾病相伴随存在的报告。某些化学毒物亦可能是急进性肾炎的病因,病因与各种烃化物的污染关系密切。屡有报告称应用 D-青霉胺后发生本病,可能与多克隆 B 细胞激活使自身抗体形成有关。

(二)临床表现

本病起病较急,发病前可有上呼吸道感染。临床表现似急性肾炎,可有尿量减少、血尿、蛋白尿、水肿和高血压,但病情进展快,可迅速出现少尿或无尿,肾功能损害进展急速,在数周或半年内发展为尿毒症,伴中度贫血。全身症状较重,有疲乏、无力、精神萎靡、体重下降等,可伴发热、腹痛、皮疹。但以严重的少尿、无尿迅速地发展为尿毒症为其突出表现。发展速度最快者为数小时,一般数周至数月。近年有人根据新月体肾炎的起病及进展过程将之分为两类:急性起病型及缓起型,二者新月体病变无不同,但前者系膜细胞增生轻,间质病变弥散,预后差。

(三)辅助检查

(1)尿常规:蛋白尿,血尿,也可有管型、白细胞。

(2)血液检查:白细胞轻度增多,血红蛋白、人血白蛋白水平下降,血脂水平升高。

(3)肾功能检查:血肌酐、血 BUN 水平进行性升高。

(4)免疫学检查:Ⅱ型可有血循环免疫复合物阳性,血清补体 C_3 水平降低,Ⅰ型有血清抗肾小球基底膜抗体阳性。

(5)B 超检查:双肾体积增大、饱满。

(6)肾活检组织病理检查:光学显微镜检查可见肾小囊内新月体形成是本病的特征性病理改变。

(四)治疗要点

本病较少见,但疾病过程发展快,迅速恶化,近年来治疗进展较大,效果明显提高。因此,能否对本病及时诊断,并给予正确治疗是对临床医师的挑战。

1.急性期治疗

本阶段的关键在于尽早诊断,充分治疗,及时给予针对免疫反应及炎症过程的强化抑制措施。积极给予现代治疗措施,具体治疗方法如下。

(1)皮质激素与免疫抑制药物:在类固醇激素及细胞毒性药物常规治疗基础上加用甲基泼尼松龙 1 g,静脉滴注,每日 1 次或隔日 1 次,3～4 次为一个疗程,间歇 3～4 d 后可再用 1～2 个疗程。再改为口服泼尼松 1 mg/(kg·d)。近年有报道称静脉注射环磷酰胺治疗,每月 1 次,共 6 个月,伴甲基泼尼松龙 500～1 000 mg/d,共 3 d,其后口服泼尼松 60～100 mg/d,

3 个月后减量,再逐渐撤下。经此治疗后不仅肾功能好转,尿蛋白减少,而且细胞新月体数量减少。

(2)四联疗法(又称鸡尾酒疗法):糖皮质激素、细胞毒性药物、抗凝与抑制血小板聚集药物联合使用。具体方法:①将肝素加入 200～500 mL 5％的葡萄糖液中滴入,以凝血时间延长至原来的 2 倍或尿 FDP 量下降为调节药量指标;②口服抗血小板聚集药物,如双嘧达莫等;③环磷酰胺或硫唑嘌呤的用法见前文;④泼尼松 60～120 mg,隔日 1 次,或加用甲基泼尼松龙静脉滴注。

2.复发与加重的治疗

本病有临床缓解后病情又复发的可能性,可于数月或数年内复发。治疗过程中病情加重常与感染有关,应积极控制感染。

3.慢性期治疗

必须认识到本病活动性病变控制后并不能阻止病变向慢性化发展。是否进入病程慢性期,取决于病理改变中慢性变化是否占优势。

(1)停止上述免疫炎症抑制治疗:对于慢性期患者长期大量应用免疫炎症抑制药物,不良反应是严重的。

(2)血液透析:急性期血肌酐水平高于 530 μmol/L 应尽早开始血液透析治疗,为上述免疫炎症抑制治疗"保驾"。如果肾小球滤过功能不能恢复,则必将长期依赖于透析治疗。

(3)肾移植:移植后再复发是本病的治疗中应注意的问题。

二、主要护理诊断/问题

(1)体液过多:与水钠潴留,大量蛋白尿致血浆清蛋白浓度下降有关。

(2)营养失调:与限制蛋白质饮食、低蛋白血症等有关。

(3)焦虑或恐惧:与疾病反复发作、医疗资源受限、临床经过凶险、预后不良有关。

三、护理目标

(1)患者能自觉控制水、盐的摄入,水肿明显消退。

(2)患者能逐步达到正常活动量。

(3)无并发症发生,或能早期发现并发症并积极配合抢救。

四、护理措施

(一)休息

急性期要绝对卧床休息,时间较急性肾小球肾炎更长,避免劳累。

(二)病情观察

(1)监测患者的神志、生命体征,特别是心律、心率的变化。

(2)记录 24 h 尿量,定期检测尿常规、肾功能,注意水肿的消长情况。

(3)注意电解质的变化,尤其是血钾的浓度,观察有无高钾血症的表现。

(4)密切观察是否出现各种感染的征象,如体温升高、咳嗽咳痰、白细胞计数增多等,应给予及时处理。

(三)预防和控制感染

严格执行各项无菌技术操作,定时给病室和环境消毒,控制探视人员,嘱患者避免受凉、感冒。

(四)用药护理

(1)使用激素者应饭后口服激素,以减少对胃黏膜的刺激;长期用药者要补充维生素 D 和钙剂,预防骨质疏松;大量冲击治疗时,应对患者实行保护性隔离,防止感染;告知患者不能擅自减量或停药,以免引起反跳现象。

(2)使用细胞毒类药物环磷酰胺时,嘱患者多饮水,以促进药物从尿中排出,并观察其不良反应,有无恶心、呕吐及血尿。

(3)用利尿剂治疗时尤其注意有无电解质紊乱,有无出现嗜睡、精神萎靡、呕吐、厌食、心音低钝、肌张力低或惊厥等症状。

(五)心理护理

多关心、体贴患者,尽可能减少负性情绪对疾病控制与康复的影响。

(六)健康教育

1.疾病预防指导

告知患者本病发病常与呼吸道感染有关,应加强个人卫生、注意保暖等,预防各种感染。

2.休息和活动

患病期间加强休息,病情稳定后可从事轻体力活动,痊愈后可参加体育活动,增强体质,1~2 年应避免重体力活动和劳累。

3.用药指导

告知严格遵守诊疗计划的重要性,指导患者对激素和细胞毒性药物不良反应的观察,不可擅自更改用药和停止治疗,避免使用肾毒性药物。

4.自我监测

指导患者如何监测病情变化,告知病情好转后仍需较长时间的随访。

(秦　静)

第四节　肾盂肾炎

肾盂肾炎是由各种病原微生物感染所引起的肾盂、肾盏及肾实质的感染性炎症,是尿路感染中最常见的临床类型。肾盂肾炎为上尿路感染,尿道炎和膀胱炎为下尿路感染,而肾盂肾炎常伴有下尿路感染,临床上在感染难以定位时可统称为尿路感染。本病好发于女性,尤其多见于育龄期妇女、女婴、老年女性和免疫功能低下者。

一、护理评估

(一)病因

1.病因

尿路感染最常见的致病菌是肠道革兰氏阴性杆菌,其中以大肠埃希菌最常见,占 70% 以上,其次为变形杆菌、克雷伯菌、产气杆菌、沙雷菌、产碱杆菌和葡萄球菌等。致病菌常为 1 种,极少数为 2 种以上细菌混合感染。本病偶尔可由真菌、病毒和原虫感染引起。

2.易感因素

由于机体具有多种防御尿路病原微生物感染发生的机制,所以,正常情况下细菌进入膀胱不会引起肾盂肾炎的发生。主要易感因素如下。

(1)尿路梗阻和尿流不畅:是最主要的易感因素,以尿路结石最常见。尿路不畅时,尿路的细菌不能被及时冲刷清除出尿道,在局部生长和繁殖,易引起肾盂肾炎。

(2)解剖因素:女性尿道短、直而宽,尿道口距肛门、阴道较近,易被细菌污染,故易发生上行感染。

(3)尿路器械操作:应用尿道插入性器械时(如留置导尿管和膀胱镜检查、尿道扩张等)可损伤尿道黏膜,或使细菌进入膀胱和上尿路而致感染。

(4)机体抵抗力低下:糖尿病、重症肝病、癌症晚期、艾滋病、长期应用激素和免疫抑制药等均易发生尿路感染。

3.感染途径

(1)上行感染:为最常见的感染途径,多见于女性,病原菌多为大肠埃希菌。细菌由尿道外口经膀胱、输尿管逆流上行到肾盂,引起肾盂炎症,再经肾盏、肾乳头至肾实质。

(2)血行感染:致病菌多为金黄色葡萄球菌。病原菌从体内感染灶(如扁桃体炎、鼻窦炎、龋齿或皮肤化脓性感染等)侵入血流,到达肾皮质,引起多发性小脓肿,再沿肾小管向下扩散至肾乳头、肾盂及肾盏,引起肾盂肾炎。

(3)淋巴道感染:病原菌从邻近器官的病灶经淋巴管感染。

(4)直接感染:外伤或肾、尿路附近的器官与组织感染,细菌直接蔓延至肾,引起肾盂肾炎。

(二)临床表现

按病程和病理变化可将肾盂肾炎分为急性和慢性两型。

1.急性肾盂肾炎

(1)起病急剧,病程不超过半年。

(2)全身表现:常有寒战、高热,体温升高达 38.5 ℃~40 ℃,常伴有全身不适、头痛、乏力、食欲缺乏、恶心、呕吐等全身毒血症症状。

(3)泌尿系统表现:可有腰痛、肾区不适和尿路刺激征,上输尿管点或肋腰点压痛,肾区叩击痛。重者尿外观混浊,呈脓尿、血尿。

2.慢性肾盂肾炎

急性肾盂肾炎反复发作,迁延不愈,病程超过半年即转为慢性肾盂肾炎。慢性肾盂肾炎症状一般较轻,或仅有低热、倦怠,无尿路感染症状,但多次尿细菌培养均呈阳性,称"无症状菌尿"。急性发作时症状与急性肾盂肾炎症状相似,如果不及时治疗可导致肾功能减退,最终可发展为肾衰竭。

3.并发症

常见并发症有慢性肾衰竭、肾盂积水、肾盂积脓、肾周围脓肿等。

(三)辅助检查

1.尿液检查

(1)尿常规检查:是最简便而快捷,较为可靠的检测方法。宜留清晨第一次中段尿液(排尿前应清洗外阴,排除污染),显微镜下每个高倍视野下超过 5 个白细胞称为脓尿。部分肾盂肾炎患者还可发现管型尿和镜下血尿。

(2)尿细菌检查:清洁中段尿培养菌落计数>10^5/mL有临床意义。

(3)尿感定位检查:膀胱冲洗灭菌后尿培养法准确度高,且简便易行,临床常用。尿浓缩功能、尿中 N-乙酰-β-D 氨基葡萄糖苷酶测定、$β_2$ 微球蛋白测定、尿抗体包裹细菌分析等均有助于区分上、下尿路感染。

2.影像学检查

(1)X 线检查:由于急性尿路感染本身容易产生膀胱输尿管反流,故静脉或逆行肾盂造影宜在感染消除后 4~8 周进行,急性肾盂肾炎及无并发症的复发性尿路感染并不主张常规做肾盂造影。对慢性或久治不愈患者,视需要分别做 X 线检查、静脉肾盂造影、逆行肾盂造影、排尿时膀胱输尿管造影,以检查有无梗阻、结石、输尿管狭窄或受压、肾下垂、泌尿系先天性畸形以及膀胱输尿管反流等。

此外,还可了解肾盂、肾盏结构及功能,以与肾结核、肾肿瘤等区别。肾血管造影可显示慢性肾盂肾炎的血小管有不同程度的扭曲。必要时可做肾 CT 扫描或磁共振扫描,以排除其他肾脏疾病。

(2)超声检查:是目前应用最广泛、最简便的方法。它能筛选泌尿道发育不全、先天性畸形、多囊肾、肾动脉狭窄所致的肾脏大小不匀、结石、肿瘤及前列腺疾病等。

(3)放射性核素肾图检查:可了解肾功能、尿路梗阻、膀胱输尿管反流及膀胱残余尿情况。急性肾盂肾炎的肾图特点为高峰后移,分泌段出现较正常延缓 0.5~1.0 min,排泄段下降缓慢。慢性肾盂肾炎分泌段斜率降低,峰顶变钝或增宽而后移,排泄段起始时间延迟,呈抛物线状。但上述改变并无明显特异性。

3.血液检查

发生急性肾盂肾炎时,血白细胞数升高,中性粒细胞百分比升高,血沉较快。慢性肾盂肾炎早期血肌酐、尿素氮水平正常,晚期升高。

(四)诊断

主要依据病史、体征以及尿细菌学检查进行诊断,应注意有无下尿路感染及身体其他部位的感染史。急性肾盂肾炎一般有典型的尿路刺激征症状,加上尿细菌学培养阳性,即可做出诊断,若仅有高热而尿路症状不明显,需连续两次培养,细菌均不低于 10^5/mL,且为同一种菌,才能确诊。

慢性肾盂肾炎泌尿系症状通常不明显或间歇出现尿异常,故诊断不能简单地依据发病时间的长短。应通过反复检查尿常规及尿细菌培养,证实尿路感染,并通过静脉肾盂造影证实有肾盂肾盏瘢痕形成。

(五)治疗

目的在于缓解症状,控制感染,清除感染病灶,纠正尿路异常或反流,预防并发症,防止复发,减少肾实质的损害。

1.一般治疗

鼓励患者多饮水,勤排尿,勿憋尿,以降低髓质渗透压,提高机体吞噬细胞功能,冲洗掉膀胱内的细菌。有发热等全身感染症状,应卧床休息。有膀胱刺激症状时可给予碳酸氢钠碱化尿液,缓解症状。存在膀胱输尿管反流者,可行"二次排尿法",即排尿 5 min 后再排一次。

2.急性肾盂肾炎

(1)轻型者:以口服抗生素治疗为主,疗程 14 d。用药之前先收集尿液,做细菌培养和药敏试验。首先选择对革兰氏阴性杆菌有效的药物,如喹诺酮类、半合成青霉素类和头孢菌素类抗菌药。治疗 72 h 后根据疗效评估是否继续应用,如果症状未改善,应根据药敏试验选用有效抗生素。治疗 14 d 后复查尿液,若仍为阳性菌尿,则选用敏感抗生素继续治疗 6 周。

(2)全身中毒症状重者:应静脉给予敏感抗生素,必要时联合用药,体温正常、临床症状改善、尿细菌培养转阴后,改为口服药物,完成不少于 2 周的疗程。应注意是否有肾盂积脓、肾周脓肿等并发症发生。

(3)婴幼儿患者:新生儿、婴儿和 5 岁以下的幼儿急性肾盂肾炎多数伴有尿道畸形和功能障碍,故不易根除,但有些功能障碍(如膀胱输尿管反流等)可随年龄增长而消失。一次性或多次尿路感染,在肾组织中形成局灶性瘢痕,甚至影响肾发育,近年来主张用药前尽可能先做中段尿细菌培养,停药后第 2、4、6 周应复查尿培养,以期及时发现和处理。

3. 慢性肾盂肾炎

(1)纠正和去除易感因素:治疗慢性肾盂肾炎的关键是积极寻找并去除易感因素,尽可能纠正和去除患者存在的泌尿系统解剖异常、结石、梗阻和反流等情况。

(2)抗感染治疗:急性发作时治疗与急性肾盂肾炎的治疗相同,在留取尿液标本做细菌培养后,立即给予对革兰氏阴性杆菌有效的药物治疗。若由于细菌耐药或病变部位瘢痕形成,血流量差,病灶内抗菌药浓度不足,可试用较大剂量杀菌类型抗菌药治疗,疗程 6 周。如果梗阻因素难以解除,则根据药敏选用恰当抗菌药治疗 6 周,也可考虑长时间低剂量治疗,一般选毒性低的抗菌药物治疗。

(3)糖皮质激素和非甾体抗炎药:可减轻感染导致的肾脏瘢痕。

(4)保护肾功能:血压升高可加速肾功能恶化,故慢性肾盂肾炎的长期治疗中应注意控制血压。改善微循环,改善肾脏的血供,防止肾功能进一步损害。对已出现肾功能不全者,应按照慢性肾功能不全治疗,给予低蛋白饮食,禁用肾脏毒性药物。

(六)心理-社会状况

由于起病急,症状明显,女性患者羞于检查,或反复发作,患者易产生焦虑、紧张和悲观情绪。

二、常见护理诊断/问题

1. 体温过高

体温过高与细菌感染有关。

2. 排尿异常

排尿异常与尿路感染所致的尿路刺激征有关。

3. 焦虑

焦虑与症状明显或病情反复发作有关。

4. 潜在并发症

有慢性肾衰竭、肾盂积水、肾盂积脓和肾周围脓肿。

三、护理目标

(1)患者能自觉控制水、盐的摄入,水肿明显消退。

(2)患者能逐步达到正常活动量。

(3)无并发症发生,或能早期发现并发症并积极配合抢救。

四、护理措施

1.病情观察

观察生命体征,尤其是体温变化;观察尿路刺激征及伴随症状的变化,有无并发症等。

2.生活护理

(1)休息:为患者提供安静、舒适的环境,增加休息和睡眠时间。高热患者应卧床休息,体温超过 39 ℃时需采取冰敷、酒精擦浴等措施进行物理降温。

(2)饮食护理:给予高蛋白、丰富维生素和易消化的清淡饮食,鼓励患者多饮水,每日饮水量不少于 2 000 mL。

3.药物治疗的护理

(1)遵医嘱用药,轻症者尽可能单一用药,口服有效抗生素 2 周;严重感染宜联合用药,采用肌内注射或静脉给药;已有肾功能不全者,则避免应用肾毒性抗生素。

(2)观察药物疗效,协助医师判断停药指征。

(3)注意药物的不良反应:诺氟沙星、环丙沙星可引起轻微消化道反应、皮肤瘙痒等;氨基糖苷类药物对肾脏和听神经有毒性作用,可引起耳鸣、听力下降,甚至耳聋;服磺胺类药物期间要多饮水和服用碳酸氢钠以碱化尿液,增强疗效,减少磺胺结晶的形成。

4.尿细菌学检查的标本采集

(1)宜在使用抗生素前或停药 5 d 后留取尿标本。

(2)留取清洁中段尿标本前用肥皂水清洗外阴部,不宜用消毒剂,指导患者于无菌容器内留取尿标本,于 1 h 内送检。

(3)最好取清晨第 1 次(尿液在膀胱内停留 6 h 或以上)的清洁、新鲜中段尿送检,以提高阳性率。

(4)注意尿标本中勿混入消毒液;女性患者留取尿标本时应避开月经期,防止阴道分泌物及经血混入。

5.心理护理

向患者说明紧张情绪不利于尿路刺激征的缓解,指导患者放松身心,消除紧张、情绪及恐惧心理,树立战胜疾病的信心,共同制订护理计划,积极配合治疗。

6.健康教育

(1)向患者及其家属讲解肾盂肾炎发病和加重的相关因素,积极治疗和消除易感因素。尽量避免导尿及尿道器械检查,如果必须进行,应严格无菌操作,术后应用抗菌药以防尿路感染。

(2)指导患者保持良好的生活习惯,合理饮食,多饮水,勤排尿,尽量不留残尿;保持外阴清洁,女性患者忌盆浴,注意月经期、妊娠期、产褥期卫生。

(3)加强身体锻炼,提高机体抵抗力。

(4)育龄妇女患者,急性期治愈后 1 年内应避免妊娠。与性生活有关的反复发作患者,应于性生活后立即排尿和行高锰酸钾坐浴。

(5)告知患者遵医嘱坚持按疗程应用抗菌药物是最重要的治疗措施,嘱患者不可随意增减药量或停药,以达到彻底治愈的目的,避免因治疗不彻底而演变为慢性肾盂肾炎。慢性肾盂肾炎患者应按医嘱用药,定期检查尿液,出现症状,立即就医。

(秦　静)

第五节　急性间质性肾炎

急性间质性肾炎(AIN)又称急性肾小管间质性肾炎,是一组临床出现急性肾损害、病理以肾间质炎细胞浸润及水肿为主要表现的肾脏病。根据病因可分为药物相关性 AIN、感染相关性 AIN 及自身免疫性 AIN。

一、护理评估

(一)病因

急性间质性肾炎的病因多样,大致有药物过敏、感染相关、肾移植急性排斥反应、系统性疾病伴发等。

1.药物相关性

急性间质性肾炎药物过敏是最常见 AIN 的病因,常见的致病药品有抗生素、利尿剂和制酸剂等,用药后可能出现肾功能下降及肾小管功能损害。

2.感染相关性

急性间质性肾炎肾脏局部感染和全身感染均可引起急性间质性肾炎。肾脏感染主要见于肾盂肾炎和肾结核,全身感染主要由于细菌、真菌和病毒感染。

3.自身免疫性

急性间质性肾炎结节病、干燥综合征、系统性红斑狼疮等自身免疫性疾病均可能引起自身免疫性急性间质性肾炎。

(二)临床表现

1.药物相关性急性间质性肾炎

主要表现为突发的肾小球滤过率下降,血清尿素氮、肌酐水平进行性升高,可伴有恶心、呕吐、消瘦、疲乏无力、发热、皮疹、关节痛等症状。伴或不伴有少尿,血压多正常。发热、皮疹、嗜酸性粒细胞增多称为三联征。

2.感染相关性急性间质性肾炎

有原发病的临床表现,如发热、寒战、血白细胞增多等感染中毒症状或午后低热、盗汗、食欲差等结核中毒症状,以及感染部位的症状。如果是肾脏局部感染,则有腰、背痛和肾区叩痛。

3.自身免疫性急性间质性肾炎

主要是原发病的表现。原发病的表现随着病种的不同而迥异,肾脏病变也不同,因此临床表现差异大,但是多有间质性肾炎的临床表现。

(三)辅助检查

1.尿液检查

一般为少量蛋白尿、无菌性白细胞尿、嗜酸性粒细胞尿(比例高于 5%)、肾性糖尿、低渗尿。

2.血液检查

肌酐和尿素氮水平升高,高钾、高氯等电解质紊乱,代谢性酸中毒等,有菌血症时,血培养阳性。

3.B超检查

肾脏呈正常大小或体积增大,皮质回声增强,等同于或高于肝脏回声。

4.病理学检查

肾间质水肿伴灶性或弥散性炎细胞浸润,肾小管可有不同程度的退行性变,肾小球和肾血管正常或病变较轻。

(四)治疗

1.药物相关性急性间质性肾炎的治疗原则

治疗原则为去除病因,支持治疗以防治并发症,促进肾功能恢复。

(1)一般治疗:应力争去除病因,首先停用相关药物或可疑药物,避免再次使用同类药物。支持治疗主要在于对急性肾衰竭及其并发症的非透析治疗或透析治疗,主要目标是改善症状并减少并发症。

(2)特殊治疗:如果停用致病药物数周后,患者的肾功能未能得到改善,肾衰竭程度过重且病理提示肾间质弥散性炎细胞浸润或肾脏病理显示肉芽肿性肾间质肾炎,有必要早期给予糖皮质激素治疗,常可获得利尿、加速肾功能改善的疗效。

2.感染相关性急性间质性肾炎

针对可疑病原体给予积极抗感染及支持治疗最重要,对重症呈少尿或无尿型急性肾衰竭表现或伴有多器官衰竭的病例,应按急性肾衰竭治疗原则给予替代治疗。

3.自身免疫性急性间质性肾炎

特发性急性间质性肾炎的治疗主要是支持治疗和免疫抑制治疗。对病情较重者及伴有肉芽肿的特发性急性间质性肾炎,应早期应用中等剂量的激素治疗,必要时,可考虑给予甲泼尼龙冲击治疗。若无效或停药后复发,则可考虑应用其他免疫抑制剂(如环磷酰胺或环孢素等)治疗,仍可获得满意疗效,但需要特别注意监测这些药物的不良反应。

二、常见护理诊断/问题

(1)体液过多与肾小球滤过率下降、水钠潴留有关。

(2)有电解质和酸碱失衡的危险与肾小管功能异常有关。

(3)有感染的危险与贫血、抵抗力下降有关。

(4)有皮肤完整受损的危险与高度水肿有关。

(5)患者缺乏疾病预防及用药相关知识。

(6)潜在并发症有急性肾衰竭等。

三、护理目标

(1)体液平衡,表现为水肿消退、尿量增加、尿分析结果正常。

(2)电解质和酸碱平衡,表现为血液生化指标正常,呼吸平稳。

(3)避免及减轻肾实质的损伤,防止肾衰竭。

(4)避免全身或局部的感染,皮肤完好无损。

(5)学习掌握疾病相关知识,了解疾病过程和治疗方案。

四、护理措施

1.一般护理

嘱患者卧床休息。对水肿明显者,给予无盐饮食,水肿减轻后,给予低盐饮食,饮食应易消化、富含维生素。对出现急性肾功能不全者,限制蛋白质摄入量、给予优质蛋白、维持营养状态。

2.心理护理

鼓励患者表达自己的想法,适时给予心理支持。对焦虑、紧张的患者给予心理疏导。

3.治疗配合

针对病因治疗,例如,药物过敏所致的急性间质性肾炎,应该找到致敏药物,并立即停用,可以应用糖皮质激素,同时加强支持治疗,必要时,给予透析支持治疗。

尽量减轻肾功能受损,加速肾功能的恢复。例如,感染引起的急性间质性肾炎,应控制感染,预防出现医院内感染,提供安静、舒适的环境。

4.用药护理

停用致敏药物,慎用对肾功能有影响的药物,纠正酸碱和电解质平衡紊乱,治疗并发症。

5.心理-社会因素与健康教育

应尽快明确病因,即刻停用致病药物,经适当治疗后,肾功能可以部分或完全恢复。但由于起病病因、病程长短、肾功能受损程度、间质浸润和纤维化情况及治疗及时与否均可影响肾功能的恢复时间和程度,而且肾功能的恢复还取决于多学科的协作和综合治疗的措施,因此,帮助患者掌握本病知识,对健康人群宣教用药常识,与社区医护人员相互支持、通力协作。

(秦　静)

第六节　慢性间质性肾炎

慢性间质性肾炎是由不同病因引起的一组以肾间质纤维化及肾小管萎缩伴慢性炎细胞浸润为主要病理表现的临床病理综合征,又称慢性肾小管间质性肾炎。

一、护理评估

(一)病因

引起该病的原因较多,常见的有药物、重金属、放射线、血管疾病、尿路梗阻、代谢疾病、免疫疾病、肉芽肿病、感染、血液病、遗传病等。

1.微生物感染

微生物感染引起的慢性间质性肾炎患者尿流动力学出现异常,容易出现尿路的感染,慢性非梗阻反流性肾盂肾炎是慢性间质性肾炎的常见原因。

2.中毒引起的慢性间质性肾炎

引起中毒性慢性间质性肾炎的因素有很多,包括止痛剂、某些化疗药物、重金属、放射线等因素。

(二)临床表现

1.微生物感染引起的慢性间质性肾炎

慢性非梗阻反流性肾盂肾炎多见于儿童,排尿或膀胱充盈时有腰痛,排尿间歇短而尿量多,并发感染时有肾盂肾炎发作。另外,还有肾小管功能障碍的临床表现,例如,尿液酸化功能、浓缩功能障碍,早期一般无水肿。

2.中毒性慢性间质性肾炎

止痛剂中毒者,以年轻女性多见,长期服用止痛剂后出现肾小管功能受损;化疗药物中毒者,表现为化疗后出现蛋白尿和肾功能改变;重金属中毒后出现肾小管功能损害,锂中毒可以出现肾性尿崩症,铅中毒除了全身表现外,在肾脏表现为肾小管功能失常,出现肾性糖尿、氨基酸尿、蛋白尿、管型尿及尿铅排量增加等。

(三)辅助检查

(1)尿液检查:蛋白尿、红细胞和白细胞尿,感染时有脓尿、糖尿、低渗透尿等。

(2)血液检查:代谢性酸中毒、低钠、低钾等。

(3)病理学检查:肾间质纤维化,肾小管和肾血管萎缩。

(4)影像学检查:微生物感染引起的慢性间质性肾炎可见病侧肾盂肾盏腔增大,输尿管扩张,肾皮质区变薄;止痛剂性肾病的X线表现为戒指征或环形影,铅中毒者骨X线检查可见骨硬化现象。

(四)治疗

1.尿路感染

对于细菌感染引起的慢性间质性肾炎应用抗生素、抗感染药时,注意细菌敏感性的变化、用量和疗程,并根据肾功能状态调整药物用量,尽量选择对肾脏毒性小的药物。

2.镇痛剂性肾病

早期诊断至关重要,做出诊断后,即应停止服用有关药物,减少非那西汀投放量,有助于预防本病的发生。

3.梗阻性肾病

根据梗阻的病因解除梗阻,同时控制感染并保存肾功能。

4.中毒性肾病

中毒性肾病由药物引起,应停用该药。中毒性肾病由重金属引起,应减少接触重金属并用解毒药。

二、常见护理诊断/问题

(1)有生命体征改变的可能与疾病严重程度有关。

(2)饮食习惯与摄入量改变与肌酐水平升高引起的消化功能紊乱有关。

(3)恐惧与慢性疾病引起的全身不适有关。

(4)健康维护能力降低与滥用药物或重金属慢性中毒引起的机体功能改变有关。

(5)患者缺乏疾病治疗和护理知识。

三、护理目标

(1)通过治疗维持正常生命体征。

(2)纠正营养不良,改善机体一般情况。

(3)患者的不安情绪得到缓解。

(4)患者的病情变化得到及时的评估和处理。

(5)患者得到全面的、系统的健康维护。

四、护理措施

1.一般护理

嘱患者卧床休息,提供安静、舒适环境,给予优质蛋白、高营养、低盐饮食。

2.心理护理与治疗

护士应了解患者及其家属对本病的认知程度,及时提供各种治疗信息,帮助患者树立对治疗的信心,积极参与检查和治疗,保证治疗和护理的连续性,做好心理关怀,创造舒适的休息环境,减轻和控制症状,增加患者的生活乐趣。

3.用药配合

对有尿路感染的患者,选用敏感的抗生素。对有尿路梗阻的患者,应在控制感染后手术解除尿路梗阻。寻找引起肾功能恶化的原因,通过治疗减缓肾功能的下降。

4.健康指导

指导患者应用正确的饮食方法,改变一些不良的生活习惯,避免肾损害因素,定期检查,了解肾功能的情况。告知患者避免长期应用止痛药;对进行化疗的患者,在化疗期间密切观察肾脏功能改变;对于接触重金属者,应定期检查肾脏功能,以了解是否存在重金属引起的肾脏病变。如果出现肾脏病变,应该立即停止应用止痛药或化疗药,脱离重金属环境。

(秦　静)

第七节　肾小管性酸中毒

肾小管性酸中毒(renal tubular acidosis,RTA)是近端肾小管对碳酸氢盐离子的重吸收障碍或者远端肾小管管腔与管周液间 pH 梯度建立障碍所引起的代谢性酸中毒。临床上将肾小管性酸中毒分为Ⅰ型(远端型)肾小管性酸中毒、Ⅱ型(近端型)肾小管性酸中毒(proximal renal tubular acidosis,PRTA)、Ⅲ型(混合型)肾小管性酸中毒和Ⅳ型(高血钾型)肾小管性酸中毒。

一、护理评估

(一)病因

1.Ⅰ型肾小管性酸中毒

该型分为原发性和继发性。原发者见于先天性肾小管功能缺陷,多为常染色体显性遗传,也有隐性遗传和特发病例;继发者可见于很多疾病,如肾盂肾炎、药物性或中毒性肾病、甲状腺功能亢进、肾髓质囊性病、系统性红斑狼疮等。

2.Ⅱ型(近端)肾小管性酸中毒

有原发性、继发性和一过性,原发性者多为常染色体显性遗传;继发性者可能由药物、镉等中毒、遗传性疾病、多发性骨髓瘤、肾小管间质性疾病等引起;一过性者多发生于婴儿。

3.Ⅲ型(混合型)肾小管性酸中毒

Ⅱ型与Ⅲ型肾小管性酸中毒并发。

4.Ⅳ型肾小管性酸中毒

病因主要有两种,一是醛固酮分泌减少,二是远端肾小管对醛固酮的反应减弱。

(二)临床表现

1.Ⅰ型肾小管性酸中毒

该型多见于女性,多发病于 20~40 岁。主要有高氯性代谢性酸中毒及电解质紊乱而引起的系列表现。

(1)慢性高氯性代谢性酸中毒:临床上,通常在晚期才有典型的酸中毒表现,如食欲差、呕吐、深大呼吸及神志改变等。

(2)电解质紊乱:由于远端肾单位氢泵与皮质集合管氢、钾泵功能减退而出现酸中毒与低血钾。

(3)肾性骨病:肾小管性酸中毒可抑制对钙的再吸收和维生素 D 的活化,而引起高尿钙和低血钙,后者又可继发甲状旁腺功能亢进。

因此,患者又可有低血磷及肾性骨病,患者常有骨痛、肾性骨折,小儿则可有骨畸形、侏儒、牙齿易松动、脱落。

(4)高钙尿、肾结石与肾钙化:由于大量排 Ca^{2+},极易发生钙沉着而形成肾结石和肾钙化、继发感染与梗阻性肾病。

(5)肾功能:早期即有尿浓缩功能障碍,再加上溶质利尿,因此,有的患者可以多尿、烦渴和多饮为最早症状,晚期肾小球功能受损而导致尿毒症。

2.Ⅱ型肾小管性酸中毒

该型常见于幼儿期,较多见于男性。少数患者随年龄增长可自行缓解,主要表现如下。

(1)高氯性代谢性酸中毒。

(2)一般患者低钾表现比较明显,而低血钙与骨病较轻。

(3)可同时有其他近曲小管功能障碍,如糖尿、氨基酸尿等。

3.混合型肾小管性酸中毒

Ⅱ和Ⅲ两型混合存在,该型在临床并无特殊重要性。

4.Ⅳ型肾小管性酸中毒

Ⅳ型肾小管性酸中毒以高氯性酸中毒及持续型高血钾为特点。本型多见于老年人。临床常伴轻度肾功能不全、氮质血症,但阴离子正常,血氯水平升高,且酸中毒、高血钾程度与肾功能减退程度不相称。尿 NH_4^+ 浓度降低,酸中毒时,尿可呈酸性,尿碳酸氢根离子排出不多。

(三)辅助检查

(1)血液检查:查看电解质及血气分析的变化,如Ⅰ型肾小管性酸中毒常引起低钾血症和高钠血症,Ⅱ型肾小管性酸中毒可引起低磷血症,而Ⅳ型肾小管性酸中毒常伴有高钾血症。

(2)尿液检查:观察尿量及尿的酸碱度变化。

(3)肾脏 B 超:肾脏呈弥散性损害。

(四)治疗

1.纠正代谢性酸中毒

可用枸橼酸钾和枸橼酸钠混合液,如复方枸橼酸合剂(Shohl 合剂)、Albright 合剂、枸橼酸合剂等。依血碳酸氢根水平及呼吸代偿能力、血 pH 综合判断用量,用药量应足以使血 pH 和二氧化碳结合力(CO_2CP)维持在正常范围。

2.纠正骨质疏松

对儿童患者或骨质软化的成人患者,需给予钙剂和维生素 D。每日维生素 D 5 000 单位,促进钙的吸收和加速骨质恢复。需定期监测血钙水平,以防发生高钙血症。还可肌内注射苯丙酸诺龙,以利于骨质成长。

3.消除结石远端

本病往往发生多发肾结石,对于较大结石、估计不能自行排出或引起梗阻的结石,可做体外冲击波碎石治疗。

二、常见护理诊断/问题

(1)体液不足与疾病所致多尿有关。

(2)活动无耐力与本病造成的肾性骨病、骨折或手足抽搐有关。

(3)潜在并发症有严重电解质紊乱造成的急性或慢性肾功能不全、骨病、肾结石等。

(4)患者缺乏与疾病相关的知识。

三、护理目标

(1)维持体液、电解质及酸碱平衡,使患者不发生脱水症状。

(2)治疗原发病,不影响患者日常活动。

(3)积极治疗疾病,延缓肾小管功能进一步损伤与恶化。

(4)患者掌握本病知识,了解遵医嘱服药的意义及必要性。

四、护理措施

1.一般护理

(1)肾小管性酸中毒严重者,需卧床休息,必要时,予以吸氧、镇静等护理。如发生低血钙引起手足抽搐,在遵医嘱用药的同时,应严格卧床以防摔伤。

(2)做好低钾、低钙等电解质紊乱及代谢性酸中毒的病情观察。

(3)准确记录出入量:出入量是反映机体内水、电解质、酸碱平衡的重要指标,可直接反映患者病情的变化。

(4)做好各项化验检查:各项化验检查为病情诊断提供良好的依据,所以应正确收集血、尿等各种标本,及时送检。

2.饮食护理

保持电解质、酸碱度的平衡,维持营养物质的摄入,对于恶心、呕吐的患者,要及时服用止吐药物,同时可给予清淡、易消化的饮食。

3.病情观察

(1)观察低血钾表现,如有无恶心、呕吐、肌无力和软瘫、腹胀等表现,应给予相应的护理。

(2)观察低钙的表现,如骨痛、抽搐、骨发育不良等表现。

(3)观察尿量及尿酸碱度的变化。

(4)观察患者神志、体温、脉搏、呼吸、血压、大小便及用药后的反应,这些情况既可提示疾病进展,又利于发现病情异常变化。

4.心理护理

由于本病的并发症较多,应主动与患者进行沟通,详细讲解疾病的发病机制及预后情况,消除患者的恐惧等不良情绪,以便能积极配合诊断、治疗和护理。还要及时与患者家属沟通,有利于患者得到更多关心和支持。

5.健康教育

(1)肾小管性酸中毒患者的酸碱失衡,尿素可从唾液腺、汗腺排出,在皮肤上沉着,引起口臭、口腔溃疡,所以在加强口腔及皮肤护理的同时,应做好卫生宣教,注意个人卫生。

(2)肾小管性酸中毒易反复发作,要做好卫生宣教及出院指导。让患者合理安排饮食起居,避免上呼吸道感染及其他部位的感染,并加强锻炼,增强机体抵抗力。

(秦　静)

第八节　糖尿病肾病

糖尿病肾病(DN)又称糖尿病肾脏病(DKD),指糖尿病导致的肾脏疾病。当今随着糖尿病患病率的日益升高,DN 的患病率也在显著上升,DN 在欧美发达国家已成为导致终末期肾病(ESRD)的首位原因,在我国仅次于慢性肾小球肾炎,是导致 ESRD 的第二位疾病。因此对 DN 的防治应高度重视。

一、护理评估

(一)病因

糖尿病肾病的发病原因十分复杂,包括众多参与因素。糖代谢障碍导致血糖水平过高,在一定的遗传背景以及一些相关的获得危险性因子参与下,通过启动许多细胞因子的网络,最终造成全身一些重要器官的损害,其中肾脏损害即为糖尿病肾病。糖尿病肾病的病因包括如下。

1.遗传因素

遗传因素与糖尿病肾病的发生有十分密切的关系。不论是胰岛素依赖型还是非胰岛素依赖型糖尿病,男性发生糖尿病肾病的比例一般较女性高。

2.肾脏血流动力学异常

在 1 型糖尿病肾病中约 1/2 的病例 GFR 上升 25%～50%,在 2 型糖尿病肾病中,GRF 过高不仅表现为基础值较常人升高,还表现为增加蛋白质摄入量后,上升的程度更为显著,除 GFR 过高以外,本病患者的肾血流量也显著升高。

3.血糖过高引致代谢改变为影响糖尿病肾病发生的关键

不少临床试验证明,糖尿病肾病的发生与血糖控制情况有关。血糖导致主要通过肾脏血流动力学改变以及代谢异常引致肾脏损害,其中代谢异常导致损害的机制主要有肾组织糖代谢紊乱。

4.高血压

几乎任何糖尿病肾病均伴有高血压,在 1 型糖尿病肾病中高血压与蛋白尿平行发生,而在 2 型糖尿病肾病中则常在糖尿病肾病发生前即出现。

5.血管活性物质代谢异常

(1)血管紧张素系统激活。

(2)内皮系统代谢异常。

(3)前列腺素族代谢异常。

(4)生长因子代谢异常。

(二)临床表现

1.水肿

早期糖尿病肾病患者一般没有水肿,少数患者在血浆蛋白水平降低前,可有轻度水肿,当 24 h 尿蛋白超过 3 g 时,水肿就会出现。明显的全身水肿,仅见于糖尿病性肾病迅速发展者。

2.贫血

有明显氮质血症的糖尿病患者,可有轻度至中度的贫血,用铁剂治疗无效。贫血为红细胞生成障碍所致,可能与长期限制蛋白质饮食、氮质血症有关。

3.蛋白尿

开始由于肾小球滤过压升高和滤过膜上电荷改变,尿中仅有微量清蛋白出现,为选择性蛋白尿,没有球蛋白增加,这种状态可持续多年。随着肾小球基底膜滤孔的增大,大分子物质可以通过而出现非选择性临床蛋白尿,随病变的进一步发展,尿蛋白逐渐变为持续性重度蛋白尿,如果尿蛋白每日超过 3 g,是预后不良的征象。糖尿病性肾病患者蛋白尿的严重程度多呈进行性发展,直至出现肾病综合征。

4.高血压

高血压在糖尿病性肾病患者中常见。严重的肾病多合并高血压,而高血压能加速糖尿病肾病的进展和恶化。故有效地控制高血压是十分重要的。

5.其他症状

(1)网膜病变:如眼底出血、血管硬化等。

(2)神经病变:如累及自主神经时,膀胱反射功能减退导致排尿困难、尿潴留等。

(三)辅助检查

1.尿微量清蛋白测定

正常人尿清蛋白(UAE)每分钟低于 20 μg,而微量清蛋白(每分钟 20～200 μg)为早期糖尿病肾病的特征,若 6 个月内连现两次尿 UAE 每分钟高于 20 μg 但低于 200 μg 并能排除其他可能引起 UAE 增加的原因(如糖尿病酮症酸中毒、尿路感染、运动、原发性高血压、心力衰竭等),即可诊断为糖尿病肾病。

2.肾功能检测

用 ^{99m}Tc-DTPA 测定肾小球滤过率及肾血流量,以反映糖尿病肾病早期肾小球高滤过状态。

3.肾脏 B 超和腹部 X 线片

肾脏体积增大,为早期糖尿病肾损害的标志。

4.肾活检

肾活检可提供特异性的诊断依据,对糖尿病微量清蛋白尿者,进行肾活检有助于确诊早期糖尿病肾病。

(四)治疗

1.饮食治疗

从进入临床 DN 期开始,蛋白质摄入量即应减少为 0.8 g/(kg·d);从 GFR 下降开始,即应实施低蛋白饮食,即蛋白质摄入量为 0.6 g/(kg·d),应以优质蛋白为主,并可适当补充 α-酮酸制剂,剂量为 0.12 g/(kg·d)。在进行上述饮食治疗时,热量摄入量需维持于 125.6~146.5 kJ,但是肥胖的 2 型糖尿病患者需酌情减少热量,直至达到标准体重。

2.降低血糖治疗

(1)胰岛素:中晚期 DN 患者常需要用胰岛素控制血糖。肾功能不全时,胰岛素降解减少,体内胰岛素常蓄积,而需要减少胰岛素用量,肾功能不全患者应用胰岛素需要仔细观察血糖反应,实时调整用量。

(2)刺激胰岛 β 细胞药物:包括磺胺类药、格列奈类药及二肽基肽酶Ⅳ(DPP4)抑制剂。

(3)胰岛素增敏剂:包括双胍类药及噻唑烷二酮类药。

(4)糖苷酶抑制剂:如阿卡波糖等。血糖控制标准为空腹血糖<6.1 mmol/L、餐后 2 h 血糖<8.0 mmol/L、糖化血红蛋白<7%。肾功能受损的患者及老年人,过于严格地控制血糖将增加低血糖发生的危险,应该认真避免。

3.减少尿(白)蛋白治疗

(1)ACEI 或 ARB:可以降低 DN 患者的尿(白)蛋白,并延缓 DN 进展。

(2)舒洛地特:一种高纯度糖胺聚糖类药,能减少尿蛋白排泄。

4.降低高血压治疗

应将 DN 患者血压控制至17.7/10.7kPa(130/80 mmHg),能耐受者可以降得更低,但是对老年患者的降压目标值需酌情放宽,降至(18.7~20)/(10.7~12)kPa,即(140~150)/(80~90)mmHg。一般而言,从降压治疗开始即需要联合用药,常以血管紧张素转化酶抑制剂(ACEI)或血管紧张素Ⅱ受体阻滞剂(ARB)为基础药物,首先联合利尿剂或二氢吡啶钙离子通道阻滞剂,血压控制不满意时再加其他降压药。

5.调血脂治疗

调血脂治疗的目标值如下:血清总胆固醇<4.5 mmol/L、低密度脂蛋白胆固醇<2.5 mmol/L、高密度脂蛋白胆固醇>1.1 mmol/L、三酰甘油<1.5 mmol/L。如果以胆固醇升高为主,宜用他汀类降脂药,如洛伐他汀;以甘油三酯水平升高为主,可选择贝特类降脂药,如非诺贝特。

二、常见护理诊断/问题

(1)营养失调(低于机体需要量)与糖代谢紊乱、蛋白丢失、低蛋白血症有关。

(2)活动无耐力与贫血、水肿、血压高等因素有关。

(3)有感染的危险与皮肤水肿、蛋白丢失致机体营养不良、透析等因素有关。

三、护理目标

(1)维持正常糖代谢,科学进食,营养状况逐步改善。

(2)活动耐力增加,能自理日常生活。

(3)无感染发生或发生感染时被及时发现和处理。

四、护理措施

1.一般护理

(1)提供安静并且没有感染的休养环境。

(2)向患者及其家属讲解糖尿病的危害,通过控制血糖减轻糖尿病肾病的病理改变。

(3)病情轻的患者注意劳逸结合,无高血压,水肿不明显,无肾功能损害,蛋白不多的患者可适当参加体育锻炼以增强体质,预防感染;对水肿明显,血压较高的患者或肾功能不全的患者,强调卧床休息,按病情给予相应的护理级别。

(4)监测体重,每日 2 次,每次在固定时间穿着相同衣服测量。

(5)记录 24 h 出入量,限制水的摄入,水的摄入量应控制在前 1 d 尿量加 500 mL。

(6)观察尿量、颜色、性状变化:有明显异常及时向医师报告,每周至少化验尿常规和尿比重1 次。

(7)注意观察患者的血压、水肿、尿量、尿检结果及肾功能变化,如有少尿、水肿、高血压,应及时向主管医师报告,给予相应的处理。

(8)注意观察患者的神志、呼吸、血压心率的变化:注意高血压脑病、心功能不全的先兆症状。

(9)密切观察患者的生化指标:观察有无贫血、电解质紊乱、酸碱失衡、尿素氮水平升高、血糖变化等情况。如果发现异常,及时向医师报告并处理。

(10)指导使用胰岛素的患者,根据血糖、尿糖计算胰岛素的剂量。

(11)密切观察患者的病情变化,监测患者尿糖、蛋白尿、肾功能、尿酮体、血钾的变化,观察患者呼吸的频率和深度,有无库斯曼呼吸,有无烂苹果气味,有无恶心、呕吐,"三多一少"症状是否加重等。若发现异常情况,应立即通知医师,遵医嘱给予处理。

2. 皮肤护理

(1)糖尿病肾病患者皮肤内含糖量增加,适宜细菌繁殖,血糖水平升高,血液中嗜中性粒细胞移动缓慢,杀菌能力降低,加上机体形成抗体的能力下降,故常并发皮肤化脓性感染、真菌感染,应加强皮肤护理,保持皮肤清洁,勤换衣服,皮肤干燥者涂油保护,并及时治疗毛囊炎。

(2)糖尿病肾病患者常伴有血管病变,可引起肢体缺血或血管栓塞,在感染和外伤的基础上极易发生组织坏死,容易合并足部坏死。

(3)处理创面,切除坏死组织,彻底清创,每日换药 1 次,换药时用 0.9% 的氯化钠注射液和 3% 的过氧化氢溶液冲洗。

(4)每晚用温水(40 ℃)泡脚 20 min,泡后用软毛巾轻轻擦干,防止任何微小的损伤,忌用热水袋,以免烫伤。

(5)趾甲不宜过短,以免损伤甲沟,引起感染。

(6)经常观察足背动脉搏动、皮肤色泽及弹性,及时发现缺血现象。

(7)避免各种外伤,如摔伤、挤压伤等。鞋的松紧要适宜,鞋口不要太紧。

3. 水肿护理

(1)糖尿病肾病患者因长期低蛋白,常发生水肿,加上小血管病变引起组织营养不良,易导致皮肤破损甚至压疮。

(2)患者卧床休息时应避免局部长时间受压。每 2 h 协助患者翻身 1 次,协助翻身时应避免拖、拉、拽等动作,特别是对需要便盆的患者,动作要轻柔,以免擦伤皮肤。

(3)由于体内蛋白的丢失、长期水肿和循环障碍,皮肤抵抗力和愈合力降低,弹性逐渐丧失,容易受损伤,应经常擦洗和翻身,并保持被褥干燥、平整,每日用 50 ℃的温水擦背及骨突处,以免发生压疮。

（4）定时观察并按摩容易发生压疮的部位。

（5）适当抬高肢体，加快静脉回流以减轻水肿。

（6）对水肿轻者限制活动，重者卧床休息，并抬高下肢。

（7）对已发生压疮者，按常规治疗。

4. 饮食护理

（1）教会患者及其亲属根据标准体重、热量标准来计算饮食中的蛋白质、脂肪和糖类的含量，并教会患者如何分配三餐食物，及合理安排膳食结构。对肾功能不全的患者可控制植物蛋白的摄入量，以减轻肾脏负担。

（2）根据患者的具体情况，与营养师一起根据患者的体重、病情计算出每日所需要热量及糖类、蛋白质、脂肪的比例，并按照要求提供食物，鼓励患者按时定量进餐。

（3）提供优质高蛋白饮食，如牛奶、鸡蛋、鱼类，肾功能不全时要控制植物蛋白的摄入。

（4）在平时膳食时要保证膳食中糖类的摄入，又要控制糖类的摄入，控制血糖，通过提供足够的热量以减少自体蛋白质的分解。

（5）限制钠的摄入，每日膳食中钠应低于 3 g，少尿时应控制钾的摄入，保证全面营养。

5. 心理护理

（1）安慰患者，鼓励患者讲出心中的感受，以消除紧张情绪，保持思想乐观，情绪稳定。

（2）主动向患者介绍环境及同病室的病友，消除患者的陌生和紧张。

（3）耐心向患者解释病情，使患者认识到目前不能根本治愈糖尿病，如果控制不佳可以导致糖尿病肾病，对糖尿病肾病应严格按糖尿病饮食进行治疗，还要注意肾功能的变化，大多数糖尿病肾病可以通过治疗得到控制。

（4）向患者解释使用胰岛素的好处，通过使用胰岛素可以降低血糖水平，有利于肾病的恢复。

（5）增加患者的探视次数，必要时留家属陪伴，通过良好的思想沟通，减轻患者的思想压力，有利于病愈。

6. 健康教育

（1）患者出院后随身带有写有姓名、年龄、住址、诊断证明、目前所用药物和剂量的卡片，携带急救盒，以便在发生低血糖抢救时参考。

（2）避免过劳、外伤、精神创伤，保持情绪稳定，按时服药，避免受凉感冒及各种感染。在呼吸道感染疾病流行期，尽量少到公共场所。

（3）督促、检查、协助患者及其家属完成糖尿病的自我监测，按要求完成尿糖、血糖测定，以便为调整用药提供依据。

（4）督促患者按医嘱服药，并注意观察治疗效果，要严格控制血糖和尿糖，一般来说，空腹血糖应控制在 $5.6 \sim 7.8$ mmol/L，合并高血压者应把血压控制在 $16.7 \sim 17.5/10.5 \sim 11.5$ kPa（$125 \sim 131/79 \sim 86$ mmHg）。

（5）指导饮食。低蛋白饮食可减少肾小球的滤过率，还可使尿蛋白排出量减少，故目前多主张低蛋白饮食。一期患者蛋白质摄入量控制在每日每千克体重 1 g，二期患者以每日每千克体重 $0.6 \sim 0.8$ g 为宜，并以动物蛋白为主。

（6）应用利尿药。对有水肿的患者可按医嘱使用利尿药，同时适当限制水和钠的摄入，以减轻肾脏负担。

（7）防止尿路感染。尿路感染会使糖尿病加重，最后导致肾衰竭，所以，积极预防和治疗尿路感染非常重要。要搞好个人卫生，尤其是女性要注意会阴部清洁卫生。对有感染者应查明感染细菌或做药敏试验，选择适当的抗生素治疗。

（8）定期做尿微量清蛋白监测，尿常规、肾功能检查，以便及时掌握病情变化。

（秦　静）

第九节　狼疮性肾炎

狼疮性肾炎（LN）是系统性红斑狼疮（SLE）最常见的脏器并发症，临床上可表现为血尿和/或蛋白尿、肾病综合征、急性或慢性肾衰竭等。多数患者用糖皮质激素联合免疫抑制剂治疗效果较好，但是部分患者长期预后不良。严重的 LN 是影响 SLE 患者预后的主要原因之一。

一、护理评估

（一）病因

本病可能与遗传因素（补体缺乏等）、激素（雌激素、催乳素、雄激素）和环境因素（紫外线、药物、感染）等有关。狼疮性肾炎占我国终末期肾病的 1%～3%，好发于育龄女性，也可见于儿童、青壮年男性和老人。

（二）临床表现

我国狼疮性肾炎的患病率为 70/10 万人。90%以上的本病患者为女性，主要为中、青年，男、女性患者的比例为1∶9。大部分肾受累发生于皮疹、关节炎、血细胞减少等全身受累后，但约 1/4 的患者以肾脏为首发表现，其中 5%的肾受累持续数年后才出现全身多系统受累的表现。由于本病的病理改变有多样性，临床表现多种多样，大致可分为下述几种类型。

1. 轻型

轻型占 30%～50%。无症状，血压正常，无水肿。仅有尿常规检查异常，尿蛋白阴性或小于＋＋，或低于 1 g/d，常有镜下血尿及红细胞管型尿，肾功能正常。病理改变多表现为系膜增生性或局灶性肾小球肾炎。

2. 肾病综合征

约 40%的患者起病呈肾病综合征表现。可分为两种类型。

（1）肾病综合征：呈大量蛋白尿、低蛋白血症及水肿，可有镜下血尿。此型病理多为膜性、少数系膜增生性肾小球肾炎，病变进展缓慢。

（2）肾病综合征伴明显的肾炎综合征：有血尿、高血压、肾功能损害，常伴有明显的全身活动性狼疮的表现。半数以上为弥散增生性肾小球肾炎。

3. 慢性肾炎型

慢性肾炎型占 35%～50%，患者有高血压、不同程度的蛋白尿、尿沉渣中有大量红细胞及管型，肾功能损害以至肾衰竭。病理改变多为弥散增生性病变，常见肾小球硬化和肾小管萎缩。

4. 急性肾衰竭型

患者于短时期内出现少尿型急性肾衰竭,常伴活跃的全身系统性病表现。病理呈新月体肾小球肾炎、严重弥散增生、伴血管病变及肾小管间质炎性病变。

5. 肾小管损害型

44％的患者存在着不同程度的肾小管功能损害,肾小管性酸中毒伴肾钙化、结石、尿镁丢失等表现时,应考虑到狼疮性肾炎的可能性。

6. 抗磷脂抗体型

抗磷脂抗体阳性,临床上主要表现为大、小动脉血栓及栓塞、血小板减少及反复自然流产。对肾血管的影响可导致肾功能损害,特别是急性肾衰竭。

7. 临床"寂静"型

临床症状及体征均无肾受累表现,尿常规化验为阴性,但病理为阳性。

(三)辅助检查

1. 尿常规检查

可有不同程度的蛋白尿、镜下血尿、白细胞、红细胞及管型尿。

2. 血常规检查

多数有中度贫血,偶尔呈溶血性贫血,血白细胞水平下降,血小板少于 $100×10^9/L$,血沉较快。

3. 免疫学检查

血清多种自身抗体阳性,γ-球蛋白水平显著升高,血循环免疫复合物阳性,发生低补体血症,尤其在活动期。血红斑狼疮细胞阳性,皮肤狼疮带试验阳性。

4. 影像学检查

B超显示双肾增大提示急性病变。部分患者并发肝、脾肿大或心包炎。

5. 肾活检

可了解病理类型、病变活动性和决定治疗方案。对于以肾脏损害为首发表现的系统性红斑狼疮,肾活检有助于确诊。

(四)治疗

(1)轻型系统性红斑狼疮(如仅有皮疹、低热或关节症状等)和免疫血清学检查异常:若尿检正常,肾活检显示肾小球正常或轻微病变,酌情用非甾体抗炎药改善症状,密切追踪病情变化;若尿检异常,肾活检显示肾小球局灶节段性系膜增生伴有节段性坏死、新月体形成及局灶性肾小球硬化,用中、小剂量糖皮质激素(如泼尼松 20～40 mg/d),酌情加用细胞毒性药物。

(2)重型系统性红斑狼疮:如果高热、关节痛、无力和/或病变迅速累及浆膜、心、肺、肝、造血器官和其他脏器组织伴急性或急进性肾炎综合征,肾活检显示弥散增生性肾小球肾炎或新月体性肾炎,肾功能进行性减退时,应给予标准激素治疗加 CTX 冲击治疗,或甲泼尼龙冲击治疗,每日 1.0 g,静脉滴注,3～5 d 为一疗程,继以中等剂量的泼尼松维持,必要时 7～10 d 可重复一次,一般不超过三个疗程。当上述方法效果欠佳或病情较重时,可考虑血浆置换疗法。不能用 CTX 者可试用环孢素、霉酚酸酯等。伴有急性严重肾功能不全、严重高血容量心力衰竭时应紧急透析,使患者度过危险期,为药物治疗创造条件和争取时间。

(3)表现为无症状蛋白尿(尿蛋白高于 2 g/24 h)者可用糖皮质激素,酌情加用细胞毒性药物,与泼尼松合用亦有一定疗效。表现为无症状血尿者,可用雷公藤制剂(常规剂量或双倍剂量)或 CTX 治疗。有条件者最好根据肾脏病理类型选择用药。

(4)呈肾病综合征,但尿中红细胞不多,肾功能稳定或肾活检显示膜性狼疮性肾炎,应首选泼尼松 0.8～1.0 mg/(kg·d),若 2～4 周效果不佳,加用 CTX,若伴有肾功能减退、严重高血压、肾活检显示肾小球增生明显或发生病理类型转变,则应给予标准激素治疗加 CTX 冲击治疗。

二、常见护理诊断/问题

(1)皮肤完整性受损与疾病所致的血管炎性反应等因素有关。

(2)体液过多与低蛋白血症致血浆胶体渗透压下降等有关。

(3)营养失调,低于机体需要量与大量蛋白尿、营养摄入减少及吸收障碍有关。

(4)有感染的危险与自身免疫反应、长期使用激素等因素有关。

(5)焦虑与病情反复发作、迁延不愈有关。

(6)潜在并发症有高血压、高血脂等。

三、护理目标

(1)患者的皮肤受损减轻或修复。

(2)患者的水肿程度减轻或消失。

(3)患者能正常进食,营养状况逐步改善。

(4)无感染发生。

(5)患者能接受患病事实,生理上、心理上舒适感有所增加。

(6)避免并发症的发生或并发症发生后,得到及时治疗与处理。

四、护理措施

1.一般护理

(1)提供安全、舒适的住院环境及休养条件。

(2)嘱患者多饮水,给予清淡、易消化的半流食。

(3)患者出汗时及时更换衣、被,注意保暖。

(4)观察口腔变化,如果发现口腔炎,要及时做好口腔护理及呼吸道的护理,预防细菌及霉菌感染,防止呼吸道再次感染。

(5)监测体温、脉搏、呼吸、血压变化,体温超过 38.5 ℃时,应给予物理降温,物理降温后 0.5 h复查一次体温,并记录在体温单上,慎用解热镇痛药降温,防止过敏引起病情加重。

(6)避免使用诱发狼疮性肾炎的药物,禁用的药物如青霉素酰胺、磺胺类、避孕药等。

(7)避免紫外线照射及日光照射,避免过劳及过多的室外活动。如果在阳光下活动,使用遮阳伞,戴上保护眼罩,禁日光浴。

(8)预防感冒,防止复发感染,注意保暖,防止呼吸道感染。

(9)注意并发症的出现。合并心脏损害时须注意心率、血压。合并脑病出现昏迷时,加强基础护理,定期翻身,预防压疮发生。

(10)注意眼底改变,长期服用激素可引起视网膜改变,故应定期检查眼底。

2.使用糖皮质激素及免疫抑制剂的护理

(1)糖皮质激素治疗狼疮性肾炎的机制主要为抗感染,其次为抗纤维化,也可能和抑制免疫、利尿有关。在应用糖皮质激素过程中应注意患者的特殊护理。

（2）对于已经出现肾功能不全的非可逆性病例类型，应避免应用糖皮质激素，以免加重残余肾单位的高灌注状态，加速肾功能减退。

（3）由于机体抵抗力减退，容易发生各种感染，应做好皮肤、口腔等护理，防治感染。

（4）严格观察患者的血压、脉搏、呼吸，指导患者饮食，防止发生低血钾和水潴留。

（5）出现消化道症状（如恶心、呕吐时等），应及时对症处理。

（6）医护人员应向患者及其家属说明糖皮质激素及其免疫抑制剂的主要作用、不良反应及注意事项。

（7）不可随意增减药物，应在医师指导下减药或停药。

（8）密切观察激素反应，适当控制饮食，如果突然出现精神症状，注意激素引起的不良反应。

（9）使用免疫抑制剂时要注意观察患者的变化，定期复查血白细胞及肝功能，发现问题，及时向医师报告。

3. 饮食护理

（1）注意高热量的摄入，加强营养。应进食高蛋白、高热量、高维生素、低盐、低脂饮食。发生肾病综合征时出现低蛋白血症，可少量定期补充血浆。

（2）保证膳食中糖类的摄入，提供足够的热量以减少自体蛋白质的分解。

（3）提供可口的饮食及合理的就餐环境。

（4）限制钠的摄入，每日膳食中钠应低于 3 g，少尿时应控制钾的摄入，保证全面营养。

4. 精神状态的观察

病情的活动可导致精神状态异常。精神异常表现为行为异常、忧虑、淡漠，甚至木僵状态，或表现为过度兴奋、幻觉、强迫观念或偏执狂。虽然有些患者并非有精神症状，其兴奋或失眠系长期服用激素所致，在加用镇静药或减少激素后，症状可改善，但合并精神异常，常是本病神经系统损害尚未控制的表现，应及时通知医师处理。

5. 心理护理

（1）本病病程较长，给患者造成一定的痛苦、焦虑、恐惧及家庭经济生活困难，患者易对治疗失去信心。

（2）护士应该向患者讲述疾病知识，组织病友交流养病体会，对顾虑较大的患者，多安慰、鼓励，给予心理上的支持，增强患者战胜疾病的信心。

（3）对不太重视疾病的患者，应该耐心说明本病的危害，使之主动配合治疗疾病，做好自我护理，必要时请单位同事和家属做好患者的思想工作。

（4）安排患者床位时，要安排其与同一种疾病病情平稳的患者住一个病室，及时解答患者提出的各项疑问。

（5）指导患者有规律地生活，保证睡眠质量，勿劳累；向患者提供有关狼疮性肾炎的保健书籍，使患者了解疾病治疗过程及转归。

（6）避免使用对肾脏有损害的药物，近几年发现有很多中成药和中草药对肾脏有一定的毒性，告知患者不要随意服用偏方、秘方，服用中药等，应到正规的肾脏病专科去治疗。

（秦　静）

第十节　过敏性紫癜肾炎

过敏性紫癜(HSP)是一种系统性小血管炎,临床以皮肤紫癜、关节痛、胃肠道症状和肾炎为主要表现。过敏性紫癜的肾损害被称为过敏性紫癜性肾炎(HSPN),简称紫癜性肾炎。

一、护理评估

(一)病因

过敏性紫癜肾炎的致病原因还不清楚,可能与以下几种因素有关。

1.感染因素

半数以上患者发病前1~3周有上呼吸道感染,此外急性感染性疾病(如扁桃体炎、肺炎、中耳炎等),慢性感染(如结核病、前列腺炎等),病毒感染(如流感、麻疹、肝炎等),寄生虫感染(如蛔虫、钩虫、丝虫感染等)均有引起HSPN的报道。

2.药物

常用抗生素、磺胺类、激素、镇静药等可引起HSPN。

3.食物

鱼、虾、蟹、牛奶、鸡蛋等异性蛋白质过敏引起个体发生变态反应。

4.其他

其他因素有外伤、昆虫叮咬、花粉、精神因素、疫苗接种等。

(二)临床表现

HSPN的临床表现可分肾外和肾脏两个方面。

1.肾外表现

(1)皮肤:皮肤紫癜是诊断HSPN的先决条件。至少1/2的受累儿童最初仅表现为皮肤紫癜,以后才出现胃肠道和关节症状。

皮疹出现前可有皮肤瘙痒或感觉异常,随后出现红色斑疹,逐渐发展为紫红色丘疹,高出皮面,压之不褪色,不痒,可逐渐融合成片,数小时后颜色加深,呈紫红色,继而转为棕色并逐渐消退。

(2)关节症状:2/3的儿童可出现关节症状,膝、踝等大关节最常受累;其次为髋、腕、肘、手指关节受累。关节疼痛常有非游走性多发性关节痛的特点。

(3)消化道症状:2/3的HSPN患者有消化道受累,主要表现为腹痛,可伴呕吐、腹泻等。

(4)其他肾外表现:4%的患者可累及中枢及周围神经系统,表现为剧烈的头痛、呕吐,严重者可出现谵妄、抽搐、瘫痪,甚至死亡或遗留神经系统后遗症,可出现脑电图的异常。

2.肾脏表现

肾脏病变是HSPN常见表现,主要表现为肉眼或镜下血尿,约99%的病例有蛋白尿,94.3%的病例有镜下血尿,肉眼血尿的发生率43.3%,水肿、高血压约占10%,而肾功能不全仅占7.5%,罕见需透析者。

肾病综合征的发生率:儿童的发生率可高达60%,在其他年龄患者中少见。肾脏症状一般出现在紫癜发生后2~3周,个别患者甚在皮疹出现前或在皮疹消失数年后才出现肾脏症状。

(三)辅助检查

(1)血液检查:无贫血,血小板计数正常,白细胞计数正常或轻度升高,出血时间、凝血时间正常。

(2)骨髓象:正常骨髓象嗜酸性粒细胞可偏高。

(3)尿液检查:可有蛋白、红细胞、白细胞和管型。

(4)粪常规检查:部分患者可见寄生虫卵及红细胞,隐血试验可呈阳性。

(5)毛细血管脆性试验:阳性。

(6)病理学检查:弥散性小血管周围炎,中性粒细胞在血管周围聚集。免疫荧光检查显示有 IgA 和 C_3 在真皮层血管壁沉着。

(四)治疗

1.急性期

应卧床休息,寻找致敏因素,应暂时不用可疑的食物或药物,或在密切观察下,从小量开始食用可疑的食物,逐渐增加。

2.肾上腺皮质激素治疗

肾上腺皮质激素对部分患者有效,可改善症状。对腹痛伴便血及关节症状者疗效好,但不能防止复发,对肾炎往往疗效不佳。单纯皮肤紫癜者可不用。常采用泼尼松 $1\sim2$ mg/(kg·d),分次口服,症状缓解后逐渐减量至停药。肾脏受累呈肾病综合征表现时,按肾病综合征治疗。

3.对症疗法

(1)关节肿痛者可应用阿司匹林。

(2)腹痛者可应用镇静剂,如苯巴比妥等,同时观察腹部有无肠套叠的体征。

(3)消化道出血者,出血量少时限制饮食,出血量多时禁食。亦可用普鲁卡因(应先做过敏试验,阴性者方选用)做静脉封闭,将 $8\sim15$ mg/(kg·d)的普鲁卡因加入 200 mL 10%的葡萄糖溶液中,静脉滴注,$7\sim10$ d 为一疗程。

(4)有感染者,尤其是链球菌感染时,可用青霉素等抗生素控制感染。

(5)有病灶者(如龋齿、鼻窦炎、扁桃体炎等),应彻底治疗原发灶。

(6)一般可补充维生素 C、B 族维生素或钙剂等。

(7)出血量多、引起贫血者,可输血。

二、常见护理诊断/问题

(1)有损伤的危险(出血)与血管壁的通透性和脆性增加有关。

(2)舒适的改变(疼痛)与局部过敏性血管炎性病变有关。

(3)体液过多与低蛋白血症致血浆胶体渗透压下降等有关。

(4)有感染的危险与自身免疫反应、长期使用激素等因素有关。

(5)潜在并发症:慢性肾衰竭。

三、护理目标

(1)避免出血。

(2)疼痛减轻。

（3）水肿减轻或消失。

（4）避免感染。

四、护理措施

1. 病情观察

（1）密切观察尿量、尿色、性状改变，观察水肿、血压及体重变化；每周检查尿常规。监测24 h液体出入量。一旦血压下降，尿量减少，应警惕循环衰竭或急性肾衰竭。一般患者每周测量体重1次；水肿明显、行腹膜透析和血液透析者，每天测体重1次。

（2）观察饮食治疗执行情况，根据病情及生理需要随时调整饮食方案。有肾功能不全患者饮食限制蛋白入量（30～40 g/d）、低盐（低于1 g/d）、优质蛋白质（主要指动物蛋白质），按医嘱适当辅以α酮酸或肾必需的氨基酸治疗。

（3）观察有无贫血、电解质失常、酸碱失衡等情况，观察肾功能及电解质检查结果，早期发现尿毒症症状和体征，注意有无其他并发症发生。

（4）观察肾穿刺术后有无血压下降、体内或局部有无出血，及时发现感染的前趋表现，早期防治并发症发生。

（5）观察药物疗效及不良反应，熟悉病情进展，根据病情变化及时协助调整治疗方案。

（6）观察患者的心理及情绪活动，及时疏导不良情绪。

2. 按本系统疾病护理常规，做好一般护理

重症患者应卧床休息，保持适当的床上及床旁活动，以防肢体血栓形成。当疾病缓解后可适当增加活动，有利于康复。

3. 加强心理护理，扩大社会资助，促进身心健康

（1）慢性肾炎、慢性肾衰竭患者因病程长，病情反复，除长期疾病缠身外，还要面临工作、经济、家庭等问题，因此，患者常有焦虑、抑郁、悲伤、绝望等心理情感变化，常对治疗丧失信心。护理人员应经常与患者交谈，开导患者，鼓励他们说出自己的真实感受，帮助患者解除心理压力，以乐观自信的态度正确对待疾病及身边的现实问题。

（2）加强治疗，减轻症状，提高生活质量。利用各种宣传方式向患者介绍慢性肾炎、慢性肾衰竭的发病原因及目前治疗进展，鼓励患者坚定战胜疾病的信心，同时做好患者亲属工作，以给患者更多的家庭和社会的温暖。

（3）做好患者与单位领导的协调工作，妥善解决医疗费用的来源，尽量保证治疗不中断；呼吁和动员社会福利及健康保险机构尽可能为患者提供社会资助，使患者焦虑、抑郁及悲观失望的情绪减轻，获得心理上的放松舒适。

4. 加强饮食管理，合理摄取膳食

强调以摄取营养、多种维生素、高钙、低磷、低脂、易消化食物为原则。

（1）鼓励进食高生物效价的优质低蛋白、低磷饮食，如鱼、肉、禽、蛋、奶等。急性肾炎患者选用低盐、多种维生素饮食，限制水、盐的摄入。慢性肾炎、肾病综合征患者选用低盐、低脂、优质高蛋白质、多种维生素饮食，有水肿者限制水、盐的摄入。肾功能不全者选用优质低蛋白、高钙、多种维生素、低磷饮食，限制植物蛋白摄入量，尿少者限水、钠、钾盐的摄入。

（2）保证患者有足够能量的摄入。

（3）水分摄入量一般为前一天机体排泄量加500 mL左右。每天在同一时间和条件下测量患者的体重和血压,以了解体内液体潴留情况。

5.注意监测肾功能变化,预防控制感染及其他并发症

(1)慢性肾炎、慢性肾衰竭患者需每月检测血清尿素氮、肌酐、电解质,以了解肾功能的动态变化,及时调整治疗方案。

(2)及时发现并预防可能的并发症,如肾穿刺术后出血、感染、心力衰竭、高血压、贫血等。

(3)注意个人卫生,避免与上呼吸道感染者接触,预防呼吸道感染。定期空气消毒,严格无菌操作,注意更换注射部位,避免感染。做好皮肤护理,预防皮肤损伤和感染。

6.注意观察药物治疗情况

(1)使用降压药、利尿药、强心药等药物时要定时测血压,根据血压波动情况调整药量。

(2)选择使用低肾毒性的抗生素,一般情况下用药剂量为正常用量的1/2。

(3)使用促红细胞生长素时应注意更换注射部位,观察用药后的不良反应。

(4)对使用肾上腺皮质激素和细胞毒性药物者应注意观察不良反应,如神经精神症状、医源性库欣综合征表现、骨髓抑制、肝功能损伤、出血性膀胱炎等,加强监测并及时处理。

7.健康指导

(1)出院后应继续适当休息,加强饮食管理,保持良好的心态。

(2)预防各种感染的发生,尽量避免过度劳累及上呼吸道感染。

(3)疾病活动期女患者应采取避孕措施,不擅自使用对肾脏有损害的药物。

(4)要告诫患者,长期应用激素易出现感染、医源性库欣综合征、消化道出血、精神失常、药物性糖尿、骨质疏松等不良反应,少数患者还可能发生股骨头无菌性缺血性坏死。细胞毒性药物的主要不良反应为骨髓抑制及中毒性肝损害,并可出现性腺抑制、脱发、胃肠道反应及出血性膀胱炎,出现不良反应时要立即就诊。定期门诊复诊。

(秦 静)

第十一节 肾病综合征

肾病综合征(NS)是指由各种肾脏疾病所致的,以大量蛋白尿(尿蛋白水平高于 3.5 g/d)、低蛋白血症(血浆清蛋白水平低于 30 g/L)、水肿、高脂血症为临床表现的一组综合征。

一、护理评估

(一)病因

肾病综合征可分为原发性和继发性两大类。原发性肾病综合征是指原发于肾脏本身的肾小球疾病,急性肾炎、急进性肾炎、慢性肾炎均可在疾病发展过程中发生肾病综合征。继发性肾病综合征是指继发于全身性或其他系统的疾病,如系统性红斑狼疮、糖尿病、过敏性紫癜、肾淀粉样变性、多发性骨髓瘤等。本节仅讨论原发性肾病综合征。原发性肾病综合征的发病机制为免疫介导性炎症所致的肾损害。

引发原发性肾病综合征的肾小球疾病的主要病理类型有微小病变型肾病、系膜增生性肾小球肾炎、系膜毛细血管性肾小球肾炎、膜性肾病及局灶性节段性肾小球硬化。

（二）临床表现

原发性肾病综合征的发病年龄、起病缓急与病理类型有关。微小病变型肾病多见于儿童；系膜增生性者好发于青少年，半数起病急骤，部分为隐匿性；系膜毛细血管性者好发于青少年，大多起病急骤；局灶性节段性者多发于青少年，多隐匿起病；膜性肾病多见于中老年，通常起病隐匿。原发性肾病综合征的临床表现如下。

1.大量蛋白尿

典型病例可有大量选择性蛋白尿（尿蛋白水平高于 3.5 g/d）。其发生机制为肾小球滤过膜的屏障作用，尤其是电荷屏障受损，肾小球滤过膜对血浆蛋白（多以清蛋白为主）的通透性增大，致使原尿中蛋白含量增多，当超过肾小管的重吸收量时，形成大量蛋白尿。

2.低蛋白血症

血浆清蛋白低于 30 g/L，主要为大量清蛋白自尿中丢失所致。肝代偿性合成血浆蛋白不足、胃黏膜水肿致蛋白质摄入与吸收减少等因素可进一步加重低蛋白血症。

除血浆清蛋白水平降低外，血中免疫球蛋白、抗凝及纤溶因子、金属结合蛋白等其他蛋白成分也可减少。

3.水肿

水肿是肾病综合征最突出的体征，其发生与低蛋白血症所致血浆胶体渗透压明显下降有关。严重水肿者可出现胸腔、腹腔和心包积液。

4.高脂血症

肾病综合征常伴有高脂血症。其中以高胆固醇血症最为常见；甘油三酯、低密度脂蛋白（LDL）、极低密度脂蛋白（VLDL）常增加。其发生与低蛋白血症刺激肝脏代偿性地增加脂蛋白合成以及脂蛋白分解减少有关。

5.并发症

（1）感染：为肾病综合征常见的并发症，也是导致本病复发和疗效不佳的主要原因。其发生与蛋白质营养不良、免疫功能紊乱及应用肾上腺糖皮质激素治疗有关。感染部位多为呼吸道、泌尿道、皮肤。

（2）血栓、栓塞：由于有效血容量减少，血液浓缩及高脂血症使血液黏稠度增加，某些蛋白质自尿中丢失，肝脏代偿性合成蛋白质增加，引起机体凝血、抗凝和纤溶系统失衡，加之强效利尿剂的应用进一步加重高凝状态，易发生血管内血栓形成和栓塞，其中以肾静脉血栓最为多见。血栓和栓塞是直接影响肾病综合征治疗效果和预后的重要因素。

（3）急性肾衰竭：水肿导致有效循环血容量减少，肾血流量下降，可诱发肾前性氮质血症。经扩容、利尿治疗后多可恢复，少数病例可发展为肾实质性急性肾衰竭，表现为无明显诱因出现少尿、无尿，经扩容、利尿无效。其发生机制可能是肾间质高度水肿，压迫肾小管，大量蛋白管型阻塞肾小管，导致肾小管高压，肾小球滤过率骤减。

（4）其他：长期高脂血症易引起动脉硬化冠心病等心血管并发症；长期大量蛋白尿可导致严重的蛋白质营养不良，儿童生长发育迟缓；免疫球蛋白减少致机体抵抗力下降，易发生感染；金属结合蛋白及维生素 D 结合蛋白丢失可致体内铁、锌、铜缺乏，以及钙、磷代谢障碍。

（三）辅助检查

1.尿液检查

尿蛋白定性一般为＋＋＋～＋＋＋，24 h 尿蛋白定量超过 3.5 g。尿中可有红细胞、颗粒管型等。

2.血液检查

血浆清蛋白低于 30 g/L,血中胆固醇、甘油三酯、低密度脂蛋白、极低密度脂蛋白水平均可升高,血 IgG 水平可降低。

3.肾功能检查

内生肌酐清除率正常或降低,血肌酐、尿素氮水平可正常或升高。

4.肾 B 超检查

双肾正常或缩小。

5.肾活组织病理检查

该检查可明确肾小球病变的病理类型,指导治疗及判断预后。

(四)诊断要点

根据大量蛋白尿、低蛋白血症、高脂血症、水肿等临床表现,排除继发性肾病综合征即可确立诊断,其中尿蛋白水平高于 3.5 g/d、血浆清蛋白水平低于 30 g/L 为诊断的必备条件。肾病综合征的病理类型有赖于肾活组织病理检查。

(五)治疗要点

1.一般治疗

卧床休息至水肿消退,但长期卧床会增加血栓形成机会,故应保持适度的床上及床旁活动。肾病综合征缓解后,可逐步增加活动量。给予高热量、低脂、高维生素、低盐及富含可溶性纤维的饮食。给予肾功能良好者正常量的优质蛋白,给予肾功能减退者优质低蛋白。

2.对症治疗

(1)利尿消肿:多数患者使用肾上腺糖皮质激素和限水、限钠后可达到利尿消肿目的。经上述治疗水肿不能消退者可用利尿剂,药物如下。①噻嗪类利尿药:常用氢氯噻嗪 25 mg,每天 3 次;②保钾利尿药:常用氨苯蝶啶 50 mg,每天 3 次,作为基础治疗,与噻嗪类利尿药合用可提高利尿效果,减少钾代谢紊乱;③襻利尿药:常用呋塞米,20～120 mg/d;④渗透性利尿药:常静脉滴注不含钠的低分子右旋糖酐,随之加用襻利尿药可增强利尿效果,少尿者应慎用渗透性利尿剂,因其易与蛋白一起形成管型,阻塞肾小管;⑤静脉输注血浆或血浆清蛋白,提高胶体渗透压,同时加用襻利尿剂常有良好的利尿效果,但应严格掌握用药适应证,注意利尿不能过猛,以免血容量不足,诱发血栓形成和肾损害。

(2)减少尿蛋白:持续大量蛋白尿可致肾小球高滤过,加重损伤,促进肾小球硬化。应用 ACEI 和其他降压药,可通过有效控制高血压达到不同程度的减少尿蛋白的作用。

(3)降脂治疗:高脂血症可加速肾小球疾病的发展,增加心、脑血管病的发生率,故应治疗肾病综合征的高脂血症。大多数患者仅用低脂饮食难以控制血脂,需用降脂药物。羟甲基戊二酰辅酶 A 还原酶抑制剂(如洛伐他汀等)为首选的降脂药。

3.抑制免疫与炎症反应

(1)肾上腺糖皮质激素:肾上腺糖皮质激素可抑制免疫反应,减轻、修复滤过膜损害,并有抗感染、抑制醛固酮和抗利尿激素等作用。激素的使用原则为起始足量,缓慢减药和长期维持。目前常用药为泼尼松,开始口服剂量 1 mg/(kg·d),之后 8～12 周每 2 周减少原用量的 10%,当减至 0.4～0.5 mg/(kg·d)时,维持 6～12 个月。对激素可采用全天量顿服;维持用药期间,将两天量隔天 1 次顿服,以减轻激素的不良反应。

(2)细胞毒性药物:用于"激素依赖型"或"激素抵抗型"肾病综合征,常与激素合用。环磷酰胺为最常用,每天 100～200 mg,分次口服,或隔天静脉注射,总量达到 6～8 g 后停药。

(3)环孢素:用于激素抵抗和细胞毒性药物无效的难治性肾病综合征。环孢素 A 通过选择性抑制 T 辅助细胞及 T 细胞毒效应细胞而起作用。常用剂量为 5 mg/(kg·d),分 2 次口服,服药期间需监测并维持其血浓度阈值为 100～200 ng/mL。服药 2～3 个月缓慢减量,共服半年左右。

4.并发症防治

(1)感染:一般不主张常规使用抗生素预防感染,但一旦发生感染,应选择敏感、强效及无肾毒性的抗生素进行治疗。

(2)血栓及栓塞:当血液出现高凝状态时应给予抗凝剂(如肝素等),并辅以血小板解聚药(如双嘧达莫等)。一旦出现血栓或栓塞,应及早给予尿激酶或链激酶溶栓,并配合应用抗凝剂。

(六)心理-社会状况

本病病程长,易复发,部分患者可出现焦虑、悲观等不良情绪,评估时应注意了解患者的心理反应和患者的社会支持状况,如家庭成员的关心程度、医疗费用来源是否充足等。

二、常见护理诊断/问题

1.体液过多

体液过多与低蛋白血症致血浆胶体渗透压下降等有关。

2.营养失调

低于机体需要量与大量蛋白尿、营养摄入减少及吸收障碍有关。

3.有感染的危险

有感染的危险与机体抵抗力下降、应用激素和/或免疫抑制剂有关。

4.有皮肤完整性受损的危险

有皮肤完整性受损的危险与水肿、营养不良有关。

三、护理目标

1.知识缺乏

患者缺乏与本病有关的防治知识。

2.焦虑

焦虑与本病的病程长、易反复发作有关。

3.潜在并发症

潜在并发症有血栓形成、急性肾衰竭、心脑血管并发症。

四、护理措施

(一)生活护理

1.休息与活动

凡有严重水肿、低蛋白血症者需卧床休息,以增加肾血流量,增加尿量,有利于水肿消退;保持适当的床上及床边活动,有利于防止下肢血栓形成。对下肢水肿患者应抬高肢体,减轻水肿;大量胸腔积液致呼吸困难者,应采取半卧位。水肿消失、一般情况好转后,可起床活动。

2.饮食

采用正常量 0.8～1.0 g/(kg·d)的优质蛋白(富含必需氨基酸的动物蛋白)饮食。当肾功能不全时,应减少蛋白质的摄入。要保证热量充分,每日每千克体重126～146 kJ(30～35 kcal)。水肿时应低盐(少于 3 g/d)饮食。水的摄入量应根据病情而定,高度水肿而尿量少者应严格控制水的摄入量。及时补充各种维生素及微量元素。

(二)病情观察

①监测生命体征、体重、腹围、尿量的变化,结合临床表现判断病情进展;②观察患者的体温变化及有无咳嗽、咳痰、肺部湿啰音、尿路刺激征、皮肤破溃等,判断是否合并感染;③观察患者有无腰痛、下肢痛、胸痛、头痛等,判断是否合并肾静脉、下肢静脉、冠状血管及脑血管血栓;④监测有无血 BUN、Cr 水平升高及血 pH 的改变,判断有无肾衰竭。

(三)用药护理

遵医嘱用药,注意观察药物疗效及不良反应。

1.利尿剂

选用噻嗪类和保钾利尿剂,效果不佳时改用呋塞米(速尿)或布美他尼(丁尿胺)分次口服或静脉注射。渗透性利尿剂如不含钠的右旋糖酐 40(低分子右旋糖酐)或羟乙基淀粉(淀粉代血浆、706 代血浆)等,250～500 mL,静脉滴注,隔日 1 次。随后加用襻利尿剂可增强利尿效果。但对少尿患者应慎用此类药物。对严重低蛋白血症、高度水肿而又少尿的 NS 患者,在必须利尿的情况下可考虑使用血浆或清蛋白等以提高血浆胶体渗透压,但要避免使用过频、过多,以免影响激素疗效,延迟疾病缓解及引起肾小球高滤过、肾小管高代谢而造成肾功能损伤,心力衰竭患者应慎用。利尿治疗不宜过快、过猛,以免造成血容量不足、加重血液高黏倾向,诱发血栓、栓塞并发症。利尿剂的不良反应有低钾、低钠、低氯血症性碱中毒等。

2.糖皮质激素(简称激素)

通过抑制炎症反应、抑制免疫反应、抑制醛固酮和抗利尿激素分泌,影响肾小球基底膜通透性等综合作用而发挥其利尿、消除尿蛋白的疗效。其用药原则为起始量要足,减撤药要慢,维持治疗时间要长。

(1)常用药及用法:泼尼松 1 mg/(kg·d),口服 8 周,必要时可延长至 12 周;足量治疗后每 2～3 周减原用量的 10%,当减至 20 mg/d 左右时症状易反复,应更加缓慢减量;最后以最小有效剂量(10 mg/d)再维持半年左右。可采取顿服全日量或在维持用药期间隔日顿服两日量,以减轻激素的不良反应。水肿严重、有肝功能损害或泼尼松疗效不佳时,可更换为甲泼尼龙(等剂量),口服或静脉滴注。根据患者对糖皮质激素的治疗反应,可将其分为"激素敏感型"(用药 8～12 周 NS 缓解)、"激素依赖型"(激素减药到一定程度即复发)和"激素抵抗型"(激素治疗无效),其各自的进一步治疗有所区别。

(2)不良反应及注意事项:使用激素时应嘱患者勿自行减量或停药,以免引起不良后果。长期应用激素可出现感染、药物性糖尿病、骨质疏松、股骨头无菌性缺血性坏死等不良反应,须加强监测,及时处理。

3.细胞毒性药物

用于"激素依赖型"或"激素抵抗型"的患者,协同激素治疗,常用药物有环磷酰胺、苯丁酸氮芥、硫唑嘌呤等;环孢素能选择性抑制 T 辅助细胞及细胞毒效应 T 细胞,已作为二线药物用于治疗激素及细胞毒性药物无效的难治性 NS;吗替麦考酚酯选择性抑制 T、B 淋巴细胞增生及抗体形成达到治疗目的。雷公藤总苷有降尿蛋白作用,可配合激素应用。

(1)常用药及用法:环磷酰胺 2 mg/(kg·d),分 1~2 次口服;或每次 200 mg,隔日静脉注射。累积量达 6~8 g 停药。苯丁酸氮芥每次 2 mg,每日 3 次,口服,共服用 3 个月。环孢素常用量为 3~5 mg/(kg·d),分 2 次空腹口服,服药期间须监测并维持其血药浓度阈值为 100~200 ng/mL。服药 2~3 个月缓慢减量,疗程半年至 1 年。吗替麦考酚酯常用量为 1.5~2 g/d,分 2 次口服,共用 3~6 个月,减量维持半年。

(2)不良反应及注意事项:环磷酰胺的主要不良反应为骨髓抑制及中毒性肝损害,并可出现性腺抑制(尤其男性)、脱发、胃肠道反应及出血性膀胱炎。应用环孢素 A 的患者,服药期间应注意监测血药浓度,观察有无肝和肾毒性、高血压、高尿酸血症、多毛及牙龈增生等。雷公藤总苷有性腺抑制、肝功能损害及外周血白细胞减少、急性肾衰竭等不良反应,用时要小心监护。

4.抗凝及溶栓药物

当血浆清蛋白低于 20 g/L 时,提示存在高凝状态,即应开始预防性抗凝治疗,给予肝素钠、低分子量肝素或华法林,同时辅以抗血小板药,如口服双嘧达莫或阿司匹林。对已发生血栓、栓塞者应尽早给予尿激酶全身或局部溶栓,同时配合抗凝治疗。治疗时应检测凝血酶原时间(PT),避免药物过量而导致出血。

5.血浆制品

不可过多、过频地输注,因其可加重肾小球的高滤过及肾小管的高重吸收,从而损坏肾功能,也影响激素的疗效。对伴有心脏病的患者慎用此法利尿。

(四)对症护理

1.预防感染

①使用激素期间应限制探视,房间每日紫外线消毒 1 h,患者应戴口罩。②严格采取无菌操作技术。③病室定时通风,每次 20~30 min,每日 2 次。

2.皮肤护理

①保持皮肤干燥、清洁。②经常更换体位,避免皮肤长时间受压、摩擦或损伤。③避免医源性皮肤损伤,注射时用 5~6 号针头,拔针后压迫一段时间。

(五)心理护理

向患者介绍肾脏疾病的有关知识,使其了解治疗及护理的目的,积极配合治疗。主动关心和体贴患者,给患者以精神上的支持,鼓励患者增强治疗疾病的信心。向患者解释糖皮质激素引起库欣综合征,停药后可恢复正常,以消除其顾虑。

(六)并发症防治

1.血栓及栓塞

①病情监测,如果 NS 患者突然发生血尿、急性腰痛、肾区压痛和叩痛、发热等,应考虑可能发生肾静脉血栓形成;如果出现咯血、胸痛,应考虑肺梗死;一侧肢体肿胀明显时应考虑该侧肢体静脉血栓形成。②配合处理,尽早给予尿激酶全身或局部溶栓,同时配合抗凝治疗。

2.急性肾衰竭

①病情监测,准确记录 24 h 液体出入量,限制水和钠盐的摄入。观察水肿部位、分布、程度、特点、消长情况,注意体重的变化。一旦出现少尿或无尿,应警惕急性肾衰竭,并尽快告知医师。②配合处理,用较大剂量襻利尿剂治疗,若利尿无效,并已达到透析指征,应给予血液透析以维持生命,做好血液透析准备。

(七)健康教育

1. 疾病知识教育

向患者及其家属介绍 NS 的有关知识,指导患者及其家属参与治疗与护理。嘱患者严格遵医嘱用药,勿自行减量或停用激素,了解激素及细胞毒性药物的常见不良反应。密切监测肾功能的变化,定期门诊随访。

2. 生活指导

指导患者注意休息,避免受凉、感冒;适度活动,避免产生血栓等并发症;避免劳累及剧烈的体育运动;有水肿时注意限盐。

(秦　静)

第十二节　IgA 肾病

IgA 肾病(IgAN)是世界上最常见的肾小球肾炎,是引起终末期肾衰竭的重要原因之一。IgA 肾病的免疫病理诊断是在免疫荧光技术用于肾活检后于 1968 年首为 Berger 等所描述,故 IgA 肾病也称为 Berger 病。本病是 IgA 或以 IgA 为主的免疫球蛋白及补体成分在肾小球系膜区呈弥散颗粒状或团块状沉积,有时伴有毛细血管襻沉积所引起的一系列临床及病理改变。其临床表现多样,病情变化轻重不一,在确诊后 5～25 年有 20%～40% 的患者发展为终末期肾病。

一、护理评估

(一)病因

病因不明,原发性 IgA 肾病,由肾脏本身疾病引起。继发性 IgA 肾病由肾脏以外的疾病引起,如紫癜性肾炎、HIV 感染、血清阴性脊柱关节炎、肿瘤、麻风病、肝脏疾病、家族性 IgA 肾病等。

(二)临床表现

IgA 肾病常见于青壮年,临床表现轻重不一,预后也各不相同。从临床角度可以将 IgA 肾病分为反复肉眼血尿型 IgA 肾病、大量蛋白尿型 IgA 肾病、无症状尿检异常型 IgA 肾病、血管炎型 IgA 肾病、高血压型 IgA 肾病及终末期 IgA 肾病。

1. 反复肉眼血尿型 IgA 肾病

特征是肉眼血尿反复发作。血尿发作有明显的诱因,大多数是各种感染,如上呼吸道感染、扁桃体炎、胆囊炎、腹泻等。通常在感染数小时后出现肉眼血尿(可为新鲜血尿,也可为陈旧性)。发病期间有腰酸、胀痛感,血尿间歇期间不伴大量蛋白尿和高血压。

病理改变以系膜增生性病变为主,在疾病发作 2 周内行肾活检,肾小球内可见少量(少于10%)节段性细胞性新月体,无襻坏死。小管间质病变轻,无其他血管性病变。此类型多见于儿童,约占 IgA 肾病的 20%。

2. 大量蛋白尿型 IgA 肾病

此型 IgA 肾病临床突出表现为持续性蛋白尿,通常无肉眼血尿及高血压病史。根据是否合并其他症状将 IgA 肾病临床分型之大量蛋白尿型分为经典型(A 型)和非肾病型(B 型)两个亚型。

(1)A 型:具有"三高一低"典型肾病综合征体征。病理改变以单纯轻度系膜增生为主,无肾小球硬化性及明显的间质改变。

(2)B 型:有大量蛋白尿,但水肿不明显,常有夜尿增多现象,临床俗称"干性肾病"。肾病理检查可见肾组织中有广泛肾小球硬化及间质纤维化等慢性化改变。这一临床表现类型患者的病程往往较长,预后不良。

3.无症状尿检异常型 IgA 肾病

多数患者起病隐匿,根据是否合并蛋白尿也将这一临床表现分为两个亚型。

(1)A 型:仅表现为持续性镜下血尿,无蛋白尿,亦无高血压及肾功能不全等临床表现。病理改变以系膜增生性病变为主,间质及血管病变不明显。

(2)B 型:表现为持续性镜下血尿伴轻、中度蛋白尿(低于 2.0 g/24 h),不伴高血压及肾功能减退。病理改变较大。从肾小球系膜增生性病变至肾小球硬化不等,间质病变轻重不一,往往难以与 IgA 肾病的临床表现联系。

4.血管炎型 IgA 肾病

患者普遍起病较急,病情进展较快。临床表现为血尿症状较突出,可合并高血压及肾功能损害。部分患者血液中抗中性粒细胞胞质抗体(ANCA)阳性。肾组织学病理改变除系膜病变以外,有明显的血管襻坏死及间质血管炎等病变,新月体可达 30%。

5.高血压型 IgA 肾病

临床表现主要为患者血压持续升高,需用降压药物控制。可伴有不同程度的肾功能不全,除尿检异常外,可有孤立性肉眼血尿。

病理检查显示肾组织中有较多的废弃性病变(如局灶性节段性肾小球肾炎或全肾小球硬化以及广泛的间质纤维化等)。

6.终末期 IgA 肾病型(ESRD 型)

临床突出表现为除蛋白尿、镜下血尿及高血压外,还合并尿毒症的其他症状,血肌酐 442 μmol/L(5 mg/dL)以上。B 超显示肾缩小、双肾皮质变薄、反光增强。

(三)辅助检查

1.免疫学检测

血清 IgA 水平常升高,但血清 IgA 水平升高不能作为诊断的主要依据。肾活检免疫荧光见肾小球系膜区有以 IgA 为主的颗粒状沉积物。

2.肾功能检查

早期正常,后期可有不同程度的血肌酐(Cr)、尿素氮(BUN)水平的升高,肌酐清除率(Ccr)下降;尿浓缩稀释功能减退。

3.尿液检查

尿液检查可有镜下血尿或肉眼血尿,尿红细胞位相检查多为畸形红细胞;但有时也可见到混合性血尿;尿蛋白可呈阴性,也可表现为大量蛋白尿(高于 3.5 g/d)。

4.影像学检查

多数 IgA 肾病患者的 B 超检查显示双肾大小、形态正常;伴肾病综合征患者间质水肿时肾 B 超显示双肾增大;伴肾小球硬化者双肾对称性缩小,皮质变薄。

5.病理检查

(1)光镜:肾小球系膜细胞增生和系膜外基质增多为主要表现,但病变程度轻重不一,可表现为轻微病变性和轻度系膜增生性、局灶增生性、局灶增生硬化性、弥散性内皮细胞增生性、弥散性膜增生性、弥散性新月体性、弥散性增生硬化性和硬化性、弥散性膜性。晚期可表现广泛肾小球硬化,肾小管坏死、萎缩,肾间质可见单核细胞浸润及不同程度的纤维化。

(2)免疫荧光:以 IgA 为主的免疫复合物呈颗粒样、团块状沉积于系膜区,大多数患者伴有 C_3 的沉积。

(3)电镜:系膜区电子致密物呈团块状沉积。

(四)诊断

(1)有发生于上呼吸道感染后的肉眼血尿或显微镜下血尿或无症状性蛋白尿(尤其是男性青年)。

(2)血尿为肾小球性(畸形红细胞为主),蛋白尿为高分子蛋白尿、中分子蛋白尿或混合性蛋白尿,血清 IgA 水平可能升高。

(3)肾活检免疫病理检查,肾小球系膜区可见到颗粒状 IgA 为主的免疫荧光。

(4)排除链球菌感染后急性肾小球肾炎、非 IgA 系膜增生性肾炎、薄基底膜肾病、狼疮性肾炎、过敏性紫癜肾炎、肝硬化及酒精性肝病的肾损害等疾病。

(五)治疗原则

由于 IgA 肾病的病因不清,发病机制未明。临床、病理表现多样化,预后具有异质性,因而目前尚缺乏统一的治疗方案。

1.控制感染

IgA 肾病肉眼血尿常和上呼吸道感染同时发生,提示感染刺激可诱发 IgA 肾病。因此,积极治疗和去除口咽部(咽炎、扁桃体炎、龋齿)、上颌窦感染灶,可能对减少肉眼血尿反复发作有益。IgA 肾病患者合并呼吸道或其他黏膜感染时,可常规抗生素治疗 1~2 周,注意避免使用肾毒性药物。有关扁桃体切除的研究,绝大多数资料显示扁桃体切除具有减少血尿、蛋白尿的作用,但扁桃体切除对于肾功能的保护作用仍存在争议。IgA 肾病患者肉眼血尿往往在黏膜感染(如口咽炎、胃肠炎等)后诱发,提示黏膜感染与异常免疫反应有关,而作为全身 IgA 免疫系统的一个重要组成部分的扁桃体可能在这种异常免疫炎症反应中起激活作用,扁桃体亦可能是血清异常 IgA 的来源之一。扁桃体的切除可能减少这种异常的 IgA 的产生。因此,从病理生理的角度可接受这种治疗,但需要进一步的前瞻性研究予以明确。

2.控制高血压

IgA 肾病中高血压随着肾损害程度逐渐进展,并可加速 IgA 肾病患者的肾功能恶化。控制高血压是 IgA 肾病长期治疗的基础。若尿蛋白低于 1 g/24 h,目标血压应控制在 17.3/10.7kPa(130/80 mmHg)以下,若尿蛋白高于 1 g/24 h,目标血压应控制在 16.7/9.3kPa(125/75 mmHg)以下。血管紧张素转化酶抑制药(ACEI)或血管紧张素受体阻滞剂(ARB)为首选降压药物。少数患者使用 ACEI/ARB 不能将血压控制至目标血压时,亦可使用钙离子拮抗剂、利尿药或 β 受体阻滞剂及中枢性降压药等联合治疗。应用降压药的同时,适当限制钠盐摄入,可改善和增强抗高血压药物的作用。

3.减少尿蛋白

(1)激素和/或免疫抑制药可改善增生性病变,稳定慢性化病变,降低尿蛋白水平,保护肾功能。经典免疫抑制药有环磷酰胺、硫唑嘌呤,一些新型免疫抑制药逐渐用于 IgA 肾病患者的治疗。研究发现,尽管将血清环孢素浓度控制在治疗范围之内,但仍表现出对肾功能明显损害的作用,因此不推荐使用。目前霉酚酸酯(骁悉,MMF)在 IgA 肾病患者中的治疗作用也存在争议。目前一些新型免疫抑制药在器官移植及自身免疫性疾病中的应用取得了一定的疗效,但在 IgA 肾病患者的治疗中尚无肯定的临床试验结果。

(2)ACEI 或 ARB 的降尿蛋白作用:研究表明,ACEI 或 ARB 有不依赖降血压的降尿蛋白作用,两种药物合用时,尿蛋白的排出量比两药分别用时明显减少,且具有剂量依赖性的减少尿蛋白的特点。近年来,对于慢性肾功能不全的 IgA 肾病患者应用 ACEI 或 ARB 的研究显示,ACEI 单独或联合 ARB 治疗可明显减少患者尿蛋白的排出或改善肾功能。但须详细阅读药品说明,若血肌酐超过浓度药品说明许可范围,则不宜应用。

4.支持治疗

对肉眼血尿、红细胞管型阻塞所致的急性肾小管坏死,以支持治疗为主,控制血压和必要时透析治疗支持。患者的肾功能常可恢复至治疗前水平。

5.替代治疗

IgA 肾病终末期肾衰竭,需行肾替代治疗,即血液透析、腹膜透析或肾移植,同时治疗慢性肾衰竭的各种并发症。

6.其他

尽量避免感染、上呼吸道感染,避免过度劳累,避免肾损伤药物的应用等。抗凝治疗和抗血小板治疗是否有益尚缺乏较多的循证医学证据。有研究认为,对于慢性肾功能不全的患者应给予抗凝治疗、抗血小板聚集治疗。

二、常见护理诊断/问题

(1)皮肤完整性受损:与疾病所致的血管炎性反应等因素有关。

(2)体液过多:与低蛋白血症致血浆胶体渗透压下降等有关。

(3)营养失调,低于机体需要量:与大量蛋白尿、营养摄入减少及吸收障碍有关。

(4)有感染的危险:与自身免疫反应、长期使用激素等因素有关。

(5)焦虑:与病情反复发作、迁延不愈有关。

(6)潜在并发症:高血压、高血脂等。

三、护理目标

(1)患者的皮肤受损减轻或修复。

(2)患者的水肿程度减轻或消失。

(3)患者能正常进食,营养状况逐步改善。

(4)无感染发生。

(5)患者能接受患病事实,生理上、心理上舒适感有所增加。

四、护理措施

(一)病情观察

(1)观察意识状态、呼吸频率、心率、血压、体温。

(2)肾穿刺术后观察患者的尿色、尿量,有无腰痛、腹痛,有无出血。

（3）了解患者的自理能力和需要，有无担忧、焦虑、自卑等异常心理。

（4）观察患者水肿的变化。记录 24 h 液体出入量，每天记录腹围、体重，每周送检尿常规2～3 次。

（5）严重水肿和高血压时需卧床休息，一般无须严格限制活动，根据病情适当安排文娱活动，使患者精神愉快。

（二）症状护理

（1）监测生命体征、血压及用药反应。注意观察有无出血及感染现象。

（2）观察疼痛的性质、部位、强度、持续时间等，解释疼痛的原因。协助患者变换体位以减轻疼痛。让患者听音乐，与人交谈来分散注意力以减轻疼痛。遵医嘱给予镇痛药并观察疗效及不良反应。

（3）长时间卧床休息时注意皮肤的护理，预防压疮，肾穿刺后 4～6 h，在医师允许的情况下可翻身侧卧。

（4）观察尿色，如有血尿，立即告知医师，遵医嘱给予止血药物。

（5）观察患者的排尿情况，给予床上排尿困难患者诱导排尿，如果仍排不出，可给予导尿。

（三）一般护理

（1）患者要注意休息。卧床休息可以松弛肌肉，有利于疾病的康复。剧烈活动可见血尿，因剧烈活动时，肾脏血管收缩，导致肾血流量减少，氧供应暂时不足，导致肾小球毛细血管的通透性增加，从而引起血尿，使原有血尿加重。

（2）每日监测血压。密切观察血压、水肿、尿量变化；一旦血压上升，尿量减少时，应警惕慢性肾衰竭。

（3）观察疼痛的性质、部位、强度、持续时间等。疼痛严重时可局部热敷或理疗。

（4）加强锻炼。锻炼身体，增强体质，预防感冒，积极预防感染和疮疖等皮肤疾病。

（5）注意扁桃体的变化。急性扁桃体炎能诱发血尿的发作，扁桃体摘除后血尿明显减少，蛋白尿减少，血清中的 IgA 水平降低。

（6）注意病情的变化。一要观察水肿的程度、部位、皮肤情况；二要观察水肿的伴随症状，如倦怠、乏力、高血压、食欲减退、恶心、呕吐等；三要观察尿量、颜色、饮水量的变化，经常监测尿镜检或尿沉渣分析的指标。

（7）注意避免使用对肾脏有损害的药物。有很多中成药和中草药对肾脏有一定的毒性，可以损害肾功能，应注意。

（四）健康指导与康复

1. 环境

环境宜安静、舒适，空气新鲜，定时通风，减少探视，防止医院感染。

2. 饮食指导

患者食物中蛋白质摄入量可与正常人相同。

3. 日常活动

患者可以从事轻体力工作，注意休息，避免劳累，预防感冒，以免加重病情。

4. 心理卫生

指导患者思想上足够重视，不能轻视，正确对待此病。

（秦　静）

第十三节 膜性肾病

膜性肾病(MN)是成人肾病综合征的常见病因之一,国外报道 MN 占成人原发肾综合征的 30%～50%,国内为 10%～15%。MN 多见于 30 岁以上患者。大多数患者以肾病综合征起病,约 20% 的患者表现为无症状性蛋白尿。在成人,男、女性患病比例为 1.5∶1.0。儿童 MN 只占其原发肾病综合征的 2%。

一、护理评估

(一)病因

膜性肾病按发病原因可分为特发性膜性肾病和继发性膜性肾病。特发性膜性肾病的发病机制尚未完全阐明,可能是一种针对正常肾小球上皮细胞膜上的抗原成分而产生的自体抗体介导了肾小球损害,在基底膜的上皮细胞侧形成典型的免疫复合物沉着,沉着的免疫复合物激活补体,产生 C5b-9 补体膜攻击复合物,后者导致基底膜的电荷屏障和分子屏障损害,引起蛋白尿,漏出的蛋白以及增多的细胞因子刺激导致基底膜细胞外基质成分产生增多、降解减少,基底膜增厚。

一般不伴肾小球固有细胞增生和局部炎症反应,如果有,则需排除继发性膜性肾病可能。膜性肾病肾小球基底膜(GBM)上皮侧免疫沉积物的形成有三种可能。①肾小球足细胞表面分子作为抗原,触发机体免疫反应,致原位免疫复合物形成;②外源性抗原(相对分子质量小,带正电荷)种植在上皮侧,致原位免疫复合物形成;③循环免疫复合物在肾小球毛细血管内解离,穿过 GBM,再在上皮侧形成免疫沉积物。继发性膜性肾病可见于乙型肝炎病毒相关性肾炎(简称乙肝肾炎)、狼疮性肾炎、肿瘤等,除了基底膜的病变外,多有系膜细胞增生、炎症细胞浸润和系膜基质增多。

(二)病理

1.光镜

肾小球毛细血管襻基底膜病变是膜性肾病的特征性改变。肾小球无增生性和炎症渗出性病变,肾小球毛细血管襻基本正常。随着病程的进展,肾小球体积增大,毛细血管襻外观呈僵硬状,一般无细胞增生及细胞浸润。过碘酸六胺银(PASM)染色及 Masson 染色显示上皮侧嗜复红物沉积,沉积物间可见基底膜反应性增生,向外延伸而形成钉突。部分基底膜可出现空泡状改变,而肾小球系膜区和内皮下无嗜复红物沉积。如果出现,则高度提示继发性膜性病变(如狼疮性肾炎等),随疾病进展,可发生肾小管萎缩和间质纤维化,间质可见泡沫细胞。晚期可出现系膜区增宽、节段性细胞增生;也可表现为肾小球毛细血管襻节段塌陷、废弃,甚至整个肾小球毁损。由于膜性肾病多发生于中老年,因此常见动脉透明变性和弹力层分层。如果早期就存在肾小管和间质病变,应注意排除继发性膜性肾病。

2.免疫荧光检查

IgG 沿 GBM 呈颗粒状、弥散性沉积,是膜性肾病特征性的免疫病理表现,在膜性肾病的诊断中具有重要意义。在个别早期病例或免疫复合物已进入消散期的患者,IgG 的沉积可以是节段、不连续的。大部分患者伴 C_3 沉积,少数病例尚可见 IgM 和 IgA 沉积。若发现 C_4、C1q 沉积,要注意排除继发性因素。

3.电镜

电镜检查不仅能明确免疫沉积物的部位,还能观察基底膜病变的范围和程度。Ⅰ期:上皮侧电子致密物较小,呈散在性分布,基底膜结构完整。Ⅱ期:上皮侧电子致密物增多,基底膜样物质增生,向上皮侧突起,形成钉突。Ⅲ期:基底膜样物质进一步包绕电子致密物至膜内,基底膜明显增厚,出现不规则分层。Ⅳ期:基底膜内电子致密物开始吸收,出现电子透亮区,基底膜呈虫蚀样改变。如果在系膜区和内皮下见电子致密物,应注意继发性病因的存在。

(三)临床表现

大多数患者以肾病综合征起病,约20%的患者表现为无症状性蛋白尿。膜性肾病患者尿蛋白定量很少超过15 g/24 h,如果尿蛋白定量>15 g/24 h,要注意排除微小病变性肾病或局灶节段性肾小球硬化。膜性肾病患者每天尿蛋白定量会有很大的波动,这种变化与患者蛋白质的摄入、体位和活动量有关。50%的患者有镜下血尿,17%～50%的成年患者起病时伴高血压。若起病时就有高血压和肾功能损害,预后较差。患者起病往往较隐匿,有些患者是在常规体检时发现有蛋白尿。突然起病,尤其是伴明显肾小管功能损害,要警惕继发性膜性肾病的存在。早期肾功能多正常,部分患者可逐渐缓慢进展到终末期肾衰竭。

本病易合并深静脉血栓形成(发生率可达40%),诱发因素包括人血白蛋白水平过低(低于25 g/L)、过度利尿、长期卧床等。

(四)诊断

诊断主要依靠肾活检特征性的肾小球基底膜外的病理改变。在确诊为特发性膜性肾病之前,应常规排除乙型肝炎病毒相关性肾炎、狼疮性肾炎、肿瘤等继发性膜性肾病。

(五)治疗要点

膜性肾病患者的临床自然病程差异较大,约40%的患者可自发缓解,部分患者持续蛋白尿,但肾功能稳定,部分患者持续蛋白尿,伴肾功能进行性减退,因此对膜性肾病的治疗一直存在很大的争议。

改善全球肾脏疾病预后组织(KDIGO)指南建议对于初发的,尿蛋白低于3.5 g/24 h,且肾功能正常的患者,暂不给予激素和其他免疫抑制剂治疗,可给予血管紧张素转化酶抑制剂(ACEI)或血管紧张素Ⅱ受体拮抗剂(ARB)治疗,同时密切观察病情进展;对于临床表现为大量蛋白尿者,应进行激素和免疫抑制剂治疗,希望降低蛋白尿水平,减少并发症,延缓肾功能恶化。具体方案如下。

1.控制血压

血压控制在16.7～9.3 kPa(125/70 mmHg)(对于老年人或长期高血压的患者,不要苛求此目标,以免引起严重的心、脑、肾等重要器官供血不足),药物首选血管紧张素转化酶抑制剂(ACEI)或血管紧张素Ⅱ受体拮抗剂(ARB)。

2.抗凝治疗

针对膜性肾病患者静脉血栓的高发生率,应常规给予抗凝治疗,可选用肝素或低分子量肝素,也可口服华法林或者氢氧吡格雷抗凝治疗,但需密切监测凝血功能。

二、主要护理诊断/问题

(1)体液过多:与水钠潴留,大量蛋白尿致血浆清蛋白浓度下降有关。

(2)营养失调:与限制蛋白饮食、低蛋白血症等有关。

（3）焦虑或恐惧：与疾病反复发作、医疗资源受限、临床经过凶险、预后不良有关。

（4）潜在并发症：肾衰竭（急或慢性肾衰竭）。

（5）知识缺乏：患者缺乏疾病防治知识、自我心理调整及自我保健知识等。

三、护理目标

（1）患者能自觉控制水、盐的摄入，水肿明显消退。

（2）患者能逐步达到正常活动量。

（3）无并发症发生，或能早期发现并发症并积极配合抢救。

四、护理措施

1. 饮食方面

（1）水肿明显时应给予低盐饮食并且限制水分的摄入。

（2）对无明显肾功能损害者，蛋白质摄入量以 $1\sim1.5$ g/(kg·d)为宜，应以含必需氨基酸的优质蛋白为主。

（3）每日摄入热量应达 7 535～8 372 kJ(1 800～2 000 kcal)，足够的热量摄入可减少蛋白质分解。

（4）本病常合并高脂血症，故主张低脂饮食以减少高血脂带来的动脉硬化等并发症。

2. 生活方面

（1）当水肿严重时，应以卧床休息为主，以增加肾血流量，但应保持适度活动，防止血栓形成及血栓并发症出现；当水肿消退后逐步增加活动量，以增强抵抗力。

（2）水肿时应注意保持皮肤清洁、干燥，避免擦伤和受压。

（3）预防和控制感染：少去人多的公共场所，避免上呼吸道感染。做好个人卫生，勤换衣裤、勤洗澡，避免尿路感染。保持室内环境清洁，定时开窗通风，保持空气新鲜，防寒保暖。

3. 用药与复诊

不宜随便停药或减量，治疗肾病一定要在医师的指导下，随病情好转逐渐减量甚至停药，避免使用对肾功能有损害的药物。在药物治疗期间，每 1～2 周门诊复诊，观察尿常规、肝功能、肾功能，儿童患者应注意生长发育情况，以指导疗程的完成。活动性病变控制后及疗程完成后，应重复肾活检，观察肾组织病理改变情况，判断是否存在慢性化倾向，以便及时采取措施。

4. 心理护理

膜性肾病易复发且治疗时间长，患者容易缺乏信心，要提前告知患者治疗方案、治疗疗程及治疗的必要性，以增加患者战胜疾病的信心。口服激素一段时间后患者会出现向心性肥胖、满月脸等激素的不良反应，要提前告知患者，使其做好心理准备，并向患者解释，做好心理安慰。

（秦　静）

第十四节　脂蛋白肾病

脂蛋白肾病(LPG)是近年来被新认识的一种肾小球疾病,1989被正式命名并获得公认。该病的临床表现类似于Ⅲ型高脂蛋白血症,且伴有血浆脂蛋白E(ApoE)水平显著升高和肾小球内大量脂蛋白"栓子"的形成。本病为慢性进展性疾病,可走向终末期肾衰竭。

一、护理评估

(一)病因

本病病因尚不明确,目前学者普遍认为其与脂蛋白的代谢紊乱有关,主要包括 ApoE 的代谢异常和基因变异。ApoE 对机体的脂类代谢影响很大,在肝脏等组织摄取 HDLI、VLDL、CM 残粒时起着重要作用。本病患者中存在 ApoE 异构体,使其清除减少,而在肾脏局部沉积。发病年龄为 4~69 岁,男、女性患者的比例为 2∶1。大多数患者为散发性,个别表现为家族性发病。

(二)临床表现

脂蛋白肾病病变主要累及肾脏,以肾小球受损为主。其临床表现如下。

1. 蛋白尿和血尿

蛋白尿以中度和重度为主,常常表现为肾病综合征;部分患者可有镜下血尿。

2. 血浆脂蛋白异常

特征性的指标是血清 ApoE 水平显著升高,大多数患者还伴有血甘油三脂水平升高。

3. 肾脏体积增大

肾功能进行性减退。

4. 高血压

以轻度和中度高血压为主。

5. 贫血

可存在不同程度的贫血。

(三)辅助检查

1. 生化检查

血清 ApoE 水平异常升高,可高于正常人的 2 倍。

2. 肾活检

肾小球毛细血管襻内大量脂蛋白"栓子"形成。

(四)治疗

目前为止,对该病无可靠治疗方案。近年来取得较好治疗效果的方法有降脂和免疫吸附治疗。

1. 降脂治疗

使用降脂药可以减少尿蛋白,减轻高脂血症,且有逆转肾小球病理变化的可能。主要药物有苯扎贝特、非诺贝特、戊四烟酯、普罗布考、二十碳五烯酸乙酯。

2. 免疫吸附治疗

免疫吸附治疗主要包括葡萄球菌 A 蛋白(SPA)免疫吸附和全血脂蛋白直接吸附(DALI)。

SPA 免疫吸附首次使用是在 2000 年,患者使用后 ApoE、尿蛋白水平等明显下降,肾小球内脂蛋白"栓子"明显减少或消失。该治疗对保护肾功能、延缓病情进展、改善预后起着积极的作用。DALI 是一种血脂净化技术,可以通过化学作用直接清除血中的脂蛋白,使局部脂蛋白沉积减少。尽管如此,脂蛋白肾病的治疗仍仅限于个案报道,均缺乏有力的数据支持。脂蛋白肾病致终末期肾脏疾病后肾移植偶有报道,但移植后脂蛋白肾病均复发。

二、常见护理诊断/问题

1. 营养失调:低于机体需要量

营养失调:低于机体需要量与长期蛋白尿致蛋白丢失过多和贫血有关。

2. 活动无耐力

活动无耐力与贫血导致机体组织缺氧有关。

3. 有感染的危险

有感染的危险与蛋白丢失致机体营养不良有关。

三、护理目标

(1)饮食结构合理,营养状况改善。

(2)活动耐力改善或恢复。

(3)无感染发生。

四、护理措施

1. 营养失调:低于机体需要量

(1)饮食护理:给予足够热量、低盐、优质适量蛋白饮食(应根据 24 h 尿蛋白丢失量及内生肌酐清除率来调整蛋白质摄入量),适当补充维生素和微量元素。

(2)禁食动物脂肪,日常建议使用菜籽油进行食物烹调,每日摄入总量小于 20 mL。

(3)营养监测:记录进食情况,评估饮食结构是否合理,热量是否充足。定期测量血脂、血浆清蛋白、血红蛋白等指标,评估机体的营养状态。

2. 活动无耐力

(1)休息与活动:评估患者活动耐力,根据基础疾病和贫血程度指导其合理休息与活动。轻度贫血,无须太多限制,避免过度劳累即可;中度贫血,要增加卧床休息时间,可适当活动以不劳累为度;重度贫血,要卧床休息。

(2)吸氧:对严重贫血者遵医嘱给予鼻塞吸氧,并做好吸氧护理。

3. 有感染的危险

(1)保持环境清洁,温度、湿度适宜,定期开窗通风和空气消毒。

(2)保持皮肤和黏膜的清洁,防止感染。注意保暖、防止受凉。

(3)定时监测生命体征,观察患者有无感染征象。

(4)加强营养,增强机体抵抗力。

4. 保健指导

采用正确的饮食结构、健康的生活方式,避免高脂食品,进行适当的体育锻炼,有效保持机体正常的代谢功能,避免肾脏受损发生。

(秦　静)

第十五节 急性肾衰竭

急性肾衰竭(ARF)是由各种原因导致的双肾排泄功能在短期内(数小时至数日)突然急剧进行性下降,从而引起氮质潴留,水、电解质紊乱及酸碱平衡失调的临床综合征。常伴有少尿或无尿。

一、护理评估

(一)病因

根据急性肾衰竭原因常可分为肾前性、肾后性和肾实质性三种。

1.肾前性

有效血容量或细胞外液减少导致肾灌注不足,初期为功能性肾功能不全,若不及时处理,可使有效肾灌流量进一步减少,易引起急性肾小管坏死。

2.肾后性

肾后性是指尿路梗阻引起的肾功能损害,常见原因包括结石、肿瘤、前列腺肥大、血块等机械因素造成的尿路梗阻。

3.肾实质性

(1)肾小管坏死是最常见的急性肾衰竭,主要病因为肾缺血及肾中毒。肾中毒主要由药物、毒物及重金属引起。

(2)发生急性或急进性肾小球肾炎。

(3)发生急性间质性肾炎。

(4)发生急性肾脏小血管或大血管疾病。

(二)临床表现

典型的急性肾小管坏死(少尿型)临床上分少尿期、多尿期、恢复期三个阶段。

1.少尿期

尿量突然减少,少尿期从数日到 3 周,大多数为 7～14 d。少尿是指 24 h 尿量不足 400 mL。24 h 的尿量小于 100 mL,则称为无尿。①水中毒:常可有面部和软组织水肿、体重增加、心力衰竭、肺水肿和脑水肿等。②高钾血症:在少尿的第 2～3 日,血清钾水平升高;4～5 d可达危险高值。患者表现为烦躁、嗜睡、肌张力低下或肌肉颤动、恶心、呕吐、心律失常,并有高钾心电图改变,血钾大于 5.5 mmol/L 为高钾血症。③低钠血症:血钠低于 135 mmol/L时,临床表现为淡漠、头晕、肌痉挛、眼睑下垂。④低钙血症:偶尔有抽搐。⑤高镁血症(3 mmol/L):反射消失。心动过速,传导阻滞,血压下降,肌肉瘫软等。⑥代谢性酸中毒:临床特点有嗜睡、疲乏、深大呼吸(Kussmaul 呼吸)。严重者甚至昏迷。⑦氮质血症:在少尿期中常有畏食、恶心、呕吐、烦躁、反射亢进、癫痫样发作、抽搐和昏迷等。BUN 和 Scr 水平逐日升高,需及时进行透析治疗。⑧高血压和心力衰竭:主要原因是水、钠过多。血压可达 18.7～24/12～14.7 kPa(140～180/90～110 mmHg)。严重者可并发左心力衰竭。

2.多尿期

在不用利尿剂的情况下,每日尿量大于 2 500 mL,此期可维持 1～3 周。①进行性尿量增多是肾功能恢复的标志,多尿者每日尿量可达 3 000～5 000 mL。②早期仍然可有 BUN 及

Scr 水平的升高。③有出现高血钾的可能。④后期应注意低血钾的发生。

3. 恢复期

尿量逐渐恢复至正常，肾功能逐渐恢复。3～12 个月肾功能可恢复正常，少数遗留永久性损害。非少尿型急性肾衰竭每日尿量超过 800 mL，发生率为 30%～60%，其临床表现较少尿型轻，但病死率仍达 26%。

(三)辅助检查

1. 尿液检查

尿色深，混浊，尿蛋白＋～＋＋；镜下可见数量不等的红、白细胞，上皮细胞和管型。尿密度低(1.015～1.012)∶1.010。

2. 血液检查

BUN 及 Scr 水平升高，Scr 水平高于 884 μmol/L，Ccr 水平为 1～2 mL/min。血钾水平多大于 5.5 mmol/L，部分可正常或偏低。血钠水平降低，但也可正常。血钙水平低，血磷水平高。血 pH 下降，HCO_3 水平下降。

3. 特殊检查

B 超、CT 及肾、输尿管及膀胱平片(KUB)检查双肾体积增大。

(四)诊断

(1)有引起肾小管坏死的病因。

(2)每日尿量少于 400 mL，尿蛋白＋～＋＋。

(3)进行性氮质血症，Scr 水平每日上升 44.2～88.4 mmol/L，BUN 水平每日上升 3.6～10.7 mmol/L，Ccr 水平较正常下降 50% 以上。

(4)B 超检查显示双肾体积增大。

(5)肾脏活组织穿刺检查对急性肾衰竭有确诊意义。

(五)治疗

1. 少尿期治疗

急性肾衰竭的治疗，主要是少尿期的治疗。

(1)病因治疗：对肾前性和肾后性肾衰竭的因素，尽可能予以纠正。凡是影响肾脏灌注或直接对肾脏有毒性的药物应停用。同时，纠正低血压、低血容量和维持电解质平衡。有肌肉挤压伤，早期广泛切开。要尽可能避免使用肾毒性药物。

(2)营养管理：急性肾衰竭患者必须摄取足够热量，主要使用高渗葡萄糖、脂类乳剂及必需氨基酸、水溶性维生素。应严格限制蛋白质摄入量。

(3)维持水钠平衡：少尿期严格限制液体摄入量，24 h 补液量＝显性失水＋不显性失水－内生水量。明显水肿，可应用利尿剂。

上述治疗不成功，透析或超滤对于缓解容量超负荷是有效的。

(4)电解质的处理：血钾超过 5.5 mmol/L 即为高钾血症，若超过 6.5 mmol/L，则需紧急处理。方法如下：①5% 的碳酸氢钠溶液 100～200 mL，静脉滴注；②10% 的葡萄糖酸钙 10～20 mL，稀释后静脉注射；③50% 的葡萄糖液 50～100 mL＋普通胰岛素 6～12 U，缓慢静脉注射；④紧急血液透析。少尿期低钠是稀释而引起的，故限制液体摄入量、排出过多水分是防治低钠的有效措施。一般血清钠在 130～140 mmol/L 无须补充钠盐。

(5)代谢性酸中毒治疗：当血清 HCO_3 下降 15 mmol/L 以下时，代谢性酸中毒需要治疗，口服或静脉给予碳酸氢钠。不能纠正者,需透析治疗。

(6)感染治疗:急性肾衰竭患者的感染发生率为 30%～75%。使用抗菌药物必须慎重,如果无明显感染,一般避免应用预防性抗菌药物。

(7)采用透析疗法。

指征:少尿 2 d 或无尿 1 d;血尿素氮水平高于 28.6 mmol/L,血肌酐水平高于 530 μmol/L,二氧化碳结合力低于 11 mmol/L;尿毒症引起精神症状及消化道症状明显;药物和生物毒素中毒等。

预防透析:也可称为早期透析,在高代谢型等重症急性肾衰竭(如挤压综合征等),在没有并发症前及早进行透析,可明显提高治愈率。

2.多尿期治疗

多尿期仍应按少尿期的原则处理。如果尿素氮水平继续升高和病情明显恶化,应继续进行透析。补液量应以保持体重每日下降 0.5 kg 为宜。

根据血钠、血钾的数据,酌情添补电解质,以口服补充电解质为宜。供给足够热量和维生素,蛋白质要逐日加量,以保证组织修复的需要。

3.恢复期的治疗

此期约 3 个月,应增加营养,要避免使用对肾脏有损害的药物,定期复查肾功能。由于少数患者的肾脏不可逆性损害可转为慢性肾功能不全,应按慢性肾功能不全给予处理。

二、常见护理诊断/问题

1.体液过多

体液过多与急性肾衰竭患者肾小球滤过功能受损、水分控制不严等有关。

2.营养失调(低于机体需要量)

营养失调与食欲低下、限制饮食中的蛋白质、透析等因素有关。

3.有感染的危险

感染与限制蛋白质饮食、透析、机体抵抗力降低有关。

4.潜在并发症

潜在并发症包括高钾血症、代谢性酸中毒、感染、急性左心力衰竭、严重脑病等。

三、护理目标

(1)能自觉控制水、盐的摄入,水肿明显消退。

(2)患者能逐步达到正常活动量。

(3)无并发症发生,或能早期发现并发症并积极配合抢救。

四、护理措施

(一)观察病情

(1)监测患者的神志、生命体征、尿量、血钾、血钠的情况。

(2)观察有无心悸、胸闷、气促、头晕等高血压及急性左心力衰竭的征象。

(3)注意有无头痛、意识障碍、抽搐等水中毒或稀释性低钠血症的症状。

(二)维持水平衡

(1)少尿期应严格记录 24 h 液体出入量。

（2）每天测体重一次，以了解水分潴留情况。

（3）严格限制水的摄入，每日的液体摄入量为前一日尿量加上 500～800 mL。

（4）观察呼吸状况，及时发现肺水肿或心力衰竭的发生。

（5）多尿期要防止脱水、低钠和低钾血症。

（三）饮食与休息

（1）急性期应卧床休息，保持环境安静，以降低新陈代谢率，使废物产生减少、肾脏负担减轻。

（2）尿量增加、病情好转时，可逐渐增加活动量。

（3）对能进食的患者，给予高生物效价的优质蛋白及含钠、钾较低的食物，蛋白质的摄入量：早期限制为 0.5 g/(kg·d)，血液透析患者为 1.0～1.2 g/(kg·d)。同时给予高糖类、高脂肪，供给的热量一般为 126～188 kJ/(kg·d)，以保持机体的正氮平衡。

（四）预防感染

感染是急性肾衰少尿期的主要死亡原因。尽量将患者安置在单人房间，保持病室清洁，定期消毒。协助做好口腔、皮肤护理。

（五）做好心理疏导

将急性肾衰的疾病发展过程告诉患者，给予精神支持和安慰，减轻其焦虑、不安的情绪，告诉患者及其家属早期透析的重要性，以取得支持与配合。

（六）应急措施

当血钾超过 6.5 mmol/L，心电图表现异常变化时，最有效的方法为血液透析，准备透析治疗前应给予急诊处理，措施如下。

（1）10%的葡萄糖酸钙 10～20 mL，稀释后缓慢静脉注射。

（2）静脉注射 40～200 mL 11.2%的乳酸钠，伴有代谢性酸中毒时给予 100～200 mL 5%的碳酸氢钠，静脉滴注。

（3）10%的葡萄糖液 250 mL 加普通胰岛素 8 U，静脉滴注，使钾从细胞外回到细胞内。

（4）呋塞米 20～200 mg，肌内注射或用葡萄糖稀释后静脉注入，使钾从尿中排除。

（七）健康教育

（1）应教育急性肾衰患者积极治疗原发病，增强抵抗力，减少感染的发生。

（2）指导合理休息，劳逸结合，防止劳累；严格遵守饮食计划，恢复期患者应加强营养，增强体质，适当锻炼；注意个人清洁卫生及保暖。

（3）学会自测体重、尿量。了解高血压脑病、左心力衰竭、高钾血症及代谢性酸中毒的表现。定期门诊随访，监测肾功能、电解质等。

（4）控制、调节自己的情绪，保持愉快的心境，遇到病情变化时不恐慌，能及时采取积极的应对措施。

（5）避免伤肾的食物、药物进入体内。

（秦　静）

第十六节　慢性肾衰竭

慢性肾衰竭(CRF)是发生在各种慢性肾脏疾病基础上,由于肾单位严重受损,缓慢出现的肾功能减退至不可逆转的肾衰。其临床表现为肾功能异常,代谢产物潴留,水、电解质和酸碱平衡失调,出现某些内分泌活性物质生成和灭活障碍,以至于不能维持机体内环境的稳定,而出现一系列严重的临床综合征。在治疗上,早期病例可采用保守疗法,及时消除可纠正因素,延缓病情进展。

目前有不少学者致力于此阶段研究,寻找最佳方案。实践证明,早期保守治疗确能拖延尿毒症的出现时间。晚期则以透析疗法和肾移植为主。随着科学技术的发展,透析疗法方案趋向个体化,患者透析周期缩短,透析时间短,透析效率高,明显延长生命。肾脏移植成功率大大提高,患者的生存质量好。慢性肾衰预后仍较悲观,死因主要为各类并发症。

一、护理评估

(一)病因

1. 肾小球疾病

慢性肾小球肾炎最为常见,占发病率第 1 位,约 65%,其他见于狼疮性肾炎、糖尿病性肾病、过敏性紫癜性肾炎和韦格纳肉芽肿等。

2. 肾小管-间质疾病

主要是慢性肾盂肾炎,占发病率第 2 位,约 20%,其他见于尿酸肾病肾钙化。

3. 血管疾病

主要有急慢性高血压、非急进性高血压、下腔静脉和/或双肾静脉血栓形成、肾多动脉炎等。

4. 尿路梗阻

双肾结石,前列腺病变,膀胱输尿管反流。

5. 遗传-家族性肾脏疾病

主要有多囊肾、遗传性肾炎、尿路畸形。狼疮性肾炎和糖尿病肾病引起的慢性肾衰在整个原发病中占有比较重要的地位。此外,血管性病变(如原发性高血压、硬皮病和血栓性微血管病变等)、遗传性肾脏病及肾毒性物质引起的慢性肾衰也已逐渐为人们所重视。

(二)临床表现

临床主要表现为水、电解质和代谢紊乱,呈现多系统症状。

1. 水代谢障碍

当肾小球滤过率下降至 50% 时,患者的尿浓缩能力下降,表现为多尿、夜尿增加,尿渗透压可在 400 mOsm/$(kg \cdot H_2O)$ 以下。当肾功能继续恶化,呈现氮质血症时,产生渗透性利尿,尿量可多至 2 000 mL/d 以上,比重固定在 1.010,称等张尿。晚期尿毒症时,肾小球滤过率(GFR)极度下降,尿量日趋减少,血尿素氮水平明显上升,患者烦渴多饮,严重水潴留,部分患者可发生急性左心力衰竭。

2. 电解质代谢紊乱

(1)钠代谢失调:GFR>25 mL/min 时,多数仍保持正常调节能力。若 GFR<25 mL/min,调节

能力下降,此时不限制钠的摄入,极易发生钠潴留。但因此时排水能力下降大于排钠障碍,故常有稀释性低钠血症,表现有淡漠、迟钝、乏力、肌痉挛、抽搐、严重时昏迷。

(2)钾代谢失调:慢性肾衰时,血钾水平大多维持在正常水平。这主要是由于肾远端小管和结肠在醛固酮等因素的作用下,增加了钾的排泄。随着肾衰的进展,GFR<5 mL/min 时,肾调节钾代谢的能力明显降低,再因组织释放的钾增加,如感染、创伤、消化道出血、输库血、大剂量使用青霉素钾盐等,可发生高血钾。大部分高血钾患者无自觉症状,在做心电图和测电解质时才发现。少部分患者可表现为疲乏无力,腱反射消失或减弱,心律失常。心电图检查示Q-T 间期缩短,T 波高尖对称,S 波加深增大,S-T 段压低等,严重者可发生室性心动过速,室颤而致猝死。低钾血症在慢性肾衰患者中不常见,主要见于某些以肾小管-间质疾病为原发病者。低钾血症临床表现为倦怠无力、感觉异常、腹胀,严重者可发生弛缓性瘫痪、呼吸肌麻痹。

(3)钙、磷、镁代谢失调:慢性肾衰时,常可见血磷水平升高、血钙水平降低和肾性骨营养不良及血镁水平升高。①高磷血症:慢性肾衰时,肾排磷减少,导致磷酸盐潴留和高磷血症。血磷一般在$1.5\sim2.5$ mmol/L。②低钙血症:血钙一般在 $1.75\sim2.25$ mmol/L,其原因有磷的潴留、维生素 D 代谢的改变和甲状旁腺激素(PTH)动员骨钙进入血液。低钙血症患者神经肌肉激惹性升高,酸中毒,皮肤瘙痒,阳痿,有高脂血症及神经传导速度减慢。③尿毒症性骨营养不良症:骨代谢紊乱在肾衰竭早期即可出现,随着肾衰竭的进展而加重。其主要致病原因有PTH 产生过多、活性维生素 D_3 生成减少和慢性代谢性酸中毒。主要表现为软骨病(小儿为肾性佝偻病)、骨质疏松症、纤维性骨炎、骨质硬化症、软组织钙化等。④镁潴留:当 GFR 降至低于 30 mL/min 时,尿镁排出减少,血镁水平升高。血镁水平升高,高于 4 mmol/L 时,可出现嗜睡、昏迷、肌肉无力及皮肤激惹等症状。

3. 代谢性酸中毒

慢性肾衰时,酸中毒的主要原因如下:①酸性代谢产物的潴留,如硫酸、磷酸及有机酸等,当 GFR 降至 20 mL/min 时,酸性代谢产物从肾小球的滤过即显著减少而在体内潴留。②肾小管重吸收碳酸氢盐的能力显著降低。③肾小管泌氢功能受损。④肾小管制造氨的能力下降。轻度的代谢性酸中毒,临床上无明显症状。中度以上的酸中毒(二氧化碳总量低于15 mmol/L)才有较明显的症状,临床表现为呼吸加深、加快,严重时辅助呼吸肌参与呼吸运动,其他症状有食欲缺乏、腹痛、恶心、呕吐、虚弱无力、头痛、躁动不安等;严重酸中毒者可出现神志障碍、昏迷、心肌收缩力减弱、心力衰竭、血管扩张、血压下降。酸中毒可致中枢神经系统代谢紊乱,意识障碍,呼吸中枢和血管运动中枢麻痹而危及患者的生命,这是尿毒症的常见死亡原因之一。

4. 循环系统

循环系统临床表现主要包括尿毒症性心包炎、充血性心力衰竭、心肌病、高血压等。

(1)尿毒症性心包炎:尿毒症性心包炎指尿毒症患者心包腔壁层和脏层上皮的纤维素性炎症,多出现于尿毒症的终末期,发生率为$12\%\sim20\%$。临床表现以心前区疼痛最常见。体检可听到心包摩擦音。$15\%\sim55\%$的心包炎患者伴有心包积液渗出,积液为黄色透明或血性。积液过多时出现心脏压塞症状,表现为劳力性气促、阵发性夜间呼吸困难、端坐呼吸,体检可发现心音遥远、心脏浊音区扩大、脉压减小、奇脉等,需紧急处理。

(2)充血性心力衰竭和尿毒症性心肌病:充血性心力衰竭是慢性肾衰十分常见而又严重的并发症之一,占慢性肾衰死亡原因的第 2 位。其主要原因为水钠潴留、高血压、冠状动脉硬化、动静脉瘘、心脏压塞和缩窄、尿毒症性心肌病。临床表现为水肿,血压升高,体重增加。体格检查可发现心跳加速、呼吸困难、双肺湿啰音、肝大或疼痛,颈静脉充盈、肝颈静脉回流征阳性。严重者可出现气促,不能平卧,有急性肺水肿表现。M 型和二维超声心动图检查可了解左心室的功能状态、瓣膜活动情况以及有无心包积液。

(3)高血压:慢性肾衰的最常见症状,发生率约占 83%。有效、及时地控制血压可显著改善肾衰患者的预后。慢性肾衰的高血压是多种调节血压平衡的因素失调所致。其中最主要的原因是水、钠排泄障碍。部分患者的血浆肾素水平升高。高血压早期可无明显症状,晨起后头颈部疼痛是高血压的特征性表现。眼底检查可见动脉变细、动静脉交叉和眼底出血点。严重高血压者可发生高血压脑病、全身惊厥、眼底改变和视盘水肿。

(三)辅助检查

1.血常规

血红蛋白在 80 g/L 以下。

2.尿检查

尿比重低于 1.018,多数固定在 1.008～1.012;尿渗透浓度低于 350 mmol/kg。尿蛋白定性＋～＋＋,尿白细胞增多提示合并泌尿系统感染。

3.血生化检查

内生肌酐清除率在 30 mL/min 以下,血肌酐水平＞180 μmol/L,血尿素氮水平＞7.0 mmol/L。血钙水平低,血磷水平高;血 pH＜7.35。

4.肾脏 B 超检查

双肾缩小,轮廓不清,肾皮质回声增强,皮质、髓质分界不清,肾窦回声减弱范围小,整肾结构层次极不清晰。

(四)诊断

依据肾病病史、尿毒症的临床表现和肾功能损害指标确定诊断。确定诊断后,尽可能寻找病因和促使肾功能变化的诱发因素,如血容量不足或过多、高血压、高尿酸血症、感染、对肾脏有损害药物、蛋白质摄入过多以及肾后梗阻因素等。

(五)治疗

1.可逆性因素的治疗

(1)慢性肾衰原发病的可逆性:有些慢性肾衰的原发病是可以经积极治疗后得到逆转的,如狼疮性肾炎、结节性多动脉炎、过敏性血管炎、恶性高血压、肾结核、新近数月的尿路梗阻等。在行对症和透析治疗的同时,针对原发病进行相应治疗,可缓解尿毒症的发展。但病变已发展至固缩肾时,则无治疗意义。

(2)纠正加重肾衰的可逆因素:治疗感染,解除尿路梗阻,纠正有效血容量不足,治疗心力衰竭,防止使用肾毒性药物,控制严重高血压,纠正水、电解质和酸碱平衡紊乱,避免骤然过度的高蛋白饮食。

2.饮食治疗

(1)低蛋白、低磷饮食:每日蛋白质摄入量为 0.5～0.6 g/kg。当蛋白质摄入量低于每日 0.5 g/kg时,应适当补充必需氨基酸,并保证足够的热量摄入。

(2)必需氨基酸疗法:用量为每日 0.1～0.2 g/kg。

(3)α-酮酸疗法:α-酮酸是氨基酸的前体。通过转氨基或氨基化的作用,α-酮酸在体内可转变为相应的氨基酸。口服制剂为 6～12 g/d,即 0.1～0.2 g/(kg·d)。

(4)保证尿毒症患者营养素供给量。

二、常见护理诊断/问题

1.营养失调:低于机体需要量

营养失调:低于机体需要量与食欲减退、长期限制蛋白质的摄入、水和电解质紊乱及贫血等因素有关。

2.活动无耐力

活动无耐力与并发高血压、贫血、心力衰竭及水、电解质和酸碱平衡紊乱有关。

3.有皮肤完整性受损的危险

有皮肤完整性受损的危险与水肿、皮肤瘙痒、凝血障碍及机体抵抗力下降有关。

4.有感染的危险

有感染的危险与免疫功能低下、低蛋白血症及透析治疗等有关。

5.焦虑

焦虑与病情反复发作、经济负担过重及预后不佳等有关。

6.潜在并发症

水、电解质和酸碱平衡失调。

7.知识缺乏

患者缺乏肾衰竭的防治知识。

三、护理目标

(1)患者能自觉控制水、盐的摄入,水肿明显消退。

(2)患者能逐步达到正常活动量。

(3)保证无并发症发生,或能早期发现并发症并积极配合抢救。

四、护理措施

(一)观察要点

(1)观察尿量、体重,早期发现水潴留及脱水。

(2)观察贫血程度,有无出血倾向(消化道、皮肤、黏膜、咯血、脑出血)。

(3)观察血压波动情况。

(4)观察透析后并发症和瘘管使用情况。

(5)观察肾功能、电解质变化。

(6)观察饮食疗法执行情况,随时调整饮食方案。

(7)观察心理活动和情绪波动,及时疏导不良情绪。

(二)饮食管理

给予优质低蛋白饮食,水肿时限制盐和水的摄入量。摄入优质蛋白。

(三)具体护理措施

(1)鼓励患者进食高生物价的食物,如鱼、肉、禽、蛋、奶酪等。

(2)限制植物蛋白的摄入(如米、面、豆制品等),而代以麦淀粉、山芋、芋头、南瓜等。

(3)指导患者设计食谱。

(4)帮助和指导患者掌握增进食欲的技巧：①更换不同质地和味道的流汁,如水果汁、奶油汤等。②应用高蛋白及高热量的补充饮食。③饭前吸吮柠檬以刺激唾液分泌。④指导患者用香料(柠檬、薄荷、丁香等)改进食物的味道和香味。⑤鼓励与他人共餐,提供令人愉快的、舒畅的进餐气氛。⑥避免过甜、过油或油煎食物。

(5)避免摄入高钠食品,如咸肉、泡菜、酱油等。对钠含量中等的食物(如蛋类、牛乳、番茄汁等)及钠含量低的食物如(水果、鸡、肝、新鲜蔬菜等)可适量食用。

(6)摄入含磷低的食物,如无磷海鲜类等。

(四)心理护理

慢性肾衰患者常有焦虑、抑郁、悲伤等心理表现,护理人员应经常与患者交谈,了解他们的心理活动情况,并辅以其他措施。①向患者介绍尿毒症的治疗进展,用幻灯片、录像、图片等,鼓励患者战胜疾病。②加强治疗,减轻症状,提高生活质量。③鼓励长期透析患者参加社会活动,恢复力所能及的工作。④做好家属工作,给患者更多的家庭温暖。⑤做好单位领导的协调工作,妥善解决医疗费用的来源,保证治疗不中断。

(五)仔细监测液体出入量

(1)力求每天在同样时间、同样条件下测量患者的体重。体重的波动是液体潴留的较准确指标;0.5 kg 体重对应 500 mL 液体潴留,1 kg 体重对应 1 000 mL 液体潴留。每日波动在0.3～0.5 kg。

(2)每日统计尿量,以尿量作为饮水量的参考值。要分次给予每天允许的入量,并将服药时的饮水量也计算在内,特别是无尿或少尿患者。已使用替代疗法的患者,更要强调量出为入的原则。为解决患者烦渴问题,可让患者以冰块代饮水。有肾移植条件的患者,不宜饮人参茶等滋补药液,可选择菊花茶、绿茶等饮品。

(3)每日测量血压,力求做到"四定"(定时间、定体位、定血压计、定肢体)。血压的变化也常提示体内液体的多少。容量负荷增加时血压升高明显,同时可伴有第三间隙积液或黏膜、肢体、皮肤疏松部位水肿。除给予降压治疗外,减少体内液体量对于降血压、改善患者的体征作用明显,临床常用利尿、增加透析次数或透析时加大过滤等方法。

(六)注意监测肾功能变化和其他并发症

①慢性肾衰竭患者需每月检测尿素氮、肌酐、电解质,用以了解肾功能的动态变化,及时调整治疗方案。②及时发现并预防可能的并发症,如心力衰竭、心律失常、出血、感染等。专科护士要重视血液透析后2～4 h 的观察,此时往往会出现脑出血或消化道出血,告诫患者透析后以卧床休息为主,6 h 后可自由活动。心力衰竭、心律失常多为夜间发作,故护士应加强夜间巡视。心力衰竭的发生常循序渐进,先为端坐呼吸,进而呼吸困难,咳泡沫杨样痰,患者夜间不能平卧时要警惕心力衰竭的发生,此时可给予吸氧,或让患者半卧,双下肢下垂,口含扩血管药等,仍不能缓解者应加透一次。

(七)注意观察药物治疗情况

(1)使用降压药、利尿药、强心药等要定时测血压,根据血压波动情况调整药量。

(2)使用抗生素宜选择肾毒性小的品种,且剂量为正常用量的1/2。

(3)使用促红细胞生长素时应注意经常更换注射部位,观察用药后反应。

(秦 静)

第十七节　尿路感染

尿路感染(UTI)简称尿感,是由各种病原体入侵泌尿系统引起的尿路急性、慢性感染,多见于育龄女性、老年人、免疫力低下及尿路畸形者。根据感染发生的部位分为上尿路感染和下尿路感染,前者主要是指肾盂肾炎,后者是指膀胱炎和尿道炎。根据有无尿路功能或结构的异常,又分为复杂性尿路感染和非复杂性尿路感染。复杂性尿路感染是指伴有尿路引流不畅、结石、畸形、膀胱输尿管等结构或功能异常,或在慢性肾实质性疾病基础上发生的尿路感染。无上述情况者为非复杂性尿路感染。

一、护理评估

(一)病因

革兰氏阴性杆菌是主要致病菌,其中以大肠埃希菌最常见,占80%以上;其次是变形杆菌、克雷伯杆菌。5%~10%的尿路感染由革兰氏阳性菌引起,主要是粪链球菌和葡萄球菌。大肠埃希菌最常见于无症状性细菌尿、非复杂性尿路感染或首次发生的尿路感染。医院内感染、复发性尿路感染、尿路器械检查后发生的感染多为粪链球菌、变形杆菌、克雷伯菌和铜绿假单胞菌所致。其中,变形杆菌常见于伴有尿路结石的患者,铜绿假单胞菌多见于尿路器械检查后或长期留置导尿管的患者,金黄色葡萄球菌常见于血源性尿路感染。

(二)临床表现

1.膀胱炎

膀胱炎约占尿感的60%。主要表现为尿频、尿急、尿痛、排尿不畅、下腹部不适等膀胱刺激症状,部分患者可迅速出现排尿困难。一般无全身感染症状,少数患者出现腰痛、发热,体温不超过38℃。尿液常混浊,有异味,30%的患者可出现血尿。

2.肾盂肾炎

(1)急性肾盂肾炎:①全身症状有高热、寒战,常伴头痛、全身酸痛、食欲减退、恶心、呕吐等,体温多在38℃以上,多为弛张热,也可呈稽留热或间歇热。部分患者出现革兰氏阴性杆菌败血症。②泌尿系症状有尿频、尿急、尿痛、排尿困难、下腹部疼痛、腰痛等,腰痛程度不一,多为钝痛或酸痛、肋脊角压痛和/或叩击痛。可有脓尿和血尿。部分患者无明显的膀胱刺激症状,而以全身症状为主,或表现为血尿伴低热和腰痛。

(2)慢性肾盂肾炎:其临床表现复杂,全身及泌尿系统局部症状均不典型。半数以上患者有急性肾盂肾炎既往史,其后出现低热、腰痛腰酸、排尿不适等症状及肾小管功能损害的表现,如夜尿增多、尿比重低等。

3.无症状性菌尿

无症状性菌尿又称隐匿型尿路感染,指患者有真性细菌尿,而无尿路感染的症状,可由症状性尿感演变而来或无尿路感染病史。致病菌多为大肠埃希菌,患者可长期无症状,尿常规可无明显异常,但尿培养有真性菌尿,也可在病程中出现尿路感染症状。

(三)辅助检查

1.尿常规

尿中白细胞明显增加;尿沉渣镜检白细胞多于5个/HP,称为白细胞尿,对尿路感染的诊断意义较大。部分患者有镜下血尿,尿沉渣镜检多为 3~10 个/HP,极少数急性膀胱炎患者可出现肉眼血尿;尿蛋白多为阴性或微量。

2.细菌学检查

(1)细菌培养:可采用新鲜清洁中段尿、导尿及膀胱穿刺做尿液细菌培养。中段尿细菌定量培养不少于 10^5/mL,为真性菌尿,可确诊尿路感染;尿细菌定量培养 10^4~10^5/mL,为可疑阳性,需复查;如少于 10^4/mL,可能为污染。如果临床上无尿路感染症状,则要求 2 次清洁中段尿定量培养均不少于 10^5/mL,且为同一菌株,可确诊为尿路感染。膀胱穿刺尿细菌定性培养有细菌生长,即为真性菌尿。

(2)涂片细菌检查:清洁中段尿沉渣涂片,可检测有无细菌感染及感染的菌株类型,对及时选用有效抗生素有重要参考价值。

3.白细胞

排泄率准确留取 3 h 尿液,立即进行尿白细胞计数,所得白细胞数按每小时折算,正常人白细胞计数少于 2×10^5/h,白细胞计数多于 3×10^5/h 为阳性,介于 $(2\sim3)\times10^5$/h 为可疑。

4.硝酸盐还原试验

诊断尿路感染的敏感性为 70% 以上,特异性为 90% 以上,但应满足致病菌含硝酸盐还原酶、体内有适量硝酸盐存在、尿液在膀胱内有足够的停留时间(多于 4 h)等条件,否则易出现假阳性。该方法可作为尿感的过筛试验。

5.血常规

急性肾盂肾炎时血白细胞常增多,中性粒细胞增多,核左移。红细胞沉降率可增快。

6.肾功能

慢性肾盂肾炎肾功能受损时可出现肾小球滤过率下降,血肌酐水平升高等。

7.影像学检查

对于慢性、反复发作或经久不愈的肾盂肾炎,可行腹部 X 线、静脉尿路造影检查,以确定有无结石、梗阻、泌尿系统先天性畸形和膀胱-输尿管反流等。但尿路感染急性期不宜做静脉尿路造影检查。

(四)诊断要点

典型尿路感染可根据膀胱刺激征、尿液改变和尿液细菌学检查加以确诊。凡是有真性细菌尿者,均可诊断为尿路感染。

无症状性细菌尿的诊断主要依靠尿细菌学检查,要求两次细菌培养均为同一菌种的真性菌尿。留置导尿管的患者出现典型的尿路感染症状、体征,且无其他原因可以解释,尿标本细菌培养计数多于 10^5/mL 时,应考虑导管相关性尿路感染的诊断。

(五)治疗要点

1.一般治疗

急性期注意休息,多饮水,勤排尿。给予发热者易消化、高热量、富含维生素的饮食。膀胱刺激征和血尿明显者,可口服碳酸氢钠片 1 g,每日 3 次,以碱化尿液、缓解症状、抑制细菌生长、避免形成血凝块。对应用磺胺类抗生素者还可以增强药物的抗菌活性并避免尿路结晶形成。尿路反复感染反复发作者应积极去除病因,及时去除诱发因素。

2.抗感染治疗

用药原则:①选用致病菌敏感的抗生素;②肾内药物浓度高;③药物肾毒性小,不良反应少;④必要时联合用药。需联合用药的情况如单一药物治疗失败、严重感染、混合感染、耐药菌株感染等。

(1)急性膀胱炎:一般采用单剂量或短程疗法。①单剂量疗法:常用复方磺胺甲噁唑2.0 g、甲氧苄啶0.4 g、碳酸氢钠1.0 g,顿服;或氧氟沙星0.4 g,顿服;阿莫西林3.0 g,顿服。②短程疗法:与单剂量相比,短程疗法更有效,并不增加耐药性,可减少复发,增加治愈率。可选用磺胺类、喹诺酮类、半合成青霉素或头孢类等抗生素,连用3 d。任何一种方案,在停服抗生素7 d后,需进行尿细菌培养。若细菌培养结果为阴性,表示急性细菌性膀胱炎已治愈;如果仍为真性细菌尿,应继续治疗2周。

(2)急性肾盂肾炎:①病情较轻者,口服抗菌药10~14 d,常用喹诺酮类、半合成青霉素类或头孢类药物。一般用药72 h显效,14 d治愈。如果尿菌仍为阳性,应参考药敏试验选用有效抗生素4~6周。②严重感染全身中毒症状明显者,根据药敏试验结果选择敏感药物,静脉用药,必要时联合用药。病情好转,退热后继续用药3 d,再改为口服抗生素,继续治疗2周。③碱化尿液,口服碳酸氢钠,可增强抗生素的药效,缓解症状。

(3)再发性尿路感染再发可分为复发和重新感染。①复发:治疗症状消失,尿菌转阴后6周出现菌尿,菌种与上次相同。积极去除诱发因素(如结石、梗阻、尿路异常等),按药敏试验结果选择强力杀菌药,疗程不少于6周。给予反复发作者长期低剂量抑菌治疗。②重新感染:治疗后症状消失,尿菌呈阴性,在停药6周后再次出现真性细菌尿,菌种与上次不同。多数病例有尿路感染症状,治疗与首次发作的治疗相同。

(4)无症状性菌尿:非妊娠妇女及老年人的无症状性菌尿无须治疗。但下述情况则必须治疗:患者处于妊娠期,患者为学龄前儿童、曾出现感染症状者、肾移植者、尿路梗阻者。根据药敏试验结果选用肾毒性小的抗生素,短疗程用药。如果治疗后复发,可选长期低剂量抑菌疗法。

二、常见护理诊断/问题

(1)排尿障碍:尿频、尿急、尿痛与泌尿系统感染有关。
(2)体温过高与急性肾盂肾炎发作有关。
(3)潜在并发症:肾乳头坏死、肾周围脓肿等。
(4)焦虑与疾病反复发作、久治不愈等因素有关。

三、护理目标

(1)患者的焦虑、恐惧心理得到缓解或减轻。
(2)患者的营养状况得到改善,体液平衡得到维持。患者的活动耐力得到改善,日常生活能基本自理。
(3)患者自述舒适感增强,心情舒畅,睡眠良好。
(4)无并发症发生,或发生时被及时发现和处理。

四、护理措施

(一)一般护理

急性期患者应卧床休息。给患者提供安静、舒适的休息环境,指导患者放松心情,多饮水,勤排尿。给予清淡、易消化、高热量、富含维生素的饮食。

高热者注意补充水分,及时更换汗湿衣服,同时做好口腔护理。尿路感染反复发作者应积极寻找病因,及时去除诱发因素。

(二)病情观察

观察疼痛部位及性质,监测体温的变化及排尿障碍情况。

(三)症状体征的护理

(1)疼痛指导:患者进行膀胱区热敷或按摩,以缓解疼痛。

(2)高热:高热时可采用冰敷、温水擦浴等物理降温,并观察和记录降温的效果。如果高热持续不退或体温反而升高,且出现腰痛加剧等,观察是否出现肾周脓肿、肾乳头坏死等并发症。

(四)用药护理

遵医嘱使用抗生素,注意观察药物的治疗效果与不良反应。嘱患者按时、按量、按疗程服药,勿随意停药以达到彻底治疗的目的。口服碳酸氢钠可碱化尿液,减轻尿路刺激征。

(五)健康指导

1.疾病知识指导

告知患者本病的病因、疾病特点和治愈标准,让患者了解多饮水、勤排尿及保持会阴部及肛周皮肤清洁的重要性。教会患者识别尿路感染的临床症状,一旦发现再发性尿路感染,尽快诊治。

2.疾病预防指导

(1)多饮水、勤排尿是最简便而有效的预防尿路感染的措施。

(2)保持皮肤黏膜的清洁,指导患者做好个人卫生,尤其女性要注意会阴部及肛周皮肤的清洁,月经期间增加外阴清洗次数,教会患者正确清洁外阴的方法。与性生活有关的反复发作者,应注意性生活后立即排尿。

(秦　静)

第十八节　血液透析抗凝技术及护理

一、普通肝素抗凝技术及护理

(一)适应证

(1)无出血性疾病发生和风险。

(2)无显著的脂代谢和骨代谢异常。

(3)血浆抗凝血酶活性大于 50%。

(4)血小板计数、血浆部分凝血活酶时间、凝血酶原时间、国际标准化比值、D-双聚体水平正常或升高。

(二)禁忌证

(1)既往有肝素过敏史。

(2)既往曾诊断肝素诱发的血小板减少症。

(3)检测血液中血浆抗凝血酶Ⅰ活性小于 50%。

(4)有合并出血性疾病。

(三)普通肝素剂量的选择

1.血液透析、血液滤过或血液透析滤过

一般首剂量 0.3～0.5 mg/kg,追加剂量 5～10 mg/h,间歇性静脉注射或持续性输注,治疗结束前 30～60 min 停止追加。

2.血液灌流、血浆吸附或血浆置换

一般首剂量 0.5～1.0 mg/kg,追加剂量 10～20 mg/h,间歇性静脉注射或持续性输注,治疗结束前 30 min 停止追加。实施治疗前给予 40 mg/L 的肝素生理盐水预冲(配制方法为:生理盐水 500 mL 加入普通肝素 20 mg),保留 20 min 后,再用 500 mL 生理盐水冲洗,有助于增强抗凝效果。根据患者的凝血状态个体化调整使用剂量。

3.持续性肾脏替代治疗(CRRT)

采用前稀释治疗的患者,一般首剂量 15～20 mg,追加剂量 5～10 mg/h,静脉注射或持续性透析器/滤器前输注(常用);采用后稀释治疗的患者,一般首剂量 20～30 mg,追加剂量 8～15 mg/h,静脉注射或持续性输注(常用)。治疗结束前 30～60 min 停止追加。依据患者的凝血状态个体化调整抗凝药物的剂量;治疗时间越长,给予的追加剂量应逐渐减少。

(四)普通肝素抗凝治疗的监测和护理

1.血液净化治疗前评估

(1)详细询问患者是否有出血倾向或出血现象,女性患者是否在月经期。

(2)查看血液净化记录单,了解前一次的治疗情况。

(3)了解患者既往史、用药史、过敏史,若患者近期有出血现象、外伤史或手术等,应立即通知医师,遵医嘱使用其他抗凝方案或调整抗凝剂量。

(4)核对抗凝剂的使用剂量、浓度、用法,避免护理差错发生。

2.血液净化治疗过程中的观察和护理

(1)严密观察患者的生命体征,是否有新的出血倾向。

(2)观察肝素追加剂量是否正确,肝素泵是否正常输入,药量不足时立即更换。

(3)观察机器各压力值的变化,如动脉压、静脉压及跨膜压等,发现异常,立即处理。

(4)观察体外循环管路及滤器内血液循环的颜色,如果有异常,及时发现,立即处理。

(5)保证血流量充足,根据治疗方式设定合适的血流速度。

(6)确保治疗结束前 30～60 min 关闭肝素泵及肝素管路上夹子。

3.血液净化治疗结束后护理

(1)观察体外循环管路及透析器是否有凝血,并将凝血级别记录在血液净化记录单中,告知医师,调整抗凝剂的治疗方案。

(2)治疗结束后嘱患者休息 30 min,无不适症状,穿刺部位或中心静脉置管部位无出血,方可离开。

4.健康教育

(1)避免碰撞、擦伤、摔伤等外伤。

(2)不慎外伤,可局部按压止血;出现皮下血肿,可用冰袋外敷;如果出血量大,应立即到医院就诊。

(3)创伤性检查与治疗应在治疗结束后 4～6 h 进行。

(4)避免进食过硬、过烫的食物，保持大便通畅，以防消化道出血。

(5)出现新的出血倾向及出血现象，应立即到医院就医。

二、低分子量肝素抗凝技术及护理

(一)适应证

(1)无活动性出血性疾病，血浆抗凝血酶Ⅰ活性在50％以上，血小板数量基本正常。

(2)脂代谢和骨代谢异常程度较重。

(3)有潜在出血风险。

(4)长期卧床，有血栓栓塞性疾病发生风险。

(二)禁忌证

(1)既往出现低分子量肝素过敏史。

(2)既往曾诊断肝素诱发的血小板减少症。

(3)检测血液中血浆抗凝血酶Ⅰ活性小于50％。

(三)低分子量肝素剂量的选择

1. 血液透析、血液灌流、血浆吸附或血浆置换

一般给予60～80 IU/kg，在治疗开始前20～30 min给药，无须追加剂量。特殊治疗方式实施前给予40 mg/L的肝素生理盐水预冲（配制方法为生理盐水500 mL加入普通肝素20 mg），保留20 min后，再用500 mL生理盐水冲洗，有助于增强抗凝效果。

2. CRRT

一般给予60～80 IU/kg，静脉注射，推荐在治疗前20～30 min静脉注射；需每4～6 h追加30～40 IU/kg，静脉注射，治疗时间越长，给予的追加剂量应逐渐减少。应监测血浆抗凝血因子Xa活性，根据测定结果调整剂量。

三、局部枸橼酸钠抗凝技术及护理

(一)适应证

(1)临床上存在明确的活动性出血性疾病或明显的出血倾向，或血浆部分凝血活酶时间、凝血酶原时间和国际标准化比值明显延长。

(2)合并肝素诱发的血小板减少症或先天性、后天性抗凝血酶Ⅱ活性在50％以下。

(二)禁忌证

(1)有严重肝功能障碍。

(2)有低氧血症（动脉氧分压低于8kPa）和/或组织灌注不足。

(3)有代谢性碱中毒、高钠血症。

(三)局部枸橼酸钠剂量的选择

血液透析、血液滤过、血液透析滤过或CRRT一般给予4％的枸橼酸钠180 mL/h，滤器前持续注入，控制滤器后的游离钙离子浓度0.25～0.35 mmol/L；在静脉端给予氯化钙生理盐水（80 mL 10％的氯化钙加入1 000 mL生理盐水中）40 mL/h，或10％的葡萄糖酸钙25～30 mL/h，控制患者体内游离钙离子浓度1.0～1.35 mmol/L，直至治疗结束。也可采用枸橼酸透析液/置换液，或采用含钙透析液/置管液进行体外枸橼酸局部抗凝。单纯血液灌流，单纯血浆吸附或双重血浆置换时，不宜采用枸橼酸钠抗凝。

(四)抗凝治疗的监测和护理

详见本节"普通肝素抗凝治疗的监测和护理"内容。除此之外,治疗过程中还需询问患者有无肌肉抽搐、四肢麻木、痉挛等低钙症状,可遵医嘱外周静脉推注 10%的葡萄糖酸钙及调整枸橼酸钠的输入速度;保证血流量充足。治疗结束后观察患者有无碱中毒等并发症。

四、抗凝治疗的并发症与处理

(一)抗凝不足引起的并发症

主要并发症包括滤器和管路凝血,治疗过程中或结束后发生血栓栓塞性疾病。

1.常见原因

(1)因患者存在出血倾向而没有应用抗凝剂。

(2)治疗过程中抗凝剂剂量不足。

(3)因患者有先天性或大量蛋白尿引起的抗凝血酶Ⅰ不足或缺乏,而选择普通肝素或低分子量肝素作为抗凝药物。

2.预防与处理

(1)对于合并出血或出血高危风险的患者,有条件的单位应尽可能选择枸橼酸钠或阿加曲班作为抗凝药物;采用无抗凝剂时应加强滤器和管路的监测,加强生理盐水的冲洗。

(2)应在血液净化实施前对患者的凝血状态充分评估,并在监测治疗过程中凝血状态变化的基础上,确定个体化的抗凝治疗方案。

(3)有条件的单位应在血液净化治疗前检测患者血浆抗凝血酶Ⅱ的活性,以明确是否适用肝素或低分子量肝素。

(4)发生滤器凝血后应及时更换滤器。对出现血栓栓塞性并发症的患者,应给予适当的抗凝、促纤溶治疗。

(二)出血

1.常见原因

(1)抗凝剂剂量使用过大。

(2)合并出血性疾病。

2.预防与处理

(1)血液净化实施前应评估患者的出血风险。

(2)在对患者血液净化治疗前和过程中凝血状态检测和评估的基础上,确定个体化抗凝治疗方案。

(3)对于发生出血的患者,应重新评估患者的凝血状态,停止使用抗凝药物或减少抗凝药物剂量,或重新选择抗凝药物及其剂量。

(4)针对不同出血的病因给予相应处理,并针对不同的抗凝剂给予相应的拮抗剂治疗。肝素或低分子量肝素过量,可给予适量的鱼精蛋白;枸橼酸钠过量,补充钙制剂;阿加曲班过量,可短暂观察,严重过量可给予凝血酶原制剂或血浆。

(三)抗凝剂本身的药物不良反应

1.肝素诱导性血小板减少症(HTT)

(1)病因:机体产生抗肝素-血小板因子复合物抗体。

(2)诊断:应用肝素类制剂治疗后 5~10 d 血小板下降 50%以上或降至 10×10^9/L 以下,

合并血栓、栓塞性疾病(深静脉最常见)以及 HIT 抗体阳性可以临床诊断 HIT,停用肝素 5～7 d,血小板数可恢复至正常,则更支持诊断。

(3)治疗:停用肝素类制剂,并给予抗血小板、抗凝或促纤溶治疗,预防血栓形成;发生 HIT 后,一般禁止再使用肝素类制剂。在 HTT 发生后 100 d 内,再次应用肝素或低分子肝素可诱发伴有全身过敏反应的急发性 HIT。

2.高脂血症、骨质脱钙

(1)病因:长期使用肝素或低分子量肝素。与肝素相比,使用低分子量肝素较少发生高脂血症、骨质脱钙。

(2)预防与处理:在保证充分抗凝的基础上,尽可能减少肝素或低分子量肝素剂量;对存在明显高脂血症和骨代谢异常的患者优先选择低分子量肝素;给予调脂药物、活性维生素 D 和钙剂治疗。

3.低钙血症、高钠血症和代谢性碱中毒

(1)病因:枸橼酸钠使用剂量过大或使用时间过长,或患者存在电解质和酸碱失衡。

(2)预防与处理:采用无碱、无钠的置换液;治疗过程中密切监测游离钙离子浓度,调整枸橼酸钠、钙剂输入速度和剂量;症状出现后应改变抗凝方式,并调整透析液和置换液的成分,给予积极纠正。

五、抗凝剂使用的注意事项

(1)治疗前全面评估患者的凝血状态,应合理选择和应用抗凝剂。

(2)遵医嘱给予抗凝剂,配制时双人核对、签字,剂量准确,配制方法易于计算,配制后的抗凝剂溶液有效期为 2 h。

(3)加强治疗中凝血状况的监测,并早期采取措施进行防治。

(4)避免治疗中输注血液、血制品和脂肪乳等,特别是输注凝血因子。

(5)凝血功能不好的患者,延长穿刺部位压迫止血的时间。

(赵 红)

第十九节 血液透析

血液透析是指利用弥散、超滤和对流原理清除血液中有害物质和过多水分,是常用的终末期肾脏病患者肾脏替代疗法之一,也可用于治疗药物或毒物中毒等。

一、适应证和禁忌证

患者是否需要血液透析治疗应由有资质的肾脏专科医师决定。

(一)适应证

(1)终末期肾病:非糖尿病肾病估算肾小球滤过率(EGFR)低于 10 mL/(min·1.73 m²),糖尿病肾病 EGFR 低于 15 mL/(min·1.73 m²)。当有下列情况时,可酌情提前开始透析治疗:①严重并发症经药物治疗等不能有效控制。②有高钾血症。③代谢性酸中毒。④有尿毒症性心包炎。⑤有尿毒症性脑病和进展性神经病变。⑥体重明显下降和营养状况恶化,尤其是伴有恶心、呕吐等。

(2)急性肾损伤。

(3)药物或毒物中毒。

(4)严重水、电解质和酸碱平衡紊乱。

(5)其他:如严重高热、低体温,以及常规内科治疗无效的严重水肿、心力衰竭、肝功能障碍等。

(二)禁忌证

无绝对禁忌证,但下列情况下应慎用。

(1)颅内出血或颅内压增高。

(2)患者出现药物难以纠正的严重休克。

(3)严重心肌病变并有难治性心力衰竭。

(4)严重活动性出血。

(5)患者有精神障碍,不能配合血液透析治疗。

二、治疗前患者评估

(1)了解患者的病史(原发病、治疗方法、治疗时间)、透析间期自觉症状及饮食情况,查看患者之前的透析记录。

(2)评估患者的神志、生命体征、合作程度。

(3)评估患者的干体重。

(4)评估患者有无出血倾向。

(5)评估血管通路。

(6)对危重患者应详细了解病情,进行风险评估并做好相应的风险防范准备,如备齐抢救用品及药物等。

三、治疗方式及处方

(一)治疗方式

根据患者的病情需要,选用适宜的治疗方式,如低通量透析、高通量透析、高效透析、序贯透析、杂合式透析(如血液透析联合血液灌流)等。

(二)处方

1.透析器

根据患者的情况选择合适的透析器。诱导透析患者、有失衡表现的患者宜选用膜面积小、低效率的透析器,防止发生失衡综合征。

2.抗凝方案

治疗前患者凝血状态评估和抗凝药物的选择详见"血液透析抗凝技术及护理"内容。

3.超滤量

(1)干体重的设定:由于患者营养状态等的变化会影响体重,故建议每2周评估一次干体重。

(2)超滤量的计算:每次透析前根据患者既往透析过程中血压和透析前血压、机体容量状况、心肺功能、残肾功能以及透析前实际体重,计算需要超滤量。

建议每次透析超滤总量不超过干体重的 5%,超滤速度不超过 0.35 mL/(kg·min)。存在严重水肿、急性肺水肿等情况时,可适当提高超滤量。在 $1\sim3$ 个月逐步使患者透后体重达到干体重。

4.透析治疗时间

依据透析治疗频率,设定治疗时间。建议首次透析时间不超过 2 h,以后每次逐渐延长透析时间,直至到达目标治疗时间。每周透析时间至少 10 h。

5.透析治疗频率

一般建议每周 3 次透析,诱导透析期建议适当调高患者每周透析频率。一些新的血液透析治疗方法已应用于临床,如每天血液透析(daily hemodialysis,DHD),DHD 包括每天日间短时透析、每天夜间长时透析和每天持续低效透析等。

6.血流速度

每次透析时,先以 150 mL/min 血流速度治疗 15 min 左右,如果无不适反应,调整血流速度至 $200\sim400$ mL/min。要求每次透析时最低血流速度为 200 mL/min。但高龄患者、婴幼儿或存在严重心律失常患者,可酌情减慢血流速度,并密切监测患者治疗过程中生命体征的变化,首次透析血流速度宜适当减慢,可设定为 $150\sim200$ mL/min。

7.透析液

(1)透析液流速:一般设定为 500 mL/min。如果用高通量透析,可提高透析液流速至 800 mL/min。透析液流速为血流速度 2 倍时,透析效果最好。如果首次透析中发生严重透析失衡,可调低透析液流速。

(2)透析液溶质浓度如下。

钠浓度:为 $135\sim145$ mmol/L,应根据患者的情况选择。顽固性高血压时可降低透析液钠浓度,但应注意肌肉痉挛、透析失衡综合征及透析中低血压或高血压的发生危险;反复透析中出现低血压,可提高透析液钠浓度,但易并发口渴、透析间期体重增长过多、顽固性高血压等,也可选用透析液钠浓度由高到低的序贯钠浓度透析。

钾浓度:为 $0\sim4.0$ mmol/L,常设定为 2.0 mmol/L。根据特殊患者的血清钾离子浓度,遵医嘱调整透析液处方。钙浓度:透析液钙浓度 $1.25\sim1.75$ mmol/L。密切监测血钙、血磷、甲状旁腺激素水平,及时调整透析液钙浓度。

(3)透析液温度:为 35.5 ℃~37.5 ℃,常设定为 36.5 ℃。如果反复发作透析,出现低血压且与血管反应性有关,可适当调低透析液温度。对高热患者,可适当调低透析液温度,达到降低体温作用。

四、患者监测和护理

(一)血液透析治疗前准备

(1)确认初诊患者已签署透析医疗风险知情同意书,已做肝炎病毒标志物、HIV 和梅毒病毒标志物等检查,并根据检验结果确定患者透析区域。

(2)指导、协助患者做好透析前的准备工作,如准确测量体重、穿刺部位的清洁、更衣等。

(3)引导患者有序进入病室。为患者安置舒适、安全卧位,核对患者信息。若患者为住院患者,做好与病房护士的交接。

(二)治疗中患者监测和护理

1.体外循环监测

(1)核对:体外循环建立后,确认机器已处于透析治疗状态;抗凝泵已启动;各项参数设置准确。

(2)观察机器的运转情况:动脉压、静脉压及跨膜压等压力监测是否正常,机器有无异常报警,体外循环有无凝血情况等。如有异常,及早发现、及时处理。

2.病情观察和护理

(1)加强监测与巡视:根据病情,每30~60 min测量一次血压和脉搏,对于容量负荷过多、心血管功能不稳定、年老体弱、首次透析、重症患者应加强生命体征、意识状态的监测,对危重患者可应用心电监护仪连续监护。

(2)风险防范:对躁动、不配合治疗的患者严加看护,防止坠床、脱管等。

(3)预防急性并发症:询问患者的感觉,重视患者主诉,如有异常,及早发现并通知医师,根据医嘱及时采取处理措施。

3.血管通路的观察

观察穿刺部位或中心静脉导管有无渗血、出血;管路固定是否可靠,有无扭曲、受压,各连接处是否衔接紧密。

(三)治疗后患者护理

(1)正确压迫止血并确认内瘘通畅;对中心静脉导管的操作应严格遵循无菌原则,按医嘱封管,妥善固定并交代注意事项。

(2)协助患者测量下机体重,评估是否达到理想干体重。

(3)测量血压、脉搏,预防跌倒及直立性低血压。病情不稳定者,待血压稳定、症状改善、交代注意事项后由家属陪护离开。应将住院患者护送回病房并做详细交班。

(赵 红)

第八章 老年病护理

第一节 老年高血压

老年高血压(elderly hypertension)是指老年人在未使用抗高血压药物的情况下,出现血压持续或非同日 3 次以上收缩压(SBP)≥18.7 kPa(140 mmHg)和/或舒张压(DBP)≥12 kPa(90 mmHg)的症状。单纯收缩性高血压是指患者收缩压大于 21.3 kPa(160 mmHg),同时舒张压小于 90 mmHg。单纯收缩性高血压(isolated systolic hypertension,ISH)是老年高血压的常见类型之一。

美国老年人收缩期高血压计划(SHEP)试验显示,单纯收缩期高血压在 60～69 岁人群占 6%,在 70～79 岁人群中占 11%,在 80 岁以上人群中占 18%。高血压是老年常见疾病之一,随着人均寿命的延长,老年人口日益增多,老年高血压患者也相应增多。

一、临床表现

老年高血压的表现与中青年高血压有所不同,具体有以下特点。

(1)多数为单纯收缩期高血压。65 岁以上高血压患者中,ISH 为混合型的 2 倍,与老年人大动脉弹性减退、顺应性下降有关。

(2)血压波动性大。由于老年人压力感受器敏感性减退,调节血压的功能降低,使其收缩压、舒张压和脉压的波动均明显增大。尤其是收缩压,1 d 内波动达 5.3 kPa(40 mmHg)。血压的大波动性使老年人易发生直立性低血压,且恢复的时间长。

(3)症状少而并发症多。在靶器官明显损害前,半数以上老年高血压患者无症状,因而缺乏足够重视,导致并发症的发生和病情进展。而脏器老化、长期高血压加重了对靶器官的损害,所以老年高血压患者并发症的发生率高达 40%。冠心病、脑卒中为常见且严重的并发症,其发生与血压密切相关。收缩压每升高 1.3～1.6 kPa(10～12 mmHg)或舒张压每升高 0.7～0.8 kPa(5～6 mmHg),脑卒中的危险就增加 35%～40%,冠心病意外增加20%～25%。

(4)多种疾病并存。老年高血压常与糖尿病、高脂血症、动脉粥样硬化、前列腺增生、肾功能不全等疾病共存并相互影响,使其治疗变得更为复杂,致残、致死率升高。

二、护理评估

1. 健康史

(1)内在因素:包括与血压有关的各种老化因素,如血管粥样与纤维性硬化的程度、激素反应性减弱的情况及压力感受器敏感性的变化等。

(2)外在因素:指各种不良的生活方式,如缺乏体育锻炼、超重、中度以上饮酒、高盐饮食等。

2. 身体评估

注意老年人有无头晕、头痛、视力模糊、耳鸣及其程度。

3.辅助检查

老年高血压患者在心电图、胸部 X 线、眼底检查等方面表现与一般成人高血压患者没有区别。不同点如下。

(1)24 h 动态血压检测:老年患者血压波动性较大,有些高龄老人血压昼夜节律消失。

(2)血脂、血糖检测:老年高血压患者常合并高血脂、高血糖。

(3)内分泌检测:老年高血压多为低肾素型,表现为血浆肾素活性、醛固酮水平、β 受体数目及反应性均低。

4.心理-社会状况

评估患者有无对疾病发展、治疗方面的焦虑和猜疑,有无对终生用药的担心和忧虑,靶器官受损的程度是否影响到患者的社交活动,患者的家庭和社区支持度。

三、主要护理诊断/问题

1.慢性疼痛

慢性疼痛与血压升高所致的脑供血不足有关。

2.活动无耐力

活动无耐力与血压升高所致的心、脑、肾循环障碍有关。

3.有外伤的危险

外伤与视物模糊、低血压反应、意识障碍有关。

四、护理目标

治疗护理的主要目标是将血压调整至适宜水平,最大限度地降低心血管病死亡和致残的总危险,延长老年高血压患者的生命,提高生活质量。

一般老年人高血压的降压目标与年轻人相同,但对于老年 ISH 患者,《中国高血压防治指南》建议收缩压控制目标为 20 kPa(150 mmHg)。鉴于舒张压过低有害,其应保持在 8~8.7 kPa(60~65 mmHg)。

五、护理措施

(一)一般护理

1.环境舒适

不良环境刺激可加重老年高血压患者的病情,应保持良好的生活环境,如干净整洁、温度与湿度适宜、光线柔和等,以利于患者充分休息。护理操作应相对集中,动作轻巧,尽量避免影响患者休息。

2.运动适当

根据老年高血压患者危险性分层确定活动量。极高危组患者需绝对卧床休息;高危组患者以休息为主,可根据身体耐受情况,指导其做适量的运动;中危及低危组患者应选择适合自己的运动方式,坚持运动,运动量及运动方式的选择以运动后自我感觉良好、体重保持理想为标准。

3.病情监测

老年人血压波动较大,所以应每日定点、多次测量血压。又因为老年人易发生直立性低血压,测血压时必须强调测量立位血压。同时注意观察有无靶器官损伤的征象。

(二)用药护理

老年高血压的治疗指南应遵循以下的顺序。

(1)治疗前检查有无直立性低血压。

(2)选择对并发症有益的药物。具体选择的原则是无并发症者选用噻嗪类利尿剂与保钾利尿剂;如需第二种药,则用钙通道阻滞剂;除非有强适应证,不宜应用β受体阻滞剂。

(3)从小剂量开始,逐渐递增。

(4)应用长效剂型,每日1次。

(5)避免药物间的相互作用,尤其是非甾体抗炎药等非处方药。

(6)观察药物不良反应,如虚弱、眩晕、抑郁等。

(7)为防止血压过低,应随时监测血压。目前用于降压治疗的一线药物主要有六大类,老年高血压患者选药受很多因素影响,如危险分层、并发症等。

(三)健康指导

高血压治疗的长期性决定了其防治工作的一个重要领域在社区,医务人员需要通过健康教育、生活指导、康复指导等工作,降低高血压的各种危险因素。

1. 健康教育

对老人进行面对面培训,使其掌握有关高血压的知识,增强信心,使老人明确定期检测血压、长期坚持治疗的重要性,避免出现不愿服药、不难受不服药、不按医嘱服药的三大误区,养成定时、定量服药,以及定时、定体位、定部位测量血压的习惯。

2. 生活指导

(1)减轻体重。可通过减少总热量摄入和增加体育锻炼的方法减重。减重速度因人而异。

(2)膳食调节。减少膳食脂肪,补充优质蛋白,增加含钾多、含钙高的食物。减少烹饪用盐及含盐量高的调料,少食各种盐腌食品。多食蔬菜和水果。提倡戒酒,因酒精可增加降压药的抗性。

(3)精神调适。保持乐观心态,提高应对突发事件的能力,避免情绪过分激动。

(4)劳逸结合。生活规律,保证充足的睡眠,避免过度脑力劳动和体力负荷。

3. 运动指导

通过适当运动不但有利于血压下降,而且可提高心肺功能。适当运动包括四个方面:一是有适当的运动形式,二是有适当的运动强度,三是有适当的运动时间,四是有适当的运动目标。一定要选择有氧运动,强调中小强度、较长时间、大肌群的动力性运动,步行、慢节奏的交谊舞、太极拳等比较适合老年人。

(陈叶姿)

第二节　老年糖尿病

老年糖尿病(elderly diabetes mellitus,DM)是一组由遗传和环境因素相互作用而引起的临床综合征。胰岛素分泌不足及靶细胞对胰岛素敏感性降低,引起糖类、蛋白质、脂肪、水和电解质等一系列代谢紊乱,临床上以高血糖为主要标志,久病可引起多个系统损害。糖尿病可分为胰岛素依赖型糖尿病(IDDM,Ⅰ型),非胰岛素依赖型糖尿病(NIDDM,Ⅱ型),继发性糖尿病,葡萄糖耐量异常(IGT),妊娠期糖尿病五类。95%以上的老年糖尿病是2型糖尿病,且老年糖耐量降低者发生2型糖尿病的危险为正常糖耐量者的5~8倍。DM患病率和糖耐量降低比例均随年龄增加明显上升。

一、临床表现

(一)起病隐匿且症状不典型

缺乏典型的"三多一少"的症状。老年人患糖尿病常不出现明显的多饮、多尿症状,年龄越高,典型症状就越少,多数患者是在查体或治疗其他病时发现有糖尿病。

(二)多见慢性并发症

由于老年糖尿病症状不典型,不能及时确诊。患者常因其并发症而就诊,并发症包括各种感染、心血管疾病、酮症酸中毒、神经病变、眼病、肾病、高渗性昏迷等。

(三)易发生低血糖

老年人依从性差,导致用药不当,引起低血糖的发生。

二、护理评估

(一)健康史

老年糖尿病的发病与遗传、免疫、生活方式和生理性老化有关,尤其具有老年特性的是生活方式和生理老化。

1.生活方式

老年人基础代谢率低,葡萄糖代谢及在周围组织的利用能力都明显下降,故进食过多和运动不足容易发胖。肥胖使细胞膜上的胰岛素受体减少,加重胰岛素抵抗。

2.生理老化

国内外研究显示,空腹和餐后血糖均随增龄而有不同程度的升高,平均每增10岁,空腹血糖水平上升0.05~0.11 mmol/L,餐后2 h血糖水平上升1.67~2.78 mmol/L。另外,衰老所致体内胰岛素作用活性下降,也是导致老年人血糖水平升高的因素。

(二)身体状况

观察患者的生命体征,呼吸有无烂苹果味;有无消瘦或肥胖;有无局部皮肤坏疽等。

(三)辅助检查

(1)血糖测定:老年人血糖诊断标准与一般成人相同。但对老年人必须重视餐后2 h血糖测定,因为其餐后2 h血糖水平升高明显多于空腹血糖。

(2)尿糖测定:因为老年人肾动脉硬化,肾小球滤过率降低,尿糖阳性率低,表现为血糖与尿糖阳性程度不符。

(3)胰岛素和胰岛素释放试验:老年人多存在胰岛素功能低下和胰岛素抵抗。

(4)糖化血红蛋白:此指标可反映较长时间内血糖的变化情况。

(四)心理-社会状况

在诊断初期,患者会表现为精神高度紧张;在治疗阶段,会因为症状较轻而对诊断持怀疑态度,拒绝配合治疗和护理;随着各种严重并发症的出现,有些患者会自暴自弃,甚至悲观厌世。另外,老年糖尿病患者的注意力、对新知识的回忆能力和想象力均较同年龄组非糖尿病患者差,因此需要家属耐心、细致地帮助和支持。

三、主要护理诊断/问题

(一)营养失调(低于机体需要量或高于机体需要量)

营养失调与胰岛素抵抗或活性下降所致的三大物质代谢紊乱有关。

(二)有感染的危险

感染与血糖水平升高、脂代谢紊乱、营养不良、微循环障碍等因素有关。

(三)潜在并发症

潜在并发症有低血糖、高渗性昏迷、乳酸性酸中毒、大血管或微血管病变。

四、护理目标

(1)患者的血糖正常或趋于正常水平。

(2)不发生感染或发生感染被及时发现和处理。

(3)防止及延缓各种并发症的发生。

(4)患者能自觉地合理饮食和运动治疗控制血糖。

(5)患者能遵医嘱坚持规律、正确地使用降糖药。

(6)血糖控制稳定,无并发症或并发症的发生率低。

(7)患者能保持乐观和积极的心态应对疾病。

五、护理措施

(一)饮食

老年糖尿病患者饮食护理需特别注意以下几点:①因老年糖尿病患者患有多种慢性病,应结合全身情况调整食物成分,以免加重病情,例如,冠心病者应减少脂肪的摄入;②根据老年人咀嚼和味觉变化,注意食物的烹饪方式和营养素的摄入;③照顾者迁就往往是患者未能执行饮食治疗方案的主要原因,必须加强照顾者健康教育与指导,取得其配合,以提高患者的依从性;④严格限制各种甜食,如葡萄糖、蔗糖、蜜糖及其制品(如各种糖果、甜糕点、饼干、冰淇淋、含糖饮料等);⑤每日饮食中膳食纤维含量不宜少于 40 g,提倡食用绿叶蔬菜、豆类、粗谷物、含糖分低的水果等;⑥少量摄入胆固醇高的食物(动物内脏、蛋黄、鱼子等),每日摄入量 30 g 以下,尽量使用植物油,限制动物脂肪的摄入,忌油炸、油煎食物;⑦每周测量体重 1 次,如果体重变化超过 2 kg,应向医师报告;⑧若患者生活不规律,应随身携带一些方便食品,如饼干、糖果、奶粉等,以预防低血糖发生。

(二)运动

适当的运动有利于提高胰岛素敏感性,改善血糖和脂代谢紊乱。应根据年龄、体力、病情及有无并发症,指导患者进行长期、有规律的体育锻炼。持之以恒很关键,餐后散步20~30 min是改善餐后血糖的有效方法。进行体育运动时应注意:有 2 型糖尿病且有心、脑血管疾病或严重微血管病变者,按具体情况妥善安排,收缩压大于 24kPa(180 mmHg)时停止活动;仅靠饮食控制者或口服降糖药物治疗者,活动前通常不需添加额外食物;使用胰岛素的患者,活动前可少量补充额外食物或减少胰岛素用量,活动量不宜过大,时间不宜过长,以15~30 min为宜,以防低血糖的发生。

(三)用药护理

护士除了解各类降糖药物的作用、剂量、用法外,还应掌握药物的不良反应和注意事项,指导患者正确服用,及时纠正不良反应。

1.磺胺类

第一代药物氯磺丙脲,因不良反应多、作用时间持久不宜用于老年患者;第二代药物格列吡嗪,适用于老年糖尿病并发轻度肾功能不全者;新一代药物格列本脲,在减少心血管反应方面有优势。

2.双胍类

双胍类适用于肥胖的老年 2 型糖尿病患者,对非肥胖伴有肌苷清除率异常、肝脏病变患者,易导致肝、肾功能不全。用药过程中,注意观察有无胃肠道反应,尤其是腹泻,发生率可达 30%。

3.噻唑烷二酮类

此类药物是一种很有前途的胰岛素增敏剂,且没有发生低血糖的危险,还可同时降低血脂、糖化血红蛋白水平。可单用或与双胍类、磺胺类、胰岛素联合应用,与胰岛素合用可减少胰岛素的用量。

4.α-葡萄糖苷酶抑制剂

该药适用于老年糖尿病患者,单独使用不会产生低血糖,且可通过降低餐后高血糖使胰岛素的需要量降低。主要不良反应为肠胀气,伴有肠道感染者不宜用。

5.胰岛素

对老年糖尿病患者主张积极、尽早应用胰岛素,推荐白天给予口服药降糖,睡前注射胰岛素。由于老年人自己配制混合胰岛素容易出错,适合选择单一剂型。考虑到老年人易发生低血糖,加用胰岛素时,应从小剂量开始逐步增加。血糖控制不可过分严格,空腹血糖宜控制在 9 mmol/L 以下,餐后 2 h 血糖在 12.2 mmol/L 以下即可。

(四)酮症酸中毒的护理

①准确执行医嘱,确保液体和胰岛素的输入。液体输入量应在规定的时间内完成,胰岛素用量必须准确。②患者绝对卧床休息,注意保暖,预防褥疮和继发感染。③严密观察和记录患者的神志状态、瞳孔大小、对光反射、呼吸、血压、脉搏、心率及每日液体出入量等。在输液和胰岛素治疗过程中,需每 1~2 h 留取标本,送检尿糖、尿酮、血糖、血酮。④教育患者认识糖尿病酮症酸中毒的诱因及发生酮症酸中毒的先兆。

(五)健康指导

①健康教育。考虑到老年人理解力差、记忆力减退的特点,应注意用通俗易懂的语言,耐心、细致地向老年人讲解糖尿病的病因、临床表现、检查和治疗方法等。②日常生活指导。糖尿病是一种慢性病,增强老年人的自护能力是提高生活质量的关键。教会老年人饮食与运动治疗的原则和方法,教给老年人足部护理的方法和技巧,指导老年人正确处理精神压力,保持平和的心态。③用药指导。向老年人及其家属详细讲解口服降糖药的种类、剂量、给药时间和方法,教会他们观察药物的不良反应。对使用胰岛素者,教会其与家属正确的注射方法。指导老年人掌握血糖、血压、体重指数的监测方法。④预防和处理低血糖。低血糖时可出现虚汗、眩晕、心慌等症状,应叮嘱老年人注意,自觉低血糖症状时要先喝一杯糖水。

(苏心悦)

第九章 神经外科疾病护理

第一节 头皮损伤

头皮是颅脑最表浅的软组织，由皮肤、皮下组织、帽状腱膜、腱膜下层和骨膜组成，颞部还有颞肌筋膜、颞肌覆盖。头皮损伤是头部直接受暴力作用而产生的损伤。暴力作用方式（暴力的大小、速度、方向）的不同，可产生不同的头皮损伤，如头皮血肿、头皮裂伤和头皮撕脱伤等。

一、头皮血肿

头皮血肿是头皮被钝器撞击引起的头皮软组织闭合性损伤。头皮富含血管，遭受钝性打击或碰撞后组织血管破裂出血，而头皮仍完整。按血肿形成部位不同分为皮下血肿、帽状腱膜下血肿和骨膜下血肿。

（一）护理评估

1. 病因

皮下血肿常见于产伤或撞击伤；帽状腱膜下血肿是头部受到斜向暴力，头皮发生剧烈滑动，撕裂该层间的血管所致；骨膜下血肿常是颅骨骨折或产伤所致。

2. 临床表现

（1）皮下血肿：血肿体积小，张力高，压痛明显，周边较中心区硬，易被误认为颅骨凹陷性骨折。

（2）帽状腱膜下血肿：因该处组织疏松，出血较易扩散，严重者血肿可蔓延至全头部，有明显波动，小儿及体弱者可致贫血甚至休克。

（3）骨膜下血肿：血肿多局限于某一颅骨范围内，以骨缝为界，张力较高，可有波动。

3. 辅助检查

（1）X 线片检查：可见软组织肿块影像。

（2）CT 检查：在骨窗缘下可见头皮血肿影像。

4. 治疗原则

（1）皮下血肿：早期应该冷敷局部或加压包扎头部，限制其发展，24～48 h 可做局部热敷促进其消散吸收，一般不做穿刺抽血，较小的血肿可在数日内自行吸收消失。

（2）帽状腱膜下血肿：出血量大时一定要注意全身情况，应及时输血；因其出血量较大，一般不易自行吸收；穿刺抽血常不能一次将所有积血完全抽净，有时须多次方能完成；有时亦可将连接无菌引流袋的粗针刺入血肿腔，持续外引流；有时血肿在血肿腔内凝集成块，穿刺和引流均不能奏效，需切开头皮，将凝血块排出，然后加压包扎。

（3）骨膜下血肿：常见于婴儿产伤，也见于幼儿跌伤。最好能够早穿刺或引流，若待其自行吸收，常留下骨性钙化隆起，严重时使头颅变形。如果头皮血肿发生感染，应早切开引流，同时全身应用抗生素治疗。

5.健康史

(1)评估血肿的部位、范围、张力及血肿波动情况,以判断血肿类型。

(2)评估内容包括患者年龄、性别、职业、家庭状况、文化程度、宗教信仰、入院方式等。了解受伤经过、时间、原因,暴力大小、性质、方向、着力点及次数,头皮是静止还是运动状况下受伤,受伤后的表现,有无癫痫发作等。了解患者及其家族是否有高血压、冠心病、短暂性脑缺血发作和癫痫等疾病,是否由此跌倒而引起脑损伤;患者有无各种血液病的出血史,其他脏器的严重疾病史。患者有无某种药物或食物过敏,有无家族遗传性疾病。患者是否服用过阿司匹林等抗凝血药,有无接受过治疗及具体用药情况。患者有无吸烟、饮酒史,饮食习惯及排泄状态如何。了解患者在疾病各个阶段的自理需要和自理能力,以便采取不同的连续的护理支持,满足其需要。

6.心理-社会状况

(1)评估患者及其家属对疾病发生后的心理反应和对疾病的认识程度。

(2)评估患者及其家属是否得到相关的健康教育。

(3)评估费用支付方式,是否存在法律纠纷。

(4)评估有无良好的社会支持系统,以便调动一切有利于患者康复的因素。

(5)评估患者的个性特征,患者角色是否正常,以便提供针对性的指导。

(二)主要护理诊断/问题

1.急性疼痛

急性疼痛与头皮血肿有关。

2.潜在并发症

潜在并发症为失血性休克。

(三)护理目标

(1)患者的意识障碍无加重或意识逐渐恢复。

(2)患者的呼吸道通畅,呼吸平稳。

(3)患者的营养状态维持良好。

(4)患者未出现废用综合征。

(5)患者情绪稳定,焦虑减轻或缓解。

(6)患者未发生并发症,或发生并发症,得到及时发现和处理。

(四)护理措施

1.一般护理

(1)体位护理:自动体位。有休克征象者取平卧位,疼痛剧烈者取头高卧位。

(2)饮食护理:早期避免进食辛辣刺激性食物,以免扩张头部血管,加重出血。

(3)心理护理:头皮血肿患者常因意外受伤,局部疼痛而产生焦虑、恐惧心理。

应热情接待患者,给予及时、妥善的治疗处理,以减轻患者的恐惧。

耐心倾听患者的主观感受,解释其发生的原因,因头皮富含血管、神经组织,受伤后易致血肿形成,且疼痛明显,但经治疗后能较快治愈,不会产生后遗症,以消除患者的焦虑、紧张心理。

2.术前护理

(1)早期冷敷,减轻出血和疼痛;24～48 h改用热敷,以促进血肿吸收。较大血肿难以吸收,协助医师行血肿穿刺抽吸和加压包扎。嘱患者勿用力搓揉,避免出血加重。对有颅骨骨折的骨膜下血肿不宜强力加压包扎,防止血液从骨折缝流入颅内,引起硬脑膜外血肿。

(2)预防感染:遵医嘱常规使用抗菌药物和破伤风抗毒素。

(3)观察病情。硬脑膜外血肿征象:密切观察患者的生命体征、瞳孔、意识状况及神经系统症状和体征,及早发现颅骨骨折和脑损伤。若患者出现意识障碍加重、一侧瞳孔散大、对侧肢体瘫痪等,提示有硬脑膜外血肿,应立即通知医师,及时行 CT 检查确诊。

感染征象:观察伤口有无渗血、渗液及红、肿、热、痛等感染征象,如有,早期留取伤口分泌物标本,送细菌培养加药物敏感试验。

休克征象:观察患者有无面色苍白、皮肤湿冷、脉搏细速及血压下降等休克症状。一旦发生,及时做好抗休克护理。

争取 24 h 内清创缝合,遵医嘱使用抗菌药物和破伤风抗毒素,并观察有无颅骨骨折或脑损伤。

3.术后护理

(1)伤口护理:保持伤口敷料干燥、固定,如果有渗出或污染,及时更换。

(2)病情观察:密切观察患者的生命体征、意识、瞳孔及神经系统症状和体征。

(五)健康教育

1.注意休息

避免过度劳累。

2.限制刺激物

限制烟、酒及辛辣刺激性食物。

3.遵医嘱

继续服用镇痛、抗菌药物。

4.及时就诊

如原有症状加重、头痛剧烈、频繁呕吐,应及时就诊。

二、头皮裂伤

头皮裂伤是锐器或钝器直接作用于头皮所致的损伤。头皮血管丰富,头皮裂伤出血较多,不易自止,易导致血容量不足;头皮含有大量毛囊、汗腺和皮脂腺,容易隐藏污垢、细菌,损伤后容易感染。

(一)护理评估

1.临床表现

头皮裂伤患者自觉局部剧痛,伴有不同程度的出血,出血量依裂伤大小及深浅有所不同。浅层裂伤,常因断裂血管不能随皮下组织收缩而自凝,故较全层裂伤出血较多。

2.辅助检查

(1)X 线片检查:可见软组织肿块影像。

(2)CT 检查:在骨窗缘下可见头皮血肿影像。

3.治疗原则

头皮裂伤的紧急处理主要是止血。最常用的方法是加压包扎,然后在有条件的地方将伤口清创缝合。清创时要注意将帽状腱膜下的毛发等异物完全清除,否则容易导致其后的伤口感染。由于头皮血供丰富,愈合能力强,故应争取一期缝合头皮裂伤。有的伤口在 3 d 以内,只要无明显的化脓性感染,也应争取在彻底清创后一期缝合。

4.健康史

评估内容包括患者年龄、性别、职业、家庭状况、文化程度、宗教信仰、入院方式等。了解受伤经过、时间、原因,暴力大小、性质、方向、着力点及次数,头皮是静止还是运动状况下受伤,受伤后的表现,有无癫痫发作等。了解患者及其家族是否有高血压、冠心病、短暂性脑缺血发作和癫痫等疾病,是否由此跌倒而引起脑损伤;患者有无各种血液病的出血史,其他脏器的严重疾病史,有无某种药物或食物过敏,有无家族遗传性疾病。患者是否服用过阿司匹林等抗血凝药,有无接受过治疗及具体用药情况。有无吸烟、饮酒史,饮食习惯及排泄状态如何。了解患者在疾病各个阶段的自理需要和自理能力,以便采取不同的连续的护理支持,满足其需要。

5.心理-社会状况

(1)评估患者及其家属对疾病发生后的心理反应和对疾病的认识程度。

(2)评估患者及其家属是否得到相关的健康教育。

(3)评估费用支付方式,是否存在法律纠纷。

(4)评估有无良好的社会支持系统,以便调动一切有利于患者康复的因素。

(5)评估患者的个性特征,患者角色是否正常,以便提供针对性的指导。

(二)主要护理诊断/问题

1.疼痛

疼痛与头皮裂伤有关。

2.潜在并发症

潜在并发症为感染。

3.血容量不足的危险

其与头皮裂伤后大量出血,血量补充不及时有关。

4.自我形象紊乱

其与脑损伤后皮肤组织完整性受损、肢体功能障碍及长期卧床有关。

(三)护理目标

(1)患者的意识障碍无加重或意识逐渐恢复。

(2)患者的呼吸道通畅,呼吸平稳。

(3)患者的营养状态维持良好。

(4)患者未出现废用综合征。

(5)患者情绪稳定,焦虑减轻或缓解。

(6)患者未发生并发症,或发生并发症,得到及时发现和处理。

(四)护理措施

1.术前护理

(1)饮食护理:给予营养丰富的普通饮食,限制烟、酒、辛辣刺激性食物。

(2)体位护理:采取自动卧位。

(3)心理护理:患者常因出血较多、受伤当时情景的刺激而产生恐惧心理。

迅速处理创口,及时清理血迹,使患者感到得到了妥善的治疗、护理。

主动将可能给患者带来的痛苦和威胁的动作适当说明,并给予安全暗示和保证。

指导患者学习身心放松、深呼吸并想象手心发热,以缓解恐惧心理。

关心、体贴患者,动作轻柔熟练,态度和蔼,使患者感到危险消除或减弱,增强安全感。

(4)疼痛护理:观察伤口有无渗血、渗液及红、肿、热、痛等感染征象。

耐心听取患者的诉说,敏锐地观察患者的疼痛反应,脸色苍白、紧皱眉头、咬紧牙关、握紧拳头及深沉的呻吟等都提示疼痛显著。

恰当地向患者解释疼痛的机制,并显示出理解患者的痛苦,安慰患者。

对行为反应过激的患者,要进行耐心劝解,以防止影响其他患者;对强克制的患者,给予鼓励,并允许其呻吟;对疼痛强度突然改变,严重持续疼痛的患者,应慎重对待,以免发生器质性改变。

分散患者的注意力,如让其听收音机、聊天、看电视等,以降低机体对疼痛的感受性。

遵医嘱给予镇静、镇痛药,减轻疼痛。

2.术后护理

(1)观察伤口,有无渗血、渗液及红、肿、热、痛等感染征象。

(2)仔细清洗伤口及周围血迹,协助医师行清创缝合术。

(3)对出血不止者加压包扎止血,避免失血过多,必要时补液、输血。

(4)遵医嘱及时注射破伤风抗毒素,按时使用抗生素。

3.潜在并发症:感染的护理

(1)密切观察患者的感染征象,遵医嘱合理使用抗生素。

(2)枕上垫无菌巾,保持伤口敷料干燥,如果有渗湿、污染,及时更换。

(3)监测体温,每 4~8 h 1 次。

(4)鼓励患者进食营养丰富的食物,以增强机体抵抗力。

(5)指导患者避免搔抓伤口,对不合作者适当约束四肢。

(五)健康教育

1.家属配合

指导家属鼓励患者正视现实,并安慰、开导患者,鼓励其参加社会活动,消除负面心理。

2.增强抵抗力

加强营养,进食高热量、高蛋白、维生素丰富的饮食,增强机体抵抗力。

3.避免搔抓伤口

避免搔抓伤口,可用 75%的酒精或络合碘给伤口周围消毒,待伤口痊愈后方可洗头。

4.形象受损者

可暂时戴帽、戴假发修饰,必要时可行整容、美容术。

5.及时救治

如果出现伤口发红、渗液、积液,不明原因发热等情况,应及时就诊。

三、头皮撕脱伤

头皮撕脱伤多见于女性,常因头发被卷入机器而使大块头皮自帽状腱膜下或连同颅骨骨膜一并撕脱。伤后可因大量出血及疼痛而发生休克。

(一)护理评估

1.临床表现

头皮撕脱伤是一种严重的头皮损伤,几乎都是留有长发辫的妇女不慎将头发卷入转动的机轮而导致。由于表皮层、皮下组织层与帽状腱膜紧密连接在一起,故在强力的牵扯下,常将头皮自帽状腱膜下间隙全层撕脱,有时部分骨膜也会被撕脱,使颅骨裸露。头皮撕脱的范围与受到牵扯的发根面积有关,严重时可达整个帽状腱膜的覆盖区,前至上眼睑和鼻根,后至发际,两侧累及耳郭,甚至面颊部。患者大量失血,可导致休克,但较少合并颅骨骨折或脑损伤。

2.辅助检查

(1)X线片检查:可见软组织肿块影像。

(2)CT检查:在骨窗缘下可见头皮肿影像。

3.治疗原则

头皮撕脱伤的处理原则与头皮裂伤的处理原则相同。由于损伤范围太广,常常伴有头皮缺损,处理时应注意以下几点。

(1)对部分撕脱伤的患者要确认尚存的蒂部是否有足够的血流供应撕脱的皮瓣,如果没有足够的血流,则应按完全性撕脱伤处理(但不要切断尚存的联系),否则术后会导致大片的头皮坏死。

(2)对完全性撕脱伤的患者应将撕下的头皮彻底清洗、消毒后,切除皮下组织,制成皮片(越薄越好),紧贴于创口周边稀疏缝合还原(注意修复耳郭和眉毛)。

(3)对头皮撕脱伤同时伴有头皮缺损的患者,可根据情况做减张切口或弧形皮瓣转移,尽量缩小头皮的缺损部分,然后在身体其他部位(如腹部或大腿内侧等)取皮覆盖伤口。

4.健康史

了解患者年龄、性别、职业、家庭状况、文化程度、宗教信仰、入院方式等。了解受伤经过、受伤时间及头皮创面情况。颅骨是否裸露,评估疼痛程度和全身情况,了解受伤原因,暴力大小、性质、方向、着力点及次数,头皮是在静止还是运动状况下受伤;受伤后的表现,有无癫痫发作等。了解患者及家族是否有高血压、冠心病、短暂性脑缺血发作和癫痫等疾病,是否由此跌倒而引起脑损伤;患者有无各种血液病的出血史,其他脏器的严重疾病史;有无家族遗传性疾病;是否服用过阿司匹林等抗血凝药物;有无接受过治疗及具体用药情况;有无吸烟、饮酒史,饮食习惯及排泄状态如何。了解患者在疾病各个阶段的自理需要和自理能力,以便采取不同的连续的护理支持系统,满足其需要。

5.心理-社会状况

(1)评估患者及其家属对疾病发生后的心理反应和对疾病的认识程度。

(2)评估患者及其家属是否得到相关的健康教育。

(3)评估费用支付方式,是否存在法律纠纷。

(4)评估有无良好的社会支持系统,以便调动一切有利于患者康复的因素。

(5)评估患者的个性特征,患者角色是否正常,以便提供针对性的指导。

(二)主要护理诊断/问题

1.恐惧

恐惧与不了解疾病的相关知识,缺乏疾病相关知识有关。

2.疼痛

疼痛与头皮损伤有关。

3.血容量不足的可能

血容量不足的可能与头皮撕脱伤后大量出血,血量补充不及时有关。

4. 潜在并发症

感染与头皮开放性损伤有关。出血性休克与头皮损伤引起大出血有关。

5. 自我形象紊乱

自我形象紊乱与脑损伤后皮肤组织完整性受损,肢体功能障碍及长期卧床有关。

(三)护理目标

(1)患者的意识障碍无加重或意识逐渐恢复。

(2)患者的呼吸道保持通畅,呼吸平稳。

(3)患者的营养状态维持良好。

(4)患者未出现废用综合征的危险。

(5)患者情绪稳定,焦虑减轻或缓解。

(6)患者未发生并发症,或并发症得到及时发现和处理。

(四)护理措施

1. 术前护理

(1)饮食护理:急行手术者应即刻禁食、禁饮,饱胃患者应行胃肠减压,防止麻醉后食物反流而引起窒息。

(2)体位护理。

低颅压患者取平卧位,防止采用头高位时颅压降低致头痛加重。

颅压升高时取头高位,以利于颅内静脉回流,降低颅压。

脑脊液漏时,取平卧位或头高位,以减轻脑脊液漏并促使漏口粘连封闭。

昏迷患者取平卧位且头偏向一侧或侧卧、俯卧位,以利于口腔与呼吸道的分泌物引流,保持呼吸道通畅。

休克时取平卧位或头低仰卧位,以保证脑部血氧供给,但时间不宜过长,以免增加颅内瘀血。

(3)心理护理:颅脑损伤对患者或家属都是意外打击。家属在患者病情危急时可能会有应对能力不足而产生感伤、无助或过度要求医护人员的举止,意识清醒的患者情绪上会经历休克、退缩、认知与适应四期。

护士应理解患者及其家属的行为,安排时间,引导患者及其家属说出所担忧的事,并给予满意的解释。

对需要手术者如实向患者及其家属介绍手术的必要性及可能出现的问题,鼓励患者及其家属面对现实。

适当地介绍有关知识,如 CT 检查后结果、目前的病情进展、治疗措施、护理计划及预期的结果等。

(4)头痛、头昏的护理如下。

卧床休息,注意卧位的合理调整,避免过度劳累和精神紧张。

去除诱发或加重头痛的因素,如创造安静环境,保持尿便通畅,减少或避免咳嗽、屏气、大幅度转头、突然的体位改变等。

重视患者主诉,严密观察意识、瞳孔、生命体征的变化。

适时向患者解释头痛主要是局部损伤使硬脑膜、血管及神经受到牵拉、刺激所致,理解、同情患者的痛苦,关心、安慰患者。

针对原因进行处理。

(5)休克的护理:对合并头皮裂伤或撕脱伤者,应立即包扎伤口,压迫止血,并妥善保护撕脱的头皮。若观察中发现血压下降、脉搏增快、面色苍白、肢端湿冷等休克征象,还应考虑是否有其他合并伤(如多发性骨折、内脏破裂等),需立即抗休克处理,并协助医师查找休克原因,必要时做好手术前准备工作。

(6)创面的护理如下。

在无菌、无水和低温密封条件下保护撕脱头皮。

伤后立即用大块无菌棉垫、纱布压迫创面,加压包扎,防止失血性休克。

协助医师迅速处理创面,将被撕脱头皮的毛发剃尽,争取手术时间,尽快完善术前准备,行头皮再植术。

常规注射破伤风抗毒素,遵医嘱使用抗生素。

2.术后护理

(1)饮食护理:给予高蛋白、高维生素高热量、易消化吸收饮食,提高机体修复能力和抵抗力。

(2)体位护理:避免压迫创伤局部,头皮全部撕脱者,术后为保证植皮或皮瓣存活,除短暂俯卧位外,应整日端坐。

(3)心理护理:患者多为女性,伤后对容貌影响较大,直接影响患者的家庭生活和社会活动,从而造成患者的心理创伤,多表现为焦虑、抑郁、悲观或情绪多变。

认真倾听其主诉,耐心解释所提出的问题,引导其阅读一些娱乐方面的书籍,观看令人快乐的电视节目。

多与患者及其家属沟通,鼓励患者面对现实,解除思想顾虑,争取早日康复。

指导并协助患者进行修饰,保持较好的自我形象。

适当说明疾病可能给患者带来的痛苦和威胁,并给予安全暗示和保证。

关心、体贴患者,满足其提出的合理要求,动作轻柔,操作熟练,减轻患者对疼痛的恐惧。

(4)疼痛护理。

耐心听取患者的诉说,敏锐地观察患者的疼痛反应,脸色苍白、紧皱眉头、咬紧牙关、握紧拳头及深沉的呻吟等都提示疼痛显著。

恰当地向患者解释疼痛的机制,并显示出理解患者的痛苦,安慰患者。

对行为反应过激的患者,要进行耐心劝解,以防止影响其他患者;对强烈克制的患者,给予鼓励,并允许其呻吟;对疼痛强度突然改变,严重持续疼痛的患者,应慎重对待,以免发生器质性改变。

分散患者的注意力,如嘱其听收音机、聊天、看电视等,以降低机体对疼痛的感受。

遵医嘱给予镇静、镇痛药,减轻疼痛。

(5)潜在并发症——感染的护理如下。

密切观察患者感染的征象,遵医嘱合理使用抗生素。

枕上垫无菌巾,保持伤口敷料干燥、固定,如果有渗湿、污染,及时更换。

监测体温,每 4~8 h 1 次。

鼓励患者进食营养丰富的食物,以增强机体抵抗力。

指导患者避免搔抓伤口,对不合作者适当约束四肢。

（五）健康教育

1.家属鼓励

指导家属鼓励患者正视现实，并安慰、开导患者，鼓励其参加社会活动，消除负面情绪。

2.增强机体抵抗力

食用高热量、高蛋白、维生素丰富的饮食，增强机体抵抗力。

3.避免搔抓伤口

可用75％的酒精或络合碘给伤口周围消毒，待伤口痊愈后方可洗头。

4.形象受损者

可暂时戴帽、戴假发修饰，必要时可行整容、美容术。

5.及时就诊

如果出现伤口发红、渗液、积液，不明原因发热等情况，应及时就诊。

（汪　利）

第二节　硬脑膜外血肿

血肿位于颅骨内板之下和硬脑膜之间，发生率占颅内血肿的25％～30％，仅次于硬脑膜下血肿。以急性者为主，急性者约占85％，亚急性者约占12％，慢性者极少。如果及时治疗，预后均良好。

一、临床表现

主要表现为急性脑受压症状，症状出现的急缓与出血的速度、部位以及人体的代偿能力有关。出血越快，颅内代偿能力越差，急性脑受压的症状越重。血肿的部位与脑疝形成的关系：血肿位于颞部者，早期可表现为小脑幕切迹疝的症状；血肿位于额叶或顶枕叶，脑疝症状出现得较晚；血肿位于颅后窝，少量出血即可导致枕骨大孔疝，后果严重。

1.意识障碍

意识障碍分原发性和继发性意识障碍。前者的意识障碍发生于受伤的当时，此后意识可以完全清醒，即进入所谓中间清醒期，以后随着血肿的出现和增大，再次出现意识障碍；后者的意识障碍发生于伤后的一段时间内，表现为进行性加深，直至发展为脑疝甚至死亡。典型的硬脑膜外血肿的原发性意识障碍一般比较轻微，多数是脑震荡的一过性脑功能障碍，有的甚至完全没有意识障碍。中间清醒期的长短取决于血肿形成的速度，数十分钟至数日不等，但约90％的病例发生于外伤后的8～18 h。约70％的急性硬脑膜外血肿患者表现有中间清醒期。其他非典型的患者可以表现为伤后持续昏迷，或昏迷由浅变深，直至出现脑疝症状。

2.头痛、恶心和呕吐

随着血肿增大，颅内压力进行性升高，患者出现头痛、恶心和呕吐症状。有的患者头痛剧烈，在继发昏迷之前甚至出现频繁的躁动。

3.瞳孔改变

在受伤的当时，有的患者可以出现双侧瞳孔扩大，以后在中间清醒期恢复正常；在脑疝前期时,可以出现血肿侧的瞳孔稍有缩小,对光反射迟钝,此为动眼神经受刺激症状;出现脑疝时,血肿侧的瞳孔明显扩大,对光反射消失,眼球固定。此时动眼神经受压并瘫痪。

4.偏瘫

偏瘫可有两种形式,一是因血肿在运动区附近,压迫运动区皮质出现对侧的锥体束征,肢体无力或瘫痪,上、下肢程度可不相等;另一种是脑疝时因大脑脚受压出现对侧肢体的偏瘫,上、下肢同时发生,且程度一致。

5.生命体征

随着颅内压力的不断升高和脑疝的形成,可出现脉搏变慢,血压升高,呼吸加深、变慢等代偿现象。当脑疝继续发展加重时,脑干功能衰竭,则出现血压下降,脉搏、呼吸加快,最后呼吸停止、心脏停搏。

二、辅助检查

1.X 线检查

颅骨平片常显示有骨折。当骨折线通过脑膜中动脉沟或静脉窦时,要高度警惕硬脑膜外血肿的发生。

2.CT 扫描

在颅骨内板的下方可以看到局限性梭形或半月形高密度区,CT 值为 40～100 HU,血肿的密度均匀一致;调骨窗显示时,常可见颅骨骨折。

3.超声波探测

可以发现中线波移位。

三、治疗

1.非手术治疗

适应证:①意识无进行性恶化。②无继发性神经系统阳性体征或原有神经系统阳性无进行加重。③无进行性颅压增高征。④CT 检查示幕上血肿小于 10 mL,中线结构移位小于5 mm,环池和侧裂池大于 4 mm。常采用脱水、激素、止血及活血化瘀药(丹参、川芎等)治疗,并严密观察患者的临床表现,必要时行 CT 检查,做动态监护。

2.手术治疗

手术方法:常用手术方法有骨窗开颅血肿清除术、骨瓣开颅血肿清除术或钻孔穿刺清除血肿术。手术适应证:①有明显临床症状和体征。②CT 检查提示明显脑受压。③幕上血肿大于30 mL,幕下血肿大于 10 mL。④患者意识障碍进行性加重或出现再昏迷。

四、护理评估

1.健康史

(1)评估患者有无诱发脑疝的因素:如呼吸道梗阻、尿潴留、便秘、剧烈咳嗽、癫痫等,可诱发脑疝形成。

(2)个人史:评估包括患者年龄、性别、职业、家庭状况、文化程度、宗教信仰、入院方式等。了解受伤经过、受伤时间、原因,暴力大小、性质、方向、着力点及次数,头颅是在静止还是运动状况下受伤;受伤后的表现,有无癫痫发作等。了解患者及其家族是否有高血压、冠心病、短暂性脑缺血发作和癫痫等疾病,是否由此跌倒而引起脑损伤;患者有无各种血液病的出血史,其他脏器的严重疾病史。有无某种药物或食物过敏,有无家族遗传性疾病。是否服用过阿司匹林等抗凝血药,有无接受过治疗及具体用药情况。有无吸烟、饮酒史,饮食习惯及排泄状态如何。了解患者在疾病各个阶段的自理需要和自理能力,以便采取不同的连续的护理支持系统,满足其需要。

2.身体状况

(1)评估患者的意识状态:有无意识障碍由浅变深。硬脑膜外血肿具有典型的昏迷—清醒—昏迷的过程(中间清醒期)。

(2)评估有无瞳孔改变:当血肿不断增大,引起小脑幕切迹疝时,疝入的大脑后动脉及脑组织压迫动眼神经,将出现患侧瞳孔散大。

(3)评估患者有无颅内压增高症状:是否出现剧烈头痛、反复呕吐、烦躁不安,有无血压升高、脉搏压增大、脉搏及呼吸缓慢等血肿形成占位效应时导致的颅压升高。

3.心理-社会状况

(1)评估患者及其家属对疾病发生的心理反应和对疾病的认识程度。

(2)评估患者及其家属是否得到相关的健康指导。

(3)评估费用支付方式,是否存在法律纠纷。

(4)评估有无良好的社会支持系统,以便调动一切有利于患者康复的因素。

(5)评估患者的个性特征,患者角色是否正常,以便提供针对性的指导。

五、主要护理诊断/问题

1.意识障碍

意识障碍与颅内血肿、颅压升高有关。

2.清理呼吸道无效

清理呼吸道无效与脑损伤后意识不清有关。

3.营养失调(低于机体需要量)

营养失调与脑损伤后高代谢、呕吐、高热等有关。

4.有失用综合征的危险

失用综合征与脑损伤后意识和肢体功能障碍及长期卧床有关。

5.潜在并发症

潜在并发症为颅压升高、脑疝、术后血肿复发。

六、护理措施

1.饮食护理

给予清醒患者高热量、高蛋白、高维生素、高纤维素、易消化饮食,对意识障碍者伤后 48 h 给予鼻饲流质。

2.体位护理

全身麻醉未清醒时取平卧位,头偏向一侧,清醒后血压平稳者可抬高床头 15°~30°,以利于颅内静脉回流,降低颅压。

3.心理护理

(1)向患者或家属介绍目前的病情进展、治疗措施、手术的必要性及可能出现的问题,以取得患者或家属的理解和配合。

实用危重疾病临床诊断与救治

（2）当患者清醒后，应及时告知目前的状况，并以亲切、和蔼的语气进行适当的解释和安慰，以减轻患者的恐惧。

（3）应多与患者及其家属进行沟通，引导患者说出所担忧的事，并给予满意的答复，运用有利的社会支持系统，以消除其思想顾虑。

（4）让患者及其家属参与制订护理计划，调动积极性。

（5）对机体的代偿功能和可逆性多做解释，经常给予鼓励和支持，帮助患者树立信心。

4.颅内高压的护理

（1）严密观察并记录患者的意识、瞳孔、生命体征及头痛、呕吐情况。

（2）抬高床头 15°～30°，以利于颅内静脉回流，减轻脑水肿；氧气吸入改善脑缺氧情况，降低脑血流量。

（3）控制液体摄入量，成人每日补液量不超过 2 000 mL，应在 24 h 内均匀输入液体，不可在短时间内过快或大量输入，以免加重脑水肿。

（4）避免一切引起颅压升高的因素，如呼吸道梗阻、高热、剧痛、便秘、癫痫发作及情绪波动等。

（5）遵医嘱适当应用镇静、镇痛药，但禁用吗啡、哌替啶，以免抑制呼吸中枢。

（6）较长时间使用甘露醇应观察尿量及肾功能，以防发生急性肾衰竭，静脉输入脱水药降低颅压，应保证脱水药顺利地快速输入，避免药物外渗，引起组织坏死，一旦发现液体外渗，应立即更换静脉穿刺部位，局部外涂达氢锌霜或给予 0.5% 的普鲁卡因局部封闭。

5.躁动的护理

躁动不安是颅脑损伤急性期的常见表现之一。应注意：①分析引起躁动的因素，包括额叶脑挫裂伤，合并颅内血肿、脑水肿和脑肿胀所致的颅内高压状态，呼吸道不畅所致的缺氧，尿潴留引起的膀胱过度充盈，粪便干结引起的强烈排便反射，呕吐物或尿、便浸透衣服，瘫痪肢体受压以及冷、热、痛、痒、饥饿等因素。②当患者突然由安静转入躁动，或由躁动转为安静嗜睡状态时，都应提高警惕，观察病情是否恶化，特别应考虑是否存在颅内高压或呼吸道梗阻。③勿轻率给予镇静剂，以防混淆病情观察，对确诊为额叶挫裂伤所致的躁动，可给予适量镇静剂。④对于躁动患者不能强加约束，捆绑四肢，以免患者过度挣扎，使颅压进一步升高及加大能量消耗。⑤防止意外受伤，可加床挡以防患者坠床，必要时由专人守护。⑥注射时需有人相助以防断针，勤给患者剪指甲，以防抓伤，保持床单位平整以防皮肤擦伤。

6.癫痫的护理

癫痫是脑损伤常见的继发性病理综合征，频繁发作不但加重原有病情，而且使患者产生不同程度的精神或社会-心理障碍，应积极预防和控制其发作。

（1）立即给予抗癫痫药或镇静剂，例如，地西泮 10 mg，肌内注射或静脉注射，或苯巴比妥 0.1 g 肌内注射。

（2）立即帮患者松解衣扣和裤带，使其头偏向一侧，清除呼吸道分泌物，保持呼吸道通畅，并给予氧气吸入。

（3）将纱布包裹的压舌板垫在患者上、下牙齿之间，防止其咬伤舌及颊部，同时必须避免舌后坠而影响呼吸，发生窒息。

（4）注意保护患者，避免过度用力按压患者，以防患者碰伤、肌肉撕裂、骨折或关节脱位。

（5）注意观察意识、瞳孔及生命体征的变化。

— 334 —

7.高热的护理

(1)每4h测量1次体温,必要时持续体温监测。

(2)根据病情选择适合的降温方法,如药物降温、酒精擦浴、冰敷、快速输入冰液体、冰盐水保留灌肠、用降温毯降温或冬眠低温疗法等。

(3)正确采集血培养标本,及时送检。

(4)嘱患者多饮水,鼓励咳嗽、排痰,保持呼吸道通畅,痰液黏稠时给予雾化吸入。

(5)记录24h液体出入量,定时检测电解质,遵医嘱静脉补充丢失的水、电解质。

(6)选择清淡、易消化的高热量、高蛋白流食或半流食。

(7)加强口腔护理及皮肤护理,定时帮患者翻身、叩背。

8.呕吐的护理

(1)观察并记录呕吐的次数、性质及伴随症状,呕吐物的性状、量、颜色,为治疗提供依据。如果颅压升高引起呕吐,应给予脱水降颅压处理,中枢性呕吐,可肌内注射甲氧氯普胺、氯丙嗪。

(2)应给予患者热诚的关怀、同情,及时安慰患者,解除其紧张情绪。

(3)协助患者侧卧,头偏向一侧,及时清理呕吐物,保持呼吸道通畅,防止窒息。

(4)及时更换污染的被服,清洁口腔及周围皮肤,使患者舒适。

(5)呕吐不止者,需暂停进食,呕吐缓解后,应及时补充水分和营养。

(6)正确记录24h液体出入量,定时检测电解质,为补液提供依据,维持水、电解质平衡。

9.头痛、头昏的护理

(1)患者卧床休息,注意卧位的合理调整,避免过度劳累和精神紧张。

(2)去除诱发或加重头痛的因素,如创造安静环境,保持尿、便通畅,减少或避免咳嗽、屏气、大幅度转头、突然的体位改变等。

(3)重视患者主诉,严密观察意识、瞳孔、生命体征的变化。

(4)适时向患者解释头痛主要是局部损伤使硬脑膜,血管及神经受到牵拉、刺激所致,理解、同情患者的痛苦,关心、安慰患者。

(5)针对原因进行处理。

10.意识障碍的护理

(1)保持呼吸道通畅,预防肺部并发症。

(2)加强泌尿系统的护理,防止尿路感染。

(3)加强营养支持护理,防治胃肠系统并发症。

(4)定时给患者翻身、按摩,便后及时处理,保持患者的皮肤清洁、干燥,预防压疮及皮肤破损。

(5)加强五官护理,口腔护理每日2次,常规用氯霉素眼药水滴眼,给眼睑闭合不全者涂眼膏,防止口腔炎、角膜炎等并发症。

(6)注意保持肢体功能位,并进行早期功能锻炼,防止肢体失用性萎缩及关节挛缩、变形。

11.潜在并发症——脑疝的护理

(1)严密观察意识、瞳孔、生命体征及肢体活动的变化,及时发现脑疝。一侧瞳孔散大,对光反射消失,对侧偏瘫及病理征阳性,提示小脑幕切迹疝存在;如果突然出现呼吸节律改变,呼吸缓慢甚至停止,提示枕骨大孔疝。

(2)重视患者主诉和临床表现。患者头痛剧烈、频繁呕吐或躁动不安为脑疝先兆,需及时通知医师并遵医嘱给予脱水、降颅压处理。

(3)去除引起颅压骤然升高的不利因素,保持呼吸道通畅,保持尿、便通畅,控制癫痫发作。

(4)脑疝发生时应迅速处理,大脑半球血肿引起小脑幕切迹疝时,应快速静脉滴注 20%的甘露醇;对颅后窝血肿引起的枕骨大孔疝,应首先协助医师行侧脑室前角穿刺外引流,同时静脉滴注 20%的甘露醇,并做好急诊手术准备。

(汪 利)

第三节 硬脑膜下血肿

硬脑膜下血肿发生在硬脑膜与蛛网膜之间,在颅内血肿中约占 60%,是最为常见的颅内血肿。根据血肿症状出现的早晚,可以分为急性、亚急性和慢性硬脑膜下血肿。

一、临床表现

1.急性硬脑膜下血肿

由于合并原发性脑挫裂伤,临床症状多较严重,而且发展迅速。伤后多持续昏迷,或昏迷不断加深,极少有中间清醒期。根据脑挫裂伤的不同部位,可以出现脑受损的局灶症状或抽搐。出现急性脑受压和脑疝时,瞳孔和生命体征明显改变,危重患者常有去大脑强直、双侧瞳孔散大、病理性呼吸等危急征象。

2.亚急性硬脑膜下血肿

伤后 3 d 至 3 周出现症状,在硬脑膜下血肿中较少见。一般原发性脑损伤较急性者轻,脑表面的挫裂伤损伤的仅是较小的静脉,出血缓慢,临床经过为良性。常可出中间清醒期,生命体征变化不明显,有充裕的时间进行术前检查和准备。

3.慢性硬脑膜下血肿

主要是慢性脑受压和出现脑的局灶性症状。

(1)原发损伤轻微:多数伤者的外伤并不严重,有些甚至是在出现症状以后自己也不能回顾最初是何时何地发生的损伤。

(2)慢性脑受压症状:头痛、头昏并不严重,多有注意力不集中、记忆力下降、嗜睡或失眠、视力减退、视盘水肿、精神疲惫等,工作效率明显降低。

(3)脑的局灶性症状:表现为偏侧肢体的肌力弱、轻瘫或锥体束征,一侧中枢性面瘫,运动性失语或混合性失语等。

二、辅助检查

CT 检查可帮助诊断。

1.急性或亚急性硬脑膜下血肿

颅骨内板与脑组织表面之间有高密度、等密度或混合密度的新月形或月形影,多伴有脑挫裂伤和脑受压。

2.慢性硬脑膜下血肿

显示颅骨内板下低密度的半新月形、半月形或双凸镜形影。

三、治疗

1.急性、亚急性硬脑膜下血肿

以手术治疗为主,辅以非手术治疗。手术方法有钻孔冲洗引流术(适用于血肿呈凝块状)、骨窗或骨瓣开颅术(适用于血肿呈凝块状)、颞肌下减压或去骨瓣减压术。

2.慢性硬脑膜下血肿

应采取手术治疗。一旦出现颅压升高症状,即应施行手术治疗,首选方法是颅骨钻孔冲洗引流术,小儿前囟未闭者可经前囟行硬脑膜下穿刺抽吸积血,对包膜较肥厚或已有钙化的慢性硬脑膜下血肿应选择骨瓣开颅血肿清除术。

四、护理评估

1.急性、亚急性硬脑膜下血肿

(1)健康史:评估包括患者的年龄、性别、职业、家庭状况、文化程度、宗教信仰、入院方式等。了解受伤经过、受伤时间、原因,暴力大小、性质、方向、着力点及次数,头颅是在静止还是运动状况下受伤;受伤后的表现,有无癫痫发作等。了解患者及家族是否有高血压、冠心病、短暂性脑缺血发作和癫痫等疾病,是否由此跌倒而引起脑损伤;患者有无各种血液病的出血史、其他脏器的严重疾病史。患者有无某种药物或食物过敏,有无家族遗传性疾病。患者是否服用过阿司匹林等抗凝药物,是否接受过治疗及具体用药情况。患者有无吸烟、饮酒史,饮食习惯及排泄状态如何。了解患者在疾病各个阶段的自理需要和自理能力,以便采取不同的连续的护理支持系统,满足其需要。

(2)身体状况:①评估有无原发昏迷及进行性意识障碍加重。急性硬脑膜下血肿伤后意识障碍较为突出,原发昏迷时间长且进行性加重,无明显的中间清醒期,仔细观察,有时可发现短暂的中间好转期。②评估有无剧烈头痛、频繁呕吐或躁动不安等颅压升高或脑疝先兆症状。颅压增高和脑疝征象多在1~3 d进行性加重。③评估是否存在局灶性体征(如偏瘫、失语、癫痫等)及发生时间。伤后即有相应的体征可因脑挫裂伤累及某些脑功能区,伤后逐渐出现新的体征或原有阳性体征明显加重则可能是颅内继发血肿所致。

(3)心理-社会状况:①评估患者及其家属对疾病发生的心理反应和对疾病的认识程度。②评估患者及其家属是否得到相关的健康指导。③评估费用支付方式,是否存在法律纠纷。④评估有无良好的社会支持系统,以便调动一切有利于患者康复的因素。⑤评估患者的个性特征,患者角色是否正常,以便提供针对性的指导。

2.慢性硬脑膜下血肿

(1)健康史包括个人史和外伤史。

个人史:评估包括患者年龄、性别、职业、家庭状况、文化程度、宗教信仰、入院方式等。了解受伤经过、受伤时间、原因,暴力大小、性质、方向、着力点及次数,头颅是在静止还是运动状况下受伤;受伤后的表现,有无癫痫发作等。了解患者及其家族是否有高血压、冠心病、短暂性脑缺血发作和癫痫等疾病,是否由此跌倒而引起脑损伤;患者有无各种血液病的出血史、其他脏器的严重疾病史。患者有无某种药物或食物过敏,有无家族遗传性疾病。患者是否服用过阿司匹林等抗凝血药,是否接受过治疗及具体用药情况。患者有无吸烟、饮酒史,饮食习惯及排泄状态如何。了解患者在疾病各个阶段的自理需要和自理能力,以便采取不同的连续的护理支持系统,满足其需要。外伤史:评估患者有无头部外伤史及受伤时间。多数患者有轻微的头部外伤史,常因当时无明显症状而被忽略。

(2)身体状况:①评估患者有无头痛、乏力、眼底水肿等表现,小儿有无嗜睡、头颅增大、顶骨膨隆、囟门凸出等特点。慢性硬脑膜下血肿造成占位效应可引起慢性颅压升高的上述表现。②评估患者有无精神症状,特别是老年人有无痴呆、精神异常等。③评估患者有无癫痫发作及局灶性神经功能缺损体征(如偏瘫、失语等),是否进行性加重。

(3)心理-社会状况:①评估患者及其家属对疾病发生的心理反应和对疾病的认识程度。②评估患者及其家属是否得到相关的健康指导。③评估费用支付方式,是否存在法律纠纷。④评估有无良好的社会支持系统,以便调动一切有利于患者康复的因素。⑤评估患者的个性特征,患者角色是否正常,以便提供针对性的指导。

五、主要护理诊断/问题

1.意识障碍

意识障碍与颅内血肿、颅压升高有关。

2.潜在并发症

潜在并发症有颅压升高、脑疝、术后血肿复发。

六、护理措施

1.急性、亚急性硬脑膜下血肿

具体护理措施见"硬脑膜外血肿"的相关内容。

2.慢性硬脑膜下血肿

(1)饮食护理:给予高热量、高蛋白、高维生素、易消化吸收的饮食。

(2)体位护理:钻孔引流术后,为了利于脑组织复位和血肿腔闭合,常采用头低脚高卧位。

(3)心理护理:①应鼓励家属陪伴在患者身边,同时建立良好的医患关系,减轻患者的恐惧心理。②应主动观察,询问患者的主观感受,并通过患者的肢体语言理解患者的头痛、不适等。③主动将疾病可能给患者带来的痛苦和威胁做适当说明,并给予安全暗示和保证。

(4)偏瘫、偏身感觉障碍的护理:①加强安全防护措施,上床挡,对躁动不安者适当约束肢体。②协助完成生活护理,定时为患者翻身、按摩,防止压疮发生。③瘫痪肢体应进行被动运动、按摩,以免肌肉失用性萎缩。④指导患者慎用热水袋,以免发生烫伤。

(5)失语的护理:①主动关心患者,细心观察,及时发现患者存在的问题。②指导并鼓励患者进行非语言性沟通,如用固定手势、留言等。③同情、理解患者,对构音困难者应耐心倾听,并给予支持鼓励。④指导患者及其家属进行语言训练,如教患者发单音字、数数等。

(6)精神症状的护理:①做好保护性措施,上床挡,适当约束四肢,防止坠床、自伤或伤及别人。②做好对家属的解释工作,并指导家属细心看护,避免发生意外。③遵医嘱使用抗精神失常药或镇静剂。④尊重患者的人格,不可取笑、嘲弄患者。⑤加强自我保护意识,防止被患者抓伤、打伤。

(7)硬脑膜下引流管护理:①患者采取平卧或头低脚高位,以利体位引流。②引流袋低于创腔 30 cm,以较快引流出创腔内液体。③保持引流通畅,观察排液、排气情况,一般高位引流管排气,低位引流管排液,引流液多呈棕褐色陈血及碎血块,后期引流液减少。④拔管 48 h 内注意观察有无颅压升高表现。

(8)潜在并发症——再发血肿的护理:①观察意识状态、瞳孔变化,注意观察小儿囟门张力情况和情绪变化。②观察神经功能缺损体征有无加重或缓解。③宜采取头低位,卧向患侧,这样利于脑组织复位和血肿腔闭合。④嘱患者多饮水,不使用强力脱水药,必要时适当补充低渗液体。⑤必要时做动态 CT 观察。

(汪 利)

第四节 开放性颅脑损伤

开放性颅脑损伤是颅脑各层组织(头皮、颅骨、硬脑膜和脑组织)均开放的损伤,脑组织直接与外界相通。硬脑膜是保护脑组织的一层坚韧纤维屏障,此层破裂与否,是区分脑损伤为闭合性或开放性的标志。根据开放性颅脑损伤的原因不同可分为非火器性伤和火器性伤,皆伴有头皮裂伤、颅骨骨折、硬脑膜破裂和脑脊液漏,可发生失血性休克、颅内感染。

一、临床表现

1.头部伤口

非火器所致开放性颅脑损伤,伤口往往掺杂有大量异物如头发、布片、泥沙和碎骨片等,有脑脊液和脑组织从伤口溢出,或脑组织由硬脑膜和颅骨缺损处向外膨出。火器所致开放性颅脑损伤可见弹片或弹头所形成的伤道。

2.脑损伤症状

其与闭合性脑损伤区别不大,患者出现意识障碍、生命体征改变。伤及皮质功能区或其邻近部位时,局灶症状和体征明显,如瘫痪、感觉障碍、失语、偏盲等。外伤性癫痫的发生率较高。

3.颅压增高与脑疝

开放性颅脑损伤在一定程度上缓和了颅压升高,但大部分患者合并存在凹陷骨折,骨折片镶嵌重叠和硬脑膜裂口较小时,仍然会出现明显颅压升高甚至脑疝。

4.失血性休克

伤口大量出血者,可出现休克征象。

二、辅助检查

1.颅骨

X 线平片检查可明确是非贯通伤还是贯通伤,有助于了解骨碎片等异物在颅内的存留情况,对指导清创手术有重要作用。

2.CT 检查

可确定脑损伤的部位和范围,以及是否有继发颅内血肿和脑水肿,对存留的骨折片和异物做出精确定位。

3.脑血管造影

主要针对开放性颅脑损伤后期的并发症和后遗症,如外伤性动脉瘤或动静脉瘘等。

4.腰椎穿刺

了解颅内有无感染征象。

三、治疗

1. 现场紧急救治

积极抢救患者的生命：①保持呼吸道通畅。②保持循环稳定，积极防治休克。③妥善保护伤口或膨出脑组织。

2. 彻底清除异物

争取在伤后 6～8 h 施行清创术，在无明显污染并应用抗生素的前提下，清创时限可延长到 72 h。彻底清除异物，严密缝合硬脑膜。如有困难，可取自体帽状腱膜或颞肌筋膜修补。

3. 积极预防感染

应用抗生素及破伤风抗毒素预防感染。

四、护理评估

1. 健康史

评估包括患者年龄、性别、职业、家庭状况、文化程度、宗教信仰、入院方式等。了解受伤经过、受伤时间、原因、暴力大小、性质、方向、着力点及次数，头颅是在静止还是运动状况下受伤；受伤后的表现，有无癫痫发作等。了解患者及其家族是否有高血压、冠心病、短暂性脑缺血发作和癫痫等疾病，是否由此跌倒而引起脑损伤；患者有无各种血液病的出血史、其他脏器的严重疾病史。患者有无某种药物或食物过敏，有无家族遗传性疾病。患者是否服用过阿司匹林等抗凝药物，是否接受过治疗及具体用药情况。患者有无吸烟、饮酒史，饮食习惯及排泄状态如何。了解患者在疾病各个阶段的自理需要和自理能力，以便采取不同的连续的护理支持系统，满足其需要。

2. 身体状况

(1)评估患者有无意识障碍及其程度、持续时间：例如，患者受伤当时无昏迷随后转入昏迷，或意识障碍呈进行性加重，都反映患者存在急性脑受压征象，在急性期可能为血肿或脑肿胀，慢性期可能为脓肿。

(2)评估患者的生命体征是否平稳：重伤者多数伤后立即出现呼吸、脉搏、血压的变化，大量失血可导致休克发生。

(3)评估患者有无头痛、恶心、呕吐及脑膨出等颅内压升高症状：早期常由颅内血肿、急性脑水肿和脑内感染引起，晚期主要由于脑脓肿。

(4)评估患者有无头痛、呕吐、颈强直、高热及脉速等颅内感染毒性反应。

(5)评估患者有无偏瘫、失语、偏身感觉障碍及视野缺损等脑损伤症状：当损伤位于脑功能区累及脑神经时，可引起不同程度的脑神经功能损害。

(6)评估创伤局部情况：评估伤口的部位、大小、数目、性质，伤口是否整齐或参差不齐，是否存在静脉窦破裂引起大量出血，穿通伤出入口的连线是否横过重要结构，有无脑脊液外漏，是否粘有头发、泥沙及其他污物，有无骨折片外露，有无致伤物嵌顿于骨折处或颅内。

3. 心理-社会状况

(1)评估患者及其家属对疾病发生后的心理反应和对疾病的认识程度。

(2)评估患者及其家属是否得到相关的健康指导。

(3)评估费用支付方式，是否存在法律纠纷。

(4)评估有无良好的社会支持系统，以便调动一切有利于患者康复的因素。

(5)评估患者的个性特征、患者角色是否正常,以便提供针对性的指导。

五、主要护理诊断/问题

1.意识障碍

意识障碍与脑损伤、颅压升高有关。

2.潜在并发症

潜在并发症有颅压升高、脑疝、颅内感染、失血性休克。

六、护理措施

1.急救护理

(1)紧急救治:首先争分夺秒地抢救心跳呼吸骤停、开放性气胸、大出血等危及患者生命的伤情。对无外出血表现而有休克征象者,应查明有无头部以外部位损伤,如合并内脏破裂等,并及时补充血容量。

(2)伤口处理:有脑组织从伤口膨出时,用消毒纱布保护外露的脑组织周围,再用纱布架空包扎,避免脑组织受压。对插入颅腔的致伤物不可贸然撼动或拔出,以免引起颅内大出血。遵医嘱使用抗生素和破伤风抗毒素(TAT)。

(3)保持呼吸道通畅:及时清除口、鼻腔分泌物。禁用吗啡镇痛,以防抑制呼吸。

(4)病情观察:密切观察病情的变化,及时发现和处理并发症。如果患者意识障碍进行性加重,出现喷射性呕吐、瞳孔散大,应警惕脑疝可能。

2.手术前的护理

(1)止血及补充血容量:创伤部位出血过多易造成失血性休克,应迅速控制出血,补充血容量。

(2)病情观察:严密观察患者的意识状态、生命体征、瞳孔、神经系统病症等,结合其他临床表现评估颅内血肿或脑水肿的进展情况。

(3)完善术前准备:除按闭合性脑挫裂伤者护理外,还应做好紧急手术准备。

3.手术后的护理

(1)术后将患者送 ICU 严密监护。

(2)保持呼吸道通畅。

(3)继续实施降低颅压的措施。

(4)做好创口和引流管的护理,注意有无颅内再出血和感染迹象。

(5)加强基础护理。

(汪　利)

第五节　颅骨骨折

颅骨骨折是颅骨受外力作用所致的颅骨结构改变,骨折的形式通常与外力作用的方式和程度有关。外力的作用面积越大、速度越快,颅骨的损伤越重。一般按骨折的部位可以分为颅盖骨折和颅底骨折;按骨折形态可以分为线性骨折(包括骨缝分离)、凹陷骨折和粉碎骨折;按骨折与外界是否相通分为开放性与闭合性骨折,开放性骨折和累及鼻窦的颅底骨折有合并骨髓炎和颅内感染的可能,必须及时处理。

一、护理评估

(一)健康史

评估包括患者年龄、性别、职业、家庭状况、文化程度、宗教信仰、入院方式等。了解受伤经过、受伤时间、原因、暴力大小、性质、方向、着力点及次数,头颅是在静止还是运动状况下受伤;受伤后的表现,有无癫痫发作等。了解患者及家族是否有高血压、冠心病、短暂性脑缺血发作和癫痫等疾病,是否由此跌倒而引起脑损伤;患者有无各种血液病的出血史、其他脏器的严重疾病史。患者有无某种药物或食物过敏,有无家族遗传性疾病。患者是否服用过阿司匹林等抗血凝药物,是否接受过治疗及具体用药情况。患者有无吸烟、饮酒史,饮食习惯及排泄状态如何。

了解患者在疾病各个阶段的自理需要和自理能力,以便采取不同的连续的护理支持系统,满足其需要。

(二)临床表现

1.颅盖骨折

(1)线性骨折:几乎均为颅骨全层骨折,骨折线多为单一,也可为多发。形状呈线条状,也有的呈放射状,触诊有时可发现颅骨骨折线。

(2)凹陷骨折:绝大多数为颅骨全层凹陷骨折,个别情况下亦有内板单独向颅内凹陷入者。头部触诊可及局部凹陷,多伴有头皮损伤。

(3)粉碎骨折:患者的头颅 X 线片显示受伤处颅骨有多条骨折线,可呈纵横交错状,并分裂为数块,同时合并头皮裂伤及局部脑挫裂伤。

2.颅底骨折

(1)颅前窝:骨折后可见球结膜下出血及迟发性眼睑皮下淤血,呈紫蓝色,俗称"熊猫眼"。常伴有嗅神经损伤,少数可发生视神经在视神经管部损伤。累及筛窝或筛板时,可致脑脊液鼻漏,早期多呈血性。

(2)颅中窝:骨折可见耳后迟发性瘀斑,常伴听力障碍和面神经周围性瘫痪,以及脑脊液耳漏。

(3)颅后窝:骨折可见乳突和枕下部皮下淤血,前者又称 Battle 征,有时可见咽喉壁黏膜下瘀血,偶尔见舌咽神经、迷走神经、副神经和舌下神经损伤以及延髓损伤的表现。

(三)辅助检查

1.X 线检查

颅盖骨折依靠头颅 X 线检查确诊,凹陷骨折者可显示骨折片陷入颅内的深度;颅底骨折,X 线检查的价值不大。

2.CT 检查

该检查有助于了解骨折情况和有无合并脑损伤。

(四)治疗原则

1.颅盖骨折

(1)线形骨折:本身不需特殊治疗,应着重处理骨折可能引起的硬脑膜外血肿、脑脊液漏。

(2)凹陷骨折。

凹陷程度轻、陷入深度小于 1 cm 又无临床症状者不需手术治疗。

对凹陷 1 cm 以上或出现压迫症状者,行骨折片复位术。

对有颅内高压者应对症处理。

(3)粉碎骨折:行骨片摘除,必要时于术后 3~6 个月行颅骨成形术。

2.颅底骨折

(1)颅前窝骨折:本身无须特殊处理,以防止感染为主。若发生脑脊液漏,应按开放性损伤处理,不可堵塞,适当取头高位并给予抗感染治疗。处理后,鼻漏多可在 2 周内自行封闭愈合,对经久不愈、长期漏液长达 4 周以上,或反复引发脑膜炎及大量溢液的患者,则应实施手术。

(2)颅中窝骨折:处理方法如上文所述。若伴海绵窦动静脉瘘,早期可采用 Mata 试验,即于颈部压迫患侧颈总动脉,每日 4~6 次,每次 15~30 min,对部分瘘孔较小者有一定效果,但对为时较久、症状有所加重或迟发的动静脉瘘,则应及早手术治疗。

(3)颅后窝骨折:急性期主要是针对枕骨大孔区及高位颈椎的骨折或脱位。若有呼吸功能紊乱或颈脊髓受压,应及早行气管切开,颅骨牵引,必要时做辅助呼吸或人工呼吸,甚至施行颅后窝及颈椎椎板减压术。

(五)心理-社会状况

1.疾病认知

评估患者及其家属对疾病发生的心理反应和对疾病的认识程度。

2.健康教育

评估患者及其家属是否得到相关的健康教育。

3.费用

评估费用支付方式,是否存在法律纠纷。

4.社会支持系统

评估有无良好的社会支持系统,以便调动一切有利于患者康复的因素。

5.针对性的指导

评估患者的个性特征,患者角色是否正常,以便提供针对性的指导。

二、主要护理诊断/问题

1.焦虑/恐惧

焦虑/恐惧与患者对骨折的恐惧、担心预后有关。

2.有受伤的危险

有受伤的危险与脑损伤引起癫痫、意识障碍、视力障碍等有关。

3.有感染的危险

有感染的危险与脑脊液外漏有关。

4.知识缺乏

患者缺乏疾病的相关知识。

5.潜在并发症

(1)癫痫与颅骨骨折致脑损伤有关。

(2)颅内低压与颅骨骨折致脑脊液漏出过多有关。

(3)颅内高压与颅骨骨折致继发性颅内出血或胸腔积液肿有关。

(4)感染与颅骨骨折致颅底开放性损伤有关。

三、护理目标

(1)患者的疼痛和不适得到减轻。

(2)患者能叙述有关颅骨骨折护理和康复的相关知识。患者未发生感染的症状和体征。

(3)能及时发现病情变化并协助医师及时处理,未发生并发症。

四、护理措施

(一)病情观察

1.生命体征

严密观察生命体征,及时发现病情变化。

2.癫痫发作的患者

应注意观察发作前的征兆、持续时间及发作类型。

3.颅内低压症状

注意观察有无颅内低压症状。

4.手术治疗

早期发现继发性颅内出血和颅内高压,及时进行手术治疗。

5.继发脑神经损害

早期发现继发脑神经损害,及时处理。

(二)预防颅内感染

1.体位护理

患者取半坐卧位,头偏向患侧,借重力作用使脑组织移至颅底,促使脑膜形成粘连而封闭漏口,待脑脊液漏停止 3~5 d 可改为平卧位。如果脑脊液外漏多,应取平卧位,头稍抬高,以防颅压过低。

2.保持局部清洁

每日 2 次给外耳道、鼻腔或口腔清洁、消毒,注意消毒棉球不可过湿,以免液体逆流入颅内。劝告患者勿挖鼻、抠耳。

3.预防颅内逆行感染

对脑脊液漏者,禁忌堵塞、冲洗鼻腔、耳道和经鼻腔、耳道滴药。对禁忌做腰椎穿刺的脑脊液鼻漏者,严禁从鼻腔吸痰或放置鼻胃管。注意有无颅内感染迹象,如头痛、发热等。遵医嘱应用抗生素和破伤风抗毒素。

4.避免颅压骤升

嘱患者勿用力屏气排便、咳嗽、擤鼻涕或打喷嚏等,以免颅压骤然升降,导致气颅或脑脊液逆流。

(三)并发症的观察与处理

1.脑脊液漏

患者鼻腔、耳道流出淡红色液体,可疑为脑脊液漏。但需要鉴别血性脑脊液与血性渗液。可将血性液滴于白色滤纸上,若血迹外周有月晕样淡红色浸渍圈,则为脑脊液漏;或行红细胞计数并与周围血的红细胞比较,以明确诊断。

另外,还应区别血性脑脊液与鼻腔分泌物。根据脑脊液中含糖而鼻腔分泌物中不含糖的原理,用尿糖试纸测定或葡萄糖定量检测以鉴别是否存在脑脊液漏。在鼻前庭或外耳道口松松地放置棉球,棉球湿即更换,记录 24 h 浸湿的棉球数,以估计脑脊液外漏量。有时颅底骨折虽伤及颞骨岩部,且骨膜及脑膜均已破裂,但鼓膜尚完整,脑脊液可经耳咽管流至咽部,进而被患者咽下,故应观察并询问患者是否经常有腥味液体流至咽部。

2.颅内继发性损伤

颅骨骨折患者可合并脑挫伤、颅内出血,继发胸腔积液肿,导致颅压升高。脑脊液外漏可推迟颅压升高症状的出现,一旦出现颅压升高的症状,救治更为困难。因此,应严密观察患者的意识、生命体征、瞳孔及肢体活动等情况,以及时发现颅压升高及脑疝的早期迹象。

3.颅内低压综合征

若脑脊液外漏多,可使颅压过低而导致颅内血管扩张,出现剧烈头痛、眩晕、呕吐、畏食、反应迟钝、脉搏细弱、血压偏低。头痛在采取立位时加重,采取卧位时缓解。若患者出现颅压过低表现,可遵医嘱补充大量水分以缓解症状。

(四)心理护理

做好心理护理,稳定患者的情绪。若有脑神经损伤导致视力、听力、嗅觉损害以及面部周围性瘫痪,护理人员要关心、体贴患者,加强生活护理和健康教育。

(五)健康教育

1.饮食指导

取卧位的患者进食时,头应偏向一侧,食物不宜过稀,也不宜过硬、过稠。指导患者采用正确的吞咽动作和咳嗽方法,以防误吸。

2.心理指导

针对患者的性格特点帮助他们树立战胜疾病的信心,正确面对,积极配合康复训练,争取早日康复。

3.出院宣教

根据体力,适当活动,根据康复医师的指导,循序渐进地进行各种功能锻炼及康复,充分发挥患者的主动性,锻炼日常生活能力。

4.预防护理

颅骨缺损者应避免局部碰撞,以免损伤脑组织,嘱咐患者在伤后半年左右做颅骨成形术。

5.复诊随访

术后 3 个月门诊随访。

(汪 利)

第六节 脑挫裂伤

脑挫裂伤是常见的原发性脑损伤,既可发生于着力部位,也可发生于对冲部位。脑挫裂伤包括脑挫伤及脑裂伤,前者指脑组织遭受破坏较轻,软脑膜完整;后者指软脑膜、血管和脑组织同时有破裂,伴有外伤性蛛网膜下隙出血。由于两者同时存在,合称脑挫裂伤。主要发生于大脑皮层的损伤,可单发,也可多发,好发于额叶、颞叶及其基底。

一、护理评估

(一)临床表现

因损伤部位和程度不同,临床表现差异很大。轻者仅有轻微症状,重者昏迷,甚至迅速死亡。

1.意识障碍

意识障碍是脑挫裂伤最突出的症状之一。患者伤后立即出现昏迷,其程度和持续时间与损伤程度、范围直接相关。绝大多数患者昏迷时间超过半小时,持续时间半小时至数日不等,严重者长期持续昏迷。

2.局灶症状和体征

症状和体征依损伤部位和程度不同而异。若伤及脑皮质功能区,伤后立即出现相应的神经功能障碍症状和体征,例如,语言中枢损伤,出现失语,运动中枢损伤,出现锥体束征、肢体抽搐、偏瘫等。但发生在额、颞叶前端"哑区"的损伤,可无神经系统受损的症状和体征。

3.头痛、呕吐

与颅内压升高、自主神经功能紊乱或外伤性蛛网膜下隙出血等有关。后者还可能出现脑膜刺激征,脑脊液检查有红细胞。

4.颅内压升高和脑疝

其由继发脑水肿和颅内压所致,可使早期的意识障碍或偏瘫程度加重,或意识障碍好转后又加重。

5.原发性脑干损伤

原发性脑干损伤是脑挫裂伤中最严重的特殊类型,常与弥散性脑损伤并存。伤后早期出现严重的生命体征紊乱,表现为呼吸节律紊乱、心率及血压波动明显;双侧瞳孔时大时小,对光反应无常,眼球位置歪斜或同向凝视;也可出现四肢肌张力增大,伴单侧或双侧锥体束征,严重者去大脑强直。

(二)治疗原则

以非手术治疗为主,防治脑水肿,减轻脑损伤后的病理生理反应,预防并发症。经非手术治疗无效或颅内压升高明显,甚至出现脑疝迹象时,应及时手术去除颅内压升高的病因,以解除脑受压。手术方法包括脑挫裂伤病灶清除、额极或颞极切除、去骨瓣减压术或颞肌下减压术。

二、主要护理诊断/问题

(1)意识障碍与头部损伤有关。

(2)清理呼吸道无效与意识障碍有关。

(3)营养失调与呕吐、长期不能进食有关。

(4)焦虑与脑损伤的诊断和担心治疗效果有关。

(5)有受伤的危险与昏迷、躁动有关。

(6)潜在并发症有颅内压升高、脑疝、癫痫、感染、压疮、废用综合征等。

三、护理目标

(1)患者意识逐渐恢复,能够进行有效语言沟通。

(2)呼吸道保持畅通。

(3)营养平衡得到维持。

(4)患者情绪稳定,能配合治疗和护理。

(5)无院内外伤发生。

(6)并发症能够被及时发现和处理。

四、护理措施

1.保持呼吸道通畅

(1)体位:意识清醒者取斜坡卧位,以利于颅内静脉回流。昏迷或有吞咽功能障碍者取侧卧位或侧俯卧位,以免误吸呕吐物、分泌物。

(2)及时清除呼吸道分泌物:颅脑损伤患者常有不同程度的意识障碍,丧失正常的咳嗽反射和吞咽功能,不能有效排除呼吸道分泌物、血液、脑脊液及呕吐物。因此,应及时清除口腔和咽部血块或呕吐物,定时吸痰。呕吐时将头转向一侧,以免误吸。

(3)开放气道:对深昏迷者,抬起下颌或放置口咽通气道,以免舌根后坠阻碍呼吸。对短期不能清醒者,必要时行气管插管或气管切开。呼吸减弱并潮气量不足,不能维持正常血氧者,及早使用呼吸机辅助呼吸。

(4)加强气管插管、气管切开患者的护理:保持室内适宜的温度和湿度,湿化气道,避免呼吸道分泌物黏稠,利于排痰。

(5)预防感染:使用抗生素防治呼吸道感染。

2.加强营养

创伤后的应激反应可产生严重分解代谢,使血糖水平升高、乳酸堆积,后者可加重脑水肿。因此,必须及时、有效地补充能量和蛋白质以减轻机体损耗。早期可采用肠外营养,待肠蠕动恢复后,对无消化道出血者尽早行肠内营养支持,以利于胃肠功能恢复和营养吸收。对昏迷患者通过鼻胃管或鼻肠管给予每日所需营养,成人每日补充总热量约 8 400 kJ,补充 10 g 氮。当患者肌张力增大或癫痫发作时,应预防肠内营养反流而导致误吸。

3.并发症的观察与护理

(1)压疮:保持皮肤清洁、干燥,定时翻身,尤应注意骶尾部、足跟、耳郭等骨隆突部位,不可忽视敷料覆盖部位。消瘦者伤后初期及高热者常需每小时翻身 1 次,对长期昏迷、一般情况较好者可每 3～4 h 翻身 1 次。

(2)呼吸道感染:加强呼吸道护理,定期翻身、叩背,保持呼吸道通畅,防止呕吐物误吸引起窒息和呼吸道感染。

(3)失用综合征:脑损伤患者因意识或肢体功能障碍,可发生关节挛缩和肌萎缩。保持患者肢体于功能位,防止足下垂。每日四肢关节被动活动及肌按摩 2～3 次,防止肢体挛缩和畸形。

(4)泌尿系统感染:昏迷患者常有排尿功能紊乱,短暂尿潴留后尿失禁。长期留置导尿管是泌尿系统感染的主要原因。必须导尿时,严格执行无菌操作;留置导尿管过程中,加强会阴部护理,夹闭导尿管并定时放尿以训练膀胱贮尿功能;导尿管留置时间不宜超过 5 d;需长期导尿者,宜行耻骨上膀胱造瘘术,以减少泌尿系统感染。

(5)暴露性角膜炎:对眼睑闭合不全者,在角膜涂眼药膏保护;无须随时观察瞳孔者,可用纱布遮盖上眼睑,甚至行眼睑缝合术。

(6)蛛网膜下隙出血:是脑裂伤所致,患者可有头痛、发热、颈项强直表现。可遵医嘱给予解热镇痛药物对症处理。病情稳定,排除颅内血肿及颅内压升高、脑疝后,为解除头痛可以协助医师行腰椎穿刺,放出血性脑脊液。

(7)消化道出血:多为下丘脑或脑干损伤引起的应激性溃疡所致,也可以通过大量使用皮质激素诱发。除遵医嘱补充血容量、停用激素外,还应使用止血药和抑制胃酸分泌的药物,如奥美拉唑、雷尼替丁等。及时清理呕吐物,避免消化道出血,发生误吸。

(8)外伤性癫痫:任何部位的脑损伤均可能导致癫痫,尤其是大脑皮层运动区受损。早期癫痫发作的原因是颅内血肿、脑挫裂伤、蛛网膜下隙出血等;晚期癫痫发作主要是脑的瘢痕、脑萎缩、感染、异物等引起。可采用苯妥英钠预防发作。

4.病情观察

(1)意识:意识障碍是脑损伤患者常见的变化之一。观察患者的意识状态,不仅应了解有无意识障碍,还应注意意识障碍程度及变化。可通过意识障碍的程度辨别脑损伤的轻重。意识障碍出现的迟早和有无继续加重可作为区别原发性和继发性脑损伤的重要依据。

(2)生命体征:为避免患者躁动影响结果的准确性,应先测呼吸,再测脉搏,最后测血压。①体温:伤后早期,由于组织创伤反应,可出现中等程度发热;若损伤累及间脑或脑干,可导致体温调节紊乱,出现体温不升或中枢性高热;伤后即发生高热,多系视丘下部或脑干损伤;伤后数日体温升高,常提示有感染性并发症。②脉搏、呼吸、血压:注意呼吸节律和深度、脉搏快慢和强弱以及血压和脉压变化。若伤后血压上升、脉搏缓慢有力、呼吸深慢,提示颅内压升高,警惕颅内血肿或脑疝发生;枕骨大孔疝患者可突然发生呼吸、心跳停止;闭合性脑损伤呈现休克征象时,应检查有无内脏出血,如迟发性脾破裂、应激性溃疡出血等。

(3)瞳孔变化:可由动眼神经、视神经及脑干部位的损伤引起。观察两侧睑裂大小是否相等,有无上睑下垂,注意对比两侧瞳孔的形状、大小及对光反应。伤后一侧瞳孔进行性散大、对侧肢体瘫痪、意识障碍,提示脑受压或脑疝;双侧瞳孔散大,对光反应消失,眼球固定伴深昏迷或去皮质强直,多为原发性脑干损伤或临终表现;双侧瞳孔大小形状多变,对光反应消失,伴眼球分离或异位,常是中脑损伤的表现;眼球不能外展且有复视,多为展神经受损;眼球震颤常见于小脑或脑干损伤。有无间接对光反应可以鉴别视神经损伤与动眼神经损伤。观察瞳孔时应注意某些药物、剧痛、惊骇等也会影响瞳孔变化,例如,吗啡、氯丙嗪可使瞳孔缩小,阿托品、麻黄碱可使瞳孔散大。

(4)神经系统体征:原发性脑损伤引起的偏瘫等局灶症状,在受伤当时已出现,且不再继续加重;伤后一段时间才出现一侧肢体运动障碍且进行性加重,同时伴有意识障碍和瞳孔变化,多为小脑幕切迹疝压迫中脑的大脑脚,损害其中的锥体束纤维所致。

(5)其他:观察有无脑脊液漏,有无剧烈头痛、呕吐、烦躁不安等颅内压升高表现或脑疝先兆。注意 CT 和 MRI 扫描结果及颅内压监测情况。

5.健康指导

(1)心理指导:对恢复过程中出现头痛、耳鸣、记忆力减退的患者,给予适当解释和宽慰,使其树立信心,帮助患者尽早自理生活。

(2)控制外伤性癫痫:坚持服用抗癫痫药物至症状完全控制后1~2年,逐步减量后才能停药,不可突然中断服药。癫痫患者不能单独外出、登高、游泳等,以防出现意外。

(3)康复训练:脑损伤后遗留语言、运动或智力障碍,在伤后1~2年有部分恢复的可能。提高患者的信心,协助患者制订康复计划,进行语言、运动、记忆力等方面的训练,以提高生活自理能力及社会适应能力。

(汪 利)

第七节 脑卒中

脑梗死是最常见的缺血性脑卒中类型,占全部脑卒中的60%~80%,是指各种原因引起的脑部血液供应障碍,使局部脑组织发生不可逆性损伤,导致脑组织缺血、缺氧性坏死。脑梗死包括脑血栓形成和脑栓塞。脑血栓形成指脑动脉的主干或其皮层支因动脉粥样硬化及各类动脉炎等血管病变导致血管的管腔狭窄或闭塞,进而血栓形成,造成脑局部供血区血流中断,发生脑组织缺血、缺氧,软化坏死,出现相应的神经系统症状和体征。脑栓塞是指各种栓子随血流进入颅内动脉系统,使血管腔急性闭塞,引起相应供血区脑组织缺血性坏死及脑功能障碍。

一、临床表现

缺血性脑卒中根据脑动脉狭窄和闭塞后神经功能障碍的轻重和症状的持续时间分为三种。

(1)短暂性脑缺血发作(TIA):神经功能障碍持续时间不超过24 h,患者表现为突发的单侧肢体无力、感觉麻木、一过性黑蒙及失语等大脑半球供血不足表现;椎基底动脉供血不足表现以眩晕、步态不稳、复视、耳鸣及猝倒为特征。症状反复发作,可自行缓解,大多不留后遗症。

(2)可逆性缺血性神经功能障碍(RIND):发病与TIA相似,但神经功能障碍持续时间超过24 h,可达数日,也可完全恢复。

(3)完全性脑卒中(CS):症状较上述两个类型严重,常伴意识障碍,神经功能障碍长期不能恢复。

出血性脑卒中突然出现意识障碍和偏瘫,重症者可出现昏迷、完全性瘫痪、去皮质强直、生命体征紊乱。

二、辅助检查

1.脑血管造影
缺血性脑卒中经脑血管造影可发现病变的部位、性质、范围及程度。

2.CT检查
急性脑缺血性发作24~48 h后,头部CT可显示缺血病灶。对于急性脑出血首选CT检查。

3.磁共振血管成像
该检查可提示动脉系统的狭窄和闭塞。

4.颈动脉

B型超声检查和经颅多普勒超声探测也有助于诊断。

三、治疗

1.缺血性脑卒中

一般先行非手术治疗,包括卧床休息、扩血管、抗凝、血液稀释疗法及扩容治疗等。脑动脉完全闭塞者,在24 h内进行手术治疗,可行颈动脉内膜切除术、颅外-颅内动脉吻合术等,以改善病变区的血供情况。

2.出血性脑卒中

经绝对卧床休息、控制血压、止血、脱水降颅压等非手术治疗,病情仍继续加重时应考虑手术治疗。可选开颅血肿清除术,或锥颅穿刺血肿抽吸加尿激酶溶解引流术。对出血破入脑室及内侧型脑内血肿患者,手术效果欠佳,若病情过重(如深昏迷、双瞳孔散大或年龄过大、伴重要脏器功能不全等),不宜手术治疗。

四、护理评估

1.术前评估

(1)健康史:了解患者的年龄、性格和职业及本次发病的特点和经过。评估患者有无高血压、颅内动静脉畸形、颅内动脉瘤、动脉粥样硬化、创伤等病史。

(2)身体状况:评估患者的生命体征、意识状态、瞳孔、肌力及肌张力、感觉功能、深反射、浅反射及病理反射等。评估患者有无进行性颅压升高及脑疝症状;有无神经系统功能障碍,是否影响患者的自理能力,有无发生意外伤害的危险;是否有水、电解质及酸碱平衡失调;营养状况及重要脏器功能。

(3)心理-社会状况:了解患者及其家属有无焦虑、恐惧不安等情绪。评估患者及其家属对手术治疗有无思想准备,对手术治疗方法、目的和预后有无充分了解。

2.术后评估

评估手术方式、麻醉方式及术中情况,了解引流管放置的位置、目的及引流情况,观察有无并发症的迹象。

五、主要护理诊断/问题

1.躯体移动障碍

躯体移动障碍与脑组织缺血或脑出血有关。

2.急性疼痛

急性疼痛与开颅手术有关。

3.潜在并发症

潜在并发症有脑脊液漏、颅压升高及脑疝、颅内出血、感染、中枢性高热、癫痫发作等。

六、护理措施

1.术前护理

手术治疗前除常规护理外,还应采取控制血压、减轻脑水肿、降低颅压、促进脑功能恢复的措施;在溶栓、抗凝治疗期间,注意观察药物效果及不良反应。

2. 术后饮食护理

鼓励患者进食,有吞咽障碍者应鼻饲流质;防止进食时误吸,导致窒息或肺部感染;面瘫患者进食时食物易残留于麻痹侧口颊部,需特别注意清洁该侧颊部黏膜。

3. 防止意外损伤

对肢体无力或偏瘫者,加强生活护理,防止坠床、跌倒或碰伤。

4. 术后心理护理

促进沟通。对语言、视力、听力障碍的患者,采取不同的沟通方法,及时了解患者的需求,给予满足。

5. 促进肢体功能恢复

患者卧床休息期间,定时翻身,保持肢体于功能位,并及早进行肢体被动或主动功能锻炼。

6. 术后镇痛护理

切口疼痛多发生于术后 24 h 内,给予一般镇痛药可缓解。应注意颅脑手术后不论何种原因引起的头痛,均不可使用吗啡或哌替啶,因为此类药物可抑制呼吸,影响气体交换,还有使瞳孔缩小的不良反应,影响病情的观察。

7. 术后降低颅压的护理

颅压升高所引起的头痛,多发生在术后 2~4 d 脑水肿高峰期,常为搏动性头痛,严重时有烦躁不安、呕吐,伴有意识、生命体征改变、进行性瘫痪等。注意鉴别术后切口疼痛与颅压升高引起的头痛,后者需依赖脱水药、激素治疗,方能缓解头痛。

8. 腰椎穿刺的护理

若系术后血性脑脊液刺激脑膜引起的头痛,需于术后早期行腰椎穿刺,引流出血性脑脊液。该法不仅可以减轻脑膜刺激症状,还可降低颅压。但颅压升高者禁忌使用。

9. 并发症的观察与护理

(1)脑脊液漏:注意观察切口敷料及引流情况。一旦发现有脑脊液漏,及时通知医师妥善处理。患者取半卧位、抬高头部以减少漏液;为防止颅内感染,使用无菌绷带包扎头部,枕上垫无菌治疗巾并经常更换,定时观察有无浸湿,并在敷料上标记浸湿范围,以估计脑脊液漏出量。

(2)颅压升高、脑疝:术后均有脑水肿反应,应适当控制输液量和输液速度;遵医嘱按时使用脱水药和激素;维持水、电解质的平衡;观察生命体征、意识状态、瞳孔、肢体活动状况;监测颅压变化;及时处理咳嗽、便秘、躁动等使颅压升高的因素,避免诱发脑疝。

(3)颅内出血:是术后最危险的并发症,多发生在术后 24~48 h。主要原因是术中止血不彻底或电凝止血痂脱落;患者呼吸道不通畅、二氧化碳蓄积、躁动不安、用力挣扎等引起颅压骤然升高,也可造成术后出血。患者往往先有意识改变,表现为意识清楚后又逐渐嗜睡、反应迟钝甚至昏迷。大脑半球手术后出血常有幕上血肿表现,或出现颞叶钩回疝征象;颅后窝手术后出血具有幕下血肿的特点,常有呼吸抑制甚至枕骨大孔疝表现;脑室内出血可有高热、抽搐、昏迷及生命体征紊乱。故术后应严密观察,避免升高颅压的因素。一旦发现患者有颅内出血征象,应及时向医师报告,并做好再次手术止血的准备。

(4)感染:常见的感染有切口感染、肺部感染及脑膜脑炎。严重的切口感染可波及骨膜,甚至发生颅骨骨髓炎和脑膜脑炎。肺部感染可因高热及呼吸功能障碍加重脑水肿。脑膜脑炎常继发于开放性颅脑损伤后,或因切口感染伴脑脊液外漏而致颅内感染。表现为术后 3~4 d 外科热消退之后再次出现高热,或术后体温持续升高,伴头痛、呕吐、意识障碍,甚至出现谵妄和抽搐,脑膜刺激征阳性。腰椎穿刺见脑脊液混浊、呈脓性,白细胞计数升高。预防脑手术后感染的主要护理措施是常规使用抗生素、严格无菌操作、加强营养及基础护理。

(5)中枢性高热:下丘脑、脑干及上颈髓病变和损害可使体温调节中枢功能紊乱,以高热多见,偶尔有体温过低。中枢性高热多出现于术后 12～48 h,体温达 40 ℃以上,常伴有意识障碍、瞳孔缩小、脉搏快速、呼吸急促等自主神经功能紊乱症状。一般物理降温效果差,需及时采用冬眠低温治疗。

(6)癫痫发作:多发生在术后 2～4 d 脑水肿高峰期,系术后脑组织缺氧及皮层运动区受激惹所致。当脑水肿消退、脑循环改善后,癫痫常可自愈。对拟做皮层运动区及其附近区域手术的患者,术前常规给予抗癫痫药以预防。癫痫发作时,应及时给予抗癫痫药物控制;患者卧床休息,给氧,保证睡眠,避免情绪激动;注意保护患者,避免意外受伤,观察发作时表现并详细记录。

(汪 利)

第八节　高血压脑出血

高血压脑出血是发生在原发性高血压患者颅内基底核、脑桥、小脑或其他部位的自发性出血,以急性意识丧失、肢体瘫痪为特点。此病占脑血管疾病的 10%左右,但其病死率和致残率仍为各种脑血管疾病的首位,其病死率在 50%以上,3/4 以上的存活患者遗有不同程度的功能障碍。外科治疗的效果由于选择病例的不同,以及影响疗效因素很多,预后差异很大。

一、临床表现

临床表现为突然的剧烈头痛、恶心、呕吐,偶尔有癫痫样发作,继而出现不同程度的意识障碍(小量出血可无),有破入脑室的出血或侵入脑干的出血者常在发病后立即昏迷,大脑半球内出血者可因颅压升高而出现进行性意识障碍,神经系统体征随出血部位而异。

1.基底核出血

常累及内囊而出现“三偏”症状:对侧偏瘫、偏身感觉障碍和对侧同向性偏盲。这些体征进行性加重,短时间内达到高峰,病情进一步发展,可出现脑干受压征象。

2.丘脑出血

丘脑出血常侵犯丘脑底部和中脑,出现双侧瞳孔缩小或大小不等,光反应消失,因累及内囊而出现症状。

3.脑桥出血

出现深昏迷、四肢瘫痪、针尖样瞳孔、中枢性高热,病情常迅速恶化,患者在几小时内死亡。

4.小脑出血

患者意识清楚,枕部剧痛,频繁呕吐,眩晕,坐立困难等。

二、辅助检查

1.头颅 CT 平扫

该检查为首选检查,可迅速明确脑内出血部位、范围和血肿量,以及血肿是否破入脑室等。

2. MRI 检查

MRI 可鉴别诊断脑血管畸形、肿瘤、颅内巨大动脉瘤等。

3. 其他

其他检查有磁共振血管成像（MRA），CT 血管成像（CTA）或数字减影血管造影（DSA，可明确诊断动脉瘤或血管畸形）。

三、治疗

总体原则如下：①在发病后最初数小时内阻止或减慢原发出血。②清除有占位效应的脑实质或脑室内血肿以缓解颅内高压。③针对脑内血肿引起的并发症的处理。④对严重脑损伤患者进行全面支持治疗。

1. 一般治疗

(1)控制血压：应用药物控制血压，但要避免下降过快、过低。

(2)使用脱水药降低颅压。

(3)对症治疗。

2. 保守治疗

保守治疗适用于血肿量较小或有严重手术禁忌证的患者。

3. 手术治疗

目前外科治疗的目的主要在于挽救生命、争取部分神经功能恢复。清除血肿，降低颅压，使受压的神经元有恢复的可能性，防止和减轻出血后一系列继发性病理性变化，打破危及生命的恶性循环。

四、护理评估

1. 健康史

血压升高是本病的主要原因，所以详细询问患者有无原发性高血压，病程及具体的血压数值，使用哪些药物控制，服药后的效果等。询问患者是否有手术、外伤及住院史，有无药物、食物的过敏史。了解患者家庭中是否有患有同类疾病的人员。

2. 身体状况

(1)询问患者是否以急性意识丧失、失语、肢体瘫痪为首发症状：了解患者症状出现的时间及表现，患者有无一侧肢体偏瘫、言语障碍、突发性眩晕、头痛、躯体共济失调等表现。高血压脑出血有 80% 在幕上，20% 在幕下，基底核出血者占 64%，大脑半球出血者占 13%，脑桥及中脑出血者占 10%～12%，小脑出血者占 12%，丘脑出血者占 11%，所发生的症状与出血部位有密切的关系。

(2)意识、瞳孔、生命体征的评估：评估患者的意识状态，由于出血对中枢神经系统的损伤，高血压脑出血患者可出现意识障碍。观察双侧瞳孔是否等大、等圆，对光反应是否灵敏，血液进入蛛网膜下隙会造成患者高热，延髓受累造成呼吸循环逐渐衰竭，血压升高是致疾病的主要原因，要特别注意对生命体征的监测。同时应了解意识障碍的程度，以判断病情轻重，因意识状态直接反映脑实质受累的程度。

(3)神经系统功能的评估：患者常见有意识障碍、偏瘫、失语、头痛、呕吐、抽搐、尿失禁等神经功能障碍的表现。高血压脑出血造成的神经功能的损伤与出血部位、出血量及出血的发展速度有密切的关系。

3.心理-社会状况

了解患者家庭生活是否和谐,发病有无明显诱因。患者或家属对疾病与健康知识是否了解,是否期望了解。了解患者支付医疗费用方式,是否因经济上的拮据造成心理负担。

五、主要护理诊断/问题

1.清理呼吸道无效

清理呼吸道无效与意识障碍有关。

2.低效型呼吸形态

低效型呼吸形态与出血压迫呼吸中枢有关。

3.意识形态的改变

意识形态的改变与脑组织损害有关。

4.脑组织灌注不足

脑组织灌注不足与出血致脑组织肿胀有关。

5.潜在并发症

潜在并发症有脑疝、颅内再出血、消化道出血、感染、深静脉血栓等。

六、护理措施

1.术前护理

(1)心理护理:高血压脑出血为急性发作,患者出现偏瘫、失语等神经功能症状时缺乏足够的精神准备,突然遭受到如此严重的打击,清醒患者极易出现烦躁、焦虑的情绪,而意识障碍患者的家属也易产生无助甚至迁怒情绪。①患者入院时热情接待、安慰患者,使患者或家属情绪稳定。②指导患者家属克制紧张、不安的情绪,以免影响患者,使患者激动、紧张,造成血压升高,加重出血,使病情恶化。③立即完善术前相关准备,控制高血压,增加患者及其家属的安全感。

(2)饮食护理:需要手术的患者严格禁食禁饮,防止术中误吸。给予非手术治疗且意识清楚、吞咽状况好的患者半流质饮食,给予吞咽障碍的患者鼻饲饮食。

(3)体位护理:肢体偏瘫的患者,尽量避免患侧卧位,将患肢摆放于功能位,加放床挡,及时予以翻身。颅压升高患者,呕吐时选侧卧位或平卧位,头偏向一侧。

(4)颅压升高的护理:①严密注意患者意识、瞳孔、血压、呼吸、脉搏的变化及神经功能损害程度的变化,以了解病情进展和严重程度,防止脑危象形成。高血压脑出血是脑血管疾病患者中病死率和致残率都很高的一种疾病,通常发病后 20~30 min 即形成血肿,出血逐渐停止;出血后 6~7 h,血肿周围开始出现血清渗出及脑水肿,随着时间延长,这种继发性改变不断加重,甚至形成恶性循环。②遵医嘱定时给予脱水药,降低颅压。③限制探视人员,保持病房安静及患者情绪的稳定,告诫家属不要刺激患者。④做好皮肤护理,防止压疮形成,进行呼吸道管理,防止肺炎发生。⑤对高热的患者,尽量使用物理降温方法控制体温,常用冰袋、冰囊、酒精擦浴、冰毯机持续降温等。⑥持续吸氧,防止缺氧而加重脑水肿。⑦准备好吸痰、气管切开、气管内插管以及各种抢救药品,以备急用。

(5)其他症状的护理:①对神志不清、躁动或有精神症状的患者,应加床挡,并适当约束,防止跌伤。②注意保持呼吸道通畅。及时清除口、鼻分泌物,协助患者轻拍背部,以促进痰痂的脱落、排出,但急性期应避免刺激咳嗽,必要时可给予负压吸痰、吸氧及定时雾化吸入。③协助患者完成生活护理。按时翻身,保持床单干燥、整洁,保持皮肤清洁卫生,预防压疮的发生;对有闭眼障碍的患者,应涂四环素眼膏,并用湿纱布盖眼,保护角膜;对昏迷和鼻饲患者应做好口腔护理,2次/天。对有尿、便失禁的患者,注意及时用温水擦洗外阴及臀部,保持皮肤清洁、干燥。④对有吞咽障碍的患者,喂饭、喂水时不宜过急,遇呕吐或反呛时应暂停喂食、喂水,防止食物呛入气管,引起窒息或吸入性肺炎,对昏迷等不能进食的患者可酌情予以鼻饲流质。⑤注意保持瘫痪肢体功能位置,防止足下垂,被动运动关节和按摩患肢,防止手足挛缩、变形及神经麻痹,病情稳定后应尽早开始肢体功能锻炼和语言康复训练,以促进神经功能的早日康复。⑥对中枢性高热的患者先行物理降温,如温水擦浴、酒精擦浴、冰敷等,效果不佳时可给予退热药,并注意监测和记录体温的情况。⑦密切观察病情,尤其是生命体征、神志、瞳孔的变化,及早发现脑疝的先兆表现。一旦出现,应立即向医师报告,及时抢救。

(6)术前准备:①急诊手术准备。由于高血压脑出血大多为急性发作,手术前需要进行快速的准备,立即采血,进行血型、凝血常规等检查,备血、剃头,清理患者的呼吸道分泌物,禁食、禁饮。②控制高血压,防止再出血。

2.术后护理

(1)心理护理:多数患者做急诊手术,手术后要向患者家属简要讲明手术经过,指导家属配合术后护理的实施。患者清醒后向患者祝贺手术成功,鼓励其配合医务人员进行各种治疗,如待病情稳定后进行瘫痪肢体功能锻炼,以改善生活自理能力等。

(2)饮食护理:术后24 h给予意识清楚的患者清淡、低脂、低钠饮食。48 h后给予意识障碍者鼻饲流质。

(3)体位护理:①麻醉未清醒时使患者去枕平卧,头偏向健侧,以防呕吐物吸入呼吸道。②患者清醒后,血压平稳,抬高床头15°～30°,以利于颅内静脉回流。头部应处于中间位,避免转向两侧。③行气管切开者,注意防止气管导管受压,天冷时避免被褥遮堵气管导管。

(4)症状护理:①对神志不清、躁动或有精神症状的患者,应加床挡,并适当约束,防止跌伤。②注意保持呼吸道通畅。及时清除口、鼻分泌物,协助患者轻叩背部,以促进痰痂的脱落、排出,但急性期应避免刺激咳嗽,必要时可给予负压吸痰、吸氧及定时雾化吸入。③协助患者完成生活护理。按时翻身,保持床单干燥、整洁,保持皮肤清洁卫生,预防压疮的发生;对有闭眼障碍的患者,应涂四环素眼膏,并用湿纱布盖眼,保护角膜;对昏迷和鼻饲患者应做好口腔护理,2次/天。对有尿、便失禁的患者,注意及时用温水擦洗外阴及臀部,保持皮肤清洁、干燥。④对有吞咽障碍的患者,喂饭、喂水时不宜过急,遇呕吐或反呛时应暂停喂食、喂水,防止食物呛入气管,引起窒息或吸入性肺炎,对昏迷等不能进食的患者可酌情予以鼻饲流质。⑤注意保持瘫痪肢体功能位置,防止足下垂,被动运动关节和按摩患肢,防止手足挛缩、变形及神经麻痹,病情稳定后应尽早开始肢体功能锻炼和语言康复训练,以促进神经功能的早日康复。⑥密切观察病情,有异常表现应立即向医师报告,及时抢救。

(汪　利)

第九节 脑脓肿

脑脓肿为化脓性细菌侵入脑组织,引起化脓性炎症,并形成局限性脓肿。脑脓肿属于脑实质内感染性占位病变。常见的引起脑脓肿的致病菌为葡萄球菌、链球菌、肺炎克雷伯菌、大肠杆菌和变形杆菌等,有时为混合感染。

一、病因

脑脓肿的形成是一个连续过程,可分为三期。

(一)急性脑膜炎、脑炎期

化脓性细菌侵入脑实质后,患者表现明显全身感染反应和急性局限性脑膜炎、脑炎的病理变化。脑炎中心部逐渐软化、坏死,出现很多小液化区,周围脑组织水肿。病灶部位浅表时可有脑膜炎症反应。

(二)化脓期

脑炎软化灶坏死、液化,融合形成脓肿,并逐渐增大。如果融合的小脓腔有间隔,则成为多房性脑脓肿,周围脑组织水肿。患者全身感染征象有所好转和稳定。

(三)包膜形成期

一般经 1～2 周,脓肿外围的肉芽组织由纤维组织及神经胶质的增生而初步形成脓肿包膜,3～4 周脓肿包膜完全形成。包膜形成的快慢与致病菌种类和毒性、机体抵抗力、对抗生素治疗的反应有关。

二、临床表现

多数患者有原发化脓性感染病史,如慢性中耳炎或鼻窦炎的急性发作、肺或胸腔的化脓性感染等。

(一)病程早期

出现全身和颅内急性化脓性感染症状,如高热、头痛、呕吐、乏力及颈强直等。

(二)脓肿形成后

急性脑膜炎症状逐渐消退,随着脑脓肿包膜形成和脓肿增大,可出现局部脑受压和颅压升高或加剧症状,严重者可致脑疝。若脓肿接近脑表面且脓腔壁较薄,可突然溃破,造成急性化脓性脑膜炎或脑室炎,患者突发高热、昏迷、全身抽搐、角弓反张,甚至死亡。

三、辅助检查

(一)实验室检查

血常规检查显示白细胞计数及中性粒细胞比例升高。疾病早期,脑脊液检查显示白细胞数明显升高,糖及氯化物含量可在正常范围或降低;脓肿形成后,脑脊液压力显著升高,白细胞数可正常或略升高,糖及氯化物含量正常,蛋白含量升高;若脓肿溃破,脑脊液白细胞数升高,甚至呈脓性。

(二)CT 检查

CT 检查可确定脓肿的位置、大小、数目及形态,是诊断脑脓肿的首选方法。

四、治疗

(一)非手术治疗

当脑脓肿未局限即未形成脓腔时,一般采用抗生素及降低颅压的药物治疗。

(二)手术治疗

脑脓肿已形成后以手术治疗为主。

1.穿刺术

穿刺术主要适用于临床上已诊断为脑脓肿者,脑深部或重要功能区脓肿,危重患者或小儿脑脓肿不能耐受较大手术时;不适用于多发或多房性脓肿或脓肿腔内有异物者。

2.引流术

引流术主要适用于开放性脑脓肿引流不畅者;脓肿壁较厚的单发脓肿,估计通过一次性穿刺抽脓无法解决的患者,以免反复穿刺造成损伤。

3.脓肿切除术

脓肿切除术主要适用于包膜形成良好,位于脑的非重要功能区且一般情况稳定能耐受开颅手术者;反复穿刺抽脓或引流术未能根治者;多房性脑脓肿;脓肿已破入脑室或出现脑疝危象经脱水及穿刺抽脓后症状未见好转者;外伤性脓肿有异物和碎骨片存留者。

五、护理评估

(一)健康史

了解患者的一般情况,既往饮食、睡眠、排便习惯,自理能力与心理状态,患者及其家属对于疾病知识的了解程度,家庭经济状况及费用支付方式。

(二)身体状况

(1)观察患者是否有急性全身感染中毒症状:患者出现发热、颈强直或脑膜刺激征,提示为急性感染。

(2)评估患者是否有颅压升高表现:是否出现一侧头痛明显,50%的脑脓肿患者伴有视盘水肿,说明颅压升高,如果未及时观察和处理,可因脑疝死亡。

(3)了解患者是否有脑局灶性症状:患者出现视野缺损,同侧瞳孔散大,对侧偏瘫和面肌瘫痪提示颞叶脓肿;左侧颞叶脓肿可有命名性失语或感觉性失语;水平性眼球震颤,小脑性共济失调,同侧肌张力低,腱反射减弱及强迫性头位是小脑半球脓肿的表现。

(4)询问患者有无化脓性中耳炎、脑外伤等病史。①耳源性脑脓肿:占脑脓肿的50%,是化脓性中耳炎的一种严重并发症,其主要途径是炎症直接破坏鼓室壁并侵犯硬脑膜,通过血管及其间隙进入脑实质,引起邻近的颞叶或小脑脓肿,其次为耳源性病灶侵犯附近静脉及静脉窦,形成感染性血栓,引起脑实质感染。②血源性脑脓肿:多因脓毒血症、菌血症经血源途径播散到脑实质内形成继发化脓性病灶。③外伤性脑脓肿:多因开放性脑损伤,细菌常由异物经开放性通道带进颅内,细菌在颅内生长繁殖,形成脓肿。④鼻源性脑脓肿:少见,多由鼻窦炎引起。⑤隐源性脑脓肿:这一类脓肿用目前的方法尚不能找出感染的来源,多在检查或手术探查时发现脑脓肿。感染途径多为血源性,但找不到原发病灶。

(三)心理-社会状况

了解患者的一般情况、患者及其家属对疾病的认识和对康复的期望值,以明确这些因素对患者目前健康状况和需要的影响。

六、主要护理诊断/问题

（一）疼痛

疼痛与手术创伤有关。

（二）体温过高

体温过高与颅内感染有关。

（三）焦虑/恐惧/预感性悲哀

焦虑/恐惧/预感性悲哀与疾病引起的不适应及担心预后有关。

（四）自理缺陷

自理缺陷与疾病引起的头痛、呕吐、肢体运动障碍及视力下降有关。

（五）营养失调（低于机体需要量）

营养失调与术中机体消耗及术后禁食有关。

（六）清理呼吸道无效

清理呼吸道无效与咳嗽反射减弱或消失及呼吸道梗阻导致呼吸道分泌物积聚有关。

（七）体液不足/有体液不足的危险

体液不足/有体液不足的危险与呕吐、高热、应用脱水药等有关。

（八）有感染的危险

有感染的危险与留置各种引流管有关。

（九）知识缺乏

患者缺乏与所患疾病有关的知识。

七、护理措施

（一）术前护理

（1）心理护理：患者因病程长、病情反复、治疗费用高，易产生无助、悲哀，甚至绝望的心理反应。应反复向患者进行疾病相关知识宣教，说明通过系统治疗能控制病情发展，给患者以心理支持；对失语的患者应分析其心理状况，采取相应的沟通方式（例如，让患者书写表达自己的心理反应），并协助患者做好各项检查，以及早明确诊断，及时治疗。

（2）饮食护理：①指导患者进食高热量、高蛋白、富营养食物，以补充高热所导致的热能消耗，增强机体抵抗力。对意识障碍患者予以鼻饲流质饮食。②注意水、维生素的补充，维持电解质代谢和酸碱平衡，必要时输血及清蛋白，以改善全身状况。

（3）体位护理：抬高床头 15°～30°，有利于静脉回流，防止颅压升高。

（4）颅压升高症状的护理：①防止剧烈咳嗽、用力喷嚏和用力排便，对 3 d 以上未排便者，可服轻泻剂，例如，番泻叶 50 g，分次泡开水服用；指导不限制入水量者患者食用香蕉或用温开水冲蜜糖服用，避免颅压进一步升高。②密切观察病情变化，患者头痛剧烈、呕吐频繁、意识发生恶化时，提示病情加重，需积极做好急诊手术的术前准备。

（5）高热症状的护理：高热常提示急性感染或慢性感染急性发作。护理上应注意以下几点：①遵医嘱选用有效抗生素。在药敏结果出来前，需要联合应用抗生素，例如，青霉素＋氨基糖苷类＋甲硝唑。药敏结果出来后根据药敏结果选用抗生素，并观察药物疗效及不良反应。

②应用脱水药。20％的甘露醇125 mL,静脉滴注,每天2～3次,以降低颅压。③使用激素。口服或静脉注射地塞米松,可减轻脑水肿,但需在使用足量、有效抗生素的同时酌情使用。④及时处理高热。采用冰敷、冰枕或降温毯降低体温,减少脑耗氧量。

(二)术后护理

(1)心理护理:由于手术的创伤和消耗,术后患者大都躯体虚弱、疲惫不堪,加之伤口疼痛、活动受限、睡眠不佳,他们更紧张不安,影响术后恢复。①应主动评估患者疼痛程度,积极执行术后镇痛医嘱。②患者所需要的心理支持程度取决于社会支持系统(家属、朋友、同事等)和手术结果,缺少亲人关心或伴有手术并发症的患者往往需要更多的心理支持。在评估中如果发现患者消极、抑郁,自我护理减少,睡眠受影响,疼痛加重等现象,要多运用积极倾听的沟通技巧,即采用平等、真诚和关心的态度,使患者愿意倾诉,并在倾听的同时给予相应的指导及交流。

(2)饮食护理:对麻醉清醒,恶心、呕吐反应消失后,先喝少许温开水;若无呛咳,可给予流质饮食。以后根据病情改为半流质饮食,逐渐过渡到普食。

(3)体位护理:对全身麻醉未清醒患者,使其保持去枕平卧,头偏向健侧,不压迫伤口引流管,使分泌物或呕吐物易于流出,以免吸入气管。麻醉清醒后,抬高床头15°～30°,取头高脚低斜坡卧位,以利于颅内静脉回流,减轻切口周围的肿胀及脑水肿,降低颅压。

(4)颅压升高的症状护理:①麻醉及手术创伤对呼吸、循环功能影响较大,而手术创伤可引起术后脑水肿。定时监测意识、瞳孔、血压、脉搏、呼吸。有条件者应送入监护病房实施24 h连续监测并定时记录,当患者出现意识改变、一侧瞳孔散大、血压升高、呼吸深慢、脉搏缓慢,提示颅压升高。一旦疑有颅内血肿,应紧急脱水和再次手术处理。②吸氧:术后48 h内予以氧气吸入,改善脑血氧供给,减轻术后脑水肿。48 h后SaO_2<95％者持续吸氧,SaO_2<90％时予以辅助通气,防止缺氧而加重脑水肿。③保持呼吸道通畅:麻醉清醒后鼓励并协助患者翻身1次,同时拍打背部,促使痰液排出,痰液黏稠患者雾化吸入,每天2～3次,每次20 min,通过雾化稀化痰液,使其易于咳出;给予体弱不能有效咳嗽排痰者导管吸痰,必要时气管切开。

(5)高热的症状护理:高热常提示急性感染或慢性感染急性发作。护理上应注意以下几点:①遵医嘱选用有效抗生素。在药敏结果出来前,需要联合应用抗生素,例如,青霉素＋氨基糖苷类＋甲硝唑。药敏结果出来后根据药敏结果选用抗生素,并观察药物疗效及不良反应。②应用脱水药。20％的甘露醇125 mL,静脉滴注,每天2～3次,以降低颅压。③使用激素。口服或静脉注射地塞米松,可减轻脑水肿,但需在使用足量、有效抗生素的同时酌情使用。④及时处理高热。采用冰敷、冰枕或降温毯降低体温,减少脑耗氧量。⑤术后使用抗生素不应少于3周,体温、血常规、脑脊液常规,生化检查正常3次后方可停用抗生素。⑥注意营养和维生素的补充,同时注意水、电解质代谢和酸碱平衡,必要时输血、血浆、蛋白等,以改善全身状况,增强抵抗力。

(6)管道护理:妥善固定各种管道,特别是患者麻醉未完全清醒时要适当约束,以防患者自行拔管。①设置好心电监护仪的参数,以免因参数设置不当,仪器发出报警声而影响患者的休息或引起患者恐惧。②将脓腔引流管置于低位,至少低于脓腔30 cm,引流管的位置应保留在脓腔中心。③手术24 h后,可进行脓腔冲洗。冲洗液用生理盐水加敏感抗生素,以适当的浓度,缓慢注入腔内,再轻轻抽出,反复多次,直至抽出的液体颜色转清,再注入敏感抗生素,然后夹闭引流管2～4 h,也可采取持续滴注的方法,可根据CT检查结果,调整和拔除引流管。

(汪 利)

第十节　脑动静脉畸形

脑动静脉畸形（AVM），也称脑血管瘤，是脑血管畸形中最为常见的一种，是先天性发育异常，其动脉与静脉之间没有毛细血管网，动脉血管与静脉血管直接沟通，形成动静脉短路。AVM 是一种先天性疾病，是胚胎发育过程中脑血管发生变异而形成的。

一、护理评估

（一）健康史

了解患者的一般情况，既往饮食、睡眠、排便习惯，自理能力与心理状态，患者及其家属对于疾病知识了解程度，家庭经济状况及费用支付方式。

（二）临床表现

脑动静脉畸形可见于任何年龄，约 72% 的患者在 40 岁以前发病，男性患者多于女性患者。其临床表现与部位、大小、是否破裂有关。

1. 出血

出血一般发生于青年人。患者剧烈头痛、呕吐，严重者出现意识障碍，脑膜刺激征阳性。深部的脑血管瘤出血可产生压迫症状，出现偏瘫、语言障碍、痴呆等。

2. 癫痫

癫痫为脑血管畸形的常见症状，占 40%～50%，多为单纯部分性发作，也可为全面性发作。患者有发作性局部肢体的抽动，发作性肢体麻木或发作性视觉障碍，86% 的额、颞叶的脑血管畸形患者有癫痫发作。

3. 头痛

半数以上患者有长期头痛史，类似偏头痛，多位于病变处。如果头痛伴视盘水肿，要考虑颅压升高，这是因为动静脉畸形有一定的扩张能力，引起脑脊液流通阻塞。出血时头痛较平时剧烈，多伴呕吐。

4. 进行性神经障碍

病变对侧的偏瘫多见，也可有偏身感觉障碍。痴呆多见于较大的动静脉畸形，这是脑发育障碍及脑部弥散性缺血所致。

5. 颅内杂音

10%～15% 的患者会出现颅内杂音。如果病变较大并且位于脑表浅部位，可在病变处听到杂音。

（三）辅助检查

1. 数字减影血管造影（DSA）检查

DSA 对诊断有重要价值，可清晰地显示异常的血管团，可显示供血动脉及引流静脉，但并非所有的 AVM 都可以显影，隐匿性血管畸形 DSA 为阴性。

2. 头颅 CT 扫描

显示多数患者有脑内及脑室内出血或蛛网膜下隙出血。

3. 头颅 MRI

显示蜂窝状或葡萄状血管流空低信号影。

4.经颅多普勒超声检查

供血动脉的血流速度加快。

(四)治疗原则

治疗的目的是防止和杜绝病灶破裂出血,减轻或纠正脑缺血现象,改善脑组织的血供,缓解神经功能障碍,减少癫痫的发作,提高患者的生活质量。

1.手术治疗

手术治疗是最根本的治疗方法。常见手术方式有两种。

(1)采用动静脉畸形血管切除术。

(2)采用供血动脉结扎术。

目前,动静脉畸形血管切除术仍是最可靠的治疗方法。

2.介入治疗

对血流丰富且体积较大者可进行血管内栓塞术。现在通常将人工栓塞作为切除术前的辅助手段。

3.放射治疗

该方法主要应用于直径小于 3 cm、位置深、风险大、不易手术者,也用于手术后残留病灶的补充治疗。

(五)心理-社会状况

了解患者家庭生活是否和谐,家庭成员对患者关爱程度,患者对卫生及疾病知识期望了解的程度,患病后患者的心理应激反应,是否对支付医疗费用感到难以承受。

二、主要护理诊断/问题

1.舒适的改变

舒适的改变与头痛有关。

2.有受伤的危险

有受伤的危险与癫痫发作有关。

3.潜在并发症

潜在并发症有颅内出血、颅压升高、脑疝、癫痫发作、术后血肿。

三、护理目标

(1)患者意识障碍无加重或意识逐渐恢复。

(2)患者呼吸道保持通畅,呼吸平稳。

(3)患者情绪稳定,焦虑减轻或缓解。

(4)患者未发生并发症,或并发症得到及时发现和处理。

四、护理措施

(一)常见症状护理

1.癫痫大发作

(1)保持呼吸道通畅。发作时立即松解衣领、裤带,取下义齿。取头低侧卧或平卧头侧位,必要时置口咽通气道或气管插管/切开。

(2)病情观察:应注意观察发作类型,记录发作时间与频率,以及患者发作停止后意识的恢复、有无头痛乏力、行为异常等。

（3）做好安全防护：告知患者有前驱症状时立即平卧，发作时应注意防舌咬伤、防骨折、防关节脱臼、防坠床或跌伤。

（4）健康教育：指导患者建立良好的生活习惯，注意劳逸结合，保持睡眠充足，减少精神刺激，禁止从事危险工作（如高空作业或司机等），禁忌游泳、蒸汽浴。避免各种诱因，如疲劳、饥饿、便秘、经期、饮酒等。

2. 颅压升高

（1）体位：抬高床头 $15°\sim30°$。

（2）给氧：持续或间断给氧，使脑血管收缩，降低脑血流量。

（3）维持正常体温：高热可使机体代谢率升高，加重脑缺氧。

（4）防止颅压骤然升高：避免情绪激动，保持呼吸道通畅，避免剧烈咳嗽和便秘，处理躁动。

3. 头痛

（1）保持良好的环境：安静，光线柔和，温度和湿度适宜。

（2）头痛的观察：应观察患者头痛的部位、性质、持续时间、发作频率以及有无伴随症状，并做详细的书面观察记录。

4. 健康教育

指导患者写头痛日记，包括头痛时间、部位、诱因等，使患者了解配合规范治疗的重要性，指导正确用药，讲解过量和经常使用某些药物可能产生的不良作用。

（二）术前护理

1. 心理护理

（1）解释手术的必要性、手术方式、注意事项。

（2）了解患者的心理状态，鼓励患者表达自身感受。

（3）根据患者的心理状态进行针对性的心理护理。

（4）鼓励患者家属和朋友给予患者关心和支持。

2. 营养及胃肠道准备

（1）鼓励患者进食高蛋白、高热量、高维生素、易消化的食物。

（2）对不能进食的患者遵医嘱静脉补充热量及其他营养。

（3）术前 8 h 禁饮、禁食。

3. 病情观察及护理

观察并记录患者的生命体征、神志、瞳孔、肌力、肌张力等情况，以及患者有无癫痫发作，发作类型等。

4. 术前常规准备

（1）术前进行抗生素皮试，术前遵医嘱带入术中用药。

（2）协助完善相关术前检查，包括心电图、CT、MRI、DSA、凝血功能试验等。

（3）术前更换清洁病员服。

（4）以往学者认为备皮应在术前 1 d 进行，现有学者认为皮肤清洁时间离手术时间越近越好，有利于预防切口感染。

（5）术前建立静脉通道。

（6）术前与手术室人员进行患者、药物的核对后，将患者、药物送入手术室。

(7)麻醉后置导尿管。

(三)术后护理

1.全身麻醉术后护理常规

了解麻醉和手术方式、术中情况、切口和引流情况。吸氧,持续心电监护,用床挡保护,防止患者坠床,严密监测生命体征。

2.伤口观察及护理

观察伤口有无渗血、渗液,若有,应及时通知医师并更换敷料。

3.各管道观察及护理

(1)保持输液管通畅,妥善固定留置针,注意观察穿刺部位皮肤。

(2)一般术后第1天可拔除导尿管,拔管后注意关注患者自行排尿情况。

(3)保持引流管通畅,观察引流液的量及颜色、性状。

4.疼痛护理

评估患者的疼痛情况。遵医嘱给予镇痛药。提供安静、舒适的环境。

5.基础护理

做好口腔护理、导尿管护理、定时翻身、雾化、患者清洁等工作。

(四)介入手术护理

1.术前护理

(1)术前禁饮、禁食8 h。

(2)术区备皮(腹股沟及会阴部)。

(3)术前1～2 d要让患者练习在床上排便,防止患者因为术后不习惯在床上排便而导致充盈性尿禁。

(4)建立静脉通道时最好能选择左侧上肢,以免影响医师术中操作。

(5)术前应记录患者肌力和足动脉搏动情况,作为术后观察对照,便于及早判断是否有并发症发生。

2.术后护理

(1)术后观察:神志、瞳孔、生命体征、四肢活动度以及穿刺点出血征象。

(2)术后患者需平卧24 h,穿刺肢体伸直,禁止蜷曲。

(3)穿刺部位护理:术中全身肝素化会导致穿刺点和全身出血风险的增加,局部加压是防止穿刺部位出血最为简便、有效的方法。可选择用手按压穿刺点或用动脉压迫止血器进行压迫,注意用力适度。注意观察局部穿刺处有无渗血、瘀斑、血肿。

(4)注意观察穿刺肢体动脉搏动及色泽,询问患者有无下肢疼痛、麻木现象。若术侧足背动脉搏动较对侧明显减弱和/或下肢疼痛明显,皮肤发绀,提示有下肢栓塞的可能。穿刺点加压包扎过度也可致动脉血运不良,应迅速松解加压包扎绷带。

(5)加强凝血机制及血生化的检测。

(五)手术并发症的护理

1.脑血管痉挛

(1)尼莫地平的应用:术后通常会应用尼莫地平以防止脑血管痉挛。尼莫地平为乙醇溶酶,使用前首先询问患者有无过敏史;输入时应注意速度并随时观察血压,防止出现低血压,甚至休克。

(2)密切警惕有无肢体瘫痪程度加重和出现新的瘫痪,注意患者有无头痛呕吐、失语以及癫痫等神经系统症状。

(3)血压调控:血压变化可引起脑灌注流量改变,从而诱发脑血管痉挛,术后应根据患者的情况将血压调控于稳定、适中水平。

2.再出血

(1)术后动态观察患者的意识、瞳孔、生命体征,观察有无新增神经功能缺损表现或原有神经症状的恶化。

(2)应注意保护头部,防止外力作用引起出血。

(3)一般于术后 24~48 h 拔除头部引流管。在此期间,应密切观察并记录引流液的颜色、性质及量。如果引流液颜色由浅变深,提示有再出血的可能,需及时向医师报告。

(4)遵医嘱应用镇静药和抗癫痫药,防止患者躁动和癫痫发作。

(5)采用护理干预手段,避免引起血压和颅压升高的因素,如用力咳嗽、排便、情绪激动等。

(六)健康教育

1.心理指导

鼓励患者早日并坚持进行康复训练,保持乐观的情绪和心态的平衡,不可因某种事情而烦恼。无功能障碍或轻度功能障碍的患者,尽量从事一些力所能及的工作,不要强化患者角色。

2.用药指导

坚持服用各种药,如抗癫痫药等,不可擅自停药、改药,以免加重病情。

3.就诊指导

若再次出现头痛、呕吐、神经功能障碍等症状,应及时就诊。

4.复查

每 3~6 个月复查 1 次。

(汪　利)

第十一节　癫　痫

癫痫是由多种原因造成的脑神经元反复异常放电所引起的以短暂中枢神经系统功能失常为特征的慢性脑部疾病,具有突然发生、反复和短暂发作的特点。大脑皮质神经元过度放电是各种癫痫发作的病理基础,任何导致大脑神经元异常放电的致病因素均可能诱发癫痫。根据病变累及大脑的部位,临床上可表现为运动、感觉、意识、行为和自主神经等不同程度的障碍。

一、护理评估

(一)病因

1.危险因素及可能病因

(1)家族遗传史:家系调查结果显示,近亲中特发性癫痫的患病率为 2%~6%,明显高于一般人群的 0.5%~1%。了解患者的家族中是否有人患癫痫病。

(2)胎儿期母亲病理因素:母孕期妊娠高血压综合征、精神创伤、腹部外伤、接受放射线、服用药物、接触有害化学物质以及感染性疾病等都增加了胎儿出生后患癫痫的危险。

（3）出生史：出生时的病理因素如各种原因引起的难产、早产、产伤等，都可能增加癫痫的危险。

2.诱发因素

（1）影响癫痫发作的不易改变诱因如下。

性别和年龄：男性患者多于女性患者。遗传因素仅影响癫痫的预致性，其外显性受年龄的限制。例如，婴儿痉挛症多在1周岁内起病，儿童失神癫痫多在6～7岁时起病，肌阵挛癫痫多在青少年时期起病。

内分泌：有些患者仅在月经期或妊娠早期发作，称为月经期癫痫、妊娠期癫痫。

觉醒与睡眠：癫痫的全面强直-阵挛性发作类型常在晨醒后发生，婴儿痉挛症多在醒后和睡前发作，良性中央回癫痫大多在睡眠中发作。

（2）影响癫痫发作的可以改变的诱因：发热、失眠、疲劳、饥饿、便秘、饮酒、停药、闪光、感情冲动和一过性代谢紊乱等都能激发发作。过度换气对失神发作、过度饮水对癫痫的全面强直-阵挛性发作类型、闪光对肌阵挛发作有诱发作用。

针对以上诱因可以提出以下问题：①你认为每次发作与什么因素有关？每次在什么状态下发作？觉醒还是睡眠？②是否有医师指导服药？能否坚持正确、规律地服药？有无漏服、停服？③第一次癫痫发作年龄？每次发作是否有一定规律？有无周期性？每次癫痫发作是否与月经来潮有关？每次月经来潮时间？④睡眠是否规律？睡眠质量如何？⑤饮食是否规律？有无过度饮水的习惯？排便习惯如何？⑥有无饮酒嗜好？患癫痫后是否还在饮酒及保持其他嗜好？⑦是否容易紧张、急躁、情绪化？这些情绪多在什么状态下表现？

（二）临床表现

1.部分性发作

根据发作时是否有意识障碍可分为三型：①无意识障碍，为单纯性发作；②有意识障碍及发作后不能回忆；③单纯和部分性发作均可继发为全面性强直-阵挛发作。

（1）单纯性部分发作：除具有癫痫的共性外，发作时意识始终存在，发作后能复述发作的生动细节是其主要特征。

部分运动性发作：指局部肢体抽动，多见于一侧口角、眼睑、手脚或足趾，也可涉及整个一侧面部或一个肢体远端，有时表现言语中断。杰克逊癫痫即自一侧拇指沿腕部、肘部、肩部扩展。托德瘫痪即部分运动性发作后遗留暂时局部肢体瘫痪或无力。部分性癫痫持续状态即发作持续数小时或数日。

感觉性发作性眩晕：表现为一侧面部、肢体、躯干麻木、刺痛，并出现视觉、嗅觉、听觉异常及眩晕感、漂浮感、下沉感。

自主神经性发作：烦渴、欲排尿感、出汗、面部及全身皮肤发红、竖毛、呕吐、腹痛、瞳孔散大等，临床症状以胃肠道症状居多。

精神性发作：有各种类型遗忘症，如似曾相识、似不相识、快速回顾往事、强迫思维等，病灶多在海马部；情感异常，如无名恐惧、愤怒、忧郁、欣快等；错觉，如视物变大或变小、声音变强或变弱，以及感觉本人肢体变化等。

（2）复杂部分性发作：发作起始出现精神症状或特殊感觉症状，随后出现意识障碍、自动症和遗忘症，有时发作开始即为意识障碍。先兆或始发症状可包括单纯部分性发作的各种症状，特别是错觉、幻觉等精神症状及特殊感觉症状。复杂部分性发作是在先兆之后,患者部分性或完全性对环境接触不良,做出一些表面上似有目的的动作(即自动症)。先瞪视不动,然后做出无意识动作,如机械地重复动作,或出现吮吸、咀嚼、舔唇、清喉、搓手、抚面、解扣、脱衣、摸索衣裳和挪动桌椅等,甚至游走、奔跑、乘车、上船,也可自动言语或叫喊、唱歌等。这些是在痫性发作期或发作后意识障碍和遗忘状态下发生的行为。

(3)单纯或复杂部分性发作继发为全面性强直-阵挛发作(GTCS)。

2.全面性发作的特征

发作时伴有意识障碍或以意识障碍为首发症状,神经元痫性放电起源于双侧大脑半球。

(1)失神发作:典型的失神发作通常称为小发作(petitmal)。表现为意识短暂中断,患者停止当时的活动,呼之不应,两眼瞪视不动,状如愣神,3~5 s,无先兆和局部症状;可伴有简单的自动性动作,如擦鼻、咀嚼、吞咽等,一般不会跌倒,手中持物可能坠落,事后对发作全无记忆,每日可发作数次至百次。

(2)肌阵挛发作:呈突然短暂的、快速的、触电样的某一肌肉或肌群收缩,发作时间短,间隔时间长,一般不伴有意识障碍,清晨欲觉醒或刚入睡时发作较频繁。

(3)阵挛性发作:仅见于婴儿,全身重复性阵挛性抽搐。

(4)强直性发作:睡眠中发作较多,表现为全身肌肉强直性肌痉挛,使头、眼、肢体固定在特殊位置,伴有颜面青紫、呼吸暂停和瞳孔散大;躯干强直性发作可造成角弓反张,伴短暂意识丧失,一般不跌倒,持续 30 s 至 1 min,发作后立即清醒;常伴有面色苍白、潮红、瞳孔扩大等自主神经症状。

(5)强直-阵挛发作:全面性强直-阵挛发作也称大发作,是常见的发作类型之一,以意识丧失和全面对称性抽搐为特征。

发作可分三期。①强直期:患者突然意识丧失,跌倒在地,全身骨骼肌呈持续性收缩;上睑抬起,眼球上蹿,喉部痉挛,发出叫声;口先强张,而后突然闭合,可能咬破舌尖;颈部和躯干先屈曲而后反张,上肢先上举后旋,再变为内收前旋,下肢自屈曲转变为强烈伸直,强直期持续10~20 s,然后在肢端出现细微的震颤。②阵挛期:震颤幅度增大并延及全身,成为间歇性痉挛,即进入阵挛期;每次痉挛都继发短促的肌张力松弛,阵挛频率由快变慢,松弛期逐渐延长,本期持续 0.5~1 min;最后一次强烈阵挛后抽搐突然终止,所有肌肉松弛;在以上两期中可见心率加快,血压升高,汗液、唾液和支气管分泌物增多,瞳孔扩大等自主神经征象;呼吸暂时中断,皮肤自苍白转为发绀,瞳孔散大,对光反射及深、浅反射消失,病理反射阳性。③惊厥后期:阵挛期以后尚有短暂的强直痉挛,造成牙关紧闭和大、小便失禁;呼吸首先恢复,心率、血压、瞳孔等恢复正常,肌张力松弛,意识逐渐苏醒,自发作开始至意识恢复历时 5~10 min;清醒后常感到头昏、头痛、全身酸痛和疲乏无力,对抽搐全无记忆;不少患者发作后进入昏睡,个别患者在完全清醒前有自动症或暴怒、惊恐等情感反应。

(6)无张力性发作:部分或全身肌肉张力突然降低,以至头下垂、肢体下垂或全身跌倒。

(三)辅助检查

1.脑电图

脑电图检查对癫痫的诊断及分型具有十分重要的意义。脑电图记录可以发现棘波、尖波、棘慢综合波以及暴发活动等癫痫样波。但是由于检查常规脑电图时间短,阳性率较低,必须结合诱发试验、24 h 磁带记录脑电图以及视频脑电波监测,可使脑电图的阳性率显著提高。

2.长程脑电图

长程脑电图即 24 h 脑电图,指患者在 24 h 正常活动下进行脑电波监测。它允许患者在正常的环境中从事一些日常活动,同时进行 EEG 的记录,最好用于一天之内发作较多并有特征性的脑电图变化的患者。

3.视频脑电图

临床上视频脑电图对癫痫诊断及致痫灶定位的帮助最大。

4.电子计算机断层扫描及磁共振成像

这两项检查对发现癫痫的病因有较大意义。

5.单光子发射计算机断层扫描

在癫痫发作期,癫痫灶局部血流灌注明显增加,而在发作间期,癫痫灶局部血流灌注降低。

6.正电子发射断层扫描

癫痫发作间歇期癫痫灶有局部代谢量降低,而发作期局部代谢量则提高。

7.颅内脑电记录技术

颅内脑电记录对颅内致痫灶的定位诊断十分重要,适用于头皮脑电图不能提供足够的致痫灶定位信息,或与其他定位技术检查结果不一致的情况。此时临床发作类型固定而又需要进行手术治疗者,应考虑施行经颅脑电记录。

(四)治疗要点

手术治疗的目的是切除引起发作的癫痫灶,可以根除癫痫、控制发作。如果癫痫灶位于重要的脑功能区,不能实施完全的癫痫灶切除,通过手术方法阻断癫痫异常放电向其他脑区的扩散,也可以达到控制癫痫发作的目的。对于全面性发作,通过手术能阻断两侧半球之间的联结,减少半球之间的相互影响,可以在一定程度上减少、减轻癫痫发作。在一些原发性癫痫,双侧大脑半球的异常同步放电受脑深部结构异常起搏点的调控,此种情况无法进行癫痫灶的切除,也不能通过阻断双侧半球的联结而获益,可以经过多种手术方法的干预,调整和改变大脑皮质的兴奋性,从而间接控制癫痫发作。

1.手术方法

(1)切除癫痫灶的手术:脑皮质癫痫灶切除术,前颞叶切除术,选择性杏仁核、海马切除术,大脑半球切除术。

(2)阻断癫痫异常放电的传播和减弱癫痫灶相互影响的手术:胼胝体切开术、多处软膜下横纤维切断术、立体定向手术。

(3)改变大脑皮质兴奋性的手术:迷走神经刺激术、慢性脑深部电刺激术、立体定向手术。

2.手术适应证

综合考虑,以癫痫发作是否影响患者的生活质量、手术是否减少发作、改善患者的生活质量为原则。癫痫灶切除术患者的选择标准如下:①局限性发作;②正规药物治疗无效,2 年以上仍无缓解趋势;③癫痫发作严重影响患者的生活质量;④患者的身体和精神状态能配合完成术前评价和术后康复;⑤癫痫灶定位明确,不在脑的重要功能区,手术不会给患者带来明显残疾。其他手术方式选择患者的适应证应该是药物难于控制癫痫发作,手术不会带来脑功能的损害,患者有接受手术治疗的愿望。在严格掌握手术适应证的基础上,根据患者的不同情况选择不同的手术方法。

二、主要护理诊断/问题

1.短暂的意识障碍

缺氧、呼吸抑制导致短暂的意识障碍。

2.短暂的呼吸道不通畅

表现在痫性发作的强直期,患者全身骨骼肌呈强直收缩,引起喉肌痉挛、呼吸暂停、发绀以至窒息,并发出尖声吼叫。

3.意外伤害

(1)跌伤、碰伤:痫性发作时,强直期患者突然丧失意识,全身骨骼肌呈持续性收缩、强直抽搐或失张力性发作。

(2)舌咬伤:痫性发作时喉肌、闭口肌群、咬肌痉挛,导致口先强张而后突然闭合,造成舌咬伤。

4.头晕、头痛、全身酸痛、疲乏无力

由于癫痫发作时患者极度缺氧,体内分泌大量乳酸,能量耗竭,患者在痫性发作后,出现头晕、头痛、全身酸痛、疲乏无力的症状。

5.短暂的尿失禁

其为癫痫发作时自主意识丧失所致。

6.精神障碍

脑发育不全、长期反复癫痫发作所致的脑损伤、长期服用抗癫痫药物、社会-心理因素等造成患者在癫痫发作前、中、后出现精神障碍(如精神运动性发作、自动症等),精神分裂症(如错觉、幻觉、妄想、强迫症等),发作性情感障碍(表现为焦虑、抑郁症),癫痫性人格、智能障碍,很多癫痫患者伴有人格、智能障碍。

有学者报道,癫痫开始发作年龄越早,发作频率越多,智能改变越大,大发作、颞叶病灶最易引起性格和智能改变。

三、护理目标

(1)患者及其家属认识到安全保护是防止意外伤害的前提。

(2)患者家属掌握发作期安全保护的方法。

(3)患者在住院期间癫痫大发作时未出现意外伤害。

(4)患者及其家属认识到正确服药的意义。

(5)患者能说出药物的正确服用方法及注意事项。

(6)患者愿意学习生活技能。患者掌握了一定的生活技能。

四、护理措施

(一)手术前护理

1.手术前定位

精确地寻找出致痫区,明确其部位和范围;手术时尽可能做到全部切除致痫区,又不至于产生严重的神经功能障碍,才能达到癫痫手术的预期效果。

2.术前教育

简单讲解术式和术中、术后的配合。

3.术前准备

术前一天头颅特殊备皮,依照患者血型配血,对术中、术后应用的抗生素遵医嘱做好皮试;嘱患者术前晚9点开始禁食、水、药;嘱患者注意搞好个人卫生,并在术前晨起为患者换好干净衣服。患者离开病房后为其备好麻醉床、无菌小巾、一次性吸氧管、心电监护仪、多导生理仪。

(二)术后护理

(1)交接患者:术中是否顺利,有无特殊情况发生,了解术后意识状态、伤口情况、头部硬膜外及硬膜下引流情况等。

(2)将患者安置于麻醉床上,使其头偏向一侧,保持呼吸道通畅,必要时吸痰,且禁食、水、药。

(3)使用多导生理仪,监测生命体征24 h,每2 h记录1次;并给患者持续低流量吸氧,保证脑氧供应。

(4)留置导尿管,并记录出入量。

(5)术后并发症的观察:患者可能合并严重脑水肿、颅内血肿、感染等,引起的一系列神经系统症状。因此,术后要密切观察头颅埋电极点有无渗出液,有无头痛、高热、恶心、呕吐、高颅压症状,有无癫痫性发作及发作次数,有无语言障碍、偏瘫,有无精神障碍等病情变化。

(6)术后观察头部硬膜外及硬膜下引流液的量、颜色、性质并定时做详细记录。

(7)术后遵医嘱给予补液、抗感染、止血、脱水、健脑、处理并发症等治疗。

(三)健康教育

(1)患者出院前应给其本人或家属做生活指导,培养良好的生活习惯,控制癫痫发作的可变诱因,减少癫痫发作引起的意外伤害。职业选择上,有的职业不适于癫痫患者,如驾驶员、电焊工、礼花炮手、车工(操作机器、大型电器)以及需要高空作业、经常出差、有强光电刺激、易疲劳、生活不规律的职业。工作、生活中应减少精神、感觉刺激,最好不去舞厅、迪厅、游戏厅,避免强烈的声、光刺激;禁食对味觉、嗅觉强刺激的食品,如辣椒、芥末等,禁食某些兴奋性食物和饮料,如可乐、咖啡等,因其可增加癫痫的发作;禁忌游泳;蒸桑拿、洗澡时间不宜过长,以防过度缺氧诱发癫痫发作。改掉不良生活习惯,生活规律,禁忌酗酒;不能过度饮水,一次的饮水量不得超过200 mL;禁忌长时间观看录像而彻夜不眠;进餐、睡眠切记要定时、有规律,避免不良习惯造成的饥饿、睡眠不足、便秘、劳累等;另外,季节变换时一定要预防感冒。外出时随身携带有姓名、住址、联系电话及病史的个人资料,以备发作时及时联系与处理。

(2)用药指导、安全知识指导等如前文所述。

(3)婚育知识教育:①禁止近亲婚配和生育。②患特发性癫痫又有明显家族史的女性,婚后应不生育;患特发性癫痫又有广泛异常EEG,同胞也有类似异常EEG者,可与正常人结婚,但应禁止生育。③婚者双方均有癫痫,或一方患癫痫,另一方有家族史,应禁止结婚。④癫痫患者可以和正常人结婚,能否生育听从医师指导。

(4)大脑半球切除术后的主要并发症是迟发性颅内血肿,在术后4.5～20年发生。因此,对半球切除术后的患者每年均应随访,当出现脑内积水时应尽早实施分流术。告知家属当患者出现逐渐加重的头痛、呕吐、抽搐、嗜睡等症状时应引起重视,并就医,做相应的检查。

(汪 利)

第十二节　胶质细胞瘤

脑胶质细胞瘤是由神经外胚叶衍化而来的胶质细胞发生的肿瘤,占脑肿瘤总数的40%～50%,是一类最常见的颅内恶性肿瘤。发病年龄在20～50岁,以30～40岁为发病高峰,本类肿瘤多见于男性患者,包括星形细胞瘤、多形性胶质母细胞瘤、少枝胶质细胞瘤、室管膜瘤、髓母细胞瘤、松果体瘤、脉络丛乳头状瘤、胶样囊肿及神经节细胞瘤。

本病发生原因如下:①有遗传因素。②胚胎原基的发育异常。③生物化学因素表现为头痛、呕吐、视盘水肿、癫痫、精神障碍及局灶定位症状。以手术治疗为主,术后辅以放射治疗、化学药物治疗、免疫治疗等,可延缓复发及延长生存期。恶性程度高的肿瘤常于短期内复发。

一、临床表现

1.星形细胞瘤

(1)良性星形细胞瘤:生长缓慢,病程较长。肿瘤位于幕上的患者多以头痛及癫痫为首发症状,其次表现为精神疲惫、乏力,再次表现为面肌及肢体肌力减退,颅压升高出现得较晚。肿瘤位于小脑半球的患者多出现头昏眩晕、活动减少、步态不稳及肢体的共济失调。

(2)间变型(恶性)星形细胞瘤:生长迅速,临床症状较重,以颅压升高、头痛以及局灶性神经功能障碍为主要表现。

(3)胶质母细胞瘤:起病常比较突然,病情进展快,以神经功能障碍为最初症状。以后相继出现颅压升高及头痛的症状。约1/3的患者有癫痫发作,部分患者表现为明显智力减退、表情淡漠、反应迟钝、认识障碍及记忆力衰退。

(4)多型性黄色星形细胞瘤:多见于青少年及儿童。

(5)室管膜下巨细胞性星形细胞瘤:有时可造成脑积水。

(6)毛细胞性星形细胞瘤:主要发生于儿童,偶尔见于成人。病程较为缓慢。临床表现根据不同肿瘤部位略有不同,表现为头痛、颅压升高、脑积水等,少数患者可有抽搐。位于前视路的肿瘤病例的临床特征为单侧突眼伴视力损害及斜视。脑干部肿瘤病例可表现为头晕、患侧脑神经麻痹和对侧轻偏瘫,也有的以脑积水表现为主。

2.少枝胶质细胞瘤

病程长,除颅压升高症状外常有继发性癫痫发作。

3.室管膜瘤及间变型(恶性)室管膜瘤

临床表现取决于肿瘤的发生部位。主要症状为恶心、呕吐、头痛、眩晕、颈后部疼痛、行走不稳定等。

4.混合性胶质瘤

临床表现取决于肿瘤发生部位。

二、辅助检查

1.CT和MRI扫描

它们是最有诊断价值的项目,显示肿瘤的部位、性质、大小及与周围组织的关系等。

2.腰椎穿刺检查

压力大多升高。

3.脑电图检查

90％可出现异常脑电波,相对良性的星形细胞瘤、少数胶质细胞瘤等主要表现为局限性δ纹,有的可见棘波或尖波等癫痫波形。

4.放射性核素扫描定位诊断

正确率可达80％以上。如果多形性胶质细胞瘤显示放射性核素浓集影像,中间可有坏死囊变的低密度区。

三、治疗

以手术治疗为主,术后辅以放疗、化疗、免疫治疗。

1.手术治疗

在保存神经功能的前提下尽可能切除肿瘤,解除脑脊液循环障碍,缓解和降低颅压。手术方法为肿瘤切除术。

2.非手术治疗

(1)放疗:对手术不能彻底切除、术后易复发的肿瘤,因部位深在而不易手术或侵及重要功能区而无法手术的肿瘤,患者全身状况不允许手术且肿瘤对放射线敏感者,可以放疗为首选方法。

(2)化疗:原则上用于恶性肿瘤术后并与放疗协同进行,复发性恶性肿瘤亦可进行化疗,而对髓母细胞瘤的播散种植转移为首选治疗方法。常用药物有替尼泊苷(VM-26)、洛莫司汀(CCNU)。

(3)免疫治疗:常用免疫制剂有卡介苗、云芝多糖K、左旋咪唑、干扰素等。

四、护理评估

1.健康史

进行个人史评估,包括患者的年龄、职业、民族,饮食营养是否合理,有无烟、酒嗜好,有无尿、便异常,睡眠是否正常,生活是否能自理。评估其家族史,胶质细胞瘤的家族发生率很低,但近年来报道本病有遗传倾向。

2.身体状况

(1)询问患者是否有头痛、呕吐等首发症状;是否有性格改变、淡漠、言语及活动减少,注意力不集中,不知整洁等精神异常现象。精神异常多为进行性颅内压升高和脑实质受肿瘤的压迫和破坏所致。

(2)评估患者有无视盘水肿:视盘水肿是颅压升高的一个重要征象,可致视神经继发萎缩,视力下降,原发性视神经萎缩为肿瘤压迫视神经所致,亦致视力下降。

(3)评估患者有无癫痫:发作的原因多为肿瘤的直接刺激或压迫。运动区及其附近的肿瘤以及星形细胞瘤和少枝胶质细胞瘤患者的癫痫发生率高。

(4)评估患者是否有共济失调:共济失调患者表现为身体平衡障碍,走路及站立不稳,提示为肿瘤压迫小脑蚓部所致。

3.心理-社会状况

了解患者的文化程度或生活环境、宗教信仰、住址、家庭成员,患者在家中的地位和作用,陪护者和患者的关系,经济状况及费用支付方式。了解患者及其家属对疾病的认识和期望值。了解患者的个性特点。这些有助于对患者进行针对性的心理指导和护理支持。

五、主要护理诊断/问题

1.恐惧

恐惧与担心疾病预后有关。

2.意识障碍

意识障碍与脑损伤、颅压升高有关。

3.自理缺陷

自理缺陷与疾病引起的视力下降、视野缺陷及眼球运动障碍有关。

4.预感性悲哀

预感性悲哀与疾病晚期患者对疾病治疗丧失信心及担心预后有关。

5.潜在并发症

潜在并发症为癫痫。

六、护理措施

1.术前护理

(1)心理护理:对胶质细胞瘤往往采取综合性治疗,疗程长,化疗、放疗不良反应多,应加强与患者及其家属的交流,详细做好健康宣教,使患者、家属积极配合,克服费用、家庭琐事带来的困扰。

(2)头痛的护理:头痛是早期常见症状之一。性质多为跳痛、胀痛,呈阵发性或持续性,主要在患侧,多发生于清晨。大多为肿瘤增长使颅压逐渐升高所致,注意头痛性质、部位,尽量避免引起颅压升高的因素,保持环境安静、患者睡眠充足等,以利于减轻头痛。

(3)呕吐的护理:呕吐是延髓呕吐中枢或迷走神经受刺激所致,常伴发于严重头痛时,一般与饮食无关。应注意呕吐时头偏向一侧,及时清除呕吐物,防止窒息。

(4)视盘水肿的护理:视盘水肿为颅压升高所致,持续颅压升高可致视神经继发萎缩,视力下降,应给予日常生活照顾,防止摔倒。

(5)癫痫的护理如下。

一般护理:保持环境安静、安全,应使室内热水壶、火炉、锐利器械等远离患者,避免强光刺激。癫痫发作时应有专人护理,并加以防护,以免坠床及碰伤。患者在间歇期可以下床活动,出现先兆即刻卧床休息。

饮食护理:饮食以清淡为宜,少食辛辣食物,避免过饱,戒除烟、酒。因发作频繁不能进食者,给鼻饲流质,每日应供给 12 500 kJ(3 000 kcal)的热量。食盐摄入量应偏低,限制饮水量,24 h 内不得超过 1 500 mL。

症状护理:①抽搐发作时迅速解开患者的衣领、衣扣,使其头偏向一侧,保持呼吸道通畅,及时给氧,尽快地将外裹纱布的压舌板或筷子、毛巾、小布卷等置于患者口腔的一侧上、下白齿之间,以防咬伤舌和颊部。对抽搐肢体不能用暴力按压,以免骨折、脱臼等。②如果患者有呼吸困难,及时给低流量吸氧,对无自主呼吸者应做人工呼吸,必要时行气管切开术。

用药护理:①有些抗癫痫药对肝、肾功能有损害,如苯巴比妥、苯妥英钠、丙戊酸钠等,在按医嘱服药后,护理人员应观察患者有无药物的不良反应,如有无恶心、呕吐、食欲下降、全身不适、无力、昏睡等,疑有肝脏受损,应及时抽血,检查肝功能。②抗癫痫药物多是工业合成的有机化合物,可在服药后 1~2 周出现皮疹,较多见于面部,发痒、发红,压之褪色;重者可发生变态反应,低热,白细胞减少,甚至出现剥脱性皮炎。对于上述情况应密切观察,及时通知医师处理。③治疗癫痫持续状态时,地西泮 10～20 mg,静脉注射,其速度不超过 2 mg/min 或将100～200 mg 地西泮溶于 500 mL 5％葡萄糖盐水中,缓慢静脉滴注,维持 12 h。儿童一次静脉注射量为 0.25～1 mg/kg,一般不超过 10 mg。地西泮可抑制呼吸,注射时应注意有无呼吸抑制和血压降低情况,在给药的同时,必须保持呼吸道通畅,经常吸引痰液,必要时气管切开,发现换气不足时,行人工呼吸。患者伴有高热时应采取物理降温,要及时纠正血液酸碱度和电解质紊乱,并用甘露醇和呋塞米防治脑水肿,同时还要重视预防和控制感染。

心理护理:癫痫患者常为服药而苦恼,若少服一次药有可能发病,而突然反复发作常使患者无法正常生活和工作,故精神负担加重,患者感到无能为力。护理人员应了解患者的心理状态,有针对性地提供帮助。向患者介绍癫痫疾病的有关知识,让患者面对现实,做好长期同疾病做斗争的思想准备,鼓励患者正确认识疾病,具备良好的心理素质,努力消除诱发因素,以乐观心态接受治疗。

(6)精神障碍的护理:进行性颅压升高及脑实质受肿瘤的压迫和破坏可导致精神障碍,肿瘤位于额叶者易出现。患者表现为性格改变、淡漠、言语及活动减少、注意力不集中、记忆力减退、对事物不关心等。应注意采取保护措施,并指导家属不让患者独处及单独外出。

2.术后护理

(1)心理护理:①了解患者的心理状态,针对存在的心理问题,给予心理疏导和精神上的安慰,耐心讲解疾病的有关知识,稳定患者的情绪,鼓励患者增强战胜疾病的信心,使之积极配合治疗。②采取保护性医疗措施。在严格执行医疗保护制度的前提下,对一些心理适应能力较差、反应敏感者,在护患沟通时认真倾听、耐心解释、态度可亲,给患者以心理安慰,取得患者的信任与合作。

(2)饮食护理:①麻醉清醒后 6 h,无吞咽障碍即可进食少量流质饮食。②术后早期胃肠功能未完全恢复,尽量少进牛奶、糖类食物,防止其消化时产气过多,引起肠胀气。以后逐渐过渡到高热量、高蛋白、富营养、易消化饮食。

(3)体位护理:①麻醉未清醒时,保持患者去枕平卧,头偏向健侧,以防呕吐物被吸入呼吸道。②清醒后血压平稳者,抬高床头 15°～30°,以利于颅内静脉回流。③较大肿瘤切除术后,局部留有较大腔隙时,应禁止采取患侧卧位,以防脑组织移位及脑水肿发生。

(4)精神症状的护理:患者对外界反应较为敏感,在交谈中态度要诚恳、和蔼,做好耐心、细致的解释,以建立良好的护患关系。患者兴奋、狂躁时避免环境不良的刺激,保持病室安静,安排陪护,同时加强巡视,并指导陪护者注意采取安全防护措施,防止患者自伤及伤人。

(5)营养不良的护理:营养不良和水、电解质紊乱是颅压升高引起频繁呕吐与脱水治疗所致。营养不良降低患者对手术的耐受力,并影响组织的修复,从而使手术的危险性增加。因此,手术前、后应指导患者进食营养丰富、易消化的高蛋白、高热量饮食,如鸡肉、鱼肉等,必要时静脉补充营养液,如静脉滴注脂肪乳剂和复方氨基酸等。

(6)化疗反应的护理:术后行化疗应注意以下几点。①静脉滴注 VM-26 时可抑制骨髓,引起低血压,要注意治疗前后查血常规,静脉滴注时监测血压。②服用 CCNU 有胃肠道反应,应指导患者饭后服药,并加强观察,饮食以易消化、无刺激食物为宜。

(7)管道护理:需在颅内置放管道行放疗,除操作者严格无菌操作及管道消毒外,应保持置管的密闭性,防止感染;指导患者勿牵拉管道,防止滑脱。

气管插管：①应随时吸痰，保持呼吸道通畅。②预防和减轻拔管后喉头水肿，予以生理盐水 20 mL＋糜蛋白酶 5 mg 雾化吸入，每日 2 次。

创腔引流管：引流袋内口应低于引流管出口位置，以免逆行感染；适当制动头部，防止引流管扭曲、脱出，注意引流管是否通畅，观察引流液的量、颜色并记录；一般术后第 3 天即拔引流管，以免引起感染。注意伤口渗血、渗液，一旦发现头部伤口渗湿，应及时通知医师处理。

留置导尿管：①原则上应尽早拔除导尿管。②留置导尿管期间以 0.1％的苯扎溴铵溶液给尿道口消毒，每日 2 次。③对神志清楚的合作者先夹管 3～4 h，患者有尿意即可拔管。④如果使用气囊导尿管，拔管时需先放气囊，以免损伤尿道。

(8)放疗的护理如下。

延迟性颅内高压：放疗引起颅压升高是因为治疗对周围正常脑组织损害而产生脑水肿，比肿瘤切除后颅压升高发生的时间晚。肿瘤切除术后，脑水肿常在术后 3～4 d 出现，而放疗后的患者脑水肿出现于术后 8～10 d，3～4 周缓慢消失。①应注意观察患者是否有头痛、呕吐等颅内高压表现。②遵医嘱使用脱水疗法，时间相应延长，应注意有计划地安排输液，妥善保护外周静脉，以保证脱水治疗计划的实施。

伤口灼痛：放疗患者切口无红肿，但有头皮肿胀感，甚至疼痛难以忍受，是头皮放射性损伤所致。在排除颅压升高的情况下，应主动关心患者，遵医嘱定时给予镇痛药。

伤口愈合不良：伤口周围皮肤血运变差、愈合不佳，伤口易感染，甚至出现脑脊液漏，是因为放射线损伤组织。应保持伤口敷料干燥、固定，包扎不宜过紧，并注意防止伤口受压，遵医嘱合理使用抗生素。

视力下降：视力下降是由于颅压升高持续时间长，压迫视神经或放射线损伤视神经。护理上注意观察患者的视力情况，与术前对比；遵医嘱早期采用降颅压措施，以减轻视神经受压与损伤。

(9)潜在并发症的护理如下。

神经功能缺失：由于肿瘤压迫或手术中牵拉可引起肢体活动障碍等神经功能缺失，应遵医嘱服用促进神经功能恢复的药物，并进行辅助治疗(如高压氧治疗、针灸、理疗等)。

肺部感染：合理使用抗生素；鼓励患者咳嗽排痰，以增加肺活量并随时清除口、鼻腔分泌物，保持呼吸道通畅；对咳嗽反射减弱或消失，痰多且黏稠不易抽吸的患者，吸痰前先行雾化吸入；对动脉血氧饱和度(SaO_2)低于 90％的患者应做气管切开。

颅内出血：颅内出血是术后最严重的并发症，未及时发现和处理可导致患者死亡。术后 48 h 内特别注意患者的意识、瞳孔、生命体征，如果患者出现瞳孔不等大、偏瘫或颅压显著升高表现，应立即向医师报告，行脱水治疗的同时及早行 CT 复查，及时发现颅内出血，及早手术处理。

失语：①遵医嘱使用促脑功能恢复的药物。②进行语言、智力训练，促进康复。③语言训练时从教发单音节开始，由简单到复杂、循序渐进，多次重复进行发声练习。④智力训练从数数训练开始，不可急于求成。

(汪 利)

第十三节　垂体腺瘤

垂体腺瘤是发生于腺垂体的良性肿瘤。如果肿瘤增大，压迫周围组织，则出现头痛、视力减退、视野缺损、上睑下垂及眼球运动功能障碍等压迫症状。治疗一般以手术为主，也可行药物治疗和放疗。

手术治疗包括开颅垂体瘤切除术和经口鼻或经单鼻蝶窦垂体瘤切除术。垂体瘤患者有发生垂体卒中的可能。垂体卒中为垂体肿瘤内突然发生出血性坏死或新鲜出血。典型症状：突然头痛，在1～2 d出现眼外肌麻痹、视觉障碍、视野缺损及进行性意识障碍等。如果发生上述情况，应按抢救程序及时进行抢救。

一、护理评估

(一)病因

垂体腺瘤(尤其是微小腺瘤)早期，临床表现很少，逐步发展可出现内分泌障碍和神经压迫等症状表现。由于腺瘤体积增大，瘤体以外的垂体组织受压而萎缩，造成其他垂体促激素的分泌减少和相应周围靶腺体的萎缩。

临床表现大多为复合性，有时以性腺功能低下为主，有时以继发甲状腺功能减退为主，偶尔有继发性肾上腺皮质功能低下，有时肿瘤压迫神经垂体或下丘脑而产生尿崩症。由于各类垂体腺瘤所分泌的相应激素水平升高，因此，可出现腺垂体功能亢进症群，如巨人症与肢端肥大症、皮质醇增多症、溢乳-闭经综合征等。

(二)辅助检查

垂体腺瘤多数为单个，瘤体可大可小。凡直径小于10 mm者称微小腺瘤，大于10 mm者称大腺瘤，表面光滑，有完整包膜，可侵蚀和压迫视神经交叉、下丘脑、第三脑室和附近脑组织及海绵窦。小腺瘤常隐藏于鞍内，对蝶鞍及周围组织无压迫，临床上仅有内分泌症状甚至可无症状。肿瘤偶尔也可侵蚀蝶骨并破坏骨质而长入鼻咽部。

电镜下发现生长素腺瘤及泌催乳素腺瘤细胞内颗粒较大，可分为致密型和稀疏型。以泌催乳素腺瘤细胞内颗粒最大，直径为600～1 200 nm，呈多角形，在细胞膜间远离血管处可见到分泌颗粒的错位胞吐现象。生长素腺瘤细胞内颗粒次之，直径为350～450 nm，粗面内质网丰富，高尔基复合体发达。促肾上腺皮质激素腺瘤细胞呈球形或多角形，核为圆形或卵圆形，粗面内质网和核糖体皆丰富，高尔基复合体明显，核周有7 nm鞭毛积聚，伴ACTH细胞透明变性。促甲状腺激素腺瘤为紧密排列的多角形或稍长的细胞组成，颗粒不多，直径为100～200 nm，颗粒与包膜间有空隙，胞质内有大量微管。促性腺激素瘤是颗粒稀少型未分化腺瘤，被细胞染色体证明为尿促卵泡激素腺瘤。混合瘤中以多种细胞同时存在为特征。从电镜形态上目前尚难以分别其分泌功能，仅可用免疫组织化学法鉴定结合电镜发现，方可识别不同细胞的分泌功能。

(三)治疗原则

可采用手术治疗。手术入路主要有经额开颅肿瘤切除，对微腺瘤可经口鼻窦入路显微切除。另外可以进行放疗(包括γ刀技术)。药物治疗主要用溴隐亭，该药能刺激垂体细胞中多巴胺受体降低血浆催乳素水平，有恢复月经、抑制溢乳的功能。

二、主要护理诊断/问题

(一)潜在并发症

1.窒息

窒息与术后麻醉未醒,带有气管插管有关。

2.出血

出血与手术伤口有关。

3.脑脊液鼻漏

脑脊液鼻漏与手术损伤鞍膈有关。

4.垂体功能低下

垂体功能低下与手术后一过性的激素减少有关。

(二)有体液不足的危险

有体液不足的危险与一过性尿崩有关。

(三)生活自理能力部分缺陷

生活自理能力部分缺陷与卧床及补液有关。

(四)有皮肤完整性受损的危险

有皮肤完整性受损的危险与长期平卧有关。

三、护理目标

(1)患者意识逐渐恢复,能够进行有效语言沟通。

(2)保持呼吸道畅通。

(3)营养平衡得到维持。

(4)患者情绪稳定,能配合治疗和护理。

(5)无院内外伤发生。

(6)并发症能够被及时发现和处理。

四、护理措施

(一)术前护理

1.预防手术切口感染

为预防手术切口感染,经蝶窦垂体腺瘤切除术患者应在术前3 d常规口服抗生素,用复方硼酸溶液漱口,用呋麻液滴鼻,每日4次,每次双侧鼻腔各2~3滴,滴药时采用平卧仰头位,使药液充分进入鼻腔。

2.皮肤准备

经蝶窦手术患者需剪鼻毛。应动作轻稳,防止损伤鼻黏膜致鼻腔感染。近来多采用电动鼻毛修剪器,嘱患者自行予以清理,再由护士检查有无残留鼻毛,此法提高了患者的舒适度,更易于接受,亦便于护士操作。观察有无口鼻疾病,如牙龈炎、鼻腔疖肿等。如果感染存在,则改期手术。

3.物品准备

备好奶瓶,有刻度标记,并预先在奶嘴上剪好"十"字开口,以准确记录入量,便于患者吸吮。准备咸菜、纯橙汁、香蕉、猕猴桃等含钾、钠高的食物。

4.术前宣教

向患者讲解有关注意事项,消除恐惧,取得配合。

(二)术后护理

1.分类护理

卧位未清醒时,取平卧位,头偏向一侧,清醒后拔除气管插管。无脑脊液鼻漏,应抬高床头 $15°\sim30°$。有脑脊液鼻渗/漏者,一般去枕平卧 $3\sim7$ d,具体时间由手术医师决定,床头悬挂"平卧"提示牌。

2.呼吸道通畅

患者术后返回病室时,需经口吸氧。先将氧流量调至 $2\sim3$ L/min,再将吸氧管轻轻放入患者口腔中并用胶布将管路固定于面部,防止不慎脱落。及时吸除口腔及气管插管的内分泌物,维持呼吸道通畅。

3.生命体征的监测

麻醉清醒前后应定时测量生命体征,特别注意观察瞳孔的对光反射是否恢复。

4.拔除气管插管的指征及方法

(1)双侧瞳孔等大(或与术前大小相同)。

(2)瞳孔对光反射敏感。

(3)患者呼之能应,可遵医嘱做简单动作。

(4)将口腔内分泌物吸除干净。

(5)术中无特殊情况。

(6)拔除气管插管时,患者应取平卧位,头偏向一侧。抽出气囊中的空气,嘱患者做吐物动作,顺势将插管迅速拔出(目前此项操作多在手术室恢复室完成)。

5.伤口护理

如果无脑脊液鼻漏,术后 3 d 左右拔除鼻腔引流条,用呋麻液滴鼻,每日 4 次,每次 $2\sim3$ 滴,防止感染。如果有鼻漏,术后 $5\sim7$ d 拔除鼻腔引流条。拔除鼻腔引流条后勿用棉球或纱布堵塞鼻腔。

6.口腔护理

如果经口鼻蝶窦入路手术,口腔内有伤口,应每日做口腔护理,保持口腔内的清洁。由于术后用纱条填塞鼻腔止血,患者只能张口呼吸,易造成口腔干燥、咽部疼痛不适,此时,应将湿纱布盖于口唇外,保持口腔湿润,减轻不适,必要时可遵医嘱予以雾化吸入或用金喉健喷咽部。

7.术后并发症的护理

(1)脑出血:常在术后 $24\sim48$ h 发生,当患者出现意识障碍(昏睡或烦躁)、瞳孔不等大或外形不规则、视物不清、视野缺损、血压进行性升高等症状时,提示有颅内出血的可能,应及时通知医师,必要时做急诊 CT 或行急诊手术。如果未及时发现或采取有效措施,将出现颅内血肿、脑疝甚至危及患者的生命。

(2)尿崩症和/或水、电解质紊乱:由于手术对神经垂体及垂体柄有影响,术后一过性尿崩的发生率较高,表现为大量排尿,每小时尿量 200 mL 以上,连续 2 h 以上,此即为尿崩症。需监测每小时尿量,准确记录出入量,合理经口、经静脉补液,必要时口服抗利尿剂(如醋酸去氨加压素等),或静脉泵入神经垂体后叶激素控制尿量,保持出入量平衡。水、电解质紊乱则可由手术损伤下丘脑或尿崩症致大量排尿引起,易造成低血钾等水、电解质紊乱,临床上每日早晨监测血电解质情况,及时给予补充。

(3)脑脊液鼻漏:由于术中损伤鞍膈所致,常发生于术后3~7 d,尤其是拔除鼻腔填塞纱条后,观察患者鼻腔中有无清亮液体流出。

因脑脊液含有葡萄糖,可用尿糖试纸粉色指示端检测,阳性则提示有脑脊液鼻漏(混有血液时,也可呈现假阳性,需注意区分)。此时,患者应绝对卧床,去枕平卧2~3周。禁止用棉球、纱条、卫生纸填塞鼻腔,以防逆行感染。

(4)垂体功能低下:由机体不适应激素的变化引起,常发生于术后3~5 d。患者可出现头晕、恶心、呕吐、血压下降等症状。此时,应先查血钾浓度,与低血钾相区别。一般用生理盐水100 mL+琥珀酸氢化可的松100 mg,静脉滴注后可缓解。

(三)健康教育

1.勿食刺激性强的食物
出院后患者可以正常进食,勿食刺激性强的食物,勿饮咖啡、可乐、茶类。

2.适当休息
患者应适当休息,通常1~3个月即可正常工作。

3.特殊情况
出现味觉、嗅觉减退多为暂时的,无须特殊处理,一般自行恢复。痰中仍可能带有血丝,如果量不多,属于正常情况,不需处理。

4.避免感冒
注意避免感冒,尽量少到人员密集的公共场所,如超市、电影院等。

5.肿瘤复发
如果出现下列情况要考虑肿瘤复发,及时复查。一度改善的视力再次出现障碍;肢端肥大症患者的血压、血糖水平再次升高;出现库欣病或者脸色发红,皮肤紫纹不消退或者消退后再次出现,血压升高。

6.谨遵医嘱
如果出院后仍需继续服用激素,应遵医嘱逐渐减少激素用量,如果出现畏食、恶心、乏力等感觉,可遵医嘱酌情增加药量。对甲状腺激素可遵医嘱每2周减量一次,在减量过程中,如果出现畏寒、心悸、心率缓慢等情况,可根据医嘱,酌情增加药量。

7.垂体功能低下
如果出现畏食、恶心、乏力、畏寒、心悸等症状,应考虑到垂体功能低下,应及时到当地医院就诊或回手术医院复查。

8.定期复查
出院后应定期复查,复查时间为术后3个月、6个月和1年。

(汪 利)

第十四节 颅内动脉瘤

颅内动脉瘤是颅内动脉壁的囊性膨出,因动脉壁局部薄弱和血流冲击而形成,极易破裂出血,是蛛网膜下隙出血最常见的原因。本病多见于 40~60 岁人群。动脉瘤破裂出血的病死率很高,初次出血病死率为 15%,再次出血病死率为 40%~65%,再次出血最常出现在 7 d 之内。出血的诱因为各种运动、情绪激动、排便用力、分娩等。预后与患者年龄,以往的健康状态,动脉瘤的大小、部位、性质,术前的临床分级状态,手术时间的选择,有无血管痉挛及其严重程度有关。动脉瘤患者蛛网膜下隙出血后伴有血管痉挛和颅内血肿均是影响预后的重要因素,预后也与手术者的经验和技术娴熟程度有关。

一、护理评估

(一)健康史

1.一般情况

了解患者的一般情况,如有无特殊嗜好与宗教信仰,饮食、睡眠、排便习惯等。评估患者的自理能力。

2.既往史

询问患者既往是否患有原发性高血压、糖尿病、心脏病等慢性病及肝炎、结核等传染性疾病,是否有手术、外伤及住院史,有无药物、食物的过敏史。患者家族成员中有无患有同类疾病的人员。

(二)身体状况

1.询问患者症状出现的时间及原因

小而未破裂的动脉瘤无症状,但有 71% 的患者发生颅内出血,表现为突起头痛、呕吐,出现意识障碍、癫痫发作、脑膜刺激症状等。32% 的患者出血前有运动、情绪激动、排便、咳嗽、头部创伤、性交或分娩等明显的诱因,在向患者了解疾病发生的原因时,应详细询问患者是不是以上原因造成症状出现。

2.意识、瞳孔、生命体征的评估

大多颅内动脉瘤破裂引起急性蛛网膜下隙出血才发现此病,颅内出血或部分巨大动脉瘤本身的占位效应可造成颅压升高,严重者可出现脑疝,威胁患者的生命安全。通过对意识、瞳孔、生命体征的监测可以对疾病发展以及患者目前的病情变化有所了解。

3.神经功能的评估

临床上将动脉瘤的症状和体征分为五级。

Ⅰ级:无症状,或有轻微的头痛及轻度颈强直。

Ⅱ级:有中度至重度的头痛、颈强直,除有神经麻痹外,无其他神经功能缺失。

Ⅲ级:嗜睡、意识模糊,或有轻微的局灶性神经功能缺失。

Ⅳ级:木僵,中度至重度偏身麻木,可能有早期的去脑强直及自主神经系统功能障碍。

Ⅴ级:深昏迷,去脑强直,处于濒死状态。

此外,少数出血的动脉瘤因影响到邻近的神经或脑部结构而产生特殊的综合征,主要的神经损害与动脉瘤的部位有着密切的关系,常见的症状有眼眶、额部疼痛、复视、双侧瞳孔不等大、垂体功能不全、视力视野障碍、言语困难、动眼神经麻痹等。进行查体评估时应判断患者出现了哪些中枢神经受损的症状,进而能够初步了解到患者病变的部位,便于进行针对性的观察及处理。

(三)辅助检查

1.腰椎穿刺检查

怀疑蛛网膜下隙出血时,常需行腰椎穿刺检查。脑脊液呈粉红色或血色,红细胞达每立方毫米几十至几十万,甚至高达百万。无红细胞者亦不能完全排除动脉瘤的出血。注意腰椎穿刺前应首先确定患者是否存在颅压升高及脑疝,以免行腰椎穿刺检查造成病情恶化而死亡。腰椎穿刺可能诱发动脉瘤破裂出血,故不再作为确诊蛛网膜下隙出血(SAH)的首选。

2.CT 检查

该检查可明确有无蛛网膜下隙出血,是确诊 SAH 首选。

3.MRI 检查

该检查可初步了解动脉瘤的大小及位置。

4.脑血管造影

脑血管造影是确诊颅内动脉瘤的"金标准",对判明动脉瘤的准确位置、形态、内径、数目、血管痉挛和确定手术方案都十分重要。

5.其他检查

其他检查有经颅多普勒超声(TCD)、磁共振血管成像(MRA)、CT 血管成像(CTA)等。

(四)治疗原则

1.非手术治疗

主要是防止出血或再出血,控制动脉痉挛。嘱患者卧床休息,对症处理,控制血压,降低颅压。采用经颅多普勒超声监测脑血流变化,发现脑血管痉挛时,早期使用钙通道阻滞药等扩血管药物治疗。使用氨基己酸抑制纤溶酶的形成,预防再次出血。

2.手术治疗

开颅动脉瘤蒂夹闭术是首选方法,既不阻断载瘤动脉,又彻底消除动脉瘤。也可采用颅内动脉瘤介入栓塞治疗,它具有微创、简便、相对安全、恢复快等优点。

(五)心理-社会状况

评估患者的家庭生活是否和谐,家庭成员对患者关爱程度,患者期望了解卫生及疾病知识的程度,患病后患者的心理应激反应,是否对支付医疗费用感到难以承受。

二、主要护理诊断/问题

1.舒适的改变

舒适的改变与疼痛有关。

2.焦虑/恐惧

焦虑/恐惧与患者对疾病的恐惧、担心预后有关。

3.知识缺乏

患者缺乏颅内动脉瘤破裂的防治知识。

4.潜在并发症

潜在并发症有颅内动脉瘤破裂、颅压升高、脑血管痉挛、脑缺血。

三、护理目标

(1)患者的意识障碍无加重或意识逐渐恢复。

(2)患者呼吸道保持通畅,呼吸平稳。

(3)患者的营养状态维持良好。

(4)患者未出现废用综合征。

(5)患者情绪稳定,焦虑减轻或缓解。

(6)患者未发生并发症,或并发症得到及时发现和处理。

四、护理措施

(一)预防出血或再次出血

1.卧床休息

抬高床头 15°~30° 以利于静脉回流,减少不必要的活动。保持病房安静,尽量减少外界不良因素的刺激,稳定患者的情绪,保证充足睡眠,预防再出血。

2.保持适宜的颅压

(1)预防颅压骤降:颅压骤降会加大颅内血管壁内外压力差,诱发动脉瘤破裂,应维持颅压在 0.9 kPa(100 mmH$_2$O)左右;应用脱水药时,控制输注速度,不能加压输入;脑脊液引流者的引流速度要慢,脑室引流者的引流瓶位置不能过低。

(2)避免颅压升高的诱因,如便秘、咳嗽、癫痫发作等。

3.维持血压稳定

动脉瘤破裂可由血压波动引起,应避免引发血压骤升或骤降的因素。一旦发现血压升高,遵医嘱使用降压药,使血压下降 10% 即可。用药期间注意血压的变化,避免血压偏低造成脑缺血。

(二)术前护理

1.心理护理

(1)安慰患者,嘱患者不可过度紧张,保持情绪稳定,以利于控制病情。

(2)向患者介绍相关的疾病知识,解释出现头痛、呕吐等症状是动脉瘤出血所致。

(3)交谈时语言简练、温和、轻松,不要夸大病情,避免造成或加重患者焦虑、恐惧的心理。

(4)提供真实、准确的医疗程序信息(包括主观信息、客观信息)。

2.体位护理

(1)为防止动脉瘤破裂,指导并监督患者绝对卧床休息。

(2)脑血管造影后嘱患者患肢制动平卧 6 h,防止穿刺处出血。

(3)对动脉瘤破裂出血造成肢体偏瘫的患者尽量避免患侧卧位,将患肢摆放在功能位,加放床挡并及时予以翻身,防止压力性损伤形成。

(4)颅压升高患者呕吐时选侧卧位或平卧位,头偏向一侧。

3.饮食护理

给予清淡、低盐、富含纤维素的饮食,保证营养供给,防止便秘。

4.症状护理

对颅压升高者的护理如下。

(1)巡视病房,15～30 min 1 次,观察患者的精神、情绪状态,询问患者有无头痛、眼眶疼痛的表现,及时发现动脉瘤破裂的先兆。

(2)遵医嘱定时观察与记录意识、瞳孔、生命体征,当患者出现呕吐时,观察呕吐特点、时间,呕吐物的性质、颜色、量并记录。

(3)注意患者排便是否顺利,防止便秘造成患者出血或再出血。

(4)观察临床症状的改变,如视、听、运动等功能有无逐渐下降的趋势。

(5)观察患者有无癫痫发作。

(6)动脉造影术后密切观察足背动脉的搏动、患肢皮肤的温度及血运以及穿刺肢体伤口敷料颜色情况。

(7)遵医嘱控制性降血压时,监测用药效果与反应,一般将收缩压降低 10％～20％即可,原发性高血压患者则降低收缩压 30％～35％,防止血压过低造成脑供血不足而引起脑缺血性损害。正确使用甘露醇以达到脱水、降颅压的作用,了解用药的效果,使用药物 30 min 后注意观察患者的症状有无改善。

(三)术后护理

1.心理护理

向患者讲述手术的过程,以及术后的确切诊断,告诉患者动脉瘤手术治疗后可治愈。向患者讲解手术后的康复及神经功能恢复的知识,鼓励患者坚持锻炼,逐步达到生活自理,最终回到工作岗位。

2.饮食护理

术后当日禁食,次日给予流质或半流质饮食,连续 3 d,患者无异常反应后,改为普食,饮食以清淡、营养丰富、富含纤维素的食物为主。有意识障碍、吞咽困难的患者要保证机体的营养需要,给予鼻饲饮食。

3.体位护理

(1)麻醉未清醒前去枕平卧,偏向健侧,以防呕吐物被吸入呼吸道。

(2)清醒后,血压平稳者,抬高床头 15°～30°,以利于颅内静脉回流。头部应处于中间位,避免转向两侧。

4.潜在并发症的护理

(1)继发性出血的护理如下。

观察意识、瞳孔、血压、呼吸、脉搏,2 h 1 次,并及时记录,尤其需要注意血压的变化。

观察临床症状的改变,如果视、听、运动等功能有逐渐下降趋势,提示有胸腔积液或再出血。

避免一切诱发出血的因素,防止出血或再出血。

遵医嘱正确使用药物控制血压及镇静。

限制探视人员,保持病房安静。告诫家属不要刺激患者,以免造成患者情绪波动。

鼓励患者多饮水,多食新鲜的蔬菜、水果,保证排便的通畅。

尽量将治疗和护理时间集中,保证患者充分的睡眠。

(2)脑缺血及脑动脉痉挛:蛛网膜下隙出血、穿刺脑动脉、注射对比剂、手术器械接触动脉等均可诱发脑动脉痉挛,动脉痉挛是动脉瘤破裂出血后发生脑缺血的重要原因。

密切观察病情变化,如果患者出现头痛、失语、偏瘫等表现,及时通知医师处理。

遵医嘱使用钙通道阻滞药以及升压、扩容、稀释血液、控制性降血压等有效的方法,防治脑血管痉挛和缺血。

(四)健康教育

1. 心理指导

多鼓励患者坚持进行康复训练,保持乐观的情绪和心态的平衡。无功能障碍或轻度功能障碍的患者,要从事一些力所能及的工作,不要强化患者角色。

2. 用药指导

嘱患者坚持服用抗高血压、抗癫痫、抗痉挛等药物,不可擅自停药、改药,以免病情波动。

3. 病情监测

应教会患者测量血压,便于血压的观察和控制。

4. 饮食指导

宣教患者饮食要清淡、少盐、富含纤维素,保持排便通畅。

5. 就诊指导

嘱患者若再次出现症状,及时就诊。

6. 复查

嘱患者每3～6个月复查1次。

(汪 利)

第十五节 脑膜瘤

脑膜瘤系起源于脑膜的中胚层肿瘤,属于良性肿瘤。发病高峰年龄为30～50岁。女性患者与男性患者之比为2∶1。发病可能与颅脑外伤、病毒感染等因素有关。肿瘤多呈不规则球形或扁平形生长,包膜完整,良性,偶尔有恶性者。大脑半球脑膜瘤好发部位依次为矢状窦旁、大脑镰、大脑凸面、外侧裂等。脑膜瘤主要接受颈外动脉系统(如脑膜动脉等)供血,也可接受颈内动脉系统(如大脑前动脉及大脑中动脉等)供血,或椎动脉系统的分支供血,故血供非常丰富。

手术原则是控制出血,保护脑功能,力争全切。绝大多数脑膜瘤为良性,总体上预后好;脑膜肉瘤是脑膜瘤的恶性类型,约占5%,肿瘤切除后易复发,预后差。

一、临床表现

脑膜瘤病程长、生长慢,因肿瘤呈膨胀性生长,患者往往以头痛和癫痫为首发症状。根据肿瘤位置不同,还可以出现视野、视力、嗅觉、听觉障碍及肢体运动障碍等。老年人尤以癫痫发作为首发症状。

颅压升高症状多不明显,尤其在高龄患者。许多患者仅有轻微头痛,甚至经CT扫描偶然发现有脑膜瘤。因肿瘤生长缓慢,所以肿瘤往往长得很大,而临床症状并不严重。邻近颅骨的脑膜瘤常可造成骨质的变化。

二、辅助检查

1. 头颅 X 线平片检查

显示慢性颅压升高征象,可见脑膜中动脉沟增宽,局部颅骨变薄或被侵蚀而缺损。

2. 脑血管造影

可显示瘤周呈抱球状供应血管和肿瘤染色。

3. CT 及 MRI 检查

扫描 CT 显示脑实质外圆形或类圆形高密度或等密度肿块,边界清楚,瘤内可见钙化、出血或囊变。MRI 见肿瘤多数与脑灰质等信号或斑点状,少数瘤内有隔,呈特征性轮辐状。

三、治疗

1. 手术治疗

颅压升高显著者需尽早手术。肿瘤与外侧裂血管等重要结构粘连紧密,则不宜强行全切肿瘤。若患者的全身情况差或重要器官有严重器质性疾病,则需经治疗后方可手术。术前适当应用脱水及激素类药物,以减轻术后反应。术前晚上服用镇静药,术前 1 d 使用抗生素。

手术方法:行气管插管全身麻醉下肿瘤切除术。根据肿瘤所在位置、发展方向及手术者操作习惯选择适宜的入路。

2. 放疗

放疗适用于恶性脑膜瘤切除后、未能全切的脑膜瘤,以及术后复发再手术困难者或无法手术切除的肿瘤。

四、护理评估

1. 健康史

询问患者一般情况,包括患者的年龄、职业、民族,饮食营养是否合理,有无烟、酒嗜好,有无尿、便异常,睡眠是否正常,生活是否能自理,有无接受知识的能力。患者既往有无癫痫发作、家庭史、健康史、过敏史、用药史。询问患者有无颅脑外伤和病毒感染史。

2. 身体状况

(1)询问患者起病方式:是否以头痛、呕吐、视力减退等为首发症状,因脑膜瘤生长较慢,数年或十余年后当肿瘤达到一定体积时才引起头痛、呕吐及视力改变。

(2)评估患者有无颅压升高:头痛、呕吐、视力和眼底改变是脑膜瘤常见的症状,头痛可分为阵发性、持续性、局限性和弥散性等不同类型。一般早期为阵发性头痛,病程进展间隔时间短,发病时间延长,最后演变为普遍性。高龄患者可表现为严重眼底水肿,甚至继发视神经萎缩,而无剧烈头痛和呕吐,颅压升高症状可不明显。

(3)评估患者是否有癫痫发作:颅盖部脑膜瘤经常表现为癫痫,在额叶较为多见,其次为颞叶、顶叶。为全身阵发性大发作或局限性发作。老年人中癫痫常为首发症状。

(4)评估患者是否有视野损害:枕叶及颞叶深部肿瘤累及视辐射,从而引起对侧同象限性视野缺损或对侧同向性偏盲。

(5)评估患者有无运动和感觉障碍:病程中晚期,随着肿瘤的不断生长,患者常出现对侧肢体麻木和无力,上肢常较下肢重,中枢性面瘫较为明显。感觉障碍为顶叶肿瘤常见症状。表现为两点辨别觉、实体觉及对侧肢体的位置觉障碍。

(6)评估患者有无精神症状和失语症:痴呆和个性改变提示额叶受累,优势半球肿瘤可表现为命名性失语、运动性失语、感觉性失语和混合性失语等。

3.心理-社会状况

了解患者的文化程度或生活环境、宗教信仰、住址、家庭成员,患者在家中的地位和作用,陪护者和患者的关系,经济状况及费用支付方式。了解患者及其家属对疾病的认识和期望值。了解患者的个性特点,有助于对患者进行针对性的心理指导和护理支持。

五、主要护理诊断/问题

1.疼痛

疼痛与手术创伤有关。

2.恐惧

恐惧与疾病引起的不适及担心预后有关。

3.自理缺陷

自理缺陷与疾病引起的头痛、呕吐及视力下降等有关。

4.潜在并发症

潜在并发症有癫痫、颅内出血、感染。

5.营养失调(低于机体需要量)

营养失调与术中机体消耗及术后禁食有关。

6.清理呼吸道无效

清理呼吸道无效与咳嗽反射减弱或消失或呼吸道梗阻导致呼吸道分泌物积聚有关。

六、护理措施

1.术前护理

(1)心理护理:头痛、呕吐、视力下降使患者自理能力受限,感到痛苦、恐慌。患者多为家中顶梁柱,而手术备血量大,治疗费用高,对疾病知识的缺乏,手术对生命的威胁,使患者焦虑、缺乏安全感。应耐心细致与患者沟通,详细介绍脑膜瘤的预后,鼓励安慰患者战胜疾病。使患者安心接受手术,家属积极配合做好充分准备。

(2)颅内压升高的护理:患者头痛、呕吐时,头偏向一侧,应注意呕吐的次数、呕吐物性状、量、色等。颅压升高出现严重阵发性黑蒙,视力障碍时,必须尽快采取降低颅压的措施,防止失明,并给予日常生活护理。

(3)精神异常的护理:患者出现欣快、不拘礼节、淡漠不语、甚至痴呆、性格改变时,应留陪护者,指导陪护者守护患者,不让其单独外出。在患者衣服上贴以特殊标志,包括患者的姓名、年龄、所在医院及科室、联系电话等,以防患者走失。

(4)肢体运动障碍的护理:患者出现对侧肢体偏瘫,其发展过程由一侧足部无力开始,逐渐发展至下肢,继而上肢,最后累及到头面部,是肿瘤压迫所致。①应加强功能锻炼,被动活动肢体,每日3～4次,每次15～30 min,防止肢体萎缩。②勤翻身,2 h 1次,防压疮。

(5)术前准备。

皮肤准备:剃光头后用肥皂水和热水洗净并用络合碘消毒,以免术后伤口引起颅内感染;天冷时,备皮后戴帽,防感冒。

下列情况暂不宜手术:术前半个月内服用阿司匹林类药物,女患者月经来潮,可导致术中出血不止,术后伤口或颅内继发性出血;感冒发热、咳嗽,使机体抵抗力降低,呼吸道分泌物增加,易导致术后肺部感染。

术前准备:取下活动义齿和贵重物品并妥善保管;指导患者排空尿、便;术前 30 min 给手术前用药;备好术中用药、病历等用物;有脑室引流者进手术室前要关闭引流管,并包以无菌纱布,进手术室途中不要随意松动调节夹,以免体位的改变造成引流过量、逆行感染或颅内出血。

2.术后护理

(1)心理护理:手术创伤、麻醉反应、疼痛刺激、头面部肿胀、监护室无亲人陪伴、担心疾病的预后等使患者产生恐惧、孤独无助感。应主动与患者交流,并针对原因进行护理干预。①头痛时,耐心倾听患者的主观感受,告诉患者头痛是因为术后伤口疼痛或暂时性脑水肿。遵医嘱使用镇痛药物。对颅脑手术后的头痛一般不使用吗啡类药物,因其不仅可使瞳孔缩小,不利于术后的病情观察,更重要的是还有抑制呼吸中枢的作用。可口服 60 mg 罗通定,严重时肌内注射布桂嗪 100 mg。②呕吐时,指导患者不要紧张,协助患者把头偏向一侧,随时清除呕吐物,使患者感觉舒适。③保持环境安静,减少外界不良刺激,适当安排探视,使患者感受到亲人的关心。④头面部肿胀及各种管道的约束,使患者不舒适,应告诉患者各种管道的作用,例如,头部引流管是为了防止手术部位积血、积液,消除患者的顾虑。抬高床头 15°～30°,协助生活护理并指导患者不牵拉各种管道,必要时予以约束肢体。

(2)饮食护理:①麻醉清醒后 6 h,无吞咽障碍即可进食少量流质饮食。②术后早期胃肠功能未完全恢复,尽量少进牛奶、糖类食物,防止其消化时产气过多,引起肠胀气,以后逐渐过渡到高热量、高蛋白、富营养、易消化的饮食。

(3)体位护理:①麻醉清醒前保持患者去枕平卧,头偏向健侧,以防呕吐物被吸入呼吸道。②清醒后,血压平稳者,抬高床头 15°～30°,以利于颅内静脉回流。③较大脑膜瘤切除术后,局部留有较大腔隙时,应禁患侧卧位,以防脑组织移位及脑水肿发生。

(4)脑水肿的护理:术后出现不同程度的脑水肿,常为手术创伤后反应。①密切观察意识、瞳孔、生命体征及肢体活动情况,出现异常及时通知医师处理。②给予 20％的甘露醇 100 mL,静脉滴注 1 次,地塞米松 5 mg,静脉注射,8 h 1 次,可以减轻和消除脑水肿。③控制输液速度,有条件者使用微电脑输液泵,控制输液速度,既节省人力、时间,又能达到效果。

(5)癫痫的护理:癫痫常发生于肿瘤位于或靠近大脑中央前后区的患者,特别是术前有癫痫发作的患者。①术后应给予抗癫痫治疗,术后麻醉清醒前苯巴比妥 0.1 g,肌内注射,直至患者能口服抗癫痫药。②癫痫发作时加强护理,防止意外损伤。

(6)精神症状的护理:应适当约束,充分镇静,并妥善保护各种管道,防止患者坠床、自行拔管、自伤或伤人。

(7)管道护理:术后患者常有氧气管、创腔引流管、气管插管、导尿管,应保持各种管道的通畅,防止外源性感染的发生。

气管插管:①应随时吸痰保持呼吸道通畅。②预防和减轻拔管后喉头水肿,予以生理盐水 20 mL＋糜蛋白酶 5 mg 雾化吸入,每日 2 次。

创腔引流管:引流袋内口应低于引流管出口位置,以免逆行感染;适当制动头部,防止引流管扭曲、脱出,注意引流管是否通畅,观察引流液的量、颜色并记录;一般术后第 3 天即拔引流管,以免引起感染。注意伤口渗血、渗液,一旦发现头部伤口渗湿,应及时通知医师处理。

留置导尿管:①原则上应尽早拔除导尿管。②留置导尿管期间以 0.1％的苯扎溴铵溶液每日给尿道口消毒 2 次。③神志清楚的合作者先夹管 3~4 h,患者有尿意即可拔管。④如果使用气囊导尿管,拔管时需先放气囊,以免损伤尿道。

(8)潜在并发症的护理如下。

肺部感染:合理使用抗生素;鼓励患者咳嗽排痰,以增加肺活量并随时清除口、鼻腔分泌物,保持呼吸道通畅;对咳嗽反射减弱或消失,痰多且黏稠不易抽吸的患者,吸痰前先行雾化吸入;对 SaO_2 低于 90% 的患者应做气管切开。

颅内出血:颅内出血是术后最严重的并发症,未及时发现和处理可导致患者死亡。术后48 h 内特别注意患者的意识、瞳孔、生命体征,如果患者出现瞳孔不等大、偏瘫或颅压显著升高表现,应立即向医师报告,行脱水治疗的同时及早行 CT 复查,及时发现颅内出血,及早手术处理。

失语:①遵医嘱使用促脑功能恢复的药物。②进行语言、智力训练,促进康复。③语言训练时从教发单音节开始,由简单到复杂、循序渐进,多次重复进行发声练习。④智力训练从数数训练开始,不可急于求成。

(汪　利)

第十六节　脑转移瘤

脑转移瘤是颅外肿瘤细胞经血流、脑脊液循环、淋巴系统或直接侵入等途径转移到颅内而形成的肿瘤。通常男性患者多于女性患者。脑转移瘤多见于 40~60 岁。肺癌、黑色素瘤和胃癌易早期向颅内转移。肿瘤好发于脑实质内,脑膜和颅骨转移也可见到。肿瘤多位于幕上大脑中动脉供血区,幕下仅占 6%~15%。脑转移瘤多见于额叶,较少见于枕叶、颞叶、小脑半球,偶尔见于脑干、脑室、垂体等部位。国内外均认为脑转移瘤中以肺癌脑转移最多见,部分患者找不到原发灶,即使行脑转移瘤手术仍不能确定肿瘤来源。

一、临床表现

由于脑转移瘤周围脑水肿严重,瘤内可有出血或坏死,大多发病较急,病程很短,自发病到症状明显经历 3~6 个月。

1.颅压升高

症状较一般原发性颅内肿瘤的症状出现得早,而且常为部分患者的主要症状。

2.局灶性神经损害

该症状取决于肿瘤的部位,常见症状有偏瘫、偏身感觉障碍、失语、同向偏盲和局限性癫痫等。

3.精神症状

精神症状为脑转移瘤的突出表现,表现为淡漠、幻觉、抑郁、性格变化和智力减退等,严重时有精神失常。

4.脑膜刺激症状

脑膜刺激症状见于肿瘤沿蛛网膜下隙播散或肿瘤引起蛛网膜下隙出血的患者。

5.原发肿瘤的表现

脑转移瘤以来自肺部者最多。

二、辅助检查

1.CT检查

对怀疑脑转移瘤的患者首选 CT 检查。该检查可显示肿瘤的部位、数量、范围和周围脑组织水肿及移位情况,从而判断肿瘤的种类。转移瘤病变呈圆形,为高密度和混杂密度,中心时有坏死、囊变,增强后多数呈团块状或环状强化,周围水肿明显,相邻结构受压移位。

2.MRI 扫描检查

显示 T_1 加权像为低信号灶,T_2 加权像呈高信号和与灰质信号相仿。

3.X 线平片检查

表现为颅压升高,对颅骨转移瘤的诊断价值较大。

三、治疗

1.非手术治疗

(1)药物治疗:对病情危重不能耐受手术或急性恶性垂危的患者首选药物治疗。①激素治疗,例如,静脉滴注地塞米松。②脱水治疗,例如,静脉滴注 20% 的甘露醇。

(2)放射治疗、化学药物治疗:用于手术不能全部切除的颅内多发转移瘤治疗。

2.手术治疗

手术的主要适应证:①单发的原发病灶已切除,未发现其他部位转移。②多发转移瘤患者,药物不能缓解颅压升高,行手术协助去除较大的肿瘤,待颅压升高缓解后,再行放疗、化疗。③先、后发现脑转移瘤与原发瘤的患者,一般先切除原发灶,后切除转移灶。④原发病灶不能切除的患者,为缓解症状,延长生命,只切除脑转移瘤。⑤单发但其他重要脏器功能不佳的患者不宜手术治疗。

四、护理评估

1.健康史

了解患者既往是否患有慢性病及其他脏器功能障碍或肿瘤,有无手术、外伤及住院史,有无药物、食物过敏史。

2.身体状况

(1)了解患者是否在短期内出现症状,并呈逐渐加重的趋势:由于肿瘤生长迅速,脑组织反应严重,病程一般相当短,若发生肿瘤出血、坏死,病情可突然加重,也可呈卒中样发病。早期表现为晨起头痛,20~30 min 自行缓解,次日仍痛,日渐加重。了解患者是否出现癫痫发作和局灶性症状,如偏瘫、失语、眼震等。

(2)评估患者是否有意识、瞳孔、生命体征的改变:由于脑转移瘤生长迅速,需监测意识、瞳孔、生命体征,以及时发现脑疝的征象。

(3)评估神经功能:患者是否出现精神异常、癫痫发作等症状,注意评估患者有无一侧肢力弱,语言表达是否流畅等,脑转移瘤多位于幕上大脑半球,最多见于额叶,其次见于顶叶。

3.心理-社会状况

了解患者的文化程度、患者对健康知识需求的程度,有无接受医疗知识的能力。询问患者居住环境有无污水、污物的污染，是否有疫区、疫地的接触史。了解家庭成员的关系，患者在家庭、社会中的地位，有无独立应对各种突发事件的能力。了解家庭的经济情况以及医疗费用支付的方式，有无过重的心理负担。

五、主要护理诊断/问题

1. 潜在并发症

潜在并发症为脑疝、癫痫。

2. 有受伤的危险

受伤与意识程度的改变、视野障碍、共济失调等有关。

3. 自理缺陷

自理缺陷与疾病引起的神经功能障碍有关。

4. 焦虑/恐惧

焦虑/恐惧与担心疾病预后有关。

5. 知识缺乏

患者缺乏转移瘤的相关自我保健知识。

六、护理措施

1. 术前护理

(1)心理护理：一旦确诊为脑转移瘤，患者承受疾病的折磨与面临死亡威胁的双重打击，产生恐惧、绝望的心理反应。应向患者耐心讲解疾病相关知识，传达积极的疾病信息，告诉患者此类肿瘤对放疗非常敏感，增加患者配合治疗的信心。讲述手术前的必要准备，鼓励患者与同室手术后病友交流，使患者对神经外科手术有初步的感性认识。指导家属多陪伴、安慰患者，使患者感受到亲人的关怀，珍惜生命。

(2)饮食护理：可给予无颅压升高的患者清淡、高蛋白、高维生素的饮食。应给予颅内压升高患者流质或半流质饮食，嘱患者必要时少食多餐，预防饮食过饱，导致呕吐，造成误吸。

(3)体位护理：颅压升高的患者抬高床头15°~30°，利用重力的作用，降低颅内压力，缓解症状无颅压升高症状以及功能障碍的患者可采取自由卧位。

(4)颅压升高的护理：①严密观察意识、瞳孔、生命体征的变化，及时发现脑疝早期征象。②将床头抬高15~30°，给予半坐位，减轻脑水肿，降低颅内压。③遵医嘱按时给予脱水药。甘露醇的脱水效果明显，但可出现一过性头痛、眩晕、视物模糊，偶尔见肾毒性反应，呋塞米易诱发电解质紊乱，应注意观察用药后反应。

(5)运动障碍的护理：①观察四肢肌力的变化及共济失调的改变，以了解肿瘤所在部位及病变程度。②对病房内、走廊、卫生间的安全设施进行检查，患者外出时有专人陪送，防止肢体运动障碍或共济失调造成外伤。③一侧肢体严重瘫痪的患者，由于患侧支撑力降低，常向患侧卧位或挫动，极易出现压疮或挫伤，应随时注意患者的卧位，协助患者翻身，2 h 1次。

(6)失语的护理：教会失语的患者使用肢体语言进行生活需要的表达，满足患者日常生活需要。

2. 术后护理

(1)心理护理：手术后患者身体极度虚弱，产生强烈的无助感，急需亲情般的关怀。护士应亲切地与患者交谈，讲述其手术经过以及家属的态度。在治疗允许的情况下让家属探视，家属探视时只限一人,需穿好隔离衣,预防隔离病房的污染。指导亲友不在患者面前流露悲伤情绪,以免加重患者的心理压力。

(2)饮食护理:手术当日禁食,次日试喂少量水,给予吞咽正常者流质或半流质,3 d 后若患者无异常改为普食。

(3)体位护理:手术当日为防止术后呕吐造成误吸,需去枕平卧,头偏向一侧。次日采用平卧位或半坐位。

(4)颅内压升高的护理:麻醉未清醒时,每 15～30 min 观察一次意识、瞳孔、血压、脉搏、呼吸变化,清醒后每 1～2 h 观察 1 次,并及时记录。

(5)偏瘫的护理:①加床挡,保护患者的安全,适当约束躁动患者的四肢。②翻身、叩背每 2 h 1 次,防止压疮及肺部感染的发生。③鼓励患者早日进行肢体的锻炼,协助其下床活动,促进身体的康复。④患者进行肢体锻炼时借助拐杖、扶手等辅助工具。为其示范正确的行走姿势,嘱患者穿鞋底摩擦力较大的鞋,专人陪伴保护,防止摔伤等意外发生。

(6)管道护理:术后患者常有氧气管、创腔引流管、气管插管、导尿管,应保持各种管道的通畅,防止外源性感染的发生。

气管插管:①应随时吸痰,保持呼吸道通畅。②预防和减轻拔管后喉头水肿,生理盐水 20 mL＋糜蛋白酶 5 mg,雾化吸入,每日 2 次。

创腔引流管:引流袋内口应低于引流管出口位置,以免逆行感染;适当制动头部,防止引流管扭曲、脱出,注意引流管是否通畅,观察引流液的量、颜色并记录;一般术后第 3 天即拔引流管,以免引起感染。注意伤口渗血、渗液,一旦发现头部伤口渗湿,应及时告知医师并处理。

留置导尿管:①原则上应尽早拔除导尿管。②留置导尿管期间以 0.1% 的苯扎溴铵溶液给尿道口消毒,每日 2 次。③神清合作者先夹管 3～4 h,患者有尿意即可拔管。④如为气囊导尿管,拔管时需先放气囊,以免损伤尿道。

(汪 利)

第十章 五官科疾病护理

第一节 年龄相关性白内障

年龄相关性白内障是指中老年发生晶状体混浊，视力缓慢下降的眼病。随年龄增长，患病率升高且晶状体混浊加重。由于它主要发生在中老年人，故又称老年性白内障，可一眼或两眼先后或同时发病，病程长。

一、护理评估

(一)病因

本病可能是环境、营养、代谢和遗传等多种因素。对晶状体长期综合作用的结果。白内障的形成可能与紫外线照射、过量饮酒、吸烟、糖尿病、高血压等有关。学者一般认为，自由基损伤是各种致白内障因素作用的共同途径。

(二)临床表现

1. 症状

视物模糊，或视近物尚清楚而视远物模糊，或眼前可见固定不动的黑影，或视一为二，或色觉改变。视力下降是白内障最明显也最重要的症状，与病程长短及晶珠混浊部位密切相关。

2. 体征

年龄相关性白内障分为皮质性、核性和后囊膜下白内障。皮质性白内障是最常见的年龄相关性白内障的类型，按病变发展程度分为初发期、膨胀期、成熟期、过熟期。

(1)皮质性白内障：初发期，晶状体混浊首先从赤道部前后皮质开始，小瞳孔下常不易被发现，扩瞳后裂隙灯下可见到晶状体皮质中有空泡和水隙形成，或见晶状体周边皮质出现楔形混浊。以后在瞳孔区可见灰白色混浊逐渐发展、扩大、加重，皮质吸水肿胀，晶状体体积增大，斜照法检查可见虹膜投影，晶状体处于膨胀期（未成熟期）。继而晶状体逐渐全部混浊，呈乳白色，皮质内水分溢出，肿胀消退，部分患者囊膜可以看到钙化点，晶状体处于成熟期。在成熟期仍未及时手术，则晶状体混浊进入过熟期，此期晶状体内水分继续丢失，囊膜皱缩，晶状体纤维分解、液化成乳白色颗粒，可透过变性的囊膜溢出，而诱发晶状体过敏性葡萄膜炎。此外，晶状体皮质颗粒等堵塞小梁网，产生继发性青光眼，称为晶状体溶解性青光眼。过熟期白内障的晶状体悬韧带发生退行性改变，容易发生晶状体脱位。

(2)核性白内障：发病较早，进展缓慢，晶体混浊发生在成人核内，初期核为黄色，逐渐加深而呈棕色、棕褐色，甚至黑色。此期患者可出现晶状体性近视，后期患者的视力极度减退。

(3)后囊膜下白内障：后囊膜下浅层皮质出现棕黄色混浊，裂隙灯下可见由黄色小点、小空泡、结晶样颗粒构成的盘状混浊，外观似锅巴状。

(三)心理-社会评估

评估患者的文化层次、年龄、生活方式、职业、工作环境，对疾病的认识及焦虑的程度。

二、常见护理诊断/问题

1.感知改变

视力下降,与晶状体混浊有关。

2.焦虑

焦虑与视力下降、害怕手术及术后视力是否提高有关。

3.自理缺陷

自理缺陷与视力下降有关。

4.有受伤的危险

有受伤的危险与视力下降有关。

5.知识缺乏

患者缺乏年龄相关性白内障的防治知识。

三、护理目标

(1)患者视力稳定或提高。

(2)患者能够描述引起焦虑等心理障碍的原因。

(3)患者生活能够自理或在他人帮助下完成日常生活。

(4)无意外性伤害发生。

(5)患者能陈述年龄相关性白内障的防治知识,积极配合治疗。

(6)患者能够说出预防继发性青光眼、晶状体脱位等并发症的措施。

四、护理措施

1.心理护理

(1)根据患者不同的文化层次、病情和心理特点,用通俗的语言进行启发、开导,关怀患者,使患者保持心胸开阔,情绪稳定。

(2)耐心讲解白内障产生的原因、预防措施、治疗手段及手术的基本知识,消除患者的焦虑、恐惧心理,使其积极配合治疗。

2.休息与饮食

(1)经常参加户外活动,外出时戴防护眼镜,避免强光刺激。

(2)注意饮食调养,多食富含营养、易于消化、健脾补肾养肝的食物,多食新鲜蔬菜、水果,注意补充维生素、蛋白质和锌。少食辛辣及高胆固醇食物,禁烟、酒。

3.病情观察

(1)注意视力下降的程度。

(2)观察晶状体混浊的程度及瞳孔有无变化。

(3)观察眼压的变化,若发生头痛、眼痛、恶心及呕吐,应立即向医师报告。

(4)术前需冲洗泪道,观察泪道是否通畅,有无脓液溢出。

(5)术后观察视力,角膜有无水肿,房水是否混浊,瞳孔大小,人工晶状体的位置等情况。

4.治疗护理

(1)局部滴治疗白内障的滴眼液,如吡诺克辛钠滴眼液、障翳散滴眼液等,每日3次。

(2)术前用抗生素滴眼液点眼,每日4～6次。术前半小时使用散瞳剂,如复方托吡卡胺滴眼液等。

（3）若晶状体混浊，视力下降，影响日常工作、生活，可考虑手术治疗，主要的手术方法有超声乳化白内障吸出联合人工晶状体植入术、白内障囊外摘除联合人工晶状体植入术。术后每日换药，应注意眼局部反应、切口愈合等情况。术后 24 h 内不要低头，避免突然翻身、坐起、大声说笑、咳嗽、弯腰，不要挤压眼球。

5.健康教育

（1）发现本病应积极治疗，以控制或减缓晶状体混浊的发展。

（2）若患有糖尿病、高血压等全身疾病，应及时治疗全身病。

（3）起居生活要有规律，不要过于劳累，注意休息，保持充足的睡眠。

（4）注意用眼卫生，少看电视，看电视时要与电视机保持一定的距离，不要长时间地看书报，尤其是字体过小的书报，以免过用目力。在使用目力一段时间后，要注意放松调节，以免眼疲劳。

（5）经常参加户外活动，如散步、慢跑、游泳、登山、练健美操、跳舞、练体操等，以锻炼身体，增强体质，延缓衰老。外出戴有色眼镜，避免受红外线、紫外线的照射。

（6）平时可阅读一些眼科科普书籍，了解白内障的有关知识。

（7）手术后，正确滴眼液，勿对眼部施加任何压力。

（8）视力明显障碍者，生活起居需专人陪伴，防止意外损伤。

（杨　婷）

第二节　原发性闭角型青光眼

原发性闭角型青光眼（PACG）根据眼压是骤然升高还是逐渐升高，分为急性闭角型青光眼（类似于中医学的绿风内障）和慢性闭角型青光眼（类似于中医学的黑风内障）。急性闭角型青光眼是一种眼压急剧升高并伴有相应症状，以眼前端组织改变为特征的闭角型青光眼。其起病急，症状显，对视功能影响大，多发生在 40 岁以上，多双侧同时或先后发病，与遗传有关。

一、护理评估

（一）病因

（1）解剖因素：闭角型青光眼的眼球有特征性的解剖结构，如眼轴短，前房较浅（尤其周边前房），房角窄等。

（2）促发因素：如情绪激动，长时间阅读，过度劳累，暴饮暴食，气候突变，散瞳后或暗室停留时间过长，局部或全身应用抗胆碱类药物使瞳孔散大等。

（二）临床表现

（1）眼球剧烈胀痛，甚则牵及同侧头额，虹视，雾视，视力明显减退，严重者仅存光感，常伴有恶心、呕吐，甚至腹泻、体温升高和脉搏加速等全身症状。

（2）球结膜呈睫状充血或混合性充血，或有结膜水肿。

（3）角膜雾状水肿或呈毛玻璃状混浊。

（4）瞳孔散大，多呈竖椭圆形或偏向一侧，对光反射消失。

（5）前房极浅，周边几乎消失，房角镜检查可见房角关闭。

（6）眼压明显升高，可达 6.7 kPa（50 mmHg）以上，甚至超过 10.7 kPa（80 mmHg）。指测眼球坚硬如石。

（7）眼压恢复正常后，可遗留角膜后壁色素附着或（和）晶状体前囊色素沉着、虹膜节段性萎缩、晶体前囊下点状或片状灰白色混浊（青光眼斑），称为青光眼三联征。青光眼急性发作，如果未能及时控制，眼压持续升高，可在数日内导致失明。部分患者可或多或少得到缓解，而转入慢性进展期。有些病例症状完全缓解而进入间歇期。

（三）心理-社会评估

评估患者的年龄、性别、文化层次、职业、工作环境、性格，其对疾病的认识及情感、情绪状态。

二、常见护理诊断/问题

1. 感知改变

感知改变与眼压升高导致角膜水肿、视网膜及视神经损害引起的视力下降有关。

2. 舒适改变

眼胀痛伴头痛、恶心伴呕吐与高眼压有关。

3. 焦虑

焦虑与对青光眼手术的恐惧、担心预后有关。

4. 睡眠形态改变

睡眠形态改变与舒适的改变有关。

5. 自理缺陷

自理缺陷与视力下降、视野损害有关。

三、护理目标

（1）患者视力稳定或提高，眼压恢复正常。

（2）眼胀痛及头痛、恶心呕吐等症状减轻或消失。

（3）患者能够表达焦虑的原因，焦虑、恐惧程度减轻，情绪稳定，能配合治疗及护理。

（4）患者的睡眠状况改善。

（5）患者能在他人的帮助下生活。

（6）为患者提供安全的环境及相关知识，减少或无意外伤害。

（7）患者和家属能讲述有关青光眼的防护知识，掌握口服药及滴眼液的使用方法。

（8）患者能够说出预防视神经萎缩等并发症的措施。

四、护理措施

1. 心理护理

情绪因素可作为青光眼的诱因存在，不良的情绪可诱发青光眼的急性发作；疾病发生后的临床表现有可能加重患者的不良情绪，形成"恶性循环"。应告知患者及其家属不良情绪对疾病的影响，使其注意控制和调节，保持良好的心理状态。

（1）关心、体贴患者，给予生活护理。医护人员应主动接近患者，做好解释工作，了解其心理活动，解除其思想顾虑。

(2)给患者讲解眼胀痛的原因,帮助其放松,避免紧张。鼓励其进行一些活动来分散注意力,如听音乐、与其他患者交谈等。

2.休息与饮食

(1)为患者提供安全、安静、舒适的环境,保证充足睡眠。病室物品的设置要定点、定位,方便使用。注意地面干燥、清洁,防止患者滑倒。

(2)饮食宜清淡、易消化,多食蔬菜、水果,少食辛辣刺激之品。

3.治疗护理

(1)应用滴眼液时注意事项如下:①应避免污染,用滴眼液时勿使药瓶的瓶口直接接触眼睛、眼周组织、手指及其他物体的表面,以免药液被可致眼睛感染的细菌污染;②滴药后一旦出现眼部不适等不良反应,应及时向医师反映,考虑是否停药;③滴多种滴眼液时,每两种药物的使用至少应间隔 5 min;④滴完后压迫泪囊区 3~5 min,可减少或防止全身反应。

(2)频滴缩瞳剂以缩小瞳孔,增加房水排出。常用 0.5%~1% 的毛果芸香碱滴眼液。症状严重时每 5~10 min 滴患眼 1 次,症状缓解后,可视病情改为 1~2 h 1 次或每日 3 次。滴后注意观察瞳孔大小及角膜水肿的情况,滴药后须压迫泪囊部 3~5 min,以免药液流入鼻腔被吸收,防止全身中毒反应,如流涎、出汗、胃肠道反应和支气管痉挛等。

(3)β 受体阻滞剂可以减少房水生成而降低眼压。可选用马来酸噻吗洛尔滴眼液、盐酸卡替洛尔滴眼液、盐酸左布诺洛尔滴眼液或盐酸倍他洛尔滴眼液滴眼,每日 2 次。该类药不影响瞳孔大小和调节功能,但有心脏传导阻滞、窦房结病变、支气管哮喘者禁用。该类药可掩盖低血糖症状,自发性低血糖患者及接受胰岛素或降糖药治疗的患者应监测血糖。

(4)碳酸酐酶抑制剂可减少房水生成而降低眼压,常用的有布林佐胺滴眼液或多佐胺滴眼液,每日滴眼 2 次。口服乙酰唑胺或醋甲唑胺片,首次剂量为 500 mg,以后每次 250 mg,每日 2~3 次,一般在饭后半小时服用,以减少胃肠道反应,不宜长期使用。口唇、四肢发麻、头晕肢软、肾绞痛、血尿及小便困难等,为碳酸酐酶抑制剂引起的感觉异常、低钾、尿路结石所致,所以在口服碳酸酐酶抑制剂时应同时服用碳酸氢钠和氯化钾缓释片,用于碱化尿液及补钾,避免不良反应。

(5)高渗脱水剂可减少眼内容积而降低眼压。常用 20% 的甘露醇或甘油果糖注射液,快速静脉滴注。应注意年老体弱或有心血管疾病患者呼吸、脉搏、电解质的变化,防止发生意外。

4.健康教育

(1)向患者介绍青光眼的诱因、治疗及自我保健知识。

(2)向患者介绍紧张、情绪不稳定与眼压升高的关系。

(3)指导患者避免一些眼压升高的诱因。

(4)保证患者的睡眠时间,并指导患者采取一些促进睡眠的方法:①减少睡前活动量,不看刺激情绪的电视、书籍,避免情绪激动;②睡前避免喝浓茶、咖啡及饮食过饱,可喝 1 杯牛奶,以促进睡眠;③用热水泡脚、听轻音乐等方式帮助入睡。

(5)教会患者用手指指腹轻轻按摩眼球,以降低眼压,缓解疼痛。

(6)指导患者正确用药,关注用药后的不良反应。青光眼术后按医嘱滴用抗生素和散瞳眼液,防止术眼感染和恶性青光眼的发生,特别注意阿托品眼药的用法及用量。

(7)青光眼患者应终身复查。术后第 1 周、半个月、1 个月、3 个月定期门诊随访,以后视病情而定。主要检查视力、眼压、眼底、视野等。

(杨　婷)

第三节 拔牙术及护理配合

拔牙术是口腔科最基本的小手术,有可能造成局部组织不同的损伤,如出血、肿胀、疼痛等反应,严重者可引起不同程度的全身反应,如体温升高、脉搏加快、血压波动等。

一、适应证

(1)牙齿因龋坏过大不能治疗,也无法用冠修复。

(2)牙周病所致牙齿松动明显而影响咀嚼功能。

(3)因外伤劈裂或折断至牙颈部以下,或根折不能治疗或修复。

(4)阻生牙反复引起冠周炎、颌面部间隙感染或造成邻牙龋坏。

(5)错位牙及多生牙影响正常咬合、妨碍咀嚼功能、影响美观或引起食物嵌塞而造成龋坏。

(6)乳牙滞留影响恒牙萌出者。

(7)可疑为某些全身性疾病的病灶牙(如风湿病等),如坏疽性牙髓炎、慢性根尖周炎等,通过治疗不能将病灶彻底清除。

(8)对牙殆缺失丧失功能或影响义齿修复者。

(9)在放疗前患牙位于肿瘤以外放射区,不能保留,或患牙是颌骨骨髓炎、上颌窦炎等病源牙。

二、禁忌证

(1)患有严重的心脏病,血压高于 24/14.7 kPa(180/110 mmHg)且伴有脑、心、肾器质性损伤者应禁忌拔牙。血压在 18.7~24/12~14.7 kPa(140~180/90~110 mmHg)者,应在心电监护下拔牙。

(2)患者患有血友病、血小板减少性紫癜、急性或慢性白血病、恶性贫血、维生素 C 缺乏病等血液病。

(3)口腔恶性肿瘤患者,常因肿瘤区牙齿松动疼痛而要求拔牙,但拔牙可刺激肿瘤生长,造成医源性扩散,使病情恶化,因此不宜拔牙。

(4)糖尿病血糖未得到有效控制。

(5)患者患有严重肝、肾疾病且肝、肾功能损害。

(6)患者患有严重的甲状腺功能亢进,病情未得到控制。

(7)患者是肺结核开放期未经治疗。

(8)患者患有急性炎症(冠周炎、蜂窝织炎、牙槽脓肿扩散期)、高烧体弱或有过敏性体质。

(9)患者患有急性传染病。

(10)疲劳过度、饥饿、紧张恐惧、妇女月经期宜暂缓拔牙。

(11)易流产或易早产的孕妇,在妊娠期前 3 个月或后 3 个月最好不拔牙。

三、麻醉药与麻醉方法

一般采用 1%~2% 的普鲁卡因肾上腺素或利多卡因或复方阿替卡因行局部浸润麻醉和阻滞麻醉。临床使用普鲁卡因肾上腺素前需做过敏试验。

四、拔牙术前准备

(1)正确掌握拔牙的适应证和禁忌证。向患者说明拔牙后可能出现的不适和并发症,消除其恐惧心理,以最佳心理状态配合拔牙手术。

(2)做好术前检查,仔细询问有关病史及药物过敏史,必要时做药物过敏试验,嘱患者避免空腹拔牙。

(3)选择合适的拔牙器械并备好所需敷料。复杂拔牙还要做好口腔卫生,常用 0.5% 的氯己定溶液漱口,麻醉注射区应用 1% 的碘酊消毒。

五、拔牙中的配合

(1)拔牙前再次和患者核对要拔的牙齿并配合医师保持手术野清洁,随时传递医师所需器械。复杂拔牙时协助医师劈牙,必要时做好缝合准备。

(2)协助医师做好拔牙创面的处理。

六、拔牙后的健康教育

(1)嘱患者拔牙当天不能漱口,避免冲掉血凝块,影响伤口愈合。拔牙后 24 h 内,口腔唾液尚有少许淡红色血水属于正常现象。

(2)嘱患者咬纱卷 30 min 后吐出,若出血较多可延长至 1 h,但不能留置时间过长,以免腐臭,引起感染或出血。

(3)嘱患者拔牙后不要用舌舔吸伤口,2 h 内不要进食,不可食用过烫的食物,不可在患侧咀嚼,以免造成出血。

(4)嘱患者拔牙后若有明显的大出血、疼痛、肿胀、发热、张口受限等症状,应及时复诊。若有伤口缝线,应嘱患者 4～5 d 复诊拆线。

(5)对需要服用抗生素、止痛药的患者,做好用药指导。

(靳瑞华)

第四节　种植义齿及护理配合

种植义齿是以牙种植体为支持固位的一类缺牙修复体。种植义齿与常规义齿相比,具有以下优点:①支持、固位、稳定功能较好。②避免了常规固定基牙预备引起的牙体组织损伤。③义齿无基托,舒适度良好。

一、适应证

(1)患者自愿,能按时复查,全身情况良好。

(2)缺牙区有理想的骨量和骨密度,或能通过手术解决骨量不足的问题。

(3)缺牙区无严重病变和不良咬合习惯。

二、禁忌证

(1)患者患有全身性疾病,如心脏病、血液病、高血压、糖尿病、肾病、代谢障碍等,不宜施行手术或不能耐受手术,不能与医师合作。

(2)缺牙区有颌骨囊肿、骨髓炎及较严重软组织病变,有严重牙周病。

(3)有夜磨牙、偏侧咀嚼、严重错合等不良习惯,导致咬合力过大或不平衡。

(4)缺牙区骨量不足,无法通过手术解决骨量不足的问题。

三、麻醉药与麻醉方法

一般采用阿替卡因肾上腺素局部浸润麻醉和阻滞麻醉。临床使用前一般不需做过敏试验。

四、种植牙术前准备

(1)正确掌握种植牙的适应证和禁忌证。向患者说明种植术的大致过程及可能出现的不适和并发症,消除其恐惧心理,以最佳心理状态配合手术。

(2)做好术前检查,仔细询问有关病史及药物过敏史,必要时做药物过敏试验,嘱患者避免空腹手术。

(3)选择合适的种植器械并备好所需敷料。准备种植手术器械盒、种植体、种植机、手术包等。

(4)根据手术部位调整患者的体位及光源。给患者 1/5 000 的氯已定溶液漱口 3 次,每次 1 min,然后用 75% 的酒精给口周皮肤消毒。

五、种植牙术中护理

(1)准备好 X 线片及种植体模板,放在读片灯上,便于医师术中随时观察。

(2)打开手术包,备好器械,协助铺巾。

(3)种植手术中牵开口角、吸唾液,种植窝制备完成后用生理盐水彻底冲洗骨屑,用钛制专用器械拿取并传递种植体,注意避免种植体被橡胶手套、纱布、唾液、血液污染而影响骨结合。

(4)种植体就位后,协助医师行黏骨膜瓣复位、缝合、剪线。

(5)手术中密切观察患者的生命体征,若有不适,及时处理。

(6)手术完毕,吸干口腔内液体,检查有无器械或异物遗留,擦净患者口周血迹,清点器械物品并分类消毒。

六、种植牙术后健康教育

(1)嘱患者拔牙当天不能漱口,避免冲掉血凝块,影响伤口愈合。术后 24 h 内,口腔唾液尚有少许淡红色血水属于正常现象。

(2)嘱患者咬纱卷 30 min 后吐出,2 h 后可以进食,食物宜偏软、偏凉,勿过热。

(3)嘱患者按医嘱服药,用漱口剂漱口,保持口腔卫生。

(4)术后 1~2 d 可以局部冷敷,以减轻水肿;术后 7~10 d 拆线。

(靳瑞华)

第五节　可摘局部义齿制作及护理配合

可摘局部义齿是牙列缺损时常规采用的修复方法,是一种由患者自行摘、戴的活动修复体。义齿主要靠摩擦力、基托与黏膜之间的吸附力和大气压力,口内缺牙区邻近的天然牙和牙槽嵴黏膜共同作为支持和固位。

一、适应证

(1)做即刻义齿。

(2)缺牙区多而分散,余牙倾斜度大且倒凹大。

(3)缺失后余留牙的牙周条件较差。

(4)各类牙列缺损,尤其是末端游离缺失。

二、禁忌证

(1)患者有精神病或生活不能自理。

(2)基牙呈锥形,固位形态太差,义齿不能获得足够的固位力。

(3)口腔黏膜溃疡经久不愈。

三、用物准备

准备口腔检查盘一套、酒精灯、蜡刀、橡皮碗、石膏调拌刀、印模材料、石膏、蜡片、蜡条、等分尺、面弓、𬌗架等。

四、操作步骤和护理配合

(1)常规安排患者,备齐用物。

(2)根据牙弓的大小、形状、牙槽嵴情况、缺牙的数目及部位、不同的印模材料来选择合适的托盘。要求托盘的宽度比牙槽嵴宽 2～3 mm,周边高度低于黏膜皱褶处 2 mm,上颌托盘的后缘应盖过两侧上颌切迹,下颌托盘应盖过磨牙后垫区。如果无合适的成品托盘,应按要求制作个别托盘。

(3)根据修复部位及托盘的大小,正确估计印模材料用量,掌握各种印模材料的性能和使用方法,注意调拌比例,并根据气温变化做适当调整。

(4)制取印模。

(5)医师在患者口内确定咬合关系时,用水枪冲洗咬好的蜡,给其降温,使之变硬,取出后冲洗干净,及时放回模型架上,对好咬合。

(6)仔细核对模型与修复卡是否相符,以免混淆。连同设计卡和选好的成品牙送技工室。

五、指导患者注意事项

(1)初戴合适后,指导患者如何摘、戴,先适应,逐步锻炼咀嚼。

(2)如有疼痛或不适感,可暂时取下,但在复诊前 2～3 h 必须戴上,以便于检查和修改。

(3)注意口腔卫生,饭后应将义齿取出,清洗后再戴。

(4)睡前取出义齿,清洗后,浸入冷水中保存。

(靳瑞华)

第十一章　中医外科疾病护理

第一节　痔　疮

痔疮是直肠末端黏膜下和肛管皮肤下的静脉丛扩大、曲张所形成的柔软静脉团，或肛缘皮肤结缔组织增生或肛管皮下静脉曲张破裂形成的隆起物。

根据发病部位不同，可分为内痔、外痔及混合痔。内痔是指生于肛门齿线以上，直肠末端黏膜下的痔内静脉扩大、曲张和充血所形成的柔软静脉团。外痔是指发生于肛管齿线之下，由痔外静脉丛扩张、曲张或痔外静脉破裂，或反复炎症，纤维增生而成的疾病。混合痔是指内痔、外痔静脉丛曲张，相互沟通混合，使内痔部分和外痔部分形成一个整体，兼有内外痔的双重症状。痔是临床常见病、多发病，男女老幼均可发病，且多见于 20 岁以上的成年人。

本病最早记载于《黄帝内经》，例如，《素问·生气通天论》中有"因而饱食，筋脉横解，肠澼为痔"，奠定了痔疮的病因理论基础。明代楼英的《医学纲目》中说："痔者，峙也。"唐代王焘的《外台秘要》按部位将痔分为内痔和外痔，比西方医学论述内痔、外痔早 1 000 多年。明代申斗垣的《外科启玄》中将痔分为 24 种，记有里外痔（混合痔）的病名，并完善了枯痔、结扎、挂线、割治等痔疮的外治方法，并确立了以外治为主，内治为辅的治疗原则。西医学中的痔属于本病证的讨论范围，可参照本节辨证施护。

一、病因病机

痔疮的病位在肛门、直肠。其病因主要与外邪侵袭、劳累过度、饮食不节、情志内伤、妊娠多产、大便失调等有关。病因导致脏腑阴阳失调，气血运行不畅，经络阻滞，瘀血浊气下注肛门而形成痔疮。

1. 外邪侵袭

外受风、暑、燥、热之邪，伤及津液，津亏便秘，瘀血浊气阻于魄门，发为痔疾。

2. 劳累过度

劳力过度，久坐久立，负重远行，气血暗耗，血行不畅；房劳过度，损伤阴精，精亏血少，经脉瘀阻，均可发为本病。

3. 饮食不节

经常饮食过饱或食用肥腻、炙煿、辛辣之品，易生湿积热，湿热下注肛门，使肛门充血灼痛，引发痔疮。

4. 情志内伤

郁怒、忧伤等久郁化火，脏腑气机失调，生湿生热，湿热下注肛门，则发为痔疾。

5. 妊娠多产

妇人孕育胎产，产时用力过度均可使气血不畅，魄门阴络纵横，血脉瘀滞；或产后血虚津亏，肠燥便结，肛门努责而发为本病。

6.大便失调

体内素有湿热,日久化燥,肠胃燥结,久则腑气不通,便秘难下;或泄泻日久,气机逆乱,气血不畅,阻于肛门脉络,则发为此病。若痔疮日久不愈,中气下陷,不能摄纳,则可致痔核脱出。

二、诊断与鉴别诊断

(一)诊断依据

1.内痔

(1)症状如下。

便血:是内痔最主要的症状。初起多为无痛性便血,血色鲜红,不与粪便相混,多在排便时滴血或射血。出血呈间歇性,每因饮酒、过劳、便秘或腹泻时便血复发和加重。出血严重时可引起贫血。

脱出:是内痔中晚期的主要表现。随着痔核增大,在排便或咳嗽时痔可脱出肛外,若不及时回纳,可形成内痔嵌顿,出现剧烈疼痛。

肛门潮湿、瘙痒:痔核反复脱出,常有分泌物溢于肛门外,可出现肛门潮湿、瘙痒。

便秘:患者常因出血而人为地控制排便,造成习惯性便秘,干燥粪便又极易擦伤痔核表面黏膜而出血,形成恶性循环。

(2)专科检查:指诊可触及柔软、表面光滑、无压痛的黏膜隆起,窥肛镜下见齿线上黏膜呈半球状隆起,颜色暗紫或深红,表面可有糜烂或出血点。

(3)分期。根据病情轻重程度不同,可分为下列四期。Ⅰ期:痔核较小,不脱出,以便血为主。Ⅱ期:痔核较大,大便时脱出肛外,便后可自行回纳,便血或多或少。Ⅲ期:痔核更大,大便时痔核脱出肛外,甚至行走、咳嗽、喷嚏时也会脱出,不能自行回纳,须平卧、热敷或用手推才能回纳,便血较少。Ⅳ期:痔核脱出,不能及时回纳,嵌顿于外,因充血、水肿和血栓形成,以致肿痛、糜烂和坏死,即嵌顿性内痔。

2.外痔

(1)症状:其临床特点是肛门坠胀、疼痛、有异物感。

(2)分类:根据临床表现和病理特点可分为结缔组织外痔、静脉曲张性外痔和血栓性外痔等。①结缔组织外痔:多见肛门边缘赘生皮瓣,逐渐增大,质地柔软,一般不痛,无出血,仅觉肛门异物感,当染毒肿胀时才觉疼痛。发生于截石位6点、12点处的外痔常由肛裂引起;发生于3点、7点、11点处的外痔,多伴内痔。②静脉曲张性外痔:发生于肛管或肛缘皮下,局部有椭圆形或长形肿物,触之柔软,排便或下蹲致腹压增大时,肿物增大,呈暗紫色,按之较硬,便后或按摩后肿物缩小、变软。平时仅觉肛门部坠胀不适,若大便后肿物不缩小,可致周围组织水肿而引起疼痛。有静脉曲张外痔的患者,多伴有内痔。③血栓性外痔:好发于膀胱截石位的3点、9点处,起病时肛门部突然剧烈疼痛,肛缘皮下可见暗紫色圆形肿块,触痛明显,分界清楚,排便、坐下、行走甚至咳嗽等动作均可使疼痛加剧。待3~5 d疼痛缓解,有时小血块可自行吸收。

3.混合痔

(1)症状:便血及肛门部肿物,可有肛门坠胀、疼痛或异物感,局部可有分泌物或伴瘙痒。

(2)专科检查:肛检可见肛管内齿线上、下同一方位出现肿物。

4.辅助检查

血常规检查有助于进一步诊断。

(二)病证鉴别

1. 内痔与下列病证的鉴别

(1)直肠脱垂:两者均见肛门脱出物。直肠脱垂时脱出物呈环状或螺旋状,一般长2~10 cm,表面光滑,颜色淡红或鲜红,无静脉曲张,一般无出血。

(2)直肠息肉:两者均见肛门脱出物和便血。直肠息肉多见于儿童,脱出息肉一般为单个,表面光滑,头圆而有长蒂,质地较痔核稍硬,易出血,但多无射血及滴血现象。

(3)直肠癌:两者均有便血。直肠癌多见于中年以上人群,经常在粪便中夹有脓血、黏液、腐臭的分泌物,便次增多,大便变形,肛门指检时触及菜花状肿块或凹凸不平的溃疡,质地坚硬,推之不移,触之易出血。

(4)肛乳头肥大:两者均有肿物脱出。肛乳头肥大为齿线附近的锥形、灰白色的表皮隆起,质地较硬,一般无便血。常有疼痛或肛门坠胀,肛乳头过度肥大时,便后可脱出肛门外。

(5)下消化道出血:两者均有便血。溃疡性结肠炎、克罗恩病、直肠血管瘤、憩室病、息肉病等,均可有不同程度的便血,需做乙状结肠镜检查方可鉴别。

2. 结缔组织外痔与肛乳头肥大

前者是赘皮,形状不规则,质软;后者是位于齿线以上的黏膜,多呈锥形,质硬,呈灰白色。

3. 混合痔与肛管直肠癌

肛管直肠癌于齿线上方或下方,可触及肿块隆起,质硬,表面不平,常呈菜花状,且有溃疡面,多与周围组织粘连,有分泌物,气味奇臭,伴肛门坠胀,便血,做病理切片可确诊。

三、辨证施护

(一)辨证要点

1. 辨虚实

内痔实证者,如症见下血鲜红,或便前便后,或量多量少,或如射如滴,多为风夹热所形成;如症见血色污浊,腹胀满闷,疼痛拒按,苔黄或腻,脉弦滑者,多为湿热下注所形成。虚证者,可见下血色淡而清,或晦而不鲜,伴腹满喜按,头晕眼花,心悸,自汗,舌质淡,苔薄,脉细无力。内痔较大者伴有肛门脱垂,需辨气虚和血虚。气虚者,痔核脱出不纳,肛门有下坠感;血虚者,痔核脱出,便血量多色淡。

2. 辨内、外痔

生于肛门齿线以上,黏膜下的痔上静脉丛扩大和曲张所形成的静脉团为内痔;生于肛管齿线以下,痔外静脉丛扩大、曲张或反复发炎而形成的为外痔。内痔的主要症状为便血,较大的内痔伴有脱垂;外痔的主要症状为坠胀、疼痛和有异物感。

(二)外治法

1. 内痔的外治法

(1)熏洗法:适用于各期内痔及内痔脱出时,将药物加水煮沸,先熏后洗,或湿敷。具有活血止痛、收敛消肿等作用,常用五倍子汤、苦参汤等。

(2)敷药法:适用于各期内痔及手术后换药,将药膏或药散敷于患处,具有消肿止痛、收敛止血、生肌收口等作用。常用药物有马应龙痔疮膏、桃花散、生肌玉红膏等。

(3)塞药法:适用于各期内痔,将药物制成栓剂,塞入肛门内,具有消肿、止痛、止血的作用,如化痔栓等。

2.外痔的外治法

(1)可用苦参汤煎水冲洗,以预防感染。

(2)外痔肿痛时,外涂痔疮膏或黄连膏。

(三)护理措施

1.起居护理

保持环境舒适、整洁,病室宜空气新鲜,温度与湿度适宜。起居有常,劳逸适度,避免劳累。保持肛门清洁,便后温水坐浴。宜穿干净、柔软、宽松的纯棉内裤。养成定时大便的习惯。起床前可行腹部顺时针按摩,促进肠蠕动。风热肠燥和湿热下注者的病室宜通风凉爽,气滞血瘀者的病室宜偏温,脾虚气陷者的病室宜偏温。患者避免劳累,多休息,便后、睡前做深呼吸及肛门上提的动作。排便时如痔核脱出,应及时回纳;内痔下血量多者,宜卧床休息。内痔脱出嵌顿疼痛剧烈者,取健侧卧位。外痔伴有感染或发生嵌顿,或突发血栓者应卧床休息并请医师处理。

2.病情观察

注意观察患者排便困难及肛门疼痛的情况,观察疼痛部位、性质、程度、伴随症状和持续时间;观察痔核大小及脱出情况;观察出血是否与粪便相混,或是否排便前后滴血或射血;观察出血量、颜色及患者的面色、神态、脉象等。注意观察出血多者的面色、脉搏、神志、血压等变化,并做好配血、输血的准备。

3.饮食护理

饮食宜清淡,多吃新鲜蔬菜与水果,忌辛辣刺激、肥甘厚味之品,忌饮酒,以免助湿内生,加重病情。避免暴饮暴食,以免加重胃肠负担。风热肠燥者宜食性味偏凉的食物,如鲜藕、荠菜、芹菜、菠菜、木耳、香蕉等,可选用槐花饮作为食疗方;湿热下注者可食清热利湿之品,如绿豆、赤小豆、薏苡仁等;气滞血瘀者宜食理气通络、活血化瘀之品,如萝卜、山楂、玫瑰花茶等;脾虚气陷者宜多食补中益气之品,如大枣、山药、茯苓、薏苡仁等,忌酸冷食物。

4.情志护理

本病缠绵,经久不愈。每遇下血,患者精神紧张,有恐惧感,且疼痛导致坐立不安,情志不遂,烦躁易怒。应给予解释、开导,帮助其消除紧张、恐惧感,随时解释与疾病有关的医疗常识,使其保持心情舒畅,配合治疗。

5.用药护理

宜在早晨空腹或睡前1 h服用润肠通便药;宜凉服清热泻火中药汤剂,以助药力降泄;宜在睡前服用中成药,注意观察用药后效果与不良反应。局部疮面换药,注意无菌操作,防止交叉感染。

6.适宜技术

内痔突发性嵌顿者,用中药苦参汤煎水熏洗坐浴。对疼痛者,耳针取直肠下端、神门穴,体针取承山、足三里、长强等穴;对气滞血瘀者,加用艾条灸肛周止痛;水肿者,用石榴皮、芙蓉叶、蒲公英、黄柏、五倍子、厚朴、芒硝煎汤熏洗;风热肠燥者用具有活血消肿、止痛止痒、收敛作用的药液熏洗肛门;湿热下注者可用清热解毒熏洗剂坐浴;对脾虚气陷者可配合艾灸以升阳举陷,穴位可选百会、关元、气海等。术后并发小便困难,针灸关元、三阴交、中极等穴,或用车前子代茶,或小腹部热敷。对便秘患者可遵医嘱给予穴位按摩,可取天枢、承山、足三里等穴。

(四)健康教育

(1)经常锻炼身体。避免久站、久坐、久蹲及长期负重远行,导致病情加重或复发。

（2）养成定时排便的习惯，预防便秘。保持肛门清洁，便后用温水冲洗肛门，促进血液循环。卫生纸、内裤要清洁、柔软。

（3）患者保持情志平和，了解痔疮的形成原因，避免不良情绪干扰。

（4）饮食宜清淡、易消化，多食蔬菜、水果，忌辛辣刺激之品及助热生痰之物。

（5）积极防治引起腹内压升高的疾病，如便秘、腹泻、肝硬化门静脉高压症等。经常做提肛运动。

（云长林）

第二节　肛　裂

肛裂是指由反复损伤和感染引起肛管皮肤全层裂开，并形成溃疡，经久不愈，以周期性肛门疼痛、大便带血、便秘为主要临床特征的病症。肛裂好发于肛门后、前正中位，以肛门后部居多，多见于青壮年。在肛门直肠疾病中，其发病率仅次于痔疮。

中医文献早期对本病无专门论述，多散见于痔漏病中。例如，隋代巢元方在《诸病源候论·痔病诸候》中记载："肛边生疮，痒而复痛出血者，脉痔也。"清代医家对本病的认识已比较清楚，例如，吴谦等所著的《医宗金鉴·外科心法要诀·痔疮》中记载："肛门围绕，折纹破裂，便结者，火燥也。"它描述了本病的临床表现和病因病机。西医学中的肛裂，可参照本节辨证施护。

一、病因病机

肛裂的病位在肛门。其病因多为阴虚津液不足或热结肠燥等致大便秘结，粪便粗硬，排便努挣，使肛门皮肤裂伤，湿热蕴阻，染毒而成。

1.血热肠燥

常因饮食不节，过食辛辣厚味，恣饮醇酒，过服温热药物等，或感受火热燥邪，日久燥热内结，耗伤津液，无以下润大肠，则粪便干结，难于排出，临厕努责，使肛门裂伤而致便血等。

2.阴虚津亏

老人、产后等阴血不足，血虚津乏生燥，肠道失于濡润，可致大便燥结，损伤肛门而致肛裂。阴血亏虚则生肌迟缓，疮口不易愈合。

3.气滞血瘀

肝失疏泄，气机阻滞而运行不畅，气滞则血瘀，瘀血阻于肛门，使肛门紧缩，排便不畅，便后肛门刺痛明显。

二、诊断与鉴别诊断

（一）诊断依据

1.症状

以肛门周期性疼痛为主要表现。常因排便时肛管扩张刺激溃疡面，引发撕裂样疼痛，或灼痛，或刀割样疼痛，持续数分钟后减轻或缓解，称为疼痛间歇期，时间为 5 min 左右；随后括约肌持续性痉挛收缩会引起数小时的剧烈疼痛,直至括约肌疲劳松弛后,疼痛才得以缓解,这一过程为肛裂疼痛周期。大便时出血,量不多,颜色鲜红,多数患者有习惯性便秘。

2.专科检查

以肛门视诊为主,用两个拇指将肛缘皮肤向两侧轻轻分开,并嘱患者放松肛门,可见肛管有纵形裂口或纵行梭形溃疡,多位于截石位 6 点或 12 点处,常伴有赘皮外痔、肛乳头肥大等。必要时可在局麻下行直肠指诊及肛门镜检查。

3.分期

根据不同病程及局部表现,可分为两期:

(1)早期肛裂:发病时间较短,疮面底浅,颜色鲜红,边缘整齐,呈梭形,柔软且有弹性。

(2)陈旧性肛裂:病程长,反复发作加重,溃疡颜色淡白,底深,边缘呈"缸口"样增厚,底部形成平整、较硬的灰白组织(栉膜带)。由于裂口周围组织的慢性炎症,常可伴发结缔组织性外痔(哨兵痔)、单口内瘘、肛乳头肥大、肛窦炎、肛乳头炎等。

4.好发人群

多见于 20～40 岁的青壮年。好发于肛门齿线以下,截石位 6 点、12 点。男性多发于 6 点,女性多发于 12 点。

(二)病证鉴别

1.肛裂与肛管结核性溃疡

两者均有裂口。后者溃疡面可见干酪样坏死物,底不平,呈灰色,呈卵圆形,疼痛不明显,出血量很少。

2.肛裂与内痔

两者均有便血、便秘等症状。但内痔一般无疼痛,窥镜可见直肠黏膜隆起,无梭形溃疡。

3.肛裂与肛门皲裂

两者均有裂口。后者多继发于肛门湿疹、肛门瘙痒等,裂口为多发,位置不定,一般较表浅,疼痛轻,出血少,不会引起赘皮性外痔和肛乳头肥大等并发症。

三、辨证施护

(一)辨证要点

辨虚实:实证多因风热燥火结于胃肠,灼伤津液,水不行舟,大便坚硬、干燥,强努损伤肛门成裂,或因气滞血瘀,结于肛门,肠道气化不利,大便失于推动,滞而不行,久则干结,用力则损伤肛门成裂。

实证多见于形体健壮者,并有肛门刺痛,脉数有力等。虚证多因年老体虚,产后血虚,大量失血,阴血亏虚,肠道失养,津亏肠燥,大便秘结而成。虚证多见于形体衰弱者,并伴有面色萎黄、脉细无力等。

(二)外治法

1.早期肛裂

可用生肌玉红膏蘸生肌散涂于肛门裂口处,每天 1～2 次,每次大便后用 1∶5 000 的高锰酸钾溶液坐浴,也可用苦参汤或花椒食盐水坐浴。

2.陈旧性肛裂

可先将七三丹搽于裂口,3～5 d 后,改用生肌玉红膏外涂伤口,再配合其他方法。

(三)护理措施

1. 起居护理

保持环境舒适、整洁。病室宜空气新鲜,温度与湿度适宜,过于燥热,会增加患者的津液耗损。疼痛剧烈者宜卧床休息或取俯卧位。保持良好的排便习惯,防止大便干燥。保持肛周皮肤清洁、干燥,便后用干净、柔软的卫生纸擦拭,内裤宜宽松、柔软、透气。血热肠燥者的病室环境宜凉爽通风;阴虚津亏者的病室温度宜低,勿燥热;气滞血瘀者注意休息,勿久坐。

2. 病情观察

密切观察肛裂的三大特征,即疼痛、出血和便秘。观察肛门疼痛性质、程度与持续时间。观察大便是否带血,对出血量多者,应密切观察血压变化及局部有无红肿热痛,警惕并发肛痈等。位于肛门前后正中线以外的多发性裂口,疼痛可不严重,但病程迁延。

3. 饮食护理

宜多食富含纤维素与维生素的食物,忌辛辣刺激物及海腥发物,戒烟、酒。多食蔬菜、水果,多饮温开水,防止因津液不足而便秘。血热肠燥者宜多食偏凉润的蔬菜及水果,如冬瓜、海带、芹菜、豆腐、黄瓜、梨等;阴虚津亏者多进食滋阴增液之品,可食含汁液较多的水果(如西瓜、梨等),也可用粳米、石斛煮粥,或麦冬煎水代茶饮;气滞血瘀者应食理气活血食品,如刀豆、菠菜等,可选用桃仁粥、山楂红糖饮等作为食疗方。

4. 情志护理

患者常因排便后肛门疼痛而情绪低落,终日忧虑,夜寝不安。应给予安慰、劝导,做好解释工作,指导患者了解疾病的发生、发展过程,积极配合治疗。帮助其消除恐惧、紧张心理,避免因疼痛产生排便恐惧感,导致便秘加剧。

5. 用药护理

适宜在早晨空腹或睡前 1 h 服用润肠通便药;血热肠燥者宜频频凉服中药汤剂,此药为增水行舟之剂,每剂药可复煎后代茶饮;阴虚津亏者宜稍凉服中药汤剂;气滞血瘀者宜偏温热服中药汤剂。局部疮面换药,注意无菌操作,预防交叉感染。

6. 适宜技术

血热肠燥者可用金银花、黄柏、苦参、当归、丹参、赤芍、延胡索、川楝子等煎水,先熏蒸,后坐浴。亦可用瓦松、五倍子、朴硝、川椒、防风、葱白等煎水熏洗坐浴,具有活血化瘀、消肿止痛、收敛疮口的作用。或排便前用温水坐浴,使肛门括约肌松弛,减轻粪便对肛裂溃疡的刺激。对肛裂疼痛较重者,可采用毫针刺法,取长强、承山等穴。术后配合艾灸创面可缩短愈合时间。另可通过将羊肠线埋置于长强穴的方法来治疗。

(四)健康教育

(1)生活起居有规律,注意劳逸结合,避免久坐少动,积极锻炼身体,加强腹肌锻炼,可于临睡前按摩长强穴或早、晚做提肛运动。

(2)养成定时排便的良好习惯,不久蹲、努责,保持肛周皮肤的清洁、干燥。用柔软的卫生纸擦肛门,以免损伤肛管,造成肛裂。

(3)多食新鲜蔬菜、水果,忌食辛辣刺激性食物,防止大便干燥,避免粗硬粪便擦伤肛门。

(4)积极预防肛裂的原发疾病,如痔疮、便秘、肛窦炎、肛乳头肥大等,预防肛裂发生。肛裂发生后应及早治疗,防止继发其他肛门疾病。

(云长林)

第十二章 ICU 护理

第一节 ICU 基本设置与要求

ICU 是对医院各个科室的危重症患者进行集中救治与护理的场所,使危重症患者在 ICU 度过最危险的时期。由于 ICU 有特殊性,根据管理学和护理学的综合特点,对 ICU 进行科学、合理的设置与管理尤为重要。

ICU 应设置方便患者转运、检查和治疗的区域并考虑以下因素:接近主要服务对象病区、手术室、影像科、化验室和血库等,在横向无法实现接近时,应该考虑上下楼层的纵向接近。

一、病室的设置

(一)床位

在国内,三级综合医院的 ICU 服务病床数占医院病床总数的 2‰~8‰,可根据实际需要适当增加。从医疗运作的角度考虑,每个 ICU 管理单元宜设 8~12 张床位。ICU 床位使用率以 75% 为宜,当全年床位平均使用率超过 85% 时,应适度扩大规模。

ICU 每天至少应保留 1 张空床以备应急使用,每个床单元的使用面积不小于 15 m²,床间距大于 1 m。每个 ICU 应最少配备一个单间病房,单间病房的使用面积不小于 18 m²,用于收治隔离患者。

(二)手卫生设施

安装足够的洗手设备,单间每床 1 套,开放式病房至少每 2 床 1 套,每套设施至少包括非手接触式洗手池、洗手液和擦手纸。每床旁放置快速手部消毒装置 1 套。

(三)通风与采光设施

具备良好的通风、采光条件,病室空气调节系统能独立控制,室温控制在(24±1.5)℃,湿度控制在 55%~65%。有条件的 ICU 最好装配气流方向从上到下的空气净化系统,每个单间的空气调节系统应该独立控制。

(四)病房设计

应该提供使医护人员能够便利观察的条件和在必要时尽快接触患者的通道。建筑装饰装修工程必须遵循不产尘、不积尘、耐腐蚀、防潮、防霉、防静电、容易清洁和符合防火要求的总原则。

(五)噪声控制设施

在不影响正常工作的情况下,应尽可能将患者的呼叫信号、监护仪器的报警、电话铃声、打印机等仪器发出的声音减少到最小的水平。

根据国际噪声协会的建议,ICU 白天的噪声最好不要超过 45 dB,傍晚不要超过 40 dB,夜晚不要超过 20 dB。地面覆盖物、墙壁和天花板应该尽量采用高级吸音的建筑材料。

二、仪器设备设置

(一)必备设备

1. 病床

配备适合的病床,最好是电动床,每床配备防压力性损伤床垫。

2. 设备带

每床配备完善的功能设备带或功能架,提供电、氧气、压缩空气和负压吸引等功能支持。每床装配 12 个以上电源插座、2 个以上氧气接口、2 个压缩空气接口和 2 个以上负压吸引接口。

医疗用电和生活照明用电线路分开,每床的电源应该是由独立的反馈电路供应。ICU 应有备用的不间断电力系统(uninterruptible power system,UPS)和漏电保护装置,每个电路插座都应在主面板上有独立的电路短路器。

3. 监护系统

床旁监护是每床必备的设施,能够持续动态监测并记录患者的生命体征,具备监测有创动脉血压(arterial blood pressure,ABP),脉搏指示连续心排出量(pulse-indicator continuous cardiac output,PICCO),中心静脉压(central venous pressure,CVP)等功能,为了便于患者的安全转运,每个 ICU 应至少配备 1 台便携式心电监护仪。

4. 呼吸机

三级综合医院的 ICU 原则上每床应配备 1 台呼吸机,二级综合医院的 ICU 可根据实际需要配备数量适当的呼吸机,每床配备简易人工气囊。为便于安全转运患者,每个 ICU 至少应有 1 台便携式呼吸机。

5. 每床均应配备一定数量的泵

泵包括输液泵、微量注射泵及肠内营养输注泵,其中微量注射泵原则上每床应配备 4 台以上。

6. 其他必配设备

其他必配设备有血气分析仪、除颤仪、心电图机、心肺复苏抢救车(抢救车上备有喉锁、气管插管、急救药品以及其他抢救用具等)、纤维支气管镜、升降温设备等。三级医院必须配置血液净化装置、血流动力学与氧代谢监测设备。

7. 信息管理系统

ICU 应配备完善的通信系统、网络与临床信息管理系统、广播系统。

8. 辅助检查设备

医院或 ICU 必须有足够的设备,随时能在 ICU 为患者提供床旁超声、X 线检查、生化检查和细菌学检查等。

(二)选配设备

除上述必配设备以外,有条件的医院根据需要可选配以下设备:简易生化仪和乳酸分析仪、闭路电视探视系统、输液输血加温设备、脑电双频指数(BIS)监护仪、呼气末二氧化碳与代谢等监测设备、体外膜氧合、床边脑电图和颅内压(ICP)监测设备、主动脉内球囊反搏和左心辅助循环装置、抗血栓泵、胸部震荡排痰装置等。

三、辅助用房设置

ICU 的基本辅助用房包括医师办公室、主任办公室、工作人员休息室、中央工作站、治疗室、配药室、仪器室、更衣室、清洁室、污废物处理室、值班室、盥洗室等。

有条件的 ICU 可配置其他辅助用房，包括示教室、家属接待室、实验室、营养准备室等(辅助用房面积与病房面积之比应达到 1.5∶1 以上)。ICU 的整体布局应该使放置病床的医疗区域、医疗辅助用房区域、污物处理区域和医务人员生活辅助用房区域等有相对的独立性，以减少彼此之间的互相干扰并有利于感染的控制。

(曹文娟)

第二节　ICU 患者收治范围

一、收治原则

ICU 患者的收治既要保证让有救治价值的患者得到救治，同时又要避免浪费 ICU 资源，一般遵循以下原则。

(1)急性、可逆、已经危及生命的器官或者系统功能衰竭，经过严密监护和加强治疗，短期内可能得到恢复。

(2)患者存在各种高危因素或有潜在生命危险，经过严密地监护和有效治疗，可能减少死亡风险。

(3)在慢性器官或者系统功能不全的基础上，急性加重及危及生命，经过严密监护和治疗，可能恢复到原来的状态或接近原来的状态。

(4)可收治其他适合在 ICU 进行监护和治疗的患者。慢性消耗性疾病及肿瘤的终末状态、不可逆性疾病和不能从加强监测治疗中获得益处的患者，一般不是 ICU 的收治范围。

二、收治对象

ICU 收治范围包括临床各科的危重症患者，主要包括以下几点。

(1)有创伤、休克、感染等引起的多器官功能障碍综合征(MODS)。

(2)心肺脑复苏术后需要对其功能进行较长时间支持。

(3)有严重的多发伤、复合伤。

(4)物理、化学因素导致危重病症，如中毒、溺水、触电、蛇虫咬伤和中暑等。

(5)有严重并发症的心肌梗死、严重的心律失常、急性心力衰竭、不稳定型心绞痛。

(6)患者为各种术后的危重症患者或者年龄较大，术后有可能发生意外的高危患者。

(7)严重水、电解质、渗透压和酸碱失衡。

(8)有严重的代谢障碍性疾病，如甲状腺、肾上腺和垂体等内分泌危象。

(9)各种原因大出血、昏迷、抽搐、呼吸衰竭等各系统器官功能不全，需要支持。

(10)患者处于脏器移植术后及其他需要加强护理的情况。

三、转出指征

ICU 患者经过严密监测、治疗和护理,达到以下条件时可以转出 ICU。

(1)急性器官或系统功能衰竭已基本纠正,需要其他专科进一步诊断治疗。

(2)病情转入慢性状态。

(3)患者不能从继续加强监护治疗中获益。

(曹文娟)

第三节　ICU 护理风险管理

一、组织领导

ICU 实行院长领导下的科主任负责制,科主任负责科内的全面工作,定期查房、组织会诊和主持抢救任务。ICU 实行独立与开放相结合的原则,所谓独立,就是 ICU 应有自己的队伍,应设有一整套强化治疗手段,没有独立就体现不出 ICU 的特色。所谓开放,就是更多地听取专科医师的意见,把更多的原发病处理(如外伤换药等)留给专科医师解决。医师的配备采取固定与轮转相结合的形式。护士长负责 ICU 护理管理工作,包括安排护理人员工作、检查护理质量、监督医嘱执行情况及护理文书书写等情况。护士是 ICU 的主体,承担着监测、治疗、护理和抢救等任务,能进行 24 h 观察和最直接得到患者第一手临床资料的只有护士,因此 ICU 护士应训练有素,熟练掌握各种抢救技术,与医师密切配合,做到医护"一体化",提高医疗护理质量。

二、管理制度

制度化管理是 ICU 医疗护理质量得以保证的关键。为了保证工作质量和提高工作效率,除执行政府和各级卫生管理部门制定的各种法律法规、医疗核心制度外,还需建立健全以下各项规章制度,包括医疗、护理质量控制制度,各种危重疾病监护常规,临床诊疗及医疗、护理操作常规,患者转入、转出 ICU 制度,抗生素使用制度,血液与血液制品使用制度,抢救设备操作、管理制度,基数药品、毒麻药品和贵重、特殊药品等管理制度,院内感染预防和控制制度,医疗、护理不良事件防范与报告制度,医患沟通制度,突发事件的应急预案和人员紧急召集制度,医护人员教学、培训和考核制度,探视制度,临床医疗、护理科研开展与管理制度等。

三、护理质量管理制度

护士有明确的岗位职责和工作标准。管床护士应详细记录各项治疗以及护理操作情况,包括疗效观察、药物用量与用法、患者病情变化等。由护理组长根据质量和安全指标对本组护理质量进行检查并详细记录。各组组长要重点观察高危患者,观察护士护理操作,避免发生疏忽,合理安排本组的护理工作,护理中存在的问题与护理效果需要详细记录。医院应加强 ICU 医疗质量的管理与评价,医疗、护理、医院感染等管理部门应履行日常监管职能。严格落实三级质量控制措施,及时反馈工作中存在的问题,促进持续质量改进。

四、风险管理制度

强化护理人员风险意识教育,提高护理人员识别以及评估护理风险的能力。通过失效模式对护理流程各环节中潜在的风险因素予以分析,如高危药品注射、输血、给药环节以及特殊管道护理等各类高危操作环节。针对其中容易出现护理风险的环节予以全面分析,制订针对性防范策略。

五、建立护理不良事件报告制度以及激励制度

实行非惩罚性护理不良事件报告制度,针对护理管理工作过程中出现的各类不良事件予以分析,查明原因,查漏补缺,及时纠正工作流程以及工作中凸显的缺点,强化护理团队整体风险意识。

此外,还应建立激励机制,营造严谨、和谐的工作氛围。每年评选优秀带教和优秀护士,给予一定的精神和物质嘉奖。培养护理人员的团结协作能力,相互监督,互相弥补,有效弥补工作漏洞,提高护理工作质量。

六、培训考核制度

坚持"严格要求、严密组织、严谨态度",强化基础理论、基本知识、基本技能的培训与考核。以 ICU 核心能力培训计划为参照,积极开展个体化培训。定期组织查房、技能考核以及操作示范活动,开拓护理人员的视野,以提高其专业素养和实操技能。由于轮科护士以及新入职人员缺乏病情观察能力,对 ICU 环境较为陌生,护理经验不足,尚无法熟练操作仪器,因而易出现护理缺陷,应进行有针对性的重点培训。

七、物品使用制度

重症医学科的药品和一次性医用耗材的管理和使用应当有规范、有记录。必须保持仪器和设备处于随时启用状态,定期进行质量控制,由专人负责维护和消毒,抢救物品有固定的存放地点。

(曹文娟)

第四节 急性呼吸衰竭

多种突发致病因素使通气和换气功能迅速出现严重障碍,在短时间内发展为呼吸衰竭。因机体不能很快代偿,如果不及时抢救,将危及患者的生命。

一、临床表现

1.呼吸困难

早期表现为呼吸频率增加,病情严重时出现呼吸困难,辅助呼吸肌运动增加,可出现三凹征。

2.发绀

发绀是缺氧的典型表现。当 SaO_2 低于 90% 时,出现口唇、指甲和舌发绀。发绀的程度与

还原型血红蛋白含量相关,因此红细胞增多者发绀明显,而贫血患者发绀则不明显。

3. 精神-神经症状

可迅速出现精神错乱、狂躁、昏迷、抽搐等症状。二氧化碳潴留加重时导致肺性脑病,出现抑制症状,表现为表情淡漠、肌肉震颤、间歇抽搐、嗜睡甚至昏迷等。

4. 循环系统表现

多数患者出现心动过速,严重缺氧和酸中毒时,可引起周围循环衰竭、血压下降、心肌损害、心律失常甚至心搏搏停。二氧化碳潴留者出现体表静脉充盈、皮肤潮红、温暖多汗、血压升高。

5. 消化和泌尿系统表现

严重呼吸衰竭时可损害肝、肾功能,并发肺心病时出现尿量减少。部分患者可引起应激性溃疡而发生上消化道出血。

二、护理措施

(1)保持呼吸道通畅,及时清除呼吸道分泌物,遵医嘱应用支气管舒张药,缓解支气管痉挛,上述方法不能保持气道通畅时建立人工气道以方便吸痰和机械通气治疗。

(2)氧疗 Ⅰ 型呼吸衰竭,可给予较高浓度吸氧(35%～50%);Ⅱ 型呼吸衰竭,应低浓度吸氧(低于35%)。

(3)增加通气量,减少二氧化碳潴留,应用呼吸兴奋剂,对于呼吸衰竭严重,用药不能有效改善缺氧和二氧化碳潴留者需考虑机械通气。

(4)抗感染及病因治疗。

(5)纠正酸碱平衡失调。急性呼吸衰竭患者常容易合并代谢性酸中毒,应及时加以纠正。

(6)给予高蛋白、高脂肪、低糖饮食,必要时给予鼻饲、静脉营养。应少食多餐,进食时维持氧疗,防止气短和进餐时血氧降低。

(7)需将支持治疗重症患者转入 ICU,进行积极抢救和监护,预防和治疗肺动脉高压、肺源性心脏病、肺性脑病、肾功能不全和消化道功能障碍,尤其要防治多器官功能障碍综合征。

三、健康教育

应对患者及其家属进行健康教育,主要内容如下。

(1)给予患者及其家属心理支持,使患者保持良好的精神状态,增强治疗疾病的信心,配合治疗。

(2)指导患者加强营养,适当活动,增强机体免疫力,预防呼吸道感染,遵医嘱定期复查。

(曹文娟)

第五节　急性呼吸窘迫综合征

急性呼吸窘迫综合征(ARDS)是多种原因引起的一种急性呼吸衰竭,患者原来的心、肺功能大多正常,肺外或肺内的原因引起了肺毛细血管渗透性增加,形成肺水肿,导致进行性呼吸困难、顽固性低氧血症、肺顺应性降低,胸片显示两肺弥散性浸润阴影。

一、临床表现

(1)呼吸窘迫,呼吸频率快,高于每分钟 35 次,出现发绀,逐步加重,高浓度氧疗后不能纠正。

(2)有烦躁不安、焦虑、大汗等表现。

(3)早期仅闻及双肺干啰音、哮鸣音,后期出现呼吸音减弱,有水泡音等。

(4)最常见的体征呼吸急促、心动过速,呼吸用力增加的体征(吸气时肋间肌的收缩和辅助呼吸肌的应用)。若 ARDS 是由脓毒血症或严重创伤所致,即常有低血压或休克的体征。

(5)血气分析检查 $PaO_2 < 8$ kPa(60 mmHg),$PaCO_2 > 4.7$ kPa(35 mmHg)。

二、治疗原则

(一)纠正低氧血症

机械通气是 ARDS 的关键性治疗措施。ARDS 通气治疗的基本原则是在满足患者基本的氧合和通气需要的同时,尽力避免通气所致肺损伤。就是说,以最低的吸氧浓度、最小的压力或容量代价来完成有效的气体交换。ARDS 的通气方式中首选无创性通气。应用呼吸机辅助时,主张遵循"肺保护策略",常用通气模式为压力预置型通气(PPV)和容量预置型通气(VPV)。

(二)适当补液

一方面要维持适当的有效循环血量以保证肺和心、脑、肾等重要脏器的血流灌注;另一方面,要避免过多地补液,增加肺毛细血管流体静压,增加液体经肺泡毛细血管膜外渗而加重肺水肿。通常情况下,ARDS 患者的每日液体摄入量应限于 2 000 mL 以内,允许适量的体液负平衡。胶体液的补充一般限于血浆低蛋白者。

(三)应用糖皮质激素

糖皮质激素的作用如下。

(1)有抗感染作用,减轻肺泡壁的炎性反应。

(2)减少血管渗透性,保护肺毛细血管内皮细胞。

(3)稳定细胞溶酶体作用,维护肺泡细胞分泌表面活性物质功能。

(4)缓解支气管痉挛。

(5)减轻组织的纤维化。

(四)基础疾病与对症治疗

减轻或消除致病因素,采取脱水、抗感染治疗等。

三、监护

(一)呼吸功能监护

1.动脉血氧分压(PaO_2)

PaO_2 是评价肺功能的基本指标。在 ARDS 患者,即使 FiO_2 高于 60%,PaO_2 常低于 6.7 kPa(50 mmHg)。一般 $PaCO_2$ 的变化是早期因过度通气而降低,中期可正常,晚期因通气不足而升高。

2.肺泡-动脉血氧分压差($P_{A-a}O_2$)

它是判断氧从肺泡进入血液难易的标志,反映氧的交换效率。正常值小于 1.3 kPa

（10 mmHg），吸纯氧 15 min 后可达 4.7～6.7 kPa（35～50 mmHg）。任何原因所致的通气血流比例失调、弥散功能障碍或肺内分流增加均可使 $P_{A-a}O_2$ 增大，当吸入纯氧时，消除了前两项引起的 $P_{A-a}O_2$ 增大。此时反映了肺内分流的增加。ARDS 患者因肺内广泛存在肺泡群萎陷，肺内分流量明显增加。因此，无论是在呼吸空气还是吸纯氧时，$P_{A-a}O_2$ 均明显增加。当吸入纯氧 15 min 后，ARDS 患者的 $P_{A-a}O_2$ 为 26.7～66.7 kPa（200～500 mmHg）。

3. 氧合指数

由于 ARSD 患者存在严重肺内分流，PaO_2 降低，提高吸氧浓度并不能提高 PaO_2，因此氧合指数常降至 100～250。

4. 呼出气的 CO_2 浓度

呼出气的 CO_2 浓度在潮气末最高，接近肺泡气中 CO_2 水平。可用无创的方法连续监测呼出气的 CO_2 浓度或分压。呼气末的二氧化碳分压（$P_{ET}CO_2$）基本反映了整体肺的肺泡气中的二氧化碳分压，同 $PaCO_2$ 有良好的相关性。呼出气的 CO_2 浓度正常值为 5%，$PaCO_2$ 正常值为 5.1 kPa（38 mmHg）。$P_{ET}CO_2$ 的绝对值和相对变化值对临床均有很大的指导意义。

动脉血-呼气末二氧化碳分压差（$P_{a-ET}CO_2$）可作为选择最佳 PEEP 的指标。由于 $PaCO_2$ 受血液运送 CO_2 的影响，如通气量不变，呼出气 CO_2 量发生变化，即可反映肺血流状态。因此 $P_{a-ET}CO_2$ 反映了肺内通气血流比例，通气血流比例增大，$P_{a-ET}CO_2$ 也增大；$P_{a-ET}CO_2$ 正常，说明通气血流比例也适当。

PEEP 可减少肺内分流量，改善通气血流比例，使 $P_{a-ET}CO_2$ 降低，$PaCO_2$ 升高。但若 PEEP 过大，使心排血量下降，$PaCO_2$ 反而降低，因而可以认为 $P_{a-ET}CO_2$ 最小时的 PEEP 为最佳的 PEEP。

5. 呼吸指数

呼吸指数＝$P_{A-a}O_2/PaO_2$，正常值为 0.1～0.37。因 ARDS 患者 $P_{A-a}O_2$ 增大和 PaO_2 降低，呼吸指数常大于 1。

（二）临床监护

对于 ARDS 患者，应加强临床监护，发现下列病情变化，及时向医师报告并协助迅速处理。

1. 生命体征变化

（1）呼吸观察呼吸频率，若呼吸频率高于每分钟 28 次，常为病情加重的预警信号。观察呼吸节律和形态。观察呼吸肌疲劳情况，表现为呼吸浅快，吸气时胸骨上窝、锁骨上窝、肋间隙凹陷。观察膈肌衰竭情况，表现情况为反常呼吸，即吸气时下胸壁内陷，呼气时腹壁外凸。观察中枢性呼吸衰竭情况，表现为呼吸浅慢、节律不整或睡眠呼吸暂停。

（2）心率增快：见于低氧血症、高碳酸血症等。心率减慢：见于严重低氧血症，当 $PaO_2 \leqslant 3.3$ kPa（25 mmHg）时，可发生房室传导阻滞或猝死。

（3）血压血压升高见于急性二氧化碳潴留。$PaCO_2$ 上升 1.3 kPa（10 mmHg），血压亦升高，脉压加大；血压下降见于严重低氧血症，重症可发生休克。

（4）急性缺氧可表现为兴奋、烦躁、头痛，严重者出现意识障碍、惊厥；急性二氧化碳潴留表现为头痛，严重者可有瞳孔缩小、嗜睡或昏迷；慢性二氧化碳潴留，$PaCO_2$ 虽升高达到 10.7 kPa（80 mmHg），但由于代偿机制，患者仍可清醒。在合并缺氧时，同时 pH＜7.2，可出现嗜睡或昏迷。

2. 皮肤黏膜色泽变化

(1)有皮肤苍白、口唇发绀等缺氧表现。

(2)有皮肤潮红、多汗、结膜充血等二氧化碳潴留表现。

(曹文娟)

第六节 急性加重期慢性阻塞性肺疾病

慢性阻塞性肺疾病(COPD)是一种具有气流受限特征的肺部疾病,气流受限不完全可逆,呈进行性发展。当慢性支气管炎和/或肺气肿患者肺功能检查出现气流受阻并且不能完全可逆时则诊断为 COPD。急性加重期是指在短期内出现咳嗽、咳痰、气短和/或喘息加重、脓痰量增多、伴发热等症状。

一、临床表现

患者临床表现如下:①咳嗽;②咳痰,脓痰量增多;③气促或呼吸困难;④体重下降,食欲减退;⑤发热。

二、实验室检查

1. 肺功能检查

(1)重度 $FEV_1/FVC<70\%$,$30\%\leqslant FEV_1<50\%$预计值,有或无慢性咳嗽、咳痰症状。

(2)极重度 $FEV_1/FVC<70\%$,$FEV_1<30\%$预计值,或 $FEV_1<50\%$预计值,伴慢性呼吸衰竭。

2. 动脉血气分析

随着病情进展可出现低氧血症、高碳酸血症、酸碱平衡失调。

三、护理措施

1. 保持气道通畅

(1)应用支气管扩张药,常选用 β_2 受体激动剂,如沙丁胺醇气雾剂等,严重喘息者可给予较大剂量雾化治疗,密切观察药物疗效和不良反应。

(2)给予发生低氧血症者鼻导管持续低流量吸氧,氧流量为 $1\sim2$ L/min,应避免氧浓度过高而引起二氧化碳潴留。

(3)遵医嘱进行雾化吸入,协助患者有效咳痰,指导患者进行呼吸功能锻炼。训练患者缩唇呼吸、腹式呼吸,以加强胸、膈呼吸肌肌力和耐力,改善呼吸功能。

2. 观察病情变化

(1)遵医嘱用药,根据病原菌种类及药物敏感试验,选用抗生素积极治疗,如果出现持续性气道阻塞,可使用糖皮质激素,注意观察疗效和不良反应。

(2)观察咳嗽、咳痰、呼吸困难的程度,监测动脉血气分析和水、电解质、酸碱平衡情况。

3. 采取舒适的体位

晚期患者宜采取身体前倾位,使辅助呼吸肌参与呼吸。室内保持合适的湿度、温度,冬季注意保暖,避免直接吸入冷空气。进行心理疏导,缓解患者的焦虑情绪,与患者及其家属共同制订和实施康复计划。

四、健康指导

1.使患者了解 COPD 的相关知识

识别使病情恶化的因素,戒烟是预防 COPD 的重要措施,避免粉尘和刺激性气体的吸入,避免和呼吸道感染患者接触,预防感冒。

2.心理疏导

引导患者适应慢性病并以积极的心态对待疾病,培养生活兴趣,缓解焦虑、紧张的精神状态。

3.饮食指导

应进食高热量、高蛋白、高维生素饮食。正餐进食量不足时,应安排少食多餐。避免在餐前和进餐时过多饮水,餐后避免平卧,有利于消化。腹胀的患者应进软食,细嚼慢咽,避免进食产气食物及易引起便秘的食物。

4.康复锻炼

使患者理解康复锻炼的意义,充分发挥患者的主观能动性,制订个体化的锻炼计划,选择空气新鲜、安静的环境,进行步行、慢跑等体育锻炼,合理安排工作和生活。

5.家庭氧疗

指导患者及其家属了解氧疗的目的、必要性、注意事项、安全措施。氧气装置周围严禁烟火,防止氧气燃烧爆炸。对氧气装置定期更换、清洁、消毒。

(曹文娟)

第七节　重症胰腺炎

急性胰腺炎是指胰腺分泌的消化酶引起胰腺组织自身消化的化学性炎症。重症伴腹膜炎、休克等并发症。

一、临床表现

(1)急性上腹痛。

(2)恶心,呕吐,腹胀。

(3)发热。

(4)血、尿淀粉酶水平升高。

(5)有腹膜炎。

(6)低血压或休克。

二、体征

(1)患者表情痛苦,呈急性重症面容,呼吸急促,脉搏增快,血压下降。

(2)腹肌紧张,全腹显著压痛和反跳痛,伴麻痹性肠梗阻时有明显腹胀,肠鸣音减弱或消失。可出现移动性浊音,腹腔积液多呈血性。

(3)少数患者由于胰酶或坏死组织液沿腹膜后间隙渗到腹壁下,致两侧腰部皮肤呈暗灰蓝色。呈格雷-特纳征,或出现脐周皮肤青紫,称卡伦征。

(4)如果有胰腺囊肿或假性囊肿形成,上腹部可叩击肿块。胰头炎性水肿压迫胆总管时,可出现黄疸。

(5)低血钙时有手足抽搐,提示预后不良。

三、并发症

局部并发症有胰腺脓肿和假性囊肿。全身并发症为急性肾衰竭、急性呼吸窘迫综合征、心力衰竭、消化道出血、胰性脑病、弥散性血管内凝血、肺炎、败血症、高血糖等,病死率极高。

四、应急措施

如果患者出现神志改变、血压下降、尿量减少、皮肤黏膜苍白、冷汗等低血容量性休克的表现,应积极配合医师进行抢救。

(1)迅速准备好抢救用物。

(2)患者取平卧位,注意保暖,给予吸氧。

(3)尽快建立静脉通道,遵医嘱输注液体、血浆或全血,补充血容量。

(4)必要时测中心静脉压,以决定输液量和速度。

(5)如果循环衰竭持续存在,遵医嘱用升压药。

五、护理措施

(一)患者绝对卧床休息

患者绝对卧床休息以降低机体代谢率,增加脏器血流量,促进组织修复和体力恢复。协助患者取弯腰、屈膝侧卧位,以减轻疼痛。应防止剧痛辗转不安者坠床,患者周围不要有危险物品,以保证安全。

(二)饮食营养护理

遵医嘱禁食、水,行胃肠减压,以减少胰腺的分泌。此期间给予静脉营养,合理安排各种营养物质滴注的顺序,向患者及其家属解释禁饮食的意义,患者口渴时可含漱或湿润口唇。做好口腔护理。疼痛基本消失后可少量进食含糖类的流质饮食,应缓慢逐渐恢复正常饮食,禁食油腻食物,以利于胰腺功能逐步恢复。

重症胰腺炎患者长期不能进食,且机体处于高分解代谢状态,患者多处于负氮平衡状态,需加强营养治疗。早期行胃肠外营养,待胃肠道功能恢复、病情稳定后逐步转向肠内营养。

(三)止痛

(1)遵医嘱应用止痛药,禁用吗啡,以防奥迪括约肌痉挛,加重病情。

(2)监测用药后患者疼痛是否减轻,疼痛的性质和特点是否改变,若疼痛持续并伴高热,应考虑可能并发胰腺脓肿,若剧烈疼痛,腹肌紧张,压痛和反跳痛明显,提示并发腹膜炎,应向医师报告并且及时处理。

(四)观察并记录

(1)观察并记录呕吐物的量、性质,观察行胃肠减压者引流物的量和性质并记录。

(2)观察患者皮肤黏膜的色泽与弹性有无变化,判断失水程度。

(五)监测

监测血、尿淀粉酶,血糖、电解质、血气的变化及生命体征的变化。

(六)注意有无多器官功能衰竭的表现

表现如尿少、呼吸急促、脉搏细速等。

(七)准确记录出入量

准确记录 24 h 液体出入量,作为补液依据,维持水、电解质平衡,禁食患者每日的液体入量需达到 3 000 mL 以上,以维持有效循环血容量,纠正酸碱平衡失调,给予静脉营养期间,尽可能行中心静脉置管,以防止静脉炎的发生。

六、健康指导

(1)帮助患者及其家属正确认识胰腺炎易复发的特性,强调预防复发的重要性。教育患者积极治疗胆道疾病,注意防治胆道蛔虫,消除诱发胰腺炎的因素。

(2)平时应养成规律进食习惯,避免暴饮暴食。腹痛缓解后应从少量低脂、低糖饮食开始逐渐恢复正常饮食,避免刺激性强、产气多、高脂肪、高蛋白饮食。告知患者饮酒与胰腺炎的关系,强调戒酒的重要性。

(3)遵医嘱门诊随访,密切观察腹部体征,若出现左上腹剧烈疼痛,应及时就诊。

(4)保持良好的精神状态,避免情绪激动和过度疲劳。

(曹文娟)

第八节　急性肝衰竭

肝脏功能不全(hepatic insufficiency)是指当某些致病因素严重损伤肝细胞(包括肝实质细胞和库普弗细胞)时,可引起肝脏形态结构的破坏(变性、坏死、硬化)和肝功能(代谢、分泌、合成、解毒和免疫)的异常,进而出现黄疸、出血、继发性感染、肾功能障碍和脑病等病理过程或临床综合征。肝衰竭是肝脏功能不全最为严重的表现,即急速而严重的肝脏损害,导致其合成、解毒、排泄和生物转化等功能的严重障碍而失代偿,相继出现以凝血机制障碍、高黄疸、中枢神经系统功能紊乱(肝性脑病)、肾衰竭(肝肾综合征)等为主的一组临床综合征。

一、病因

在我国肝脏衰竭的主要病因是肝炎病毒(主要是乙型病毒性肝炎病毒),其次是药物及肝毒性物质(如酒精、化学制剂等)。在欧美国家,药物是引起急性、亚急性肝衰竭的主要原因,酒精性肝损害常导致慢性肝衰竭。儿童肝衰竭还可见于遗传代谢性疾病。

二、肝衰竭发生、发展的过程及分类

2006 年,我国颁布了《肝衰竭诊疗指南》,启用了新的分类方法。现在肝衰竭被分为四类:急性肝衰竭(acute liver failure,ALF),亚急性肝衰竭(subacute liver failure,SALF),慢加急性(亚急性)肝衰竭(acute-on-chronic liver failure,ACLF)和慢性肝衰竭(chronic liver failure,CLF)。急

性肝衰竭起病急,发病2周内出现以Ⅱ度以上肝性脑病为特征的肝衰竭综合征;亚急性肝衰竭起病较急,发病15天至26周出现肝衰竭综合征;慢加急性(亚急性)肝衰竭是在慢性肝病基础上出现的急性或亚急性肝功能失代偿;慢性肝衰竭是在肝硬化基础上,肝功能进行性减退导致的以腹腔积液或门静脉高压、凝血功能障碍和肝性脑病等为主要表现的慢性肝功能失代偿。根据临床表现的严重程度,亚急性肝衰竭和慢加急性(亚急性)肝衰竭可分为早期、中期和晚期。

1.早期

(1)极度乏力,并有明显厌食、呕吐和腹胀等严重消化道症状。

(2)黄疸进行性加深(血清总胆红素水平≥171 μmol/L 或每日上升不小于17.1 μmol/L)。

(3)有出血倾向,30%<凝血酶原活动度(prothrombin time activity,PTA)≤40%。

(4)未出现肝性脑病或明显腹腔积液。

2.中期

在肝衰竭早期表现基础上,病情进一步发展,出现以下两条之一。

(1)出现Ⅱ度以下肝性脑病和/或明显腹腔积液。

(2)出血倾向明显(出血点或瘀斑),且20%<PTA≤30%。

3.晚期

在肝衰竭中期表现基础上,病情进一步加重,出现以下三条之一。

(1)有难治性并发症,如肝肾综合征、上消化道大出血、严重感染和难以纠正的电解质紊乱等。

(2)出现Ⅲ度以上肝性脑病。

(3)有严重出血倾向(注射部位瘀斑等),PTA≤20%。

三、肝衰竭患者的临床表现

1.健康状况

健康状况全面衰退,显著乏力,患者虚弱,高度乏力,起床活动也感困难,生活不能自理等。

2.消化道症状

严重患者食欲极度减退,厌油,上腹闷胀,恶心、呕吐和呃逆不止,腹胀,肠鸣音减少或消失。

3.黄疸

进行性加深患者表现为巩膜、皮肤黄染进行性加深。

4.出血倾向明显

患者皮肤出现紫癜或瘀斑,自发性齿龈出血或鼻出血。

5.焦虑和烦躁

患者有时表现出坐卧不安、性情烦躁、焦虑、无所适从。

6.低热

由于进行性肝细胞坏死或功能衰退的肝脏不能清除来自肠道的内毒素等毒性物质而出现持续低热。

7.肝臭

肝衰竭患者,特别是肝性脑病患者,常发出一股似水果腐烂的臭味,称为肝臭。

8.肝性脑病

急性肝衰竭患者,表现为急性肝性脑病,常伴重度黄疸。慢性肝衰竭患者,表现为慢性肝性脑病,黄疸不一定很深,甚至可以没有黄疸。

9.腹腔积液

急性肝衰竭的中晚期表现,也是慢性肝衰竭的常见表现。

四、监护

(一)消除诱因

肝性脑病的诱发因素主要是医源性的,例如,使用大剂量利尿剂,过量放腹腔积液,导泻不当,血制品与含氨药及镇静剂使用不当,感染控制不力,误服对肝脏有毒性的药物,合并肝性腹腔积液、严重贫血、低血糖、心力衰竭、出血等。在消除诱因时应注意下列问题。

(1)配合医师掌握利尿药的注意事项,避免快速利尿。

(2)准确记录 24 h 液体出入量,防止大量进液,引起低血钾、稀释性低血钠、脑水肿等,从而诱发或加重肝性脑病。

(3)每日测体重、腹围 1 次,严密观察腹腔积液变化情况,放腹腔积液 1 次量不能超过3 000 mL,防止水、电解质紊乱和酸碱平衡失调。

(4)慎用库存血。

(5)禁用吗啡、哌替啶、巴比妥类安眠药和镇静药物。如果临床确实需要,可用地西泮、氯苯那敏(扑尔敏)等,但用量宜小,为常用量的 1/3～1/2。

(6)由于肝性脑病患者肠蠕动减弱,易发生便秘,可口服或鼻饲 30～50 mL 50%的硫酸镁导泻,也可用生理氯化钠溶液或弱酸溶液(氯化钠溶液＋白醋或稀盐酸)灌肠,忌用肥皂水灌肠。

(7)如果发生感染,应遵医嘱及时、准确地给予抗生素控制感染。

(8)告知患者戒除烟、酒。

(9)一旦出现肝性脑病先兆症状,应严禁摄入蛋白质。

(二)昏迷患者护理

(1)使患者取仰卧位,头略偏向一侧以防头皮压伤或舌后坠而阻塞呼吸道。

(2)保持呼吸道通畅,必要时行气管切开术。

(3)确保安全,可使用床挡保护,必要时用约束带。

(4)定时为患者翻身,保持床褥及患者衣服干燥、平整,防止发生压疮。

(5)给尿潴留患者留置导尿管,定时记录尿量、颜色、气味。对尿失禁患者尽量不采用导尿法。

(6)对患者定时做口腔护理。对眼睑闭合不全、角膜外露的患者可用生理氯化钠溶液纱布覆盖眼部。

(7)必要时用冰帽,降低颅内温度,减少脑细胞消耗,保护脑部功能。

(三)药物护理

遵医嘱进行药物治疗,观察药物的作用、不良反应及用药注意事项。静脉注射精氨酸速度不宜过快,以免引起流涎、面色潮红、呕吐等反应。

(四)肠道护理

灌肠可清除肠内积血,使肠内保持酸性环境,减少氨的产生和吸收,协助患者取左侧卧位,用

100 mL 37 ℃～38 ℃的温水加 50 mL 食醋灌肠,每日 1～2 次,或 500 mL 乳果糖＋500 mL 温水保留灌肠(肝性脑病者禁用肥皂水灌肠),使血氨降低。急性肝衰竭患者病情危重,变化快,病死率高,临床护理人员要密切观察病情变化,认真分析病情,准确判断病情。发现异常情况,及时向医师汇报,以便及时、准确地处理,防止并发症的发生,更好地挽救肝衰竭患者的生命。

(五)饮食护理

遵循饮食治疗原则,给予低脂、高热量、低盐、清淡、新鲜、易消化的食物。患者戒烟、酒,忌辛辣刺激性食物。可进流质和半流质饮食,少食多餐,合理调整食谱,保证食物新鲜可口。刺激食欲,以利于营养成分吸收,促进肝细胞再生和修复。避免进食高蛋白饮食,有腹腔积液和肾功能不全的患者应控制钠盐的摄入量(不超过 1 g/d)。少尿时可用利尿剂。有肝性脑病先兆者,忌食蛋白,防止血氨水平升高而致昏迷。有消化道出血者应禁食。

(六)心理护理

(1)尊重患者,进行护理操作前应耐心解释。

(2)多与患者沟通,帮助其解决困难。

(曹文娟)

第九节　消化道出血

消化道出血(gastrointestinal bleeding)是临床常见病,临床表现取决于出血病变的性质、部位、失血量与速度。其中 60%～70% 的消化道出血源于上消化道,上消化道大出血是常见的临床急症,病死率约为 10%,老年人、伴有严重疾病的患者病死率可达 25%～30%。及早识别出血征象,迅速、准确地抢救治疗和护理,均是抢救患者生命的关键环节。

一、分类

消化道出血指从食管到肛门之间消化道的出血,是消化系统常见的疾病。轻者可无症状,临床表现多为呕血、黑便或血便等,伴有贫血及血容量减少,甚至休克,严重者危及生命。按照出血部位可分上、中、下消化道出血。①上消化道出血(upper gastrointestinal bleeding,UGB):是内科常见急症,指十二指肠悬韧带以上的消化道(包括食管、胃、十二指肠和胰、胆等)病变引起的出血,以及胃空肠吻合术后的空肠病变出血;②中消化道出血(mid-gastrointestinal bleeding,MGB):指十二指肠悬韧带至回盲部之间的小肠出血;③下消化道出血(lower gastrointestinal bleeding,LGB):为回盲部以远的结直肠出血,约占消化道出血的 20%。

二、病因

1. 上消化道出血

常见病因为消化性溃疡、食管胃底静脉曲张破裂、急性糜烂出血性胃炎和上消化道肿瘤,这些病因占上消化道出血的 80%～90%,食管贲门黏膜撕裂综合征(esophageal and cardiac mucosa laceration syndrome)引起的出血也不少见。其他病因如下。①食管疾病和损伤:如食管贲门黏膜撕裂综合征、食管癌、食管损伤(器械检查换伤、异物或放射性损伤、强酸和强碱等化学剂所致损伤)、食管炎、食管憩室炎、主动脉瘤破入食管等;②胃十二指肠疾病和损伤:如消化性溃疡、胃泌素瘤、急性糜烂出血性胃炎、慢性胃炎、胃癌等,以及内镜诊断或治疗操作引起的损伤;③胆道出血:如胆管或胆囊结石、胆囊或胆管癌、术后胆总管引流管造成胆道受压坏死、肝癌、肝脓肿或肝血管瘤破入胆道等;④胰腺疾病累及十二指肠:如胰腺癌或急性胰腺炎并发脓肿溃破等。

2.中消化道出血

病因包括小肠血管畸形,小肠憩室,钩虫感染,克罗恩病,非甾体抗炎药(nonsteroidal antiinflammatory drug,NSAID)药物损伤,各种良、恶性肿瘤,缺血性肠病,肠系膜动脉栓塞,肠套叠及放射性肠炎等。

3.下消化道出血

痔、肛裂是最常见的原因。其他常见病因有肠息肉、结肠癌、静脉曲张、神经内分泌肿瘤、炎症性病变、肠道憩室、血管病变及放射性肠炎等。

4.全身性疾病

①血液病:白血病、再生障碍性贫血、血小板减少性紫癜及其他凝血机制障碍;②尿毒症:各种原因所致尿毒症;③血管性疾病:动脉粥样硬化、过敏性紫癜;④风湿性疾病:结节性多动脉炎、系统性红斑狼疮等;⑤应激相关胃黏膜损伤:严重感染、休克、创伤、手术、精神刺激、脑血管意外、重症心力衰竭等应激状态下,发生急性糜烂出血性胃炎以及应激性溃疡等急性胃黏膜损伤,统称为应激相关胃黏膜损伤;⑥急性感染性疾病:肾综合征出血热、钩端螺旋体病、暴发型肝炎等。

三、临床表现

1.呕血与黑便

呕血与黑便为上消化道出血特征性表现。出血部位在幽门以下患者多数只表现为黑便,出血部位在幽门以上患者呕血、黑便的症状常兼有。上消化道出血的患者胃内积血超过250 mL即出现呕血,呕血的颜色取决于出血的速度和量。下消化道出血时可单独出现,粪便多呈暗红色或鲜红色。而小肠少量出血,有黑便或柏油样便。上消化道出血超过50 mL常伴有黑便或柏油样便。

2.血便和暗红色大便

血便和暗红色大便多为中或下消化道出血的临床表现,一般不伴呕血。上消化道出血量大而血液在肠内推进快者,亦可表现为暗红色甚至鲜红色大便。

3.失血性周围循环衰竭

急性大量出血使得血容量锐减,导致失血性周围循环衰竭。表现为头晕、乏力、突然起立发生昏厥、心率增快、出汗、脉细数、血压下降、皮肤湿冷、精神烦躁不安或意识不清等,严重者呈休克状态。也可有少尿或无尿,如果发生,应警惕并发急性肾衰竭。

4.贫血和血常规变化

急性大出血后均有失血性贫血,但在出血的早期,血红蛋白浓度、红细胞计数与血细胞比容(hematocrit,HCT)可无明显变化。在出血后,组织液渗入血管内,使血液稀释,一般经3~4 h才出现贫血,出血后24~72 h血液稀释到最大程度。贫血程度除取决于失血量外,还和出血前有无贫血基础、出血后液体平衡状况等因素有关。急性出血患者为正细胞正色素性贫血,在出血后骨髓有明显代偿性增生,可暂时出现大细胞性贫血;慢性失血则呈小细胞低色素性贫血。出血 24 h 内网织红细胞即增多,出血停止后逐渐降至正常。

5.氮质血症

由于大量血液蛋白质的消化产物在肠道被吸收,血中尿素氮浓度可暂时升高,称为肠源性氮质血症。一般在大出血后数小时血尿素氮浓度开始上升,24～48 h 可达高峰,一般不超过 14.3 mmol/L,3～4 d 降至正常。另外,可出现循环血容量降低而引起的肾前性功能不全所致的氮质血症和大量或长期失血所致肾小管坏死引起的肾性氮质血症。

6.发热

上消化道大量出血后,多数患者在 24 h 内出现低热,体温一般不超过 38.5 ℃,可持续 3～5 d。发热的原因尚不清楚,可能与周围循环衰竭导致体温调节中枢的功能障碍等因素有关。

四、诊断要点

1.确定消化道出血

根据呕血与黑便和失血性周围循环衰竭的临床表现,呕吐物及黑便隐血试验呈阳性,血红蛋白浓度、红细胞计数及血细胞比容下降的实验室证据,可诊断消化道出血,但必须排除消化道以外的出血因素,注意和口、鼻、咽喉部出血和咯血相区别;对食物及药物(如动物血、炭粉、铁剂或铋剂等)引起的黑便,详细询问病史可鉴别。

2.判断出血部位及病因

根据病史进行综合分析及病情评估。首选消化内镜协助诊断消化道出血病因、部位和出血情况;还可应用影像学检查手段协助诊断,对于各种检查不能明确出血灶、持续大出血危及患者的生命等情况,必须手术探查。

五、治疗要点

(一)补充血容量

尽快建立有效静脉输液通道补充血容量,必要时留置中心静脉导管。立即查血型和配血,在配血过程中,可先输平衡液或葡萄糖盐水甚至胶体扩容剂。输液量以维持组织灌注为目标,尿量是有价值的参考指标。应注意避免因输液过快、过多而引起肺水肿。以下征象对血容量补充有指导作用:意识恢复;四肢末端由湿冷、青紫转为温暖、红润,肛温与皮肤温差减小(小于 1 ℃);脉搏及血压正常;尿量大于 0.5 mL/(kg·h);中心静脉压改善。下列情况为输浓缩红细胞的指征:①收缩压低于 12 kPa(90 mmHg),或较基础收缩压降低幅度高于 4 kPa(30 mmHg);②心率增快(高于120 次/分钟);③血红蛋白低于 70 g/L 或血细胞比容低于 25%。输血量以使血红蛋白达到 70 g/L 左右为宜。

(二)止血措施

1.非曲张静脉上消化道大出血的止血措施

以消化性溃疡出血最常见。

(1)抑制胃酸分泌药:因血小板聚集及血浆凝血功能所诱导的止血过程需要 pH>6.0,且新形成的凝血块在 pH<5.0 的环境中会被胃液消化,故对消化性溃疡和急性胃黏膜损伤引起

的出血,临床常用 H_2 受体拮抗剂或质子泵阻断剂,以抑制胃酸分泌、提高和保持胃内较高的 pH。常用药物及用法:西咪替丁 200～400 mg,每 6 h 一次;雷尼替丁 50 mg,每 6 h 一次;法莫替丁 20 mg,每 12 h 一次;奥美拉唑 40 mg,每 12 h 一次,急性出血期静脉给药。

(2)内镜直视下止血:约 80% 的消化性溃疡出血不经特殊处理可自行止血。内镜止血适用于有活动性出血或暴露血管的溃疡。治疗方法包括激光光凝、高频电凝、微波、热探头止血,用血管夹钳夹,局部药物喷洒和局部药物注射。临床应用注射疗法较多,使用的药物有 1/10 000 的肾上腺素或硬化剂等。

(3)介入治疗:少数不能进行内镜止血或手术治疗的严重大出血患者,可经选择性肠系膜动脉造影寻找出血病灶,给予血管栓塞治疗。

(4)手术治疗:经内科治疗无效或效果不佳时可选择外科手术治疗。

2.食管胃底静脉曲张破裂出血的止血措施

本病往往出血量大,出血速度快,再出血率和病死率高,治疗措施有其特殊性。

(1)尽早给予收缩内脏血管药物:如生长抑素、奥曲肽、特利加压素及垂体加压素,减少门静脉血流量,降低门静脉压力,从而止血。生长抑素及奥曲肽因不伴全身血流动力学改变,短期使用无严重不良反应,成为治疗食管胃底静脉曲张破裂出血的最常用药物。①生长抑素用法为首剂 250 μg,缓慢静脉注射,继以 250 μg/h 持续静脉滴注,本品半衰期极短,滴注过程不能中断,若中断超过 5 min,应重新注射首次剂量;②奥曲肽是八肽的生长抑素拟似物,半衰期较长,首次剂量 100 μg,缓慢静脉注射,然后以 25～50 μg/h 持续静脉滴注;③特利加压素起始剂量为 2 mg/4 h,出血停止后可改为每次 1 mg,每日 2 次,维持 5 d;④垂体加压素剂量为 0.2 U/min,静脉持续滴注,可逐渐增加剂量至 0.4 U/min。该药可致腹痛、血压升高、心律失常、心绞痛等,严重者甚至可发生心肌梗死。故对老年患者应同时使用硝酸甘油,以减少该药的不良反应。

(2)内镜治疗:在药物治疗和气囊压迫控制出血、病情基本稳定后进行急诊内镜检查和止血治疗。常用方法如下。①硬化剂注射止血术:局部静脉内外注射硬化剂,使曲张的食管静脉形成血栓,可消除曲张静脉并预防新的曲张静脉形成,硬化剂可选用无水酒精、鱼肝油酸钠、乙氧硬化醇等;②食管曲张静脉套扎术:用橡皮圈结扎出血或曲张的静脉,使血管闭合;③组织黏合剂注射法:局部注射组织黏合剂,使出血的曲张静脉闭塞,主要用于胃底曲张静脉。这些方法是目前针对食管胃底静脉曲张破裂出血的重要止血手段,也可作为出血预防性治疗。本治疗方法的主要并发症有局部溃疡、出血、穿孔、瘢痕狭窄、术后感染等。

(3)介入治疗:对于食管胃底静脉曲张破裂出血,经奥曲肽或三腔气囊管压迫治疗失败的患者,可采用经颈静脉肝内门体分流术(transjugular intrahepatic portasystemic shunt,TIPS)结合胃冠状静脉栓塞术。TIPS 对急性大出血的止血率达到 95%,最新的国际共识认为,对于大出血和估计内镜治疗成功率低的患者,应在 72 h 内行 TIPS。该方法属于血管介入微创治疗,具有创伤小、恢复快、并发症少、疗效确切等特点。

(4)三(四)腔二囊管压迫止血:该管的两个气囊分别为胃囊和食管囊,三腔管内的三个腔分别通往两个气囊和患者的胃腔,四腔管较三腔管多了一条在食管囊上方开口的管腔,用以抽吸食管内积蓄的分泌物或血液。用气囊压迫食管胃底曲张静脉,其止血效果是肯定的,但患者痛苦,并发症多,早期再出血率高,故不推荐作为首选止血措施,目前只在药物治疗不能控制出血时暂时使用,以争取时间准备内镜止血等治疗措施。

(5)手术治疗:经上述处理后,大多数上消化道大出血可停止。如果仍无效,可考虑手术治疗。食管胃底静脉曲张破裂可考虑口腔或脾-肾静脉吻合等手术。胃、十二指肠溃疡大出血患者早期手术可降低病死率,尤其是老年人不易止血,又易复发,更宜及早手术,如果并发溃疡穿孔、幽门梗阻或怀疑有溃疡恶变,宜及时手术。

3. 中下消化道出血

中下消化道出血中炎症及免疫性疾病比较多见,可使用糖皮质激素、生长抑素和5-氨基水杨酸止血治疗;必要时选择内镜治疗、血管介入治疗;效果仍不佳者可选择外科手术治疗。

六、护理要点

1. 病情观察

(1)监测指标:①生命体征,有无心率增快、心律失常、脉搏细弱、血压降低、脉压变小、呼吸困难、体温不升或发热,必要时心电监护;②精神和意识状态,有无精神疲倦、烦躁不安、嗜睡、表情淡漠、意识不清甚至昏迷;③观察皮肤和甲床色泽,肢体温暖或是湿冷,周围静脉特别是颈静脉充盈情况;④准确记录出入量,疑有休克时留置导尿管,测每小时尿量,应保持尿量高于 30 mL/h;⑤观察呕吐物和粪便的性质、颜色及量;⑥定期复查血红蛋白浓度、红细胞计数、血细胞比容、网织红细胞计数、血尿素氮、大便隐血,以了解贫血程度、出血是否停止;⑦监测血清电解质和血气分析的变化,急性大出血时,经由呕吐物、鼻胃管抽吸和腹泻,可丢失大量水分和电解质,应维持水、电解质、酸碱平衡。

(2)周围循环状况的观察:周围循环衰竭的临床表现对估计出血量有重要价值,关键是动态观察患者的心率、血压。可采用改变体位测量心率、血压并观察症状和体征来估计出血量。先测平卧时的心率与血压,然后改为测半卧位时的心率与血压,如果改为半卧位即出现心率增快 10 次/分钟以上,血压下降幅度大于 2 kPa(15 mmHg),伴有头晕、出汗、面色苍白、四肢湿冷、烦躁不安或神志不清,则表明有严重大出血导致的休克。

(3)出血量的估计:详细询问呕血和/或黑便的发生时间、次数、量及性状,以便估计出血量和速度。①粪便隐血试验阳性提示每天出血量为 5~10 mL;②黑便表明每天出血量在 50 mL以上,一次出血后黑便持续时间取决于患者排便次数,如果每天排便 1 次,粪便色泽约在 3 d后恢复正常;③胃内积血量达 250~300 mL 时可引起呕血;④一次出血量在 400 mL 以下时,可因组织液与脾贮血补充血容量而不出现全身症状;⑤出血量为 400~500 mL 时,可出现头晕、心悸、乏力等症状;⑥出血量超过 1 000 mL,临床即出现急性周围循环衰竭的表现,严重者引起失血性休克。

(4)继续或再次出血的判断:肠道内积血经数日(约 3 d)才能排尽,不能以黑便作为上消化道出血的指标。

出现下列情况,应考虑有活动出血或再次出血:①反复呕血,甚至呕吐物由咖啡色转为鲜红色;②黑便次数增多且粪质稀薄,色泽转为暗红色,伴肠鸣音亢进;③周围循环状态经充分补液及输血后未明显改善,或虽暂时好转却又继续恶化;④血红蛋白浓度、红细胞计数、血细胞比容持续下降,网织红细胞计数持续升高;⑤在补液足够,尿量正常的情况下,血尿素氮水平持续或再次升高;⑥门静脉高压的患者原有脾大,在出血后常暂时缩小,如果不见脾恢复肿大亦提示出血未止。

(5)原发病观察:例如,对肝硬化并发上消化道出血的患者,应注意观察有无并发感染、黄疸加重、肝性脑病等。

2. 用药护理

①迅速建立多条有效静脉通道,配合医师迅速、准确地实施输血、输液、各种止血治疗及用药等抢救措施,并观察治疗效果及不良反应;②注意监测输液速度,及时、准确地补充血容量、给予止血类药物,输液开始宜快,必要时测定中心静脉压来调整输液量和速度,避免引起急性肺水肿;③肝病患者忌用吗啡、巴比妥类药物;宜输新鲜血,因库存血含氨量高,易诱发肝性脑病;④鼓励患者坚持服药治疗溃疡病或肝病,尽量避免服用对胃黏膜有刺激的药物,如阿司匹林、吲哚美辛、激素类药物等;⑤抗利尿激素可引起腹痛、血压升高、心律失常、心肌缺血,甚至发生心肌梗死,故滴注速度应准确,并严密观察不良反应,患有冠心病的患者忌用抗利尿激素;⑥准备好急救用品、药物。

3. 饮食护理

急性上消化道大出血患者应禁食、禁水。对少量出血、无呕吐、无明显活动出血患者,可选用温凉、清淡、无刺激性流食,这对消化性溃疡患者尤为重要,因进食可减少胃收缩运动并可中和胃酸,促进溃疡愈合,出血停止后改为营养丰富、易消化、无刺激性半流质软食,少食多餐,逐步过渡到正常饮食。食管胃底静脉曲张破裂出血患者出血停止后 1~2 d 进高热量、高维生素、营养丰富、易消化的流质饮食,应限制钠和蛋白质的摄入,避免粗糙、坚硬、刺激性食物,或过冷、过热、产气多的食物、饮料等,且进食时细嚼慢咽以防止损伤曲张静脉而再次出血。

4. 活动与休息

减轻精神紧张和减少身体活动有利于出血停止。少量出血者应卧床休息。协助患者取舒适体位,并定时变换体位,注意保暖,治疗和护理工作应有计划地集中进行,保证患者充足休息和睡眠,病情稳定后,逐渐增加活动量。

大量出血患者应绝对卧床休息,采取平卧位并将下肢略抬高,以保证脑部供血。呕血时抬高床头 10°~15°,头偏向一侧,防止窒息或误吸。必要时用负压吸引器清除气道内的分泌物、血液或呕吐物,保持呼吸道通畅,及时清理呕吐物,减少不良刺激。保持患者床单位整洁,开窗通风,保持病室空气清新。

5. 心理护理

观察患者有无紧张、恐惧或悲伤、沮丧等心理反应,特别是慢性病或全身性疾病致反复出血者,有无对治疗失去信心、不合作。关心、安慰、体贴患者,保持患者情绪平稳。抢救工作应迅速而不忙乱,以减轻患者的紧张情绪。经常巡视,患者大出血时陪伴患者,使其有安全感。患者呕血或解黑便后,及时清除血迹、污物,以减少对患者的不良刺激。解释各项工作治疗措施,听取并解答患者和家属的提问,以减轻他们的疑虑。

6. 并发症护理

如果患者出现神志改变、脉搏细速、血压下降、皮肤湿冷等低血容量性休克表现,立即配合医师进行休克急救及护理。如果患者出现烦躁不安、性格行为改变等肝性脑病表现,配合医师及时处理。

7. 安全的护理

充分评估患者的安全风险,急性活动性出血期间让患者严格卧床休息,加强巡视,使用床挡加以保护,以防坠床发生。病情稳定的轻症患者可起身稍事活动,指导患者坐起、站起时动作应缓慢。出现头晕、心慌、出汗时立即卧床休息并告知护士,可在其他人员协助下上厕所大小便,站起时动作缓慢,防止跌倒。

8.生活护理

限制活动期间,协助患者完成个人日常生活活动,如进食、口腔清洁、皮肤清洁、排泄等。呕血停止后协助患者漱口,保持口腔清洁。避免恶性刺激,及时清理血迹、呕吐物、胃肠引流物等。排便次数多者,注意肛周皮肤的清洁和保护。对卧床者特别是老年人和重症患者注意预防压疮。

9.三(四)腔二囊管的护理

熟练的操作和插管后的密切观察及细致护理是达到预期止血效果的关键。

(1)置管前护理:备齐用物并仔细检查,确保食管引流管、胃管、食管囊管、胃囊管通畅,分别记录胃囊和食管囊压力分别在 5.3~6.7 kPa(40~50 mmHg)、2.7~5.3 kPa(20~40 mmHg)时的注气量,检查两气囊无漏气后抽尽囊内气体备用。

(2)置管护理:①让患者取平卧位或半卧位,铺放治疗巾并清洁、润滑鼻腔,协助医师为患者做鼻腔、咽喉部局部麻醉,经鼻腔或口腔插管至胃内;②插管至 65 cm 时抽取胃液,检查管端确在胃内,并抽出胃内积血;③先向胃囊注气 150~200 mL 至囊内压约 6.7 kPa(40 mmHg)并封闭管口,缓缓向外牵引管道,使胃囊压迫胃底部曲张静脉;④如果单用胃囊压迫已止血,则食管囊不必充气,如果未能止血,继向食管囊注气约 100 mL 至囊内压约 5.3 kPa(40 mmHg)并封闭管口,使气囊压迫食管下段的曲张静脉;⑤管外端以绷带连接 0.5 kg 重的牵引物,牵引绷带与患者身体呈 45°,牵引物距离地面约 30 cm,用牵引架做持续牵引。

(3)置管期护理如下。

观察患者的生命体征及神志变化。

将食管引流管、胃管连接负压吸引器,用空针定时抽吸,观察出血是否停止,并记录引流液、抽吸液的性状、颜色及量;经胃管冲洗胃腔,清除积血,减少氨在肠道的吸收,以免血氨水平升高诱发肝性脑病。

留置管道期间,定时做好口腔、鼻腔清洁,用液体石蜡润滑口唇、鼻腔;床旁备剪刀,以备胃囊意外破裂时紧急使用,避免管道滑出引起患者窒息。

心理护理:因置管有不适感,患者易出现焦虑、恐惧感,有过插管经历者更甚,故应耐心讲解此法的必要性,多陪伴患者,安慰和鼓励患者,取得患者的配合,以达到预期止血效果。

(4)拔管。

评估:拔管前患者胃管内无血性胃内容物抽出,无呕血,粪便转黄;12 h 内血红蛋白无明显变化,凝血功能正常;血压、心率等生命体征稳定。

出血停止后,放松牵引,放出囊内气体,保留管道,观察 24 h,未再出血可遵医嘱拔管。

拔管前口服液体石蜡 20~30 mL,以润滑黏膜及管囊外壁,先放食管囊的气体,再放胃囊的气体,以缓慢、轻巧的动作拔管。

气囊压迫时间一般以 3~4 d 为限,继续出血者可适当延长;拔管后继续监测生命体征,观察有无再出血。

(5)防止受伤。

防创伤:留置三(四)腔二囊管期间,定时测量气囊内压力,以防压力不足而不能止血,或压力过高引起组织坏死。气囊充气加压 12~24 h 应放松牵引,放气 15~30 min,以防食管胃底黏膜受压时间过长而发生糜烂、坏死。

防窒息：当胃囊充气不足或破裂时，食管囊和胃囊可向上移动，阻塞于喉部而引起窒息，一旦发生，应立即用备用剪刀剪断胃管，放出囊内气体，拔除管道。对昏迷患者尤应密切观察有无突然发生的呼吸困难或窒息表现。必要时约束患者的双手，以防烦躁或神志不清的患者拔管而发生窒息等意外。

防误吸：应用三腔管时可经食管引流管抽出食管内积聚的液体，以防误吸引起吸入性肺炎；三腔管无食管引流管腔，必要时可另插一根管进行抽吸。床旁备弯盘、纸巾，供患者及时清除鼻腔、口腔分泌物，并嘱患者勿咽下唾液等分泌物。

10.健康指导

向患者和家属介绍上消化道出血的病因和诱因、治疗和护理知识。告知患者和家属正确识别早期出血征象，指导应急治疗措施。告知患者要遵从医嘱，不要滥用处方以外的药物，同时注意调整生活起居，不要过度劳累，避免长期精神紧张。戒烟、戒酒，注意合理饮食。出现呕吐咖啡色物或黑便时，立即卧床休息，保持镇静，减少身体活动；呕吐时取侧卧位以免误吸。遵医嘱用药，定期复查原发病。

（张　英）

第十节　肝性脑病

肝性脑病（hepatic encephalopathy，HE）是急、慢性严重肝脏疾病较为常见的并发症之一，是肝脏疾病死亡的主要原因之一。我国肝性脑病的发生率较高，40％的住院肝硬化患者存在轻微型肝性脑病。轻者表现为轻微智力损害，预后主要取决于肝衰竭的程度；病情危重复杂、多变。

肝性脑病指严重肝病和/或门-体分流引起的、以代谢紊乱为基础的中枢神经系统功能失调的综合征，主要临床表现可以从人格改变、行为改变、扑翼样震颤到出现意识障碍、昏迷。肝性脑病常见于终末期肝硬化。如果肝脏功能衰竭和门-体分流得以纠正，则肝性脑病可以逆转，否则易于反复发作。

一、病因及发病机制

（一）病因

大部分肝性脑病是在慢性肝病及各型肝硬化基础上发生的，尤其肝炎后肝硬化活动型最为常见，其他病因包括重症肝炎、暴发性肝衰竭、原发性肝癌、严重胆道感染及妊娠期急性脂肪肝等。

（二）诱因

（1）上消化道出血：出血引起循环血容量降低，胃肠积血，肾小球滤过率下降，氨产生量增加，氨清除量降低，使得血氨水平升高。

（2）感染：自发性腹膜炎、肺部感染、尿路感染多见。感染引起组织分解代谢升高，产氨增多；脱水和/或休克，使肾脏排氨量降低；发热、缺氧使脑组织对氨和其他毒性物质的耐受性下降。

（3）电解质及酸碱平衡紊乱：呕吐、腹泻等引起脱水、低血钾、低血钠、代谢性碱中毒，使得肾排氨量降低，引起肝性脑病。

（4）大量放腹腔积液及过度利尿：大量利尿或放腹腔积液亦可引起碱中毒，导致电解质紊乱而诱发肝性脑病。

（5）进食蛋白质过多：高蛋白饮食，摄取含氮物质过多。

（6）便秘：使肠道来源的氨及其他毒性物质与肠黏膜的接触时间延长，吸收增加。

（7）药物：使用安眠药等镇静类药物。

（8）采用经颈静脉肝内门体静脉分流术（transjugular intrahepatic portosystemic shunt，TIPS）。

二、临床表现

肝性脑病的临床表现因原有肝病的性质、肝细胞损害严重程度及诱因不同而不同。急性肝衰竭所致的肝性脑病可无明显诱因，患者在起病数日内即进入昏迷直至死亡。慢性肝性脑病多是门-体分流性脑病，常见于肝硬化患者和门-腔静脉分流手术后的患者，以慢性反复发作性木僵与昏迷为突出表现，常有诱因，如大量进食蛋白食物、上消化道出血、感染等。肝硬化终末期肝性脑病起病缓慢，反复发作，逐渐转入昏迷至死亡。一般根据意识障碍程度、神经系统体征和脑电图改变，将肝性脑病分为五期。

1.0 期（潜伏期）

0 期又称轻微肝性脑病，患者仅在进行心理或智力测试时表现出轻微异常，无性格、行为异常，无神经系统病理征，脑电图正常。

2.1 期（前驱期）

1 期有轻度性格改变和行为失常，如焦虑、欣快、激动或淡漠、睡眠倒错、健忘等轻度精神异常表现；可有扑翼样震颤，即嘱患者两臂平伸，肘关节固定，手掌向背侧伸展，手指分开时，可见到手向外侧倾斜，掌指关节、腕关节甚至肘与肩关节急促而不规则地扑击样抖动。

3.2 期（昏迷前期）

2 期以意识错乱、睡眠障碍、行为失常为主，如衣冠不整或随地大小便、言语不清、书写障碍及定向力障碍等。此期患者有明显神经系统体征，如腱反射亢进、肌张力升高、踝阵挛及巴宾斯基征阳性等神经体征，扑翼样震颤存在，脑电图表现异常。

4.3 期（昏睡期）

3 期以昏睡和精神错乱为主，患者大部分时间呈昏睡状态，但可唤醒，醒时尚能应答，常有神志不清或幻觉，各种神经体征持续存在或加重，有扑翼样震颤，肌张力增加，腱反射亢进，锥体束征呈阳性，脑电图有异常波形。

5.4 期（昏迷期）

4 期神志完全丧失，不能唤醒。浅昏迷时，对疼痛刺激有反应，腱反射、肌张力亢进，扑翼样震颤无法引出；深昏迷时，各种反射消失，肌张力降低。脑电图明显异常。

三、诊断要点

肝性脑病的主要诊断依据如下。

（1）有严重肝病和/或广泛门-体静脉侧支循环。

（2）出现精神紊乱、昏睡或昏迷，可引出扑翼样震颤。

（3）有肝性脑病的诱因。

(4)反映肝功能的血生化指标明显异常和/或血氨水平升高。

(5)脑电图异常。

(6)依据心理智能测验、诱发电位及临界视觉闪烁频率异常。

(7)头颅 CT 或 MRI 排除脑血管意外及颅内肿瘤等疾病。

四、治疗要点

积极治疗原发肝病,去除肝性脑病的诱因,维护肝脏功能,促进氨代谢清除及调节神经递质是治疗肝性脑病的主要措施。

五、护理要点

1.病情观察

严密监测病情,密切注意肝性脑病的早期征象,例如,患者有无冷漠或欣快、理解力和近期记忆力减退、行为异常(哭泣、叫喊、当众便溺)以及扑翼样震颤。及时发现肝性脑病的诱发因素,如消化道出血、功能性肾功能不全、感染等。观察患者思维及认知的改变,可通过刺激或定期唤醒等方法评估患者意识障碍的程度。监测并记录患者血压、脉搏、呼吸、体温及瞳孔的变化。检测血氨,肝、肾功能,电解质有无异常,若有异常,应及时协助医师进行处理。记录 24 h 液体出入量,维持水、电解质和酸碱平衡。

2.避免各种诱发因素

应协助医师迅速去除本次发病的诱发因素,并注意避免其他诱发因素。

(1)清除肠道内积血,减少氨的吸收:上消化道出血为最常见的诱因,可使肠道产氨增多,故出血停止后可遵医嘱用生理盐水或酸性溶液灌肠,忌用肥皂水,以清除肠道内积血,减少氨的产生。

(2)避免应用镇静催眠药物、麻醉药:当患者狂躁不安或有抽搐时,禁用吗啡、水合氯醛、哌替啶及速效巴比妥类,如果临床确实需要,可遵医嘱用地西泮、氯苯那敏、东莨菪碱等,也只用常量的 $1/3 \sim 1/2$ 量,并减少给药次数。

(3)防止及控制感染:肝硬化失代偿期患者容易并发感染,特别是有大量腹腔积液或曲张静脉出血者。发生感染时,应遵医嘱及时、准确地应用抗生素,以有效控制感染。

(4)避免快速利尿和大量放腹腔积液:防止有效循环血量减少、大量蛋白质丢失及低钾血症,从而加重病情。可在放腹腔积液的同时补充血浆清蛋白。

(5)保持大便通畅,防止便秘:便秘使含氨、胺类和其他有毒物质的粪便与结肠黏膜接触时间延长,增加毒物的吸收,保持大便通畅有利于清除肠内含氮物质。便秘患者可口服或鼻饲 $30 \sim 60$ mL 25% 的硫酸镁导泻,也可用生理盐水或弱酸溶液灌肠。弱酸溶液灌肠可使肠内的 pH 保持在 $5 \sim 6$,有利于血中氨逸出,进入肠腔随粪便排出。忌用肥皂水灌肠,因其可使肝性脑病加重。

(6)禁食或限食者避免发生低血糖:低血糖可使大脑能量减少,致脑内去氨活动停滞,氨毒性增加。

3.药物护理

合理用药,注意用药疗效及不良反应,包括静脉用药、口服用药及灌肠用药。

(1)服用新霉素不宜超过 1 个月,用药期间应监测听力和肾功能,因长期服用新霉素,个别患者可出现听力或肾损害。

(2)乳果糖因在肠内产气较多,易引起腹胀、腹绞痛、恶心、呕吐及电解质紊乱等,应从小剂量开始。

(3)应用谷氨酸钾和谷氨酸钠时,两者比例应根据患者血清钾、钠浓度和病情而定。患者尿少时少用钾剂,有明显腹腔积液和水肿时慎用钠盐。谷氨酸盐为碱性,使用前可先注射3～5 g维生素C,碱血症者不宜使用。

(4)大量输注葡萄糖过程中,必须警惕低钾血症、心力衰竭。

(5)静脉滴注精氨酸时速度不宜过快,以免出现流涎、面色潮红与呕吐等不良反应。

4.饮食护理

(1)给予高热量饮食:应尽量保证热能供应和各种维生素的补充,以糖类为主要食物,如蜂蜜、葡萄糖等,既可以减少组织蛋白质分解产氨,又可促进氨与谷氨酸结合形成谷氨酰胺而降低血氨水平。酌情输注血浆或者清蛋白。保证每天热量供应5～6.7 MJ(1 200～1 600 kcal)。因为在维持正氮平衡热量不够时,蛋白质分解代谢增强,氨基酸生成及产氨过多,从而增加肝性脑病发生的危险。

(2)蛋白质的摄入:肝性脑病对营养的要求,重点不在于限制蛋白质的摄入,而在于保持正氮平衡。大多数肝硬化患者存在营养不良,长时间限制蛋白质饮食会加重营养不良的程度。且负氮平衡会增加骨骼肌的动员,反而可能使血氨水平升高。蛋白质摄入的原则:①急性起病首日内禁食蛋白质,给予葡萄糖保证供应能量,对昏迷者可鼻饲饮食;②慢性肝性脑病患者无禁食必要;③神志清楚后蛋白质摄入量为1～1.5 g/(kg·d);④口服或静脉使用支链氨基酸制剂,可调整芳香族氨基酸(aromatic amino acid,AAA)与支链氨基酸(branched-chain amino acid,BCAA)比值;⑤植物蛋白和奶制品蛋白优于动物蛋白,植物蛋白富含甲硫氨酸,含蛋氨酸、芳香族氨基酸较少,含支链氨基酸较多,且所含非吸收性纤维被肠菌酵解、产酸,有利于氨的排出,维护结肠的正常菌群及酸化肠道。

(3)其他:①不宜用维生素B₆,因其可使多巴在外周神经处转为多巴胺,影响多巴进入脑组织,减少中枢神经系统的正常传导递质;②无腹腔积液者摄入钠3～5 g/d,显著腹腔积液者应限制钠为0.25 g/d;③每天入液总量以不超过2 500 mL为宜,肝硬化腹腔积液患者一般以每天1 000 mL左右为标准控制入液量;④每日脂肪供给50 g左右,脂肪可延缓胃的排空,应尽量少用;⑤对昏迷者可用鼻胃管供食,鼻饲液最好用25%的蔗糖或葡萄糖溶液,或静脉滴注10%的葡萄糖溶液,对长期输液者可经中心静脉给予营养支持,避免快速输注大量葡萄糖溶液,防止产生低钾血症、心力衰竭和脑水肿;⑥出现低钾血症时,要补充氯化钾和含钾多的食物,如浓果汁、香蕉、香菇、黑木耳等,高血钾时避免食用含钾多的食物;⑦应选择食物纤维柔软的饮食,保持粪便通畅可减少肠道毒素的吸收;⑧伴有肝硬化食管胃底静脉曲张的患者,避免刺激性、坚硬、粗糙食物,不宜食用多纤维、油腻食物,应摄入丰富的维生素。

5.活动与休息

尽量安排专人进行护理,患者以卧床休息为主,以利于肝细胞再生、减轻肝脏负担。有腹腔积液时协助患者采用半卧位,下肢水肿严重时协助患者抬高下肢,以利于水肿消退。保持病室环境安静、整洁,床单清洁、平整、无渣屑。注意皮肤护理,预防压疮。对有黄疸及皮肤瘙痒的患者,应注意个人卫生,勤洗澡,勤换内衣。

6.心理护理

患者因病情重、病程长、久治不愈、医疗费高等原因,常出现烦躁、焦虑、悲观等情绪,甚至不配合治疗。因此,应多与患者进行沟通,对患者烦躁、性格异常等表现和行为给予理解,尊重患者的人格,帮助其建立正确面对疾病的良好心态,使其积极配合治疗和护理,解除其顾虑及不安情绪,取得其信任及合作,鼓励其增强战胜疾病的信心。向家属讲解病情发展经过,使其共同参与患者的护理,帮助患者家属制订切实可行的照顾计划,提高家庭的应对能力,提高患者的治愈率。

7. 昏迷患者的护理

保持患者舒适卧位,头偏向一侧,保证患者呼吸道通畅,必要时给予吸氧。做好口腔、眼部的护理,对眼睑闭合不全者可用生理盐水纱布覆盖。对尿潴留者遵医嘱留置导尿管并详细记录尿量、性状、颜色、气味等。可用冰帽降低颅内温度,使脑细胞代谢降低,以保护脑细胞功能。定时翻身,保持床铺干燥、平整,预防压疮发生。同时,注意肢体的被动活动,防止血栓形成和肌肉萎缩。

8. 安全护理

(1)对躁动不安的患者:予以安全保护,加床挡,必要时使用约束带,防止发生坠床及撞伤。

(2)约束带使用护理:应用棉垫包裹后再约束,每 2 h 放松一次,观察肢体皮肤的情况。

(3)对躁狂的患者可用大单在其胸腹部及膝部进行约束,大单宽度和松紧度适宜。

(4)尿失禁或尿潴留患者:可留置导尿管,保持会阴部皮肤干燥和清洁,预防感染,并准确记录小便的颜色及量。

(5)预防压疮:昏迷患者每 2 h 翻身一次,可在两腿之间放软枕,在骨隆突等处给予减压贴加以保护,必要时也可应用防压疮气垫床。

(6)防伤害:防止意识不清的患者自行将管路拔出,防止用针头自伤或伤害他人。

9. 健康指导

加强对患者及其家属有关肝性脑病的知识教育。指导其认识及避免肝性脑病的各种诱发因素,戒除烟、酒,避免各种感染,保持排便通畅。指导家属给予患者精神支持和生活上的照顾。帮助患者树立信心。指导家属学会观察患者的病情变化,特别是性格行为、思维过程、睡眠、智力等的改变,做到早发现、早治疗。

(张 英)

第十一节 不稳定型心绞痛(UA)和非 ST 段抬高型心肌梗死(NSTEMI)

急性冠脉综合征(acute coronary syndrome,ACS)是一组由冠状动脉粥样硬化斑块破裂、血栓形成或血管持续痉挛而引起急性或亚急性心肌缺血和/或坏死的临床综合征,主要包括不稳定型心绞痛(unstable angina,UA)、非 ST 段抬高型心肌梗死(non-ST-segment elevation myocardial infarction,NSTEMI)和 ST 段抬高型心肌梗死(ST-segment elevation myocardial infarction,STEMI)。近年来又将前两者合称为非 ST 段抬高型 ACS,约占 3/4,若不及时治疗,可能进展成 STEMI;后者称为 ST 段抬高型 ACS,在 ACS 患者中 1/4～1/3 为急性心肌梗死(acute myocardial infarction,AMI)。根据中国心血管病报告,AMI 的发病率和病死率呈逐年上升趋势。急性冠脉综合征的常见诱发因素如下:①气温骤然变化或过度寒冷;②情绪激动或紧张;③血压剧烈变化;④突然发生快速型或严重过缓型心律失常;⑤休息或睡眠不足;⑥严重创伤或疼痛;⑦甲亢;⑧手术或麻醉影响;⑨某些药物影响。

UA/NSTEMI 是冠状动脉粥样斑块破裂或糜烂,伴有不同程度的表面血栓形成、血管痉挛及远端血管栓塞所导致的一组临床症状,合称为非 ST 段抬高型急性冠脉综合征。UA 没有 STEMI 的特征性心电图动态演变的临床特点,根据临床表现可分为以下三种。

一、病因及发病机制

本病的基本病因是冠状动脉粥样硬化。UA/NSTEMI 的病理特征为不稳定粥样硬化斑块破裂、糜烂、侵蚀使血管内皮下胶原组织暴露,继而发生血小板聚集,并发血栓形成、冠状动脉痉挛收缩。冠状动脉内存在粥样硬化斑块是引起 ACS 的直接原因。损伤较轻时形成的血栓为闭塞性的,以血小板为主的"白色血栓",此类的冠状动脉血流为不完全阻塞,部分血流冲击栓塞末梢的小动脉则表现为 UA 或 NSTEMI。微血管栓塞导致急性或亚急性心肌供氧的减少和缺血加重。其中 NSTEMI 常因心肌严重的持续性缺血导致心肌坏死,病理上出现灶性或心内膜下心肌梗死。

二、临床表现

以发作性心前区疼痛为主要临床表现,其疼痛的部位、性质及稳定性与心绞痛相似,但具有以下特点。

1.症状及体征

(1)症状:UA 胸部不适的部位及性质与典型的稳定型心绞痛相似,但程度更剧烈,持续时间更长,可达数十分钟;疼痛部位主要在胸骨体后,可波及心前区,发作时放射至附近的或新的部位。UA 的临床表现具有以下特点:①静息或夜间心绞痛,常持续 20 min 以上;②原有稳定型心绞痛,在 1 个月内疼痛发作的频率增加,程度加重,时限延长,诱因发生改变;③1 个月内新发生的较轻负荷所诱发的心绞痛,发作时可伴有新的相关症状,如出汗、恶心、呕吐、心悸或呼吸困难等;④休息状态下发作心绞痛或较轻微活动即可诱发,发作时有一过性 ST 段(抬高或压低)和 T 波(低平或倒置)的改变;⑤常规休息或含服硝酸甘油只能暂时甚至不能完全缓解症状。

(2)体征:①胸痛发作时可出现面色苍白、皮肤湿冷;②心脏听诊可听到一过性第三或第四心音,以及二尖瓣反流引起的一过性收缩期杂音。

2.分级及分层

UA/NSTEMI 患者的临床表现严重程度不一,为选择个体化的治疗方案,必须尽早进行危险分层。

(1)根据心绞痛的特点和基础病因,对 UA 进行 Braunwald 分级。

(2)根据病史、疼痛特点、临床表现、心电图及心脏标志物等进行详细的危险分层。

三、实验室及其他检查

1.心电图

大多数患者胸痛发作时有一过性 ST 段(抬高或压低)和 T 波(低平或倒置)改变,其中 ST

段动态改变(不低于 0.1 mV)时,可能会发生急性心肌梗死或猝死;极少数心电图表现为 U 波的倒置。

2.心电监护

连续的心电监护可发现无症状或心绞痛发作时的 ST 段改变。连续 24 h 心电监护发现 85%～90%的心肌缺血可不伴有心绞痛症状。

3.冠状动脉造影和其他检查

冠状动脉造影能提供详细的血管相关信息,可明确诊断、指导治疗并评价预后;冠脉内超声显像和光学相干断层显像可准确提供斑块分布、性质、大小和有无斑块破溃及血栓形成等更准确的腔内影像信息。

4.心脏标志物检查

在症状发生后的 24 h 内,肌钙蛋白等峰值超过正常对照值的99 个百分位考虑 NSTEMI 的诊断。

四、治疗要点

1.治疗原则

UA/NSTEMI 是严重的、具有潜在危险的疾病,其治疗主要有两个目的:即刻缓解缺血和预防严重不良反应后果(死亡、心肌梗死或再梗)。

2.一般处理

(1)休息:嘱患者立即卧床休息,满足其生活需求;安慰患者,消除其紧张情绪和顾虑,保持环境安静,温、湿度适宜。病情稳定或血运重建后可循序渐进地活动。

(2)心电监测:立即将 UA/NSTEMI 患者收住冠心病监护病房(coronary care unit,CCU),持续心电监测 24 h,连续的心电监测可发现无症状或心绞痛发作时的 ST 段改变。严密观察血压、心率、呼吸及心律的变化,必要时重复监测心肌标志物。

(3)氧疗:应给予有明显的低氧血症或呼吸困难、发绀的患者吸氧,监测血氧饱和度(SaO$_2$),维持 SaO$_2$>90%。同时积极处理可能引起心肌耗氧量增加的疾病,如感染、发热、贫血、甲状腺功能亢进、低血压、心力衰竭、快速心律失常和严重的缓慢性心律失常等。

3.药物治疗

(1)抗心肌缺血治疗:主要目的是减少心肌耗氧量(减慢心率、降低血压或减弱左心室收缩力)或扩张冠状动脉,缓解心绞痛发作。①硝酸酯类药物:可扩张静脉,降低心脏前负荷及心肌耗氧量,改善左心室局部和整体功能,也可扩张正常的和粥样硬化的冠状动脉,缓解心肌缺血;②β受体阻滞剂:主要作用于心肌的β受体而降低心肌耗氧量,减少心肌缺血反复发作及心肌梗死的发生,对改善近、远期预后均有重要作用;③钙通道阻滞剂:可有效减轻心绞痛的症状,可作为治疗持续性心肌缺血的次选药物,钙通道阻滞剂为血管痉挛性心绞痛的首选药物。

(2)抗血小板治疗:是 ACS 患者和行经皮冠状动脉介入(percutaneous coronary intervention,PCI)治疗的基石。阿司匹林、氯吡格雷、替格瑞洛及替罗非班是我国目前较为常用的抗血小板药物。口服阿司匹林(负荷量 150～300 mg,维持治疗剂量75～100 mg/d),长期使用;口服替格瑞洛(负荷剂量 180 mg 后,每日维持剂量每次90 mg,每日2 次),维持 12 个月,或口服氯吡格雷(300 mg 负荷剂量后,每日维持剂量75 mg/d),维持 12 个月。替格瑞洛可直接与P2Y12ADP 受体可逆性结合,以抑制二磷酸腺苷(adenosine diphosphate,ADP)介导的血小板活化和聚集,在停药后血液中的血小板功能也随之快速恢复。需早期行 PCI 治疗的非 ST 段抬高急性冠脉综合征(non-ST-elevation acute coronary syndromes,NSTE-ACS)患者首选替格瑞洛,次选氯吡格雷。

(3)抗凝治疗:若无禁忌,所有患者均应在抗血小板的基础上常规接受抗凝治疗,并根据治疗策略及缺血、出血事件风险选择不同药物。常用的抗凝药物包括普通肝素、低分子量肝素、磺达肝癸钠和比伐卢定。①普通肝素对富含血小板的白色血栓作用较小,肝素与血浆蛋白结合而受影响,且存在发生肝素诱导的血小板减少症的可能,使用过程中需监测血小板计数;②低分子量肝素可以根据体重和肾功能调节剂量,皮下应用不需要实验室监测,较普通肝素疗效更好、更方便,且诱导血小板减少症发生率更低;③磺达肝癸钠用于 UA/NSTEMI 患者的抗凝治疗能有效减少心血管事件,并能大大降低出血风险;④比伐卢定是直接抗凝血酶抑制剂,可预防接触性血栓形成,作用可逆而短暂,出血事件的发生率更低,主要用于 UA/NSTEMI 患者 PCI 术中抗凝。

(4)调脂治疗:无论基线血脂水平,UA/NSTEMI 患者均应尽早(24 h 内)使用他汀类药物。远期应用具有抗感染和稳定斑块的作用,能降低冠状动脉疾病的死亡率和心肌梗死的发生率。

(5)ACEI 或 ARB:UA/NSTEMI 患者长期应用 ACEI 能降低血管意外事件的发生率,如果不存在低血压或其他已知的禁忌证,应在第一个 24 h 内口服 ACEI,不能耐受者可用 ARB 替代。

4.冠状动脉血运重建术

(1)经皮冠状动脉介入(PCI)治疗:目前对 UA/NSTEMI 有"早期保守治疗"和"早期侵入治疗"两种治疗策略。根据早期保守治疗策略,冠状动脉造影适用于强化药物治疗后仍有心绞痛反复或负荷试验阳性的患者。根据 UA/NSTEMI 患者危险分层决定是否行早期侵入性治疗。对于保守治疗效果不理想者,在有条件的医院可行冠状动脉介入治疗。早期侵入性治疗的策略为急诊(2 h 内)、早期(24 h 内)及 72 h 内。对于低危患者不建议常规行侵入性诊断和治疗,可根据负荷试验的结果选择治疗方案。

(2)冠状动脉旁路移植术(coronary artery bypass graft,CABG):适用于复杂的冠心病患者,尤其是左主干病变、多支血管病变合并心功能不全和糖尿病的患者。

五、护理要点

1.一般护理

(1)休息与活动:患者应卧床休息12~24 h,满足患者的基本生活需要,并根据患者的病情进行早期康复指导。①评估进行康复训练的适应证:过去 8 h 内没有新的或再发胸痛,肌钙蛋白水平未进一步升高,没有出现新的心力衰竭代偿先兆(静息呼吸困难伴湿啰音),过去 8 h 内无新的明显的心律失常或心电图改变,静息心率50~100 次/分钟,静息血压12~20/8~13.3 kPa(90~150/60~100 mmHg),血氧饱和度>95%。②解释合理运动的重要性:目前主张早期运动,实现早期康复。向患者讲明活动耐力恢复是一个循序渐进的过程,既不能操之过急、过早或过度活动,也不能因担心病情而不敢活动。急性期卧床休息可减轻心脏负荷,减少心肌耗氧量,缩小梗死范围,有利于心功能的恢复。病情稳定后应逐渐增加活动量,可促进侧支循环的形成,提高活动耐力。适宜的运动能降低血中胆固醇浓度和血小板聚集率,减缓动脉硬化和血栓形成,避免再发 AMI,也能辅助调整 AMI 后患者的情绪,改善睡眠和饮食,增强其康复信心,提高生活质量,延长存活时间。③制订个体化运动处方:推荐住院期间四步早期运动和日常生活指导计划。

A 级:上午取仰卧位,双腿分别做直腿抬高运动,抬腿高度为 30°,双臂向头侧抬高,深吸气,放下慢呼气,每次 5 组;下午床旁坐位或站立 5 min。

B 级:上午床旁站立 5 min,下午床旁行走 5 min。

C 级:床旁行走 10 分钟/次,每日 2 次。

D 级:病室内活动,10 分钟/次,每日 2 次。

(2)饮食护理:常规给予低盐、低脂、高蛋白、易消化饮食。最初 2~3 d 给予流质饮食,随后根据症状改善情况逐渐增加为半流食,宜少食多餐。

(3)保持大便通畅:养成良好的排便习惯,嘱患者排便时勿用力,多食粗纤维食物,促进肠蠕动,必要时遵医嘱给予缓泻剂。

2. 病情观察

遵医嘱给予心电、血压监测:①观察疼痛的性质、部位及持续时间;②观察患者心率、心律、血压、血氧饱和度的变化,并观察电极片粘贴部位是否过敏,如果有需要及时更换,准确、客观地记录各项指标数据,如果有变化及时通知医师,协助医师处理;③准确记录出入量,量出而入;④保持液体通路畅通,确保准确输注药液,并及时观察穿刺部位,防止静脉炎的发生。

3. 用药护理

(1)使用抗心肌缺血药物。①应用硝酸甘油时,遵医嘱正确用药;静脉应用时,使用输液泵严格控制输注速度,以防低血压发生,告知患者及其家属勿擅自调节滴速;观察胸痛症状是否改善及有无面部潮红、头部胀痛、头晕、心动过速、心悸等不良反应。②应用 β 受体阻滞剂时,应严密观察患者心率、心律、血压的变化,嘱患者活动时动作缓慢。

(2)使用抗血小板和抗凝药物。①应饭前用适量水送服阿司匹林肠溶片,观察有无恶心、呕吐、上腹部不适或疼痛等胃肠道反应,是否有皮疹、皮肤黏膜出血等不良反应。②应用低分子量肝素时,合理选择部位,注射时分散患者的注意力;避免食用过硬、刺激性的食物,观察口腔黏膜、皮肤、消化道等部位有无出血,如果发生,应及时通知医师,协助处理。③对应用他汀类药物的患者,密切观察有无胃肠道不适、头痛、皮疹、头晕、视觉模糊和味觉障碍等不良反应。④对应用吗啡的患者,应观察有无呼吸抑制,以及使用后疼痛程度改善的情况。

4. 心理护理

因胸痛反复发作,患者产生紧张、焦虑等不良情绪,护士应多理解、安慰、关心、体贴患者,并向患者讲解疾病知识,同时多与患者及其家属沟通,介绍情绪激动和不良心理刺激对病情不利,强调治疗的正面效果,取得患者的配合,提高依从性,建立起战胜疾病的信心。

5. 健康指导

(1)饮食指导:指导患者合理膳食、控制体重,饮食原则为低盐、低脂、低胆固醇,增加膳食纤维和维生素,限制动物脂肪及高胆固醇的食物,少食多餐,避免暴饮暴食,控制体重,戒烟、戒酒,以减轻心脑负担。

(2)休息与活动:告知患者心绞痛发作时安静卧床休息,缓解期指导患者适当运动,应以有氧运动为主,如散步、打太极拳、骑车、游泳等,避免过度劳累。运动前做好准备工作并备好硝酸甘油,如果有不适,应立即停止运动,必要时及时就医。生活作息规律,保证充足的睡眠。养成良好的排便习惯,多食粗纤维,保持大便通畅,避免过度用力而加重心脏负荷。

(3)用药指导:指导患者出院后遵医嘱服药,不擅自增减药量或停药,教会患者掌握药物常见不良反应,使患者可以做好药物不良反应的自我检测,如果发生,及时就医。外出时随身携带硝酸甘油以备急需,硝酸甘油见光易分解,应放在棕色瓶内,存放于干燥处,以免潮解失效。

(4)改变生活方式:指导患者改变不良生活方式,避免诱发因素,告知患者保持良好的生活习惯,避免过度劳累、情绪激动、饱餐、寒冷刺激等因素。

(5)病情监测指导:教会患者及其家属心绞痛发作时缓解胸痛的方法,胸痛发作时应立即停止活动或舌下含服硝酸甘油,如果含服硝酸甘油后胸痛不能缓解,或心绞痛发作比以往频繁,程度加重,疼痛时间延长,应及时就医。定期复查心电图、血压、血脂、肝功能等。

(张 英)

第十二节 ST段抬高型心肌梗死

ST段抬高型心肌梗死(STEMI)是指急性心肌的缺血性坏死,系在冠状动脉病变的基础上发生冠状动脉供血急剧减少或中断,使相应的心肌严重而持久地急性缺血导致心肌坏死。血清心肌标志物(主要是肌钙蛋白)水平升高(至少超过正常值的99个百分位),并伴有以下一项临床指标:①有缺血性胸痛的临床病史;②心电图动态演变;③心肌缺血血清标志物浓度动态改变。

一、病因及发病机制

STEMI多发生在冠状动脉粥样硬化狭窄的基础上。某些诱因致使冠状动脉粥样斑块破裂,造成一支或多支血管狭窄和心肌严重供血不足,导致心肌严重而持久的急性缺血达20~30 min,即可以发生AMI。当损伤严重时,则在血小板血栓的基础上形成纤维蛋白为主的闭塞性血栓,即"红色血栓",冠状动脉血流可完全中断,心电图表现为ST段抬高。冠状动脉被完全或几乎完全阻塞,但伴有体内早期自动溶栓或伴有充分的侧支循环形成时,引起非Q波型心肌梗死,反之则引起Q波型心肌梗死。ACS患者通常存在多部位斑块破裂,因此可使多种炎症、血栓形成及凝血系统激活的标志物水平升高。

粥样斑块破溃出血及血栓形成的诱发因素:①晨起6时至12时交感神经活动增加,机体应激反应增强,心肌收缩力、心率、血压升高,冠状动脉张力升高;②暴饮暴食,特别是进食大量含高脂肪、高热量的食物后,血脂水平升高,导致血黏稠度增加,血小板聚集性升高;③过度重体力活动、连续紧张劳累、情绪过分激动、血压急剧升高以及便秘等使左心室负荷加重;④休克、脱水、出血、外科手术或严重的心律失常,使心排血量骤降,冠状动脉血流量减少。

二、临床表现

1.先兆

(1)50%~81.2%的患者,在起病前数天有乏力、胸部不适,活动时心悸、气急、烦躁、心绞痛等前驱症状,以新发生的心绞痛或原有心绞痛加重最为突出。

(2)心绞痛的发作较以往频繁,较剧烈,持续时间较长,硝酸甘油疗效差,诱发因素不明显。

2.症状

(1)疼痛:是最先出现的症状,多发生于清晨,突然发作剧烈而持久的胸骨后或心前区压榨性疼痛,疼痛的部位与性质和心绞痛相同,发作较频繁,程度较剧烈,持续时间长,休息和含服硝酸甘油不能缓解,常伴有烦躁不安、出汗、恐惧或濒死感。部分患者的疼痛位于上腹部,被误认为是胃穿孔、急性胰腺炎等急腹症;部分患者疼痛放射至下颌、颈部、背部上方,有时被认为是骨关节痛;少数患者表现颈部、下颌、咽部及牙齿疼痛,易误诊。少数患者无疼痛,一开始即表现为休克或急性心力衰竭。

(2)全身症状:主要是发热,伴有心动过速、白细胞增多和红细胞沉降率增快等。一般情况下,全身症状在疼痛发生后24~48 h出现,体温一般在38 ℃左右,很少达到39 ℃,持续约1周。

(3)胃肠道症状:表现恶心、呕吐、上腹胀痛,肠胀气可常见,重症者可发生呃逆,下壁心肌梗死患者更常见。

(4)心律失常:见于75%~95%的患者,在发病24 h内最多见,以室性心律失常最多,前壁心肌梗死易发生室性心律失常,下壁心肌梗死易发生心率减慢、房室传导阻滞。室颤出现在急性心肌梗死早期,是入院前主要的死亡原因。

(5)低血压、休克:少数患者以低血压或休克为首要表现,急性心肌梗死时由于剧烈疼痛、恶心、呕吐、出汗、血容量不足、心律失常等可引起低血压,大面积心肌梗死(梗死面积大于40%)时心排血量急剧减少,可引起心源性休克,收缩压低于10.7 kPa(80 mmHg),表现为面色苍白、皮肤湿冷、脉细而快、尿量减少(低于20 mL/h)、烦躁不安或神志淡漠,甚至昏厥。

(6)心力衰竭:主要是急性左心衰竭,在起病的最初几小时内易发生,也可在发病数日后发生,或在疼痛、休克好转阶段出现,为梗死后心脏舒缩力显著减弱或不协调所致,表现为呼吸困难、咳嗽、发绀、烦躁等症状。

STEMI时,重度左心衰竭或肺水肿与心源性休克同样是左心排血功能障碍所引起,两者可以不同程度地合并存在,常统称为心脏泵功能衰竭或泵衰竭。根据有无心力衰竭表现及其相应的血流动力学改变程度,按照Killip分级将急性心肌梗死后心功能分为四级:一级,无心力衰竭征象,但肺毛细血管嵌压可升高;二级,轻至中度的心力衰竭,肺啰音出现范围小于两肺野的50%,可出现第三心音奔马律,持续性窦性心动过速和其他的心律失常,静脉压升高,有肺淤血的X线表现;三级,重度的心力衰竭,出现急性肺水肿,肺啰音出现的范围大于两肺的50%;四级,出现心源性休克,收缩压小于12 kPa(90 mmHg),尿少于每小时20 mL,皮肤湿冷发绀,呼吸加速,满肺的湿啰音。

3.体征

(1)心脏:心率多增快;心尖区第一心音减弱,可出现奔马律。可有各种心律失常。

(2)血压:起病前有高血压者,心肌梗死后血压可降至正常水平,可能不再恢复到心肌梗死前的水平。

4.并发症

并发症包括乳头肌功能失调或断裂、心脏破裂、栓塞、心室壁瘤、心肌梗死后综合征。

三、实验室和其他检查

1.心电图

特征性改变为新出现Q波、ST段抬高和ST-T动态演变。

2.心肌酶学的改变

心肌坏死血清生物标志物升高水平与心肌坏死范围及预后明显相关。其中肌酸激酶同工酶(creatine kinase-MB,CK-MB)水平升高程度能较准确地反映心肌坏死范围,其高峰出现有助于判断溶栓治疗是否成功。

3.其他

白细胞数增多,中性粒细胞数增多,嗜酸性粒细胞数减少或消失,红细胞沉降率增快,C反应蛋白水平升高均可持续1～3周。

四、治疗要点

对于STEMI患者,强调早发现、早入院治疗,加强入院前的就地处理,并尽量缩短患者就诊、处置、转运等延误的时间。治疗原则为尽快恢复心肌的血液灌注(到达医院后10 min内开始溶栓或90 min内开始介入治疗)以挽救濒死的心肌,防止心肌梗死面积扩大,缩小心肌缺血范围,保护和维持心脏功能;及时处理严重心律失常、泵衰竭等并发症,防止猝死,注重二级预防。

五、护理要点

(一)一般护理

1.休息与活动

患者入院后立即入住CCU,发病12 h内绝对卧床休息。限制探视,保持环境安静。

2.氧疗

对有呼吸困难或血氧饱和度降低者,可间断或持续通过鼻导管、面罩吸氧。

3.病情观察

(1)心电监测:及时发现心率及心律变化,在AMI溶栓治疗后24 h内易发生再灌注性心律失常,特别是在溶栓治疗即刻至溶栓后2 h应设专人床旁心电监测。发现频发室性期前收缩、成对出现或呈非持续性室速、多源性或R-on-T现象的室性期前收缩及严重的房室传导阻滞时,应立即通知医师,遵医嘱使用利多卡因等药物,警惕室颤或心搏骤停、心脏性猝死的发生。

(2)监测电解质和酸碱平衡状况:电解质紊乱或酸碱平衡失调时更容易并发心律失常。

(3)动态观察患者的血压是否下降,一旦发现立即通知医师,遵医嘱及时给予升压、补液等处理。

(4)严密观察患者有无呼吸困难、咳嗽、咳痰、少尿等急性左心衰竭表现,必须做好血流动力学监测,如果发现,立即按急性左心衰竭进行护理。

(5)密切关注患者的疼痛有无缓解、用药效果等,及时记录各项指标,如果有变化及时通知医师。

4.静脉通路及出入量管理

立即建立静脉通路,及时遵医嘱用药,保证输液通路通畅,观察输液速度,确保准确输注药液,并准确记录液体出入量,防止液体过多增加心脏负荷。观察用药后反应以及留置针穿刺部位,预防药物不良反应、静脉炎及药物渗出。

5.饮食护理

起病后4～12 h给予流食,以减轻胃扩张。随后病情稳定后过渡到流食或普食,宜进低盐、低脂、低胆固醇、高维生素、清淡、易消化的饮食,少食多餐。患者病情允许时告知其治疗饮食的目的和作用。

6. 保持大便通畅

及时增加富含纤维素的水果、蔬菜的摄入,按摩腹部以促进肠蠕动;必要时遵医嘱使用缓泻剂;嘱患者排便勿用力。

7. 心理护理

急性 STEMI 患者的胸痛程度极度剧烈,有时可有濒死感,患者常表现出紧张不安、焦虑、惊恐,应耐心倾听患者主诉,向患者解释使用各种仪器、监测设备的重要性及必要性,取得患者的配合,及时协助医师处理问题并安慰患者以减轻患者的心理压力。

(二)经皮冠状动脉介入(PCI)治疗护理

1. 术前护理

(1)向患者及其家属介绍介入治疗的目的和方法、手术的简单过程等。

(2)指导并协助患者完成必要的实验室检查。

(3)备皮:①经股动脉穿刺备皮范围为上至平脐,下至大腿中外三分之一,两侧至腋中线,包括会阴部,应双侧备皮;②桡动脉穿刺的备皮范围是双侧手掌至腕关节上 10 cm 处,汗毛稀疏者可不备皮。

(4)碘过敏试验:可静脉注射或用结膜试验法。

(5)术前口服抗血小板聚集药物:①择期 PCI 者于手术前一天晚饭后开始口服肠溶阿司匹林和替格瑞洛或氯吡格雷;②对于行急诊 PCI 或术前 6 h 内给药者,遵医嘱服用负荷剂量的替格瑞洛或氯吡格雷。

(6)检测活化部分凝血活酶时间(APTT),便于术后对照。

(7)遵医嘱术前 30 min 肌内注射 10 mg 地西泮。

2. 术后护理

(1)术后入 CCU,给予心电监护 24~48 h。密切观察生命体征及病情变化;严密观察有无心律失常、心肌缺血、心肌梗死等急性期并发症,并准确记录。

(2)将 12 导联心电图与术前心电图对比,有特殊症状时及时复查。

(3)经股动脉穿刺行 PCI 治疗的患者因术中使用肝素,术后保留鞘管,在拔除鞘管之前检测 APTT。若 APTT 降低到正常值的 1.5~2.0 倍范围内,可拔除鞘管;局部压迫穿刺点 30 min,如果穿刺点无活动性出血,再进行制动并加压包扎;用 1 kg 沙袋压迫穿刺点 6~8 h,制动 24 h 可正常活动;期间注意观察足背动脉搏动情况、皮肤色泽及温度。

(4)对经桡动脉穿刺者术后可立即拔除鞘管,用弹力绷带加压包扎,指导患者用力握拳、伸开,重复活动,促进末梢血液回流,注意手指、手掌皮肤的颜色、温度。

(5)术后鼓励患者多饮水,饮水量在 1 500~2 000 mL,以加速造影剂的排泄;观察、记录尿量,使术后 4~6 h 内尿量多于 800 mL。

(6)指导患者合理饮食,少食多餐,避免过饱;保持大便通畅;卧床期间加强生活护理,满足患者的生活需要。

(7)做好心理护理,帮助患者消除焦虑、恐惧心理,树立战胜疾病的信心。对精神过度紧张者,可遵医嘱使用镇静剂。

(8)抗凝治疗护理:术后常规皮下注射低分子量肝素,注意观察有无出血倾向,如伤口渗血、牙龈出血、鼻出血、血尿、血便、呕血等。

(9)应注意术后负性效应的观察与护理,如腰酸、腹胀、穿刺血管损伤的并发症、尿潴留、低血压、造影剂反应等。

3.并发症护理

(1)猝死:应严密进行心电监测,以及时发现心率及心律变化。应警惕室颤、心搏骤停、心脏性猝死的发生,如果有异常,需立即通知医师并协助处理,备好急救药物及抢救设备。

(2)心力衰竭:AMI 患者在急性期由于受心肌梗死对心功能的影响可发生心力衰竭,特别是急性左心衰竭。应严密观察患者有无呼吸困难、咳嗽、咳痰、少尿、低血压、心率增快等,严格记录液体出入量。嘱患者避免情绪激动、饱餐、用力排便。发生心力衰竭时,需立即通知医师并协助处理。

(3)心律失常:应密切观察心电监护变化,如果有心律失常,及时通知医师,遵医嘱给予相应处理,并严密观察患者的心电图变化,以免进展为严重心律失常甚至猝死。

(4)心源性休克:密切观察患者的生命体征变化、血流动力学监测指标,及时记录相关指标,如果有病情变化,及时通知医师,并遵医嘱给予补液治疗及血管活性药物,并观察给药后效果、患者尿量、血气指标等变化。

4.健康指导

(1)疾病知识指导:向患者讲解疾病特点,坚持做好危险因素控制。危险因素如下:①心肌梗死的易发人群多数有高血压、心绞痛病史,其次是吸烟、肥胖、有糖尿病、缺乏体力活动的人群;②发病与秋、冬季的季节变化、寒冷气候、气温变化的刺激有关;③大多数患者发病时无明显诱因,可在安静与睡眠状态发病,但部分患者于剧烈体力劳动、精神紧张、饱餐之后、用力排便时易发病。

(2)饮食及运动指导:①合理膳食,低热量、低脂、低胆固醇、低盐饮食,多食蔬菜、水果和粗纤维食物,避免暴饮暴食,并注意少食多餐;②戒烟、戒酒;③适量运动。

(3)心理指导:充分理解患者,指导患者保持乐观、平和的心态,正确对待自己的病情。告诉家属对患者要积极配合和支持,并创造一个良好的身心休养环境,生活中避免对其施加压力;当患者出现紧张、焦虑或烦躁等不良情绪时,应予以理解并设法进行疏导,必要时争取患者工作单位领导和同事的支持。

(4)康复指导:康复运动前应进行医学评估与运动评估,确定康复运动的指征。根据患者心肺运动能力的评估结果,与患者一起制订个体化运动处方,指导患者出院后的运动康复训练。患者康复分为住院期间康复、门诊康复和家庭持续康复三个阶段。①运动原则:有序、有度、有恒;②运动形式:以行走、慢跑、简化太极拳、游泳等有氧运动为主,可联合静力训练和负重等抗阻运动;③运动强度:根据个体心肺功能,循序渐进,一般选择最大心率的 70%～85% 控制运动强度。其他确定运动强度的方法包括心率储备法、自我感知劳累程度分级法(Borg 评分)等;④持续时间:初始每次是 6～10 min,含各 1 min 左右的热身活动和整理活动,随着患者对运动的适应和心功能的改善,可逐渐延长运动持续时间至每次30～60 min;⑤运动频率:有氧运动每周 3～5 d,最好每天运动;抗阻运动、柔韧性运动每周2 d或 3 d,至少间隔 1 d。无并发症的患者,AMI 后 6～8 周可恢复性生活。性生活应适度,若性生活后出现心率、呼吸增快持续 20～30 min,感到胸痛、心悸持续 15 min 或疲惫等情况,应节制性生活。经 2～4 个月的体力活动锻炼后,酌情恢复部分或轻工作,以后部分患者可恢复全天工作,但要避免过劳或过度紧张。

(5)用药指导：急性心肌梗死后患者往往用药依从性低，要采取形式多样的健康教育途径，健康教育时应强调药物治疗的必要性，指导患者按医嘱服药，告知药物的用法、作用和不良反应，并教会患者定时测脉搏、血压，发护嘱卡或个人用药手册，定期电话随访，使患者"知、信、行"统一，做到不断自我校正，提高用药依从性。若胸痛发作频繁、程度较重、时间较长，服用硝酸酯制剂疗效较差，提示急性心血管事件，应及时就医。

(6)照护者指导：发生心肌梗死后必须做好二级预防，以预防心肌梗死再发。教会家属心肺复苏的基本技术以备急用，并嘱患者定期复查。

(7)随访：患者术后立即制订随访计划，并发放随访手册，从术后第1天开始算起1个月、3个月、6个月、12个月定期来院随访。

（张　英）

第十三节　急性心力衰竭

心力衰竭(heart failure,HF)是各种心脏结构或功能异常导致心室充盈和/或射血功能受损，心排血量不能满足机体组织代谢需要，以肺循环和/或体循环淤血，器官、组织血液灌注不足为临床表现的一组综合征，主要表现为呼吸困难、体力活动受限以及液体潴留。急性心力衰竭(acute heart failure,AHF)是指心力衰竭急性发作和/或加重的一种临床综合征，既可以是急性起病，也可以表现为慢性心力衰竭急性失代偿，其中后者更为多见，占70%～80%。AHF常起病急、预后差，是临床上常见的急、危重症之一，需重点关注。

急性心力衰竭是指心脏因某种突发原因在短期内发生心肌收缩力明显降低和/或心室负荷突然增加，导致心排血量急剧下降、体循环或肺循环急性淤血和组织灌注不足的临床综合征。临床上以急性左心衰竭较为常见，本节将重点介绍。

一、分类

（一）临床分类

急性心力衰竭按发生的部位可分为急性左心衰竭和急性右心衰竭。

(1)急性左心衰竭：指急性发作或加重的左心功能异常所致的心肌收缩力明显降低、心排血量骤降，引起肺循环充血，组织器官灌注不足，甚至心源性休克的一种临床综合征。

(2)急性右心衰竭：指右心室心肌收缩力急剧下降或右心室的前后负荷突然加重，引起的右心排血量急剧降低的临床综合征，以体循环淤血为主要表现。

（二）严重程度分级

使用 Killip 分级法将急性心力衰竭按严重程度分为Ⅰ～Ⅳ级。Killip 分级法适用于评价急性心肌梗死时心力衰竭的严重程度。

（三）临床分型

根据肺部有无淤血和外周组织器官低灌注的临床表现，将 AHF 分为四型：暖而干型，指无急性心力衰竭；暖而湿型，指单纯急性左心衰竭，无外周循环障碍和重要器官灌注不良；冷而干型,此型较少见,在有大量心包积液或心脏压塞,以及伴急性右心衰竭时可出现;冷而湿型,兼有左心衰竭和外周循环障碍及重要器官灌注不良,可伴有持续性低血压,甚至心源性休克。

二、病因及发病机制

(一)病因

急性心力衰竭的常见病因包括慢性心力衰竭急性失代偿、急性冠脉综合征、高血压急症、急性心瓣膜功能障碍、急性重症心肌炎、围生期心肌病、严重心律失常以及感染等。

(二)发病机制

心脏收缩力突然严重减弱,或左心室瓣膜急性反流,心排血量急剧下降,左心室舒张末压迅速升高,肺静脉回流不畅,导致肺静脉压快速升高,肺毛细血管压随之升高,使血管内液体渗入肺间质和肺泡内,形成急性肺水肿。肺水肿早期可因交感神经激活,有血压升高表现,但随着病情发展,血压将逐步下降。

三、临床表现

(一)症状

患者突发严重呼吸困难,呼吸频率可达每分钟30～50次,端坐呼吸,烦躁不安,频繁咳嗽,咳粉红色泡沫样痰。

(二)体征

患者面色灰白或发绀、大汗、皮肤湿冷。肺水肿早期血压可一过性升高,如果病情未缓解,血压可持续下降直至休克。听诊两肺布满湿啰音和哮鸣音,心尖部第一心音减弱,心率快,同时有舒张期奔马律,肺动脉瓣第二心音亢进。极重者可因脑缺氧而神志模糊。心源性休克时出现持续性低血压,收缩压下降至12 kPa(90 mmHg)以下,持续30 min以上,尿量减少,意识障碍。

(三)辅助检查

胸部X线片可显示肺门血管影模糊、蝶形肺门、弥散性肺内大片阴影(重者)等肺淤血症。对重症患者可采用漂浮导管行床旁血流动力学监测,肺毛细血管楔压随病情加重而升高,心排血则相反。

四、诊断要点

根据典型症状和体征,如突发极度呼吸困难、咳粉红色泡沫样痰等,结合容量状态、循环灌注状态、发病的诱因等情况做出诊断。疑似患者可检查BNP/NT-proBNP进行鉴别。

五、治疗要点

AHF早期急诊抢救阶段以迅速稳定血流动力学状态、纠正低氧、改善症状、维护重要器官灌注和功能、预防血栓栓塞为主要治疗目标;后续阶段应进一步明确心力衰竭的病因和诱因,给予相应处理,控制症状和淤血并优化血压,制订随访计划,改善远期预后。

(一)一般处理

1.体位

取半卧位或端坐位,双腿下垂,以减少静脉回流。

2.氧疗

氧疗适用于呼吸困难明显伴低氧血症($SaO_2 < 90\%$或$PaO_2 < 8$ kPa)的患者。

常规氧疗方法如下。①鼻导管吸氧：是常用的给氧方法，适用于轻、中度缺氧者，氧流量从 1～2 L/min 开始，根据动脉血气结果可增加到 4～6 L/min；②面罩吸氧：适用于伴呼吸性碱中毒的患者。当常规氧疗方法（鼻导管和面罩）效果不满意时，应尽早使用无创正压通气（noninvasive positive pressure ventilation，NIPPV）。对于非低氧血症的 AHF 患者，可不常规给氧。

3.救治

准备迅速开放两条静脉通路，留置导尿管，心电监护及经皮血氧饱和度监测。

4.出入量管理

控制与记录出入量，每日称重。

（二）药物治疗

1.镇静

静脉注射 3～5 mg 吗啡不仅可使患者镇静，减轻躁动所带来的心脏负担，还可以扩张小血管而减轻心脏负荷。必要时每隔 15 min 重复应用 1 次，共 2～3 次，老年患者可酌情减少剂量或改为肌内注射。

2.快速利尿

通过排钠、排水减轻心脏的容量负荷，有利于水肿的缓解，是治疗心力衰竭常用的药物。常用呋塞米 20～40 mg，静脉注射，4 h 后可重复一次，或托拉塞米 5～10 mg，每日一两次。

3.氨茶碱

氨茶碱解除支气管痉挛，并有一定的增加心肌收缩力、扩张血管的作用，适用于伴支气管痉挛的患者。

4.血管扩张剂

应密切监测血压变化，小剂量慢速给药，根据血压调整合适的维持量，并合用正性肌力药。

(1)硝普钠：为动、静脉血管扩张药，静脉注射后 2～5 min 起效。一般从小剂量 0.3 $\mu g/(kg \cdot min)$ 开始，根据血压逐步加量。硝普钠见光易分解，应现配现用、避光滴注，药物保存和连续使用不宜超过 24 h。长期用药可引起氰化物和硫氰酸盐中毒，合并肾功能不全患者尤其要谨慎用药。

(2)硝酸酯类：扩张小动脉，降低回心血量，降低心脏前负荷，较大剂量时可同时降低心脏后负荷，在不减少每搏输出量和不增加心肌耗氧量的情况下减轻肺淤血。常用药物包括硝酸甘油、二硝酸异山梨醇酯。一般从 10 $\mu g/min$ 开始。

(3)重组人脑钠肽(recombined human brain natriuretic peptide，rhBNP)：奈西立肽扩张静脉和动脉，有效降低心脏前、后负荷，具有排钠、利尿、抑制肾素-血管紧张素-醛固酮系统(RAAS)和交感神经的作用，阻滞急性心力衰竭演变中的恶性循环，可改善急性心力衰竭患者的血流动力学障碍，延缓心肌重构，适用于急性失代偿性心力衰竭。

5.正性肌力药

(1)儿茶酚胺类：小到中等剂量多巴胺可通过降低外周阻力，增加肾血流量，增加心肌收缩力和心排血量；大剂量可使外周阻力增加。多巴酚丁胺具有很强的正性肌力效应，在增加心排血量的同时伴有左心室充盈压的下降，且具有剂量依赖性，常用于严重收缩性心力衰竭的治疗。用量与用法与多巴胺相似。

(2)磷酸二酯酶抑制剂：米力农兼有正性肌力及降低外周血管阻力的作用。常见不良反应有低血压和心律失常。

（3）新型钙增敏剂：左西孟旦通过与心肌细胞上的肌钙蛋白C结合，增加心肌对钙的敏感性从而增加心肌收缩力，扩张冠状血管和外周血管，减轻缺血并纠正血流动力学紊乱；适用于无显著低血压或低血压倾向的急性左心衰竭患者。

（4）洋地黄类药物：去乙酰毛花苷注射液（西地兰）静脉给药最适合快速房颤合并心室扩大的心力衰竭患者。首次剂量0.4～0.8 mg，2 h后可酌情加量0.2～0.4 mg。

6.血管收缩剂

血管收缩剂包括去甲肾上腺素和肾上腺素。其对外周血管有显著收缩血管作用，常用于正性肌力药无明显改善的心源性休克，收缩外周血管，重新分配血流，但以增加左心室后负荷为代价提高血压，保证重要器官的灌注。

（三）非药物治疗

1.机械通气

机械通气包括无创机械通气和有创机械通气，应用于合并严重呼吸衰竭（经常规治疗不能改善）及心肺复苏患者。

2.连续性肾脏替代治疗

在高容量负荷且对利尿剂抵抗、低钠血症且出现相应临床症状、肾功能严重受损且药物不能控制时，连续性肾脏替代治疗可用于代谢废物和液体的滤除，维持体内稳态。

3.机械辅助循环支持装置

该装置适用于急性心力衰竭经常规药物治疗无明显改善者。例如，主动脉内球囊反搏，可用于冠心病急性左心衰竭患者，可以改善心肌灌注、降低心肌耗氧量并增加心排血量。其他机械辅助循环支持装置包括体外膜肺、可植入式电动左心室辅助泵以及全人工心脏等。

（四）病因治疗

早期识别AHF的病因或诱因，并积极处理部分急性可逆性因素，可以避免心功能的进一步恶化，有利于控制心力衰竭。

六、护理要点

（一）病情观察

1.评估

（1）评估患者急性心力衰竭发作的病因和诱因。

（2）评估患者的容量状况：当体重增加、颈静脉充盈、外周水肿，提示容量负荷过重；当出现心动过速、低血压、肢端温度降低等，提示有低血容量的表现。

（3）急性心力衰竭早期预警评分，可预测2～6 h高危患者急性心力衰竭的发作。评价包括氧饱和度、每小时尿量、心率、情绪状态、呼吸频率5个指标，每小时评价一次，0分或1分为低危，2分或3分为中危，4分或5分为高危，6～10分为极高危。

（4）对救治有效的相关症状进行评估，如呼吸困难、端坐呼吸等减轻，SpO_2上升，心率、呼吸频率下降，肺部啰音减少等。

2.病情监测

（1）生命体征：严密观察意识、精神状态（有无烦躁不安、恐惧），监测血压、呼吸、SpO_2、心电图（有无心肌缺血、心肌梗死和心律失常）情况，急性期应每15 min监测一次。

（2）症状观察：观察患者咳嗽情况，痰液的性质、量，并协助患者咳嗽、排痰；观察有无水肿，了解皮肤颜色及温度，有无面色灰白或发绀、大汗、皮肤湿冷。

（3）监测血电解质、血气分析等。

（4）监测每日液体入量（输液量、摄水量、食物中的含水量等）和出量（尿量、汗液量、呕吐量等）；监测体重（每天至少一次），准确记录并严格交接班；同时鼓励患者参与液体出入量的记录，增加信息的准确性。

（5）及时评估营养、活动、皮肤、患者及其家属需求等。

（二）用药护理

用药期间应严密观察各类药物的不良反应及注意事项，若患者出现相关不可耐受的表现，应停止用药，并及时通知医师。

（1）吗啡：不良反应包括呼吸抑制、心动过缓及血压下降等。呼吸衰竭、昏迷、严重休克者禁用吗啡。

（2）快速利尿剂：观察患者尿量及生命体征的变化，监测肾功能和电解质，预防低血钾等不良反应的发生。非紧急情况下，不应在夜间使用利尿剂，以免影响睡眠。

（3）血管扩张剂及升压药物：建议应用微量泵给药，控制药物的速度，根据患者的血压情况调整用药剂量。应用硝酸甘油、硝普钠时应现配现用，避光滴注；使用血管活性药物时需严密监控血压变化，防止低血压发生，并预防静脉炎的发生。

（4）洋地黄类药物：静脉推注速度宜缓慢，一般每次推注时间大于 5 min，同时观察心率、心律的变化及其他系统的不良反应。

（5）平喘药：必须严格控制速度和剂量，防止引起头痛、恶心、心悸、心律失常、血压下降等不良反应。

（三）饮食护理

1.出入量管理

每日摄入液体量控制在 1 500～2 000 mL。保持出入量负平衡约 500 mL，严重肺水肿者水负平衡为 1 000～2 000 mL/d。后续可根据肺淤血和水肿消退情况，逐步减少水负平衡量，最终达到出入量基本平衡。

2.其他急性发作

紧急救治期间应暂禁食。病情相对平稳后应少食多餐，进食易消化、低脂、低钠、高维生素、高纤维素、高蛋白质、不胀气的食物，限制含钠量高的食品，如腌制或熏制品、香肠、罐头食品、海产品、苏打饼干等。

（四）休息与活动

1.体位

当呼吸困难严重时协助患者取被迫端坐位，拉起床挡，防止坠床；当出现持续性低血压、皮肤湿冷、苍白和发绀、尿量减少时，应迅速采取平卧位或休克卧位；病情相对稳定时取舒适体位，如半卧位或平卧位等。

2.活动

急性期应卧床休息，以被动运动为主。病情稳定期应鼓励患者适度活动、动静结合，循序渐进地增加活动量，避免过度劳累，体力活动以不出现疲乏、活动无耐力等为宜。

可根据心功能分级情况确定活动量。①Ⅰ级：不限制日常活动，但应避免过重的体力劳动;②Ⅱ级:适当限制体力活动,但不影响轻体力工作和家庭劳动;③Ⅲ级:应限制日常活动,以卧床休息为主;④Ⅳ级:绝对卧床休息,在床上做肢体被动运动。

(五)心理护理

由于急性心力衰竭患者起病急,多伴有呼吸困难,常出现恐惧、焦虑的情绪,医护人员在抢救时必须保持镇静、操作熟练、忙而不乱,以取得患者及其家属的信任,增加其安全感。

(六)并发症护理

1.洋地黄中毒

(1)预防:①对洋地黄敏感的人群,用药后需严密观察患者用药后反应,这类患者如老年人,心肌缺血、缺氧者,低钾、低镁血症者等;②给药前应仔细询问患者是否服用奎尼丁、胺碘酮、维拉帕米、阿司匹林等药物,合用洋地黄与以上药物,可增加中毒的机会;③严格按时、按医嘱给药,用去乙酰毛花苷注射液时需稀释后缓慢(10~15 min)静脉注射,并同时监测心率、心律及心电图变化;④必要时监测血清地高辛浓度。

(2)表现:①洋地黄中毒最重要的反应是各类心律失常,最常见的为室性期前收缩;②胃肠道反应包括食欲下降、恶心、呕吐;③神经系统症状有头痛、倦怠、视力模糊、黄视、绿视等。

(3)处理:①立即停用洋地黄;②低血钾者停用排钾利尿药,口服或静脉补钾;③纠正心律失常,快速性心律失常,可用利多卡因或苯妥英钠,缓慢性心律失常者可用阿托品或安置临时心脏起搏器。

2.压疮

(1)预防。

皮肤的全面评估:评估皮肤的温度、水肿程度,有无红斑,观察医疗器械周围受压皮肤等。

预防性皮肤保护措施:定时协助或指导患者更换体位,避免局部长期受压;保持皮肤清洁干燥,做好个人卫生;禁止按摩或用力擦洗易患部位的皮肤,防止损伤皮肤;可使用减压敷料保护易患部位局部皮肤;有条件时使用气垫床。

健康教育:告知患者及其家属压疮的危害,指导其掌握相关预防压疮的知识和技能,并鼓励其参与或独立采取预防压疮的措施。

(2)易患部位:急性心力衰竭患者常因呼吸困难而采取端坐位或半卧位,最易发生压疮的部位为骶尾部,或无创面罩、尿管等医疗器械与皮肤接触的部位。

3.其他

行动不便的老人、长期卧床的患者可发生静脉血栓及坠积性肺炎等并发症,应指导和鼓励患者及其家属进行被动或主动运动,如四肢的屈伸运动、翻身等。

(七)健康指导

1.疾病知识指导

向患者及其家属讲解急性心力衰竭的表现、诱因及治疗等知识,一方面缓解患者的紧张、焦虑情绪,另一方面教会患者及时识别并及早积极控制诱因。同时指导患者积极干预高危因素,如血压、血糖、血脂等,避免诱发因素,如感染、过度劳累、情绪激动、输液过快等。

2.用药指导

告知患者及其家属注意相关药物的用法、疗效及不良反应的观察,指导患者正确按医嘱服药,不能随意增减或撤换药物。教会患者在服用地高辛前自测脉搏,当脉搏低于每分钟 60 次时暂停服药,及时就诊。

3. 活动与休息指导

指导患者合理安排休息与活动,心功能恢复后应适当活动,避免过度劳累,避免重体力劳动。建议患者进行散步、打太极拳等运动。要以不出现心悸、气急为原则。

4. 饮食与营养

病情平稳后要清淡饮食,适量补充维生素。同时注意体重的管理,晨起排空大小便后,在固定时间、同一着装条件下测量。若体重在 1～2 d 突然增加 2 kg 或 3 d 内体重增加 2 kg,应警惕急性心力衰竭的发生。

5. 随访

出院时应将患者纳入随访管理计划,进行持续的监测和管理,为患者提供信息和支持。

(张 英)

第十四节 重症患者心律失常

在 ICU 中心律失常的发生十分常见,严重心律失常可引起血流动力学障碍、短暂意识丧失甚至猝死。因此,早期识别和及时处理心律失常具有十分重要的临床意义。

一、心律失常定义及诊断标准

心律失常(arrhythmia)是指心脏冲动的频率、节律、起源部位、传导速度或激动次序的异常。心律失常按照发生原理可分为冲动形成异常和冲动传导异常;按照心律失常发生时心率的快慢,可分为快速性心律失常与缓慢性心律失常。

(一)冲动形成异常

1. 窦性心律失常

其包括窦性心动过速、窦性心动过缓、窦性心律不齐、窦性停搏。

2. 异位心律失常

(1)被动型异位心律:①房性逸搏及房性逸搏心律。②交界区逸搏及交界性逸搏心律。③室性逸搏。

(2)主动型异位心律:①期前收缩(房性、房室交界区性、室性)。②阵发性心动过速(房性、房室交界区性、房室折返性、室性)。③心房扑动、心房颤动。④心室扑动、心室颤动。

(二)冲动传导异常

1. 生理性冲动传导异常

其包括干扰及干扰性房室分离。

2. 病理性冲动传导异常

(1)心脏传导阻滞:①窦房传导阻滞。②房内传导阻滞。③房室传导阻滞(一度、二度和三度房室传导阻滞)。④束支或分支阻滞(左、右束支及左束支分支传导阻滞)或室内传导阻滞。

(2)折返性心律:阵发性心动过速(常见房室结折返、房室折返和心室内折返)。

(三)房室间传导途径异常:预激综合征

心律失常的诊断依据病史、体格检查、心电图检查、长时间心电图记录、运动试验、食管心电图、心腔内电生理检查、三维心脏电生理标测及导航系统。心电图检查是诊断心律失常最重要的一项无创伤检查技术。12 导联心电图是确诊心律失常的标准检查,15 导联心电图(附加导联置于右胸部)或 18 导联心电图(附加导联置于后背部)可明确患者右心室或左心室后壁情况。实验室检查可发现电解质紊乱、低氧、酸碱失衡(动脉血气分析)或药物毒性所致的心律失常。运动试验可发现运动导致的心律失常。电生理检查可揭示心律失常发生机制及旁道位置,评估抗心律失常药物的疗效。

二、ICU 患者出现心律失常的治疗策略

心律失常的治疗目标是恢复窦房结起搏功能,将心室率提高或降低至正常,恢复房室同步性并维持正常窦性节律。纠正异常节律的治疗包括使用抗心律失常药物、电复律和电除颤、Valsalva 动作、植入临时或永久性起搏器以维持心率、使用埋藏式自动复律除颤器(ICD)、手术切除或冰冻治疗异位起搏点以预防心律失常复发、治疗原发病如(纠正低氧血症、电解质紊乱等)。

(一)抗心律失常药物的合理应用

正确合理使用抗心律失常药物的原则如下:①注意有无基础心脏病的治疗。②消除病因和诱因。③掌握抗心律失常药物的适应证。④注意抗心律失常药物的不良反应,包括对心功能的影响、致心律失常的作用和对全身其他脏器与系统的不良作用。

抗心律失常药物治疗导致新的心律失常或使原有心律失常加重,称为致心律失常作用(proarrhythmic effect),发生率为 5%～10%。还有些药物的作用不止一种,例如,腺苷的作用就不能归于上述几类。

1. Ⅰ类抗心律失常药物

Ⅰ类抗心律失常药物是钠通道阻滞剂。这是最常见的一类药,通常可进一步细分为Ⅰa、Ⅰb 和Ⅰc 类。随着新药的开发,该类药物的使用正在减少。

(1)Ⅰa 类抗心律失常药物:Ⅰa 类抗心律失常药物通过改变心肌细胞膜和影响由自主神经系统控制的起搏细胞而控制心律,包括丙吡胺、普鲁卡因胺、奎尼丁、葡萄糖酸奎尼丁制剂。

Ⅰa 类抗心律失常药物还可以阻断副交感神经对窦房结和房室结的作用。因为副交感神经的作用可以导致心率变慢,故阻断副交感神经的药物可促进房室结的传导。

如果心房率很快,那么传导性的增强可以增加心室率,从而产生危险。然后,增加的心室率就会抵消掉抗心律失常药物的作用,将房性心律失常转复成正常节律。

(2)Ⅰb 类抗心律失常药物:利多卡因是Ⅰb 类抗心律失常药物之一,常用于治疗急性室性心律失常的患者。其他Ⅰb 类药物还包括美西律。Ⅰb 类抗心律失常药物通过阻断心肌去极化期间钠离子的流入,使不应期延长,从而减少心律失常。

Ⅰb 类药物仅作用于心室。因为Ⅰb 类抗心律失常药物仅对浦肯野纤维(心脏的传导纤维)和心室肌细胞起作用,所以仅应用于室性心律失常的患者。

(3)Ⅰc 类抗心律失常药物:Ⅰc 抗心律失常药物用于治疗某些严重的、难以控制的室性心律失常,包括氟卡因、莫雷西嗪和普罗帕酮。Ⅰc 类药物主要是减慢心脏的传导。莫雷西嗪减慢动作电位中的钠离子内流,降低除极速度,影响不应期。

2. Ⅱ类抗心律失常药物

Ⅱ类抗心律失常药物包括 β 受体拮抗剂,也就是众所周知的 β 受体阻滞剂。Ⅱ类抗心律

失常药包括醋丁洛尔、艾司洛尔、普萘洛尔。

Ⅱ类抗心律失常药物通过阻断心脏传导系统中β肾上腺素受体的多个位点,从而降低了窦房结自身发放冲动的能力,也降低了房室结和其他细胞接受冲动后向相邻细胞传导的能力。

Ⅱ类抗心律失常药物还能降低心肌收缩力。当心肌收缩力下降时,就会降低对氧的需求。

3.Ⅲ类抗心律失常药物

Ⅲ类抗心律失常药物通常用于治疗室性心律失常。胺碘酮是应用最广泛的Ⅲ类药物。尽管确切的机制尚不清楚,但人们认为Ⅲ类药物是通过将单向阻滞转变成双向阻滞而控制心律失常的,对去极化几乎无效。

4.Ⅳ类抗心律失常药物

Ⅳ类抗心律失常药物包括钙通道阻滞剂。这类药物能阻断动作电位2相钙离子内流并减慢传导,延长钙离子依赖性组织,包括房室结的不应期。该类药物包括维拉帕米和地尔硫䓬。

腺苷是一种静脉应用的抗心律失常药物,用于紧急治疗阵发性室上性心动过速、抑制起搏。腺苷能抑制窦房结的激动,降低心率并减慢房室结的传导能力。

(二)心律失常的介入治疗和手术治疗

1.电除颤和电复律

电除颤和电复律是将一定强度的电流通过心脏,使全部或大部分心肌在瞬间除极,然后心脏自律性最高的起搏点重新主导心脏节律,通常是窦房结。心室颤动时已无心动周期,可在任何时间放电。电复律不同于电除颤,任何异位快速心律只要有心动周期,心电图上就有R波,放电时需要和心电图R波同步,以避开心室的易损期(位于T波顶峰前20～30 ms,约相当于心室的相对不应期)。如果在电复律时在心室的易损期放电可能导致心室颤动。

电复律和电除颤的适应证主要包括各种严重的甚至危及生命的恶性心律失常以及各种持续时间较长的快速型心律失常。对于任何快速型的心律失常(如导致血流动力学障碍或心绞痛发作加重、药物治疗无效等),均应考虑电复律或电除颤。

(1)电除颤:直流电容器充电后可在非常短的时间内(2.5～4.0 ms)释放很高的电能,可以设置与R波同步放电,反复电击对心肌的损伤较轻,适于进行电转复和电除颤。

(2)体外与体内电复律和电除颤:体内电复律和电除颤常用于心脏手术或急症开胸抢救的患者。将一个电极板置于右室面,另一个电极板置于心尖部,所需电能较小,常为20～30 J,一般不超过70 J,可反复应用。非手术情况下,大多采用经胸壁除颤、复律。

(3)同步电复律与非同步电除颤。

直流电同步电复律:除颤器一般设有同步装置,使放电时电流正好与R波同步,即电流刺激落在心室肌的绝对不应期,从而避免在心室的易损期放电而导致室速或室颤。同步电复律主要用于除心室颤动以外的快速型心律失常,电复律前一定要核查,使仪器上的"同步"功能处于开启状态。

直流电非同步电除颤:临床上用于心室颤动。此时已无心动周期,也无QRS波,应即刻于任何时间放电。有时快速的室速或预激综合征合并快速心房颤动均有宽大的QRS和T波,除颤仪在同步工作方式下无法识别QRS波,而不放电。此时也可用低电能非同步电除颤,以免延误病情。

(4)经食管内低能量电复律:经食管低能量电复律心房颤动技术,同常规体外电复律相比,由于避开了阻抗较大的胸壁和心外阻抗,故所需电能较小(20～60 J),患者不需要麻醉即可耐受。该治疗方法亦可避免皮肤烧伤。

(5)经静脉电极导管心脏内电复律:通常采用四极电极导管,在X线透视下将导管电极通过肘前或颈静脉插入右心,该导管可兼作起搏、程序刺激和电复律之用。经静脉心内心房颤动电复律所需电能通常较小,一般为2~6 J,患者多能耐受而不需要全身麻醉。该方法主要适用于在心内电生理检查中发生的心房颤动。经静脉心内电复律用于室速、室颤,尚无成熟的经验。

2.植入型心律转复除颤器

1980年,一例心脏性猝死幸存者植入了第一台ICD。近年来,经静脉放置心内膜除颤电极已取代了早期开胸放置心外膜除颤电极。

ICD的体积也明显减小,已可埋藏于胸大肌和胸小肌之间,甚至可像起搏器一样埋藏于皮下囊袋中,但功能却日益强大,同时具备抗心动过缓起搏(antibradicardia pacing)、抗心动过速起搏(antitachycardia pacing)、低能电转复(cardiovertion)以及高能电除颤(defibrillation)多种功能。

3.心脏起搏治疗

心脏起搏器通过发放一定形式的电脉冲,刺激心脏,使之激动和收缩,即模拟正常心脏的冲动形成和传导,以治疗某些心律失常所致的心脏功能障碍。心脏起搏技术是心律失常介入性治疗的重要方法之一。起搏治疗的主要目的就是通过不同的起搏方式纠正心率和心律的异常或左、右心室的协调收缩,提高患者的生活质量,降低病死率。

临床工作中常根据电极导线植入的部位分为如下几类。

(1)单腔起搏器:常见的有心室抑制型起搏(ventricular inhibited pacing,VVI,电极导线放置在右室心尖部)和心房抑制型起搏(atrial inhibited pacing,AAI,电极导线放置在右心耳),根据心室率或心房率的需求进行心室或心房适时的起搏。

(2)双腔起搏器:植入的两支电极导线常分别放置在右心耳(心房)和右室心尖部(心室),进行房室顺序起搏。

(3)三腔起搏器:是近年来开始使用的起搏器,右心房结合双室三腔心脏起搏,主要适用于某些扩张型心肌病、顽固性心力衰竭,协调房室和/或室间的活动,改善心功能。

4.导管射频消融治疗快速性心律失常

射频能量(radio frequency energy)是一种低电压高频(30 kHz~1.5 MHz)电能。射频消融仪通过导管头端的电极释放射频电能,在导管头端与局部心肌内膜之间将电能转化为热能,达到一定温度(46 ℃~90 ℃)后,使特定的局部心肌细胞脱水、变性、坏死(损伤直径7~8 mm,深度35 mm),自律性和传导性能均发生改变,从而使心律失常得以根治。操作过程不需全身麻醉。

5.快速性心律失常的外科治疗

外科治疗快速性心律失常的目的在于切除、隔置、离断参与心动过速生成、维持与传播的组织,保存或改善心脏功能。外科治疗方法包括直接针对心律失常本身以及各种间接组织的手术方法,如室壁瘤切除术、冠状动脉旁路移植术、室壁瘤切除术、瓣膜置换术等。

三、ICU监测和护理要点

(1)密切心电监护及血流动力学监测,根据患者心电图波形的变化,及时发现心律失常,立即告知医师并遵医嘱做相应处理、记录。

（2）如果出现危及生命的心律失常，迅速查看患者的意识水平、脉搏和呼吸频率、血流动力学参数，持续监测患者的心电图，如果有指征，准备行心肺复苏。

（3）吸氧有助于改善心肌供氧。

（4）根据病情给予合理镇静，帮助患者缓解焦虑。

（5）监测患者存在的诱发因素，如体液和电解质失衡、药物中毒（尤其是地高辛中毒等）。

（6）遵医嘱给予药物，监测药物不良反应。了解相关药物的适应证、不良反应和注意事项。

（7）监测生命体征、血流动力学参数（根据具体病情），进行相关的实验室检查。

（8）如果疑为药物中毒，立即通知医师并停用该药。

（9）必要时准备行心脏电复律或电除颤。

（10）如果需植入临时起搏器，确保内置新的电池，以免起搏器失灵，仔细固定外部导线和起搏器机盒。

（11）植入起搏器后，定期监测患者的脉搏，观察有无起搏器故障和心排血量下降的表现。

（曹文娟）

第十五节　急性左心衰竭肺水肿

当肺泡毛细血管内压快速超过 4 kPa（30 mmHg）时，血管内的液体即会渗出到肺组织间隙和肺泡内，引起突发性呼吸困难、发绀、咳血性泡沫样痰及肺部湿啰音等特征表现，称为急性肺水肿。急性肺水肿可见于多种心肺疾病、吸入刺激性气体、重症胰腺炎、脑外伤、高原肺水肿等疾病，最常见的为急性左心衰竭所引起的心源性肺水肿，本书特作重点介绍。

引起急性心源性肺水肿的疾病有下列四类。一是急性弥散性心肌损害，如急性心肌炎、急性广泛性心肌梗死等。二是急性机械性阻塞，如严重的二尖瓣或主动脉瓣狭窄、二尖瓣口黏液瘤或血栓嵌顿、左心室流出道梗阻、严重高血压等。三是急性容量负荷过重，如急性心脏乳头肌功能不全、腱索断裂、瓣膜或室间隔穿孔、主动脉窦瘤破入心脏、静脉输血或输液过多过快等。四是急性心室舒张受限，如急性心包压塞、严重的快速性心律失常等。

一、急性心源性肺水肿的发病机制

上述各种病因使左心室排血受阻，在室内舒张末期压力升高，继而逆行，引起左心房压和肺静脉压升高，肺循环血流回心受阻，发生肺淤血，肺毛细血管压随之升高，使液体外渗急速增加，而血管和淋巴管引流还来不及相应地增加，从而引起肺水肿。

二、临床表现

急性心源性肺水肿典型发作为突然出现的严重呼吸困难，呼吸可达每分钟 30～40 次。端坐呼吸，频发咳嗽，面色苍白，口唇青紫，出大汗，常咳出泡沫样痰，严重者可从口腔和鼻腔内涌出大量粉红色泡沫样痰，发作时心率、脉搏增快，心音低钝，心尖可闻及舒张期奔马律，血压开始升高，随后降至正常值或低于正常值。脉搏细数，两肺布满湿啰音和哮鸣音，此时心音常被肺部啰音所掩盖。

三、一般监护

(一)减轻心脏负荷

1.休息

限制体力活动,保证充足的睡眠。根据心功能情况决定休息原则。轻度心力衰竭者(心功能二级)可适当活动,增加休息;中度心力衰竭者(心功能三级)应限制活动,增加卧床休息;重度心力衰竭者(心功能四级)应绝对休息,病情好转后,可逐渐增加活动量,以不出现心力衰竭症状为限,定时帮助需要长期卧床的患者进行被动的下肢运动。

2.饮食

以低钠、低盐、低热量、易消化饮食为宜。应少食多餐,避免过饱。控制钠盐的摄入,一般限制在每日 5 g 以下,切忌盐腌制品。中度心力衰竭的患者,每日盐的摄入量应为 3 g;重度心力衰竭患者每日盐的摄入量控制在 1 g 以内。

3.防止便秘,保持大便通畅

注意患者的大便情况,有便秘者饮食中需增加膳食纤维,必要时给缓泻剂或开塞露。

(二)缓解呼吸困难

(1)注意室内空气的流通,患者的衣服应宽松,以减少患者的憋闷感。

(2)给予舒适的体位,采取半卧或坐位。

(3)吸氧一般为低流量吸氧,流量为 2 L/min,肺源性心脏病患者的流量为 1~2 L/min。

(三)控制液体量

(1)精确记录液体出入量,维持液体平衡。

(2)每日测量体重,宜安排在早餐前,使用同一体重计。

(3)严格控制钠和水的摄入。

(四)应用洋地黄类药物的护理

(1)给药前应先检查心率,若心率低于每分钟 60 次,则禁止给药。

(2)注意询问患者有无恶心、呕吐、乏力、黄视、绿视或当患者心电图出现各种心律失常表现时,应及时通知医师。

(3)嘱患者服用地高辛时,若漏服上次药,再次服药时不要补服,以免剂量增加而致中毒。

(4)当患者发生洋地黄中毒时,应立即停用所有洋地黄制剂及排钾利尿剂,遵医嘱给予纠正心律失常的药物。

(五)应用利尿剂者的监测

应监测应用利尿剂者有无电解质平衡失调、利尿剂过量的表现。

1.低钾

表现为乏力、腹胀、肠鸣音减弱、心律失常等。

2.低镁

表现为易怒、惊厥、心律失常等。

3.高钾

表现为尿量减少、心电图改变。

4.利尿剂过量的表现

表现为体重下降严重、低血压、虚弱、BUN 水平升高、肌酐水平升高、低血钾、低血钠、低血容量、嗜睡、直立性低血压、肌肉痉挛、代谢性碱中毒。利尿剂的应用时间以早晨或日间为宜，避免夜间排尿过频而影响休息。

(六)创造安全、信任的环境

医务人员在患者面前避免不必要的谈话。医务人员在抢救时必须保持镇静，操作熟练，忙而不乱，使患者产生安全感与信任感，以减少患者的误解和恐惧或焦虑。鼓励家属适当探视，必要时可留家属陪伴患者。护士应与患者及其家属保持密切接触，提供情感支持。

四、急性肺水肿的紧急处理

(一)病情监测

严密监测血压、呼吸、血氧饱和度、心率、心电图，检查血电解质、血气分析等，准确记录液体出入量。观察呼吸频率和深度、意识、精神状态、皮肤颜色、肺部啰音的变化等，若发现患者有意识障碍、四肢湿冷、血压下降等休克表现时，立即向医师报告，配合抢救。

(二)体位选择

立即协助患者取坐位，使其双腿下垂，以减少静脉回流，减轻心脏负荷。

(三)氧疗

通过氧疗将血氧饱和度维持在95%～98%的水平是非常重要的，以防出现脏器功能障碍甚至多器官功能衰竭。首先应保证气道开放，立即给予高流量鼻导管乙醇湿化吸氧(氧流量6～8 L/min，酒精30%～50%)，有助于消除肺泡内的泡沫。对病情严重的给予面罩吸氧或采用无气管插管的通气支持，包括持续气道正压通气(CPAP)或无创性正压机械通气(NIPPV)。

(四)正确应用药物

迅速开放两条静脉通道，遵医嘱正确使用药物，观察疗效与不良反应

1.吗啡

吗啡可使患者镇静，降低心率，同时扩张小血管而减轻心脏负荷。早期给予吗啡3～5 mg，静脉注射，必要使可重复应用1次。观察患者有无呼吸抑制或心动过缓。

2.利尿剂

例如，静脉注射20～40 mg呋塞米，4 h可重复1次。

3.血管扩张剂

可静脉滴注硝普钠、硝酸甘油或酚妥拉明，严格按医嘱定时监测血压，有条件者用输液泵控制滴速，根据血压调整剂量，维持收缩压在13.3 kPa(100 mmHg)左右，对原有高血压者血压降低幅度(绝对值)以不超过10 kPa(80 mmHg)为度。

(1)硝普钠为动、静脉血管扩张剂。一般剂量从12.5～25 μg/min开始。硝普钠含有氧化物，连续使用不得超过24 h。硝普钠见光易分解，应现配现用，避光滴注。

(2)硝酸甘油可扩张小静脉，降低回心血量。一般从10 μg/min开始，每10 min调整1次，每次增加5～10 μg。

(3)酚妥拉明为α受体阻滞剂，以扩张小动脉为主。从0.1 mg/min开始，每5～10 min调整一次，最大可增至1.5～2.0 mg/min。

4.洋地黄制剂

洋地黄制剂尤其适用于快速心房颤动或已知有心脏增大伴左心室收缩功能不全的患者。可用去乙酰毛花苷丙，静脉注射，首剂0.4～0.8 mg，2 h后酌情再给0.2～0.4 mg。

5.氨茶碱

氨茶碱对解除支气管痉挛有效,并有一定的正性肌力及扩血管、利尿作用,缓慢静脉滴注给药。

6.其他

例如,地塞米松 10～20 mg,静脉注射,可改善心肌代谢和减轻肺毛细血管的通透性。或用止血带轮流结扎四肢,以减少回心血量。

(五)积极治疗原发病

治疗原发病,避免可导致增加心力衰竭危险的行为(如吸烟、喝酒等),积极解除加重急性左心衰竭的诱因,避免感染(尤其是呼吸道感染)、过度劳累、情绪激动、输液过多过快等,做好基础护理和生活护理。

(曹文娟)

第十六节　心脏围手术期监护

一、体外循环的概念

体外循环是利用插在上下腔静脉内或右心房的腔静脉导管将静脉血通过重力引流出来,再使之通过人工肺(氧合器)进行氧合并排出二氧化碳后,储存在储血器中,经微栓过滤器过滤后,用单向血泵经插在主动脉的导管泵入体内。其实质是以人工心、肺代替心脏和肺的功能。

二、术前护理

(一)心理护理

患者病情重,病程长,手术的费用和风险很高,因此患者的思想负担很重。护士要以热情的态度、精湛的护理技术取得患者的信任;注意开导患者,告知手术的必要性,鼓励与做同类手术成功的患者交流,建立对手术成功的信心。

要保持病房环境整洁、安静,增加患者的舒适度;加强健康教育,使患者了解疾病的注意事项,术前观看录像,使患者了解监护室状况、手术后配合事宜、气管插管时如何与医护人员交流等,减轻焦虑和恐惧;术前晚适当用药,保证充足的睡眠。

(二)根据患者心肺功能状态,制定护理计划

(1)心功能Ⅳ级患者术前心功能需达到Ⅲ级方能手术。心力衰竭者术前加强强心、利尿,观察腹腔积液及双下肢水肿消退情况,记录液体出入量,防止电解质紊乱。为改善心脏功能,大多数患者术前服用洋地黄类强心药。

用药期间应观察心率变化及有无洋地黄中毒表现,如果患者出现心率减慢、胃肠道不适、黄视、绿视等,应及时监测血中洋地黄浓度,调整用药量。出现心慌、胸闷、气急等情况应立即卧床休息,如厕时必须有人陪伴。

(2)观察患者有无咽干、发热、咳嗽等上呼吸道感染症状。积极应用抗生素控制感染,加强对患者的呼吸道管理,保持呼吸道通畅。

（三）评估

评估患者的营养状态,加强营养指导,根据病情及患者饮食习惯,制定食谱;饮食宜清淡可口、高蛋白、高热量;创造良好的就餐环境,增加患者的食欲;记录食物的摄入和剩余情况,保证患者摄入足够的蛋白质和热量;遵医嘱术前适当补充清蛋白、氨基酸以纠正低蛋白状态,给予严重贫血者输血治疗。

三、心脏手术术后患者的接诊

（一）患者入 ICU 前准备

（1）备好麻醉床。

（2）准备有创动脉测压和无创动脉测压装置。

（3）使呼吸机处于待机状态。

（4）备好监护设备、吸氧装置、量杯、体温计等。

（5）患者进入 ICU 前,打开心电监护仪和呼吸机并检查其性能。

（二）患者入室接诊

（1）患者入室后,根据医嘱调整呼吸机参数,将患者小心地平放至监护床上,先接呼吸机,再接脉搏血氧探头,测血压,连接心电导联线,连接有创动脉测压,调零点。根据患者的情况,合理设置报警限。

（2）测肛温或测腋温。

（3）检查中心静脉导管和各血管活性药管道是否通畅、药物输入剂量。

（4）连接导尿管、接尿袋。

（5）妥善固定肢体和各引流管,向麻醉医师了解术中情况。

四、心脏手术术后监测与处理

（一）中枢神经系统功能的监护

患者被送回 ICU 时一般处于麻醉未清醒状态,在清醒之前应严密观察患者的意识、瞳孔大小及对光反应、肢体活动情况等。观察有无呕吐、烦躁不安、谵妄、嗜睡、昏迷,以了解大脑皮质的功能状态,判断有无脑缺血、缺氧、脑栓塞及脑水肿等。患者术后清醒,应呼唤患者,嘱其活动手指和足趾,排除脑栓塞的可能。

（二）循环系统功能的监护

1.严密观察心率和心律的改变

体外循环术后早期,由于麻醉药物影响、手术创伤、缺血、缺氧、酸碱平衡失调、电解质紊乱等易出现心律失常。常见心律失常有窦性心动过缓、窦性心动过速、室上性心动过速、心房颤动,严重者出现室性心动过速、心室颤动。一旦出现心律失常,应立即通知医师,分析原因,迅速处理。

2.血流动力学监测

（1）监测血压,根据血压的变化调节补血、补液速度及血管活性药的用量。维持血流动力学的稳定,保证重要器官灌注。

（2）常规监测中心静脉压（CVP）上腔或下腔静脉插管的压力可代表 CVP,CVP 的正常值为 $0.5 \sim 1.2$ kPa（$5 \sim 12$ cmH$_2$O）,CVP 低于 0.5 kPa（5 cmH$_2$O）表示血容量不足,CVP 高于

1.9 kPa(20 cmH$_2$O)提示右心功能不全或血容量过多。

(3)对一些较复杂的心脏手术患者,常在术中通过左心导管监测左房压,用 Swan-Ganz 漂浮导管可随时测量右心房压、右心室压、肺动脉压、肺小动脉楔压,并可用热稀释法随时测定心排血量、体循环血管阻力和间接推测出左心房压力,还可测定中心静脉血氧张力,判断组织灌注是否充分。

3.观察体温和四肢末梢温度

测量体温每 2 h 1 次,术后 1～2 h 患者的体温往往偏低,中心温度与末梢温度相差大于 2 ℃提示为末梢循环不良,四肢冰凉,因此,应注意保暖,直至体温升至 36 ℃。当肛温升高至 38.0 ℃以上时可给予物理降温或药物降温,如在头部、腹股沟处放置冰袋等。若效果不佳,可用酒精擦浴或吲哚美辛栓直肠给药,维持体温在 37.5 ℃以下。

4.尿量的观察与处理

尿量是反映肾组织灌注、体液平衡的重要指标,临床通过对尿量、颜色、比重的观察与分析来判断患者的心功能、肾功能和血容量等。术后早期由于血液稀释,出现渗透性利尿,尿量多,颜色清。如果体外循环时间长或输入异型血,红细胞破坏严重,可现出血红蛋白尿,尿呈浓茶色,这时应加强利尿,尽快清除游离血红蛋白,输入碳酸氢钠,碱化尿液,防止血红蛋白沉积于肾小管内,引起肾衰竭。术后出现尿量少,低于 1 mL/(kg·h),需排除导尿管阻塞、打折、位置不当等物理因素,及时查找原因,对症处理。

5.出入量的管理

(1)严格控制液体输入的速度和量,防止容量负荷过重,诱发心力衰竭或肺水肿。术后早期输入液体一般在 1 mL/(kg·h),儿童输入液体 1～2 mL/(kg·h),严重血容量不足时,在监测 CVP 条件下,可间断快速补血、补液。

(2)患者所用血管活性药物的种类多,不可在同一通道输入各血管活性药物与常规液体,最好单独从中心静脉输入。多巴胺、多巴酚丁胺最多用至 20 μg/(kg·min),更换药液的动作要迅速,更换时要关闭三通,防止药液反流,防止输液速度改变引起血流动力学改变。

(3)术后早期每小时记录尿量,保持尿量>1 mL/(kg·h)。并观察其颜色及酸碱度,凡尿量高于 30 mL/h 则表示一般循环功能良好;若 pH 低则提示有酸中毒的可能。术后早期因稀释性利尿,尿量增多,注意防止电解质紊乱,尤其是低钾;尿量少时首先检查导尿管是否阻塞、扭曲、打折,尿量确实减少时应通知医师。

(三)呼吸功能的监护

(1)术后持续监测血氧饱和度并密切观察患者的口唇、甲床、指(趾)端、颜面皮肤,判断有无缺氧及二氧化碳潴留,并分析原因,妥善处理。

(2)一般患者清醒后 4～6 h 拔除气管插管,给予鼻导管或面罩吸氧,流量为 4～6 L/min,而且要严密观察患者有无发绀、鼻翼扇动、呼吸困难等表现,发现以上症状时要及时查明原因,必要时重新气管插管,用呼吸机辅助呼吸。危重症患者需呼吸机支持数日甚至数周。机械通气时要合理调节参数,对肺动脉高压者,应轻度呼吸性碱中毒,有利于肺动脉扩张;持续监测动脉血氧饱和度,防止供氧不足;患者的痰液较多,要及时吸痰,动作要迅速,防止肺动脉因缺氧而痉挛,在吸痰前后可给予 100％的氧气吸入 1～2 min。吸痰时要严格无菌操作(尤其是对气管切开患者),应洗手、戴手套,防止肺部感染和交叉感染。

(3)听诊两肺呼吸音是否对称,有无痰鸣音、管状呼吸音,拔除气管插管后要鼓励患者咳嗽,给予雾化吸入以稀释痰液,定时翻身叩背,听诊两肺呼吸音,防止肺不张、肺炎。必要时可经鼻导管或气管镜吸痰。小儿的呼吸道比较细软,术后不会有效咳嗽,痰液多时很容易出现呼吸道堵塞、肺不张,因此要特别注意听诊两肺呼吸音,加强翻身、叩背,用鼻导管吸痰。

(4)需对心脏术后重症患者 PaO_2、$PaCO_2$、SaO_2 的变化反复进行动态监测,以便了解肺的功能和判断治疗的反应。PaO_2 反映氧经肺泡膜弥散到血管内的程度,是判断有无低氧血症的重要指标;$PaCO_2$ 反映了肺通气的状况,$PaCO_2$ 高时应检查是否有气道痉挛、痰液阻塞;SaO_2 则反映了肺内氧合情况。

(四)电解质的监测

体外循环术后由于低温、手术创伤、血液稀释、细胞破坏等,易造成电解质紊乱,如血中钾、钠、镁、氯浓度等发生变化,尤以血钾浓度变化最显著,对患者的心脏影响也最大。

1.低血钾心电图表现

T 波低平,ST 段压低,心律失常如期前收缩和心动过速。尿量多时需注意补钾,每排出 100 mL 尿,补钾 $1\sim3$ mmol;低血钾时注意避免过度通气,纠正呼吸性碱中毒。补钾量根据血钾值计算:需补氯化钾量(mmol)=(正常血钾值-测得血钾值)×0.3×体重(kg),从中心静脉补充。

2.高血钾心电图表现

T 波高耸,呈双凹波峰;QRS 波宽大,ST 段压低。高血钾时立即停止补钾,纠正酸中毒,静脉注射葡萄糖和胰岛素,促使钾向细胞内转移;静脉注射钙剂对抗钾的毒性;利尿排钾。

3.低血钙心电图表现

QT 间期延长,房室传导阻滞,表现为心肌收缩无力、血管扩张、血压下降、肌肉抽搐等。大量输血时,静脉注射氯化钙或葡萄糖酸钙,预防和纠正低血钙。

(五)出凝血状况的监护

体外循环对血液成分的破坏,肝素反跳以及大量输入库存血,使血液凝固功能受影响。

1.心包、纵隔、胸腔引流管的护理

(1)接诊前 4 h,应每 $15\sim30$ min 挤压引流管 1 次,保持其通畅,并观察引流液的量、颜色、有无血凝块等,因肝素反跳,渗出血液较多时,遵医嘱静脉推注鱼精蛋白,注意匀速推入,防止鱼精蛋白过敏。1 h 内需频繁挤压引流管,防止血液凝固,堵塞引流管。

(2)严密观察心包和纵隔引流液的量和性质,如果引流液偏多,而后突然减少或引流不畅,经挤压引流管无效,且伴有心率快、脉压差小、血压低、尿量少、精神差、末梢凉,应考虑心脏压塞的可能,应迅速通知医师。如果引流液较多,且颜色鲜红,成人引流液多于 200 mL/h,小儿引流液多于4 m/(kg·h),无减少趋势,可能胸腔内有活动性出血,应通知医师及时处理。

2.抗凝剂应用注意事项

心脏瓣膜术后应用抗凝剂时,要定期监测凝血酶原时间,注意观察患者的皮肤黏膜有无出血倾向,拔针后穿刺点按压时间应适当延长。

(六)药物的使用与监护

体外循环术后镇静、止痛和血管活性药的使用较多,需合理选择并注意监测其效果及不良反应。

1.镇静剂

术后清醒而不能拔管者,需充分镇静止痛。镇静剂会引起不同程度的血压下降,对小儿要

根据体重严格控制剂量,防止血压骤降引起生命危险;大剂量使用易导致患者不易清醒;芬太尼和吗啡会抑制呼吸和胃肠运动,因此只用于使用呼吸机的患者。

2.血管活性药

如果心率缓慢,可静脉滴注异丙肾上腺素,如低血压明显,则采用其他作用较强的正性肌力药物,如多巴胺、多巴酚丁胺、间羟胺、肾上腺素等。在滴注高浓度升压药的同时,需滴注硝普钠或硝酸甘油扩张血管,减少血管阻力。为保证各药物持续匀速地进入体内,需用微量泵推注药物。要将各管道标示清楚。根据心率、血压变化调整药物的速度,并注意观察药物的不良反应。

3.糖皮质激素类药物

因有体外循环的全身炎症反应,术中、术后大量输血等,术后3d常规给予皮质激素,最常用的是地塞米松。使用期间要防止感染及电解质紊乱。

(七)预防感染

心脏术后患者是医院内感染的易感人群,患者术后机体抵抗力的下降、皮质激素的应用、呼吸机及各种侵入性导管的使用大大增加了感染的概率。医护人员要加强无菌观念,严格无菌操作。接触患者前要洗手,尽早拔除各种侵入性导管。患者的体温升高,要怀疑感染的可能,必要时做血培养、痰培养和导管培养以帮助诊断。一旦出现感染,应及时拔除导管,合理使用抗生素。

(八)心脏手术术后并发症的监护与处理

1.出血原因

主要是术中止血不彻底、有活动性出血和体外循环术后凝血机制紊乱引起广泛性渗血。一般心脏手术患者术后引流量为200~500 mL。因侧支循环丰富,发绀型心脏病术后渗血量较非发绀型心脏病术后渗血量多。早期引流量往往较多,经3~4 h逐渐减少。

如果术后经4~5 h出血量仍较多,不少于2 mL/(h·kg),在排除患者体位变化致引流量增多的情况下,临床出现心率增快,血压不稳定,血红蛋白水平进行性下降时,应考虑到出血的可能。渗血较多时,可给予止血药物;肝素反跳给予鱼精蛋白予以中和;考虑有活动性出血,应再次开胸探查、止血,不宜延误。

2.心脏压塞

心脏压塞分急性心脏压塞和迟发性心脏压塞。急性心脏压塞是指手术后早期出现的心脏压塞,多发生在术后36 h内。正常情况下心包内仅有液体约15 mL,压力很低。体外循环术后如果出血较多,而心包腔又引流不畅,造成血液或血块在心包腔内积聚,一般达到150~250 mL时,即可引起急性心脏压塞症状。

迟发性心脏压塞一般指手术后5d以后发生的心脏压塞,常见于换瓣术后需抗凝治疗的患者,多由凝血机制障碍渗血增加所致。急性心脏压塞导致静脉回流受阻和心脏舒缩功能障碍。体外循环术后早期,患者如果出现下列情况,应注意急性心脏压塞的发生。

(1)引流量较多,且引流管内有条索状血块挤出,或原先持续较多的引流突然停止或减少。

(2)患者血压下降,脉压缩小,脉搏细弱,出现奇脉、心率加快。

(3)中心静脉压明显升高,颈静脉怒张。

(4)尿量减少,患者可在出现不典型上述症状时,突然出现心搏骤停。X线检查可显示纵隔增宽,心影增大,B超提示心包积液。

迟发性心脏压塞的临床表现是患者术后早期康复顺利,但数日后出现胸闷气急、咳痰增多、肝脏增大、下肢水肿加重,血压较以前降低,心率增快。保持心包纵隔引流管通畅是预防心脏压塞的重要措施,如果出现心脏压塞,应立即给予心包穿刺或开胸进行血块清除。重新放置心包引流管。

3.心律失常

原因是术前心功能障碍;术中低温,心跳停搏及手术本身对心脏有刺激和损伤;体外循环血液稀释;术后疼痛;低血容量;发热;水、电解质、酸碱平衡失调,如低血钾、酸中毒等;缺氧导致血中儿茶酚胺浓度升高,增加心脏的应激性,易诱发心律失常。开胸术后心律失常较常见,多数能自行纠正,对心功能无明显影响,严重心律失常可影响心排血量,组织灌注不良,甚至引起猝死。患者可表现为心悸、胸闷。

(1)窦性心动过速,成人正常心率为 $60\sim100$ 次/分钟,婴幼儿一般为 $100\sim160$ 次/分钟,儿童一般为 $80\sim140$ 次/分钟,术后窦性心动过速最常见,最有效的方法是去除病因,如降低体温、补充血容量、改善供氧、纠正酸中毒等。必要时给予药物治疗,常用药物有洋地黄和 β 受体阻滞剂。

(2)窦性心动过缓多见于麻醉未清醒时。心率高于 50 次/分钟可不处理,心率低于 50 次/分钟,血压正常,可给予阿托品;伴血压降低,则应用微量泵给予异丙肾上腺素。

(3)心房颤动经充分供氧,应用洋地黄类或胺碘酮,可控制心率,改善症状。

(4)室上性心动过速可给予颈动脉窦按压,确认没有心肌缺血时,可应用毛花苷 C、β_2 受体阻断剂(如艾司洛尔等)。

(5)对偶发的室性期前收缩可不作处理,而频发室性期前收缩(高于 5 次/分钟)、多源性室性期前收缩、室性期前收缩呈二联律或三联律、R-on-T 等,易发生心室颤动,应积极治疗。

首选利多卡因,可静脉注射 1 mg/kg,若无效则隔 $5\sim15$ min 重复静脉注射。除药物治疗外,尚应去除缺血、缺氧、低钾、酸中毒等诱因。

4.低心排血量综合征

体外循环术后,由于心脏排出量显著减少,重要脏器灌注不足或引起休克称为低心排血量综合征,心排血量低于 $2.0\ L/(min\cdot m^2)$。原因是术后出血较多,使用利尿剂,手术后血容量补充不足造成低血容量,术后血管床的扩张、体液在第三间隙的滞留均可引起有效血容量减少;术前心肌损害,术中操作或畸形纠治不满意造成心功能差;术后心包缝合过紧或心脏压塞可引起心脏舒缩障碍,血液回流受阻;使用麻醉药物、手术中温度改变及全身产生应激状态、手术后用药、酸碱平衡失调均可引起血管舒缩功能异常,增加体循环和肺循环阻力,加重心脏的前后负荷,引起低心排血量综合征。心脏术后患者一旦出现烦躁不安、肢体湿冷、缺氧加重、脉搏细速、血压下降、尿量减少等症状提示低心排血量综合征的存在。低心排血量综合征是体外循环术后最常见的并发症,也是导致患者死亡的最主要原因。因此对术后出现低心排血量综合征的患者,要严密观察病情变化,通过仔细的全面检查,分析原因,采取及时、有效的措施进行治疗。对心内畸形纠治不满意者应及时进行二次手术。

5.呼吸系统并发症

引起呼吸系统并发症的主要原因是通气不足与通气血流比例失调。通气不足主要与麻醉、术后呼吸抑制或肺顺应性下降有关;而肺部感染、肺不张、灌注肺、肺部血栓、气栓均可引起通气血流比例失调,而造成患者出现呼吸功能不全或呼吸衰竭。轻度病变时,患者的临床表现轻微,出现咳嗽、痰多等症状。急性呼吸衰竭多在术后早期出现,多继发于低心排血量综合征等严重并发症。

患者在机械通气时多表现为持续性低氧血症,自主呼吸患者可出现呼吸加快、呼吸困难、缺氧严重时出现烦躁不安、大汗淋漓、末梢发绀。为此,对心脏手术术后患者加强氧疗和呼吸道管理,及时排出痰液,限制补液速度和量,防止肺水肿和左心衰竭。如果出现急性呼吸衰竭,立即采用半卧位,镇静、强心、利尿,必要时应用机械通气。

6.急性肾功能不全

肾排泄功能在数小时至数周迅速减退,血尿素氮及血肌酐浓度持续升高,肌酐清除率下降,低于正常的一半时,引起水、电解质及酸碱平衡失调和氮质血症。急性肾衰竭是体外循环术后常见而严重的并发症之一,多继发于严重的低心排血量综合征、呼吸衰竭等严重并发症。年老患者,肾功能不全、肾实质水肿、肾栓塞、肾缺血患者均可发生急性肾衰竭。

临床主要表现为尿少及肾排泄能力下降引起的高钾、水肿、血尿素氮和肌酐浓度升高等,尿量低于 $0.5\sim1$ mL/(kg・h),尤其是在应用髓襻利尿药或短时间快速补液后尿量仍不增加时,应警惕急性肾衰竭的发生。处理方法是去除或尽量减少肾脏损害因素,做充分的术前准备,熟练运用手术技巧,减少体外循环的时间,术后保证足够的肾灌注,发生血红蛋白尿时要碱化尿液、利尿以防止肾小管阻塞。如果出现急性肾衰竭,应尽早进行透析治疗。

五、心脏手术后的基础护理

(一)防治压疮和中心静脉血栓

病情危重者常使用大量的强心、升压药物,使外周血管强烈收缩,皮肤血流减少,组织供氧不足,加之长期制动,受压部位极易发生压疮。要在病情允许情况下,使患者身体稍微侧卧,受压部位悬空,防止长期受压;对已发生压疮者在病情稳定后及时处理,加强营养,促进创面愈合。

对长期卧床患者,每 2 h 为其翻身、做皮肤护理,每 4 h 帮助患者做四肢被动运动 1 次,每次 15 min,解开制动的肢体,观察有无肿胀、淤血。病情许可时,教会患者在床上做肌肉等长收缩运动,防止血栓形成。

(二)加强营养,增强机体免疫力,促进伤口愈合

一般拔除气管插管 6 h 后可进食少量水或流质饮食,术后早期需限制患者水分的摄入,一次进食不宜过多,防止膈肌上抬,影响呼吸,同时也增加心脏负担。体外循环时间长且病情危重者,易出现暂时性肠麻痹,故应待肠鸣音恢复后方可进食。如果有呕吐和显著腹胀,尚需胃肠减压,以免影响心肺功能。小儿患者尤其需要防止出现急性胃扩张,常需胃肠减压。

长期呼吸机支持患者需保证蛋白质和热量的摄入,术后第二日,可鼻饲少量混合奶、要素饮食或肠内营养混悬液等。鼻饲时应调节营养液的浓度、温度、输入速度,观察消化吸收情况,有无腹胀、腹泻,一般降低浓度和速度可减少腹泻的发生。严重营养不良者,可采用静脉补充营养制剂,但其成本高,且增加心肺负担,影响正常生理状况,一般不主张采用。

(三)心理护理

由于长期制动,不能与家人见面,缺乏与他人沟通,加上各种镇静剂的不良反应、睡眠形态的紊乱(ICU 的环境使患者很少能进入深睡眠状态),患者易失去认知和定向能力,出现精神症状。表现为烦躁不安、幻觉、抑郁、昏睡。应加强心理护理,防止出现 ICU 精神症状。

(1)护士应注意观察患者的情绪,及时沟通,必要时 ICU 护士在术前探望患者,了解病情,安慰患者,交代手术后如何配合,这对消除患者的紧张感,建立患者对医护人员的信任是很有益处的。

(2)护士应尽可能在患者身边,多与患者沟通,使患者有正确的时空概念。

(3)医护人员之间在 ICU 不能闲聊和大声讲话,以免影响患者休息,加重患者的疑虑。

(4)将可能引起精神症状的药物改为其他药物。

(曹文娟)

第十七节 心、肝、肾脏器官移植

一、心脏移植患者的监护

(一)监护室的消毒与隔离制度

心脏移植术后患者需经保护性隔离 3~4 周,近年来隔离的时间虽已逐渐缩短,但仍需要有一个单独的隔离房间作为术后监护室。

其消毒与隔离的要求如下。

1.对监护室的要求

(1)监护室应分为内、外两室,内室为绝对隔离室,外室为相对隔离室。

(2)监护室应有正压气流系统,有高效空气过滤装置,滤过 0.09 μm 的微粒应达 99.9%。术后患者的监护工作均在无菌的隔离室内进行。此外,室内还应有调温与调湿装置。

(3)术前一日,监护室的门、窗、墙壁、地面、一切用物表面以及室内空气均应进行严格的清洁与消毒,患者进入监护室前,任何人均不准进入或滞留其内。患者进入监护室后,仍应按常规进行室内物品清洁及空气消毒工作,控制和消除室内尘埃、悬浮物和其附带的细菌,杜绝空气感染源。

(4)术后 10 d 内,每日做室内空气和物品表面细菌监测 1 次,10 d 后每周做 2 次。

2.对入室医务人员的要求

(1)凡入室医务人员必须洗手、更鞋、穿灭菌衣裤、戴口罩和帽子。医务人员每次给患者做处置前、后均用消毒液洗手。

(2)严格控制入室人员,室内仅留医师 1 名,护士 1~2 名。进行超声、X 线拍片等检查时可进 1 名技术人员。室内应设有对讲机和闭路电视监视系统,以供观察病情、会诊和家属探视之用。

3.对各种用物的要求

(1)凡医疗用物,必须经过高压蒸汽灭菌处理或采用一次性无菌用品。必要时用环氧乙烷消毒处理。

(2)隔离衣、工作衣,患者的床单、被罩、枕套、衣、裤、袜等均需经高压蒸汽灭菌,每日更换。口罩、帽子、鞋套,应为一次性无菌物品。

(3)患者的生活用具(如牙刷、餐具等)尽量采用一次性无菌物品。

4.对入室医疗仪器的要求

(1)所有入室物品需经清洁、消毒处理。例如,将床旁 X 线机、彩色超声诊断仪等用消毒液擦拭后方可放入隔离室;将 X 线暗盒用高压灭菌后的布袋装好再接触患者摄片;对超声波探头清洁、消毒后再接触患者。

(2)听诊器为室内专用,每次使用前、后均作清洁消毒处理。

5.其他

(1)未经削皮及清洁处理的水果不能送入隔离室内,以免患者接触可能存在的真菌。

(2)室内禁止摆放植物。

(二)术后监护

1.循环系统监护

循环系统监护是心脏移植术后重点内容之一。由于术后供心缺血和再灌注损伤,心功能受到不同程度的抑制,受心者原已升高的肺血管阻力又会使供心后负荷加重,故早期循环系统常出现两大并发症,即心功能不全和各种心律失常。因此,术后循环功能的严密监护非常重要。

(1)血流动力学的监护:心脏移植术后常见的死亡原因是右心衰竭或低心排血量综合征,所以应尽可能保持患者血流动力学稳定。常规监测直接动脉压、中心静脉压、心律,必要时监测肺动脉压、左心房压等。每隔 15 min 记录一次,稳定后可延长至 30 min 至 1 h 记录一次。参考动力学指标、纵隔心包引流量、尿量等选用补液的种类和数量,以维持合适的血容量。一般成人每日总量不超过 1 800 mL。血细胞比容低于 30%,则应适当输全血。术后最初 24～48 h 还可酌情给予清蛋白和利尿药,以帮助排除第三间隙的水分。

(2)应用正性肌力药物的监护:应用正性肌力药物可增加心排血量,改善微循环。心脏移植过程中,因供心缺血和再灌注损伤,高能磷酸盐储备减少,心肌水肿,心功能常暂时受抑制,故术后早期常需给予正性肌力药以增加心排血量,改善外周灌注。依医师个人的经验习惯而选择正性肌力药物。常用的药物为异丙肾上腺素、多巴胺或多巴酚丁胺。ICU 护士应掌握此类药物的药理作用和常用剂量。静脉输注时醒目标明其药名、浓度,用微量泵控制输注速度,密切观察用药效果,及时调整用药的浓度和速度,保证用药通路畅通。

(3)直立性低血压的监护:由于供心缺乏神经调节机制,故易发生直立性低血压。护士在协助患者坐起或离床站立时应重视这一问题,发现问题时要及时采取相应的措施。

(4)心电监护:新移植的供心在采取过程中神经被切断,不再受自主神经支配,故术后心率的变化与普通心脏手术后不同。供心在术后早期心率很不稳定,可快可慢,虽为窦性节律但不受呼吸影响,如发生室上性心动过速时按压颈动脉窦或眼球无效。供心心率的变化主要依赖体液因素来调节,在代谢需求量增加或减少的情况下(如发热、运动等),心率的变化较迟缓。此外,供心对药物的反应与普通心脏手术后的反应也不尽相同。例如,阿托品不能增快心率,地高辛可增加心肌收缩力,但减慢心率作用不明显。这些是心脏移植术后的特点。床旁连续心电监护可以及时地监测出心律失常并准确反应心律失常的性质。此外,还应每日描记标准 12 导联心电图和心脏超声心动图。应妥善保存心电图资料,标明日期、时间,避免混乱。

2.呼吸系统监护

在一般心内直视手术后常规监护基础上侧重以下几方面。

(1)呼吸支持以保证循环功能稳定。术后呼吸支持是保证循环功能稳定的前提。由于术后最初几小时,患者的体温偏低,血流动力学尚未稳定,麻醉剂及镇静药物的作用尚未消失,甚至电解质紊乱及酸碱平衡失调,故初回 ICU 可用控制性通气方式,以减少呼吸做功所需的耗氧量,并改善气体交换频率。用呼吸机期间,一般每间隔 4～6 h 监测动脉血气分析一次。回 ICU 做第一次动脉血气分析,若结果正常,可将吸入氧浓度逐步降至 0.4 L/min,以防止长时间吸入高氧对肺造成损害,但必须保持动脉血氧分压于 10.7～13.3 kPa(80～100 mmHg)。

患者完全清醒,血流动力学稳态,自主呼吸有力,可将呼吸机改为同步间歇指令通气(SIMV)。根据患者的自主呼吸频率、潮气量的变化,适当调节 SIMV 的频率和潮气量,利于呼吸肌的锻炼。SIMV 频率的调节以动脉血氧分压为 9.3 kPa(70 mmHg),二氧化碳分压为 4.7～6 kPa(35～45 mmHg),pH 为 7.35～7.45 为宜。

(2)机械通气期间的监护如下。

血压、脉搏、体温监测:机械通气初期及每当对潮气量、PEEP 值、吸呼比做调整时都会影响血压的变化。为防止平均气道内压升高,心排血量减少而引起血压下降,应当增加测定血压的次数。脉搏增快,除发热、焦虑等因素外,也意味着氧消耗量和二氧化碳增多,应随之调整通气量及吸氧浓度。

胸部体检及 X 线监测:机械通气时需注意呼吸频率、节律、幅度、胸廓活动度、呼吸音以及呼吸是否与呼吸机同步。若湿性啰音增多或痰鸣音增多,气道阻力增加,应及时吸痰。床边 X 线摄影对发现肺不张、气压伤及肺部感染等机械通气的并发症有重要意义,同时也能帮助确定插管的位置。

皮肤颜色的观察:皮肤潮红、多汗,表浅静脉充盈,血压升高,头痛,嗜睡,提示通气不足,二氧化碳潴留,应增加呼吸机频率和潮气量。在呼吸机治疗过程中,出现表浅静脉充盈,提示外周静脉压增大,此时应调低吸气压力或缩短吸气时间。

神经精神症状的观察:神经精神症状可反映缺氧和二氧化碳潴留的情况。

保持呼吸道通畅。根据需要给予气管内吸痰,吸痰时严格无菌操作,吸痰前后给高浓度氧,吸入 1～2 min。

(3)脱离呼吸机,拔管后的护理:拔管后数日应继续用面罩湿化给氧。积极鼓励并设法协助患者咳嗽排痰,让患者做深呼吸,必要时做肺部理疗,可帮助清除呼吸道分泌物,有利于防止肺部并发症。拔管后数日内仍坚持 4～6 h 做 1 次口腔护理。选择合适的漱口液,保持口腔唾液的 pH 在 5.6～7.0。

(4)实验室检查包括每 4 h 测定血常规、血电解质、血气。每日测定血小板计数、白细胞计数、凝血酶原时间、血肌酐、尿肌酐、肝功能及肾功能。每日清晨测定环孢素 A 谷值。必要时做病理学及免疫学检查。

3.排斥反应的监护

排斥反应是心脏移植术后早期死亡的主要原因之一。特别是超急性排斥反应,它是全心衰竭的原因之一,一旦出现,移植器官表现为静脉淤血,颜色变暗,功能迅速恶化。此时药物治疗难以达到有效,只有通过辅助循环来争取时间,等待再次心脏移植。因此,对排斥反应要做到早期发现和及时处理。

(1)病情的动态观察:正常情况下术后 1 个月内患者的体力逐渐恢复。如果患者有倦息、低热、活动能力低下、轻微气短或劳累后呼吸困难等现象,应疑有排斥反应。值得注意的是,如果患者倦息、食欲减退发生在冲击疗法后,可能为激素突然减少所致。

　　(2)体格检查:颈静脉怒张,各种心律失常,特别是舒张期奔马律,新出现的不明原因的相对性低血压、肺部啰音、心脏扩大等,都有比较重要的临床意义。有时心肌活检的结果处于模棱两可的边缘状态,则可参考体检,决定是否实行免疫抑制治疗。

　　(3)胸部 X 线检查:出现排斥反应时胸片会显示广泛浸润性改变。

　　(4)超声心动图检查:对诊断排斥反应有相当重要的价值,可发现心室舒张期和收缩期功能异常,心室壁增厚以及心包积液增多。

　　(5)12 导联心电图能及时反应心率和心律的改变。

　　4.免疫抑制药应用中的监护

　　心脏移植术后主要应用的免疫抑制药为环孢素 A、泼尼松、硫唑嘌呤。免疫抑制药应用中的监护如下。

　　(1)注意药物储存:环孢素 A 口服液应存于原装容器内,温度在 30 ℃ 以下,但要避免冷冻。

　　(2)注意药物溶媒的选择:药物溶媒的选择和溶解的方法以及保存的条件直接关系到药效,应以 0.9% 的氯化钠和 5% 的葡萄糖溶液稀释环孢素 A 注射液。

　　(3)注意用药方法:为促进药物的吸收和减少胃肠道反应,应将环孢素 A 口服液加入牛奶、果汁内服用。

　　(4)注意用药时间:投药时间一致对维持药物在体内水平很重要。

　　(5)监测环孢素 A 谷值:使用环孢素 A 时要经常测定其血药浓度,以保证效果,防止不良反应发生。

　　(6)定期检查肾功能(尿素氮、肌酐、肌酐清除率)和肝功能(胆红素、碱性磷酸酶),注意血压变化。

　　(7)注意监测白细胞计数:服用硫唑嘌呤期间,需检测血常规,观察有无白细胞计数减少。

　　5.并发症的监护及处理

　　(1)右心衰竭是心脏移植术后并发症之一,右心衰竭的发生可在体外循环停止后立即出现,表现为右心室扩大,右心室收缩无力,中心静脉压升高,有时肺动脉压力也可以正常或低于正常值,主要是由于衰竭的心室射血分数降低。目前,随着供体和受体匹配的条件越来越严格,右心衰竭很少发生在术后即刻,而是更多发生于 ICU。

　　如果右心衰竭是外周血管阻力(PVR)升高引起的,首先应改善患者的氧合状态,纠正低氧血症及酸中毒。在此前提下,重点应用降低肺小动脉阻力的药物,首选前列腺素 E,初始剂量为 25 $\mu g/(kg \cdot min)$,以后逐渐增加。同时还可应用多巴胺或米力农,增强右心室收缩力。

　　(2)术后出血也是心脏移植术后的早期并发症之一。心脏移植患者术后凝血异常是术后出血的高危因素之一,右心衰竭、肝功能异常也可能导致术后出血。如果患者术后凝血酶原时间延长且心包、纵隔引流较多,应适当地给予新鲜血浆。对于去神经的心脏来说,心脏压塞的体征和症状往往不典型。当出现血压不稳定、尿量减少及外周循环不良时,应考虑到心脏压塞的可能。一旦怀疑心脏压塞,应积极进行二次开胸探查。

　　(3)心脏移植术后早期,患者首先出现的是结性心律。多数情况下在 24 h 内,仍有约 5% 的患者由于窦房结动脉损伤而不能恢复窦性节律,甚至需要安装永久起搏器。为了维持术后早期心率在 90~120 次/分钟,可适当应用异丙肾上腺素或应用心房起搏。

　　心脏移植术后早期,也可以出现室上性心动过速,其发生的机制与常规心脏直视手术相似,此外还应考虑到排斥反应的可能性。室上性心动过速持续 5 d 以上,是进行心肌活检的重要指征。心房颤动或扑动可引起心室率过快,导致心排血量降低,因此应适当地进行药物治疗。

(4)术后早期高血压较常见,与多种因素有关。术后早期高血压的治疗主要依靠硝普钠,此类药使动脉和静脉均扩张,减少静脉回心血量,能有效降低血压。若高血压持续时间较长或术后 48 h 仍需硝普钠进行控制,则应增加口服扩血管药物。

二、肝移植患者的监护

肝移植已成为终末期肝病患者的有效治疗手段。接受肝移植的患者一般都在术前已经受慢性肝病的折磨而较虚弱,肝病本身又会导致患者易受感染、营养不良和多脏器功能衰竭。再者,肝脏移植手术需要长时间麻醉、大量输液,可能造成血流动力学不稳定。而术后的免疫抑制药增加了患者受感染的危险,其药物毒性会损害多个器官的功能。

因此,术后患者供肝功能、循环、呼吸、代谢、肾功能、排斥等方面都存在不利因素,并发症的发生率高,早期发现并能够及时处理,是患者康复的关键。

(一)植入新肝功能的观察

通常情况下,肝功能在 72～96 h 迅速改善至正常或接近正常水平。简单可靠的判断方法是有持续的深金黄色胆汁分泌;24～72 h 患者肝功能指标逐渐好转。否则,应尽快查明原因并给予处理。

植入肝无活力的判断依据如下。

(1)早期出现肝衰竭表现,胆汁呈水样或明显减少甚至无胆汁分泌,钾离子浓度明显上高,代谢性酸中毒,急性低血糖,有持续加重的凝血功能障碍。

(2)急性排斥反应,表现为术后 5～7 d 发热、食欲缺乏、腹部钝痛、出现精神症状、腹腔积液、肝功能异常、血胆红素水平升高、凝血机制障碍等。

(3)多普勒超声检查确认肝血流状态,如果有异常,行肝动脉造影、腹部 CT 等检查确诊。

(二)血流动力学监测

术前及术后早期常规保留有创动脉压监测及 Swan-Ganz 漂浮导管监测平均动脉压、心排血指数、心脏每搏射血指数、左心室收缩功能指数、氧输送等血流动力学及氧动力学指标。常规监测生命体征,准确输入血管活性药物。

(三)凝血功能监测

(1)术后需立即监测的指标凝血酶原时间、部分凝血活酶时间、血小板、全血细胞计数、D-二聚体。

(2)纠正凝血功能,出血停止或逐渐改善;凝血酶原时间小于 20 s;血小板计数大于 50×10^9/L 而并非达到正常水平。

(四)呼吸系统监护

移植术后常见的呼吸系统并发症有胸腔积液、肺不张、肺水肿、肺炎。术后早期应常规做好人工气道的管理及呼吸功能的监测,包括监测呼吸频率、潮气量、气道压力、SpO_2 及动脉血气分析,预防肺部感染、肺不张;严密监测 CVP 并使之维持在 0.6～1 kPa(6～10 cmH$_2$O),降低肺水肿和胸腔积液的发生率。拔除气管插管后,要做好胸部理疗,包括深呼吸、呼吸功能锻炼、咳嗽等。

（五）出入量监测

严密监测 CVP、PAWP、每小时出入量以及腹腔引流量。了解腹腔内液体丢失及有无持续性出血。术后补液应在 CVP、PAWP 指导下进行,尤其是术后早期应控制总液量和晶体液量,避免循环血容量过度增加和晶体液输入过量。

（六）肾功能监测

术前存在肾功能不全、低血容量、出血、低血压、严重感染、药物毒性作用是引起肝移植患者术后肾功能损害的因素。血浆尿素氮、肌酐、血肌酐清除率是判断肾功能的指标,应定时监测。应注意观察患者的尿量,尿量减少时,警惕肾损害的同时,及时纠正有效循环容量不足。术后早期可给予 $2\sim5\ \mu g/(kg\cdot min)$ 剂量的多巴胺以维持足够的尿量。出现少尿型肾衰竭时,可采取以下措施:给予一定量的呋塞米,1 h 后无效,检查患者有无输液过量或肺水肿的表现,从静脉给予 0.5 g/kg 20% 的甘露醇,15 min 内输完。2 h 后仍无效,再给首剂 4 倍剂量的呋塞米。2 h 后仍未见好转,则需要严格控制液体入量。必要时行血液超滤。

（七）镇静、镇痛

术后应充分止痛,除非需要确切了解患者神经系统的状况,可给予吗啡 0.5~1 mg/h,以微量泵持续给药;或异丙酚 1~3 mg(kg·h),以微量泵持续输入。

（八）术后营养支持

肝移植患者术前多处于营养不良状态,术后营养状况直接影响术后恢复。如果无并发症,于术后 2~3 d 开始进流质饮食,不能经口进食者,采用胃管营养和静脉营养相结合的方法。因长期大量使用糖皮质激素,应避免胃或十二指肠造口。

（九）预防感染

感染性并发症是肝移植患者术后病死率增加的主要原因之一,感染性并发症的有效预防和治疗极其重要。呼吸道、腹部(胆道)及血液是最常见的感染部位。

术后应严密观察,及时发现感染征象。术后 1 周内,每日做口咽分泌物、呼吸道分泌物、腹腔引流液、胆汁、尿液和血液细菌培养检查,1 周后,可酌情减少。各项操作、处置严格遵守无菌原则。严格遵医嘱使用抗生素。

（十）早期并发症的监护

1. 术后出血

术后应在常规监测凝血功能的同时,注意观察并记录腹腔引流液的性质和量,计算失血量,并输液、输血和冰冻血浆来补充失液量、失血量。尤其在患者凝血机制纠正后,腹腔引流液仍持续为血性引流液,应高度警惕,并做好开腹探查止血的准备。

2. 肝外并发症

(1)胸腔积液术后早期,几乎所有的患者都会出现右侧胸腔积液,多为血清或略带血性,无菌。积液通常可自行吸收,引起呼吸困难或肺功能不全,则需要做胸腔穿刺。

(2)神经系统并发症的发生率约为 20%,患者颅内出血的发病率最高,通常在1~2周出现。单一的神经病变也较常见,由术中牵拉左臂丛神经和腓总神经而引起。震颤、麻痹等是环孢素 A 和 FK506 免疫抑制治疗的常见不良反应。

(3)在移植术后的前几周,颊部及食管的单纯疱疹和念珠菌感染,常引起吞咽不适。此外,应激性溃疡和皮质醇引起的胃溃疡,是患者出现上腹痛和消化道出血的原因。以胃黏膜保护

剂和 H_2 受体拮抗剂进行预防。如果患者出现腹泻,应仔细检查,明确原因。

(十一)免疫抑制药应用中的监护

肝移植术后通常使用的免疫抑制剂有环孢素 A、硫唑嘌呤、甲泼尼龙和 FK506。口服环孢素 A 的吸收依赖十二指肠内的胆酸,所以其生物效能受 T 管引流的影响。

当胆汁的内引流恢复后,应减少药物剂量。其不良反应包括肾功能损害、肝功能损害、中枢神经系统毒性及白细胞增多等;皮质激素是肝移植后免疫抑制联合治疗方案的组成部分,其抑制免疫而增加了感染的危险,还常有非胰岛素依赖性高血糖、代谢性碱中毒和精神症状等不良反应;硫唑嘌呤作为辅助免疫抑制药,主要用于肾功能或神经系统功能不良而不能耐受全剂量环孢素 A 治疗的患者。

硫唑嘌呤的主要不良反应是中性粒细胞和血小板减少,一旦出现就要减量,因为这种药会有肝脏毒性作用,所以一般不以此药作为长期免疫抑制的维持治疗。FK506 静脉用药一定要用生理氯化钠溶液或葡萄糖溶液稀释,不能与环孢素 A 配伍使用,其不良反应与环孢素 A 相似。

三、肾移植患者的监护

肾移植是救治慢性肾衰竭的最佳方法,也是最早开展的大器官移植手术。

(一)适应证及禁忌证

1.适应证

肾衰竭终末期患者为肾移植的适应证。但是,为了达到良好的治疗效果,应对移植的受者进行认真评估,包括评估原发病种、年龄、全身状况,是否有心、肺、肝脏、脑部疾病及并发症等。

2.禁忌证

禁忌证为全身性恶性肿瘤、顽固性心力衰竭、慢性呼吸衰竭、严重血管病变、严重泌尿系先天畸形、凝血机制紊乱、精神病、艾滋病毒感染。

(二)术后监护

1.术后早期临床监护

(1)生命体征监护:肾移植术后早期,生命体征的监护与一般大手术相同。应严密监护生命体征,测量体温,每日 4 次,体温升高,提示感染或排斥反应发生。持续心电监护,注意观察心律、心率、血压、呼吸变化,术后早期,如果出现血压下降、心率、呼吸增快,要警惕出血。

(2)各种管道的监护如下。

引流管(条)的监护:早期引流液多为血性,易凝固而阻塞引流管,定时挤压引流管,保持引流通畅;患者活动时,保持引流管的位置低于伤口,记录引流液的颜色和量。烟卷引流条一般放置 3 d 左右,乳胶管一般放置 5~7 d。

导尿管监护:保持导尿管通畅。早期尿为血性或有血块,应及时挤压导尿管或进行膀胱冲洗,避免阻塞,以防输尿管与膀胱吻合口破裂。严禁尿液反流,准确记录每小时尿量。

2.液体出入量的管理

应参考尿量而定入量。即刻恢复肾功能者,每小时尿量可达 300~1 000 mL,应补充足够的液体量,液体应以等渗葡萄糖、氯化钠溶液和平衡液为主,辅以碳酸氢钠溶液。对术后少尿或无尿的患者,在排除入量不足的情况下,应限制液体入量。注意电解质的监测,尿量多时,要注意低钾、低钠和低钙的发生;尿量少时,应注意有无高钾和水负荷过重。

3.少尿或无尿的观察与处理

严密观察并记录患者的液体出入量,如果出现少尿或无尿,首先应排除尿管阻塞、输尿管和膀胱吻合口狭窄、下尿路梗阻等肾后性因素,超声及腹部平片检查可协助排除。对肾前性少尿者,应采取补足液体,并适当给予利尿药物治疗。

排除容量不足引起少尿或无尿,采取限制液体入量,行彩色多普勒超声检查或移植肾脏穿刺活检,以确定有无肾动脉栓塞、静脉血栓、急性排斥反应、急性肾小管坏死。在少尿期间应行血液透析,加强液体入量、体重及血钾的监测。

4.排斥反应的监护

排斥反应是引起移植肾丧失功能的主要原因,可分为超急性、加速性、急性和慢性排斥反应四类。

(1)超急性排斥反应一般发生在移植肾脏血液循环开放即刻至48 h,大多见于再次移植、多次妊娠、反复输血的患者或ABO血型不合的移植,发生率为0.1%~1.0%。表现是移植肾脏的颜色由红色转变为暗紫色,表面有斑点状坏死,移植肾脏由硬变软,失去弹性;患者由少尿到无尿。一旦出现超急性排斥反应,应尽快切除移植肾脏,以免引发强烈的反应,如高热、寒战、高血压、移植肾区胀痛及血尿等全身中毒症状,危及患者的生命。

(2)加速性排斥反应既可是体液性的排斥反应又可是细胞性的排斥反应,多发生于再次移植的患者。病理改变主要有肾小球和肾小动脉广泛性血管损坏,内皮细胞肿胀,中性粒细胞黏于血管壁和管腔内不同程度的血栓形成,间质出血梗死等。常发生于术后3~5 d,临床上可有体温上升、尿少或血尿、高血压、乏力、食欲缺乏、移植肾肿胀并有压痛和质地变硬、血肌酐水平迅速上升等。

(3)急性排斥反应是细胞介导的排斥反应,是临床最常见的排斥反应,多发生在移植后7 d至半年,也可发生于数年后。发生率为30%~75%,其频率、强度、发生时间和临床表现,与供、受者之间组织相容性程度、移植手术后免疫抑制药有关。组织病理改变有间质性和血管性改变。间质性损害以肾间质水肿、淤血和淋巴细胞浸润为主。血管性损害为肾小动脉纤维素性坏死和血管内血栓形成。

急性排除反应的临床表现,有移植肾区疼痛、移植肾区体积明显增大、质地较硬、有压痛,伴有尿量减少、发热、血压升高、关节酸痛和疲乏无力等症状。化验血肌酐和尿素氮水平升高,彩色多普勒超声显示血流搏动系数(PI)和阻力系数(RI)均高于正常值。移植肾脏穿刺活检可确诊。急性排斥反应经及时、正确治疗,大多数可逆转。

(4)慢性排斥反应多发生于术后半年以后,患者主要表现为缓慢进行性肾功能减退,伴有蛋白尿、进行性贫血、高血压、肾脏体积缩小等一系列表现。慢性排斥反应的病因错综复杂,无有效治疗方法,以防止和延缓其进行性恶化为目的,给予低蛋白饮食、活血化瘀药物,防治高血脂,调整免疫抑制药及剂量等。

5.并发症的监护及处理

(1)尿瘘是术后早期的并发症,可发生于下尿路的任何部位。

常见的原因:①取肾和修肾时误伤而未被发现和修复;②供肾输尿管血供受损伤;③手术当中有失误。尿瘘引流管中引流液显著增多,有尿的气味和成分,患者尿量明显减少,静脉注射靛胭脂后引流液呈蓝色。对术后出现的尿瘘,应立即手术探查。

(2)感染伤口感染,可见伤口及周围红肿、疼痛,并有脓性分泌物;移植肾周围感染可有体温升高、移植区肿胀,出现败血症症状,B超检查可明确诊断。

(3)出血和血肿移植肾区胀痛,伤口引流液持续为血性,量较多,血尿、排尿困难以及膀胱痉挛,均提示有出血的可能,应及时通知医师,进行进一步检查、确诊,采取必要措施。

(4)消化道出血和溃疡常发生在术后早期,尤其是在发生急性排斥反应,大剂量激素治疗或合并严重感染时,发生率较高。应暂停进食,并给予抑酸及保护胃黏膜等措施,必要时给予止血药物治疗。

(曹文娟)

第十八节 心搏骤停和心肺复苏

心搏骤停(sudden cardiac arrest,SCA)是指患者的心脏在正常或无重大病变的情况下,受到严重打击引起的心脏有效收缩和泵血功能突然停止,是 SCD 的最主要原因。心源性猝死(sudden cardiac death,SCD)是在出现症状后 1 h 内因心血管原因自然死亡,是临床严重的急症之一,多种原因导致心脏有效泵血功能丧失,引起全身严重缺血、缺氧和代谢紊乱。

我国 SCD 的发生率为 40.7%,男性中 SCD 的发生率高于女性中 SCD 的发生率。SCA 后的几秒钟内,由于脑血流量急剧减少,患者即可发生意识突然丧失,伴有局部或全身性抽搐;SCA 发生 20~30 s,由于脑组织中尚存的少量含氧血液可短暂刺激呼吸中枢,可呈叹息样呼吸或短促痉挛性呼吸,随后呼吸停止。停搏 60 s 左右可出现瞳孔散大,停搏 4~6 min,脑组织即可发生永久性损害,10 min 后即可发生脑死亡。AHA 统计数据显示,院内 SCA 的生存率约为 24%,而院外 SCA 的生存率仅为 10%。

一、病因

1. 心源性 SCA

ACS(如 AMI 等)常引发室颤或心室停搏,心肌病、主动脉瓣狭窄、心肌炎、风湿性瓣膜病、严重心律失常等心脏本身的病变也可引发 SCA。

2. 非心源性 SCA

溺水、窒息、电击、中毒、麻醉或手术意外、严重的电解质与酸碱平衡失调等其他疾病或因素影响到心脏,可引发呼吸、心跳停止。

二、临床表现

SCA 后,血液循环立即停止。由于脑组织对缺氧最敏感,临床上以神经系统和循环系统的症状最为明显。具体表现如下:①意识突然丧失,可伴有全身短暂性抽搐和大小便失禁,随即全身松软。②大动脉搏动消失,触摸不到颈动脉搏动。③呼吸停止或先呈叹息样呼吸,继而停止。④面色苍白或青紫。⑤双侧瞳孔散大。如果呼吸先停止或严重缺氧,则表现为进行性发绀、意识丧失、心率逐渐减慢,随后心跳停止。

三、心电图类型

SCA 的心电图类型包括室颤、无脉性室性心动过速、心室停搏和无脉性电活动。

1.室颤

室颤是指心室肌发生快速、不规则、不协调的颤动。心电图表现为 QRS 波群消失,代之以大小不等、形态各异的颤动波,频率可为 200～400 次/分钟。

2.无脉性室性心动过速

因室颤而猝死的患者,常先有室性心动过速。心电图特征为三个或三个以上的室性期前收缩连续出现,ST-T 波方向与 QRS 波群主波方向相反,心室率通常为 100～250 次/分钟,心律基本规则,大动脉没有搏动。

3.心室停搏

心室停搏是指心肌完全失去机械收缩能力。此时,心室没有电活动,可伴或不伴心房电活动。心电图呈直线,或偶尔有 P 波。

4.无脉性电活动

其定义是心脏有持续的电活动,但失去有效的机械收缩功能。心电图可表现为不同种类或节律的电活动节律,但心脏已经丧失排血功能,因此往往摸不到大动脉搏动。

四、基础生命支持

基础生命支持(basic life support,BLS),又称初级心肺复苏(cardiopulmonary resuscitation,CPR),是在 SCA 后,以徒手方式和/或辅助设备进行复苏的抢救方法。其目的是在 SCA 后第一时间使全身重要器官获得最低限度的紧急供氧,为进一步的复苏创造条件。其关键点包括胸外心脏按压(chest compression,C),开放气道(airway,A),人工通气(breathing,B),即 C-A-B,有条件时可考虑实施电除颤(defibrillation,D)治疗。《2019 美国心脏协会心肺复苏和心血管急救指南更新——成人基本/高级生命支持和院前急救》再次强调抢救院外 SCA 患者的重要性。无论是否有调度员协助,未受过专业训练的救援者应进行单纯胸外按压,直至自动体外除颤仪(automated external defibrillator,AED)到位且可供使用,或急救人员已接管患者。接受过按压培训但未接受通气训练的救援者应进行胸外按压,直至 AED 到位且可供使用,或急救人员已接管患者。接受过按压培训且接受过通气训练的急救人员,应进行胸外按压和通气。如果有多名急救者组成综合救治小组,可以由 1 名急救者启动紧急救援系统,第 2 名急救者开始胸外按压,第 3 名急救者进行通气或者取得球囊-面罩,进行人工通气,第 4 名急救者取回并设置好除颤仪时完成多个步骤和评估。

AHA 院外 SCA 成人生存链包括以下几方面:①立即识别 SCA 并启动紧急救援系统。②尽早进行心肺复苏,重点在于胸外按压。③快速除颤。④有效的高级生命支持。⑤综合的 SCA 后治疗。

(一)BLS 基本步骤

1.评估现场环境并判断患者的意识

(1)确保现场环境安全。

(2)意识的判断:用双手轻拍或摇动患者的双肩,大声呼喊,判断有无反应。

2.启动紧急医疗救护系统

(1)如果发现患者无反应,急救者应启动紧急救援系统(emergency medical service,EMS)并拨打 120,提供地点、患者的人数和情况。由紧急调度中心的调度员为现场施救员提供 CPR 指导。

（2）如有多名急救者在现场,其中一名急救者按步骤进行 CPR,另一名启动 EMS,拨打 120,取 AED。

（3）在救助淹溺或窒息性 SCA 患者时,急救者应先进行 5 个周期的 CPR,然后拨打 120,启动 EMS。

3. 检查呼吸及大动脉搏动

扫视患者胸部,观察胸廓有无起伏,同时检查大动脉搏动,时间 5～10 s。对成人和儿童检查其颈动脉,使示指和中指平齐并拢,从患者的气管正中部位向旁滑移 2～3 cm,在胸锁乳突肌内侧轻触颈动脉有无搏动。

4. 胸外按压

识别 SCA 后 10 s 内开始胸外按压,尽快提供循环支持(circulation,C)。胸外按压是对胸骨下段有节律地按压,通过增加胸膜腔内压或直接挤压心脏产生血液流动,可为心脏和脑等重要器官提供一定含氧的血流。按压时,应让患者仰卧于硬板床或平整的地面上,头部位置尽量低于心脏,使血液容易流向头部。如果患者躺卧在软床上,应将木板放置在患者身下,以保证按压的有效性。为保证按压效果,急救者需根据患者身体位置的高低,站立或者跪在患者身体的一侧。

（1）胸外按压的部位:成人胸外按压的部位是在胸部正中、胸骨的下半部,相当于男性两乳头连线之间的胸骨处。

（2）胸外按压的方法:按压时,急救者一只手的掌根部放在胸骨按压部位,另外一只手重叠放于其上,双手十指交叉相扣,贴近胸壁的手指向上,保证手掌根部用力在胸骨上,避免发生肋骨骨折。按压时,上半身稍前倾,双肩正对患者的胸骨上方,双臂伸直,避免肘关节弯曲,肩、肘、腕关节呈垂直轴面,以髋关节为支点,利用肩部和背部的力量垂直向下用力按压。

（3）胸外按压频率、深度:成人按压频率为 100～120 次/分钟,按压深度为 5～6 cm,每次按压之后应让胸廓完全回弹。放松时掌根部不能离开胸壁,以免按压点移位。按压与吹气次数之比为 30∶2。

5. 开放气道

在开放气道时,检查患者的口腔和鼻腔,若有异物,需及时清理,若有活动性义齿,需取出。常用开放气道方法如下。①仰头抬颏法:适于没有头和颈部创伤的患者。患者取仰卧位,急救者站立或跪在患者的一侧,用一只手的小鱼际用力向下按压患者的前额部;另一只手示指、中指置于患者的下颌部,向上提起,使患者的头部充分后仰,勿压迫下颚的软组织,防止造成气道阻塞。②推举下颌法:适用于确诊或怀疑头颈部损伤的患者,避免加重颈椎损伤。患者平卧,急救者位于患者头部顶端,两只手分别置于患者头部两侧,手指置于患者下颌角的下方并用双手提起下颌,将下颌向上抬起。

6. 人工通气

以口对口人工通气为例,急救者正常吸气后,用按压患者前额的手的拇指与示指紧捏双侧鼻翼,防止气体从鼻子漏出。急救者用嘴把患者的唇部完全包住,减少漏气。在 1 s 内完成一次通气,给予足够的潮气量(为 500～600 mL),同时用眼睛余光观察患者胸廓有无起伏。吹气时若无胸廓起伏或有阻力,应考虑气道未完全开放或气道内存在异物阻塞。通气完毕,急救者应立即离开患者口部,同时松开捏住患者双侧鼻翼的手指,使患者能从鼻孔呼气。每 30 次胸外按压后给予 2 次人工通气。

7. 早期除颤

CPR的关键措施是胸外按压和早期除颤。除颤是利用电流治疗异位性快速性心律失常，从而恢复窦性心律。CPR只能维持心脏和脑部的血流供应，但是不能纠正室颤。除颤是终止室颤、无脉性室性心动过速最迅速、最有效的方法。因此，如果具备AED，应该立即使用。随着室颤时间的延长，除颤的效果也会随之减小，每分钟下降7%～10%。在SCA 3 min内进行除颤，患者的存活率可达74%；若在10 min后进行，成功的概率微乎其微。对于院外发生的且持续时间超过4 min的SCA或无目击者的SCA，则应先进行5个循环的CPR，随后再除颤。一次除颤后，无须马上观察心律，应立即开始新一轮的心肺复苏，随后再观察心律，确定是否需要再次除颤。电除颤前后，需尽可能缩短中断胸部按压的时间。

（二）婴儿和儿童的心肺复苏术

其处理基本与成人相同，但有以下几点不同。

1. 判断意识

如果婴幼儿对言语不能反应，可以用手拍击其足跟，若能哭泣，则为有意识。

2. 检查脉搏

婴儿或儿童若无反应且无呼吸时，急救者一只手示指、中指并拢，以喉结为标志，沿甲状软骨向靠近急救者一侧滑行到胸锁乳突肌凹陷处，须在10 s触摸其脉搏，若未触摸到，也需立即进行胸外按压。婴幼儿颈动脉不易触及时，可通过肱动脉判断。

3. 心脏胸外按压定位和方法

婴幼儿胸外按压的部位是两乳头连线与胸骨正中线交界点以下一横指处。在婴儿胸骨中点处用2～3指腹按压，两名急救人员在场时可采用环抱法。按压深度为胸壁前后径1/3，婴儿的按压深度大约为4 cm，儿童的按压深度大约为5 cm。单人施救时，按压与通气次数之比为30：2，若有2名急救者，则这个比例为15：2。

4. 人工通气

人工通气采用仰头抬颏法，以口对口鼻人工通气方式为主。

（三）复苏有效的指标

判断复苏有效的指标可观察：①患者出现自主呼吸。②可触及大动脉搏动。③颜面、口唇由发绀转为红润。④瞳孔由大变小，对光反射存在。⑤有眼球活动，睫毛反射与对光反射出现。⑥收缩压≥8 kPa(60 mmHg)。

（四）高质量心肺复苏的要点

(1)在识别SCA后10 s内开始按压。

(2)保证按压的频率、深度。在按压开始后1～2 min，操作者按压的质量就开始下降（表现为频率、幅度及胸壁复位情况均不理想），如果双人或多人施救，应每2 min或5个周期CPR（每个周期包括30次按压和2次人工呼吸）更换按压者，并在5 s内完成转换，以免影响复苏效果。

(3)每次按压后，保证胸廓充分回弹：按压放松期间，掌根部不能离开胸壁，并且不能对患者胸部施加压力。只有当按压放松使胸廓充分回弹扩张时，静脉血才可有效回流到心脏，增加心脏的血流，否则，会导致呼吸末二氧化碳减少，冠脉灌注压降低，影响复苏的效果。

(4)按压过程中尽量减少中断（将按压中断的时间控制在10 s以内）：增加胸外按压时间比，使其至少能达到60%。胸外按压时间比是指实施胸外按压的时间占总体复苏时间的比例。可用来评估按压的连续性,较低的按压时间比与预后不良直接相关。人员的更换、建立高级人工气道等都会影响按压时间比。

(5)给予有效的人工通气,使胸廓隆起。

(6)避免过度通气:在 CPR 期间,通气量不宜过大,通气时间不宜过长。通气时间过长会增加胸腔内压力,减少静脉回心血量,降低心排血量。通气过多可致胃胀气、胃内容物反流、误吸性肺炎等。

(五)不实施 CPR 的情况

(1)可能威胁到急救者的安全。

(2)存在明显不可逆性死亡的临床特征(如尸体僵直、尸斑等)。

(3)患者生前有拒绝复苏指令,但应根据具体情况谨慎决定。

(六)心肺复苏的并发症及禁忌证

(1)并发症:肋骨骨折、心包积血或心脏压塞、气胸、血胸、肺挫伤、肝脾撕裂伤和脂肪栓塞等。

(2)禁忌证:有胸壁开放性损伤、肋骨骨折、胸廓畸形或心脏压塞,凡已明确心、肺、脑等重要器官功能衰竭无法逆转者,可不必进行复苏术,如晚期癌症等。

五、成人高级生命支持

高级生命支持(advanced cardiovascular life support,ACLS)又称高级心肺复苏,是在 BLS 的基础上利用特殊仪器和技术,建立或维持有效的呼吸和循环支持,以恢复自主循环。可归纳为高级 A、B、C、D,即开放气道(airway,A),呼吸支持(breathing,B),循环支持(circulation,C),寻找 SCA 原因(differential diagnose,D)。

(一)开放气道

1. 口咽通气道

口咽通气道有助于通过球囊-面罩装置提供足够的通气,仅由受过专业训练的人员操作。不正确的操作会将舌推至下咽部,加重气道梗阻。其主要应用于无咳嗽或呕吐反射的无意识患者,也可应用于已确定(或怀疑)颅底骨折或严重凝血病的患者,不可用于清醒或半清醒的患者。

2. 鼻咽通气道

鼻咽通气道仅由受过专业训练的人员操作,适用于有气道堵塞或有发生气道阻塞风险的患者。对于昏迷程度较浅的患者,鼻咽通气道优于口咽通气道。但对严重颅面部损伤的患者,应谨慎使用,防止其误入颅内。

3. 气管插管

若患者 SCA,自主呼吸消失,球囊-面罩通气装置不能提供足够的通气,需进行气管插管,但操作者必须具备丰富的插管经验。气管插管的优点在于:保持气道通畅、利于清除气道内分泌物、输送高浓度氧气、为某些药物的使用提供另外一种途径、给予特定的潮气量等。在进行心肺复苏之初,应该直到患者自主循环恢复后再行气管插管,不能因置入气管插管而影响胸外按压和除颤。若在心肺复苏期间,置入气管插管,应尽量缩短胸外按压的中断时间(理想情况下少于 10 s)。插入气管导管后,应立即评估气管插管的位置,可通过听诊、呼气末 CO_2 波形图、食道探测装置等方式确认气管插管的位置。在确认气管插管的位置后,应记录气管插管的深度并用胶带妥善固定。

SCA 期间,心排血量低于正常值,因此减少了机体对通气的需求。在放置气管插管后,应每 6 s 进行 1 次通气(每分钟通气 10 次),同时以 100～120 次/分钟的速度进行持续的胸外按压。

4. 其他声门上部高级气道

其他声门上部高级气道包括食管-气管导管、喉罩气道、喉导管等。

(二)呼吸支持

心肺复苏的直接目标是恢复心脏的功能,并维持大脑的能量状态,尽量减少缺血性损伤。要实现这些目标,需提供足够的氧气。供氧依赖于血流量和动脉血氧含量,血流量通常是心肺复苏过程中氧释放的主要限制因素。因此,需给予高浓度氧或纯氧,来增加动脉血含氧量。

1. 球囊-面罩通气

球囊-面罩通气是最常用的正压通气。最好是 2 人及以上急救者在场时应用,1 人胸部按压,另外 1 人挤压球囊。需使面罩紧扣患者的口鼻,避免漏气。急救者应位于患者头侧,将患者头部向后仰。一只手用"EC"手法将面罩扣住患者口鼻(即拇指和示指形成"C"形置于面罩上,使面罩紧贴患者面部;其他的手指形成"E"形提起下颌角,开放气道),另一只手挤压球囊,潮气量为 500～600 mL。每次通气时间持续 1 s,使胸廓扩张。在心肺复苏期间,每 30 次胸外按压后给予 2 次通气。球囊-面罩通气可导致胃胀气、胃内容物反流等。

2. 机械通气

机械通气是目前临床上所使用的有效呼吸支持手段,可纠正低氧血症、纠正呼吸性酸中毒、降低 ICP、进行雾化治疗等。用呼吸机时要调整合适的呼吸模式、呼吸参数等。

(三)循环支持

1. 及时监测

在进行 CPR 时,应及时准备心电监护仪或除颤仪等,并且需要持续进行心电监测,及时发现并准确识别心律失常,以采取相应的急救措施。在 CPR 过程中,有条件还应监测冠状动脉灌注压、中心静脉血氧饱和度、呼气末二氧化碳分压的情况,可反映心肺复苏期间的心排血量和心肌血流量。这些参数值的增加,也可反映自主循环恢复。自主循环恢复后应尽快利用 12 导联心电图,以确定是否存在急性 ST 段抬高。如果疑似为心源性 SCA 并存在 ST 段抬高,应急诊进行冠状动脉造影。如果高度怀疑心肌梗死,即使没有 ST 段抬高,也应做好急诊冠状动脉造影。不论 SCA 后患者昏迷还是清醒,如果有冠状动脉造影指征,均应做好紧急冠状动脉造影的准备。密切监测血压,若患者收缩压低于 12 kPa(90 mmHg),需要给予输液,或需要使用血管活性药、正性肌力药和增强心肌收缩力药物等。维持收缩压不低于 12 kPa(90 mmHg),平均动脉压不低于 8.7 kPa(65 mmHg)。

2. 药物治疗

(1)给药途径如下。

外周静脉给药:如果无静脉通路,应首选建立外周静脉通路给予药物和液体。常选用肘正中静脉、贵要静脉、颈外静脉,尽量避免使用手部或下肢静脉。一般经外周静脉注射药物后,再推注 20 mL 液体,促进药物进入中心循环。

中心静脉给药:对已建立中心静脉通路的患者,优选中心静脉给药。中心静脉给药的优点是药物峰浓度更高,药物循环时间更短,并且可用于监测中心静脉血氧饱和度,也可在 CPR 期间监测冠脉灌注压。但在 CPR 期间,不可因置入中心静脉导管而中断 CPR。

骨内通路:由于骨髓腔内有不塌陷的血管丛,其给药效果与中心静脉通道用药效果类似。若无法建立静脉通路,可建立骨内通路给药。

气管内给药:在 SCA 期间,若无法建立静脉或骨内通路,对于肾上腺素、血管升压素、利多卡因等药物可通过气管内给药。大多数药物最佳的气管内给药剂量尚不清楚,通常情况下,应为静脉给药的 2~2.5 倍,使用 5~10 mL 生理盐水或灭菌注射用水稀释后,通过雾化的方式直接给药。气管内使用肾上腺素剂量是静脉用药剂量的 3~10 倍,应在 5~10 mL 的无菌注射用水中稀释推荐剂量,并直接将药物注入气管导管内。

(2)常用药物如下。

肾上腺素:是 CPR 期间最常用的心血管活性药物。肾上腺素可显著升高中心动脉压,增加冠状动脉和脑等其他重要脏器的灌注压。不可除颤心律的 SCA 患者,应尽早给予肾上腺素,有利于促进自主循环恢复,提高存活率。对于可除颤心律的 SCA 患者给予肾上腺素的最佳时间不定,因患者因素与复苏情况不同,证据不足。用法是经静脉或骨内通路给药 1 mg,每 3~5 min 1 次。SCA 期间不建议常规大剂量(0.1~0.2 mg/kg)使用肾上腺素。

胺碘酮:对 CPR、除颤及升压药治疗无反应的室颤/无脉性室速考虑使用胺碘酮。胺碘酮是一种抗心律失常药物,会影响钠、钾和钙通道,可阻滞 α 受体和 β 受体。对于 SCA 患者,首次用法为 300 mg,缓慢静脉推注,第二次给予 150 mg,静脉推注,维持量为 0.5 mg/min。

利多卡因:对 CPR、除颤及升压药治疗无反应的室颤/无脉性室速,可考虑将利多卡因作为胺碘酮外的另一个选择。利多卡因可降低心室肌传导纤维的自律性和兴奋性,缩短动作电位时程,相对延长有效不应期。初始剂量为 1~1.5 mg/kg,缓慢静脉注射。若室颤、无脉性室速持续存在,5~10 min,再用 0.5~0.75 mg/kg 剂量静脉注射,最大剂量不超过 3 mg/kg。不建议在自主循环恢复后尽早(最初 1 h 内)常规使用利多卡因,如果无禁忌证,在证明治疗复发性室颤/无脉性室速具有挑战性时,可考虑在特定的情况下(如急救治疗服务转移期间等)预防性使用利多卡因。

碳酸氢钠:复苏初期不应过度补充碳酸氢钠,可通过改善通气的方式,纠正代谢性酸中毒。较长时间的 SCA 后,由于酸中毒和高血钾的产生,容易诱导顽固性室颤。初始剂量为 1 mmol/kg,静脉滴注,之后根据血气分析结果调整,防止发生碱中毒。

(四)寻找心搏骤停的原因

在救治 SCA 过程中,应尽可能迅速明确 SCA 的病因,以便及时对可逆性病因采取相应的救治措施。引起 SCA 的主要原因为低氧血症、低血容量、酸中毒、低钾血症/高钾血症、低温、张力性气胸、心脏压塞、毒素、肺动脉血栓形成和冠状动脉血栓形成等。应尽早通过 12 导联心电图、静脉血标本检验相关生化指标、放射线检查等方式明确 SCA 的原因。SCA 后,大部分死亡发生在 24 h 内。一旦 SCA 患者自主循环恢复,应立即开始 SCA 后的系统性综合治疗,防止再次发生 SCA,提高入院后长期生存的概率。

(曹文娟)

第十九节 脑梗死

脑血管疾病是神经系统最常见的疾病,也是导致人类死亡的三大主要疾病之一。脑卒中为脑血管疾病的主要临床类型,包括缺血性脑卒中和出血性脑卒中,以突然发病、迅速出现局限性或弥散性脑功能缺损为共同临床特征。在我国,卒中已超过恶性肿瘤成为第一致死病因。脑梗死是最常见的卒中类型,占 70%～80%。脑梗死的发病率、致死率、致残率高,而且近年来趋于年轻化,因此加强脑梗死的一、二级预防显得更加重要。

脑梗死(cerebral infarction)又称缺血性脑卒中,指各种原因所致的脑部血液供应障碍,导致局部脑组织缺血、缺氧性坏死,而迅速出现相应神经功能缺损的一类临床综合征,是卒中最常见类型。

一、分类

根据局部脑组织发生缺血性坏死的机制可将脑梗死分为三种主要病理生理学类型:脑血栓形成、脑栓塞和血流动力学机制所致的脑梗死。脑血栓形成和脑栓塞都是脑供血动脉急性闭塞或严重狭窄所导致的,占全部脑梗死的 80%～90%。前者急性闭塞是供应脑部血液的动脉出现粥样硬化和血栓形成,使管腔狭窄甚至闭塞,导致局灶性脑供血不足而引发的一类疾病,称为脑血栓形成;后者急性闭塞的脑动脉本身有或者没有明显病变,因异常物体(固体、液体、气体)沿血液循环进入脑动脉或供应脑血液循环的颈部动脉,造成血流阻断或血流量骤减而产生相应支配区脑功能障碍,故称为脑栓塞,临床上主要指的是心源性脑栓塞。血流动力学机制所致的脑梗死占全部急性脑梗死的10%～20%,其供血动脉没有发生急性闭塞或严重狭窄,是由于近端大血管严重狭窄加上血压下降,导致局部脑组织低灌注从而出现缺血性坏死。

二、病因与发病机制

(一)病因

脑梗死的危险因素很多,有不可干预的危险因素,如年龄、性别、遗传因素、种族等,可干预的主要危险因素有高血压、基础心脏疾病、血脂异常症、糖尿病、吸烟、饮酒过量、肥胖、饮食不当、缺乏体育锻炼、高同型半胱氨酸血症、高凝、炎症、感染、血流动力学异常、血液黏度升高及血小板聚集功能亢进等。

(二)发病机制

1.脑血栓

脑血栓是脑梗死的常见类型,动脉粥样硬化是脑血栓形成的根本病因。脑动脉粥样硬化即脂类沉积导致管腔狭窄、血流减少,当斑块体积增大,管腔狭窄到一定程度或者闭塞,导致供血区域脑细胞缺血性坏死,出现功能障碍。脑动脉粥样硬化常伴高血压病,二者互为因果,糖尿病和高脂血症也可加速动脉粥样硬化的进程。

2.脑栓塞

栓子来源可分为心源性、非心源性和来源不明性三种类型。常见的心源性栓子如下:①心房颤动时左心房收缩性降低,血流缓慢淤滞,易形成附壁血栓,栓子脱落,随血流到达颅内,引起栓塞,心房颤动为心源性脑栓塞的最常见病因;②感染性心内膜炎,心脏瓣膜上的炎性赘生物脱落导致栓塞并可引起颅内感染;③心肌梗死及二尖瓣脱垂可影响血流动力学而导致附壁血栓形成。

常见的心源性以外的栓子如下:①主动脉弓或颈动脉粥样硬化斑块脱落形成栓子,沿颈内动脉或椎基底动脉进入颅内;②长骨骨折或手术后的脂肪栓子;③静脉穿刺、人工气腹的空气栓塞;④其他少见的癌性栓子、寄生虫虫卵栓子等。由于脑动脉突然阻塞,易引起脑血管痉挛而加重脑组织缺血,又无充足的时间建立侧支循环,因此栓塞性脑梗死较血栓性脑梗死发病更快,局部缺血更严重。30%~50%的栓子破裂向远端移动,恢复血流后栓塞区缺血性坏死的血管壁在血压作用下会发生破裂出血。

三、临床表现

(1)由动脉粥样硬化引起的脑梗死有以下临床表现:①好发于中老年人,多伴高血压、冠心病、糖尿病等;②发病前通常无明显前驱症状,部分患者有短暂性脑缺血发作史,多在安静休息状态下发作;③根据梗死部位的不同,出现相应支配区域功能障碍,主观症状为头晕、眩晕、恶心、呕吐等;④客观症状有失语、双眼向病灶侧凝视、中枢性面瘫及舌瘫、假性延髓性麻痹(饮水呛咳和吞咽困难)、肢体偏瘫或轻度偏瘫、偏身感觉减退、步态不稳、肢体无力、大小便失禁等;⑤严重者可有不同程度的意识障碍,甚至昏迷;⑥神经系统局灶性症状多在发病后十余小时或1~2 d达到高峰;⑦除脑干梗死和大面积梗死外,大部分患者意识清楚或仅有轻度意识障碍。

(2)脑栓塞造成的神经功能缺损和脑实质影像学表现与大脑动脉粥样硬化型脑梗死基本相同,但是发病特点不同。主要表现如下:①脑栓塞在安静和活动时均可发病,且发病较急骤,数秒或者数分钟达高峰;②风湿性心脏病所致的脑栓塞多见于青壮年,非瓣膜性心房颤动、急性心肌梗死引起的脑栓塞多见于中老年;③脑栓塞病情波动较大,或局限性神经功能缺失症状一度好转后又会加重,可继发出血;④大部分患者意识清醒或仅有轻度意识模糊,颈内动脉或大脑中动脉主干的大面积脑栓塞可发生严重脑水肿、颅内压增高、昏迷以及抽搐发作,严重者可因脑水肿或颅内出血发生脑疝而死亡。

四、诊断要点

根据患者偏瘫、失语、感觉障碍等局灶性功能缺损症状和体征,结合患者既往存在的高血压、高血糖、动脉粥样硬化等危险因素,风湿性心脏病、心房颤动、骨折等病史,可作出初步临床诊断。

头颅 CT 和 MRI 检查可确定脑梗死的区域及是否伴发出血,有助于进一步明确诊断。数字减影血管造影(digital subtraction angiography,DSA)能全面、精确、动态地显示脑血管的结构和相关病变,被认为是诊断脑血管病的"金标准"。

五、治疗要点

挽救缺血半暗带、减轻原发性脑损伤,是急性脑梗死治疗的根本目标,对有指征的患者,应尽力、尽早实施再灌注治疗。根据患者的发病特点、身体耐受情况,制订适合患者的最佳个体化治疗方案。

(一)静脉溶栓

静脉溶栓治疗是目前最主要的恢复脑血流灌注措施,急性脑梗死发病 6 h 内,除一般的治疗外,可在排除禁忌证的情况下,通过静脉途径给予溶栓药物进行溶栓治疗。静脉溶栓需严格把握适应证和时间窗,并积极观察并发症。常用溶栓药物如下。

(1)阿替普酶:是重组人组织型纤溶酶原激活物(recombinant tissue plasminogen activator,rtPA),针对脑梗死超早期的治疗,在发病4.5 h内使用。推荐剂量为0.9 mg/kg,最大量90 mg。其中10%在最初1 min内静脉推注,将其余90%药物溶于100 mL的生理盐水中,持续静脉滴注1h。

(2)尿激酶(urokinase):对发病6 h内的急性脑梗死相对安全有效,可深入血栓内,同时激活血栓内和循环中的纤溶酶原,起到局部溶栓的作用,并且使全身处于溶栓状态。给药方法为将100万~150万 IU尿激酶溶于100~200 mL生理盐水中,持续静脉滴注30 min。

(二)介入治疗

近年来,随着神经血管影像诊断技术和介入技术的发展,通过介入手段恢复脑组织血供已成为预防和治疗缺血性脑血管疾病的重要方法之一。在静脉溶栓的基础上,一些新型的血管内介入治疗相继应用于临床,主要有动脉溶栓术、机械取栓术、支架植入术等。介入治疗一般在局麻下进行,大多选择股动脉进行穿刺,置入动脉鞘,然后以不同的造影导管,根据患者手术的目的在不同的血管进行造影成像或者治疗。

1.动脉溶栓

动脉溶栓是指在DSA的监视下,将溶栓药物经微导管直接注入责任血管闭塞处,以达到血管再通的目的。动脉溶栓与静脉溶栓相比,提高了血栓局部溶栓药物浓度,减少了溶栓药物的用量并可实时监控循环情况,同时提高了再通率。

2.取栓治疗

在DSA监视下,使用特殊装置(如血栓抽吸系统、可回收支架等)去除血栓,以达到血管再通的目的。目前学者认为,前循环大动脉闭塞6 h之内,后循环大动脉闭塞24 h之内可采用机械取栓,在精准影像和精湛技术指导下,取栓时间窗正逐步延长。

3.动脉支架置入术

动脉支架置入术为大动脉狭窄的主要介入治疗方法,临床上常见的有颈动脉支架置入术、颅内动脉支架置入术、颅外段椎动脉支架植入术、锁骨下动脉支架置入术。大动脉狭窄的常见病因是动脉粥样硬化,通过抗血小板聚集、强化降脂、控制危险饮食等常规治疗无效者可选择支架植入术,而椎动脉和锁骨下动脉支架置入术因安全性较高,已成为动脉血管狭窄的主要治疗手段。

(三)调整血压

脑梗死患者应积极调整血压:①急性期血压应在较高水平,除非收缩压大于29.3 kPa(220 mmHg),一般不用降压药,以免血压过低导致脑血流不足,影响再灌注,对于血压过低者,应补液扩容;②准备溶栓者,应控制在收缩压低于24 kPa(180 mmHg),舒张压低于13.3 kPa(100 mmHg);③动脉血管支架置入术后应该严格控制血压,患者脑血管狭窄被解除后,成倍增加的脑血流量超过了脑血管的自动调节范围,易产生脑过度灌注综合征(cerebral hyperperfusion syndrome,CHS)。为防CHS,应控制大脑中动脉血流量,术后可遵医嘱应用乌拉地尔等适度控制血压。重度狭窄或闭塞病变的患者术后血压应比术前基础血压低2.7~4 kPa(20~30 mmHg),但应高于12/8 kPa(90/60 mmHg),同时注意不要选用尼莫地平等扩张脑血管的药物。

(四)预防脑水肿

大面积脑梗死或者发病急骤者可引起脑水肿,脑水肿又进一步影响脑梗死缺血半暗带的血液供应,加剧脑组织缺血、缺氧,导致脑细胞坏死。若患者出现意识障碍、颅内压增高,可能发生脑疝,应尽快给予脱水降颅内压治疗。

常用 20% 的甘露醇注射液 125～250 mL,快速静脉滴注,每 6～8 h 1 次;对心、肾功能不全患者可改用呋塞米 20～40 mg,静脉注射,每 6～8 h 1 次;还可用注射用七叶皂苷钠和清蛋白辅助治疗。

(五)控制血糖

急性期患者血糖水平升高较常见,多为应激反应,当血糖水平高于 11.1 mmol/L 时,应注射胰岛素,控制血糖在 8.3 mmol/L 以下;当血糖水平低于 2.8 mmol/L 时,给予 10%～20% 的葡萄糖,口服或者静脉注射。

(六)抗血小板聚集

未行溶栓治疗的患者发病 48 h 之内尽早服用阿司匹林(150～325 mg/d),对阿司匹林过敏或者不能耐受者,可用氯吡格雷 75 mg,每日 1 次。溶栓后 24 h 内不主张服用抗血小板聚集药物,以免增加出血风险。

(七)抗凝治疗

一般不推荐急性期应用抗凝治疗,但对于高凝状态、有形成深静脉血栓和肺栓塞风险的患者,可以使用预防剂量的抗凝治疗。对已明确诊断为心源性脑梗死或脑梗死伴心房颤动的患者,可以在发病 4～14 d 应用华法林抗凝治疗。

(八)脑保护治疗

脑保护治疗应用自由基清除剂(如依达拉奉、胞磷胆碱等)、钙通道阻滞剂、他汀类药物,降低脑代谢,干预缺血引发的细胞毒性机制,减轻缺血性脑损伤。

(九)手术治疗

对大面积梗死、颅内压危象者可开颅切去坏死组织或去颅骨减压;对小脑梗死明显肿胀、产生积水者,可行脑室引流术或切去坏死组织。

(十)其他治疗

可配合活血化瘀、通筋活络等中医治疗方法。急性期后尽早使用针灸、按摩等,可改善肢体功能预后。病情稳定后便可始进行系统、规范及个体化的康复治疗,为提高患者的生活质量打好基础。

六、护理要点

(一)病情观察

需将大面积脑梗死患者、静脉溶栓及脑血管介入治疗术后患者收入重症监护室,进行 24 h 监护。

1. 血压

(1)脑梗死急性期:血压应在较高水平,除非收缩压大于 29.3kPa(220 mmHg),一般不用降压药,以免血压过低导致脑血流不足,影响再灌注。对于血压过低者,应补液扩容。

(2)静脉溶栓:血压应控制在收缩压低于 24 kPa(180 mmHg),舒张压低于

13.3 kPa(100 mmHg)。静脉输入溶栓药物之后每 15 min 监测一次生命体征,进行一次神经功能评估,持续 2 h;然后每 30 min 一次,持续 6 h;之后每小时一次,至少持续 16 h。如果血压不低于 24/13.3 kPa(180/100 mmHg),应增加血压监测次数,并遵医嘱给予降压药物。

(3)介入治疗:介入治疗后需严格监测血压。①血管重度狭窄患者在介入治疗术后为防发生 CHS,血压应比术前基础血压低 2.7～4 kPa(20～30 mmHg),可遵医嘱使用乌拉地尔等控制血压,不可用尼莫地平等增加脑血流量的降压药;②颈动脉支架术后患者颈动脉窦压力感受器受支架刺激牵拉以及拔除脉鞘后加压过度均可引起迷走反射,迷走反射多发生在术后 48 h 内,患者出现血压下降及心率减慢,严重者出现一过性心搏骤停、意识不清、抽搐等阿-斯综合征表现,可遵医嘱应用阿托品治疗,单纯血压降低,可补液及将多巴胺注射液稀释后缓慢泵入,使血压维持在理想水平。

2.意识

通过言语、针刺及压迫眶上神经等刺激,密切监测患者的意识状况,观察患者有无意识障碍程度的加重。

3.瞳孔

密切观察患者双侧瞳孔大小及对光反射,如果患者出现瞳孔双侧不等大、病灶侧瞳孔一过性缩小、对光反射迟钝或消失、伴血压不稳定及呼吸不规则,提示有小脑幕切迹疝形成的可能;如果患者双侧瞳孔散大,对光反射迟钝或消失,呼吸深、慢而不规则,四肢肌张力降低,提示已发生了枕骨大孔疝。发生脑疝时,应立即向医师报告,给予抢救,遵医嘱给予 20% 的甘露醇 125～250 mL,在 15～30 min 快速静脉滴注,并做好麻醉插管、气管切开以及使用呼吸机等准备。

4.体温

体温过高多提示患者预后不良,根据病情选择合适的降温方式,如药物降温、物理降温、冰盐水保留灌肠、使用降温毯等,给高热患者戴冰帽以降低脑代谢可起到脑保护作用。

5.其他

观察患者有无头痛、恶心、呕吐、四肢肌力减退、语言状况改变等神经功能障碍,以及原有症状加重。

(二)用药护理

1.静脉溶栓

①遵医嘱根据患者的体重准确给予溶栓药物,及时检测出凝血时间和凝血酶原时间;②遵医嘱严格控制血压,如果溶栓治疗过程中患者出现原有症状加重或者严重头痛、血压升高、脉搏减慢、恶心、呕吐等,应立即停用溶栓药物并行头颅 CT 检查,溶栓结束患者出现此类症状也急需做头颅 CT 检查,以排除脑出血并发症;③观察患者有无口腔黏膜出血、皮下瘀斑等,少量出血,可压迫止血;观察患者有无呕血、柏油样大便,定时抽吸鼻饲患者胃液,观察有无活动性胃黏膜出血,如果出血,应立即向医师报告,给予处理,遵医嘱给予保护消化道黏膜药物及止血药物,必要时做好失血性休克的抢救准备。

2.介入治疗

①指导择期支架手术患者术前 3～5 d 联合应用抗血小板聚集药物阿司匹林100～300 mg 和氯吡格雷 75 mg,若需急诊手术,则一次性给予负荷量(阿司匹林 300 mg 和氯吡格雷 300 mg);②支架术后应严格遵医嘱控制血压,坚持服用抗血小板聚集的药物,以防脑缺血事件发生;③动脉粥样硬化血管狭窄患者应终身服用他汀类药物。

3.抗凝药物

对于长期服用抗血小板药物的患者,应严格掌握药物剂量,观察有无牙龈出血、皮下瘀斑、黑便等出血表现,必要时检查大便常规。

(三)体位与活动

患者一旦被确诊为缺血性脑卒中,应取平卧位,并且保持呼吸道通畅。平卧位可通过病变血管的残余管腔增加20%的血流量,成为在半暗带时间窗内提高灌注重要的一步。脑血管介入手术一般选择股动脉为穿刺点,患者取平卧位,术后加压按压穿刺点30 min,用沙袋或者盐袋(1 kg)压迫6～8 h,术侧下肢继续伸直制动2～4 h,观察患者双侧足背动脉搏动以及下肢肢体远端皮肤颜色和温度,询问患者有无下肢肿胀、疼痛感,适当按摩术侧下肢,以防下肢深静脉血管栓塞的发生。一般术后8 h可翻身,24 h内卧床休息,限制活动,术后24 h如果无禁忌证可下床活动。

(四)饮食护理

1.指导脑梗死患者正确饮食

(1)低盐、低脂:每日食盐控制在4～6 g,限制食用咸菜、皮蛋、火腿、虾米等;清淡、少油,少吃或不吃肥肉、蛋黄、动物脑和内脏、动物油等,脂肪含量少于4 g/d,胆固醇少于300 mg/d。宜选择蒸、煮、凉拌的烹饪方式,少用煎、炸等方式。宜多食富含维生素的新鲜蔬菜和水果,保证足够的水分和营养素,保持能量供需平衡。

(2)合并有肾功能不全的患者,应限制蛋白质摄入量,控制在20～30 g/d。

(3)并发糖尿病的患者应严格控制总热量,少食多餐,将血糖控制在理想水平。

2.介入术前

患者应禁饮食,局麻患者术前4～6 h禁饮食,全身麻醉患者术前9～12 h禁饮食;术后患者多饮水,加速造影剂的排出,以免发生造影剂肾病。因术后患者卧床24 h,应给予患者清淡、易消化的食物,防止腹胀和便秘。

(五)心理护理

评估患者的精神状态,与患者沟通交流,建立相互信任的关系。部分静脉溶栓患者意识清醒,医护人员应给患者做好溶栓相关知识介绍,告知尽早溶栓对预后的重大意义,帮助患者消除紧张、焦虑情绪,树立康复信心,同时对于稳定血压也有极大帮助;告知意识清醒的患者介入手术的过程,消除患者的紧张情绪。指导患者如何配合手术,告知术前腹股沟区备皮和使用留置针穿刺、建立静脉通路的意义。积极完善术前准备,指导患者练习在床上使用大小便器。给全身麻醉患者术前留置导尿管。

(六)并发症护理

1.静脉溶栓

最主要的并发症是出血,如脑出血、上消化道出血、黏膜出血等。溶栓时应遵医嘱严格控制患者的血压,如果患者发生脑出血,应绝对卧床休息、避免情绪激动、避免便秘等;为防止消化道出血,遵医嘱预防性使用保护消化道黏膜药物;为防止创伤引起黏膜出血,应尽可能延迟放置鼻饲管、导尿管等。

2.介入手术

主要的并发症是CHS、血管迷走反射、颅内出血。

(1)操作性损伤：①指导患者积极配合手术，尽量保持术侧下肢制动，以免引起穿刺部位局部血肿；②术前建立静脉通路，为避免皮下淤血，术后尽可能少行穿刺及创伤性治疗；③尽可能术前留置导尿管及胃管，防止黏膜出血。

(2)CHS：多发生在术后 1 周内，严格遵医嘱控制患者的血压，可将乌拉地尔稀释后缓慢泵入。重视高危患者的识别及早期临床症状的发现，一旦发生 CHS，遵医嘱给予对症处理。

(3)迷走反射：多发生在术后 48 h 内。①术前做好心脏评估，对心动过缓者可术前安置临时起搏器；②遵医嘱给予阿托品和多巴胺治疗；③若患者配合，必要时嘱其用力咳嗽；④术后穿刺点包扎加压力度适中。

(4)脑缺血事件发作：为神经介入常见并发症之一，包括短暂性脑缺血发作和急性脑梗死。遵医嘱指导患者术前、术后抗血小板治疗以防脑缺血事件发作，严密观察患者的病情，一旦患者出现新发的神经系统体征，立即通知医师，尽快评估和治疗，必要时急诊溶栓或者取栓。

(5)颅内出血：为最严重的并发症。如果患者出现恶心、呕吐、剧烈头痛等不适，应怀疑颅内出血，立即停止抗血小板治疗，行脑 CT 检查，如果出血量大，可外科手术干预。

3.其他并发症

长期卧床患者易产生坠积性肺炎、压疮、尿路感染、便秘等并发症。①坠积性肺炎：长期卧床患者易发生坠积性肺炎，应勤翻身、拍背，鼓励意识清醒的患者有效咳痰，可配合雾化吸入，必要时给予吸痰；②压疮：危重患者大多有运动和感觉障碍，局部血液循环差，应注意加强皮肤管理，减少或避免局部长期受压，保持床铺平整、干燥，每 1~2 h 翻身一次，按摩受压部位，可用减压贴保护骨隆突处，不能自行翻身的患者应使用气垫床；③尿路感染：对留置导尿管的患者，严格执行无菌操作，注意观察患者尿量、颜色及性状的变化，嘱患者多饮水，病情允许的情况下应尽早拔除导尿管；④便秘：卧床患者胃肠道蠕动差，容易便秘，指导患者养成良好的排便习惯，多进食富含纤维素的食物，顺时针按摩下腹部，必要时使用开塞露、口服番泻叶、通便、灌肠等。

(七)康复训练

促进早期活动是急性脑卒中护理的重要方面，可以减少相关的并发症，特别是肺部感染、压疮、深静脉血栓、便秘和尿路感染等，且早期活动有助于肢体功能的恢复。建议急性脑卒中患者在病情允许的情况下尽早活动，最好在发病 24 h 后下床活动，但活动时间不宜过长，避免劳累，同时患者应摄入足够的热量，保证休息和睡眠，还需要妥善处理疼痛问题。早期康复护理内容包括重视患侧刺激、保持良好的肢体位置、轴线翻身、床上运动训练。

恢复期运动训练包括转移动作训练、坐位训练、站立训练、行走训练、平衡共济训练等。上肢训练以运动疗法和作业疗法相结合，下肢训练主要以改善步态为主。临床上在进行康复训练时，运动量的确定一般根据极限心率来定，年龄不超过 60 岁者的公式：180－年龄＝最大心率数×0.9；年龄超过60 岁者的公式：170－年龄＝最大心率数。还要根据患者次日的自我感觉决定运动量。为保证安全，患者的康复训练应在康复师的科学指导下进行。

(八)健康指导

脑梗死患者出院后应低盐、低脂、清淡饮食，积极治疗原发病，控制血压、血糖、血脂，戒烟、戒酒，积极进行康复锻炼。如果无禁忌，可遵医嘱长期服用阿司匹林或者氯吡格雷等抗血小板聚集药物；有动脉粥样硬化斑块者，支架术后则应坚持终身常规服用他汀类降脂药，控制低密度脂蛋白为 1.8 mmol/L 以下；支架术后遵医嘱服用双联抗血小板聚集药物，每天口服300 mg

阿司匹林联合 75 mg 氯吡格雷,至少坚持 3 个月,然后改为阿司匹林或氯吡格雷单药治疗终身。及时门诊复诊,若有不适,随时就诊。

(张 英)

第二十节 吉兰-巴雷综合征

吉兰-巴雷综合征(Guillain-Barré syndrome,GBS)是一种自身免疫介导的周围神经病。表现为多发神经根及周围神经损害,也常累及脑神经。较多报告指出白血病、淋巴瘤、器官移植后使用免疫抑制剂者以及患有系统性红斑狼疮、桥本甲状腺炎等自身免疫病者常合并吉兰-巴雷综合征。

吉兰-巴雷综合征,又称急性炎症性脱髓鞘性多发性神经病,是急性或亚急性起病的大多可恢复的多发性脊神经根(可伴脑神经)受累的一组疾病。主要病理改变是周围神经广泛炎症性阶段性脱髓鞘和小血管周围淋巴细胞及巨噬细胞的炎性反应。

一、病因与发病机制

吉兰-巴雷综合征确切的病因未明,发病前 1~3 周常有呼吸道或胃肠道感染症状或疫苗接种史。以腹泻为前驱症状的患者空肠弯曲菌感染率高达 85%,常引起急性运动轴索神经病,常在腹泻停止后发病。此外,本病还可能与巨细胞病毒、EB 病毒、水痘-带状疱疹病毒、肺炎支原体、乙型肝炎病毒、HIV 感染有关。

本病的发病机制不明。分子模拟学说认为,病原体某些成分和周围神经某些成分的结构相同,机体免疫系统发生了错误的识别,自身免疫细胞和抗体对正常的周围神经组织进行了免疫攻击,导致了周围神经脱髓鞘。

二、临床表现

1. 发病情况

任何季节、年龄均可发病。临床特征为急性起病,症状多在 2 周左右达高峰。

2. 延迟性瘫痪

首发症状多为肢体对称性迟缓性肌无力,四肢腱反射常减弱或消失,10%的患者表现为腱反射正常或活跃。多数患者肌无力从双下肢向上肢发展,累及躯干肌、脑神经,数日至 2 周达高峰,严重者可累及肋间肌和膈肌,导致呼吸肌麻痹。

3. 自主神经症状

表现为皮肤潮红,出汗增多,心动过速,心律失常,直立性低血压,手、足肿胀,尿、便障碍等。

4. 感觉障碍

患者多有轻度感觉异常,如烧灼感、麻木、刺痛和不适感等感觉障碍。

5. 脑神经损害

以双侧面神经瘫痪最常见,极少患者有舌咽、迷走、动眼神经等受累,表现为张口困难、伸舌不充分和力量减弱以及眼外肌麻痹,患者以脑神经损害为首发症状就诊。

三、诊断要点

吉兰-巴雷综合征患者发病前常有感染史,具有起病急、四肢对称迟缓性瘫痪的特点。脑脊液检查显示脑脊液蛋白-细胞分离是吉兰-巴雷综合征的特征之一,肌电图检查提示神经近端或神经根损害。

四、治疗要点

(一)一般治疗

1.呼吸道管理

重症患者累及呼吸肌,可致呼吸麻痹,应给予监护,密切观察呼吸情况,定时行血气分析。当肺活量下降至正常的 25%～30%,血氧饱和度、血氧分压明显降低时,应尽早行气管插管或者气管切开,机械辅助通气。

2.抗感染治疗

考虑为胃肠道空肠弯曲菌感染,可用大环内酯类抗生素治疗。

3.营养支持

延髓支配肌肉麻痹者有吞咽困难和饮水呛咳,应给予鼻饲营养,保证每日所需的营养物质、水、电解质的供给;合并胃肠麻痹和消化道出血者,尽早给予肠外静脉营养。

(二)免疫治疗

1.血浆置换

主要是去除血液中的致病抗体,发病后 7 d 内效果最佳。每次交换量为 30～50 mL/kg,依据病情轻重 1～2 周可进行 3～5 次。有条件者尽早使用。严重感染、心律失常、心功能不全和凝血障碍者禁忌血浆置换。

2.静脉注射免疫球蛋白

该疗法较血浆置换更容易实施,而且效果较明显。成人剂量为 0.4 g/(kg·d),连用 5 d。在发病 2 周内使用效果最佳。

3.糖皮质激素

甲泼尼龙 500 mg/d,静脉滴注,连用 5 d 后逐渐减量;或地塞米松 10 mg/d,静脉滴注,7～10 d 为一个疗程。

4.其他

同时服用 B 族维生素,例如,服用维生素 B_1、B_6、B_{12} 等,做营养神经治疗,病情稳定后尽早进行正规的功能康复锻炼。

五、护理要点

吉兰-巴雷综合征患者最主要的危险是呼吸麻痹,呼吸麻痹抢救成功与否直接关系到本病的治愈率与病死率。正确使用呼吸机是成功抢救呼吸麻痹的关键,应及时对呼吸困难者进行辅助呼吸。

1.病情观察

严密监测患者的生命体征,特别是血氧饱和度。询问患者有无胸闷、气短、呼吸费力等症状,患者烦躁不安,有可能是早期缺氧症状。当患者累及呼吸肌,出现呼吸费力、出汗、口唇发绀等症状时,应立即通知医师,需及时采取措施:①持续低流量氧气吸入,当患者氧饱和度下降时,加大氧流量;②及时清理口、鼻分泌物,必要时吸痰;③重症患者累及呼吸肌,可致呼吸肌麻痹,密切观察呼吸情况,定时行血气分析;④当肺活量下降至正常肺活量的 25%~30%,血氧饱和度、血氧分压明显降低时,应尽早行气管插管或者气管切开,机械辅助通气。

2.饮食护理

给予患者高蛋白、高热量、高维生素且易消化的食物,嘱其多吃新鲜水果、蔬菜,多饮水;对有吞咽困难和饮水呛咳者,及时留置胃管,给予鼻饲饮食,保证每日所需的营养物质,维持水、电解质平衡;对合并有胃肠麻痹和消化道出血者,尽早给予肠外静脉营养。

3.用药护理

告知患者用药的作用及不良反应。①使用免疫球蛋白患者会出现发热和面部潮红,可减慢滴速,缓解症状;②使用糖皮质激素后患者可能出现应激性溃疡,导致消化道出血,观察患者血压变化,有无胃部不适和柏油样大便;对留置胃管者每次鼻饲之前回抽胃液,注意观察胃液的颜色、性状。

4.并发症护理

吉兰-巴雷综合征患者因瘫痪或气管切开、长期卧床、机体抵抗力差,容易发生肺部感染、压疮、便秘、尿潴留等并发症。

(1)肺部感染:协助卧床患者翻身、拍背,指导患者有效咳嗽,必要时给予雾化吸入,给予不能将痰液咳出的昏迷患者吸痰护理;遵医嘱给予抗生素,预防和控制感染。

(2)压疮:勤帮患者翻身,积极预防压疮,同时加强患者的营养支持,保持皮肤干燥、清洁,可用减压贴保护压疮好发部位。

(3)便秘:顺时针按摩患者的下腹部,增加水分和纤维素的摄入,必要时给予开塞露或者通便灌肠。

(4)尿潴留:安慰患者,消除其紧张和焦虑情绪,为患者提供隐蔽的排尿环境;听流水声或温水冲洗会阴诱导排尿;热敷、按摩下腹部,使肌肉放松;如果病情允许,可用手按压膀胱协助排尿,切记不可强力按压,以防膀胱破裂。若以上措施无效,留置导尿管,严格无菌操作,嘱患者多饮水,防止尿路感染。

5.康复锻炼

本病恢复过程长,常常需要数月。应帮助患者树立信心,坚持肢体功能锻炼和日常活动训练。运动锻炼过程中应保护患者,防止跌伤。每次锻炼以患者不劳累为宜,肢体被动和主动运动均应保持关节最大活动度。

(张 英)

第二十一节 重型颅脑损伤

重型颅脑损伤所致的死亡病例占所有外伤死亡病例的 70% 左右,多见于交通事故、工矿事故、自然灾害、爆炸伤、坠落伤及跌倒伤等。幸存者多遗留不同程度的残疾,其治疗和预后给患者本人和家属带来了重大的身心和经济负担。随着医疗技术和神经重症监护水平的提高,重型颅脑损伤患者的病死率随之降低。

颅脑损伤(traumatic brain injury,TBI)是颅脑在外界机械力的作用下所致的损伤,可引起不同程度的意识障碍。格拉斯哥昏迷评分(GCS)≤8 分者为重型 TBI。

一、分类

颅脑损伤根据暴力的作用方式分为直接损伤和间接损伤。前者是暴力直接作用于颅脑造成;后者指作用力在远离头部的身体其他部位产生,而后传递到颅脑造成的颅脑继发损伤,是特殊而严重的损伤类型,包括头颅和脊柱连接处的损伤、创伤性窒息及脑震荡等。颅脑损伤又可分为开放性损伤和闭合性损伤。开放性颅脑损伤指伤处与外界相通,包括头皮撕裂、头皮撕脱伤、开放性颅骨骨折与开放性脑损伤。闭合性颅脑损伤包括各类头皮血肿、颅骨骨折与闭合性脑损伤。二者的区别在于是否有硬脑膜破裂。

二、病因与发病机制

和平时期颅脑损伤的常见原因为交通事故、高处坠落、失足跌倒、工伤事故和火器伤;偶尔见难产和产钳引起的婴儿颅脑损伤。战时颅脑损伤的主要原因包括房屋或工事倒塌、爆炸性武器形成的高压冲击波的冲击。颅脑损伤是外力作用于头部引起的闭合性外伤和火器、锐器、钝器作用于头部引起的开放性外伤。因其致伤原因、暴力大小、作用方式和着力部位不同,有着不同的发病机制。颅脑损伤的发病机制复杂,基本因素有两种。

(1)外力作用于头部,颅骨内陷和迅速回弹或者颅骨骨折引起原发脑损伤,脑损伤和颅内出血多在受伤处;暴力作用大而速度快者,易造成局部颅骨粉碎性骨折或广泛骨折,受击部位易发生脑损伤及颅内血肿,也可在对冲部位出现脑损伤和血肿。

(2)头部遭到外力作用后的瞬间,脑与颅骨之间的相对运动造成损伤,包括对冲性损伤、弥散性脑损伤或脑干损伤。临床上,脑与颅骨直接的相对运动所造成的损伤更多见。另外,由于枕骨内面和小脑幕表面比较光滑,颅前窝和颅中窝底凹凸不平,脑损伤多见于额叶、颞叶前部和底部。

三、临床表现

1. 意识障碍

意识障碍为颅脑损伤的常见临床表现,主要有嗜睡、昏睡、浅昏迷、中昏迷和深昏迷。意识障碍的程度与颅脑损伤轻重一致,昏迷时间越长,程度越深,提示脑损伤越严重,常见于脑干、下丘脑、弥散性轴索损伤以及广泛性脑挫裂伤;昏迷时间短且程度轻者多为脑震荡、轻度脑挫裂伤等。意识障碍还反映颅脑损伤的病理类型,伤后昏迷为原发性脑损伤,清醒后昏迷为继发性脑损伤,昏迷—清醒—昏迷常见于颅内血肿(多见于急性硬膜外血肿)。临床上,对颅脑损伤的严重程度根据急救后 GCS 进行分级。GCS 13~15 分,伤后昏迷时间少于 20 min,为轻型颅脑损伤,患者持续主诉头痛、视力异常、记忆力差(特别是短期记忆)、注意力下降、信息处理障碍以及眩晕。GCS 9~12 分,伤后昏迷 20 min~6 h,为中型颅脑损伤,这部分患者的 CT 检查结果多有异常,临床上表现为意识混乱,给予命令和痛刺激时可睁眼,根据指令或给予痛刺激时改变四肢体位。复苏后 GCS 为 3~8 分,或迅速降低至 8 分或更低,伤后昏迷超过 6 h,为严重颅脑损伤,伴有昏迷、无睁眼活动、无言语反应以及不能根据指令活动。

2. 头痛、呕吐

头皮挫裂伤以及颅骨骨折患者可有伤处疼痛;颅内血肿或脑挫裂伤伴继发性脑水肿所致

的颅内压增高可引起头部持续性胀痛,同时伴有喷射性呕吐。

3.生命体征改变

呼吸深慢、脉压增大、心率减慢、血压升高提示颅内压增高。呼吸节律紊乱提示脑疝发生。伤后高热多见于脑干、下丘脑受损以及颅内感染。

4.眼部征象

注意观察伤后患者瞳孔以及眼球的运动、眼底改变。

(1)瞳孔:双侧瞳孔散大、固定,患者常濒临死亡;双侧瞳孔极度缩小,光反应消失,表示脑桥受损;双侧瞳孔时大时小,对光反应消失,眼球偏侧凝视且昏迷程度深,高热,多为中脑受损;一侧瞳孔先缩小后散大,对光反应不灵敏,考虑小脑幕切迹疝。

(2)眼球运动:眼球分离,多为脑干损伤;眼球运动方向受限,多见于颅内压增高引起的展神经受损。

(3)眼底改变:颅脑损伤患者早期多有眼底改变,例如,眼底视盘水肿以及火焰状出血,常见于严重额颞部脑挫裂伤、颅前窝骨折以及颅内血肿形成和出血。

(4)颅内压增高时,可有视盘水肿。

5.神经系统局灶性症状和体征

①小脑损伤,表现同侧共济失调、肌张力下降、眼球震颤;②脑干损伤,可有昏迷、去大脑强直、交叉性瘫痪、明显生命体征波动等;③内囊损伤,可出现三偏综合征,即偏瘫、偏身感觉障碍和偏盲;④基底节损伤时,对侧肢体出现锥体外系障碍、震颤、肌张力失调等症。此外,熊猫眼征、脑脊液漏都提示颅骨骨折,鼻漏常见于颅前窝底骨折,耳漏常见于中颅窝底骨折。脑脊液漏时,不能堵塞鼻孔或者耳道,以防止感染。

四、诊断要点

颅脑损伤诊断要点主要包括详细询问伤病情况、既往病史,进行全身和神经系统检查以及结合辅助检查。常见的辅助检查有以下几种。

1.X线片

X线片可显示颅骨骨折、颅内积气、颅缝分离等,可明确颅骨缺损的范围,可显示颅内有无金属碎片或颅骨碎片等。

2.CT

CT为颅脑损伤首选辅助检查。早期CT扫描可将脑梗死、颅内出血、颅脑损伤患者区分开。CT可明确显示损伤部位、程度、血肿情况,还可以明确脑水肿范围、脑挫裂伤以及各种颅脑损伤的并发症和后遗症,操作简单,还可动态观察病情变化。

3.磁共振

磁共振可用于颅脑损伤并发症与后遗症的检查,对小的脑挫裂伤、灶性出血、小血肿较CT清楚,但因耗时较长,不作为早期诊断的首选检查。

五、治疗要点

(一)控制高颅压

1.一线降颅内压措施

(1)渗透压治疗:甘露醇是目前最重要、最常用的降颅内压的药物,快速间断注射可降低颅内压,增加脑灌注压,改善神经功能,降低血液黏度,提高脑血流量,还用于脑疝征象或非全身因素引发的神经系统症状加重。使用期间需监测肾功能,防止肾衰竭,同时需要补液维持血容量。高渗性盐水也用于 TBI 难治性高颅压,需常规监测血清钠离子水平,维持在145～155 mmol/L,避免高钠血症引起的嗜睡、昏迷、抽搐等症。

(2)镇痛、镇静:通过抑制脑细胞代谢、减少脑氧代谢率,以减少脑血容量,从而降低颅内压。

(3)过度通气:早期过度通气可暂时逆转脑疝征象,应对神经系统症状的恶化。短时间适当地过度通气,动脉血二氧化碳分压维持在 4～4.7 kPa(30～35 mmHg),可减少颅内血容量、降低颅内压、升高脑灌注压。持续过度换气时,血管持续收缩,灌注减少,容易引起脑水肿、脑缺血,反而升高颅内压。颈静脉血氧饱和度监测可反映过度通气是否引起低灌注损伤。

(4)脑脊液引流:很多颅脑损伤中心把脑脊液引流作为治疗常规,通过脑室内导管引流脑脊液,降低颅内压。

(5)若无禁忌可将头部抬高 30°,避免颈部扭曲或者头低位,降低中心静脉压以利于颈静脉回流。

2.二线降颅内压措施

(1)亚低温治疗:在临床上又称冬眠疗法或人工冬眠,它是利用对中枢神经系统具有抑制作用的镇静药物,使患者进入睡眠状态,同时配合物理降温,使患者的体温处于一种可控性的低温状态,从而使中枢神经系统处于抑制状态,对外界及各种病理性刺激的反应减弱,对机体具有保护作用。

亚低温治疗的作用包括降低机体新陈代谢及组织器官氧耗;改善血管通透性,减轻脑水肿及肺水肿;提高血中氧含量,促进有氧代谢;改善心肺功能及微循环,可改善重型 TBI 患者预后。一般情况下,应保持患者的肛温为 34 ℃～35 ℃,头部重点降温的患者可维持鼻腔温度为33 ℃～34 ℃。

(2)外科手术减压:通过清除血肿和相邻坏死组织以降低颅内压,使患者耐受脑水肿。去大骨瓣减压手术可增加颅内容量,为水肿的脑组织扩张提供空间,减少组织移位,减轻对脑干的挤压。

(二)呼吸系统

支持多种因素可以引起重型 TBI 患者的呼吸功能不全,而低氧血症和低血压是继发颅脑损伤的重要原因,因此重型 TBI 患者的呼吸支持极其重要。

首先要建立适当的人工气道,行气管插管或者切开,呼吸机辅助通气;明确机械通气的目的,呼吸支持的最终目标是达到正常的生理状态,呼吸机设置应维持血氧饱和度大于 95%,动脉血氧分压大于 10.7 kPa(80 mmHg),动脉血二氧化碳分压为 4.7～6 kPa(35～45 mmHg)。确立个体化的通气目标,避免呼吸机相关性肺损伤。重症 TBI 患者神经反射阈值较高,排痰能力明显降低,有创气道的长期开放可导致痰液黏稠和呼吸不畅,严重时可形成痰痂阻塞气道,因此要加强翻身、拍背、吸痰护理,可给予静脉滴注化痰药物或者局部雾化吸入。

(三)循环系统

支持创伤一般可导致失血、心肌损害、脊髓休克,重症 TBI 患者一般会有血流动力学的不稳定。当机体出现组织灌注不足时,要及时补充血容量,并进行血流动力学监测。血容量补充不足,极易导致脑缺血的发生,不规范地补液可增加患者的病死率。良好的液体复苏管理是维持重症 TBI 患者脑灌注压和正常颅内压的基本保障。一般早期应用晶体液大量补液,尽量避免使用低渗液体和葡萄糖。对于容量补充不超过 50 mL/kg 的患者推荐使用不良反应较小的等渗晶体液;容量补充不低于 60 mL/kg 的大量补液患者,可在补充晶体液的同时增加胶体溶液,但是应高度重视人工胶体潜在的肾功能损害和凝血障碍的不良反应。补液治疗的同时进行中心静脉压监测,给予个性化的补液方案。在进行颅内压监测之前,应保证良好的脑灌注压,保持平均动脉压不低于 10.7 kPa(80 mmHg)。高血压通常是颅内低灌注的生理性反射,在原因未去除前,不要盲目降压,除非收缩压不低于 24 kPa(180 mmHg)或者平均动脉压不低于 14.7 kPa(110 mmHg)。如有颅内压监测,可在脑灌注压的指导下管理患者的血压。

六、护理要点

(一)病情观察

1.意识

重型 TBI 是指 GCS 为 3~8 分,伤后昏迷超过 6 h,或者伤后 24 h 内意识恶化并且昏迷超过 6 h。应严密观察患者的意识状态,15~30 min 一次。如果昏迷加重,应及时通知医师,给予紧急处理。

2.瞳孔

严密观察瞳孔的变化,15~30 min 一次。观察患者瞳孔的大小、形态,边缘是否整齐,双侧是否对称,直接对光反射和间接对光反射的灵敏度。

3.生命体征

评估患者生命体征的动态变化:①患者血压高、脉搏快、呼吸浅快是脑缺氧所致,是脑疝的前驱期表现;②血压高,脉搏、呼吸缓慢是明显的颅内压增高体征,多见于脑疝早期;③血压进行性下降、脉搏细速、呼吸不规则,是脑疝晚期表现,提示病情垂危;④观察患者呼吸的频率、节律以及深度,有无出现舌后坠、呼吸困难等情况,持续监测血氧饱和度,必要时行动脉血气分析。

(二)保持呼吸畅通

患者因昏迷而不能有效地清理呼吸道,常导致呼吸道梗阻。呼吸道梗阻时患者用力呼吸,胸腔内压力和动脉血二氧化碳分压升高,导致脑血管扩张、脑血流增加、颅内压增高。意识不清或者伴有呼吸道不畅的患者,应选头侧卧位,及时清理呼吸道分泌物或者呕吐物,持续吸氧;给舌后坠患者放置口咽通气管,防止颈部过屈、过伸或者扭曲。对于呼吸减弱和潮气量不足的患者及早行呼吸机辅助呼吸,根据医嘱做好气管插管或者切开的准备。气管切开后按照气管切开护理常规给予护理。

(三)监测颅内压

目前颅内压的监测分为脑室内、蛛网膜下隙、硬膜外监测。监测前调整记录仪与传感器的零点,一般位于外耳道水平的位置,患者保持平卧或抬高头 10°~15°。避免管道阻塞、扭曲及传感器脱出;避免外来因素的干扰,同时避免颅内压升高的诱因。患者应绝对卧床,保持生命体征平稳,大小便通畅,引流管通畅。吸痰等各种操作轻柔,避免刺激,对躁动者遵医嘱给予镇静药。颅内压监测时间通常不超过 1 周。

(四)饮食护理

重型 TBI 患者因机体代谢率高、心动过速、心排血量增加和热量消耗增多,伤后容易出现体重减轻、重要器官受损、负氮平衡、机体免疫力低下、骨骼肌萎缩等,所以要给予营养支持,及时补充营养。早期给予肠内营养,应提供 84~105 kJ/(kg·d)热量,通过鼻饲管或者胃造瘘管持续输入营养。连续滴注时首日滴注速度为 20~50 mL/h,次日后可调至 80~100 mL/h。发热患者机体代谢率高,每日需至少补充 2 500 mL 的水分和12 558 kJ(3 000 kcal)热量,如果5~7 d 患者肠内营养不达标,可联合肠外营养。对于不能进行肠内营养的,应及早开始肠外营养,并且准确记录液体出入量。

(五)预防并发症

重型 TBI 患者病情重,病程较长,并发症多,应积极预防并发症。

1.上消化道出血

上消化道出血为常见的并发症之一,主要有胃、十二指肠黏膜糜烂或黏膜下出血,观察患者有无柏油样大便。对鼻饲患者定时回抽胃液并观察有无血性胃液,遵医嘱给予保护胃黏膜、抑制胃酸、止血等药物,预防消化道出血;如果有心率增快、皮肤湿冷等休克表现,及时通知医师并积极做好抢救准备工作。

2.感染

重症 TBI 患者带有多种导管、医护人员侵入性操作、使用呼吸机、患者机体自身免疫力低下、咳嗽反射减弱或者消失等诸多原因导致患者感染的概率增加。应积极预防感染,严格进行无菌操作,及时清理呼吸道分泌物,做好口腔护理和会阴部护理,必要时遵医嘱使用抗生素。

3.癫痫

创伤后癫痫发作,尤其是癫痫持续状态会使患者脑水肿,加重原有病情。因此,应及时观察重型 TBI 患者有无癫痫发作,保持呼吸道通畅,解开衣领、腰带等,拉起床挡,做好防护,避免强光刺激。癫痫发作时给予高流量氧气吸入,用纱布包裹压舌板,将其垫在上、下牙齿之间,防止患者咬伤舌及颊部,遵医嘱给予抗癫痫药物,并注意观察有无呼吸抑制,及时纠正脑缺氧、防治脑水肿、保护脑组织。

4.压疮

协助患者勤翻身,为其拍背、按摩骨隆突处,保持床单位平整、无屑,及时给发热患者更换衣服和床单,防止压疮发生。

(六)康复锻炼

应将重症卧床患者的肢体摆放为功能位,病情稳定后尽早开始肢体功能锻炼。康复训练开展得越早,功能康复的可能性越大。对于生命体征平稳、无活动性脑出血的患者可尽早给予床旁综合感觉刺激,听觉、视觉、味觉、触觉刺激及关节挤压刺激。

(张　英)

第二十二节　静脉血栓栓塞

肺栓塞(PE)是指各种栓子阻塞肺动脉系统时所引起的一组以肺循环和呼吸功能障碍为主要临床表现和病生理特征的临床综合征。导致肺栓塞的栓子可以是脂肪、羊水和空气。当栓子为血栓时,称为肺血栓栓塞症(PTE)。PTE 与中心静脉血栓形成(DVT)是一种疾病过程中的不同部位、不同阶段的表现,两者合称为静脉血栓栓塞症(VTE)。

一、危险因素

1. 高危因素

(1)长期卧床、治疗性制动、长途旅行等。

(2)下肢骨折。

(3)处于大手术后。

(4)有静脉血栓栓塞史。

(5)有恶性肿瘤,尤其是胰腺和前列腺的肿瘤。

(6)妊娠。

2. 一般危险因素

(1)肥胖。

(2)患有心血管疾病,如脑卒中、急性心肌梗死、心力衰竭等。

(3)高龄。

(4)每日吸烟 25 支以上。

(5)使用中心静脉导管。

(6)植入人工假体。

(7)使用雌激素,如口服避孕药等。

二、临床表现

(一)肺栓塞

1. 呼吸困难

多于栓塞后即刻出现不明原因的呼吸困难及气促,并在活动后明显,呼吸频率高于每分钟 20 次,为 PTE 最多见的症状。

2. 胸痛

PTE 引起的胸痛包括胸膜炎性胸痛或心绞痛性胸痛。

3. 昏厥

昏厥为 PTE 的唯一或首发症状,表现为突然发作的一过性意识丧失。

4. 烦躁不安、惊恐甚至濒死感

其由严重的呼吸困难和剧烈胸痛引起,为 PTE 的常见症状。

5. 咯血

常为小量咯血,急性 PTE 时,咯血主要反映局部肺泡的血性渗出,并不意味着病情严重。呼吸困难、胸痛和咯血同时出现,称为"肺梗死三联征"。

6. 咳嗽早期

干咳或伴有少量白痰。

7. 其他

颈静脉充盈或异常波动,心率加快,严重时可出现血压下降甚至休克。

(二)静脉血栓

静脉血栓形成的表现有肺栓塞继发于下肢中心静脉血栓形成等,可伴有患肢肿胀、周径增粗、疼痛或压痛、皮肤色素沉着和行走后患肢易疲劳或肿胀加重。

三、护理措施

护理措施主要有以下几方面。

(1)纠正缺氧,应立即根据缺氧严重程度选择适当的给氧方式。

(2)患者应绝对卧床休息。抬高床头,指导患者进行深慢呼吸、采用放松疗法等减轻恐惧心理,以降低耗氧量。

(3)严密监测患者的呼吸、心率、血压、血氧饱和度、动脉血气及肺部体征的变化,当出现呼吸加速、浅表,动脉血氧饱和度降低,心率加快等表现,提示呼吸功能受损,机体缺氧。

(4)监测患者有无烦躁不安、嗜睡、意识模糊、定向力障碍等缺氧的表现。

(5)监测患者有无颈静脉充盈度增大、肝大、肝颈静脉回流征阳性、下肢水肿及静脉压升高等右心功能不全的表现。当较大的肺动脉栓塞后,左心室充盈压降低,心排血量减少,因此需严密监测血压和心率的改变。

(6)溶栓治疗后如果出现胸前导联 T 波倒置加深,可能是溶栓成功、右心负荷减轻、急性右心扩张好转的反应。严重缺氧可导致心动过速和心律失常,须严密监测患者的心电改变。

(7)遵医嘱及时、正确地给予抗凝药及溶栓制剂,监测疗效及不良反应。

(8)消除再栓塞的危险因素。

急性期患者绝对卧床休息,避免下肢过度屈曲,一般在充分抗凝的前提下卧床 2~3 周。

保持大便通畅,避免用力,以防下肢血管内压力突然升高,使血栓再次脱落,形成新的危及生命的栓塞。

恢复期预防下肢血栓形成,患者仍需卧床,下肢需进行适当的活动或被动关节活动,穿抗栓袜或气压袜,不可只在小腿下放置垫子或枕头,以免加重下肢循环障碍。

观察下肢中心静脉血栓形成的征象。由于下肢静脉血栓形成以单侧下肢肿胀最为常见,因此需测量和比较双侧下肢周径,并观察有无局部皮肤颜色的改变,如发绀等。

(9)如果患者出现右心功能不全的症状,遵医嘱给予强心剂,限制水、钠的摄入,并按肺源性心脏病护理。

(10)患者心排血量减少,出现低血压甚至休克时,遵医嘱给予静脉输液和升压药物,记录液体出入量,当患者同时伴有右心功能不全时应注意液体出入量的调整,解决低血压需输液和心功能不全需限制液体之间的矛盾。

(11)当患者突然出现严重呼吸困难和胸痛时,医务人员应保持冷静,避免紧张、慌乱的气氛加重患者的恐惧心理,用患者能理解的词句和方式解释设备、治疗措施和护理操作,缓解患者的焦虑情绪,取得患者的配合。

(12)遵医嘱应用镇静、止痛、镇咳等相应的对症治疗措施,注意观察疗效和不良反应。

四、健康指导

(1)指导患者避免长时间坐、架腿坐、站立不活动、穿束膝长筒袜等,以防止增加静脉血流淤滞。

(2)指导卧床患者进行床上肢体活动,病情允许时协助患者早期下床活动,不能活动的患者进行被动关节活动,不能活动的患者将腿抬高至心脏以上水平,以促进下肢静脉血液回流。

(3)穿加压弹力抗栓袜,促进下肢血液回流。

（4）指导患者适当增加饮水量，防止血液浓缩。

（5）指导患者遵医嘱应用抗凝药，防止血栓形成。

（6）长期卧床的患者出现一侧肢体疼痛、肿胀，应注意 DVT 发生的可能。在存在相关发病因素的情况下，突然出现呼吸困难、胸痛、咯血等症状，应注意 PTE 的可能，需及时就诊。

（曹文娟）

第二十三节　糖尿病酮症酸中毒

糖尿病代谢紊乱加重时，脂肪动员和分解加速，大量脂肪酸在肝脏经 β 氧化产生大量乙酰乙酸、β-羟丁酸和丙酮，三者统称为酮体。血清酮体积聚，超过肝外组织的氧化能力时，血酮体浓度升高，称为酮血症，尿酮体排出增多，称为酮尿，临床上统称为酮症。乙酰乙酸和 β-羟丁酸均为较强的有机酸，大量消耗体内储备碱，若代谢进一步加剧，血酮体浓度继续升高，超过机体的处理能力时，便发生代谢性酸中毒，称为糖尿病酮症酸中毒。

一、临床表现

（1）多数患者在发生意识障碍前感到疲乏、四肢无力、极度口渴、多饮、多尿，随后出现食欲减退、恶心、呕吐。

（2）常伴有头痛、嗜睡、烦躁、呼吸深快且有烂苹果味。

（3）病情进一步发展，出现严重失水、尿量减少、皮肤弹性差、眼球下陷、脉细速、血压下降。

（4）晚期各种反射迟钝甚至消失，嗜睡以至昏迷。

二、急救配合与护理

（一）迅速建立液路

酮症酸中毒患者常有严重脱水，血容量不足，组织微循环灌注不足，补液后胰岛素才能发挥正常的生理效应。因此应立即建立 2 条静脉通路，一条用于胰岛素专用液路，另一条用于补液。准确执行医嘱，记录 24 h 液体出入量，确保胰岛素和液体的输入。

（二）绝对卧床休息

患者绝对卧床休息，注意保暖。行心电监护，密切监测心律、心率、脉搏、呼吸、血压的变化，严密观察患者的意识、血糖、血酮体、血钾、血气分析等，可与意识清醒的患者简单对答交流，动态观察患者的意识变化。应观察昏迷患者的瞳孔大小及对光反应情况，经常呼唤患者，做好详细记录。

（三）监测血糖

遵医嘱定时监测血糖变化，及时、准确地进行各种标本的采集和送检。

（四）保持呼吸道通畅

给予低流量持续吸氧，密切观察呼吸的频率及节律，呼气中的烂苹果味是否减轻。协助患者咳嗽、咳痰，及时清除呼吸道分泌物，将昏迷患者的头偏向一侧，及时给予气管内吸痰，防止窒息。遵医嘱给予雾化吸入，以稀释痰液，利于排出。

(五)加强基础护理

预防感染,避免与其他感染性疾病患者及呼吸道疾病患者接触。保持病房清洁,温度和湿度适宜,每日定时通风,床单清洁、干燥、平整。指导患者养成良好的卫生习惯,保持口腔清洁,对昏迷患者按昏迷常规护理,口腔护理每日 2 次,定时为患者翻身,每 2 小时 1 次,保持留置导尿管患者的导尿管固定、通畅,会阴护理每日 2 次,做好病情记录。

(六)饮食护理

遵循糖尿病的饮食治疗原则,但患者由于酸中毒病情较重,有厌食、恶心、食欲缺乏等症状,应根据患者每日所需的热量制订符合患者病情的个体饮食方案,对昏迷患者可鼻饲流质饮食,流质饮食中加菜泥或菜汁。对意识清楚、有咀嚼功能的患者应给予高纤维饮食,防止便秘,对肥胖、高血压的患者,摄入食盐应控制在 3 g/d,行胰岛素注射后 30 min 进食。合理搭配饮食,宜食高蛋白、低脂、膳食纤维含量较多的食物,增加胃肠蠕动,促进排空,有利于控制血糖,忌食油腻,禁食高胆固醇、高脂肪、油炸食物,忌烟、酒。用胰岛素和口服药物治疗时,按时间服药,按时间进餐,以防低血糖发生。

(七)适量运动

因人而异采用运动疗法,避免劳累,以餐后半小时运动为宜。患者外出时口袋中备糖块、饼干,出现全身乏力、出大汗、哆嗦、眼前发黑等低血糖症状时急用。

(八)加强心理疏导

消除患者焦虑、恐惧、郁闷的情绪,提高患者的生活质量。

三、健康指导

(1)指导患者及其家属增强对疾病的认识,使患者积极配合治疗。

(2)向患者详细讲解口服降糖药及胰岛素的名称、剂量、给药时间和方法,教会患者及其家属测定血糖方法、皮下注射胰岛素方法。

(3)强调饮食治疗和运动疗法的重要性,并指导患者掌握具体实施及调整的原则和方法,做到生活规律,戒烟、酒,注意个人卫生。

(4)患者及其家属应熟悉急性并发症发生时,低血糖反应、酮症酸中毒、高渗性昏迷等的主要临床表现、观察方法及处理措施。

(5)告知患者定期复诊,患者外出时随身携带识别卡,以便发生紧急情况时能及时处理。

(曹文娟)

第二十四节　感染性休克

休克(shock)是多种病因侵袭引起的以有效循环血容量骤减、组织灌注不足、细胞代谢紊乱和功能受损为共同特点的病理生理改变的综合征。休克发病急,进展快,若未能及时发现及治疗,细胞损害广泛扩散,可导致多器官功能障碍综合征(MODS)或多系统器官衰竭(MSOF),发展成为不可逆性休克,引起死亡。

感染性休克(septic shock)主要是细菌及毒素作用所造成,常继发于以革兰氏阴性杆菌为主的感染,如胆道化脓性感染、急性化脓性腹膜炎、绞窄性肠梗阻、尿路感染及败血症等,亦称内毒素性休克。革兰氏阴性杆菌释放的内毒素与体内的抗原-抗体复合物作用,可引起血管痉挛及血管内皮细胞损伤;同时,内毒素可促使体内多种炎性介质释放,引起全身炎症反应综合征(SIRS)。感染性休克是重症监护病房内的主要死亡原因之一。

一、临床表现

感染性休克的血流动力学有低动力型(低排高阻型)和高动力型(高排低阻型)。

(一)低动力型(低排高阻型)

临床表现为冷休克。冷休克时外周血管收缩,阻力升高,微循环淤滞,毛细血管通透性增加,使血容量和心排血量降低、表现为体温突然降低、躁动不安、淡漠或嗜睡;面色苍白、发绀,呈花斑样;皮肤湿冷;脉搏细数,血压降低,脉压减小,低于 4 kPa(30 mmHg)尿量骤减(小于 25 mL/h)。

(二)高动力型(高排低阻型)

临床表现为暖休克。暖休克较少见。常出现于革兰阳性菌感染引起的休克早期,主要为外周血管扩张,阻力降低、心排血量正常或稍高。患者表现为神志清醒、疲乏、面色潮红、手足温暖、血压下降等。皮肤表现为干燥、潮红,手足温暖。患者常有高热,若体温突升至 40 ℃以上,则病情危重。但革兰氏阳性菌感染的休克后期亦可转变为冷休克。休克晚期心力衰竭,外周血管瘫痪即成为低排低阻型休克。

(三)全身炎症反应综合征(SIRS)

①体温高于 38 ℃或低于 36 ℃;②心率高于每分钟 90 次;③呼吸急促,高于每分钟 20 次或过度通气,$PaCO_2$ 低于 4.3 kPa;④白细胞计数高于 12×10^9/L 或未成熟白细胞高于 10%。SIRS 最终导致微循环障碍、代谢改变及器官功能衰竭。

二、监护

感染性休克的病理生理变化比较复杂,血流动力学又有不同的类型,故治疗比失血性休克困难。一般在休克未纠正以前,以治疗休克为主,同时抗感染。休克控制后,着重治疗感染。

(一)取休克体位

采用仰卧中凹位,将头部和躯干抬高 20°~30°,下肢抬高 15°~20°,以利于膈肌下移,促进肺扩张,增加肢体回心血量,改善重要脏器的血供。

(二)血流动力学监测

感染性休克主要以高心排血量和低外周血管阻力并导致组织灌注不足为特征。监测中心静脉压(CVP)、中心静脉血氧饱和度($ScvO_2$)/心排血指数(CI)、心率(HR)、平均动脉压(MAP)、体循环阻力指数(SVRI),并监测复苏前、复苏后动脉血气分析,记录血乳酸及剩余碱水平。

在连续血流动力学监测下进行充分的液体复苏治疗,力求在 6 h 内达到早期复苏目标:①CVP 为 1.1~1.6 kPa(8~12 mmHg);②收缩压(SBP)> 12 kPa(90 mmHg),MAP≥8.7 kPa(65 mmHg);③尿量≥0.5 mL/(kg·h);④$ScvO_2$≥0.70。若液体复苏后 CVP 达到 1.1~1.6 kPa(8~12 mmHg),而 $ScvO_2$ 仍未达到 0.70,需要输入浓缩红细胞使血细胞比容达到 30%以上,或输入多巴酚丁胺以达到复苏目标。

(三)严密观察病情

密切观察患者的意识、面部和唇的色泽、肢端皮肤颜色、尿量、体温、呼吸变化。准确记录液体出入量,留置导尿管,动态监测尿量与尿比重。

(四)维持有效的气体交换

保持气道通畅,给予面罩吸氧,氧浓度为 $40\% \sim 60\%$,氧流量为 $6 \sim 10$ L/min,加强叩背排痰。对于严重呼吸困难者,应协助医师紧急行气管插管或气管切开,及时应用呼吸机辅助呼吸。密切观察呼吸频率、节律、深度,动态监测动脉血气,应将昏迷患者的头偏向一侧,及时清除呼吸道分泌物,防止舌后坠及气道分泌物引起窒息。

(五)用药监护

1.应用抗生素

尽早处理原发感染灶。对未确定病原菌者,可根据临床判断联合使用广谱抗生素,再根据药物敏感试验结果调整为敏感而较窄谱的抗生素。严格按时间要求输入抗生素。

2.补液监护

迅速建立 2 条以上静脉输液通道,确保液体顺利输入。

3.血管活性药物

经补充血容量休克未见好转时,可考虑使用血管扩张剂。应用血管活性药时应用注射泵,保证单位时间内给药浓度和速度,监测血压变化,防止血压骤降或骤升引起不良后果,严防液体外渗。

4.纠正酸碱平衡失调

感染性休克的患者常有不同程度的酸中毒,应予以纠正。轻度酸中毒,在补足血容量后即可缓解。严重酸中毒,经静脉输入 200 mL 5%的碳酸氢钠,再根据血气分析结果补充用量。

5.糖皮质激素

糖皮质激素能抑制体内多种炎性介质的释放、稳定溶血酶体膜、减轻细胞损害。缓解严重急性呼吸综合征(SARS),临床常缓慢静脉注射氢化可的松、地塞米松或甲基泼尼松龙。应用时注意早期、足量,至多用 48 h,密切观察胃液颜色、量及性质,观察有无急性胃黏膜病变的发生和免疫抑制等并发症。

6.其他治疗

营养支持,处理 DIC 和重要器官功能不全。

(六)加强基础护理

感染性休克暖休克高热时体温可升至 40 ℃以上,应予以物理降温,将冰帽置于患者头部,将冰袋放于腋下、腹股沟等处降温,也可用 100 mL 4 ℃等渗氯化钠溶液灌肠;必要时采用药物降温;调控室内温度。

口腔护理,2 次/日,预防口腔黏膜病变;更换体位,1 次/2 小时,预防压疮发生;加强各种管道护理,预防相关并发症的发生。

(七)加强与患者及其家庭成员的沟通

及时向患者及其家属通报病情,做好患者及其家属的心理护理,使他们对疾病有所了解,便于配合治疗和护理。

(曹文娟)

第二十五节　脓毒症

脓毒症是指感染引起机体反应失调而导致威胁生命的器官功能障碍。该定义强调了感染导致机体产生内稳态失衡,存在潜在致命风险,需要紧急识别和干预。如果脓毒症患者经充分液体复苏后仍存在持续的低血压,需要使用升压药物,维持平均动脉压≥8.7 kPa(65 mmHg)。

一、病因及发病机制

(一)病因

1.致病菌

病毒、细菌、真菌、支原体、衣原体及其他特殊病原体等均可引起全身感染,导致脓毒症和脓毒症休克。

细菌是引起全身感染最常见的原因。医院获得性感染的病原菌以革兰氏阴性菌为主,社区获得性感染的病原菌以革兰氏阳性菌为主。真菌引起的全身感染以念珠菌最为多见,多见于免疫功能低下或长时间应用免疫抑制剂、广谱抗生素者。

2.机体因素

机体防御功能减退是导致全身性感染的另一重要因素。创伤、烧伤、大手术以及某些侵入性操作等可造成人体防御屏障受损。长期接受糖皮质激素、免疫抑制剂、抗代谢药物、细胞毒类药物以及放疗等可造成后天性免疫功能受损或先天免疫系统发育异常。抗生素的广泛使用导致人体各部位正常菌群的生物屏障受损等均可增加机体发生全身感染的机会。

(二)发病机制

脓毒症的发病机制尚未阐明。相关学者认为致病性微生物及其产生的毒素进入机体后,刺激机体产生免疫应答,不仅释放大量的炎症因子、产生过度的炎症反应,还引起凝血、循环、呼吸、消化、神经、内分泌等一系列失控反应,导致组织、器官功能损害。由此可见,病原菌仅起着"扣动扳机"的作用,脓毒症是否发生及病情的轻重程度更多地取决于机体的免疫反应性。

二、临床表现

不同患者脓毒症临床症状、体征的轻重和病程的发展速度差异较大,特异性差。

1.常伴有严重感染

基础如创伤、中毒、出血、肺炎、坏死性胰腺炎、化脓性胆管炎、严重营养不良、免疫功能低下等。

2.全身表现

可表现为高热/低体温、心动过速、呼吸急促、外周血白细胞增多等。

3.脓毒症进展后出现脓毒症休克和进行性多器官功能障碍表现

(1)血流动力学:脓毒症休克的血流动力学表现为体循环阻力下降、心排血量正常或升高、肺循环阻力增加。

(2)组织灌注障碍:可出现意识改变、皮肤湿冷、尿量减少等。

(3)器官功能障碍:各系统或器官功能受损(如少尿或无尿、动脉血氧分压和氧饱和度降低、心律失常、应激性溃疡、胆红素水平升高、血小板水平降低等)。

三、诊断要点

有细菌学证据或有高度可疑的感染灶，同时序贯性器官衰竭评分（sequential-related organ failure assessment，SOFA）≥2 分可诊断为脓毒症。

如果患者尚无 SOFA 所需数据，可行快速序贯器官功能衰竭评分（quick SOFA，qSOFA）进行快速评估：① 呼吸超过每分钟 22 次；② 神志改变（GCS 评分＜13 分）；③ 收缩压（systolic blood pressure，SBP）不超过 13.3 kPa（100 mmHg）。满足上述三个指标中的两项及以上者可初步诊断脓毒症，并进行 SOFA 确认。

四、治疗要点

1.早期液体复苏

最新的《脓毒症与脓毒症休克处理国际指南》认为脓毒症和脓毒症休克均为临床急症。对脓毒症伴组织低灌注（血乳酸高于 2 mmol/L）应及早开始液体复苏，最初 3h 内至少给予 30 mL/kg，首选晶体液。早期液体复苏后应及时动态评估血流动力学状态以指导后续液体复苏。需要使用血管活性药物的脓毒症休克患者首先使用去甲肾上腺素作为抗利尿激素，对于快速性心律失常风险低或心动过缓的脓毒症休克患者，可将多巴胺作为替代药物，推荐初始目标的平均动脉压为 8.7 kPa（65 mmHg）。

2.控制感染灶

对腹膜炎、坏死性筋膜炎、胆管炎、胃肠道穿孔和其他深部间隙感染等有明确感染灶的患者，应在初始复苏后尽早采取引流、清创、手术等措施控制病灶。当怀疑留置导管是感染灶时，应在建立其他血管通路后及时拔除导管，并留取导管尖端进行培养。

3.抗感染治疗

尽快留取微生物检验标本，及早使用一种或多种抗生素进行经验性的抗感染治疗，并动态评估抗生素治疗效果。一旦明确病原微生物及药敏结果和/或临床症状充分改善，应降阶梯至最窄谱抗菌药物治疗，以免产生耐药及不良反应。抗生素应用疗程一般为 7～10 d，但对于临床症状改善慢、感染源难以控制、金黄色葡萄球菌相关菌血症、某些真菌及病毒感染、存在免疫缺陷的患者应适当延长抗生素使用时间。

4.高血糖管理

对已初步稳定的重症脓毒症合并高血糖的患者，应静脉应用胰岛素控制血糖。

5.合并器官损伤的支持治疗

（1）对脓毒症合并急性肾损伤患者，应尽早实施血液净化治疗，对于血流动力学不稳定的脓毒症患者，可使用连续性肾脏替代治疗。

（2）对脓毒症所致的急性肺损伤（acute lung injury，ALI）/急性呼吸窘迫综合征（ARDS）的患者应尽早进行机械通气，机械通气的参数设置方法如下：① 初始平台压应低于 2.9 kPa（30 cmH$_2$O），以保护肺组织；② 对于脓毒症导致的中到重度 ARDS（PaO$_2$/FiO$_2$＜20 kPa）患者，建议使用较高的 PEEP，设置 PEEP 参数为 0.5～1.8 kPa（5～18 cmH$_2$O），防止肺泡塌陷；③ 对脓毒症诱发的中、重度 ARDS 可使用俯卧位通气。

（3）尽早采取措施预防应激性溃疡和静脉血栓。

五、护理要点

(一)病情观察

1. 监测生命体征

患者出现脉搏快而弱、血压不稳定、脉压降低时应该考虑患者处于休克早期。当患者体温过高(高于 38.5 ℃)或过低(低于 35.5 ℃)时应及时采取相应的护理措施。

2. 患者有无意识改变休克

早期患者可表现为烦躁不安,如果进一步发展,患者则表现为抑郁、淡漠,休克晚期患者可表现为嗜睡或昏迷。

3. 皮肤颜色及肢端温度

患者面色苍白、皮肤湿冷、末端皮肤发绀等均是休克的表现。若全身皮肤出现花纹、瘀斑等,提示患者已发生弥散性血管内凝血。

4. 尿量

注意观察患者尿液的颜色、透明度,监测尿比重及血中尿素氮、肌酐水平。患者 24 h 尿量少于 400 mL 或每小时尿量少于 17 mL 常提示患者存在体内血液循环不足或存在心、肾功能损害。

5. 血流动力学监测

根据患者病情监测中心静脉压(CVP)、中心静脉血氧饱和度、心排血指数(CI)、平均动脉压(MAP)、体循环阻力指数等,并进行动态血气分析,了解患者的乳酸和剩余碱水平。在连续性血流动力学监测下进行充分液体复苏,6 h 内液体复苏目标如下:①CVP 1.1~1.6 kPa(8~12 mmHg);②MAP≥8.7 kPa(65 mmHg);③尿量≥0.5 mL/(kg·h);④上腔静脉血氧饱和度≥0.70 或混合静脉血氧饱和度≥0.65。

6. 动态监测血糖

对于重度脓毒症合并高血糖患者,1~2 h 监测一次血糖,连续两次血糖高于 10 mmol/L 时应给予胰岛素控制血糖。目标血糖不超过 10 mmol/L,血糖水平及胰岛素用量稳定后每4 h 测一次血糖。

7. 实时、动态地了解患者的各项检查结果

实时了解患者的血及分泌物培养结果,血常规,肝、肾功能,电解质,心功能,凝血指标以及感染相关指标,发现异常,应及时告知医师。

(二)用药护理

1. 应用抗生素

尽早处理感染灶,在使用抗生素进行治疗前尽快采集血液、尿液、粪便、伤口渗液、呼吸道分泌物等体液标本并送检。在应用抗生素前应详细了解患者既往过敏史并进行抗生素皮试,应用抗生素过程中严格遵医嘱,定时、定量给药以维持有效血药浓度并每日评估抗生素治疗效果;当获得细菌培养结果后应及时告知主管医师,以根据药敏结果尽快改为靶向治疗,过渡到有效的窄谱抗生素;注意部分抗生素(如青霉素、苯唑西林、环丙沙星、万古霉素等)可加重脓毒症的症状,使用时除常规监测肝、肾功能之外,应注意监测脓毒症患者的病情变化。

2. 应用血管活性药物

应用血管活性药物期间应保持平均动脉压(MAP)不低于 8.7 kPa(65 mmHg),以维持机

体有效组织灌注。为保证单位时间内给药浓度和剂量准确,可应用注射泵或输液泵进行输注,同时严密监测血压变化,防止血压骤降或骤升,并严防液体外渗。

3.输注血液制品

对组织灌注不足且无心肌缺血、重度低氧血症或急性出血的患者,可在血红蛋白(hemoglobin,Hb)低于 70 g/L 时遵医嘱输注红细胞并注意观察输血效果,使血红蛋白维持在 70~90 g/L。当严重脓毒症患者血小板(platelet,PLT)不超过 $10×10^9/L$,无论是否有出血,都应输注血小板;当血小板介于(10~20)×10^9/L 并有出血风险时,可考虑输注血小板;存在活动性出血或需要手术、有创操作的患者要使血小板不低于 $20×10^9/L$。

(三)饮食护理

确诊严重脓毒症和/或感染性休克后第一个 48 h 内,若无禁忌证,应鼓励患者经口进食或尽早开始肠内营养。

(四)并发症的护理

1.合并急性肾功能损伤的护理

对于严重脓毒症合并急性肾功能损伤患者,可遵医嘱进行连续性肾脏替代治疗。在操作过程中应严格无菌操作,避免医源性感染。

2.脓毒症所致的急性肺损伤(ALI)/急性呼吸窘迫综合征(ARDS)机械通气患者的护理

如果机械通气的患者无禁忌证,应抬高床头 $30°~45°$,及时清理呼吸道分泌物,保持口腔清洁,预防呼吸机相关性肺炎的发生。应严密监测进行俯卧位通气的患者的生命体征、血氧饱和度、气道有无阻塞、导管有无移位,同时应注意预防面部压疮及神经损伤,观察患者的耐受程度;翻转体位前0.5~1h停止肠内营养,必要时检测胃残余量,避免翻转过程中反流、呕吐引起误吸,导致窒息等并发症,检查气管插管是否有效。翻转过程中避免牵拉,翻转后头部处于较低位置,利于痰液及分泌物流出,并加强对口、鼻分泌物的清理。当患者可唤醒、血流动力学稳定、面罩或鼻导管给氧即可满足吸氧浓度、自主呼吸试验成功时可考虑拔管。

3.预防应激性溃疡和静脉血栓

对于有应激性溃疡风险的患者可使用质子泵抑制剂预防应激性溃疡,并密切观察患者有无消化道出血症状。对无禁忌证的脓毒症患者,可遵医嘱使用普通肝素或低分子量肝素进行静脉血栓栓塞症的预防,存在药物禁忌时可通过帮助患者进行下肢踝泵运动、使用压力充气泵等预防静脉血栓栓塞。

(五)心理护理

向患者讲解本病相关知识,及时告知患者及其家属病情变化及治疗策略,做好沟通交流及护理操作的解释工作,鼓励患者积极配合治疗、树立战胜疾病的信心。

(张 英)

第二十六节 多器官功能障碍综合征

1973 年,学者 Tilney 首次报道了腹主动脉瘤术后并发"序贯性系统功能衰竭"。1977 年,Eiseman 将不同原发病导致多个器官相继发生功能衰竭这一综合征命名为"多器官衰竭

(multiple organ failure,MOF)"，但该命名过于强调临床过程的终结和程度上的不可逆，忽略了临床器官功能动态变化的特征。直到1991年美国胸科协会和危重病学会倡议将多器官衰竭更名为"多器官功能障碍综合征"，旨在纠正既往过于强调器官衰竭程度，以利于早期识别和早期治疗，从而提高患者的生存率。

一、概念

1.多器官功能障碍综合征

多器官功能障碍综合征(MODS)是指在严重创伤、休克、感染等多种急性致病因素所致机体原发病变基础上，同时或序贯出现两个或两个以上器官可逆性功能障碍的临床综合征。多器官功能衰竭(MOF)是MODS继续发展的终末期结果。

2.全身炎症反应综合征

全身炎症反应综合征(SIRS)是指感染或非感染因素刺激机体免疫系统释放体液和细胞介质引起的一系列炎症反应临床综合征，其主要特征为持续高代谢、高动力循环状态及全身过度炎症反应。SIRS不是一种新的疾病，而是基于对感染、炎症、危重症疾病的发生、发展机制深入认识提出的概念。具有以下两项或两项以上的体征即可诊断为SIRS。

(1)体温＞38 ℃或体温＜36 ℃。

(2)心率＞90 次/分钟。

(3)呼吸＞20 次/分钟或 $PaCO_2$＜4.3 kPa(32 mmHg)。

(4)白细胞数＞12.0×10^9/L 或白细胞数＜4.0×10^9/L 或不成熟白细胞数＞10%。

3. MODS、SIRS、脓毒症的关系

目前学者认为 SIRS 是 MODS 的中间过程，早期发现和早期干预 SIRS，可能就是防治 MODS 的关键。当证实 SIRS 是由感染引起的，或感染时出现 SIRS 表现，即 SIRS 与感染重叠时，可诊断脓毒症。MODS 的患者常伴发脓毒症，且 MODS/MOF 是脓毒症死亡的主要原因。

二、病因及发病机制

(一)病因

MODS 的致病因素多种多样，常见的致病因素如下。

1.严重创伤

严重创伤如多发伤、较大的手术创伤、大面积烧伤等。

2.感染

感染包括细菌、病毒、真菌和寄生虫感染，尤以脓毒症、急性坏死性胰腺炎、肠道感染和肺部感染多见。

3.休克

休克包括各种类型的休克，特别是低血容量性休克和感染性休克。

4.心肺复苏

成功后复苏成功后的"再灌注损伤"可诱发 MODS。

5.中毒

急性药物或毒物中毒。

6.医源性因素

医源性因素如大量快速输血(输血量≥1 800 mL/6 h)或输液(补液量>6 000 mL/h),高浓度吸氧,正压通气、呼气末正压通气(PEEP)使用不当,药物使用不当等。

7.患有基础疾病

原有慢性病的基础上,遭受急性打击更容易发生 MODS。

(二)发病机制

MODS 的发病机制十分复杂,迄今尚未完成阐明。目前学者认为 MODS 不仅与严重创伤、休克、感染等原发病的直接损伤相关,更与机体应对原发病的免疫炎症反应失控相关。以下学说从不同侧面阐释了 MODS 的发病机制。

1.炎症反应学说

当机体遭受感染或创伤等打击后,细菌/毒素或组织损伤等因素可刺激机体炎症细胞产生炎症介质,引起全身炎症反应(SIRS)。炎症刺激过强或持续刺激可导致炎症反应异常放大或失控而引发自身损害。过度炎症反应也会诱导代偿性抗炎症介质的产生,代偿性抗炎症介质过度释放、促炎症介质/抗炎症介质平衡失调可导致免疫抑制状态,称为代偿性抗炎反应综合征(compensatory anti-inflammatory response syndrome,CARS)。SIRS/CARS 平衡时表现为生理性炎症反应,SIRS/CARS 失衡的后果则是炎症反应失控,使其由防御性作用变为自身损害性作用,在体内形成"瀑布效应"的连锁反应,不但损伤组织细胞,而且累及远隔器官,最终导致 MODS。

2.缺血-再灌注和自由基学说

严重创伤和感染引起休克的过程中,常伴随着重要器官灌注不足,低灌注和缺氧时间较长则会导致各器官的急性功能衰竭。组织细胞缺血最根本的治疗措施是恢复血流灌注,然而缺血时间较长、延迟复苏的患者复苏治疗后容易发生缺血再灌注损伤。缺血再灌注过程中产生大量氧自由基、代谢产物以及炎性介质,作用于血管内皮细胞,容易造成广泛的血管内皮细胞氧化性损害和远隔的器官损伤,导致多器官功能障碍。

3.两次打击学说

最初的创伤、感染、休克等致伤因素可视为"第一次打击"。打击力度过大,可发生早期死亡;打击力度过小,器官功能衰竭的发生率较低。但"第一次打击"可导致机体炎性细胞被激活,处于激发状态。

若此后病情稳定或好转,则炎症反应逐渐消退,器官损伤得以恢复。但若病情进一步发展或再次出现病损因素,即发生"第二次打击",即使"第二次打击"力度不及第一次,也会引起处于激发状态的免疫系统的爆发性激活,大量炎症细胞活化,炎症介质释放,结果出现失控的全身炎症反应综合征(SIRS),最终导致细胞损伤和多器官功能障碍。

4.肠道细菌与毒素移位学说

目前已有相关研究证实呼吸机相关性肺炎的病原菌大多来自胃肠道。胃肠道黏膜对缺氧和再灌注损伤反应最为敏感,胃肠屏障受损时,肠内细菌和毒素可经肠道和门静脉系统进入血液循环,引起全身感染和内毒素血症。这种肠内细菌侵入肠外组织的过程被称为细菌移位。该假说认为胃肠道是细菌和内毒素的储存器,当创伤、禁食、抑酸药和广谱抗生素的应用等应激因素引发胃肠黏膜屏障功能遭受破坏后,即为肠道细菌和毒素移位创造了条件,为炎症反应提供了丰富的刺激物质,最终导致细胞受损和器官功能障碍。

5.其他学说

还有其他一些假说（如巨噬细胞-细胞因子学说、基因诱导学说等）也从一定侧面阐释了MODS 的发生机制。

三、临床表现

（一）临床特征

除了具有器官功能衰竭的临床表现外，MODS 还具有许多区别于其他疾病的导致器官衰竭的临床特点。

1.与创伤、休克和感染的关系十分密切

几乎所有的 MODS 都存在创伤、休克、感染等诱因。

2.循环系统

几乎所有病例在病程早、中期均表现出高排低阻的高动力型循环状态，心排血量可达10 L/min 以上，外周阻力却很低，严重时需使用升压药物维持血压。

3.器官衰竭

衰竭的器官多为原发损害的远隔器官，常常不是原发致病因素直接损害的器官。

4.持续性高代谢状态

①高基础代谢率：基础代谢率可为正常值的 2～3 倍；②耗能途径异常：机体对糖的利用低下，主要通过分解自身蛋白质获得能量；③难以阻止自身消耗：补充外源营养并不能有效阻止自身消耗。

5.时间间隔

从初次打击到器官功能障碍有一定时间间隔，常超过 24 h，长者为数日。

6.氧供矛盾尖锐

高氧需求和氧利用障碍及内脏器官缺血、缺氧，使氧供矛盾尖锐。

7.序贯性器官功能障碍

器官功能障碍的发生呈序贯性，最先受累的器官常为肺、胃、肠。

8.缺乏特异性病理改变

主要表现为患者有不同的原发病，但最后死亡原因相似，而且器官病理损伤程度与功能障碍程度常常不相一致。

9.病情凶险

MODS 的病情进展迅速，一般抗感染、器官功能支持或对症治疗效果差，病死率高。

10.存在逆转的可能性

虽然 MODS 十分凶险，但是一旦早期治愈，器官功能可完全恢复，一般也不会转入慢性病程。

（二）临床表现

根据病情的演变，MODS 的病程可分为四个阶段，分别为休克、复苏、高分解代谢状态和器官功能衰竭，整个病程持续 14～21 d。

四、诊断要点

器官功能障碍是一个先从代偿性功能异常发展为失代偿，最终恶化为功能衰竭的不可逆阶段。MODS的诊断仍在逐步地修订和完善中。

1. Marshall多器官功能障碍综合征计分系统

1995年Marshall提出的计分系统可对MODS的病理生理变化和疾病严重程度进行评估,对MODS临床预后的判断有一定指导作用。根据Marshall的评分标准,得分9~12分,病死率在25%左右;13~16分,病死率约50%,17~20分,病死率则高达75%,超过20分,病死率为100%。

2. 修正的Fry-MODS诊断标准

1997年重新修正的Fry-MODS诊断标准结合了国际常用的诊断标准,几乎包括了所有可能累及的器官或系统,较为简洁,具有较强的临床实用性。

五、治疗要点

对MODS缺乏特效的治疗方法,故早期发现和早期治疗是减少MODS的发生和发展最重要的方法。

(一)控制原发病

控制原发病是治疗多器官功能障碍的关键。积极消除MODS的病因和诱因:①对严重感染者,及早清除感染灶、坏死组织,应用有效抗生素;②对胃肠道胀气的患者,及时进行胃肠减压和引流,防止细菌和毒素的移位和播散;③对休克患者,尽早进行液体复苏,改善组织灌注,避免进一步加重器官功能损害。

(二)改善氧代谢,纠正组织缺氧

氧代谢障碍是MODS的特征之一,纠正组织缺氧是重要的治疗目标。

1. 提高氧的输送

①通过氧疗、呼吸机辅助通气以维持动脉血氧分压(SaO_2)高于90%,增加动脉血氧合;②维持心排血量高于$2.5 \text{ L}/(\text{min} \cdot \text{m}^2)$,必要时应用正性肌力药物;③血红蛋白浓度应高于80 g/L,血细胞比容应高于30%,以保证血液携氧能力。

2. 降低氧耗

①对发热患者,及时给予降温处理;②对疼痛或烦躁的患者,及时给予有效的镇痛和镇定;③对抽搐的患者及时给予镇静、止痉处理;④对呼吸困难或呼吸窘迫的患者可采取机械通气降低呼吸做功。

(三)早期器官功能支持治疗

1. 呼吸功能支持

发生急性肺损伤(ALI)、急性呼吸窘迫综合征(ARDS)时,应及早进行机械通气。感染所致ALI及ARDS患者进行机械通气时应避免高潮气量和高平台压,防止气压伤、防止肺部细菌和其他病原体向血液扩散。如果呼吸衰竭仍不能改善,可考虑选用ECMO支持。

2. 循环功能支持

连续监测中心静脉压及肺动脉楔压,结合患者的临床症状制订合理的治疗方案,确定晶体与胶体、葡萄糖溶液与盐水、等渗液与高渗液的合理分配。纠正循环血量不足后,心排血量未改善者可适当使用血管活性药物。

3. 肾支持

维持有效的循环血量,并密切监测肾功能、尿量、尿液成分。注意避免使用损害肾的药物,急性肾衰竭者可考虑行肾替代治疗。

4.消化系统支持

尽可能早期实施肠内营养以促进胃肠功能恢复,腹胀者可行胃肠减压。及早给予有应激性溃疡风险的患者胃黏膜保护剂、胃酸抑制剂,同时给予微生态制剂以恢复肠道微生态平衡。

5.凝血功能障碍的防治

MODS患者常因各种原因出现凝血功能障碍,应及早给予处于高凝状态的患者抗凝治疗,有出血倾向的患者则应及时补充凝血相关物质。

(四)代谢支持与调理

MODS患者处于高度应激状态,导致机体出现以高分解代谢为特征的代谢紊乱。机体出现自噬现象(autocannibalism),即机体对糖的利用受到限制,主要通过蛋白质、脂肪的分解和糖异生获取能量。营养支持方面既要考虑组织、器官代谢对营养底物的需求,又要避免底物供给过多增加组织、器官负荷。

(五)其他治疗

其他治疗包括积极纠正水、电解质、酸碱平衡紊乱;清除和拮抗炎症介质;使用具有清热解毒、活血化瘀、扶正养阴功效的中药制剂等。

六、护理要点

(一)病情观察

1.密切观察生命体征的变化

(1)体温:体温升高并伴有白细胞计数升高,应考虑患者全身感染的可能性,尤其应警惕老年人和儿童以及严重创伤后患者的低体温给自身带来的不良影响。当患者腋温与肛温相差大于2℃时提示患者存在循环血流灌注不足,应及早干预。

(2)心率、血压:监测中注意观察心率的频率、节律,并注意脉率与心率的一致性。心率过快(高于150次/分钟)常提示心功能不全或循环血量不足。当患者血压低于12/8 kPa(90/60 mmHg)时,提示患者可能合并休克,部分患者可能还存在心力衰竭。

(3)呼吸:呼吸频率明显增快(较长时间高于35次/分钟)或减慢(低于6次/分钟)均提示患者存在呼吸功能障碍,需进行机械通气。

2.早期识别MODS征象

如果发现存在MODS高危因素的患者呼吸增快、血氧饱和度下降、烦躁不安、胃肠胀气等,应警惕MODS,及早告知医师,积极采取措施,预防器官衰竭的发生。

(二)易损器官功能监测及护理

1.呼吸功能监测及护理

(1)密切观察患者有无呼吸困难,呼吸频率、节律及血氧饱和度的改变,听诊肺部呼吸音。

(2)保持呼吸道通畅,保证有效供氧:MODS患者早期常出现低氧血症,应及时给予氧气吸入,保持SaO_2高于90%。对分泌物多者及时清理呼吸道分泌物,必要时行气管插管或气管切开,如果病情进一步发展,应尽早进行机械通气。

(3)机械通气的患者:及时抽取动脉血,进行血气分析,以了解患者气体交换功能是否改善。做好气道管理,采取有效的集束化护理干预策略,预防呼吸机相关性肺炎的发生,密切观察呼吸机监测系统是否报警。给达到拔管指征的患者尽早拔管,及时撤机。

2.循环功能监测及护理

(1)监测患者心率、血压、心排血量、心电图等变化,了解末梢循环情况,评估患者是否存在心律失常、心功能障碍和组织灌注不足。

(2)对于需要进行有创血流动力学监测的患者,护士应掌握有创监测装置使用过程中的护理要点及各参数提示的临床意义,并及时向医师反馈。

(3)观察液体复苏效果,严格遵医嘱应用血管活性药物并密切观察应用效果。

3.肾功能监测及护理

(1)观察患者尿液的颜色、透明度,监测每小时尿量、尿比重及血尿素氮、血肌酐水平,及时发现肾灌注不全及肾功能障碍表现。

(2)MODS 合并肾衰竭需行透析治疗时,应做好肾脏替代治疗的监测与护理。

(3)加强留置导尿管的护理,预防尿路感染。

4.消化系统功能监测及护理

(1)观察患者有无腹胀、腹泻、呕血、黑便、肠梗阻等症状,动态监测胃黏膜 pH(intramucosal pH,pHi),了解胃黏膜组织灌注及氧代谢情况。

(2)遵医嘱进行胃肠减压、肠内营养,应用胃黏膜保护剂及抑酸药物预防应激性溃疡的发生。

(3)动态监测肝功能,忌用或少用经肝脏代谢与肝损害药物。

5.其他系统

(1)中枢神经系统功能监测:观察患者的意识,瞳孔大小、对光反射等有无改变;对颅内压升高者遵医嘱应用脱水药物,并注意水、电解质平衡。

(2)凝血功能监测:通过血小板计数、凝血时间了解患者的凝血功能状况,观察患者皮肤黏膜有无瘀点、瘀斑,穿刺点有无渗血,及早采取措施纠正凝血异常。

(三)用药护理

应用抗生素者,根据细菌培养和药敏试验选择有效的敏感抗生素,严格遵医嘱执行用药方案,以确保药物在体内的有效浓度;应用血管活性药物时尽量避免使用影响内脏器官血液灌注的药物,应用血管扩张剂前应判断血容量是否补足,应用硝普钠时注意采取避光措施;使用利尿剂期间密切监测水、电解质、酸碱平衡及液体出入量的变化;应用抗凝药物期间注意监测凝血指标,及早发现出血倾向。

(四)饮食护理

在 MODS 营养支持方面,尽可能经胃肠道摄入营养物质,能量供给中蛋白质、脂肪、糖的比例以 3:4:3 为宜,宜选择中/长链脂肪乳剂以提高脂肪的利用,在氨基酸制剂中应选择可被肝脏利用和消耗的支链氨基酸,同时适当补充微量元素和维生素;遵医嘱使用降低代谢率、促进蛋白质合成的药物改善负氮平衡,如吲哚美辛、重组生长激素、生长因子等。

(五)心理护理

患者在承受疾病带来痛苦的同时面临着死亡的威胁,护士应恰当地运用沟通交流技巧,与患者建立良好的护患关系。对于暂时无法进行语言交流的患者,应指导其用非语言方式表达自己的感受和需要。要有娴熟的操作技术、高度的责任感,在患者及其家属面前体现护士的专业性和责任心,对于病情逐渐趋向好转的患者,还应鼓励其树立战胜疾病的信心。

(张　英)

第二十七节 急性一氧化碳中毒

在生产和生活环境中,含碳物质不完全燃烧可产生一氧化碳。一氧化碳是一种无色、无味、无刺激性气体,不溶于水。人体吸入过量的一氧化碳引起的中毒称一氧化碳(carbon monoxide,CO)中毒,俗称煤气中毒。

一、病因及发病机制

(一)病因

1. 生活中毒

通风不良,家庭用煤炉、燃气热水器所产生的一氧化碳以及煤气泄漏或在密闭空调车内滞留时间过长等可引起一氧化碳中毒。

2. 工业中毒

炼钢、炼焦和烧窑等生产过程中,如果炉门、窑门关闭不严,煤气管道漏气或煤矿瓦斯爆炸产生大量一氧化碳,会导致吸入中毒。

(二)中毒机制

一氧化碳中毒主要导致细胞水平的氧输送和氧利用障碍。一氧化碳被吸入体内后,立即与血红蛋白结合形成稳定的碳氧血红蛋白(COHb)。一氧化碳与血红蛋白的亲和力是氧与血红蛋白的亲和力的 240 倍。COHb 不能携带氧,且不易解离,是氧合血红蛋白解离速度的 1/3 600。COHb 还能使血红蛋白氧解离曲线左移,血氧不易释放给组织而造成细胞缺氧。一氧化碳与还原型细胞色素氧化酶二价铁结合,抑制细胞色素氧化酶活性,影响细胞呼吸和氧化过程,阻碍氧的利用。

一氧化碳中毒时,体内血管吻合支少且代谢旺盛的器官(如大脑和心脏等)最易遭受损害。脑内小血管迅速麻痹、扩张。脑内三磷酸腺苷(adenosine triphosphate,ATP)在无氧情况下迅速耗尽,钠泵运转失常,钠离子蓄积于细胞内而诱发脑细胞水肿。缺氧使血管内皮细胞发生肿胀而造成脑部循环障碍。缺氧时,脑内酸性代谢产物蓄积,使血管通透性增加而产生脑细胞间质水肿。脑血液循环障碍可致脑血栓形成、脑皮质和基底节局灶性缺血性坏死以及广泛的脱髓鞘病变,致使部分患者发生迟发性脑病。

二、临床表现

(一)急性中毒

病情严重程度与一氧化碳浓度和暴露时间密切相关。按中毒程度可分为三级。

1. 轻度中毒

血液 COHb 浓度为 10%～20%。患者有不同程度的头痛、头晕、恶心、呕吐、心悸和四肢无力等。原有冠心病的患者可出现心绞痛。脱离中毒环境,吸入新鲜空气或氧疗,症状很快消失。

2. 中度中毒

血液 COHb 浓度为 30%～40%。患者除上述症状外可出现胸闷、气短、呼吸困难、幻觉、视物不清、判断力降低、嗜睡、意识模糊或浅昏迷。口唇黏膜可呈樱桃红色。氧疗后患者可恢复正常且无明显并发症。

3.重度中毒

血液 COHb 浓度达 40％～60％。患者迅速出现昏迷、呼吸抑制、肺水肿、心律失常或心力衰竭,出现去皮质综合征(decortical syndrome)状态。部分患者合并吸入性肺炎。患者的病死率高,抢救存活者多有不同程度的后遗症。

(二)迟发脑病

3％～10％的重度患者经过 2～60 d"假愈期"发生迟发脑病,出现精神症状(如人格改变等)、锥体系(如单侧或双侧瘫痪等)或锥体外系神经损害和癫痫发作等。40 岁以上、脑力劳动、原发性高血压史、暴露于一氧化碳中时间较长或脑 CT 异常者更易发病。

三、诊断要点

根据一氧化碳暴露史、临床表现和血 COHb 浓度确定诊断。

四、治疗要点

(一)撤离中毒环境

迅速将患者转移到空气新鲜处,终止继续吸入一氧化碳。

(二)氧疗

可给予面罩吸氧或高压氧舱治疗。

(三)机械通气

呼吸衰竭或呼吸停止时,应行气管内插管,进行机械通气。

(四)脑水肿治疗

1.脱水

静脉推注 50 mL 50％的葡萄糖溶液;静脉滴注 1～2 g/kg(10 mL/min)20％的甘露醇,6～8 h 一次,症状缓解后减量;静脉注射 20～40 mg 呋塞米,8～12 h 一次。

2.糖皮质激素

用地塞米松 10～30 mg/d,疗程 3～5 d。

3.控制抽搐

控制抽搐首选静脉注射 10～20 mg 地西泮。抽搐停止后,给予苯妥英钠 0.5～1.0 g,静脉滴注,根据病情可在 4～6 h 重复应用。

4.改善脑代谢

应用能量合剂,常用药物有三磷酸腺苷、辅酶 A 和大量维生素 C 及 γ-氨酪酸等。

五、护理要点

(一)急救护理

(1)迅速将患者转移至空气新鲜处,松开衣领。

(2)保持呼吸道通畅,给予吸氧。

(3)将昏迷患者摆成侧卧位,避免误吸呕吐物;对昏迷伴高热和抽搐患者,按医嘱降温和解痉,注意保暖,防止自伤和坠伤。

(4)建立静脉通路,给予输液和药物治疗。

(二)合理氧疗

氧疗能加速血液中 COHb 的解离和一氧化碳排出,是治疗一氧化碳中毒的最佳方法。吸入气氧分压与血 COHb 半衰期成反比。吸入室内空气时,血 COHb 半衰期为 4～5 h;吸入40％的氧,血 COHb 半衰期为 2 h;吸入 100％的氧,血 COHb 半衰期为 40～60 min;在2.5～3 个大气压下高压氧治疗血 COHb 半衰期为 20～30 min。

1. 吸氧

氧疗的原则是立即高流量、高浓度吸氧。神志清醒患者,应用密闭重复呼吸面罩持续吸入纯氧(氧流量:10 L/min)。症状消失及血 COHb 浓度低于 10％时停止纯氧治疗,血 COHb 浓度低于 5％时可停止吸氧。

2. 高压氧护理

高压氧护理用于中、重度一氧化碳中毒,或出现神经精神、心血管症状和血 COHb 浓度≥25％者,老年人或妊娠妇女首选高压氧治疗。目前,高压氧治疗时的压力、每次治疗时间、日治疗次数和治疗天数尚不统一。通常每次 1～2 h,每日一次,至脑电图恢复正常为止。

(1)进舱护理:严禁火种及易燃、易爆物品进入氧舱,密切观察患者的生命体征,了解患者的中毒情况及健康史,给患者更换全棉衣服,注意保暖。对轻度中毒患者,教会其在加压时做吞咽、咀嚼等动作,介绍进舱须知、治疗效果及治疗过程中可能出现的不良反应及预防方法。

(2)陪舱护理:重症患者需要医务人员进行陪舱,进入氧舱后,如果带有输液,开始加压时,将液体平面调低,并注意观察输液速度的变化;保持呼吸道通畅,嘱患者采用平卧位,头偏向一侧,密切观察生命体征的变化,观察有无氧中毒;注意翻身,防止压疮的形成;减压时,舱内温度降低,注意保暖,并将液体的液平面调高,防止空气进入体内。

(三)病情观察

(1)注意观察患者的生命体征,尤其是呼吸和体温。对高热和抽搐患者更应密切观察,防止坠床和自伤。

(2)观察瞳孔大小、液体出入量及静脉滴速等,防治脑水肿、肺水肿等并发症。

(3)观察神经系统的表现及皮肤、肢体受压部位损害情况,如有无急性痴呆性木僵、癫痫、抽搐、失语、惊厥、肢体瘫痪、压疮、皮肤水疱及破溃等,防止受伤和皮肤损害。

(四)脑部亚低温治疗的护理

对患者进行脑部选择性降温,使脑部温度迅速下降并维持在亚低温水平(33 ℃～35 ℃),肛温在 37.5 ℃左右。对昏迷患者可早期应用亚低温治疗,昏迷未清醒的患者亚低温持续3～5 d,特别注意复温过程不宜过快。

(五)用药护理

严重中毒时,根据患者的病情及生命体征的变化,应在积极纠正缺氧的同时给予脱水治疗。按医嘱给予甘露醇及呋塞米治疗,根据患者的病情,参考其生命体征、神志、瞳孔、眼底变化和影像学变化,特别注意观察是否有过度脱水的表现。

(六)一般护理

患者发病早期就出现认知功能障碍,特别容易走失,应向患者家属交代可能发生的病情变化,避免意外。随着病情进展,患者大小便失禁,肌张力高,行动困难,此时家属和医护人员要特别重视护理。①对重症卧床患者给予对症支持治疗,采用半卧位,翻身、拍背,使其头偏向一侧,防止胃内容物反流,引起吸入性肺炎和反复感染;②肢体摆放恰当,避免肢体痉挛、挛缩和足下垂;③对进食困难患者,留置胃管,进行鼻饲饮食,计算液体出入量和热量。

(七)健康指导

加强预防一氧化碳中毒的宣传。要给居室内的火炉安装密闭的管道。厂矿使用煤气或产生煤气的车间、厂房要加强通风,配备一氧化碳浓度监测及报警设施。进入高浓度一氧化碳环境内,要戴好特制的一氧化碳防毒面具。应鼓励出院留有后遗症的患者继续治疗;应嘱咐痴呆或智力障碍患者的家属悉心照顾,并教会家属进行语言和肢体锻炼的方法。

(刘寒雪)

第二十八节　急性酒精中毒

酒精是无色、易燃、易挥发液体,具有醇香气味,能与水和大多数有机溶剂混溶。在我国,酒精中毒居急性中毒病因之首。一次性饮入过量酒精或酒类饮料引起兴奋继而抑制的状态称为急性酒精中毒。

一、病因及发病机制

(一)病因

急性酒精中毒主要是过量饮酒引起的。

(二)酒精的吸收与代谢

酒精吸收后迅速分布于全身,包括脑和肺泡中。由肾和肺排出的酒精占总量的10%,90%的酒精在肝内代谢、分解。酒精先后在肝内转化为乙醛、乙酸,最终代谢为二氧化碳和水。当过量的酒精进入人体时,超过了肝脏的氧化代谢能力,即在体内蓄积并进入大脑。

(三)中毒机制

1.抑制中枢神经系统功能

酒精具有脂溶性,可透过大脑神经膜,作用于膜上的某些酶而影响细胞功能。酒精对中枢神经系统的抑制作用呈剂量依赖性,小剂量出现兴奋作用,随着剂量的增加,可依次抑制小脑、网状结构和延髓,引起共济失调、昏睡、昏迷、呼吸或循环衰竭。

2.干扰代谢

酒精在肝脏代谢生成的代谢产物可影响体内多种代谢过程,使乳酸增多、酮体蓄积,导致代谢性酸中毒以及糖异生受阻,引起低血糖症。

二、临床表现(急性中毒表现)

一次大量饮酒中毒可引起中枢神经系统抑制,症状与饮酒量和血乙醇浓度以及个人耐受性有关,临床上分为三期。

1.兴奋期

血乙醇浓度达到 11 mmol/L（50 mg/dL）即感到头痛、欣快、兴奋。血乙醇浓度超过16 mmol/L（75 mg/dL）,健谈,饶舌,情绪不稳定,自负,易激怒,可有粗鲁行为或攻击行动,也可能沉默、孤僻。浓度达到 22 mmol/L(100 mg/dL)时,驾车易发生车祸。

2.共济失调期

血乙醇浓度达到 33 mmol/L(150 mg/dL),肌肉运动不协调,行动笨拙,言语含糊不清,眼球震颤,视力模糊,复视,步态不稳,出现明显共济失调。浓度达到 43 mmol/L(200 mg/dL),出现恶心、呕吐、困倦。

3.昏迷期

血乙醇浓度升至 54 mmol/L(250 mg/dL),患者进入昏迷期,表现昏睡、瞳孔散大、体温降低。血乙醇浓度超过 87 mmol/L(400 mg/dL),患者陷入深昏迷,心率快,血压下降,呼吸慢而有鼾音,可出现呼吸、循环麻痹而危及生命。

此外,重症患者可并发意外损伤、酸碱平衡失常、水和电解质紊乱、低血糖症、肺炎和急性肌病,甚至出现急性肾衰竭等。

三、诊断要点

根据饮酒史、呼出气体、神经障碍程度和血乙醇浓度测定可诊断。

四、治疗要点

(一)一般处理

对轻度中毒者,迅速催吐,饮用咖啡或浓茶有助于恢复;对共济失调者,严格限制活动,专人陪护,以免发生外伤;保持昏迷者气道通畅,使其侧卧,以防误吸呕吐物;对重症患者注意保暖和给予足够热量,预防肝脏损害。

(二)对症支持治疗

1.呕吐

甲氧氯普胺(胃复安)10 mg,肌内或静脉注射。

2.烦躁不安

地西泮 5~10 mg,肌内注射,或水合氯醛 6~8 mL,灌肠。

3.上消化道出血

鼻饲硫糖铝 1 g,每日 3 次;西咪替丁 800 mg,每日 1 次,或将 400 mg 该药加入 100 mL 生理盐水中,静脉输注,4~6 h 一次。出血严重者,应用质子泵抑制剂,如奥美拉唑、泮托拉唑等。

4.呼吸和循环衰竭

积极给予急救处理。

(三)加速酒精代谢

1.维生素

给予重症患者维生素 B_1、维生素 B_6 及烟酸,能加速体内酒精氧化。

2.美他多辛(欣立得)

给予美他多辛 500 mg,每日 2 次。

3.血液灌流

血乙醇浓度超过 500 mg/dL 或昏迷时间较长时可考虑血液灌流或血液透析。

(四)解毒药

纳洛酮为阿片受体拮抗剂,有特异性拮抗内源性吗啡样物质 β-内啡肽的作用,能降低中毒者血乙醇浓度、促醒和减少病死率。

五、护理要点

(一)急救护理

(1)保持气道通畅,及时清除呼吸道分泌物及呕吐物,防止窒息,及时给予吸氧,必要时配合给予气管插管、机械通气。

(2)保暖,维持正常体温。

(3)适当约束躁动不安者,以免发生意外。

(4)酒精经胃肠道吸收极快,一般不需要催吐、洗胃。如果患者摄入量极大并同时服用其他药物,应尽早洗胃。

(二)病情观察

(1)观察患者生命体征、意识状态及瞳孔的变化。

(2)监测心律失常和心肌损害的表现。

(3)维持水、电解质、酸碱平衡。

(4)低血糖是急性酒精中毒严重的并发症之一,应密切监测患者的血糖水平。

(5)血液透析时,密切观察患者的生命体征及反应。

(三)用药护理

1. 纳洛酮

纳洛酮为阿片受体拮抗剂,具有兴奋呼吸和促醒的作用,用药时需注意维持药效,尽量减少中断。心功能不全和高血压患者慎用。

遵医嘱正确用药:兴奋期,静脉注射 0.4 mg;共济失调期,用 0.4～0.8 mg;昏迷期,用 0.8～1.2 mg。将纳洛酮加入 250～500 mL 10% 的葡萄糖溶液中,静脉滴注,每 30 min 静脉注射 0.4～0.8 mg,多数患者 45 min 内苏醒。

2. 地西泮

对烦躁不安或过度兴奋的患者,禁用吗啡、氯丙嗪及巴比妥类镇静药,以免引起呼吸抑制。可按医嘱小剂量应用地西泮,使用时注意推注速度宜慢,不宜与其他药物或溶液混合。

(四)健康指导

(1)早期发现嗜酒者,劝其戒酒,进行相关并发症的治疗和康复治疗。

(2)开展反对酗酒的宣传教育,积极响应世界卫生组织《减少有害使用酒精全球战略》。

(张 英)

第二十九节 急性有机磷杀虫药中毒

急性有机磷杀虫药中毒(acute organic phosphorus insecticides poisoning,AOPIP)是指有机磷杀虫药(organic phosphorus insecticides,OPI)进入体内后抑制胆碱酯酶(cholinesterase,ChE)活性,出现毒蕈碱样、烟碱样和中枢神经系统中毒症状和体征,严重者常因呼吸衰竭而死亡。OPI 多为油状或结晶状,呈淡黄色或棕色,稍有挥发性,有蒜味。除美曲膦脂外,其他 OPI

难溶于水,在碱性溶液中分解失效,在酸性环境中稳定。常用剂型有乳剂、油剂和粉剂等。

一、分类

OPI 的毒性与其结构有关。按大鼠急性经口半数致死量(half lethal dose,LD_{50})将 OPI 分为以下四类。

1. 剧毒类 OPI

$LD_{50}<10$ mg/kg。剧毒类 OPI 如甲拌磷(3 911)、内吸磷(1 059)、对硫磷(1 605)、速灭磷和特普等。

2. 高毒类 OPI

LD_{50} 10～100 mg/kg。高毒类 OPI 如甲基对硫磷、甲胺磷、氧乐果、敌敌畏、磷胺、久效磷、水胺硫磷、杀扑磷和亚砜磷等。

3. 中度毒类 OPI

LD_{50} 100～1 000 mg/kg。中度毒类 OPI 如乐果、倍硫磷、除线磷、碘依可酯、美曲磷脂、乙酰甲胺磷、二嗪磷和亚胺硫磷等。

4. 低毒类 OPI

LD_{50} 1 000～5 000 mg/kg。低毒类 OPI 如马拉硫磷、辛硫磷、甲基乙酯磷、碘硫磷、氯硫磷和溴硫磷等。

二、病因及发病机制

(一)病因

1. 生产或使用不当

在农药生产、包装、保管、运输、销售、配制、喷洒过程中,由于防护不当、生产设备密闭不严、泄漏、使用不慎、进入刚喷药的农田作业或用手直接接触杀虫药原液等,造成由皮肤或呼吸道吸收农药而中毒。虽然毒物与眼的接触量不大,但饮酒、发热、出汗等可以促进毒物吸收而致中毒。

2. 生活性中毒

生活性中毒主要是误服、故意吞服,或摄入被杀虫药污染的水源或食品所致。滥用有机磷杀虫药治疗皮肤病或驱虫也可发生中毒。

(二)发病机制

1. 毒物代谢

OPI 主要经胃肠道、呼吸道、皮肤或黏膜吸收。吸收后迅速分布于全身各器官,以肝内浓度最高,肌肉和脑中含量最少。OPI 主要在肝内进行生物转化和代谢。部分有机磷杀虫药氧化后毒性反而增强,例如,对硫磷通过肝细胞微粒体的氧化酶系统氧化为对氧磷,对胆碱酯酶抑制作用为前者的 300 倍;内吸磷氧化后首先形成亚砜,其抑制胆碱酯酶能力增强,然后经水解毒性降低;美曲磷脂在肝内通过侧链脱去氧化氢转化为敌敌畏,毒性增强,后经水降解失去毒性。OPI 的代谢产物主要通过肾脏排泄,少量经肺排出。

2. 中毒机制

主要中毒机制为抑制体内胆碱酯酶活性。正常情况下,胆碱能神经兴奋所释放的递质——乙酰胆碱(acetylcholine,ACh)不断被胆碱酯酶水解为乙酸及胆碱而失去活性。OPI 能与体内胆碱酯酶迅速结合,形成磷酰化胆碱酯酶,后者化学性质比较稳定,且无分解乙酰胆碱的能力,从而使体内生理效应部位 ACh 大量蓄积,引起胆碱能神经先兴奋后抑制的一系列毒蕈碱样、烟碱样和中枢神经系统症状,严重者可昏迷,甚至因呼吸衰竭而死亡。长期接触 OPI 的人群,可耐受体内逐渐增多的乙酰胆碱,虽然胆碱酯酶的活力显著降低,但临床症状却可能较轻。

三、临床表现

(一)急性中毒

急性中毒的发病时间和症状与毒物种类、剂量、侵入途径和机体状态(如空腹或进餐)密切相关。口服中毒在 10 min 至 2 h 发病,吸入后约 30 min 发病,皮肤吸收后 2~6 h 发病。中毒后,出现急性胆碱能危象,表现如下。

1. 毒蕈碱(muscarine,M)样症状

该症状出现得最早,主要是副交感神经末梢过度兴奋所致。表现为平滑肌痉挛和腺体分泌增加。主要表现有多汗、流涎、口吐白沫;恶心、呕吐、腹痛、腹泻、大小便失禁;流泪、流涕、视物模糊、瞳孔缩小;心率减慢;咳嗽、气促、呼吸道分泌物增多,双肺有干、湿啰音或肺水肿。

2. 烟碱(nicotine,N)样症状

该症状是乙酰胆碱在横纹肌神经肌肉接头处蓄积过多,持续刺激突触后膜上烟碱受体所致。表现为面、眼、舌、四肢或全身肌纤维颤动或强直性痉挛,呼吸肌瘫痪致呼吸衰竭。心率增快,血压升高或降低。

3. 中枢神经系统症状

该症状是中枢神经系统受乙酰胆碱刺激所致。表现为头晕、头痛、烦躁不安、谵妄、共济失调、惊厥或昏迷。

4. 局部损害

有些 OPI 接触皮肤后发生过敏性皮炎、皮肤水疱或剥脱性皮炎;污染眼部时,出现结膜充血和瞳孔缩小。

5. 心肌损害

急性有机磷杀虫药中毒者可出现心律失常、ST-T 改变。

(二)中间综合征(intermediate syndrome)

中间综合征是急性重度有机磷杀虫药(如甲胺磷、敌敌畏、乐果、久效磷等)中毒所引起的一组以肌无力为突出表现的综合征。因其发生时间介于急性症状缓解与迟发性多神经病出现之间,故被称为中间综合征。常发生于急性中毒后 1~4 d,主要表现为眼睑下垂、眼外展障碍和面瘫;病变累及呼吸肌时,常引起呼吸肌麻痹,并迅速进展为呼吸衰竭,甚至死亡。

(三)迟发性多神经病(delayed polyneuropathy)

急性重度或中度 OPI(甲胺磷、敌敌畏、乐果、美曲磷脂等)中毒患者症状消失后 2~3 周,可出现感觉型和运动型多发性神经病变,主要表现为肢体末端烧灼、疼痛、麻木以及下肢无力、瘫痪、四肢肌肉萎缩等,称为迟发性多神经病。

四、诊断要点

(一)诊断依据

诊断依据如下:①具有机磷杀虫药暴露史;②具有 OPI 相关中毒症状和体征,特别是出现呼出气大蒜味、瞳孔缩小、多汗、肺水肿、肌纤维颤动和意识障碍;③全血 ChE 活力不同程度地

降低;④依据血、胃内容物 OPI 及其代谢物检测,可做出诊断。

（二）诊断分级

1.轻度中毒

仅有 M 样症状,ChE 活力为 70%～50%。

2.中度中毒

M 样症状加重,出现 N 样症状,ChE 活力为 50%～30%。

3.重度中毒

具有 M、N 样症状,并伴有肺水肿、抽搐、昏迷、呼吸肌麻痹和脑水肿,ChE 活力 30% 以下。

五、治疗要点

（一）迅速清除毒物

立即将患者撤离中毒现场,彻底清除未被机体吸收的毒物,例如,脱去污染的衣服,用肥皂水(美曲磷脂中毒者禁用)清洗污染的皮肤、毛发和指甲;对口服中毒者,用清水、2% 的碳酸氢钠溶液(美曲磷脂中毒者禁用)或 1:5 000 的高锰酸钾溶液(对硫磷中毒者禁用)反复洗胃,直至胃液清亮为止。

（二）紧急复苏

有机磷杀虫药中毒者常因肺水肿、呼吸肌麻痹、呼吸衰竭而死亡。一旦发生上述情况,要紧急采取复苏措施。根据病情应用机械通气。对肺水肿者,静脉注射阿托品,不能应用氨茶碱和吗啡。心脏停搏时,立即行心肺复苏等抢救措施。

（三）解毒药

1.用药原则

在清除毒物过程中应给予解毒药。早期、足量、联合和重复应用才能取得较好的疗效、减少并发症。

2.胆碱酯酶复活药(cholinesterase reactivator)

胆碱酯酶复活药使被抑制的胆碱酯酶恢复活力,常用药物有氯解磷定、碘解磷定、双复磷。

3.胆碱受体阻断药

胆碱受体阻断药包括 M 胆碱受体阻断药和 N 胆碱受体阻断药。

(1)M 胆碱受体阻断药:又称外周性抗胆碱能药。代表药为阿托品、山莨菪碱。

(2)N 胆碱受体阻断药:又称中枢性抗胆碱能药。代表药为东莨菪碱、苯那辛、苯扎托品等。盐酸戊乙奎醚(长托宁)对外周 M 受体和中枢 M、N 受体均有作用。

4.复方制剂

复方制剂由生理性拮抗剂与中毒酶复能药组成。国内有复方氯解磷定注射液(每支含阿托品 3 mg、苯那辛 3 mg、氯解磷定 400 mg)。

5.地西泮

地西泮是治疗 OPI 中毒的有效抗惊厥药。

（四）对症治疗

重度 OPI 中毒患者常伴有多种并发症,如酸中毒、低钾血症、严重心律失常、脑水肿等,应及时对症处理。

六、护理要点

(一)急救护理

1.迅速清除毒物

及早、彻底、反复进行洗胃,直到洗出胃液无农药味并澄清为止;如果不能确定有机磷杀虫药的种类,用清水或 0.45% 的盐水洗胃;美曲磷脂中毒时,选用清水洗胃,忌用碳酸氢钠和肥皂水洗胃;洗胃过程中应密切观察生命体征的变化,如果有呼吸、心搏骤停,应立即停止洗胃,进行抢救;清洗彻底后应保留胃管 24 h 以上,以便进行反复洗胃。反复洗胃的理由如下:①首次洗胃不彻底,洗胃后呕吐物仍有有机磷杀虫药味;②有机磷杀虫药吸收后,血液中浓度高于洗胃后胃肠道的浓度,有机磷毒物仍可重复弥散到胃液中;③胃皱襞内残留的毒物可随胃蠕动再次排入胃腔。脱去被洗出液或呕吐物污染的衣服并将其密封好,反复清洗被污染的皮肤及头发,更换被污染的床单、被套,撤除一切可能的毒源。

2.维持有效通气功能

有机磷杀虫药中毒的主要死因为呼吸衰竭,护理过程中维持患者的正常呼吸功能是重点,如清除呼吸道分泌物、保持呼吸道通畅、吸氧、正确维护气管插管和气管切开、正确应用机械通气等都能达到维持患者正常呼吸功能的目的。

(二)病情观察

1.生命体征

有机磷杀虫药中毒所致呼吸困难较常见,在抢救过程中应严密观察患者生命体征的变化,即使达到"阿托品化"后亦不应忽视。

2.神志、瞳孔

严密观察神志、瞳孔变化,有助于准确判断病情。多数患者中毒后即出现意识障碍,有些患者入院时神志清楚,但随着毒物的吸收很快陷入昏迷。瞳孔缩小为有机磷杀虫药中毒的体征之一,瞳孔扩大则为达到"阿托品化"的判断指标之一。

3.中毒后"反跳"

口服某些 OPI(如乐果和马拉硫磷等)中毒,经积极抢救后临床症状好转,病情可在数日至 1 周突然急剧恶化,再次出现急性中毒症状,甚至发生昏迷、肺水肿或突然死亡,此为中毒后"反跳"现象。其病死率占急性 OPI 中毒者病死率的 7%~8%,因此,应严密观察"反跳"的先兆症状,如胸闷、流涎、出汗、言语不清、吞咽困难等,若出现上述症状,应迅速通知医师进行处理,立即静脉补充阿托品,再次迅速达"阿托品化"。

4.中间综合征、迟发性多神经病

及时发现中间综合征、迟发性多神经病,给予及时处理。

(三)用药护理

1.阿托品

阿托品可与乙酰胆碱争夺胆碱能受体,阻断乙酰胆碱作用,有效解除或减轻毒蕈碱样症状和中枢神经系统症状,改善患者的呼吸功能。抢救过程中,应早期、足量、快速、反复给药,根据病情每 10~30 min 或 1~2 h 给药一次,直至毒蕈碱样症状消失或患者出现"阿托品化"表现,再逐渐减量或延长间隔时间。"阿托品化"表现如下:①瞳孔较之前扩大;②颜面潮红;③皮肤干燥,腺体分泌物减少,无汗,口干;④肺部湿啰音消失;⑤心率增快。

在护理过程应注意事项如下：①"阿托品化"和阿托品中毒的剂量接近，因此使用过程中应注意观察神经系统、皮肤情况、瞳孔大小及体温、心率变化；②阿托品中毒可导致室颤，应密切观察患者心率的变化，给予充分吸氧，保持血氧饱和度在正常水平；③遵医嘱及时纠正酸中毒，因胆碱酯酶在酸性环境中作用减弱；④大量使用低浓度阿托品输液时，可发生血液低渗，致红细胞破坏，发生溶血性黄疸。

2. 盐酸戊乙奎醚

盐酸戊乙奎醚又叫长托宁，是一种新型长效抗胆碱药，主要选择性作用于脑、腺体、平滑肌等部位的 M_1、M_3 型受体，而对心脏和神经元突触前膜的 M_2 型受体无明显作用，因此对心率影响小。

在抢救急性有机磷杀虫药中毒时，盐酸戊乙奎醚与阿托品的区别如下：①拮抗腺体分泌、平滑肌痉挛等 M 样症状的效应更强；②除拮抗 M 受体外，还有较强的拮抗 N 受体作用；③有中枢和外周双重抗胆碱效应，且其中枢作用强于外周；④不引起心动过速，可避免药物诱发或加重心肌缺血；⑤半衰期长，无须频繁给药；⑥每次所用剂量较小，中毒的发生率低。应用时也要求达到"阿托品化"，其判定标准与阿托品治疗时相似，但不包括心率增快。护理过程中应注意以下几个方面。

(1)遵医嘱正确用药：根据中毒程度选用首次用量。首次用药 45 min 后，如果仅有恶心、呕吐、出汗、流涎等毒蕈碱样症状，只应用盐酸戊乙奎醚 1~2 mg；仅有肌颤、肌无力等烟碱样症状或 ChE 活力低于 50% 时只应用氯解磷定 1 000 mg。如果上述症状均有时，重复应用盐酸戊乙奎醚和氯解磷定的首次半量一两次。中毒后期或 ChE 老化后可用盐酸戊乙奎醚 1~2 mg 维持"阿托品化"，每次间隔 8~12 h。

(2)注意观察不良反应：用治疗剂量时常常伴有口干、面红和皮肤干燥等。如果用量过大，可出现头晕、尿潴留、谵妄和体温升高等。一般不须特殊处理，停药后可自行缓解。

(3)使用时还需注意：本品对心脏无明显作用，故对心率无明显影响，不能以心率增快来判断是否"阿托品化"，而应以口干和出汗消失或皮肤干燥等症状判断"阿托品化"；因抑制呼吸道腺体分泌，故对于严重的呼吸道感染伴痰少、黏稠者慎用；心率不低于正常值时，一般不需和阿托品同时使用；本品消除半衰期较长，每次用药间隔时间不宜过短，剂量不宜过大。

3. 胆碱酯酶复能剂

胆碱酯酶复能剂可恢复胆碱酯酶活力，对烟碱样症状作用明显，对毒蕈碱样症状作用较差，也不能对抗呼吸中枢的抑制，所以选择一种复能剂和阿托品合用，可取得协同效果。中毒后如果不及时应用复能剂治疗，被抑制的胆碱酯酶将在 2~3 d 变为不可逆的"老化酶"，复能剂对"老化酶"无效，故须早期、足量应用。护理过程中应注意以下几个方面。

(1)早期遵医嘱给药，洗胃与复能同时进行，首次应足量给药。足量的指标：用药后烟碱样症状消失，全血胆碱酯酶活力恢复至正常值的 50%~60%。护士应密切观察患者的症状有无改善，及时复查胆碱酯酶活力。

(2)若应用复能剂过量、注射过快或未经稀释，可发生中毒，抑制胆碱酯酶，发生呼吸抑制。用药时应稀释后缓慢静脉推注或静脉滴注。

(3)复能剂在碱性溶液中不稳定，易水解成有剧毒的氰化物，所以禁与碱性药物配伍使用。

(4)防止药液外漏，碘解磷定药液的刺激性强，漏于皮下可引起剧痛及麻木感，应确定针头在血管内方可注射给药，不宜肌内注射用药。

（5）注意观察不良反应：复能剂的不良反应有短暂眩晕、视力模糊、复视、血压升高等。用量过大能引起癫痫样发作和抑制 ChE 活力。碘解磷定剂量较大时，尚有口苦、咽干、恶心，注射速度过快可导致暂时性呼吸抑制；双复磷不良反应较明显，有口周、四肢及全身麻木和灼热感、恶心、呕吐和颜面潮红，剂量过大可引起室性期前收缩和传导阻滞，有的发生中毒性肝病。发现上述情况时，应立即通知医师并协助处理。

（6）密切观察，防止中毒：复能剂中毒与有机磷农药中毒相似，但有机磷中毒有毒蕈碱样症状，一旦确认复能剂中毒，应立即停用，根据医嘱给予大量维生素 C、补液以解毒和促进排泄并密切观察生命体征的变化。

4. 复方制剂（复方氯解磷定注射液）

（1）遵医嘱正确用药：首次剂量，轻度中毒 1/2～1 支，肌内注射；中度中毒 1～2 支；重度中毒 2～3 支。尚需分别加氯解磷定注射液，轻度中毒 0～0.5 g，中度中毒 0.5～1.0 g，重度中毒 1.0～1.5 g。

（2）观察中毒症状及胆碱酯酶活力：首次用药后 1～2 h，如果中毒症状基本消失和血胆碱酯酶活力恢复到 50% 以上，可遵医嘱暂时停药观察；如果中毒症状尚未完全消失和胆碱酯酶活力低于 50% 以下，应根据医嘱再给首次用药的半量并注意观察病情的变化；如果中毒症状完全消失或重新出现且胆碱酯酶活力低于 50% 或下降至 50% 以下时，可考虑第三次给药（首次用药的半量），并注意检查有无未被撤除的毒源或再次洗胃。

中毒后期如果患者仅有毒蕈碱样症状和烟碱样症状、胆碱酯酶活力低于 50%，可分别给予抗胆碱药或胆碱酯酶复能剂。

（3）注意观察不良反应：不良反应有口干、面红、瞳孔扩大、心率增快等，过量或误用可出现头昏、头痛、烦躁不安和尿潴留等症状。一般停药即可缓解，无须特殊处理，必要时可注射镇静剂。

（四）一般护理

1. 饮食护理

中、重度中毒患者一般需禁食 1～3 d，待病情稳定、意识清醒后可口服蛋清或温流质饮食以保护胃黏膜，禁食刺激性及含油脂多的食物。昏迷患者禁食 24 h 后留置胃管进行营养支持。单糖及双糖类食物虽易吸收，但易引起胃酸分泌过多，致消化障碍而出现恶心、呕吐、腹泻等现象。另外还应注意补充维生素和无机盐，供给足够的优质蛋白质。

2. 口腔护理

由于阿托品的使用，患者唾液分泌减少，加上胃管或气管插管对口腔及咽喉部黏膜的损伤，成为感染的诱因，故应做好口腔护理，每日一到两次，以消除口腔异味，使患者感到舒适，达到预防感染的目的。可让清醒患者用水漱口以湿润口腔或口含清洁小冰块，以增加爽快感，口唇干裂者涂液体石蜡或甘油。

3. 休息与安全

急性中毒患者应卧床休息、保暖。保持环境安静。卧床患者要定时翻身，以免发生坠积性肺炎、压疮或血栓栓塞性疾病等。加强保护措施，防止外伤、坠床及自伤。

4. 心理护理

了解中毒的具体原因，根据不同的心理特点予以心理指导。如为自杀所致，护理人员首先应端正自己的态度，去除厌烦情绪，以诚恳的态度为患者提供情感上的帮助；对于恢复期的患者,护士首先应做好家庭及社会的工作,争取有关人员的积极配合,同时还应告知患者正确对待人生的方法,提高其心理应激能力,以使患者出院后能尽快适应环境、投入社会。

(五)健康指导

1. 普及有机磷杀虫药中毒的防治知识

告知生产者、使用者各类有机磷农药都可通过皮肤、呼吸道、胃肠道吸收,进入体内而致中毒。喷洒农药时应遵守操作规程,加强个人防护,穿长袖衣裤及鞋袜,戴口罩、帽子及手套;用肥皂水或其他碱性溶液洗净手和脸,方能进食,及时洗净被污染衣物。农药盛具要专用,严禁装食品、牲口饲料等。生产和加工有机磷农药的工厂,应将生产设备密闭化,并经常进行检修,防止外溢。工人应定期体检,测定血胆碱酯酶活力,慢性中毒者的血胆碱酯酶活力在60%以下时,不宜恢复工作。

2. 出院指导

出院时告知患者应在家休息2～3周,按时服药,不可单独外出,及时发现迟发性神经损害。急性中毒除个别出现迟发性神经损害外,一般无后遗症。因自杀致中毒者出院时,患者要学会应对应激源的方法,争取社会支持。

(张 英)

第三十节　急性百草枯中毒

百草枯(paraquat,PQ)又名克无踪(gramoxone),属于联吡啶杂环化合物,分为二氯化物和二硫酸甲酯盐,白色结晶,易溶于水,稍溶于酒精和丙酮,在酸性或中性溶液中稳定,碱性溶液中易水解。

急性百草枯中毒(acute poison of paraquat)是指百草枯进入体内后出现的以急性肺损伤、进行性弥散性肺纤维化和呼吸衰竭为突出表现的多器官损害,患者多死于呼吸衰竭。其病死率高达90%～100%。

一、病因及发病机制

(一)病因

百草枯中毒的病因常为口服自杀或误服中毒,成年人口服致死量20%的溶液5～15 mL(20～40 mg/kg)。经皮肤、呼吸道吸收或静脉注射也可造成急性中毒,但较罕见。

(二)中毒机制

百草枯属于中等毒类,在酸性环境下性质稳定,在碱性环境分解,进入人体后,分布到全身各个器官、组织,以肺和骨骼内浓度最高。中毒机制尚未完全阐明。目前学者认为,百草枯作为一种电子受体,作用于细胞内的氧化-还原过程,导致细胞膜脂质过氧化,引起以肺部病变(类似于氧中毒)为主的多器官损害。百草枯对皮肤、黏膜亦有刺激性和腐蚀性。

二、临床表现

百草枯中毒绝大多数系口服引起,常表现为多器官功能损伤或衰竭,其中肺的损害常见而突出。

(一)局部刺激反应

皮肤接触部位发生接触性皮炎、皮肤灼伤，表现为暗红斑、水疱、溃疡等；眼部接触药物可出现灼伤，形成溃疡；呼吸道吸入后出现鼻、喉刺激症状和鼻出血等。

(二)系统损害

1.呼吸系统

肺损伤是最严重和最突出的病变。小剂量中毒者早期可无呼吸道症状，少数患者可出现咳嗽、咳痰、胸痛、呼吸困难等。大剂量服毒者可在 24～48 h 出现呼吸困难、发绀、肺水肿、肺出血，常在 1～3 d 因急性呼吸窘迫综合征死亡。肺损伤者多于 2～3 周死于弥散性肺纤维化所致的呼吸衰竭。

2.消化系统

口服中毒者有口腔、咽喉部食管及胃黏膜糜烂、溃疡，恶心，呕吐，腹痛，腹泻，甚至胃肠穿孔。部分患者在中毒后 2～3 d 可出现中毒性肝病，表现为肝大、肝区疼痛、黄疸、肝功能异常等。

3.泌尿系统

中毒后 2～3 d 可出现尿频、尿急、尿痛等膀胱刺激症状，严重者可出现急性肾衰竭。

4.中枢神经症状

表现为头痛、头晕、抽搐、昏迷等。

(三)其他

其他临床表现可有发热、心肌损害、纵隔及皮下气肿、贫血等。

三、诊断要点

根据暴露史和以肺损害为突出表现的多器官系统功能障碍可考虑诊断，结合毒物测定确定诊断。

四、治疗要点

百草枯中毒无特效解毒药，尽早采取综合治疗措施。

(一)减少毒物吸收

1.催吐和洗胃

口服者立即催吐，洗胃液首选清水，也可用碱性液体充分洗胃。

2.清除毒物污染

脱去被毒物污染的衣物，彻底清洗被污染的皮肤、口腔、眼等部位。

3.导泻

用番泻叶或硫酸镁、甘露醇、大黄等导泻。

(二)促进毒物排泄

除了常规输液、利尿外，在患者服毒后 6～12 h 进行血液灌流或血液透析。

(三)防止肺损伤和肺纤维化

1.免疫抑制剂

早期静脉应用大剂量甲泼尼龙、地塞米松和/或环磷酰胺。

2. 抗氧化剂(antioxidants)

应用大剂量维生素 C 或维生素 E、过氧化物歧化酶、乙酰半胱氨酸、还原型谷胱甘肽、乌司他丁或依达拉奉等。大剂量氨溴索也能直接清除体内自由基,减轻百草枯的急性肺损伤作用,促进肺泡表面活性物质生成。

3. 抗纤维化药

吡非尼酮(pirfenidone)抑制成纤维细胞生物活性和胶原合成,防止、逆转纤维化及瘢痕形成。

4. PQ 竞争剂

普萘洛尔(10~20 mg,口服,每日 3 次)可促使与肺组织结合的 PQ 释放。小剂量左旋多巴能竞争性抑制 PQ 通过血-脑屏障。

(四)对症与支持疗法

对症与支持疗法包括保护胃黏膜,保护肝、肾、心脏功能,防治肺水肿,积极控制感染。

五、护理要点

(一)急救护理措施

1. 迅速清除毒物

(1)尽快脱去被毒物污染的衣物,用肥皂水彻底清洗被污染的皮肤、毛发;对口服中毒者立即催吐,并让患者用复方硼砂漱口液或氯己定漱口;给眼污染者用 2%~4% 的碳酸氢钠溶液冲洗15 min后,再用生理盐水冲洗。

(2)洗胃注意事项:洗胃液首选清水,也可用碱性液体(如肥皂水或 1%~2% 的碳酸氢钠等);洗胃应充分;百草枯具有腐蚀性,洗胃时应谨慎,避免动作过大导致食管或胃穿孔;洗胃后立即遵医嘱经胃管注入 15% 的白陶土溶液(成人 1 000 mL,儿童 15 mL/kg)或活性炭50~100 g(儿童 2 g/kg)。

(3)导泻药可经胃管注入或口服,常用 250 mL 20% 的甘露醇加等量水稀释或 100 mL 33% 的硫酸镁溶液,或使用10~15 g 番泻叶加 200 mL 开水浸泡后凉服。注意观察由导泻引起的不良反应。

2. 呼吸功能维护

(1)吸氧问题:吸入高浓度氧会加速氧自由基形成,增强百草枯的毒性。对急性百草枯中毒者避免常规给氧,当PaO_2 低于 5.3 kPa(40 mmHg)或出现急性呼吸窘迫综合征时,可吸入21% 以上浓度氧气或使用呼吸机呼气末正压通气给氧,维持 PaO_2 不低于 9.3 kPa(70 mmHg)。

(2)肺损伤及肺纤维化的防治护理:监测血气分析指标,观察患者有无呼吸困难、发绀等表现。

应及早按医嘱给予自由基清除剂,如维生素 C、维生素 E、还原型谷胱甘肽及茶多酚等。早期大剂量应用肾上腺糖皮质激素,可延缓肺纤维化的发生、降低百草枯的病死率。中到重度中毒患者可使用环磷酰胺。清除呼吸道分泌物、保持呼吸道通畅、正确维护气管插管和气管切开、正确应用机械通气等以维持患者正常的呼吸功能。

3. 血液灌流的护理

①密切监测患者的生命体征,如果有异常及时通知医师;②血液灌流中可能会出现血小板减少,密切注意患者有无出血倾向,如牙龈出血、便血、血尿、意识改变等,谨防颅内出血;③严格无菌操作,监测体温,预防感染;④妥善固定血管通路,防止脱管,观察敷料情况,定期换药。

4.对症支持护理

遵医嘱给予心电、血压监护,密切监测患者的生命体征;积极静脉补液,维持循环血容量;监测重要器官功能,遵医嘱做好对症、支持治疗的护理。

(二)一般护理

1.饮食护理

除早期有消化道穿孔的患者外,其他患者均应进流质饮食,保护消化道黏膜,防止食管粘连、缩窄。

2.口腔溃疡的护理

加强对口腔溃疡、炎症的护理,可将冰硼散、珍珠粉等喷洒于口腔创面,促进愈合,减少感染机会。

(三)健康指导

1.积极预防百草枯中毒

无特效治疗,积极预防甚为重要。向社会大力宣传百草枯一口致死,病死率高达90%~100%。

2.加强药物管理

严格执行百草枯使用管理规定,严禁个人私存百草枯,应集中管理使用。在盛装百草枯药液的器皿上应用警告标志,以防误服。

3.安全教育

使用百草枯前应进行安全防护教育,不宜逆风向喷洒和暴露皮肤,需穿长衣、长裤,戴防护眼镜。

(张　英)

第三十一节　脑复苏

脑复苏是防治脊髓小脑性共济失调(SCA)后缺氧性脑损伤所采取的措施。脑损伤是SCA患者发病和死亡的常见原因。院外SCA后患者脑损伤所致的病死率为68%,院内该病死率为23%。SCA后脑损伤的临床表现可能包括昏迷、癫痫发作、肌阵挛、不同程度的神经认知功能障碍和脑死亡。脑复苏是心肺功能恢复后,主要针对保护和恢复中枢神经系统功能的治疗,其目的是在心肺复苏的基础上,加强对脑细胞损伤的防治和促进脑功能的恢复,此过程决定患者的生存质量。脑复苏的主要措施如下。

一、维持血压

循环停止后,脑血流的自主调节功能丧失,而依赖于脑灌注压维持脑血流。收缩压不应低于12 kPa(90 mmHg)和/或平均动脉压不应低于8.7 kPa(65 mm Hg),以恢复脑循环和改善周身组织灌注。应防止血压过高或过低,而加重脑水肿或造成脑组织缺血、缺氧。因此,需进行心电监测和血流动力学监测,包括监测血压、CVP、心排血量等。

二、目标温度管理

目标温度管理(target temperature management,TTM):又称亚低温疗法,是一种降低 SCA 患者核心体温的策略,目的是将严重缺氧所造成的神经损伤降至最低。体温过高会增加脑代谢率,增加氧耗,加重脑水肿。对心肺复苏术后自主循环恢复的昏迷成年患者应采用 TTM。在 12~24 h 达到 32 ℃~36 ℃的恒定温度,并至少维持 24 h。降温可通过使用冰袋、冰毯、冰帽、体外循环降温法等方式,对于院前自主循环恢复的昏迷患者,不建议通过快速输注低温液体进行常规院前降温,有可能出现肺水肿,或是再次 SCA。应积极预防 TTM 后的昏迷患者发热。

(1)早期降温:降温时间越早越好(短于 10 min),使用冰帽保护大脑,以减少脑损害。

(2)快速降温:脑水肿患者要在 30 min 内将体温降至 37 ℃以下,在最初几小时内降至预定温度(直肠温度 30 ℃~32 ℃)。头部温度可达 28 ℃,此时脑电活动明显呈保护性抑制状态,但体温降至 28 ℃易诱发室颤,因此宜重点进行头部降温,改善脑组织缺氧。

(3)持续时间:持续时间根据病情决定,一般需 2~3 d,严重者可能要 1 周以上。一般在听觉恢复后,开始自然复温,每 24 h 将体温升高 1 ℃~2 ℃。

三、缺氧和脑水肿

(1)脱水:应用渗透性利尿药,减轻脑水肿和降低 ICP,促进大脑功能恢复。在脱水治疗过程中,避免过度脱水,以免造成血容量不足。

(2)促进早期脑血流灌注。

(3)高压氧治疗:通过增加血氧含量,提高脑组织氧分压,改善脑缺氧,降低 ICP。应在患者心肺复苏自主循环恢复后尽早进行高压氧治疗,但复苏后早期血流动力学不稳定、仍需血管活性药物维持的患者应慎用。

四、药物治疗

1.冬眠药物

可防止抽搐,解除低温时的血管痉挛,改善循环血流灌注和辅助物理降温。可选用冬眠Ⅰ号(哌替啶、异丙嗪、氯丙嗪)或冬眠Ⅱ号(盐酸氯丙嗪、哌替啶、双氢麦角碱)。

2.脱水药

为防止脑水肿,可选用快速滴注 20％的甘露醇或 25％的山梨醇,也可联合使用呋塞米、清蛋白、高渗葡萄糖等。

3.激素

早期应用糖皮质激素(如地塞米松等)有助于 SCA 患者度过危险期,可增加心排血量、改善微循环、稳定溶酶体膜等。

4.镇静药物

巴比妥对不完全性脑缺血、缺氧的脑组织具有良好的保护作用。应选择短效镇静药物,每天间断使用,并且应通过滴定到预期的效果。一般情况下,须谨慎使用。

5.神经代谢药物

SCA 后,由于脑缺血、缺氧,神经细胞有不同程度的损害,可应用神经代谢药物减轻损害,恢复功能。常用的药物有 B 族维生素、神经细胞生长因子等。

(曹文娟)

第三十二节 谵 妄

谵妄(delirium)是一种急性、波动性的精神疾病,伴有注意力障碍、意识水平改变或思维紊乱,常发生于 ICU 患者中,临床将 ICU 患者发生的谵妄简称为 ICU 谵妄。研究显示,ICU 谵妄的发生率为 16%～89%,其中,应用机械通气的老年患者的发生率为 60%～80%,而 66%～84% 的谵妄患者没有得到及时诊断。2013 年美国 SCCM 发布的《ICU 成人患者疼痛、躁动和谵妄处理的临床实践指南》指出,谵妄会增加 ICU 成人患者的病死率,延长 ICU 住院日和总住院时间,增加住院总费用。在 ICU 期间发生谵妄与转出 ICU 后发生的认知障碍相关。研究表明,早期活动、合理的镇静和早期心理支持对预防 ICU 谵妄有较好效果。

一、谵妄的定义及分型

美国精神医学学会(American Psychiatric Association,APA)将谵妄定为短期内(数小时、数天)发生的伴随认知或知觉异常的认知障碍和注意力不集中,并可在一段时间内波动。其中认知功能的改变可能会表现为记忆障碍、定向障碍和杂乱无章的讲话。而知觉的改变(如幻觉、幻想、妄想等)在诊断中不是必要的,并且发生率相对较低。

二、分型与临床表现

临床上根据精神运动性兴奋的特征将谵妄分为活动过多型、活动减少型或混合型。活动过多型谵妄(hyperactive delirium)是以情绪激动、坐立不安、试图拔除导管和情绪不稳定为特征。活动减少型谵妄(hypoactive delirium)是以戒断(withdrawal)、感情贫乏、感情淡漠、嗜睡和反应性降低为特征。根据疾病分类学,有人将活动减少型谵妄称为脑病(encephalopathy),而将谵妄限定在活动过多型患者。在临床上患者往往表现为混合型谵妄。

三、ICU 谵妄的评估

美国《2013 年 ICU 成年患者疼痛、躁动和谵妄处理指南》认为应该常规监测 ICU 患者谵妄的发生情况,推荐采用 ICU 意识模糊评估法(Confusion Assessment Method for the Intensive Care Unit, CAM-ICU)和重症监护谵妄筛查检查表(ntensive Care Delirium Screening Checklist,ICDSCI)对 ICU 患者进行谵妄的筛查,2 个量表证据等级均为 A 级。

(一)意识模糊评估法

CAM-ICU 由 Ely 等在《精神疾病诊断与统计手册(第四版)》的基础上改良形成,适用于因气管插管等无法说话的 ICU 患者,该工具有效且易行,已被广泛使用。CAM-ICU 由一系列评估组成,可由护士或医师在床边进行,因此很容易使用,只需 2 min 即可完成评估,并且不需要过多的培训。评估内容包括四个方面:①精神状态急性改变或反复波动。②注意力障碍。③意识水平改变。④思维无序或思维紊乱。CAM-ICU 阳性的判断标准:①和②同时存在,③或④的任意一条存在。

CAM-ICU 描述的谵妄的第一个特征是精神状态急性改变或反复波动。可从患者的家属、朋友或近期的医疗诊断来获取其以往基础的意识状态资料。RASS 评分、格拉斯哥评分与基础状态相比出现变化或 24 h 内处于波动状态说明患者出现了谵妄的第一个特征。

CAM-ICU 描述的谵妄的第二个特征是注意力障碍。注意力是指能专注于特定的刺激而不被其他无关的内部或外部刺激干扰的能力。临床上,如果患者在进行注意力测试时不能维持足够的注意力,就可诊断为注意力障碍。CAM-ICU 中的注意力筛选测试(the attention screening exam,ASE)包括视觉和听觉两个组成部分,两部分都被证实是有效的。ASE 易于实施并且不需要患者进行言语应答。ASE 的视觉部分要向患者出示 5 张简单的图片,每张持续 3 s,并请患者记住这些图片。随即再出示 10 张图片,让患者通过点头或摇头来回答刚才是否看过此图片。满分为 10 分。ASE 的视觉部分由两套图片组成,每套有 10 张图片。重复进行测试时需要每日更换一套图片。在 ASE 的听觉组成部分中,由护士向患者交代:"我要给你读一串共 10 个字母,当你听到字母 A 时就握一下我的手。"然后护士朗读 10 个字母(S、A、H、E、V、A、A、R、A、T),用正常的语调,以每秒 1 个字母的速度来朗读。满分也为 10 分。如果视觉或听觉部分有一项小于 8 分就说明患者出现了谵妄的第二个特征(注意力障碍)。

CAM-ICU 描述的谵妄的第三个特征为意识水平的改变,由护士通过标准化的 CAM-ICU 谵妄评估表来评价。思维无序或思维紊乱是不能言语患者最难评估的部分,是谵妄四个特征中最主观的一个。思维一般是通过语言(口头或书面)来表达的。大多数 ICU 患者机械通气和精细运动缺失,从而语言表达能力受限。因此 CAM-ICU 通过一些容易的、直接回答是或否的问题及简单的命令来评估思维。如果患者不能正确回答 4 个问题中的 3 个,不能完成简单的命令表明有思维紊乱。

(二)重症监护谵妄筛查检查表

ICDSC 是修订的另一个适合 ICU 医务人员使用的谵妄评估工具,其敏感度较高,耗时较短。共包括 8 个项目:意识变化、注意力不集中、定向障碍、幻觉妄想精神障碍、精神运动障碍、言语增多和情绪障碍、睡眠-觉醒周期紊乱、症状波动。每个症状阳性则得 1 分,总分 8 分,不低于 4 分为谵妄。相对于 CAM-ICU,ICDSC 的优点在于,CAM-ICU 要求排除神经系统损伤及有精神系统疾病史的患者,而 ICDSC 测评的患者包括神经系统损伤、痴呆及有精神疾病史的患者,因此评估对象更广泛,大约有 94% 的 ICU 患者可以被纳入评估范围,ICDSC 评估内容更为全面,适用于不同亚型谵妄的患者。ICDSC 的缺点:ICDSC 评估方法中对于睡眠情况的评估,要求评估者 24 h 监控;ICDSC 包含对患者语言能力的评估,因而对测评 ICU 机械通气患者有一定的局限性。因此,应该根据临床上患者的具体情况选择合适的谵妄评估工具以提高谵妄评估的准确性。

四、ICU 谵妄的预防

ICU 谵妄的发生不是某个单一因素作用的结果,因此对其预防也应从多方面综合考虑,分为药物性和非药物性预防。药物性预防主要集中在对患者镇痛镇静的管理上,实施无痛浅镇静策略能有效预防 ICU 谵妄的发生。指南也指出应用苯二氮䓬类药物可能是 ICU 患者出现谵妄的一个危险因素,对存在谵妄发生危险因素的机械通气 ICU 成人患者,静脉输注右美托咪定谵妄的发生率可能比静脉输注苯二氮䓬类谵妄的发生率要低。抗精神病药物用于谵妄的治疗是目前药物治疗研究的重点之一,其理论支持依据为多巴胺亢进假说。氟哌啶醇是最早用于治疗谵妄的抗精神病药,被认为是治疗 ICU 谵妄的首选药物。相对于氟哌啶醇,非典型抗精神病药物(奥氮平、喹硫平、利培酮、齐拉西酮)具有不良反应较少的特点。非药物性预防主要包括早期运动与锻炼、认知干预、提高睡眠质量、音乐疗法等。早期运动与锻炼应和疾病的治疗同时进行。

五、ICU 谵妄的护理

1. 谵妄监测

对于 RASS 评分≥－2 分的具有谵妄相关危险因素的 ICU 患者应常规进行谵妄的监测，床边评估内容包括 CAM-ICU 的四个重要方面，从而达到早期预警、早期防治的效果。

2. 改善环境

给患者提供舒适环境，包括私人空间（单人间或屏障隔离）、良好的视野（面向窗户且能看到树而不是建筑物）、减少噪声、暖色调装饰，这对患者的情绪和安全感的形成有积极的影响，具有重要的心理益处。

3. 早期运动

运动疗法是以改善躯体、生理、心理和精神功能障碍为主要目标，以作用力和反作用力为主要因子的治疗方法，包括主动躯体活动及被动性躯体活动。早期运动可增强呼吸肌肌力，提高活动耐受能力，帮助患者恢复认知力与定向力，促进血液循环，加快代谢产物排出，减少镇静剂在体内蓄积，可有效预防谵妄发生。

4. 减少睡眠剥夺

安排集中护理，夜间调整灯光强度，尽量将仪器声及报警声降低，避免工作人员的交谈声过大而干扰患者的睡眠。患者戴耳塞、眼罩等，减少声光刺激。

5. 认知训练

对 RASS 评分≥－2 分的机械通气患者从第一天即开始进行认知干预。对患者反复进行人物、时间、地点、事件的定向问答，加强患者对 ICU 环境和人物的认知。

6. 执行 A、B、C、D、E、F 集束化策略

内容包括 A（疼痛评估及预防管理）、B（每日唤醒及自主呼吸试验）、C（镇痛镇静药物选择）、D（谵妄评估及预防）、E（早期活动）、F（家属参与和授权）。

（曹文娟）

第三十三节 睡眠障碍

睡眠障碍（sleep disorder）是一类非常复杂的疾病，临床表现多样，睡眠的质量、时间以及整夜睡眠记录和重复测试白昼睡眠倾向性的异常，对睡眠障碍的诊断、治疗评价有重大临床意义。

ICU 患者的睡眠障碍普遍存在，可能带来严重的并发症，并对患者的健康具有长期影响，增加患者的病死率。患者发生睡眠剥夺，会使其免疫力下降，从而影响康复。患者还会发生代谢增加，从而使呼吸肌无力，并可能导致高碳酸血症和低氧血症，增加患者对呼吸机和其他医疗设备的依赖。研究证实，在重症患者中睡眠障碍是应激的最主要因素。睡眠还将影响幸福感，即使转出 ICU，睡眠相关问题仍然可能持续存在。

一、影响 ICU 患者睡眠的因素

(一)环境因素

1.噪声

噪声是 ICU 患者睡眠障碍的最主要影响因素,占觉醒因素总量的 11%～24%。大部分 ICU 的噪声源于呼吸机、监护仪报警、医护人员的交谈声、电话铃声。过高的噪声可刺激交感神经,使患者心率增快、血压升高、疼痛加剧,影响睡眠。美国环境保护署 (Environmental Protection Agency,EPA)要求医院最大的噪声值白天不超过 45 db,夜间不超过 35 db,ICU 的噪声更高,可达 55～65 db,峰值甚至高达 80 db。

2.光线

光线是影响 ICU 患者睡眠和昼夜节律的另一个重要因素。光线在调节人体生物钟睡眠-觉醒周期中发挥着重要的作用。有研究发现,ICU 测量到的光线水平超过 1 000 lx,而夜间光线水平在 100～500 lx 就可影响褪黑激素的分泌,300～500 lx 即可扰乱昼夜节律。

(二)治疗因素

1.夜间治疗

有研究表明,67%的睡眠障碍是由护理评估或护理活动引起的,患者夜间因护理活动可能出现 40～60 次的睡眠中断,尤其是在凌晨 2 时至 5 时。

2.机械通气

机械通气导致睡眠障碍的原因包括呼吸机不同步、中枢性呼吸暂停、设置不当或漏气导致的用力呼吸使通气支持不充分。压力支持型模式较辅助控制型和压力控制型模式更易导致睡眠碎片化。

(三)疾病因素

1.自身疾病

本身及药物作用是影响 ICU 患者睡眠质量的因素。重大疾病能导致儿茶酚胺的分泌量增加,引起睡眠障碍。

2.疼痛

术后疼痛、神经性疼痛、精神和心理因素、卧位不适所致的慢性疼痛等,导致入睡困难或睡眠中断。

3.舒适的改变

大多数患者认为,接受呼吸机辅助呼吸是最痛苦、最难耐受的阶段。各种引流、输液、监护管道及约束带等限制了患者的身体活动,也会导致不适。另外,ICU 患者的病情导致呼吸不畅、吞咽障碍、心悸、腹胀和强迫体位等也会影响睡眠质量。

(四)心理因素

1.焦虑

焦虑是 ICU 患者常见的心理状态。陌生的环境、对疾病严重程度的担心,往往导致患者情绪紧张,继而发生焦虑。焦虑和压力的增加可刺激交感神经,提高睡眠觉醒水平,扰乱睡眠结构,导致患者睡眠障碍。

2.限制探视

患者入住 ICU 没有家属陪伴,往往感觉孤苦无依,更易导致睡眠障碍。

3.经济负担

经济状况较差的患者常担心医疗费用过高、给家庭成员带来负担、影响今后的生活,思想压力大而影响睡眠。

二、ICU 患者睡眠评估工具

(一)客观睡眠评估

1.多导睡眠监测(polysomnography,PSG)

PSG 被认为是测量睡眠的"金标准",仪器可以记录患者睡眠时的脑电图、肌电图、心电图、血氧饱和度、鼾声、口鼻气流、胸腹运动和呼吸动度等 10 余项指标,通过分析可以计算出各阶段睡眠时间、觉醒和微觉醒次数、睡眠效率指数等参数。ICU 患者病情危重不能耐受烦琐的操作,或者由于不能适应监测环境及仪器的束缚而产生"首夜效应",这些都限制了 PSG 在 ICU 患者睡眠监测中的应用。

2.BIS

BIS 是将脑电图的功率和频率经双频分析后的混合信息拟合成一个最佳数字,用 0～100 表示,使用方便,广泛应用于麻醉深度监测和意识状态的评估。有研究显示,BIS 数值和 PSG 结果的一致性较高,可以正确区分浅睡眠和深睡眠,可以作为睡眠监测的替代方案。

(二)主观睡眠评估

1.Richards-Campbell 睡眠量表

该量表主要用来评估 ICU 患者的睡眠质量。该量表采用 100 mm 标尺来进行视觉模拟评分,从睡眠深度、入睡时间、觉醒次数、觉醒时间比例、整体睡眠质量 5 个维度来评估睡眠。总分为各条目得分之和,0～25 分提示睡眠质量差,26～75 分提示睡眠质量一般,76～100 分提示睡眠质量好。由于 ICU 患者较为特殊,有可能不能有效地表达自身的睡眠状况,因此,在 ICU 使用该量表存在问题。

2.VSH 睡眠量表

该量表分 10 条目,从睡眠长度、睡眠断裂、睡眠延迟、睡眠深度 4 个维度进行睡眠评估。前 8 个条目采用 100 mm 标尺视觉模拟评分法,后 2 个条目采用描述性方式。计算总分为 8 个条目的得分之和,分值越高,说明睡眠质量越好。其中计算睡眠延迟时间、夜间觉醒次数及夜间活动次数及这 3 个条目时为反向计分。在对 ICU 患者睡眠的评估上,VSH 睡眠量表的相关研究还较少。

3.ICU 睡眠问卷调查表

该表用来评估 ICU 患者的睡眠质量及其影响因素。该表共 27 个条目,从睡眠质量、日间睡眠、医源性影响因素、噪声 4 个维度进行睡眠评估。量表的评分为 1～10 分。对睡眠质量等条目,1 代表睡眠质量差,10 代表睡眠质量好;对日间睡眠等条目,1 代表没有觉醒,10 代表完全觉醒;对影响因素等条目,1 代表完全无影响,10 代表受到明显影响。由于 ICU 睡眠问卷调查表既能评估睡眠质量又能测定影响因素,该表主要被用作调查 ICU 睡眠障碍影响因素的工具。

4.直接观察法

可由护士在实施护理常规时进行,通过观察患者睡眠时的行为及特性,每隔 5～15 min 评估 1 次。直接观察法建立在护士对患者睡眠的理解及评判上,主观性较强,并且能够获得的睡眠数据相对较少。

三、ICU 患者的睡眠管理

(一)常规进行睡眠评估

睡眠是个复杂的生理和行为过程,客观衡量睡眠方法包括多导睡眠图、BIS 等。PSG 是在全夜睡眠过程中,连续并同步地描记脑电图以及呼吸等 10 余项指标。全部记录数据在次日由仪器自动分析后再经人工逐项核实,但由于 ICU 条件限制,这项检查并不常用。在 ICU,更多地是由护理人员进行活动记录和睡眠观察并对患者的睡眠质量进行客观评估。部分能清楚描述自己睡眠情况的患者进行主观的睡眠评估,包括睡眠日记和睡眠评分。

(二)提高护理人员对患者睡眠质量的重视度

ICU 的医护人员往往忽略医疗护理活动所产生的噪声以及白天、夜晚光模式对患者睡眠造成的显著干扰。只有充分认识到重症患者睡眠质量的重要性,才能够积极地进行干预。通过改变医务人员的行为及创造睡眠环境,例如,降低打印机声音、夜间调暗灯光、日间打开百叶窗、降低仪器报警声音、减少医务人员交谈等来促进睡眠。

(三)使用眼罩和耳塞减少噪声的影响

降低噪声是常用的改善睡眠的方法。环境改造难度大,而且昂贵。因此,简单、廉价的患者干预措施(如使用耳塞等),可能是务实的解决方案之一。有研究证实,使用眼罩和耳塞不仅可以帮助患者改善噪声环境,带来更好的睡眠,也可以减少谵妄的发生。

(四)集中护理操作,降低不必要的护理干预

医疗和护理操作贯穿 ICU 患者的整个治疗过程,是影响 ICU 患者睡眠质量的重要因素之一。频繁的医护操作使得患者很难达到完整的睡眠周期,这些活动主要包括患者评估、生命体征测量、仪器调整、药物管理、抽血、拍片、伤后处理等。尽管这些操作是诊疗所必需的,但是有研究表明 13.9% 的夜间护理活动是可以省略的。ICU 医护人员可在保证患者医疗和护理需求的情况下,尽量减少不必要的夜间照护活动。

(五)提高患者的舒适度

护士可与患者交流其睡眠方式,尊重患者的睡眠习惯。入睡前评估患者的疼痛、不适等可能会干扰睡眠的因素且给予正确的引导方式。准确的时间定位有助于帮助患者入睡,故有必要告知患者具体的睡眠觉醒时间或在可视范围内悬挂时钟、日历以保持时间概念。

(六)通过改变呼吸机的模式提高患者的睡眠质量

机械通气导致患者睡眠障碍的因素主要包括呼吸做功增加、中枢性呼吸骤停、气流改变异常、人机对抗等。用多导睡眠仪监测睡眠结果发现,压力控制通气模式更有利于提高患者的睡眠质量。

(七)遮挡患者,避免患者目睹死亡

在澳大利亚的一项研究中,被访者表示在 ICU 看到其他患者死亡,让其感觉到自己离死亡更加接近,以致不敢入睡。

(八)药物

使用药物是 ICU 内促进睡眠的常用干预方式。Bourne 和 Mill 发现尽管有多种药物可以干预 ICU 患者的睡眠状态,但并不能提高睡眠质量。另有报道称,使用镇静、镇痛药物,可能

会出现不良反应,如谵妄的发生等。有研究建议,降低疼痛和焦虑能够促进放松,从而改进睡眠。

(九)缬草精油穴位按摩

一项临床随机实验提出缬草精油穴位按摩能够促进患者的睡眠,可以提高失眠患者的睡眠质量,并且很少有不良反应。缬草的药理作用类似于苯二氮䓬类药物,可调节睡眠的神经受体,特别是腺苷和 5-羟色胺受体。

(十)音乐疗法

研究显示,音乐对治疗急性及慢性睡眠障碍均有显著效果,安全,成本低。音乐疗法可以用于不同年龄和文化背景的人群。

(曹文娟)

第三十四节　多模式镇痛

镇痛是 ICU 其他治疗,如镇静、抗谵妄、早期运动等。阿片类药物是最常使用的镇痛药物,其起效快,镇痛效果可靠,但其不良反应越来越多地被人重视。不良反应包括呼吸抑制、肠内营养不耐受、麻痹性肠梗阻、戒断现象、耐受现象和对免疫功能的抑制等。为了减少阿片类药物的使用,近年来更多学者推荐采取多模式镇痛或平衡镇痛的方案。2016 年,世界重症医学联盟主席 Vincent 教授提出"以患者为中心,镇痛为基础的最小化镇静"的 eCASH 理念得到业内的广泛认可。该理念强调多种模式组合进行镇痛,有助于更好地控制疼痛,同时可以减少阿片类药物的用量,进而减少呼吸抑制等相关并发症。同年,美国疼痛学会联合美国区域麻醉和疼痛医学学会、美国麻醉医师学会发布了《术后疼痛管理指南》,特别指出,实施个体化给药方案和多模式镇痛的治疗策略,有助于通过不同机制和途径,使用更低剂量的阿片类药物,更好地为患者缓解疼痛和减少不良反应。

一、多模式镇痛的概念及研究进展

(一)多模式镇痛

多模式镇痛(multimodal analgesia,MMA)是通过联合不同作用机制的镇痛药物和多种镇痛方法,阻断疼痛病理生理机制的不同时相和靶位,减少外周和中枢敏感化,而获得最佳疗效。

MMA 方案通常所用的药物包括阿片受体激动剂、非甾体抗炎药(NSAID)、曲马朵及局部麻醉药。其中,有阿片类药物与 NSAID(包括 COX-2 抑制剂)、局部麻醉药和肾上腺素能神经阻断剂联合应用,NSAID(包括 COX-2 抑制剂)与局部麻醉药的联合应用。MMA 方案通常所用的技术有局部浸润、外周神经阻滞、椎管内阻滞等。其中局部浸润通常应作为基础治疗。联合用药的研究多是基于围手术期的患者,用于 ICU 镇痛治疗的安全性及有效性仍需更多研究证实。

(二)脊髓联合镇痛治疗

脊髓联合镇痛治疗指椎管内应用多种药物作用于不同脊髓受体,从而抑制与持续性疼痛相关的脊髓水平的重组和中枢敏化的发生。优点是增强镇痛效果,减少不良反应,降低阿片类药耐受的发生率。药物选择:阿片类与阿片类、阿片类与局麻药、阿片类与可乐定、阿片类与NMDA拮抗剂、局麻药与两种阿片类药物。

(三)预先镇痛

预先镇痛是指在伤害性刺激前、刺激中持续给予镇痛药物或神经阻滞等方法以阻断疼痛向中枢的传导,缓解术后疼痛,减少术后镇痛药物的用量。其机制是防止中枢和周围敏化所产生的痛觉过敏。所以预先镇痛措施不能只在切皮前,而应贯穿于术中和术后初期,并且要采用多模式镇痛以达到围手术期的完全镇痛。

二、多模式镇痛的实施

(一)阿片类药物与其他机制药物联合的多模式镇痛

1. NSAID

NSAID具有抗炎和镇痛的双重作用,是术后镇痛常用的药物之一,同时可以预防术后炎症相关的痛敏反应。现有的多项荟萃分析及大量随机对照试验(RCT)证实,对乙酰氨基酚与阿片类药物联合应用可以减轻术后疼痛强度,减少阿片类药物的消耗。其他NSAID(如双氯芬酸钠等)、COX-2抑制剂塞来昔布、帕瑞考昔等与阿片类药物联合应用也具有相似的优势。

2. 其他药物

右美托咪定是 α_2 肾上腺素受体激动剂,能够激活神经元的G1蛋白依赖性钾离子通道,使细胞膜超极化,从而阻断神经元的放电和局部信号传播。氯胺酮通过非竞争性阻断N-甲基-D-大冬氨酸(NMDA)受体,改变受体结构,产生抗痛觉过敏、减轻异常疼痛的作用,被广泛地应用于围术期镇痛。加巴喷丁和普瑞巴林主要用于术后急性疼痛导致的痛觉过敏和中枢敏化。

(二)阿片类药物与其他方法联合的多模式镇痛

研究证实神经阻滞合并阿片类药物的多模式镇痛优于单纯的患者自控镇痛(patient controlled analgesia,PCA)模式。

颈浅丛阻滞可以提供甲状腺手术的术后镇痛。研究显示,超声引导双侧颈神经丛阻滞可减少术后阿片类药物的消耗,同时并未发现显著的并发症。子宫切除术后,增加丁哌卡因联合地塞米松的腹横肌平面的阻滞,可明显改善急性术后疼痛,显著降低疼痛评分。椎管内联合应用阿片类药物和局麻药主要应用于分娩镇痛、剖宫产和骨科等手术,比单独应用局麻药镇痛时间更长。因ICU患者凝血功能障碍、生命体征不稳定等因素限制,实施神经阻滞难度会增加。

三、监测及护理

(一)镇痛管理

1. 组建疼痛管理团队(pain multidisciplinary team,PMDT)

PMDT包括医师、护士、康复治疗师等。护士在疼痛治疗过程中的主要职责有疼痛评估工具的应用、镇痛的实施和效果的观察、对患者做疼痛指导等。需要提出的是,基于目标性及安全性考虑,由护士主导的目标导向的镇痛实施方案被越来越多地提出。护士在医师或医护共同制订的镇痛目标指导下,根据标准化评估及给药流程,使镇痛深度维持在目标范围内,为患者的舒适化提供保障。

2.疼痛评估

疼痛评估是疼痛管理的关键环节。2013 年《美国 ICU 成年患者疼痛、躁动和谵妄处理指南》和 2018 年《中国成人 ICU 镇痛和镇静治疗指南》都明确推荐应常规监测及评估 ICU 患者是否存在疼痛。研究显示,有效的疼痛评估与降低镇痛药物用量、缩短 ICU 住院时间和机械通气时间具有相关性。疼痛评估工具主要包括两类,一类是自我报告型评估工具(如数字评分法、语言描述法等),用于患者具有交流能力时。当患者不具备交流能力时,则使用行为评估工具,如 BPS、CPOT 等。近年来有学者提出活动性疼痛评估的重要性,综合评估咳嗽时、下床活动时以及康复训练时的疼痛强度,按照疼痛评分分层管理。

3.镇痛实施

在连续静脉给药期间,护士每 2 h 评价 1 次镇痛深度,及时告知医师镇痛评分结果,根据镇痛效果及患者的主诉灵活调控镇静药物的用量。2018 年《中国成人 ICU 镇痛和镇静治疗指南》推荐在可能导致疼痛的操作前,预先使用镇痛药或非药物干预,以减轻疼痛。

4.非药物治疗

保持环境安静,合理设置仪器报警,对清醒患者给予解释和安慰,进行有效沟通,做好心理疏导;做好基础护理,保持患者生理舒适。有研究证实音乐治疗、情绪舒缓及物理方法能降低患者疼痛评分及镇痛药物的剂量。

(二)用药监护

1.脏器功能评估监测

严密监测心率、心律、血压、CVP、呼吸频率和节律、经皮血氧饱和度、潮气量等;每 2 h 评估意识水平及镇痛镇静程度;评估患者的肌力,观察有无恶心、呕吐、腹胀、腹泻、便秘等胃肠道功能障碍等。当出现过度镇静或呼吸抑制症状时,应采取减少阿片类药物剂量、给予呼吸支持、使用阿片受体拮抗剂等措施。

2.药物不良反应监测

提升镇痛质量的同时,也应重视镇痛药物所带来的不良反应。阿片类药物是 MMA 中最重要的组成部分,常见不良反应有术后恶心、呕吐、瘙痒、便秘、过度镇静、呼吸抑制等,其中胃肠道功能抑制是影响患者康复进程的主要因素之一。应结合患者的用药风险评估,制订个体化的用药方案和预防措施。

(曹文娟)

第三十五节　复苏中的特殊护理问题

一、改善组织灌注

1.纠正血压

自主循环恢复后,往往伴有血压不稳定或低血压、血容量不足或过多、周围血管阻力增加或降低、心力衰竭、心率过快或过慢引起灌注不足以及急性肺水肿等临床问题,应注意避免,并立即纠正低血压。

2.用药护理

严格遵医嘱正确给药。在急救情况下,医师可下达口头医嘱,护士在正确复述后执行。但必须在抢救结束后 6 h 内,补记抢救记录。在用药过程中应注意观察患者生命体征的变化及药物不良反应。避免药物外渗,若发现注射部位红肿,应立即更换注射部位。

3.病情监测

(1)加强心电监测,防治各种心律失常。

(2)血流动力学监测:CVP 是反映血容量及右心功能的重要指标,对输液量和指导用药有重要意义,应结合患者的血压、脉搏、尿量等综合分析。其他包括肺毛细血管楔压等。

(3)末梢循环观察:四肢末梢温度、皮肤色泽、毛细血管和静脉床充盈情况反映了外周循环状态。若出现肢体湿冷、甲床苍白/发绀、末梢血管充盈不佳,即为血容量不足,应适当补充血容量,纠正低血压。

(4)尿量监测:观察尿量,注意尿液的颜色、性状,准确记录 24 h 液体出入量和每小时尿量,为医师提供临床依据。

(5)其他:定时监测心肌酶、肝功能、肾功能,保持水、电解质、酸碱平衡,并做好记录。

二、维持有效气体交换

1.保持呼吸道通畅

将患者的头偏向一侧,及时清理呼吸道分泌物,保持呼吸道通畅。应妥善固定气管插管或气管切开患者的人工气道,及时吸痰,吸痰过程中严格执行无菌操作原则。使用呼吸机期间应做好呼吸道湿化,避免因痰液黏稠、气道干燥,而造成气道损伤、阻塞。

2.改善缺氧

若有氧气,应给予患者高浓度氧或纯氧。必要时协助医师进行气管插管或气管切开,增加有效通气量。患者的自主循环恢复后,外周血管收缩,氧饱和的检测值可能有误,应根据动脉血气分析调节氧浓度,维持血氧饱和度在 94% 及以上,避免过度通气。

3.病情监测

(1)观察呼吸:注意观察患者的呼吸频率、节律、深度,肢端及口唇有无发绀和缺氧现象。

(2)密切观察呼吸机的各项参数,及时处理呼吸机报警,同时注意检查呼吸机管道的衔接,如面罩是否漏气,氧气管道有无脱落、扭曲等。严格记录插管深度、气囊压力,定时听诊双肺呼吸音。

(3)电解质、酸碱平衡:呼吸循环停止后,容易发生代谢性酸中毒和呼吸性酸中毒。酸中毒是造成心肺复苏后循环呼吸功能不稳定、心律失常的重要因素。应动态监测动脉血气分析,及时纠正电解质、酸碱失调。

三、皮肤护理

心肺复苏后亚低温治疗的患者病情危重,皮肤温度觉、痛觉敏感性下降,易引起局部冻伤和压力性损伤,要加强对患者皮肤的护理。亚低温治疗时用床单将控温毯与患者隔开,对耳垂、臀部、骨突处加以保护。保持患者衣物和床单的清洁、干燥、平整。定时翻身,避免长时间低温对皮肤的刺激,密切观察肢体末梢血液循环情况,防止冻伤。

四、防治感染

（1）落实基础护理：保持口腔、皮肤的清洁，床单位的干净、平整。保持病房内空气新鲜，保持室内的清洁，定期进行空气消毒。

（2）遵循无菌原则：在进行所有护理操作时，要严格遵守无菌原则，防止交叉感染。

（3）采用集束化策略预防呼吸机相关性肺炎（VAP）、导管相关性血流感染及导管相关性尿路感染。

（4）遵医嘱合理使用抗生素：严格注意抗生素的给药时间，现配现用。患者再使用抗生素的过程中应密切观察是否出现并发症。

五、心理护理

心肺复苏后患者的心理问题主要表现为焦虑、抑郁、恐惧等。护理人员应该主动帮助患者了解病情，与患者进行沟通交流，并注意肢体语言，了解患者的心理活动，从而缓解患者的心理压力。家庭是患者遭遇应激和身心危机的主要社会支持来源，可酌情增加探视时间，鼓励家属与患者沟通，减轻患者的抑郁情绪。对于昏迷患者，指导家属录制关怀语音及患者喜欢的歌曲等，并定时为患者播放，促进脑功能的恢复。对于去世患者家属，护理人员应尽量表达对他们的安慰，并提供一定帮助。

（曹文娟）

第三十六节 镇痛、镇静的应用指征与疗效

镇痛、镇静治疗是 ICU 综合治疗的重要组成部分。目的是在维持机体基本灌注氧合的基础上，尽可能保护器官储备功能，减轻器官过度代偿的氧耗做功。同时，保持危重症患者处于最舒适和安全的镇静状态。镇痛、镇静强调"适度"，即根据不同重症患者的机体功能状态，制订个体化的镇痛镇静计划，"过度"与"不足"都可能给患者带来伤害。

自 2002 年美国危重病医学会颁布《重症监护病房成人重症患者镇痛镇静治疗指南》以来，以患者为核心，不断优化以疾病为导向的策略，如每日唤醒策略、浅镇静策略、以患者为中心的 eCASH 策略（early comfort using analgesia，minimal sedatives and maximal humane care）等。护士作为 ICU 镇痛、镇静治疗的直接执行者，镇痛、镇静方案的主要实施者及管理者，不仅需要针对重症患者的镇痛、镇静管理进行严格的培训，还需要改变行为与文化，为患者提供个体化、人性化服务。

一、镇痛、镇静指征

（一）疼痛

在 ICU 中疼痛普遍存在，其来源包括原发疾病、手术、创伤、烧伤、癌性疼痛及翻身、吸痰、气管插管、伤口护理、引流管拔除和导管插入等相关操作及长时间制动、炎症反应等因素。除了 ICU 住院期间的急性疼痛外，疾病相关的物理性损伤及某些精神因素可能导致患者出现慢性 ICU 相关疼痛（chronic ICU-related pain，CIRP）。疼痛导致机体应激、器官做功负荷增加、

睡眠不足和代谢改变,进而出现疲劳和定向力障碍,导致心动过速、组织氧耗增加、凝血功能异常、呼吸功能障碍、免疫抑制和分解代谢增加等。

(二)焦虑

焦虑是一种强烈的忧虑、不确定或恐惧状态。有研究指出 50% 以上的 ICU 患者可能出现焦虑症状,其特征包括躯体症状(如心慌、出汗等)和紧张感。ICU 患者焦虑的原因如下:①病房环境,包括噪声、灯光刺激、室温过高或过低。②对自己疾病和生命的担忧。③高强度的医源性刺激(频繁的监测、治疗,被迫更换体位)。④各种疼痛。⑤原发疾病本身的损害。⑥对诊断和治疗措施的不了解与恐惧。⑦对家人和亲友的思念等。

(三)躁动

躁动是一种伴有不停动作的易激惹状态,或是一种伴随着挣扎动作的极度焦虑状态。在 ICU 中,70% 以上的患者发生过躁动,焦虑的原因均可以导致躁动。另外,某些药物的不良反应、休克、低氧血症、低血糖、酒精及其他药物的戒断反应、机械通气不同步等也是引起躁动的常见原因。

研究显示,最易使重症患者焦虑、躁动的原因依次为疼痛、失眠、经鼻或经口腔的各种插管、失去支配自身能力的恐惧感以及身体其他部位的各种管道限制等。躁动可导致患者与呼吸机对抗,耗氧量增加,意外拔除身上各种装置和导管,甚至危及生命。

(四)睡眠障碍

睡眠是人体不可或缺的生理过程,睡眠障碍可能会延缓组织修复、降低细胞免疫功能。睡眠障碍的类型包括失眠、过度睡眠和睡眠-觉醒节律障碍等。失眠或睡眠被打扰(碎片化睡眠)在 ICU 患者中极为常见。

原因如下:①多种原因造成持续噪声。②灯光刺激。③高强度的医源性刺激(如频繁的测量生命体征、查体,被迫更换体位等)。④疾病本身的损害以及患者对自身疾病的担心和不了解。

二、镇痛、镇静药物

(一)常用镇痛药

1.阿片类药物

阿片类药物治疗是 ICU 患者非神经源性疼痛的一线用药,多为 μ 受体激动剂,不同药物的差异大。吗啡的脂溶性低,代谢产物仍有药理活性,肝、肾功能不全时,易产生药物蓄积致中毒。芬太尼作用强度是吗啡的 100~180 倍,对循环的抑制较吗啡轻,但重复用药后可导致明显的蓄积和延时效应,快速静脉注射还可引起胸壁、腹壁肌肉强直而影响通气。

舒芬太尼是芬太尼的衍生物,镇痛效能为芬太尼的 5~10 倍,作用时间约为其 2 倍,亲脂性高,不释放组胺,安全性更高。瑞芬太尼作为新的短效 μ 受体激动剂,起效更快,作用持续时间更短,虽对呼吸有抑制作用,但停药后 3~5 min 可恢复自主呼吸;清除率不依赖肝、肾功能,长时间及反复给药其代谢速度无变化,体内无蓄积。

2.非阿片类药物

该类药可以用来减少阿片类药物的用量和减少阿片类药物的不良反应。氯胺酮、非甾体抗炎药、奈福泮和加巴喷丁等非阿片类镇痛药物能有效减轻重症患者的非神经源性疼痛;对神经源性疼痛,加巴喷丁和卡马西平具有较好的镇痛作用。

（二）常用镇静药

1.苯二氮䓬类药物

苯二氮䓬类药物是中枢神经系统 γ-氨基丁酸受体激动剂。在治疗 ICU 患者躁动、癫痫发作等中仍起着重要作用，同时在深度镇静、协同镇静等治疗上起着关键作用。可建议单次滴定，避免连续用药。

最常用的苯二氮䓬类药物为咪达唑仑，该药具有起效快、持续时间相对短、血浆清除率较高的特点。近年来的研究表明，苯二氮䓬类药物容易引起蓄积，代谢较慢，增加镇静深度，从而进一步延长机械通气时间及住院时间，相对于非苯二氮䓬类药物可增加谵妄的发生率。

2.非苯二氮䓬类药物

丙泊酚是目前广泛使用的短效静脉麻醉药，起效快，半衰期短，撤药后迅速清醒，且镇静深度呈剂量依赖性，镇静深度容易控制。右美托咪定为高选择性 α_2 受体激动剂，作用于中枢神经系统蓝斑部位，抑制去甲肾上腺素分泌，具有很强的抗交感、抗焦虑和剂量依赖性镇静作用，同时有一定的镇痛、利尿作用，半衰期短，对呼吸、循环影响小。

三、镇痛、镇静评估

（一）疼痛评估

常用的疼痛评估工具有数字评分表（numeric rating scale，NRS），面部表情评分表（faces pain scale，FPS），行为疼痛量表（behavioral pain scale，BPS）及重症监护疼痛观察量表（critical-care pain observation tool，CPOT）等。对于能自主表达的患者使用 NRS 评分，其目标值低于 4 分，患者主诉被公认为是评价疼痛程度和治疗效果的最可靠方法。对于不能表达、运动功能良好、行为可观察的患者使用 BPS 评分或 CPOT 评分，其目标值分别为 BPS 低于 5 分和 CPOT 低于 3 分。使用各种评分方法来评估疼痛程度和治疗反应，应定期进行、完整记录。

（二）镇静评估

2013 年《SCCM 镇痛镇静指南》提出镇静-躁动评分（sedation-agitation scale，SAS）和躁动-镇静评分（richmond agitation-sedation scale，RASS）是评估成年 ICU 患者镇静质量与深度最为有效和可靠的工具。镇静治疗过程中应评估镇静深度，调整治疗方案达到镇静目标。浅镇静时，镇静深度的目标值为 RASS－2～＋1 分，SAS 3～4 分；较深镇静时，镇静深度的目标值为 RASS－3～－4 分，SAS 2 分；当合并应用神经-肌肉阻滞剂时，镇静深度的目标值应为 RASS－5 分，SAS 1 分。接受神经-肌肉阻滞剂治疗的患者，因达到一定肌松程度后将失去神经肌肉运动反应，难以通过主观镇静评分对其进行镇静深度评估，可将脑功能监测作为一种补充措施，如脑电双频指数（bispectral index，BIS）。BIS 最早用于监测患者麻醉镇静深度，随着医学的发展，BIS 逐渐走进 ICU，成为临床最常用的一种镇静客观评估工具。

四、监测及护理

（一）用药监护

镇痛、镇静治疗是一把双刃剑，在降低应激保护器官功能的同时，也可能抑制某些器官的重要生理功能（如呼吸、循环等）或加重某些器官（如肝脏、肾脏等）的代谢负担而导致器官功能损伤。镇痛、镇静药物对器官功能的影响是 ICU 护士必须重视的问题。在实施镇痛和镇静之前应对患者的生命体征(神志、心率、呼吸、血压、尿量以及体温)进行严密监测,及时与医师沟通,选择合适的药物及其剂量,确定镇痛、镇静目标。对于血流动力学不稳定的患者,需要评估导致血流动力学不稳定的病因,选择对循环影响相对较小的镇痛、镇静药物,并在镇痛、镇静的同时积极进行液体复苏,给予血管活性药物,以维持血流动力学平稳。对于肝、肾功能不全的患者,需要积极评估肝、肾功能,选择合适的药物及其剂量和给药方式,同时根据肝、肾功能的变化对药物的剂量及时进行调整。多种镇痛、镇静药物可产生呼吸抑制,深度镇静还可以导致患者的咳嗽和排痰能力减弱,影响呼吸功能恢复和气道分泌物的清除,增加肺部感染机会。因此,实施镇痛、镇静过程中要密切监测呼吸频率、节律及幅度,并在病情允许的情况下尽可能及时调整为浅镇静,保证充分的痰液引流,保持呼吸道通畅。

(二)并发症管理

1.低血压

对于血流动力学不稳定、低血容量或交感兴奋性升高的患者,苯二氮䓬类药物、丙泊酚以及右美托咪定均可导致低血压,因此,根据患者的血流动力学变化调整药物,并适当进行液体复苏,必要时给予血管活性药物。

2.呼吸抑制

丙泊酚和苯二氮䓬类药物均可导致患者的咳嗽和排痰能力减弱,影响呼吸功能恢复和气道分泌物的清除,增加肺部感染机会。因此,在病情允许的情况下尽可能使用浅镇静。

3.消化功能异常

阿片类镇痛药物可抑制肠道蠕动,导致便秘和腹胀。配合应用胃肠促动药,联合应用非阿片类镇痛药物和新型阿片类制剂等措施能减少上述不良反应。

4.谵妄

谵妄是ICU患者常见的并发症之一,积极预防和及时纠正各种可能导致脑组织灌注氧合损害的因素,改善睡眠及早期活动。对于RASS评分≥-2分的具有谵妄相关危险因素的ICU患者应常规进行谵妄监测,从而达到早期预警、早期防治的效果。

5.ICU获得性肌无力

ICU获得性肌无力(ICU-acquired weakness,ICU-AW):ICU-AW是危重患者的常见并发症。有研究指出,苯二氮䓬类药物和神经-肌肉阻滞剂是导致ICU-AW的重要因素,阿片类止痛药物和短期使用肌肉松弛剂、早期肌肉康复训练及营养支持等均有助于肌无力的预防及恢复。

(曹文娟)

第三十七节　机械通气患者镇静与唤醒策略

机械通气的患者在被救治过程中会经历一系列的刺激,如气管导管、通气模式及体位等刺激因素,深静脉置管、动脉穿刺、胸腔穿刺等有创操作,灯光、噪声及各种仪器报警等环境因素,这些外源性伤害刺激都会导致患者的强烈不适,诱发焦虑、躁动、谵妄等不良生理及心理应激,影响临床预后。因此,制定和优化镇静镇痛策略,可有效控制疾病及多因素外源性的伤害刺激,减轻患者的并发症。关于成人机械通气患者的镇静镇痛策略,迄今为止已制定《2002年

ICU成人重症患者镇痛、镇静剂临床应用指南》《2013年ICU成人疼痛、躁动和谵妄临床治疗指南》《2016年针对机械通气患者远期预后改善的综合性管理策略》以及《2018年ICU成人疼痛、躁动/镇静、谵妄、静止和睡眠障碍临床治疗指南》和2018年《中国成人ICU镇痛和镇静治疗指南》。尽管指南给我们提供了相对成熟的可借鉴的规范化意见，但是对病情瞬息万变的重症患者而言，任何指南只是给重症医学临床实践提供了一个相对规范化的框架。ICU机械通气患者镇静治疗最核心的问题是制订个体化的镇静计划，并且通过实时监测患者的镇静深度，调节药物用量，维持患者处于适度的镇静状态。

一、机械通气镇静理念

(一)深镇静

20世纪80年代，ICU重症患者的镇静很大程度上是全身麻醉的延伸，深度镇静较为常见。深度镇静指患者对疼痛无反应，RASS评分为－5～－3分。深度镇静抑制中枢呼吸驱动，延迟患者意识恢复，不利于进行撤机试验和神经功能评估，还可能增加院内获得性感染及镇静镇痛药物蓄积的风险，最终导致总住院时间延长和医疗费用增加。因不同疾病具有不同特点，同一疾病在病情不同阶段具有不同的病理生理改变，镇静的深浅程度应根据病情变化和患者器官储备功能程度而调节变化。对处于应激急性期、器官功能不稳定的患者，宜给予深度镇静以保护器官功能。这些情况主要包括机械通气人机严重不协调，严重ARDS早期短疗程神经-肌肉阻滞剂、俯卧位通气、肺复张等治疗时，严重颅脑损伤有颅高压，SE，外科需严格制动，任何需要应用神经-肌肉阻滞剂治疗的情况。

(二)浅镇静

2013年，美国重症医学会颁布的《成人ICU患者疼痛、躁动、谵妄治疗指南》其中最重要的两个方面，即浅镇静可使ICU患者临床获益；优先镇痛或以镇痛为基础的镇静理念，其本质也是浅镇静。因此，浅镇静是目前ICU镇静策略的中心思想。浅镇静可以维持患者对外界刺激保持反应性及生理应激反应，减少对呼吸、循环的抑制，有利于临床医师对病情的判断。目标镇静水平RSSA评分为－2分～＋1。浅镇静可以缩短ICU成人患者机械通气时间及ICU住院日。近年来，浅镇静在临床实施过程中出现的不良事件正受到密切关注。有研究发现，接受浅镇静的机械通气患者中，出现严重不舒适感受的患者比例增加，谵妄的发生率升高，甚至患者自行拔管的风险也增加。

(三)eCASH最小化镇静策略

2016年，世界重症医学联盟(World Federation Critical Care Medicine，WFCCM)主席Vincent提出了eCASH概念，即以患者和家属为中心的目标导向滴定式镇静，目的是在ICU患者无深度镇静指征的前提下，采用早期充分镇痛以最小化镇静药物剂量，并辅以尽可能最大化的人文关怀而使ICU患者达到最优化的舒适度。

1.有效而充分地缓解疼痛是实施eCASH的首要前提

对清醒、有定向力的患者，可用NRS量化疼痛；在深度镇静和脑功能受损的情况下，可使用BPS或CPOT量表进行评估。同时，最大限度地减少阿片类药物的使用，提倡多种药物组合和非药物性干预进行镇痛治疗。

2.镇静是次要目标

eCASH的镇静强调ICU医护人员通过增加床旁镇静程度评价次数，频繁监测镇静深度，实时根据患者的情况,通过使用使患者保持最佳舒适度的最小镇静剂量,尽量减少应用苯二氮䓬类药物的用量。理想情况为患者处于清醒状态,可与医护人员和家庭成员进行交流,并可以进行物理治疗和功能锻炼。

3. 充分的人文关怀是 eCASH 理念的核心

给予患者充分的人文关怀,增加患者家属的参与度,同时尊重患者,给予其舒适的治疗环境,改善睡眠。实施 eCASH 理念的关键在于改变医疗护理的行为和文化,需要多学科的紧密协作。

二、每日唤醒疗法

(一)定义

每日唤醒(daily awaking,DA)是指对间断静脉推注或持续静脉给药的镇静、镇痛患者,在日间定时中断或减少静脉给药剂量,将患者完全清醒,能回答几个简单的问题或完成一些简单的指令性动作(如转眼珠、动手指头、伸舌头等),作为每日唤醒疗法目标;对于一般状况差,无法达到意识完全清醒的患者,则以生命体征有明显变化(如出现血压升高、脉搏加快或不自主运动增加等)为每日唤醒疗法目标。每日唤醒可降低镇静药物的使用剂量,并能为患者清除体内的镇静药物及缓解代谢产物在人体内的蓄积提供时间,从而解除镇静、镇痛药物对呼吸肌的抑制效应。

(二)实施

1. 实施人员

每日唤醒由经过专业培训的医护人员共同协作完成,医师负责病情的评估与决策,护士负责具体的操作和整个唤醒过程中病情的监测。唤醒对象为 ICU 住院时间超过 48 h,需要使用镇静药物的机械通气患者。不建议对哮喘持续状态、严重 ARDS、酒精戒断、高血压危象或心肌缺血、严重血流动力学不稳定、癫痫发作频繁患者行每日唤醒,以免加重病情。

2. 实施流程

(1)评估:每日早查房,医师、呼吸机专职护士(呼吸治疗师)和责任护士负责全面评估患者的病情,排除低氧血症、低血糖、低血压等,共同确定患者是否适合唤醒。

(2)准备:责任护士检测气囊充气压力,并使用注射器抽吸滞留于气囊上方的分泌物,必要时行气道及口、鼻腔吸引。然后暂时停止所有镇痛镇静药物的输注。

(3)唤醒和监测:在暂停镇静药物后的 1 h 进行唤醒,责任护士大声呼唤患者,监测生命体征有无波动,患者是否清醒并能完成一些简单的指令性动作,或表现为不适或躁动;责任护士每 10 min 进行评定监测一次。

(3)调整镇静药量:采用 CPOT 和 RASS 对患者进行评估,RASS 评分达 $-3 \sim -2$ 分,立即停药,并继续观察 4 h。在此期间,患者无躁动、呼吸窘迫等不适症状出现,即认为每日的唤醒计划实施成功。如果患者仍有躁动、谵妄或人机对抗等不适症状时,遵医嘱按原剂量的 50% 重新输注镇静、镇痛药物,并逐渐调整至预期镇静目标。

三、监测及护理

(一)病情观察

1. 观察患者意识、瞳孔的变化,有条件者进行持续 ICP 监测

当患者出现无法唤醒、瞳孔异常改变、血压升高等症状时,进行神经系统的体格检查,以鉴

别是镇静剂的作用还是病理性昏迷。

2.观察患者心率、血压的波动

当心率或血压升高大于安静状态下基础值的20％时,提高警惕。血压升高时,首先判断是否为应激性高血压,切忌盲目给予降压处理,以防再次镇静后出现血压下降。

3.观察呼吸机高压或低压报警等人机对抗表现

发现人机对抗时仔细分析原因,针对原因给予相应处理。

(二)呼吸道管理

1.保持气道通畅

观察患者自主呼吸和排痰功能的恢复情况,鼓励自主咳嗽、咳痰,促进痰液排出。对建立人工气道者及时按需吸痰,吸痰时严格执行无菌技术。

2.人工气道湿化护理

对使用呼吸机者应正确使用湿化装置,保证患者的液体入量充足,防止气道内痰液堵塞。

3.雾化护理

加强雾化吸入、翻身、肺部叩击等胸部物理治疗,使患者的呼吸道分泌物松脱而促进痰液排出。

4.呼吸训练

对唤醒期间神志清楚、病情稳定、配合治疗护理患者可行呼吸肌功能锻炼,指导患者学习腹式呼吸、缩唇呼吸、深大呼吸等,协助患者在床上进行肢体活动,预防深静脉血栓形成和呼吸机依赖。

(三)安全管理

观察气管插管深度并听诊两肺呼吸音,评估插管位置是否适当,妥善固定气管导管及呼吸机管路,以防管道受到牵拉。对各种导管均采取二次固定的方法,每班检查导管位置、固定装置有无松脱等。对躁动明显的患者使用身体约束工具,如"乒乓球拍"式的手部约束带及肩带等。约束带的松紧以能放入1~2指为宜,每小时观察患者末梢循环和局部皮肤情况。

(四)心理护理

1.营造舒适环境

唤醒期间保持环境安静,光线柔和,集中进行各项护理操作。合理设置呼吸机、监护仪的报警,减少仪器设备不必要的噪声。

2.肢体安慰

护士在床旁守护,握住患者的手或抚摸患者的额头,在身心上给予支持,让患者感到舒适及安全。

3.沟通与解释

安慰患者,减少不必要的思想负担,向其解释目前的病情、环境,消除患者对机械通气治疗的恐惧。

4.健康指导

教会患者用非语言沟通表达自己的需求,根据患者常见的急需表达的问题,制作沟通小卡片,随时与患者交流。

(曹文娟)

第三十八节 外周中心静脉导管(PICC)技术及护理

一、PICC 置管流程

宣教,评估,填写知情同意书;准备用物,选择适宜用物;穿隔离衣,摆体位;测量置管长度和臂围;消毒,准备穿刺部位;置入穿刺导管;妥善固定;功能锻炼指导,健康教育。

二、PICC 维护流程

核对维护手册,评估,测量臂围;评估皮肤情况;准备用物;摆体位,揭膜,给穿刺部位及导管消毒;摆放导管,待干,贴膜;妥善固定;功能锻炼指导,健康教育。

三、PICC 置管禁忌证及预防处理措施

(一)绝对禁忌证

绝对禁忌症为上腔静脉压迫综合征(导致静脉管腔完全压迫者)。

(二)相对禁忌证

(1)有上腔静脉压迫综合征(静脉管腔部分压迫者)。

(2)血液黏滞度升高,血小板高于 $300×10^9/L$,纤维蛋白原(FIB)升高至原来的 2 倍以上。

(3)有各种直径较大的实体瘤,如肝癌、肺癌、乳腺癌、胃癌、卵巢癌、胰腺癌等。

(4)肿瘤疾病进展,有转移病灶,相应肿瘤标志物异常。

(5)有血栓病史。有以上五项任何一项者需遵医嘱预防性使用抗凝剂(低分子量肝素;齐征5 000 U或速避凝4 100 U,每天 1~2 次,皮下注射;如果长期带管,口服华法林,需监测 INR,并控制 INR 为 2.0~3.0)。

(6)出血时间、凝血时间异常者,应暂缓置管,出血时间、凝血时间正常后再置管。

(7)有乳腺癌,需追问手术史,术中是否改变患侧贵要静脉、头静脉走向,如果有改变,患侧禁忌置管。

(8)置管部位拟行放疗,应暂缓置管。

四、PICC 使用的注意事项

(一)护理重点

(1)使用前先注入 10 mL 0.9%的氯化钠溶液,确认导管通畅,如果无特殊需要,可不抽回血,以免发生导管堵塞。

(2)每次输液后用 20 mL 9%的氯化钠溶液以脉冲方式冲洗导管,并正压封管。

(3)输血、抽血、输注脂肪乳等高黏滞性的药物后立即用 20 mL 0.9%的氯化钠溶液以脉冲方式冲洗导管后再接其他输液。

(4)冲管必须用脉冲方式,并做正压封管,不应用静脉滴注或普通推注方式。

(5)禁止使用小于 10 mL 的注射器冲管、给药,不可用暴力冲管,以免造成导管的损坏。

(6)可以使用此导管进行常规的加压输液或输液泵给药,但不应将其用于高压推注造影剂。

(7)换药过程中严格无菌操作,将透明贴膜贴到连接器翼形部分的一半处固定导管,使导

管体外部分完全包于贴膜中,处于无菌的保护下,禁止将胶布直接贴于导管体上。

(8)换药时应严格观察并记录导管刻度,自下而上小心拆除原有贴膜,避免牵动导管,严禁将导管体外部分移入体内。

(9)应经常观察输液速度,如果发现流速减慢,应及时查明原因并妥善处理。

(10) PICC 为一次性医疗产品,严禁重复使用。

(二)携管注意事项

(1)保持局部清洁、干燥,不要擅自撕下贴膜。贴膜有卷曲、松动,贴膜下有汗液时,及时请护士遵照标准程序更换。

(2)带 PICC 患者可以从事一般性日常工作、家务劳动、体育锻炼,但需避免使用携管一侧手臂提过重的物体,不用这一侧手臂做引体向上、托举哑铃等持重锻炼,并避免游泳等会浸泡到无菌区的活动。

(3)携带此导管的患者可以淋浴,但应避免盆浴、泡浴。淋浴前用塑料保鲜膜在肘弯处缠绕 2～3 圈,用胶布贴紧上、下边缘,淋浴后检查贴膜下是否进水,如果进水,应请护士按操作规程更换贴膜。

(4)携带三向瓣膜式 PICC 的患者在治疗间歇期每 7 d 对 PICC 进行冲管、换贴膜、换肝素帽等维护,携带末端开口式 PICC 的患者需每 3 d 冲管,注意不要遗忘。

(5)注意观察针眼周围有无发红、疼痛、肿胀,有无渗出,如果有异常,及时联络医师或护士。

(6)因为对透明贴膜过敏等而必须使用纱布敷料时,应每 48 h 更换。

(7)家长应嘱咐儿童患者不要玩弄导管的体外部分,以免损伤导管或把导管拉出体外。

(8)出院后若不能回置管医院进行维护、治疗,请在当地的正规医院内指定专业护士维护、治疗。

(三)如有意外,及时就医

(1)伤口、手臂:出现红、肿、热、痛、活动障碍。

(2)穿刺口处有渗液、分泌物、化脓等。

(3)敷料:出现污染、潮湿、翘起、脱落等。

(4)导管:出现漏气、漏水、脱出、折断等。

(5)输液时:听见"嗖嗖"声,注射时疼痛,输液停滴、缓慢等。

(6)注意观察体温变化,如果持续高热,及时通知医师。

五、PICC 置管初期维护流程

(一)置管后指导患者行功能锻炼

(1)置管固定后指导患者立即用指腹(4 指并拢)按压穿刺点 30 min,力度以穿刺点不渗血,又能保持血液正常流速为宜。

(2)置管 1 h 后指导患者自行用 4 指按压穿刺点(部位:穿刺点处及以下位置按压),轻轻做抬手摸头动作,每 4 h 4～5 次,每天 10～20 次。置管 24 h 后即可增加至每小时15～20 次。输液时指导患者放松置管侧肢体,自由摆放,可适当抬高上肢;输液完毕指导患者可轻轻地进行握拳、旋腕以及上肢抬高运动,每次 10 min,每天 2 次;且每天应多次进行室内外散步运动,对以上功能锻炼需持续坚持。

（3）指导患者活动置管侧上肢时力度不要过大，动作不要过猛。应避免上肢过度用力外展、旋转及屈肘运动，勿用带管肢体提重物，但可进行日常生活活动，如轻轻地洗脸、刷牙、洗内衣、炒菜等（尽量避免出汗）。

（4）输液及睡觉时避免物品及躯体压迫置管侧肢体。

（二）置管后静脉炎的预防方法

有以下三种预防方法，可根据患者的情况任选一种。

（1）置管后加厚涂抹喜疗妥（涂抹范围：穿刺点贴膜上方沿静脉走向 20 cm 左右，宽10 cm 左右，厚度为 0.2 cm），用纱布覆盖后给手臂套上保鲜膜后局部热敷，每天 3 次，连续 3 d。不可用力揉搓置管侧上臂。

（2）用特定电磁波治疗器照射，每次照射 15～20 min，温度以患者能耐受为宜，避免持续低温烫伤。每天1～2 次，连续 3 d，特殊情况除外。

（3）3 g 如意金黄散加 5 mL 蜂蜜或麻油调配（外敷范围同上），每天 1～2 次，连续 3 d。

（三）及时排查血栓

置管后如果上肢局部出现红、肿、热、痛等症状，应重视并及时测量臂围。与置管前臂围相比较，观察肿胀情况，并行 B 超检查。排查血栓后，再做上述处理。如果确诊为血栓，即通知医师请血管外科会诊后再进行相应处理。

（四）巴德和 BD 型 PICC 的开管、封管

（1）输液前均用 20 mL 生理盐水开管。

（2）输液后对 BD 型 PICC 用 20 mL 生理盐水脉冲正压封管，空针抽取 2～3 mL 肝素盐水正压封管。对巴德型 PICC 用 20 mL 生理盐水脉冲正压封管。

（五）置管后的注意事项

置管后 72 h 内穿刺点有渗血时，应及时更换贴膜，以后每周更换贴膜及可来福（或肝素帽），输液停止后每周冲管一次。特殊用药及导管异常情况时应及时进行处理和更换。

六、PICC 置管后功能锻炼

（1）置管 1 h 后用 4 指按压穿刺点（避免按压搓揉血管内导管），轻轻做抬手摸头动作。

（2）置管侧上肢轻轻做握拳、旋腕及上肢抬高运动，每次 10 min，每天 2 次，每天进行室内外散步。

（3）置管侧肢体可进行日常活动，避免置管侧上肢过度外展、旋转及屈肘运动，勿提重物。

七、PICC 置管后自我护理

（1）保持局部清洁、干燥，勿擅自撕下贴膜。

（2）置管后若出现以下情况请及时与护士联系。

贴膜出现卷曲、松动、潮湿。

穿刺点及周围红、肿、疼痛、渗出。

导管外露刻度有变化。

（3）输液时置管侧肢体自由摆放，适当抬高。睡眠时保持舒适体位，尽量避免压迫置管侧肢体。

（4）淋浴前使用保鲜膜将贴膜上、下 10 cm 严密包裹，切忌浸湿贴膜。

(5)治疗间歇期或出院后每 7 d 到医院更换贴膜和外露接头并冲管,保持导管功能状态。

八、PICC 置管后血栓的预防和护理

(一)静脉血栓的预防

(1)指导患者适度活动置管侧肢体,避免置管侧肢体提重物、过度外展、上举、旋转及屈肘,导致导管随肢体运动增加对血管内壁产生机械刺激。可进行手及手腕部的运动(握拳、旋腕、手指运动)及抬臂运动,以促进穿刺侧上肢的血液循环。长期卧床患者、偏瘫患者应做被动运动。

(2)置管后 3~4 d 每天在穿刺点上方沿血管走向,对上肢穿刺血管全程进行预处理,常规备喜疗妥霜 3 支。方法如下:沿血管走向涂抹喜疗妥霜,厚度约 0.2 cm,每 24 h 换药一次,持续 72 h,可在喜疗妥霜纱布外加湿热敷,每次 10~15 min,每天 2~3 次,以促进喜疗妥霜的透皮吸收。

(3)输液及睡觉时避免压迫置管侧肢体。

(4)指导患者感觉置管侧肢体不适时及时报告,有以下症状之一应及时行血管 B 超检查,确定是否形成血栓。

观察沿静脉走向有无红肿、疼痛等类似静脉炎的症状。

仔细观察置管侧上肢肢体有无肿胀、疼痛、皮温升高及皮肤颜色变化,及时发现静脉血栓的症状。

注意静脉血栓的隐匿症状,患者主观感觉置管侧肢体、腋窝、肩臂部酸胀疼痛时,应高度重视。

出现以上三条症状,经 B 超检查排除血栓,对症处理 3 d 后无效,需再次复查 B 超,确认是否有血栓形成。

动态监测血常规变化,如果置管期间出现血小板增多,应立即通知医师,遵医嘱行相应抗凝处理并监测置管侧上肢血管内有无静脉内膜粗糙、血流缓慢及血栓形成。

(二)静脉血栓的护理

血栓一旦形成,立即停止在 PICC 输入液体并封管,通知管床医师及护士长,并请血管外科医师会诊,遵医嘱及时给予抗凝及溶栓治疗,按血管外科意见决定是否拔出 PICC。

(1)心理护理:患者患有恶性肿瘤,若再出现并发症,会导致思想负担加重,产生紧张、恐惧心理,甚至对治疗失去信心。护士应主动与患者交流,讲解深静脉血栓发生的过程及溶栓治疗的必要性、安全性以及注意事项,使患者对并发症有全面的了解,从而保持良好的心境,积极配合治疗和护理。

(2)患肢的护理:急性期患者绝对卧床休息 7~14 d,抬高患肢 20°~30°,以促进血液回流,注意患肢保暖,室温保持在 25 ℃左右。

(3)患肢制动,不得按摩,以免造成栓子脱落,引起肺栓塞。

(4)每天测量患肢、健肢同一水平臂围,观察并对比患肢消肿情况,检查患肢皮肤的颜色、温度、感觉及桡动脉搏动,做好记录,及时判断效果。

(5)严禁冷敷和热敷:由于热敷促进组织代谢,同时增加动脉血流,可引起肿胀加重,增加耗氧量,对患者无益。冷敷会引起血管收缩,不利于解除疼痛和建立侧支循环(对浅静脉血栓者遵医嘱在栓塞浅静脉涂抹喜疗妥霜约 0.2 cm 的厚度,每天 2~3 次,每次 10~15 min,以促

进喜疗安霜的透皮吸收。此方法可迅速改善患者局部疼痛肿胀的症状)。

(6)避免患肢输液和静脉注射(对于浅静脉血栓 PICC 保留者,请示医师可否在 PICC 处输液)。

(7)预防患肢压疮:由于患肢血液循环差且制动,容易引起压疮,故应保持床单的整洁,涂抹赛肤润保护受压处皮肤,在患肢下垫小软枕。

(8)监测出血倾向:监测患者的血常规、血小板、出血时间、凝血时间、凝血酶原时间、尿液分析,做大便常规加隐血试验等。

(9)观察出血情况:包括皮肤及黏膜出血,牙龈、鼻腔出血,肉眼血尿,粪便是否带血,有无咯血,女性患者有无阴道出血,穿刺时针眼渗血,血压袖带绑扎处有无出血点,患者有无头痛等颅内出血症状。用药期间严格卧床,停药后 7 d 方可下床活动。

(10)预防肺栓塞:血栓形成后 1~2 周最不稳定,栓子极易脱落,要十分警惕肺栓塞的发生。脱落的栓子可随静脉回流入心脏而进入肺动脉,导致肺栓塞,甚至危及患者的生命。所以对血栓形成患者除了积极抗凝、溶栓等综合治疗外,急性期患者应卧床 1~2 周,防止一切使静脉压增高的因素,避免栓子脱落。护士应严密观察,如患者突然出现剧烈胸痛、呼吸困难、咳嗽、咯血、发绀,甚至休克,应考虑肺栓塞发生,立即报告医师及时处理。

九、PICC 维护小组的工作职责

(一)维护质量控制

(1)检查 PICC 穿刺处局部的维护状况。

(2)检查 PICC 并发症的预防及处理工作是否及时、到位。

(二)护理文件书写的质量控制

(1)检查护理文件首页、置管、维护、并发症的处理记录是否及时、规范。

(2)检查有无同意书(置管同意书、拒绝置管同意书),填写是否规范及有无漏项。

(三)健康教育的质量控制

(1)检查拒绝置管患者的健康教育是否落实,了解拒绝置管的原因。

(2)检查在院患者 PICC 健康教育情况,检查置管后患者 PICC 相关知识的掌握情况,活动、淋浴、固定及自我观察护理能力。

(四)做好总结

检查汇总记录、汇总存在问题及分析、整改措施及上月问题追踪等。对前 3 项记录每 2 周检查 1 次,汇总记录每月 1 次,于当月 26 日前将检查结果交至 PICC 门诊。

十、PICC 置管健康教育

(一)入院时健康教育

(1)采用带管患者现身说法、使用 PICC 宣传手册、挂图、个别交流指导、集体讲座等方法,使患者了解 PICC 是一种先进的静脉输液工具及在治疗过程中的意义,指导患者及早置管。

宣教内容如下。

讲解药物对血管损伤的原因、损坏血管的后果。

讲解如何保护静脉血管及保护的最佳时间。

展示未置管做多次化疗的患者的血管情况,向患者展示因外周浅静脉输液而引起静脉炎或局部组织坏死的图片。

讲解 PICC 的概念、目的、优点、适应证、可能发生的并发症及置管所需要的费用。

讲解目前国内外 PICC 应用情况。

(2)护士主动及早给予评估,及早置入 PICC,更能充分显示 PICC 的优越性。从以下几方面评估是否需 PICC 置管。

了解入院诊断。

了解治疗方案、输液药物的类型。

了解疗程,预计住院天数。

了解患者既往史及相关因素。

了解静脉状况,是否适应留置 PICC。

(二)置管前健康教育

(1)改变患者的观念,使其明白置管的目的,只有保护静脉,才能保证安全用药。

(2)说明 PICC 的优点,使患者认识到置管的价值,认识到为化疗置管与应用化疗药物治疗疾病同样重要。

(3)置管前护士向患者说明外周血管及深静脉的解剖情况,运用简明扼要、通俗易懂的八个字说明置管的全过程,如消毒、进针、送管、包扎。使患者了解疼痛只是进针时瞬间的感觉,送管无痛苦,减轻其害怕和疼痛的顾虑。使其明确成功置管护士技术因素占一方面,自身血管因素也占一方面,从而避免了医疗纠纷。

(4)安慰、鼓励患者,减少其担心置管失败的顾虑,告诉患者行 PICC 置管确实存在失败的风险,但成功率高于 95%。

(5)告知患者置管后,护士会认真填写 PICC 维护手册交给患者,在患者住院期间,护士也会耐心、细致、通俗地逐步进行讲解,使其易于接受并掌握维护要点,即使是农村患者也可回当地卫生院指导护士操作。

(三)置管中健康教育

(1)置管中及时给予患者心理安慰,指导其放松,避免过度紧张而致血管痉挛。

(2)置管前告知患者导管未达上腔静脉的各种原因,并准备 2～3 条血管,有条件的尽量在 B 超引导下利用改良塞丁格技术行肘上穿刺,如果未顺利到达上腔静脉需重复穿刺,患者仍能放松情绪继续配合。

(3)对于外周血管条件较差者,安排有经验、穿刺技术较好的护士进行操作,有条件的医院最好在 B 超引导下行肘上穿刺,提高置管成功率,减少不必要的浪费及反复穿刺带来的疼痛。

(4)拍片后发现导管尖端置入颈外静脉或在其他静脉内折回,未到达上腔静脉,可在模拟定位机引导下调整(在无菌操作下将导管退回到所需位置,严格消毒后再重新缓慢送管,直至上腔静脉)。

(四)置管后健康教育

(1)置管 1 h 后用 4 指按压穿刺点(避免按压、搓揉血管内导管),轻轻做抬手摸头动作。

(2)置管侧上肢轻轻做握拳、旋腕及上肢抬高运动,每次 10 min,每天 2 次;每天进行室内外散步运动。

(3)置管侧肢体可进行日常活动,避免置管侧上肢过度外展、旋转及屈肘运动,勿提重物和进行剧烈运动。

（4）穿刺部位应保持清洁、干燥，贴膜被污染（或可疑污染）、潮湿、脱落、卷边，应及时更换。

（5）输液及睡觉时避免物品及躯体压迫置管侧肢体，避免在置管侧手臂测血压。

（6）注意衣服袖口不宜过紧；更衣时，注意不要将导管勾出或拔出；穿衣时，先穿患侧衣袖再穿健侧衣袖；脱衣时，先脱健侧衣袖，后脱患侧衣袖。

（7）常见并发症的护理如下。

置管后患者对固定的透明敷贴过敏，出现红疹、起疱伴瘙痒时，护士应勤换药，每天1次，并以剪口纱布固定，局部涂地塞米松乳膏，并做好健康教育。

置入导管的血管出现静脉炎表现时，患者感觉胀痛，可沿静脉走向外涂欧莱凝胶、喜疗妥或外敷如意金黄散。

穿刺点出现炎症反应，如红、肿，甚至伴脓性分泌物，患者感到疼痛，紧张，可使用活力碘或庆大霉素纱布外敷，连续3～5 d，可明显缓解红肿及疼痛现象；对伴有脓性分泌物，使用甲硝唑纱布外敷3～5 d后可明显缓解。

如发现输液滴速减慢，排除输液导管方面的问题，还应考虑PICC是否发生堵管，分析堵管的原因，并给予相应的处理。如为药物沉积，可修剪减压套筒（巴德PICC管）。日常护理操作中应严格遵守脉冲冲管和正压封管的原则；如为回血堵塞（易发生回血的因素有更换输液不及时，咳嗽、便秘等使胸腔压力升高），可使用尿激酶进行溶栓处理。

化疗患者血栓形成性疾病的发生率为5.4%～17.6%，行PICC置管后由于血流缓慢，更易促进血栓形成，可在医师指导下口服溶栓剂，例如，长期小剂量口服肠溶阿司匹林（每次250 mg，每天1次），不但能降低血液的高凝状态，而且有利于防止肿瘤的转移，还可用双嘧达莫及活血化瘀的中药制剂。

（五）出院前健康教育

指导每位患者带好PICC维护手册。PICC维护手册详细记录导管型号、置管日期、操作者及电话号码、导管置入位置、PICC日常生活指导维护及注意事项。指导患者妥善保管PICC维护手册，出院或穿刺后，回家多准备2张贴膜备用。

（刘春兰）

第十三章　手术室护理

第一节　手术室布局和净化

手术是外科治疗的重要手段。随着医学科学的发展,外科技术也迅猛发展,为适应外科手术的发展,对手术室的建筑也提出了更高的要求。

一、手术室的建筑布局

根据不同的内部装修、设备及空调系统,可将手术室分为普通手术室和净化手术室。

1. 普通手术室

手术室应有较好的无菌条件,临近外科病房、重症监护室、血库、病理科等。手术室一般应设在低层建筑的上层或顶层,高层建筑二至四层,可获得较好的大气环境。普通手术室采用通风换气系统,可用中央式、分体式和柜式等。应将手术室的门窗关闭紧密以防止尘埃和飞虫进入;地面和墙壁应光滑、无孔隙、易清洗和不易受化学消毒剂侵蚀:墙面最好用油漆或用瓷砖,不宜有凹凸;地面可采用水磨石材料,可设地漏。墙面、地面及天花板交界处呈弧形,防止积聚尘埃。一般大手术室面积 $50\sim60\ m^2$,中手术间面积 $30\sim40\ m^2$,小手术间面积 $20\sim30\ m^2$,室内净高 3 m,走廊宽 2.2~2.5 m。温度保持在 22 ℃~25 ℃,相对湿度 50%~60%。

2. 洁净手术间

洁净手术间是通过采用净化空调系统,有效控制室内的温度、湿度和尘埃含量,实现理想的手术环境。这样既能降低手术感染率,又可提高手术质量。手术间应选择在大气含尘浓度较低,自然环境较好的地方,避免在有严重空气污染、交通频繁、人流集中的环境。洁净手术室应有洁净走廊和污染走廊,做到洁污分流,减少交叉感染。污物走廊除了作为污物通道外,还作为参观走廊以减少进出手术间的人数及对手术间空气的污染,同时污物走廊使得手术间门不直接通往室外,这样既减少室外环境对手术间的污染,也便于手术间固定窗的清洁。

3. 手术室分区

手术室分为三区,即限制区、非限制区和半限制区。限制区包括手术间、洗手间、手术间内走廊、无菌物品间、储药室、麻醉准备室。半限制区包括器械室、敷料室、器械清洗室、消毒室、手术间外走廊、恢复室等。非限制区包括办公室、会议室、实验室、标本室、污物室、资料室、示教室、值班室、更衣室、医护人员休息室等。三区必须严格分区。

4. 手术间房间的配置

(1)手术间:手术间应设立急诊手术间和感染手术间。由于急诊手术时间紧迫,手术前准备不充分,创口清洁度差等,急诊手术间应设在限制区的最外面;感染手术具有污染性或传染性,应设在离外走廊最近的一端,尽量减少对其他手术间的污染。

(2)洗手间:应采用分散布置的方式,以便使消毒过的手术人员以最短的路线进入最近的手术间。通常设在两个手术间之间,洗手间有自动出水龙头、洗手液、擦手液、无菌毛巾、消毒毛刷、计时钟。

（3）无菌物品间：无菌手术器械、敷料、一次性手术用品等放在此间。室内物品架应距离墙壁 5 cm，距离房顶 50 cm，距离地面 20 cm。如果无空气净化装置，需备有消毒装置，使用有门的物品柜定期消毒。

（4）储药间：室内备有各种注射液、常用药物、急救药物、麻醉药物、外用药物、消毒液等，备有冰箱，用来存放药物。

（5）消毒间：有高温高压蒸汽灭菌器、低温灭菌器、气体灭菌器、煮沸消毒锅等。

（6）麻醉准备间：备有各种麻醉插管用具、导管、呼吸囊、急救箱等。

（7）器械准备室：采用玻璃器械柜，按专科分类放手术器械，便于使用、清点和包装；备有长方形桌，用于准备器械包。

（8）敷料室：设壁柜式放物柜。应按敷料相应尺寸、类别设计柜的大小，便于存放。

（9）清洗室：备有多个水池，排水量要大，排水管要利于拆卸，便于清除堵塞物。水池、清洁工具应严格按用途分类使用，有条件可安装器械自动清洗机。

（10）麻醉恢复室：有交换车或病床、氧气、负压吸引器、监护仪、呼吸机、起搏器、除颤器及各种药品等。

5. 手术间室内设置要求

（1）墙面：应使用光滑、少缝、易清洁、易消毒、耐腐蚀、保温、隔声、防火的材料；以浅绿色、淡蓝色为佳，能消除术者视觉疲劳；齐墙面安装阅片灯和控制面板等。

（2）地面：采用抗静电塑料地板，其具有防滑、抗菌、保温、隔声、防火、易刷洗等特点，不设地漏；墙面与地面的交界处呈弧形，防积尘埃。

（3）门：采用滑动密闭推拉门或电动门、感应门，具有移动轻快、隔声、密闭、坚固、耐用等特点，可维护房间正压；门上有玻璃小窗利于观察和采光；手术间设有前、后门，前门通向内走廊，后门通向外走廊。

（4）窗：采用双层密闭玻璃窗，与墙面取齐，不留窗台以避免积灰，有利于采光和从外走廊向内观察；两层玻璃之间可安装电控或手摇的百叶窗，以便窥镜手术时采光。

（5）医用供气系统：手术间有氧气、氧化亚氮、二氧化碳、压缩空气、麻醉废气的排出管道及负压吸引等终端，一式两套，分别安装在吊塔和墙上。吊塔分旋转吊塔、固定吊塔。旋转吊塔移动方便、随意取向，便于调整麻醉机位置，不妨碍手术操作，尤其适用于颅脑、颜面部手术，但造价高。在使用固定吊塔时，要错开吊塔与墙上的气体终端，将吊塔安装在手术床左侧时，尽量将墙上的终端安装在右侧，以便在头部手术时，使麻醉机及其管道有效避开手术野。每个终端要有明显标记，并以不同的颜色区别，以防误插。

（6）供电系统：每个手术间至少设 3 组电插座，最好每侧墙 1 组，每组插座上有 4 个多用插口。安装插座时，注意平齐手术床的中后部，以便在使用高频电刀等仪器时近距离连接。手术时尽量使用吊塔上的插座，不用接线板，避免地面拉线过多。有备用供电系统，每个手术间有独立的配电箱，带保险管电源插座，以防一个手术间故障而影响整个手术室工作。

（7）数据、通信系统：每个手术间有温度表、湿度表、温度调节开关、医用数据通信系统、内部电话系统接口、电脑联网插口等。手术室最好具有对讲、群呼等功能系统，以便迅速、及时沟通信息或紧急呼叫，争取抢救时机。备有播放背景音乐系统，可创造一个轻松的手术环境，减轻患者的恐惧感。

(8)电视教学系统:在无影灯上安装正中式、旁置式或单悬臂可移动摄像头接口,建立图像传出系统,减少进入手术间的观摩人员。

(9)壁柜的设计:室内设计时,应尽量利用空位,安装与墙壁厚度一致的不同规格与用途的壁柜,如物品柜、液体柜、踏脚凳柜、体位垫柜、吸引瓶柜和除颤器柜等,使手术间物品密闭化、定位化,有利于保持整齐,减少手术用房,减少积灰,避免频繁开门取物而扰乱空气流层等。

二、手术室空气净化

手术室中空气的类型、总量及供气和循环方式对由空气传播的微生物在手术区上方的积聚有很大影响。供给手术室的空气应尽可能没有细菌。中央空调系统中的高效空气过滤器可减少在循环空气中的细菌。惯用的通气系统每小时应使室内空气更新 25 次,以尽量减少灰尘颗粒的积聚。用空气层流时,空气持续恒定地单向直线流动,或为水平方向,或为垂直方向;安装在手术室内的独立装置,包括通气管、过滤器和支持系统,将手术区域室内四周的环境隔离开,空气只通过装置一次,即被排除。空气更换次数因设备而异,高者可每小时更换 250 次。

1.手术室空气净化分型

(1)按气流分型:①乱流型,流线不平行,流速不均匀,方向不单一,有交叉回旋的气流流过工作区整个截面。②层流型,流线平行,流速均匀,方向单一的气流流过工作区整个截面的洁净室。层流又分为垂直层流和水平层流,气流垂直于地面的为垂直单向流洁净室;气流平行于地面的为水平单向流洁净室。③辅流型,气流流线似向一个方向流动,性能接近水平单向流。④混流型,又称局部单向流,用满布比来区分。垂直流满布比小于 60%,水平流小于 40%,垂直流和水平流均属于局部单向流。

(2)按净化空间分型:①全室净化,采用天花板或单侧墙全部送风,使整个手术间达到所要求的洁净度。这是一种较高级的净化方式,但由于手术野以外区域空气洁净度对手术切口污染不大,而全室空气净化造价高,因而建设受到一定限制。②局部净化,仅对手术区采用局部顶部送风或侧送风,使手术区达到所要求的洁净度。一般以手术床为中心的 2.4 m×1.2 m 的范围是手术室无菌要求最严格的部位。

(3)按用途分型:①工业洁净室,以无生命微粒的控制为对象,主要控制无生命微粒对工作对象的污染。②生物洁净室,以有生命微粒的控制为对象,分为一般生物洁净室、生物学安全洁净室。

2.手术室净化级别

空气洁净的程度以含尘浓度来衡量。含尘浓度越高,则净化洁净度越低,反之则越高。空气洁净手术室指空气洁净度不低于 100 000 级的手术室。根据每立方米中粒径大于或等于 0.5 μm 空气灰尘粒子数的多少,洁净手术室可分为 100 级,1 000 级,10 000 级,100 000 级 4 种。数字越大,净化级别越低。

(1)100 级:粒径不小于 0.5 μm 的尘粒数每升 0.35~3.5 个。

(2)1 000 级:粒径不小于 0.5 μm 的尘粒数每升 3.5~35 个。

(3)10 000 级:粒径不小于 0.5 μm 的尘粒数每升 35~350 个。

(4)100 000 级:粒径大于 10.5 μm 的尘粒数每升 350~3 500 个。

(张慧玲)

第二节 手术室规章制度

随着科技的不断发展,外科手术也日益更新、不断完善,新技术、新设备不断投入临床使用,对手术室提出了更高的要求。手术室必须建立一套科学的管理体系和严密的组织分工,健全的规章制度和严格的无菌技术操作常规,创造安静、清洁、严肃的工作环境。

由于手术室负担着繁重而复杂的手术医疗和抢救患者的工作,具有工作量大,各类工作人员流动性大等特点,因此手术室工作困难。要求各类工作人员务必严格遵守手术室各项规章制度。

一、手术室管理制度

1.手术室基本制度

(1)为严格执行无菌技术操作,除参加手术的医疗人员和有关工作人员外,其他人员一律不准进入手术室(包括直系家属)。患有呼吸道感染者,面部、颈部、手部有创口或炎症者,不可进入手术室,更不能参加手术。

(2)手术室内不可随意跑动或嬉闹,不可高声谈笑、喊叫,严禁吸烟,保持肃静。

(3)凡进入手术室人员,必须按规定更换手术室专用的手术衣裤、口罩、帽子、鞋等。穿戴时头发、衣袖不得外露,用口罩遮住口鼻;外出时更换指定的外出鞋。

(4)手术室工作人员应坚守工作岗位,不得擅离、接私人电话和会客,有特殊情况,必须和护士长联系后,把工作妥善安排,方能离开。

2.手术室参观制度

如果无教学参观室,必须进入手术室者应遵守以下制度。

(1)外院来参观手术者必须经医务科同意;院内来参观者征得手术室护士长同意后,方可进入手术室。

(2)学员见习手术必须按计划进行,由负责教师联系安排。

(3)参观及见习手术者,先到指定地点,更换参观衣裤、帽子、口罩及拖鞋。

(4)参观及见习手术者,手术开始前在更衣室等候,手术开始时方可进入手术间。

(5)参观及见习手术者,严格遵守无菌原则,接受医护人员指导,不得任意走动和出入。

(6)每一手术间参观人员不得超过 2 人,术前 1 d 手术通知单上注明参观人员姓名。

(7)指定参观手术人员发放参观卡,嘱其持卡进入,用后交回。

3.更衣管理制度

(1)手术人员(包括进修医师)进入手术室前,必须先办理登记手续,填写科室、姓名及性别等,由手术室安排指定更衣柜和鞋柜,并发给钥匙。

(2)进入手术室先换拖鞋,然后取出手术衣物等到更衣室更换,穿戴整齐后进入手术间。

(3)手术完毕,交回手术衣裤、口罩和帽子,放入指定衣袋内,将钥匙退还。

(4)管理员必须严格根据每日手术通知单、手术者名单,发给手术衣裤和更衣柜钥匙,事先未通知或未写入通知单内的人员,一律不准进入手术室。

4.更衣室管理制度

(1)更衣室设专人管理,保持室内清洁、整齐。

（2）将脱下的衣裤、口罩和帽子等放入指定的袋内，不得乱扔。

（3）保持淋浴间、便池清洁，便后立即冲净，并将手纸丢入筐内，防止下水道阻塞。

（4）除参加手术人员在工作时间使用淋浴外，任何人不得随意使用淋浴并互相监督。

（5）参加手术人员应保持更衣室清洁、整齐，严禁吸烟，谨防失火，随时关紧水龙头和电源开关，爱护一切公物。

二、手术室工作制度

1.手术间清洁消毒制度

（1）保持手术间内医疗物品清洁、整齐，每日手术前、后，用固定抹布擦拭桌面、窗台、无影灯及托盘等，擦净血迹，拖净地面，通风消毒。

（2）手术间每周扫除1次，每月彻底大扫除1次，扫除后空气消毒，并做空气细菌培养。手术间拖把、敷料桶等应固定使用。

（3）每周室内空气培养1次，细菌数不得超过每立方米500个。如果不合格，必须重新消毒，再做培养，合格后方可使用。

（4）污染手术后，根据不同类型分别按消毒隔离制度处理。

2.每日手术安排制度

（1）每日施行的常规手术，由手术科负责医师详细填写手术通知单，一式3份，于手术前1 d按规定时间送交手术室指定位置。

（2）无菌手术与污染手术应分室进行，若无条件，应先做无菌手术，后做污染手术。术后必须按消毒隔离制度处理手术间后方可再使用。

（3）临时急诊手术，由值班负责医师写好急诊手术通知单，送交手术室。如果做紧急抢救危重手术，可先打电话通知，应优先安排手术室，以免延误抢救时间，危及患者的生命。

（4）夜间及节假日应有专人值班，随时进行各种急诊手术配合。

（5）应分科详细登记每日施行的手术，按月统计上报。经常和手术科室联系，了解工作中存在的问题，研究后及时纠正。

3.接送患者制度

（1）接送患者一律用平车，注意安全，防止坠床。危重患者应由负责医师陪送。

（2）接患者时，遵守严格查对制度，对床号、住院号、姓名、性别和年龄，同时检查患者皮肤准备情况及术前医嘱执行情况，衣裤是否整洁，患者解便后携带患者的病历和输液器等，随时推入手术室。

患者的贵重物品（如首饰、项链、手表等）不得携入手术室内。

（3）患者进入手术室后必须戴手术帽。将患者送到指定手术间，并与巡回护士当面交接，严格做好交接手续。

（4）患者进入手术间后，卧于手术台上，防止坠床。核对手术名称和部位，防止差错。

（5）嘱步行入手术室的患者更换指定的鞋、帽，然后将其护送到手术间，交巡回护士，做好病历物品等交接手续。

（6）危重和全身麻醉患者，术后由麻醉医师和手术医师送回病房。

（7）护送途中，注意保持输液通畅。到病房后详细交代患者术后注意事项，交清病历和输液输血情况及随带的物品，做好交接手续并签名。

4.送标本制度

(1)负责保存和送检手术采集标本,将标本放入有 10%的甲醛溶液的容器内固定保存,以免丢失。

(2)对病理申请单填写不全、污染、医师未签字的,通知医师更正,2 d 内不改者按不要处理。

(3)负责医师详细登记患者姓名、床号、住院号、科室、日期,在登记本上签名,由手术室专人核对,每日按时与病理科交接,查对后互相签名。

5.借物制度

(1)凡手术室物品、器械,除抢救外一律不准外借。特殊情况下经医务科批准后方可外借。

(2)严格执行借物制度,凡经批准或经护士长同意者,应登记并签字。外借物品器械有损坏或遗失,及时追查,照价赔偿。

(3)外借物品器械,消毒处理后方可使用。

6.安全制度

(1)应定期检查手术室电源和蒸气设备,手术后应拔去所有电源插头,检查各种冷、热管道是否漏水、漏气。

(2)对剧毒药品应标示明确,专柜存放,专人保管,建立登记簿,经仔细检对后方能取用。

(3)各种易燃药品及氧气筒等,应放置在指定的通风、阴凉处,专人领取及保管。

(4)应定期检查各手术间无影灯、手术床、接送患者平车等的性能;检查各种零件、螺丝、开关等是否松解脱落,使用时是否正常运转。

(5)应定期检查消防设备、灭火器等。

(6)夜班和节假日值班人员交班后,应检查全手术室水、电,检查门窗是否关紧,随时给手术室大门加锁。非值班人员不得任意进入手术室。

(7)发生意外情况,应立即向有关部门及院领导汇报。

(张慧玲)

第三节 手术室工作和术中患者的护理

一、手术室布局原则与基本设备

1.布局原则

手术室应始终保持无菌环境,布局亦应符合无菌要求。室内温度应恒定在 20 ℃~25 ℃,相对湿度为 50%~60%。

(1)围绕手术室内用房,一般需要设计双通道。无菌通道是医务人员、手术前患者、洁净物品的行走路线;污物通道是手术后器械、敷料、污物的运输路线。

(2)手术室内部布局,可分为 3 个区域。①非限制区(污染区):设在最外侧,包括接收患者区、办公室、会议室、标本室、污物室、资料室、电视教学室、值班室、更衣室、医护人员休息室、手术患者家属等候室等。②半限制区:设在中间,包括通向限制区的走廊、物品准备室、麻醉恢复室、洗涤室、石膏室等。急诊清创室可设立于此区。③限制区:设在内侧,包括手术间、洗手间、手术间内走廊、无菌物品间、储药室、麻醉准备室等。

(3)手术间可分为无菌手术间、相对无菌手术间和有菌手术间。无菌手术间供无菌手术用,设在限制区最内侧,对特殊要求的无菌手术(如器官移植、心脏手术等)设置生物洁净层流手术间;相对无菌手术间供可能污染的手术(如胃肠手术等)用;有菌手术间供感染类手术使用,设在限制区最外侧。

2.手术间基本设备

手术间一般只放置基本或必要的物品及设备,基本配置有手术台、器械台、无影灯、供氧装置、麻醉机、吸引器、输液架、垫脚凳以及各种扶托或固定患者的物品、药品及敷料柜、读片灯、污物桶、挂钟等。大型手术室还应设置中心供氧系统、中心负压系统、各种监护仪、X线摄影机、显微外科设备、闭路电视、电视录像机等装置。为保证供电,应有双电源或有备用的供电装置和足够的电源插座。

二、常用的手术器械、敷料和巾单

1.布类物品

布类物品包括手术衣、各种手术巾单及手术包的包布。手术衣分大、中、小号,根据参与手术人员不同的身材取用,灭菌后,在手术中起主要的隔离作用,用于遮盖手术人员未经消毒的衣物和手臂。手术单包括大单、中单、手术巾、各种部位手术单、洞巾等;包布用来包裹手术用品及敷料,多为双层。

目前,应用一次性无纱布制作的,并经灭菌处理的手术衣帽、口罩、巾单等,可直接使用,免去了清洗、折叠、消毒所需的人力、物力和时间,但尚不能完全替代布类物品。

2.手术敷料

手术敷料主要有纱布类和棉花类,常采用吸水性能强的脱脂纱布、脱脂棉花制作,用于术中止血、拭血、压迫及包扎等。纱布主要有纱布垫、纱布块、纱布球("花生米")及纱布条。棉花类敷料主要有棉垫、带线棉片、棉球及棉签等。

3.手术器械

(1)基本器械:①刀刃类,包括手术刀、手术剪、剥离器等,主要用于手术切开,组织的切割、分离等。手术刀一般由刀柄和刀片组成。另外,还有高频电刀等。手术剪一般分为组织剪和线剪。组织剪有弯、直两种,特点是刃薄、锐利,主要用于剪组织;线剪多为钝头直剪,柄一般较短,用于剪线。②夹持类,包括止血钳、镊子、钳子及持针器等,用于止血、分离组织、夹持物品等。③拉钩类,包括各种拉钩、胸腹牵开器,用以暴露手术野,方便手术操作。④探针类,包括各种探条、探子和探针等,用于探查及扩大腔隙等。⑤吸引器,用于吸除积液、积脓,清理手术野。

(2)专用器械:①内镜类,如膀胱镜、腹腔镜、胸腔镜、纤维支气管镜及关节镜等。②吻合器,如食管、胃肠道、血管吻合器等。③其他精密及专科仪器,如高频电刀、激光刀、电钻、取皮机、手术显微镜、手术机器人等。各种器械均应专人保管、定位放置、定期检查、保养和维修。

(3)缝针:①圆针,对组织损伤小,用于缝合血管、神经、器官、肌肉等软组织。②三角针,前端有带三角的刃缘,较锋利,多用于缝合皮肤或韧带等坚韧组织。两类缝针均有弯、直两种,大小、粗细各异。根据手术需要进行选择,弯针最常用,需用持针器操作。

（4）缝线：用于缝合各类组织及器官，也用来结扎、缝合血管等。一般分为不可吸收缝线和可吸收缝线。不可吸收缝线有丝线、金属线、尼龙线等，一般黑色丝线是手术时最常用的缝线，其特点是组织反应小、质软不滑、拉力好、打结牢、价廉和易得，使用前，应先浸湿，以增加张力，且便于缝合。可吸收缝线包括天然和合成可吸收缝线。天然可吸收缝线有肠线、胶原线。肠线又分普通肠线和铬制肠线。普通肠线一般 6～12 d 即被吸收，而铬制肠线经过铬盐处理，经 10～20 d 才逐渐被吸收。合成缝线有聚乳酸羟基乙酸线、聚二氯杂环己酮线等，比铬制肠线易吸收，组织反应小，但价格较高。

（5）引流材料：种类很多，应根据手术部位、引流液的量及性质选用。常用的有引流管、"烟卷"、纱布条和皮片等。

三、手术期患者的护理及手术人员的准备

手术期是指患者从进入手术室到手术结束、麻醉恢复的一段时间。这段时间，主要在手术室为患者进行手术治疗，护理的重点是要保证手术顺利进行，确保患者的手术安全。

1. 患者准备

应将手术患者提前送至手术室，做好手术准备，包括一般准备、体位安置、手术区皮肤消毒及手术区铺单等。

（1）一般准备：应提前 30～45 min 将全身麻醉或椎管内麻醉的患者接到手术室。对低温麻醉的患者需提前 1 h 接到手术室。手术室护士应根据手术安排，检查患者的相关情况，并认真查对药品，做好"三查七对"和麻醉前的准备工作。

（2）体位安置：根据患者的手术部位，安置合适的手术体位。要求：按手术要求充分暴露手术区域；不影响呼吸及循环功能；肢体及关节妥善固定，不能悬空；避免血管、神经受压；尽量保证患者的舒适，便于麻醉及生命体征监测。常用的手术体位有以下几种。

仰卧位：适用于腹部、前胸部、颅面部、颈部、骨盆及下肢手术等，为最常用的体位。患者仰卧，头部、膝下垫软枕，足跟部用软垫保护，用中单将两臂固定于体侧，置软垫，避免受压。乳腺手术时，手术侧靠近台边，肩胛下用中单垫高，上臂外展，置于臂托上，对侧上肢仍用中单固定于体侧。颈前部手术时将手术台上部抬高 10°～20°，适当下调头板，使颈部充分暴露。

侧卧位：适用于胸部手术、肾手术和脊柱手术。①胸部手术：患者采用 90°健侧卧位，背、胸、肋处各垫一个软枕，暴露术野；双手伸直，固定于托手架上；上面一腿屈曲 90°，下面一腿伸直，两腿间垫软枕，固定髋部及膝部。②肾手术：患者采用 90°健侧卧，肾区对准手术台腰桥，两手臂伸展，固定于托手架上；腰部垫软枕，摇起手术台桥架，适当摇低头尾部，使腰部抬高；固定臀部及膝部。③脊柱手术：患者侧卧 90°，脊柱贴近床沿，将脊柱手术部分暴露。

俯卧位：主要用于后胸、脊柱、腿部手术。患者俯卧于手术台上，头偏向一侧；锁骨下、髂嵴两侧，垫以软枕，使患者的腹部不接触床面，保持呼吸道通畅。上肢半屈，置于头旁；肘下、颌下及膝关节下适当加垫。颈椎手术：头置于头架上，稍低于手术台面。腰椎手术：胸腹部垫一个弧形拱桥，摇低足端。

截石位：主要用于会阴部、尿道、肛门和直肠手术。患者仰卧，臀部位于手术台尾部摇折处。必要时，臀下垫一个小枕，充分暴露会阴部；两腿套上袜套，分别置于两侧搁脚架上，使髋关节和膝关节屈曲；腋窝垫以软枕，同时固定。

半坐卧位：主要用于鼻、咽部手术。整个手术床后仰 15°，头端抬高 75°，足端摇低 45°，双

腿半屈,头与躯干依靠在手术台上,两臂固定于体侧。

(3)手术区皮肤消毒:范围与备皮范围基本相同,常用 2.5%～3% 的碘酊涂擦患者的手术区皮肤,待碘酊干后,用 70% 的酒精脱碘 2～3 遍。皮肤过敏者,婴幼儿,黏膜、面部、会阴部和植皮时供皮区的皮肤等禁用碘酊消毒。这些情况下,可用氯己定(灭菌王)、碘伏等消毒剂涂擦 2 遍,进行消毒。消毒方法:左手持卵圆钳或大镊子,从盛放消毒纱球的瓷缸内夹出蘸有碘酊或其他消毒液纱球,右手持卵圆钳接过纱球,若为腹部手术,先滴数滴消毒液于脐孔内,然后以拟作切口处为中心向四周涂擦。按从上到下、从内到外,自清洁处逐渐向污染处的顺序涂擦皮肤。擦过外周的纱球不能再擦内部。若有空白处,则换取碘酊纱球再擦 1 遍。但感染伤口或肛门、会阴部手术,消毒顺序则应由手术区外围逐渐向内涂擦。消毒的范围要超出切口边缘 15 cm。若估计术中有可能延长切口,则应适当扩大消毒范围。消毒时,消毒区内不能留有空白,已接触污染部位的消毒纱球,不能再返擦清洁部位,更不能来回涂擦。

(4)手术区铺巾(单)法:手术区皮肤消毒后,即开始铺无菌巾(单),其目的是遮盖手术切口周围所不需要显露的区域。若系小手术,盖 1 块有孔洞巾即可;若系较大手术的手术野,边缘至少要有 4 层巾或单,其他部位最少要有 2 层。以腹部手术为例,通常由器械护士(又称手术护士或洗手护士)协助第一助手进行铺巾(单),一般铺以下三重单。

铺皮肤巾:又称切口巾,即用 4 块皮肤巾遮盖手术切口周围皮肤,由器械护士将每块皮肤巾的一边折叠 1/4,分次递给第一助手。铺巾的顺序一般有两种,若第一助手未穿无菌手术衣,先铺患者相对不干净的一侧,腹部手术一般先铺会阴侧,最后铺第一助手面前的一侧。将 4 块皮肤巾铺好后,用 4 把巾钳分别夹住皮肤巾的 4 个交角处,防止滑动。若第一助手已穿无菌手术衣,铺巾的方法则相反,即先铺第一助手面前的一侧,最后铺患者相对不干净的一侧。器械护士传递折叠 1/4 的皮肤巾时,应注意使第一助手铺巾时顺手。铺好后,不应再移动。若需调整,只允许自内向外移动。目前,临床上常在铺巾前,先将医用高分子材料(多为塑料)制成的外科手术薄膜粘贴在切口部位,薄膜连同皮肤一起被切开后,薄膜仍黏附在切口边缘及其周围,可防止患者皮肤上残存的细菌在术中进入切口。铺好皮肤巾后,用酒精、碘伏或氯己定纱球涂擦双手,穿无菌手术衣和戴无菌手套后,再铺中单和大孔单。若消毒过程中手及前臂被污染,需重新刷手和泡手。

铺中单:由器械护士和第一助手或其他医师共同完成,两人分立于患者的两侧,器械护士将中单对折面翻开,将中单的一端递给医师,器械护士持另一端,将中单完全打开,一边齐平手术切口放下,另一边以中单角裹住自己的手,向外展开后松手,使中单自然下垂,铺头侧 1 块时,应盖住麻醉架。

铺大洞单:又称剖腹单。先将大洞单有标记的一端,即短端朝向患者头侧,开孔处对准切口部位,放于患者身上,翻开对折面,然后与穿好手术衣的医师一起,一只手压住大洞单尾端(即足端),另一只手掀起头端展开,并盖过麻醉架,松手,使之下垂,再压住已展开的大洞单上部,将其尾端铺向手术台尾,两侧和足端应下垂超过手术台边缘以下 30 cm。

(5)皮肤切开前消毒及切口缘保护:在皮肤切开前、延长切口及缝合前,均需用 70% 的酒精再给切口周围皮肤消毒 1 次,器械护士应及时供给所需器械及物品。

如果手术野皮肤上未贴薄膜,皮肤切开后,递给大纱布垫或无菌巾,覆盖切口边缘,并用缝线或组织钳将其固定于皮下组织。布单一旦被浸湿,即失去无菌隔离的作用,应另加无菌单,覆盖保护无菌区。

2.手术人员的无菌准备

主要是避免手术人员身体上的细菌污染患者的手术区。皮肤上的细菌包括暂住细菌和常住细菌。暂住细菌分布于皮肤表面,易被清除;常住细菌则深居毛囊、汗腺及皮脂腺等处,不易清除,且可在手术过程中逐渐移至皮肤表面,故手臂洗刷消毒后,还需穿无菌手术衣,戴无菌手套。

(1)术前一般准备:手术人员进入手术室,应先在非限制区更换手术室专用的清洁鞋子,穿洗手裤、褂,袖口卷起至肘上 10 cm 以上,下摆扎收于裤腰之内;剪短指甲;戴手术室准备的清洁帽子、口罩,帽子要盖住全部头发,口罩要盖住口和鼻孔;检查有无皮肤感染及破损。之后方可进入限制区。

(2)手及臂的洗刷和消毒:包括肥皂水刷手法、碘伏刷手法及氯己定或其他消毒液刷手法。

肥皂水刷手法:①清洁,按普通洗手方法,用肥皂将双侧手及臂清洗一遍,需超过肘上 10 cm,再用清水洗净肥皂沫。②刷手,用消毒毛刷蘸取煮好的液体肥皂,刷洗双侧手和臂。按顺序两侧依次交替,从指尖刷至肘上 10 cm,不能漏刷,不能逆向刷洗,应特别注意指甲、甲沟、指蹼、肘后等部位的刷洗。刷洗时,可将手和臂分成三部分:手为第一部分,前臂为第二部分,肘部至肘上 10 cm 为第三部分。将两侧第一部分都刷好后,才能刷第二部分,即两侧交替逐渐向上刷。刷完一遍后,手向上,肘部位于最低位,用流动清水冲净手及臂上的肥皂沫,冲下的水从肘部滴落,目的是保持手部相对最清洁。将肥皂冲干净后,重新取一个消毒毛刷重复进行第二、第三遍刷洗,三遍共约 10 min。③擦干手和臂,刷手完毕,取 1 块灭菌小毛巾,先擦干两手,然后由前臂擦至肘上。注意擦前臂至肘上时,用折叠成三角形的小毛巾的两面,分别各擦一侧,将手和臂上的水擦干,不能逆向擦,以免手部被污染。④浸泡消毒,将双手及前臂浸泡在装有 70% 酒精的桶内至肘上 6 cm,浸泡 5 min;也可在装有 0.02% 的氯己定(洗必泰)或0.1% 的苯扎溴铵(新洁尔灭)的泡手桶内浸泡 3~5 min。每桶 0.1% 的苯扎溴铵溶液只能浸泡 40 人次,达 40 人次后即应重新配制。⑤浸泡消毒达到时间要求后,抬起手和臂,使消毒液从肘部滴落,并保持拱手姿势,待干。

碘伏刷手法:①清洁,用以上清洁法或用肥皂水刷手法,清洗一遍手臂,并用无菌小毛巾擦干。②用浸透 0.5% 碘伏的纱球或海绵,按顺序两侧依次交替从指尖向上涂擦至肘上 6 cm 左右,然后更换浸透 0.5% 碘伏的纱球或海绵,再擦一遍。然后,保持拱手姿势,让药液自然干燥。

氯己定或其他消毒液刷手法:①清洁,用普通肥皂洗一遍手和臂。②用消毒毛刷或海绵蘸取消毒液,按顺序两侧依次交替从指尖开始向上刷洗双手、前臂至肘上 10 cm,刷洗一遍约3 min,用流动清水冲净,再用无菌小毛巾擦干。③用浸透消毒液的纱布或海绵,按顺序两侧依次交替从指尖向上涂擦至肘上 6 cm 左右,完整涂擦一遍,保持拱手姿势,让药液自然干燥。

(3)穿普通无菌手术衣:在手术间内,将折叠好的无菌手术衣拿起,认清衣服的上、下和前后,至较空旷处,将手术衣的内面朝向自己,双手拎起手术衣领两角,轻轻抖开,使手术衣自然下垂;将手术衣轻轻向上抛起,双手顺势插入袖筒,双臂前伸,请巡回护士帮助拉紧衣角,系好系带;双臂交叉,稍弯腰,用手指夹起腰带,递向后方,由巡回护士在背后系好。穿好手术衣后,双手保持在腰以上、胸前、视线范围内。

(4)穿全遮盖式手术衣:目前,许多大医院已使用全遮盖式手术衣(又称遮背式手术衣),宽大的手术衣背部右襟能包裹手术者背后(在实训中学习具体方法)。

（5）戴无菌手套：①戴干手套法，是最常用的方法，先从手套袋中取出滑石粉涂抹双手，使之光滑；再捏住手套的翻折部，取出手套，分清左、右侧，并使两只手套的掌面对合，用一只手捏住手套翻折部里（内）面，另一只手插入手套内，然后将戴上手套手的2～5指插入空手套翻折内，协助另一只手戴上手套。应注意，未戴手套的手只能接触手套里面，不能接触手套外面；而戴好手套的手只能接触手套外面，不能接触手套里面。两只手都戴上手套后，将手套翻折部翻下，罩在手术衣的袖口上。上台前，由器械护士用无菌水帮助冲去手套外面的滑石粉。②戴湿手套法，应先戴手套，后穿手术衣。将用消毒液浸泡后的手套放入盛有无菌清水的盆内，手套内灌满无菌水，手插入手套内；戴好手套后，手向上举起，并活动手指，使手套内的水从肘部淌下；再穿手术衣，衣袖压在手套外面，用无菌布带系好固定。

（6）连台手术更衣法：本台手术结束后，需连续进行另一台手术时，若手套未曾破损，可按下列顺序更换手套和手术衣。洗净手套上的血渍，解开手术衣各系带，先将手术衣向前翻转脱下，后脱手套。注意手臂不能与手术衣及手套外面接触；以流动清水冲去手上的滑石粉，用无菌小毛巾擦干，在泡手液中浸泡5 min（也可用氯己定或其他消毒液涂擦）；重新穿无菌手术衣，戴无菌手套，冲去手套上的滑石粉，即可参加另一台手术。但应注意，若先做的是感染手术，又必须参加连台手术时，应按常规重新刷洗手。

四、手术室护士主要岗位职责与配合

手术是由手术医师、麻醉医师和护士共同完成的，需要医护人员的密切配合，直接上手术台参与手术的护士，称器械护士，又称手术护士或器械护士；不上手术台的护士，而是在固定的手术间内配合器械护士、手术医师和麻醉医师做台下配合及巡视的护理工作，故又称巡回护士。

1.器械护士和巡回护士的职责

（1）器械护士的职责：主要职责是负责手术全过程中所需器械、物品和敷料的供给，主动配合手术医师完成手术。手术中，其工作范围只限于无菌区内。其他还包括术前访视和术前准备等。具体工作如下：①手术前1 d探视患者，了解手术方式、手术医师的习惯等，准备手术所需物品，如器械、敷料等。②术前提前15～20 min洗手，穿无菌手术衣，戴无菌手套，铺无菌器械台，与巡回护士一起清点器械、敷料等。如果有缺漏，及时补充。③手术开始前，协助医师做好皮肤消毒、铺巾；术中与手术医师默契配合，传递用物要做到及时、准确、平稳，传递锐利器械时，要防止误伤；关注手术进展，若术中发生意外，则需积极配合抢救。④随时整理用物，保持无菌区的整齐、干燥、无菌。⑤关闭体腔前与巡回护士再次清点核对物品，防止将物品遗留于患者体腔内，同时妥善保存术中切取的标本，备术后送检。⑥手术后协助医师包扎伤口，固定引流物；处理手术器械，并协助整理手术间。

（2）巡回护士的职责：主要职责是在手术台下负责手术全过程中物品、器械、布类和敷料的准备和供给，主动配合手术和麻醉；根据手术需要，协助完成输液、输血和手术台上特殊物品、药品的供给。其工作范围是在无菌区以外，在患者、手术人员、麻醉医师以及其他人员之间巡回。具体工作如下：①手术前，检查手术间的清洁与消毒是否合格，用物是否备齐，调试设备，创造适宜的手术环境。②热情接待并检查患者，按手术通知单核对患者姓名、年龄、性别、医疗诊断、手术时间、部位、名称、麻醉方式等；详细清点病房送来的物品（病历、X线片、药物等）是否齐备。③按手术要求，安置患者体位。④协助麻醉医师进行麻醉；协助器械护士及手术者穿无菌手术衣;配合手术区皮肤消毒;协助器械护士铺无菌桌、清点用物,并记录。⑤术中,关注手术进展,供应术中用物,随时调整灯光;保持手术间清洁、安静,随时补充用物;保证输血、输液通畅;监督手术人员遵守无菌原则;负责外部联络。⑥关闭体腔前,再次与器械护士清点、核对物品,记录并签名;术后协助医师包扎切口、固定引流管;与护送患者的人员仔细交接。⑦术后整理手术间,清洁、消毒。

2.器械台的管理工作

(1)器械台(无菌桌):用于手术中放置各种无菌物品及器械。要求结构简单、坚固、轻便、可推动、易于清洁,且车轮可以制动;台面四周有栏边,栏高4~5 cm,以防器械滑下。器械台分为大、小两种,应根据手术的性质、范围,选择不同规格的器械台。

(2)铺无菌台步骤:①手术日早晨,由巡回护士准备合适的器械台,并保持清洁、干燥。②将手术包放置器械台上,用手打开包布的外层,再用无菌钳打开第二层包布。③第三层包布由器械护士刷手后用手打开,注意无菌单下垂至少30 cm。④器械护士穿好无菌手术衣,戴无菌手套后,将器械分类,按使用先后次序摆放,排列整齐,置于器械台上。

(3)器械托盘的使用:托盘是器械台的补充,摆放的是反复使用或即将使用的物品,按手术的要求和步骤,要求经常更换,不宜堆积。托盘为可调高低的长方形盘,盘面48 cm×33 cm,将托盘横置于患者适当部位上,按手术需要放1~2个。手术区铺单时,用双层手术单包裹,并在其上再铺手术巾。

3.手术过程中的无菌原则

(1)手术人员一旦进行外科洗手,手及前臂即不能接触有菌物品。穿上无菌手术衣及戴好无菌手套后,其肩部以上、腰部以下和背部,手术台边缘以下,无菌桌桌缘平面以下,均视为有菌区。

(2)手术开始前,由手术护士和巡回护士共同清点器械及其他手术所用的各种物品并记录,术中若有增减也应及时记录。凡跌落或下坠超过手术台边缘以下的器械、物品,应视为被污染,必须重新消毒或灭菌后,才能使用。手术接近结束时,核对器械、物品无误后,方可关闭胸、腹腔或其他部位切口。

(3)切开皮肤或缝合皮肤之前,常规用蘸有70%酒精的棉球再给切口处皮肤消毒1次。切开皮肤和皮下组织后,应以纱布垫或手术巾遮盖切缘,并固定,仅显露手术切口。凡与皮肤接触的刀片及器械,均可能被污染,不应再使用。手术因故暂停时,用无菌湿纱垫覆盖和保护手术野。

(4)手术台上使用的器械物品,只能在手术人员前面传递,不能在手术人员的肩部以上、腰部以下和背后传递。

(5)手术人员的手套一旦破损,应及时更换;前臂或肘部不慎碰触有菌区,应立即更换手术衣或加戴无菌袖套。

(6)切开空腔器官前,应取湿纱垫将空腔器官与周围组织隔开,以减少对周围组织的污染,并准备好吸引器,随时吸除外流的内容物;切开后,应用消毒液将空腔器官切开处进行消毒;将被污染的器械、物品放置在另一个容器内,与清洁器械严格分开;全部步骤完成后,手术人员即应用无菌流动水洗手或更换无菌手套,尽量减少污染。

(7)术中,同侧手术人员若需调换位置,则其中一人应先退后一步,与另一人背对背地换位,然后面对手术台;如果与对侧手术人员调换位置,则应面向手术台绕到对侧;当经过未穿无菌手术衣人员面前时,应互相让开,避免碰触,以防污染。

(8)手术过程中尽量保持安静,不要高声说话或嬉笑,避免不必要的谈话。要咳嗽、打喷嚏时,应将头转离手术台。当手术人员的面部汗水较多时,可请其他人帮助擦汗,但头应转向一侧。

(9)若有人参观手术,每个手术间参观人数最好不要超过 2 个,参观者不能过于靠近手术人员或站得过高,尽量避免在手术间内频繁走动。

(10)用持物钳从无菌容器或无菌包内夹取物品时,其身体应与无菌物和无菌区保持一定的距离;无菌容器打开取物后,应及时盖好,避免长时间暴露。无菌包中的物品,一次未取完时,应及时包好,并在规定的时间内使用,否则应重新灭菌后才能使用。一旦取出无菌物品,虽未使用,也不能再放回无菌包(或缸内)内保存。

4.污染手术的隔离技术

进行胃肠道、泌尿生殖道等空腔器官手术时,在切开空腔器官之前,应先用纱布垫保护周围组织,并随时吸除外流的内容物。切开空腔器官时,应将被污染的器械和其他物品放在污染盘内,应随时在等渗盐水中刷洗污染的缝合针和持针器(钳)。全部步骤结束后,手术人员应用无菌等渗盐水冲洗或更换手套,以减少污染。

5.手术室的清洁与消毒

手术室不可避免地会受到人员活动的影响,在手术时受到引流物、分泌物等不同程度的污染。为保证手术时的无菌环境,必须建立一套完整的卫生、消毒工作制度。

(1)日常清洁消毒工作如下。

每天手术结束后,应做的工作如下:①每次手术结束后或每天工作结束后,先打开门窗通风,清除手术间内的污物和杂物。②对手术间内桌面、手术台及其他设备等,均用消毒液进行湿式清洁处理,再用清水清洗,并擦干,用消毒液喷洒地面和墙壁,并拖洗和擦拭。③短时通风后,关闭门窗,可选用以下方法进行空气清洁杀菌处理。循环风、紫外线空气消毒器:能有效滤除空气中的尘粒,并可将随空气进入消毒器中的微生物杀死。开机 30 min,可达到清洁空气和杀菌的目的。此设备可连续反复工作,即每隔 15 min 开机 1 次,持续 15~30 min,室内有人活动时,仍可使用。静电吸附式空气消毒器:能过滤和吸附空气中的尘粒及微生物,一般工作30 min,可达消毒标准的要求,也可在室内有人的情况下使用。

紫外线灯照射杀菌:按每平方米地面面积,约用紫外线灯管功率 2 W 进行计算,选择合适的紫外线灯管。照射有效距离一般不超过 2 m,照射时间一般为 2 h。电子灭菌灯照射杀菌:要关闭门窗,以确保消毒效果。

每周大清洁和消毒工作:每周定期大扫除 1 次,清洁通风后,关闭门窗,用消毒液熏蒸法或其他方法进行手术间消毒。乳酸熏蒸法,按手术间空间大小,以 0.12 mL/m³ 计算 80%乳酸的用量,加等量的水,放置于酒精灯上加热,直至乳酸蒸发完毕,手术间继续关闭 30 min 后再开窗通风。也可用中药苍术的酒精浸剂替代乳酸熏蒸消毒,按苍术 1 g/m³ 空间计算,加酒精2 mL,浸泡 24 h 后,放置于酒精灯上加热蒸发,维持 4 h 后再开窗通风。苍术在熏蒸时,有一种清香味,且无腐蚀性。甲醛熏蒸法,按 2 mL/m³ 空间,以 40%的甲醛加高锰酸钾 1 g 计算,将甲醛溶液倒入高锰酸钾溶液中,即产生蒸气,12 h 后再开窗通风。

甲醛的杀菌效果好,但易污染环境,并有一定的毒性,不提倡应用,目前,主要用于严重感染手术后手术间的消毒灭菌。过氧乙酸熏蒸法,按 1 g/m³ 空间计算过氧乙酸用量,加水稀释成 0.5%～1%的浓度,加热使其蒸发,维持 2 h 左右。

为了保持手术室内空气清洁,应做到以下几点:①手术室的门应保持关闭状态,尽量减少人员走动,窗户应有合适的防护。②手术室内不宜使用有粉尘的物品,清洁工作应采用湿式操作,应保持拖把、抹布等清洁,定期用消毒液浸泡消毒。③手术室内要定期进行空气细菌培养及其他监测,必须符合国家规定的卫生标准。

目前,对手术室内空气和物品消毒的观念正在发生变化,逐渐趋向于彻底清洁、干燥以及环境、空气的自然通风,而不强调采用消毒方法。

(2)严重感染手术后的消毒方法如下。

破伤风、气性坏疽等特殊患者手术后:①清理手术间后,立即进行空气熏蒸消毒,可选用甲醛或过氧乙酸熏蒸,药液蒸发后,继续关闭手术间维持 2 h 左右。②消毒结束,开窗通风,彻底清扫,用消毒液擦拭手术间内各种物体表面,并喷洒地面、墙壁及手术台,完成后 30～60 min 拖洗和擦拭。③用紫外线照射或电子灭菌灯照射杀菌后,开窗通风。④必要时,可再次进行空气熏蒸消毒。⑤对手术间内物体表面和空气进行监测,常用细菌培养的方法进行监测,应符合消毒灭菌的标准要求。⑥手术所用的器械,应进行消毒—清洗—灭菌,手术尽量使用一次性物品,术后集中焚毁。

肝炎、结核、铜绿假单胞菌(绿脓杆菌)感染等患者手术后:①手术间清理后,立即用消毒液熏蒸,药液蒸发完毕,继续维持 2 h 左右。②用消毒液擦洗手术间内各种物体表面,并喷洒地面、墙壁及手术台,维持 30～60 min 拖洗和擦拭。③然后开窗通风。④对手术所用的器械也应以消毒—清洗—灭菌的方法处理,手术也应尽量使用一次性物品。

(张慧玲)

第四节 手术室常用无菌技术

一、外科手消毒

(一)目标

清除及杀灭手部暂住细菌,减少常住细菌,创造无菌条件,防止手部细菌进入手术切口所致手术部位感染。

(二)目的

清除或杀灭双手、前臂的暂住细菌,尽可能将常住细菌减少到最低程度,抑制微生物的快速再生。

(三)用物

用物有手术专用鞋、洗手衣裤、口罩、手术帽、指甲剪、洗手池、感应水龙头、手清洁液、外科手消毒液、无菌擦手巾。

(四)操作者准备

操作者洗手、戴手术帽、口罩,着装整洁、规范,指甲平短、清洁。不涂指甲油,不戴耳环、戒指、手镯、手链等饰物。

(五)操作程序及方法

1.洗手方法

(1)在流动水下充分淋湿双手掌→前臂→上臂下 1/3 段。

(2)取适量清洁液,均匀涂抹至双手掌、手背、手指、指缝及前臂和上臂下 1/3 处,彻底去除油脂及污垢。

(3)认真揉搓双手至少 15 s,应注意清洗双手所有皮肤,包括指背、指尖和指缝。

具体揉搓步骤如下:①掌心相对,手指并拢,相互揉搓。②手心对手背沿指缝相互揉搓,交换进行。③掌心相对,双手交叉,相互揉搓指缝。④弯曲手指关节,使关节在另一只手掌心旋转揉搓,交换进行。⑤右手握住左手大拇指旋转揉搓,交换进行。⑥将五个手指尖并拢,放在另一只手掌心旋转揉搓,交换进行。⑦环行揉搓双手腕部、前臂至上臂下 1/3。

(4)流水冲洗双手→前臂→上臂下 1/3。

(5)使用擦手巾擦干双手、前臂和上臂下 1/3:取无菌擦手巾→擦干双手掌、手背→将三角巾放左侧前臂→右手握两角向上擦干前臂和上臂下 1/3→将三角巾翻转放右侧前臂→左手握住两角向上擦干前臂和上臂下 1/3。

2.外科手消毒方法

取适量手消毒剂,涂抹至双手的每个部位、前臂和上臂下 1/3,并认真揉搓 2~6 min。

(1)取适量外科手消毒液于左掌心。

(2)于左手掌内揉擦右手指尖。

(3)左手掌将外科手消毒液均匀涂抹于右手背→手腕→前臂→上臂下 1/3。

(4)取适量外科手消毒液于右掌心。

(5)于右手掌内揉擦左手指尖。

(6)右手掌将外科手消毒液均匀涂抹于左手的手背→手腕→前臂→上臂下 1/3。

(7)取外科手消毒液,掌心相对,手指并拢,相互揉搓;手心对手背,沿指缝相互揉搓,交换进行。掌心相对,双手交叉,相互揉搓指缝;弯曲手指关节,使关节在另一只手掌心旋转揉搓,交换进行;右手握住左手大拇指旋转揉搓,交换进行;将五个手指尖并拢,放在另一只手掌心旋转揉搓,交换进行;环行揉搓双手腕部至消毒液干燥。

(六)终末处理

(1)使用无菌擦手巾后,无论其有无污渍,都应清洁后再灭菌。

(2)每日用自来水清洗洗手池、水龙头。

(七)注意事项

(1)按七步洗手法搓洗双手、前臂至上臂下 1/3 处,尤其注意搓洗甲沟、指尖、腕部时,双手稍抬高,每次应低于前次洗手平面。

(2)流水冲洗手臂时,水从指尖、手掌、前臂至肘部淋下,手掌处于较高位,以避免臂部的水返流到手掌,造成污染。

(3)用清洁液清洗双手并擦干才能取消毒液。

(4)用擦手巾擦干双手时,先擦干手掌,依次擦干前臂及上臂 1/3 处,擦手巾一用一灭菌。

(5)使用消毒液要均匀揉搓至消毒液干燥方能戴无菌手套。

(6)给手及前臂消毒时不能触碰他物,如果触及其他部位或怀疑污染,应重新消毒。

二、穿脱封闭式无菌手术衣

(一)目标

穿封闭式手术衣,建立无菌屏障,创造无菌条件,树立手术人员无菌观念,明确无菌区域及活动范围。

(二)目的

手术人员穿封闭式无菌手术衣,形成无菌区域以实施手术,避免手术部位感染。

(三)用物

用物有无菌器械台、手术衣、持物钳、手套。

(四)操作者准备

操作者洗手,戴手术帽及口罩,着装整洁、规范,指甲平短、清洁,进行外科手消毒。

(五)操作程序及方法

1.穿封闭式无菌手术衣

(1)检查无菌手术衣外包装有无破损、潮湿,包外灭菌指示胶带是否已灭菌。

(2)打开无菌手术衣外包布,观察包内指示卡变色是否达到灭菌要求。

(3)操作者实施外科手消毒后,单手取无菌手术衣;提衣领反面,面向无菌区退后一步抖开手术衣,沿衣领顺序展开,找到左、右袖口。

(4)将手术衣整体向上轻抛,双手快速插入衣袖内,两臂向前平行伸直,手不可伸出袖口,不可高举过肩,也不可向左右侧外展,不可下垂过腰。

(5)采用无触摸式方法戴无菌手套,手套将袖口边缘压紧。

(6)巡回护士在其身后协助向后拉衣,系颈部、背部系带,轻推操作者示意系带完毕。

(7)操作者解开前胸系带,将右侧系带末端递给巡回护士,巡回护士用无菌持物钳夹持腰带,操作者原地逆时针旋转,于腰前系结。

(8)未执行操作时,双手放置于胸前。

2.脱手术衣

(1)他人协助脱手术衣:手术人员抱肘,巡回护士将手术衣肩部向肘部翻转,再向手掌方向脱下手术衣,如此将手套腕部翻转于手心,将手套丢弃于医疗垃圾袋内。

(2)个人脱手术衣:右手翻转手套,缩回袖口内,右手脱出,解开后背及衣领系带,左手抓住手术衣右肩拉下,用相同方法脱下左侧袖口,使手术衣外翻,污染面对污染面,保护手臂及其他部位不被污染。

(六)终末处理

(1)脱下手术衣后,无论有无污渍,应将布类手术衣清洗、消毒、灭菌后再使用。

(2)应将布类手术衣放入蓝色污衣袋内集中处理。

(3)感染性手术应使用一次性手术衣,用后按医疗垃圾处理。

(七)注意事项

(1)手术衣必须清洁、干燥、完整、无破损。

(2)穿无菌手术衣必须在手术间内进行,有足够的操作空间,不得触及周围的人或物,巡回护士向后拉衣领时,双手不可伸出衣袖。

（3）穿好手术衣，戴好手套，双手不得下垂至腰以下，高举不得超过锁骨连线，左右不得超过腋前线。

三、戴无菌手术手套

（一）目标

防止医护人员手部细菌进入手术切口，防止污染医护人员，从而使患者及医护人员避免受到感染。

（二）目的

在进行严格的无菌操作时确保无菌效果。

（三）用物

用物有无菌手术台、手术衣、手套。

（四）操作者准备

操作者外科手消毒，穿无菌手术衣。

（五）操作程序及方法

1.无触摸式戴无菌手套

（1）洗手，戴手术帽及口罩。

（2）选择合适的手套型号，检查灭菌有效期，包装有无潮湿、破损。

（3）打开手套外包装，用持物钳取无菌手套置于无菌手术台上。

（4）操作者经外科手消毒，穿无菌手术衣后戴无菌手套。

（5）双手在衣袖内打开手套的内层包装纸，右手隔衣袖取左手手套，将手套指端朝向手臂，拇指相对，放在左手衣袖上，两只手拇指隔衣袖插入手套反折部并将之翻转包裹于袖口，用相同方法戴右手套。

2.开放式戴无菌手套

（1）双手在衣袖外打开手套内层包装，不可触及手套的外层。

（2）左手捏住两只手套的反折部，右手先伸入手套内，再用戴好手套的手伸入左手手套反折部内，帮助左手伸入手套内。

（3）最后将手套反折部翻转，盖住手术衣的袖口。

3.脱手套

①操作完毕，洗净手套上的污迹。②脱手套：一只手捏住另一只手套腕部外面，翻转脱下，再以脱下手套的手插入另一只手套内，将其翻转脱下。

（六）终末处理

使用一次性无菌手套后，无论有无污渍，均应按医疗废物处理。

（七）注意事项

①未戴手套的手不可触及手套的外面，戴手套的手则不可触及未戴手套的手或另一只手套的内面。②发现手套破损，应立即更换。

四、无菌台的建立与整理

（一）目标

建立无菌区域，创造无菌条件，树立手术人员无菌观念，明确无菌物品与非无菌物品、无菌区域和非无菌区域的概念。

(二)目的

建立无菌区域,规范放置无菌器械及物品,供手术治疗使用;建立无菌区的时间与开始手术的时间越接近越好。

(三)用物

用物有器械车、无菌器械包、持物钳、洗手盆、托盘。

(四)操作者准备

操作者经外科手消毒,戴手术帽、口罩,着装整洁、规范。不戴耳环、戒指、手镯、手链等饰物,指甲平短、清洁,不涂指甲油。

(五)操作程序及方法

1. 铺无菌器械台

(1)将器械车摆放在宽敞、明亮的手术间,踩下刹车制动,确保器械车清洁、无尘。

(2)检查敷料包是否灭菌有效,将其斜放在器械车左上角,按对角、左角、右角和内侧角的顺序依次打开外包布,使左右下垂部分相等,使之平行覆盖器械车台面。

(3)用双手抓住敷料包内层包布的两端,提起,放置在器械车的左上角,放下手中包布,避免跨越无菌区。将无菌包的上层桌布扇形折叠,开口向外,检查包内指示卡是否符合灭菌要求,建立无菌区。

(4)将无菌洗手盆或器械、敷料包托举开包,按对角、左角、右角和内侧角的顺序依次打开外包布,右手抓住外包布的四角,将包内物品放入无菌区。

(5)分区放置手术用物:在无菌区的右下角放置无菌器械及敷料,左下角放无菌洗手盆。弯盘、洗手盆与器械间添加各类无菌物品:弯盘内放入手术刀片、缝针、缝线、无纺小纱布、小纱布等小件物品;洗手盆与器械间放置电刀笔、灯柄、纱布垫、手套、吸引管等,便于取用。

(6)三步法关闭敷料包:第一步,向内拉下扇形折叠的桌布,左侧齐无菌桌内侧缘,开口向外;第二步,用相同方法拉下右侧;第三步,双手同时拉住扇形折叠的外侧面,将桌布完全展开并下垂至器械车平面以下。

2. 整理无菌器械台

(1)器械护士外科手消毒后,由巡回护士打开无菌台。

(2)器械护士穿手术衣,戴无菌手套后将纱布垫放于无菌器械车右下角。

(3)整理治疗巾,依次将治疗巾放在器械车右上角。

放备用治疗巾 2 张。

叠切口保护巾 2 张,若使用手术贴膜,则将此治疗巾改为备用治疗巾。

叠 4 张切口巾,第一张折边向内,其余 3 张折边向外,传递给医师时,第一张治疗巾的折边面向自己,其余 3 张的折边面向医师。

将一张治疗巾打开对折,将吸引管、电刀笔、灯柄放入打包备用。

展开洗手盆内的治疗巾横向对折,铺在器械车左侧。将洗手盆置于治疗巾下方,将洞巾、中单、手术衣竖放在此治疗巾上方,将手套放在洗手盆旁。

(4)打开器械包,检查包内指示卡是否达到灭菌要求。

(5)将包内治疗巾打开对折后,裹成条状,用来摆放备用器械。

(6)整理手术器械,将消毒钳放在洗手盆内。

(7)将常用器械放在器械车的左下角。

(8)将各类拉钩、特殊器械竖放在器械台中间的正上方。

(9)在刀柄上装好手术刀片,并将刀柄放在弯盘下。

(10)将多余的包布叠好,放在右上角治疗巾下。将包裹器械的中单折叠好,放在拉钩上面备用。

(11)整理、折叠、检查纱布垫,放在器械车右下角。

(12)用巾钳夹好小纱布,放在治疗巾与纱布垫之间。

(六)终末处理

(1)使用无菌器械台后,分类处理器械、敷料、一次性用物。

(2)每台使用手术器械后,将其密闭,送消毒供应中心清洗、消毒、灭菌。

(3)将布类敷料投入蓝色污衣袋,密闭,送洗衣房清洗、消毒,再送供应室包装、灭菌。

(4)将一次性手术衣及其他用物按医疗垃圾分类处理。

(七)注意事项

(1)铺无菌台应在手术间进行,避开回风口、出入通道处,停止卫生清扫工作,操作轻。

(2)检查器械车桌面是否清洁、干燥,查无菌包名称、灭菌日期、有效期。

(3)开启无菌包,检查包内指示卡的灭菌效果。

(4)用双手开启和关闭敷料包时,应在器械车的两侧进行,目测无菌包的开口,分清包布的内外面,双手只能触及无菌包的外层,不可触及内层。

(5)整理无菌台时,无菌平面应在器械车平面上,器械、敷料超出无菌台视为污染,不得使用。

(6)铺好的无菌台超过4 h不能再用。

五、传递无菌手术用物

(一)目标

准确、快速地提供手术用物,确保手术顺利进行,防止职业伤害,避免医护人员受到感染。

(二)目的

采用无菌技术传递手术用物,为手术提供方便,确保手术顺利开展。

(三)用物

用物有无菌器械托盘、手术器械、传递盘、一次性用物。

(四)操作者准备

操作者外科手消毒,穿手术衣,戴无菌手套,戴手术帽及口罩,着装整洁、规范。

(五)操作程序及方法

1.传递手术刀片

手持刀柄背,刀刃面向下,柄尾向手术者水平传递或用弯盘传递。

2.止血钳、手术剪传递方法

右手拇指握器械凸侧上1/3处,示指、中指、无名指握器械凹侧中部,器械的尖端向上,通过前臂带动腕部将器械柄环部拍打在手术者掌心上。

3. 手术镊传递方法

右手握镊子尖端,闭合开口,尖端向下,通过腕力垂直传递。

4. 持针钳传递方法

缝针的针孔朝向手术者的虎口,缝线搭在手背上或用左手夹持缝线传递。

5. 拉钩传递方法

传递拉钩前用生理盐水浸湿,达到减少摩擦的目的,右手握住拉钩的前端,将柄平行传递给手术者。

6. 纱布垫的传递方法

将纱布垫浸湿后打开,用镊子夹其一角传递。

7. 脑棉片的传递方法

浸湿脑棉片,分开放在治疗碗内,一只手用无齿尖镊夹持非带线端,另一只手牵住带线端,手术者用镊子夹持棉片的非带线端使用。

(六)终末处理

(1)复用手术器械,术后清点,密闭,送消毒供应中心清洗、消毒、灭菌。

(2)将手术刀片、缝针等锐器物品放锐器盒集中处理。

(3)将纱布垫、脑棉片等一次性手术用物按医疗废弃物处理。

(七)注意事项

(1)传递速度快,方法准,器材正确,手术者无须调整方向即可使用。

(2)传递力度适当,以达到提醒术者为度。

(3)根据手术进展,及时调整手术器械。

(4)传递手术器械时应快递快收,及时整理切口周围的器械,擦净血迹,防止落地。

(5)传递器械时,有弧度的弯侧向上;有手柄的将手柄朝向手术者;垂直传递单面器械;将锐利器械刃口向下水平传递或用弯盘传递。

(6)应将污染的器械放入指定容器,不宜再用。

(7)传递敷料(大纱布垫)时,应浸湿、拧干再展开后成角传递。

六、取无菌溶液

(一)目标

保持无菌溶液的无菌状态,防止细菌进入手术切口,避免患者受到感染。

(二)目的

为手术提供无菌溶液。

(三)用物

用物有无菌溶液、取瓶器、无菌持物钳、无菌棉杆、消毒液、笔、时钟。

(四)操作者准备

操作者洗手,戴帽子、口罩、着装整洁、规范。不戴耳环、戒指、手镯、手链等饰物,指甲平短、清洁,不涂指甲油。

(五)操作程序及方法

(1)洗手、戴口罩。

(2)核对无菌溶液及药名、浓度、剂量、有效期。

(3)检查瓶口铝盖有无松动,瓶体有无裂隙,对光检查无菌溶液有无沉淀、混浊、变色及絮状物等。

(4)开启铝盖。

(5)给瓶塞消毒,右手使用无菌持物钳夹持瓶塞,翻起并取出瓶塞。

(6)另一只手握溶液瓶,瓶签向掌心,顺时针倒出少量溶液冲洗瓶口,再由原处倒出所需溶液至无菌治疗碗内。

(7)用无菌持物钳放回瓶塞,给瓶口消毒。

(8)再次核对药名、浓度、剂量、有效期。

(9)记录开瓶日期、时间并签名。

(10)将开启的无菌溶液放置在操作台上。

(六)终末处理

(1)使用无菌溶液后,倒入污水桶内集中处理。

(2)将无菌溶液瓶集中存放,回收处理。

(3)一次性包装按医疗废物处理。

(七)注意事项

(1)严格执行查对制度,遵守无菌技术操作原则。倒出无菌液后,不可再倒回瓶中。

(2)不可将无菌敷料堵塞瓶口,倾倒无菌溶液,也不可直接伸入无菌溶液内蘸取无菌液。

(3)已开启的溶液,可保存 24 h。

七、干式无菌持物钳的使用

(一)目标

使用无菌持物钳取用和传递无菌物品,以维持无菌物品及无菌区域的无菌状态。

(二)目的

保持无菌持物钳的无菌状态,防止细菌进入无菌区域。

(三)用物

用物为无菌持物钳和持物钳容器。

(四)操作者准备

操作者洗手,戴帽子、口罩,着装整洁、规范。不戴耳环、戒指、手镯、手链等饰物,指甲平短、清洁,不涂指甲油。

(五)操作程序及方法

(1)操作者洗手、戴口罩。

(2)检查无菌罐外包装及指示卡是否符合要求。

(3)打开外包装,检查包内指示卡达到灭菌要求,打开容器盖,确认容器内干燥、无冷凝水、无杂物,方可使用。

(4)取无菌持物钳的方法:拇指、中指提持物钳双环,示指固定钳柄根部,闭合钳端,将钳移到容器中间,垂直提取,不可触碰容器口边缘及内壁,直线取出。

(5)使用无菌持物钳时,始终保持钳端向下,在胸、腹腔积液平操作,不可过高或过低,到远处取物品,应将持物钳放在容器内一同搬移。

(6)放持物钳的方法:使用持物钳后,应闭合钳端,垂直放入容器内,关闭容器盖子。

(六)终末处理

(1)使用后的无菌容器和持物钳,无论有无污渍,都应清洁后再灭菌使用。

(2)将无菌容器和持物钳送供应室清洗、灭菌。

(七)注意事项

(1)容器盖处于关闭状态时,不可直接从盖孔取放无菌钳,手不可触及容器口及无菌持物钳的下 2/3 部分,以免污染。

(2)使用无菌持物钳,钳端不可高举,避免污染。

(3)无菌持物钳只能夹取无菌物品,不能触碰未经消毒的物品,也不能用于换药、给皮肤消毒或作他用。

(4)不可从无菌持物钳上直接用手拿取物品,不能夹取油纱。

(5)保持无菌持物钳的无菌状态,一个容器只能放一把无菌持物钳,使用 4 h 更换一次。

八、无菌容器的使用

(一)目标

保持无菌容器的无菌性,以便储存或转运无菌器械及用物,保持手术用物不被污染。

(二)目的

用于盛放无菌物品。例如,无菌储槽、无菌罐、无菌盒等,用于储存与运送灭菌器械和手术用物。

(三)用物

用物为无菌容器。

(四)操作者准备

操作者洗手,戴帽子、口罩,着装整洁、规范。不戴耳环、戒指、手镯、手链等饰物,指甲平短、清洁,不涂指甲油。

(五)操作程序及方法

(1)操作者洗手、戴口罩。

(2)检查无菌容器外包装是否达到灭菌条件,外包布是否符合无菌包要求,是否在有效期内,检查无菌容器标识。

(3)打开外包装,检查包内灭菌指示卡是否符合灭菌要求,打开容器盖,确认容器内干燥、无冷凝水、无杂物,方可使用。

(4)盛装无菌物品或器械时应在容器底部垫无菌的棉布,并保持干燥。

(5)从无菌容器内取物时,先拿取容器盖,使其平移,离开容器,将其内面向上置于清洁的桌面,或内面向下拿在手中。

(6)取物完毕,立即将容器盖反转,使内面向下,移至容器口,小心盖严。

(7)手持无菌容器时,应托住底部,推车运送时,手扶容器一并推移。

(六)终末处理

(1)使用无菌容器后,无论其有无污渍,都应清洁后再灭菌使用。

(2)集中清洗、包装、灭菌。

(七)注意事项

(1)防止容器盖口污染或灰尘落入容器内。

(2)防止盖内面触及任何非无菌区域。

(3)手拿盖时,勿触及盖的内面及边缘。

(4)避免容器内无菌物品在空气中暴露过久。

(5)手指不可触及容器边缘及内面。

(张慧玲)

第五节　麻醉患者的护理

麻醉学是研究临床麻醉、急救复苏、重症监测治疗和疼痛治疗的专门学科,其中临床麻醉是麻醉学的主要内容。麻醉是应用药物或其他方法,使患者机体或机体的一部分痛觉暂时消失,为手术创造良好条件的技术。理想的麻醉要求做到安全、无痛和适当的肌肉松弛。根据麻醉作用部位和所用药物的不同将临床麻醉分为局部麻醉、全身麻醉两大类。椎管内麻醉属于局部麻醉范畴,因有特殊性,临床上将其作为专门的麻醉方法。护理人员承担了麻醉前准备、麻醉中配合和麻醉后的护理工作,应熟悉麻醉的基本知识,掌握麻醉患者的护理工作要点,从而提高患者麻醉的安全性。

一、常用麻醉方法

(一)局部麻醉

1. 常用局部麻醉药物

(1)按化学结构分类:可分为酯类和酰胺类。常用的酯类局麻药有普鲁卡因、丁卡因,酰胺类局麻药有利多卡因、丁哌卡因和罗哌卡因等。因为酯类局麻药易引起患者过敏反应,所以目前临床常用局麻药多为酰胺类。

(2)按临床作用时效分类:可分为短效(如普鲁卡因等)、中效(如利多卡因等)和长效局麻药(如丁哌卡因、丁卡因和罗哌卡因等)。

2. 常用局部麻醉方法

局部麻醉分为表面麻醉、局部浸润麻醉、区域阻滞麻醉和神经阻滞麻醉。

(1)表面麻醉:将穿透力强的局麻药与黏膜接触,使其透过黏膜阻滞浅表的神经末梢而产生的局部麻醉现象,称为表面麻醉,常用于眼、鼻、咽喉、气管和尿道等处的浅表手术或内镜检查。一般眼部的表面麻醉多采用滴入法,鼻腔黏膜的麻醉常采用棉片浸药填敷法,咽及气管内黏膜的麻醉用喷雾法,尿道内黏膜表面麻醉用灌入法。临床上常用的表面麻醉药有 $2\%\sim4\%$ 的利多卡因, $1\%\sim2\%$ 的丁卡因。

(2)局部浸润麻醉:沿手术切口线将局麻药按组织层次由浅入深地注射到组织中,使神经末梢发生传导阻滞,称为局部浸润麻醉,是应用最广的局麻方法。常用药物为 $0.5\%\sim1\%$ 的普鲁卡因、 $25\%\sim0.5\%$ 的利多卡因。如果无禁忌,局麻药中加入少量肾上腺素,可降低吸收速度,延长麻醉时间并减少出血。

(3)区域阻滞麻醉:将局麻药注射在手术区的四周及基底部的组织中,阻滞通向手术区的神经末梢和细小的神经干,称为区域阻滞麻醉。此法常与局部浸润麻醉合用,常用药物为0.5%～1%的普鲁卡因、0.25%～0.5%的利多卡因。

(4)神经阻滞麻醉:将局麻药注射到神经干、丛、节的周围,使其所支配的区域产生麻醉作用。例如,颈神经丛阻滞、臂神经丛阻滞分别用于颈部手术和上肢手术等,常用药物为1%～2%的利多卡因、0.5%～0.75%的丁卡因。

(二)椎管内麻醉

将局麻药选择性注入椎管内的某一腔隙中,使部分脊神经的传导功能发生可逆性阻滞的麻醉方法,称椎管内麻醉。

根据局麻药注入的腔隙不同,分为蛛网膜下隙阻滞、硬脊膜外腔阻滞。椎管内麻醉时,患者神志清醒,镇痛效果确切,肌肉松弛良好,但可引起一系列生理功能紊乱,也不能完全消除内脏牵拉反应,需加强管理。

1.蛛网膜下隙阻滞麻醉

蛛网膜下隙阻滞麻醉,又称腰麻,是将局麻药注入蛛网膜下隙,作用于脊神经根,使一部分脊神经的传导受到阻滞的麻醉方法。特点是使麻醉平面以下区域产生麻醉现象。止痛完善,肌肉松弛良好,操作简便。

(1)适应证和禁忌证如下。

适应证:适用于手术时间在2～3 h的下腹部、盆腔、肛门、会阴和下肢手术。

禁忌证:①有中枢神经系统疾病。②穿刺部位皮肤感染。③脊柱畸形、外伤。④全身情况极差(如休克等)。⑤患者为婴幼儿及不合作者。⑥患者为老人、孕妇、高血压患者、心脏病患者或有水、电解质及酸碱平衡失调者。

(2)常用药物:最常用的是普鲁卡因和丁卡因。一般使用比重比脑脊液高的重比重液。使用时,用5%的葡萄糖溶液或脑脊液溶解至总量3 mL,使之成5%的浓度即可。

(3)操作方法:患者屈体侧卧,弓腰抱膝。选择第3、4或第4、5腰椎棘突间隙为穿刺点,见有脑脊液滴出,即注入药液。注射后立即测麻醉平面和血压,如果平面过高或血压下降,应立即处理。影响蛛网膜下隙阻滞平面的因素包括药物剂量、比重和容积,其中以药物剂量最为重要。如果药物因素不变,则穿刺间隙、患者体位及注药速度等是影响麻醉平面的重要因素。

2.硬脊膜外阻滞麻醉

将局麻药注入硬膜外间隙,作用于脊神经根,使其支配区域产生暂时性麻痹的麻醉方法,称硬脊膜外阻滞或硬膜外麻醉。特点是麻醉效果为节段性,可在硬膜外腔留置导管,技术要求较高。给药方式有单次法和连续法。因可间断注入麻醉药,手术时间不受限制。

(1)适应证和禁忌证如下。

适应证:适用范围比腰麻广,主要适用于腹部、腰部和下肢手术,尤其适用于上腹部手术,也可用于颈、胸壁和上肢手术。

禁忌证:与腰麻相似,凝血机制障碍者禁用。

(2)常用药物:该类药物应具备穿透性和弥散性强、起效时间短、作用时间长、不良反应小等特点,常用药物为利多卡因、丁卡因和丁哌卡因。

(3)操作方法:穿刺体位、进针部位和针所经过的层次均与腰麻相同,仅硬膜外穿刺,在针尖通过黄韧带后即停止前进。在预定的椎间隙进行穿刺,出现负压证实针头在硬膜外腔后,插入导管,退出穿刺针,经留置导管向硬膜外腔注药。影响硬膜外阻滞的因素有药物容量、注药速度、导管位置和方向等。妊娠后期由于下腔静脉受压,硬膜外间隙静脉充盈,间隙相对变小,用药量减少。机体处于低凝状态时,容易引起硬膜外腔出血和血肿等并发症。

(三)全身麻醉

全身麻醉(简称全麻)是麻醉药物经呼吸道吸入或静脉、肌内注射进入人体内,对患者的中枢神经系统产生暂时性抑制,呈现暂时性意识及全身痛觉消失,反射活动减弱,肌肉松弛状态的一种麻醉方法。全身麻醉是临床最常使用的麻醉方法,其安全性、舒适性均优于局部麻醉和椎管内麻醉。按给药途径的不同,全身麻醉可分为吸入麻醉、静脉麻醉和复合麻醉。

1. 吸入麻醉

经呼吸道吸入挥发性液体或气体麻醉药物而产生全身麻醉的方法称吸入麻醉。吸入麻醉可产生安全、有效的完全无知觉状态,使患者消除焦虑,肌肉松弛,痛觉消失。

(1)吸入麻醉的方法如下。①开放滴药吸入麻醉:将挥发性液体麻醉药(如乙醚等)直接滴在特制的麻醉面罩纱布上,患者吸入药物的挥发气体而进入麻醉状态。目前很少采用。②气管内吸入麻醉:指在药物诱导下,将特制气管导管经口腔或鼻腔插入气管内,连接麻醉机吸入麻醉药而产生麻醉的方法,优点是便于吸出呼吸道分泌物,确保呼吸道通畅;不受手术体位及手术操作的限制;易控制麻醉药的用量和麻醉深度,适用于各种大手术,尤其是开胸手术。

(2)常用吸入麻醉药如下。①氟烷:优点是术后恶心、呕吐的发生率低,因其可降低心肌氧耗量,适用于冠心病患者的麻醉。缺点是安全范围小,有肝损害的危险;肌松作用不充分。氟烷麻醉期间禁忌用肾上腺素和去甲肾上腺素。②恩氟烷:优点是不刺激气道,不增加分泌物,肌松弛效果好,可与肾上腺素合用。缺点是对心肌有轻微抑制,在吸入浓度过高时可产生惊厥,深麻醉时抑制呼吸和循环。③异氟烷:优点是麻醉诱导及复苏快,肌松良好,麻醉性能好,较少引起颅内压增高,是颅脑手术较好的麻醉剂之一。缺点是昂贵,有刺激性气味,可使心率增快。④氧化亚氮:也称笑气,其优点是麻醉诱导及复苏迅速,镇痛效果强,不刺激呼吸道黏膜。缺点是麻醉效能弱,使用高浓度时易产生缺氧。

2. 静脉麻醉

自静脉注入麻醉药,通过血液循环作用于中枢神经系统而产生全身麻醉的方法,称为静脉麻醉。静脉麻醉最突出的优点是无须经气道给药,不污染手术间,操作方便,药物无爆炸性等。缺点是镇痛效果不强,肌肉松弛效果差;可控性不如吸入麻醉;药物代谢受肝、肾功能影响;个体差异较大;无法连续监测血药浓度变化。

(1)分类:①按给药方式分类,分单次、间断和连续给药,后者可分人工设置或计算机设置给药速度。②按具体用药分类,包括硫喷妥钠、氯胺酮和羟丁酸钠静脉麻醉等。

(2)常用静脉麻醉药:①硫喷妥钠,是一种超短效的巴比妥类药物,用药后1 min就进入麻醉状态,消失也快,需小剂量反复注射;患者醒后无任何不适,麻醉效果佳;适用于全身麻醉的诱导及不需肌肉松弛的短小手术。②氯胺酮,属于分离性麻醉药,其特点是体表镇痛作用强,临床上出现痛觉消失后而部分意识可能存在,这种意识和感觉分离的现象称为分离麻醉。麻醉中咽喉反射存在,在苏醒后可能出现精神症状。临床主要用于体表小手术的麻醉以及全身麻醉的诱导。③地西泮类,临床常用的是咪唑安定,其作用强度为地西泮的1.5~2倍,诱导剂量为0.2~0.3 mg/kg,静脉注射后迅速起效。④丙泊酚(异丙酚):属于超短效静脉麻醉药,临床主要用于全身麻醉的诱导与维持,尤其适用于小儿和颅脑外科手术的麻醉。复苏迅速,苏醒后无后遗症。

3.复合麻醉

复合麻醉又称平衡麻醉,常合理组合多种药物或方法,借以发挥优势,取长补短,最大限度地减少对患者生理功能的不利影响,同时充分满足麻醉和手术的需要。根据给药途径不同分为全静脉复合麻醉和静吸复合麻醉。

(1)全静脉复合麻醉:指在静脉麻醉诱导后,复合应用多种短效静脉麻醉药,以间断或连续静脉注射法维持麻醉。其用药包括静脉麻醉药、麻醉性镇痛药和肌松药。

(2)静吸复合麻醉:在静脉麻醉的基础上,于麻醉减浅阶段间断吸入挥发性麻醉药。一方面可以维持麻醉相对稳定,另一方面可以减少吸入麻醉药的用量,且有利于麻醉后迅速复苏。

二、麻醉前护理

麻醉前护理是麻醉患者护理工作的首要步骤和重要环节之一。做好麻醉前的护理工作,对于保证患者麻醉期间的安全性、提高患者对麻醉和手术的耐受力、减少麻醉后并发症等均具有重要意义。

(一)护理评估

1.健康史

了解患者既往有无中枢神经系统、心血管系统及呼吸系统疾病等病史,既往麻醉及手术史,近期有无强心药、利尿药、抗高血压药、降血糖药、镇静药、镇痛药、抗生素以及激素等用药史,有无药物、食物等过敏史,有无遗传性疾病的家族史,有无烟、酒嗜好以及有无药物成瘾等个人史。

2.身体状况

重点评估心、肺、肝、肾和脑等重要器官的功能状况,患者的生命体征及营养状况,水、电解质代谢和酸碱平衡情况,牙齿是否缺少、松动或有无义齿,局麻穿刺部位有无感染,脊柱有无畸形及活动受限。

3.心理-社会状况

了解患者的情绪状态和性格特征,对疾病、手术和麻醉的认识程度,对术前准备、护理配合和术后康复知识的了解程度,患者的经济状况和社会支持程度等。

(二)主要护理诊断/问题

1.恐惧或焦虑

恐惧或焦虑与对麻醉和手术缺乏了解有关。

2.知识缺乏

患者缺乏有关麻醉及麻醉配合的知识。

(三)护理目标

(1)患者的恐惧或焦虑减轻。

(2)了解有关麻醉及麻醉配合知识。

(四)护理措施

1.提高机体对麻醉和手术的耐受力

努力改善患者的营养状况,纠正各种生理功能紊乱,使各重要脏器的功能处于较好的状态,为麻醉创造条件。

2.心理护理

用恰当的语言向患者讲解麻醉方法和手术方案、配合方法,安慰并鼓励患者,缓解患者的恐惧、焦虑情绪,取得患者的信任和配合,确保麻醉与手术的顺利实施。

3.胃肠道准备

择期手术患者麻醉前常规禁食 12 h,禁饮 4~6 h,以减少术中、术后发生呕吐和误吸而导致窒息的危险。对急诊手术的患者,只要时间允许,应尽量准备充分。对饱食后的急诊手术患者,可以采取局部麻醉方式,因手术需要必须全身麻醉者,则应清醒插管,主动控制气道,避免引起麻醉后误吸。

4.局麻药过敏试验

应详细了解患者的药物过敏史。使用普鲁卡因前,常规做皮肤过敏试验,并准备好肾上腺素和氧气等急救用品。

5.麻醉前用药

用药目的包括稳定患者的情绪,减轻患者的心理应激反应,抑制呼吸道及唾液腺分泌,保持呼吸道通畅,消除因手术或麻醉引起的不良反应,提高痛阈,增强麻醉效果,减少麻醉药的用量。

临床工作中,常根据患者的病情、手术方案、拟用麻醉药及麻醉方法等确定麻醉前用药的种类、剂量、用药途径和用药时间。一般手术前一晚给催眠药,术前 30~60 min 应用抗胆碱药和其他类药物各一种,合理配伍,肌内注射。抗胆碱药物能抑制汗腺分泌和影响心血管活动,甲状腺功能亢进、高热、心动过速者不宜使用。吗啡有抑制呼吸中枢的不良反应,故小儿、老年人应慎用,孕妇、呼吸功能障碍者禁用。

6.麻醉物品的准备

准备麻醉药和急救药。准备吸引器、面罩、喉镜、气管导管、供氧设备、麻醉机、监测仪等。

7.健康教育

(1)术前向患者详细讲解麻醉方法和手术过程,消除患者不必要的顾虑和恐惧。

(2)指导患者自我调控,保持情绪稳定。

(3)术前指导患者练习术中的特殊体位,便于手术的配合。

(4)讲解术后并发症的表现、预防及康复训练方法,使患者有充分的心理准备。

(五)护理评价

(1)患者的紧张、焦虑以及恐惧心理是否得到缓解,患者能否积极主动配合治疗、安静地休息和睡觉。

(2)患者能否很好地配合麻醉,生命体征是否稳定,是否出现窒息、呼吸困难等麻醉潜在并发症。

三、常用麻醉护理

(一)护理评估

(1)了解麻醉方法、手术方式、术中情况、出血量、尿量、输液输血量及用药情况。

(2)密切观察局部麻醉有无毒性反应及过敏反应,椎管内麻醉有无呼吸、循环系统及局部并发症,全身麻醉至苏醒前是否发生呼吸系统、循环系统和中枢神经系统并发症。

(二)主要护理诊断/问题

1.有窒息的危险

窒息与麻醉过程中、麻醉后发生呕吐引起的误吸有关。

2.潜在并发症

潜在并发症有局麻药毒性反应、呼吸道梗阻、循环功能衰竭等。

3.头痛

头痛与脑脊液压力降低有关。

(三)护理目标

(1)避免发生呕吐,呕吐后及时处理,避免窒息。

(2)生命体征稳定。

(3)麻醉后无明显头痛。

(四)护理措施

1.局部麻醉患者的护理

(1)一般护理:局麻药对机体影响小,一般无须特殊护理。若门诊手术患者术中用药多、手术过程长,应于术后休息片刻,经观察无异常后方可离院,若有不适,即刻就诊。

(2)观察有无局麻药的毒性反应和过敏反应。

局麻药的毒性反应与护理如下。①毒性反应:局麻药吸收入血后,单位时间内血中局麻药浓度超过机体耐受剂量就可发生毒性反应,严重者可致死。②常见原因:一次用量超过患者的耐量;误将药液注入血管内;局部组织血运丰富,吸收过快或局麻药中未加肾上腺素;患者体质衰弱,耐受力低;肝功能严重受损,局麻药代谢障碍;药物间相互影响使毒性增强。应用小剂量局麻药后即出现毒性反应者称为高敏反应。③临床表现:轻度毒性反应,患者表现为嗜睡、眩晕、多语、惊恐不安和定向障碍等症状。此时若药物吸收停止,一般在短时间内症状可自行消失;否则出现意识丧失、谵妄、惊厥,严重时出现呼吸、心跳停止。④急救:立即停止给药,吸氧,保持呼吸道畅通;对烦躁不安患者可进行肌内或静脉注射地西泮 $10\sim20$ mg,有惊厥者给予 2.5% 的硫喷妥钠 $1\sim2$ mg/kg,缓慢静脉注射;对出现呼吸、循环功能抑制的患者应进行面罩给氧,人工呼吸,静脉输液,给予升压药麻黄碱或间羟胺维持血压;对心率缓慢者静脉注射阿托品等;对呼吸、心搏骤停者,立即进行心肺复苏。⑤预防:限定麻醉药剂量,普鲁卡因一次最大剂量不超过 1 g,利多卡因一次最大剂量不超过 0.4 g,丁卡因一次最大剂量不超过 0.1 g;麻醉前用巴比妥类、地西泮、抗组胺类药物,提高毒性阈值;在每 100 mL 局麻药中加入 0.3 mL 0.1% 的肾上腺素,可减慢局麻药的吸收,减少毒性反应的发生,并能延长麻醉时间。但不能用于指(趾)、阴茎神经阻滞麻醉和高血压、心脏病、甲状腺功能亢进、老年患者;注药前常规回抽,无血液时方可注药;根据患者的状态或注射部位适当减量,如果在血液循环丰富的部位,患者年老、体弱及对麻醉药耐受力差,用药要适当减量。

局麻药的过敏反应与护理:过敏反应多见于普鲁卡因和丁卡因的使用过程中。预防的关键是麻醉前询问过敏史和进行药物过敏试验。过敏反应的临床表现为注入少量局麻药后出现荨麻疹、喉头水肿、支气管痉挛、低血压和血管神经性水肿等体征。必须立即停止用药,给予对症抗过敏处理,病情严重者立即皮下或静脉注射肾上腺素,然后给皮质激素或抗组胺药物。

2.椎管内麻醉患者的护理

(1)蛛网膜下隙麻醉的护理如下。

体位：穿刺时协助麻醉医师摆好患者体位，注药后立即帮助患者平卧，以后根据麻醉要求调整体位；麻醉后常规去枕平卧 6～8 h。

观察病情：严密监测血压、脉搏和呼吸的变化。继续输液，连接和固定好各种引流管。

并发症及护理如下。①血压下降，心动过缓：交感神经抑制，迷走神经亢进所致。应立即快速输液，以扩充血容量。必要时静脉或肌内注射麻黄碱 15～30 mg；心动过缓时静脉注射阿托品 0.3～0.5 mg。②呼吸抑制：麻醉平面过高，使呼吸肌运动无力或麻痹所致，表现为胸闷气短、说话无力、发绀，如果出现严重呼吸困难，应给予气管插管、人工呼吸、给氧等抢救措施。③腰麻后头痛：蛛网膜穿刺处脑脊液漏，颅内压降低，颅内血管扩张所致；或腰穿出血或药物刺激蛛网膜和脑膜所致。典型的头痛可发生在穿刺后 6～12 h，疼痛常位于枕部、顶部或颞部，呈搏动性，抬头或坐起时加重。约 75% 的患者在 4 d 内症状消失，多数不超过 1 周，但个别患者的病程可长达半年以上。麻醉时采用细针穿刺、提高穿刺技术水平、缩小针刺裂孔、保证术中和术后输入足量液体及手术后常规去枕平卧 6～8 h 可预防头痛发生；出现头痛症状者，应平卧休息，服用镇痛或镇静类药物，每天饮水或静脉补液 2 500～4 000 mL。严重头痛者经上述处理无效时，可在硬膜外腔隙注入生理盐水或中分子右旋糖酐 15～30 mL，疗效较好。

对症处理：注意有无恶心、呕吐、尿潴留、穿刺处疼痛等，若发现异常，配合医师做相应处理。

(2)硬膜外麻醉的护理如下。

硬脊膜外麻醉的并发症为：①全脊髓麻醉，是硬膜外麻醉最严重的并发症。因麻醉穿刺时，穿破硬脊膜，将大量药液误注入蛛网膜下隙而产生异常广泛的阻滞，引起意识丧失，呼吸停止，血压下降，继而心搏骤停而致死。一旦疑有全脊髓麻醉，应立即进行面罩正压通气，必要时进行气管插管维持呼吸，输液，用升压药，维持循环功能，如果抢救及时，呼吸、血压和神志可能恢复。硬膜外麻醉前常规准备抢救器械，穿刺时认真细致，注药前先回抽，观察有无脑脊液，注射时先用 3～5 mL 试验剂量并观察 5～10 min，改变体位后需再次注射试验剂量，以重新检验，防止患者术中躁动。②穿刺损伤脊神经根，多由穿刺不当所致。如果穿刺过程中患者主诉有电击样痛并向单侧肢体传导，应调整进针方向。术后出现该神经根分布区疼痛或麻木，一般 2 周内能缓解或消失，但麻木可遗留数月，可对症治疗。③硬膜外血肿，是因穿破血管而引起出血，血肿压迫脊髓可并发截瘫。如果发现患者有下肢的感觉运动障碍，应在 8 h 内手术清除血肿。置管动作宜细致、轻柔，对凝血功能障碍或在抗凝治疗期间患者禁用硬膜外阻滞麻醉。④硬膜外脓肿，无菌操作不严格或穿刺经过感染的组织，可引起硬膜外腔隙感染甚至形成脓肿，出现全身感染表现及头痛、呕吐、颈项强直等脑膜刺激症状。应用大剂量抗生素治疗，在出现截瘫前及早手术，切开椎板排脓。

麻醉后患者平卧 4～6 h，其他护理与腰麻的护理相同。

3.全身麻醉患者的护理

(1)并发症的观察和护理如下。

呕吐与窒息：呕吐可发生于麻醉诱导期、术中或麻醉苏醒期，呕吐物误吸入呼吸道可导致窒息或吸入性肺炎。应密切观察呕吐的先兆，如果发现恶心、唾液分泌增多且频繁吞咽，立即将患者上身放低，头偏向一侧，以利于呕吐物排出，同时迅速清理口、鼻腔内残留的呕吐物；若呕吐物已进入呼吸道，应诱发咳嗽或进行气管内插管，彻底吸除呼吸道内异物。

呼吸暂停：多见于使用硫喷妥钠、丙泊酚或氯胺酮等的小手术，也见于全身麻醉者苏醒拔管后,系因苏醒不完全而发生呼吸暂停,表现为胸腹部无呼吸动作,发绀。

一旦发生,应立即施行人工呼吸,必要时在肌松药辅助下气管内插管,进行人工呼吸,吸氧。

呼吸道梗阻:上呼吸道梗阻最常见的原因是舌后坠及咽部分泌物积聚而堵塞气道。吸气困难为主要症状,舌后坠时可听到鼾声,咽部有分泌物,则呼吸时有水泡音。完全梗阻时出现鼻翼扇动和三凹征。

一旦发生呼吸道梗阻,应立即托起下颌或置入咽导管,及时吸除分泌物,梗阻即可解除。下呼吸道梗阻的常见原因为气管、支气管分泌物积聚,应给予气管内插管,吸除分泌物。

急性支气管痉挛:好发于既往有哮喘病史或对某些麻醉药过敏者,气管内导管插入过深致反复刺激隆突或诱导期麻醉过浅均可诱发。患者表现为呼吸阻力极大,两肺下叶或全肺布满哮鸣音,严重者气道压异常升高,可高于 3.9 kPa(40 cmH$_2$O)。应在保证循环稳定的情况下,快速加深麻醉,经气管或静脉注入利多卡因、氨茶碱、皮质激素、平喘气雾剂等,松弛支气管平滑肌。

低血压:麻醉药引起的血管扩张、术中器官牵拉所致的迷走神经反射、大血管破裂引起的大失血以及术中长时间血容量补充不足或不及时等均可引起低血压。应根据手术刺激强度,调整麻醉状态;根据失血量,快速补液,酌情输血,必要时使用升压药。

心搏骤停与心室纤颤:是全身麻醉最严重的并发症。原因复杂,多发生于原有器质性心脏病、低血容量、高碳酸血症或低碳酸血症、高钾血症或低钾血症等患者,麻醉深度不当、呼吸道梗阻、手术牵拉内脏等均可成为诱发因素,需立即施行心肺复苏。

(2)全身麻醉恢复期的护理:全身麻醉手术结束至苏醒前,药物对机体的影响将持续一段时间,易发生呼吸系统、循环系统和中枢神经系统并发症。必须重视麻醉恢复期的护理,严密观察生命体征,争取及早发现并及时处理各种并发症。具体护理措施如下。

一般护理。了解麻醉和手术方式、术中用药情况、出血量及尿量等。保持输液及各种引流管通畅,监测并记录用药及液体出入量。

安置适当卧位。清醒前去枕平卧,头偏向一侧或侧卧。

密切观察病情。全身麻醉苏醒前应有专人护理,每 15~30 min 测量脉搏、呼吸、血压 1 次,同时观察意识、肢体运动和感觉、口唇与皮肤色泽、心电图和血氧饱和度,并做好记录,直至患者完全清醒。

保持呼吸道通畅。床边备吸痰器和气管切开包,防止呕吐物引起误吸和窒息。

保持正常体温。因手术中内脏暴露时间长,多数大手术后患者的体温较低,应给予保暖,但避免烫伤。保证患者安全。麻醉恢复过程中,患者可能出现躁动现象,应专人守护,适当约束,防止坠床、外伤、拔除输液管和引流管等。

评估患者的麻醉恢复情况,达到以下标准可转回病房:神志清醒,有定向力,能正确回答问题;呼吸平稳,能深呼吸及咳嗽,SaO$_2$>95%;血压、脉搏平稳,心电图无严重心律失常和 ST-T 改变。

四、术后镇痛管理

(一)术后镇痛的意义

手术后疼痛是一种伤害性刺激,可引起机体一系列的病理生理改变。有效的术后镇痛有利于患者早期下床活动,促进胃肠功能的早期恢复,减少肺部并发症及下肢静脉血栓的形成,加速康复进程。

(二)术后镇痛的方法

1.传统方法

传统镇痛方法是在患者需要时根据医嘱肌内注射阿片类药物镇痛(吗啡或哌替啶)。因需经历患者需要—开处方—肌内注射—起效的过程,不能做到方便及时、反应迅速,结果使多数患者存在不同程度的镇痛不全,且多次肌内注射还增加了患者的痛苦。

2.现代方法

现代术后镇痛的宗旨是尽可能控制术后疼痛,使患者感觉不到疼痛。可请患者参与镇痛方法的选择,使用患者自控镇痛、硬膜外置管镇痛以及持续外周神经阻滞镇痛等新型镇痛装置和技术。具体方法如下。

(1)持续镇痛:以镇痛泵持续输入小剂量镇痛药。

(2)患者自控镇痛:在持续镇痛基础上,允许患者根据自身对疼痛的感受,触发释放一定量的药物。该电子泵系统可在预先设定的时间内对患者的第二次要求不做出反应,以防止药物过量。它包括患者自控静脉镇痛(以阿片类药物为主)、患者自控硬膜外镇痛(以局麻药为主)、皮下自控镇痛(药物注入皮下)、神经干旁阻滞镇痛(以局麻药为主)。

(3)其他:物理疗法、神经电刺激以及心理治疗等。

(三)术后镇痛的并发症及护理

1.并发症

(1)恶心、呕吐:术后恶心、呕吐的原因很多,阿片类药物对延髓呕吐中枢化学感受区的兴奋作用可能是恶心、呕吐的主要原因。术后呕吐可增加腹压,加剧切口疼痛,引发伤口出血,故出现呕吐时应注射甲氧氯普胺(胃复安),同时采取平卧位,将头偏向一侧,防止呕吐物误入气管。

(2)呼吸抑制:阿片类药物最危险的不良反应为直接作用于脑干,抑制呼吸中枢,导致呼吸衰竭。开始表现为呼吸频率减慢,继而通气量减少,呼吸运动不规则,最后出现呼吸抑制,每分钟呼吸频率低于10次,甚至停止。一旦发生上述表现,应立即向医师报告,采取急救措施。

(3)内脏运动减弱:发生尿潴留时留置导尿管,可将导尿管的拔出时间延长至镇痛结束;若消化道排气延迟,甲氧氯普胺能促进胃肠运动,在减轻恶心、呕吐症状的同时减轻胃潴留。通过术后早期活动可预防或减轻以上情况。

(4)皮肤瘙痒:瘙痒是阿片类药物诱发组胺释放而引起的不良反应,表现为荨麻疹和瘙痒,给予抗组胺类药物可使症状缓解,严重者可以用纳洛酮对抗。

2.护理

(1)护士在术前应详细向患者介绍所使用镇痛方法的益处及操作要领,同时使患者增强战胜疼痛的信心。

(2)监测记录患者的生命体征。监测呼吸变化是自控镇痛护理的关键,应每小时测量呼吸1次,每6h测量血压、脉搏、体温各1次,并做好记录,直到自控镇痛结束。由于局麻药及吗啡类药物有扩张血管作用,加上术中血容量相对不足,少数患者可出现低血压反应。当发现血压较基础血压下降10%时,可适当加快输液速度。当血压下降20%时,则应暂停使用镇痛药并补液。

(3)评价镇痛效果。镇痛不全或患者需要更为复杂地调整剂量时,要与麻醉科人员联系。

(4)保护留置导管,防止脱落、扭曲,以防影响药物的输入。同时注意观察局部有无发红或脓性分泌物渗出,如果发生感染,应向医师报告、及时拔管并加强抗炎治疗。

(5)协助诊治并发症,发现异常,应立即停用镇痛泵;遇呼吸抑制、心搏骤停的紧急情况,则立即就地抢救,同时请麻醉科会诊。

(张慧玲)

第六节　麻醉复苏患者的护理

麻醉恢复室又称为麻醉后监护室(post anesthetic care unit,PACU),是对手术麻醉后患者进行早期监测和治疗直至患者的生命指征恢复稳定的医疗单元。PACU 的管理职能是为手术患者提供专业性的术后早期恢复服务,针对术后患者的意识、呼吸、循环等生命体征以及感觉和运动阻滞平面的恢复情况做全程无缝连接的监测,使患者病情平稳并返回外科病房,或将病情不稳定的危重患者护送入重症监护病房(intensive care unit,ICU),从而提高连台手术与麻醉衔接的安全性、质量与效率。

一、麻醉恢复室的工作流程

(一)PACU 的收治指征

无论患者接受何种麻醉(全身麻醉或区域麻醉等),原则上术后均应将患者送入 PACU 进行恢复;临床实际工作中,分管的麻醉医师可依据手术大小、麻醉方式、术后患者的具体情况以及 PACU 的占用情况来决定患者是否在 PACU 恢复。

PACU 主要收治以下几类患者。

(1)全身麻醉术后未清醒、自主呼吸未完全恢复、肌张力差或某些原因导致气管导管未拔除。

(2)区域阻滞和椎管内阻滞合并静脉全身麻醉术后清醒欠佳。

(3)各种神经阻滞麻醉术中曾发生意外或椎管内阻滞平面过高,手术后需要继续监测、治疗。

(4)术前合并重要器官系统疾病,术中生命体征欠平稳,估计术后短期可能恢复稳定。

(5)个别患者需要术后严密观察短时间内出血量、引流量。

(6)苏醒期寒战、躁动等,需要继续治疗。

(7)头颈部手术后需要严密观察呼吸道情况。

若患者病情危重且术后需要长时间呼吸机辅助治疗,可直接护送入 ICU 进行进一步的监护治疗。

(二)患者进入 PACU 的转运和交接

将患者从手术室转运至 PACU 时应由一名熟知其病情的麻醉组成员和一名手术医师陪同,在运送过程中,患者应在恰当的密切监护和支持下接受连续的评估和治疗。护送患者到达PACU 时,麻醉医师应与 PACU 的医务人员进行当面交接,交接内容包括以下几种。

（1）了解患者的姓名和年龄、术前简要相关病史、麻醉方式以及麻醉中情况、手术方法、手术中的意外情况等。

（2）了解麻醉期间所用的药物，包括麻醉前用药、抗生素、麻醉诱导和维持用药、肌肉松弛药和逆转药、术后镇痛药配方以及血管活性药等。

（3）了解麻醉与手术中生命体征（血压、心电图、SpO_2、呼吸、尿量和体温等）情况，有无险情或重大病情变化，如困难气道、血流动力学不稳定或心电图有异常变化等。

（4）经过何种处理或使用过何种治疗性药物，效果如何。

（5）了解手术中液体平衡情况，包括输液量和种类、尿量、出血量和输血量等。

（6）各种导管情况，如外周动静脉穿刺导管、中心静脉导管、气管导管、导尿管胸腔或腹腔引流管、胃肠道减压管等。

（7）了解手术麻醉后可能发生的并发症以及其他有必要交接的内容。PACU医务人员立即接收患者，监测血压心电图、脉搏、SpO_2、呼吸等，并向麻醉医师和/或手术医师询问相关病情，同时将患者妥善固定，以免摔伤、坠床或擅自拔除各种导管。

二、护理措施

（一）麻醉复苏期护理

1. 保持呼吸道通畅

有效固定气管导管，根据肺部听诊情况及时吸痰，了解拔管指征，协助医师拔除气管导管，遵医嘱予以吸氧。若患者呕吐，可用吸引器清除口、鼻腔内残余呕吐物，保持呼吸道通畅。

2. 体位管理

根据病情及手术方式采取合适体位。

3. 维持循环稳定

注意保暖，保证输液通畅，合理控制输液速度。

4. 导管护理

保持各引流管引流通畅。

5. 安全护理

患者在苏醒过程中可能出现躁动不安或幻觉等，易发生意外伤害，应注意适当防护，必要时加以约束，防止坠床、意外拔管等情况发生。

（二）麻醉恢复期护理

1. 体位管理

全身麻醉清醒后，根据病情及手术方式采取合适体位，若患者呕吐，应将患者的头偏向一侧，防止误吸。一旦发生误吸，应立即采取头低位，使声门裂高于食管入口，呕吐物流向鼻咽腔然后从口角流出，此时可用吸引器清除口、鼻腔的残余呕吐物，保持呼吸道通畅。

2. 遵医嘱

予以吸氧，做好呼吸道护理，防止舌后坠及呼吸道梗阻等。

3. 维持循环稳定

注意保暖，保证输液通畅，合理控制输液速度。

4. 导管护理

保持各引流管引流通畅。

5.安全护理

患者苏醒过程中可出现躁动不安或幻觉等,易发生意外伤害等,应注意适当防护,必要时加以约束,防止坠床、意外拔管等情况发生。

6.疼痛管理

麻醉作用消失后,患者仍感到疼痛,正确进行疼痛评分,并遵医嘱采取镇痛措施。对使用PCA者,按PCA护理常规护理。

7.饮食管理

根据手术方式及医嘱选择进食时间和饮食种类。

(三)并发症护理

1.呼吸系统并发症

主要有窒息、误吸、呼吸道梗阻、急性肺不张等。应立即清除呼吸道异物,保持呼吸道通畅,给氧,鼓励患者深呼吸和有效咳嗽,病情许可时鼓励患者早期下床活动。

2.循环系统并发症

主要有低血压、高血压、心律失常和心搏骤停等。密切监测血压、脉搏、心率变化,必要时监测中心静脉压、肺动脉压等,遵医嘱对症处理,必要时行心肺复苏。

3.中枢神经系统并发症

主要有体温异常、麻醉苏醒延迟或不醒等。应维持呼吸循环稳定,查明并纠正中枢神经系统缺血、缺氧的原因,积极进行脑复苏。监测体温变化,遵医嘱给予降温或保温等对症处理。

三、麻醉复苏监护常规

(1)按外科手术一般护理常规及相应麻醉后护理常规护理。

(2)迎接并安置患者,与手术室护士交接班,了解麻醉方式、手术部位与名称、术中情况、术后诊断等。交接皮肤及输液、引流等情况。填写患者交接卡及护理记录单。

(3)严密观察患者的意识、瞳孔变化等。连续监测患者的心率、血压、血氧饱和度、呼吸、体温,必要时监测呼气末二氧化碳、动脉血压等,视病情设定报警上下限。每15 min记录生命体征1次;患者麻醉苏醒拔除气管导管后,每30 min记录1次;对抢救患者随时记录。

(4)加强巡视,注意患者有无术后早期并发症,如气道阻塞、低氧血症、高血压、低血压、呕吐、疼痛等。发现异常,及时向医师报告并处理。

(5)冬季保暖,夏季防暑。对高热患者按高热护理常规护理,低温患者复温时注意防止烫伤。

(6)视患者的病情用鼻导管给氧,必要时面罩给氧或呼吸机辅助呼吸,并根据病情调节氧流量和氧浓度。对上呼吸机者,观察呼吸机运转及自主呼吸恢复情况。

(7)评估患者的病情(循环、呼吸、血氧饱和度、意识及肌力),掌握气管导管拔管时机,配合医师拔管。拔管后常规吸氧并观察患者呼吸、血氧饱和度的变化。鼓励患者做深呼吸并协助患者咳嗽排痰。

(8)严密监护至患者苏醒。患者麻醉苏醒前,注意约束其肢体,加床挡,妥善固定各种管道,防止发生坠床、管道脱落、自行拔管等意外。

(9)观察患者伤口渗血、渗液情况,保持敷料清洁、干燥,固定稳妥。发现异常,及时向医师报告并处理。

(10)保持各引流管通畅,观察并记录引流液的颜色、量与性状,发现异常,及时向医师报告并处理。

(11)正确、及时执行各种医嘱,保持输液通畅,防止液体外渗,视患者的病情调节输液速度,必要时用微泵控制输液。

(12)正确留取各项检验标本并及时送检。

(13)患者呼吸、循环功能稳定,麻醉苏醒完全即可转出麻醉复苏室。转出时与病房医务人员详细交接班,尤其对使用镇痛泵者,交代有关注意事项。

四、术后麻醉复苏配合技术

(一)关怀性护理技术目的

(1)促进全身麻醉患者复苏,保障患者手术安全。

(2)防止患者发生术后并发症。

(3)与患者沟通,使其感觉良好。

(二)关怀性评估

患者复苏期,巡回护士应守护在患者身旁,观察病情的变化和复苏情况。

(三)操作前准备与关怀

1.环境

使麻醉复苏室的温、湿度适宜。

2.患者

全身麻醉患者手术完成,准备拔管,进入复苏期。

3.物品

约束带、升温毯吸痰管、负压吸引器等。

4.护士

准备着装整洁,保持良好的情绪状态。

(四)关怀性操作步骤

(1)手术结束,将手术患者转运至麻醉复苏室,加强对患者的肢体约束,注意松紧适宜,随时观察约束部位的皮肤情况,遇特殊情况,及时调整约束带。巡回护士守护在患者身旁,防止患者坠床及自行拔管等突发意外。

(2)连接好负压吸引,及时为患者吸痰,防止拔管过程中出现呛咳、窒息。

(3)若患者发生呕吐,应立即将其头部偏向一侧,及时清除呕吐物,以防发生误吸。

(4)患者逐渐苏醒的过程中,应陪同在侧,耐心反复告知患者"您的手术已经结束,现在在麻醉复苏室进行复苏,一会儿就可以拔出气管导管",以缓解患者的紧张、焦虑情绪。

(5)拔除气管导管后,用积极的话语鼓励患者,告知其手术已顺利完成,促进其尽快复苏。

(6)为患者穿好衣裤,盖好被子,将升温毯调至适宜温度,注意保暖,保护患者的隐私。

(7)妥善固定患者的输液管、导尿管、引流管等管道,防止扭曲和脱管,注意保护伤口,必要时以腹带加压包扎伤口,防止伤口裂开。

(8)复苏室护理人员协助麻醉医师、手术医师将患者安全送至病房或 ICU,做好患者交接工作,并及时告知家属患者复苏后的去向,减轻其焦虑。

(赵佳佳)

第七节　手术后患者的护理

从患者手术结束返回病房到基本康复出院阶段的护理,称手术后护理。

一、护理评估

1.手术及麻醉情况

了解手术和麻醉的种类和性质、手术时间及过程;查阅麻醉及手术记录,了解术中出血、输血、输液的情况,手术中病情变化和引流管放置情况。

2.身体状况

(1)生命体征:局部麻醉及小手术术后,可每 4 h 测量并记录 1 次。影响机体生理功能的疾病、麻醉、手术等因素存在时,应密切观察。

每 15～30 min 测量并记录 1 次,病情平稳后,每 1～2 h 记录 1 次,或遵医嘱执行。①体温:术后,机体对手术后组织损伤的分解产物和渗血、渗液的吸收,可引起低热或中度热,一般在 38.0 ℃,临床上称外科手术热(吸收热),于术后2～3 d 逐渐恢复正常,不需要特殊处理。若体温升高幅度过大、时间超过 3 d 或体温恢复后又再次升高,应注意监测体温,并寻找发热原因。②血压:连续测量血压,若较长时间患者的收缩压低于 10.7 kPa(80 mmHg)或患者的血压持续下降 0.7～1.3 kPa(5～10 mmHg),表示有异常情况,应通知医师,并分析原因,遵医嘱及时处理。③脉搏:术后脉搏可稍快于正常,一般在 90 次/分以内。若脉搏过慢或过快,均不正常,应及时告知医师,协作处理。④呼吸:术后,舌后坠、痰液黏稠等可以引起呼吸不畅;也可因麻醉、休克、酸中毒等,出现呼吸节律异常。

(2)意识:及时评估患者术后意识情况,并根据患者意识恢复的状况安排体位、陪护和其他护理工作。

(3)记录液体出入量:术后,护士应观察并记录液体出入量,重点评估失血量、尿量和各种引流量,进而推算液体出入量是否平衡。

(4)评估切口及引流情况。

切口情况:应注意切口有无出血、渗血、渗液、感染,有无敷料脱落,切口愈合如何。

引流情况:观察并记录引流液的性状、量和颜色;注意引流管是否通畅,有无扭曲、折叠或脱落等。

(5)营养状况:术后,机体处于高代谢状态,且部分患者又需要禁食,应重点评估患者的营养摄入是否能够满足术后的需要,以便进行适当的营养支持,促进患者尽快康复。

3.心理-社会状况

手术结束、麻醉作用消失,度过危险期后,患者心理上有一定程度的焦虑或解脱感。随后又可出现较多的心理反应,例如,术后不适或并发症发生,可引起患者焦虑、不安等不良心理反应;若手术导致功能障碍或身体形象的改变,患者可能产生自我形象紊乱的问题;家属的态度及家庭经济情况,也可影响患者的心理。

二、主要护理诊断/问题

1.疼痛

疼痛与手术切口、创伤有关。

2.体液不足

体液不足与术中出血、失液或术后禁食、呕吐、引流和发热等有关。

3.营养失调

营养低于机体需要量与分解代谢增强、禁食有关。

4.生活自理能力低下

生活自理能力低下与手术创伤、术后强迫体位、切口疼痛有关。

5.知识缺乏

患者常缺乏有关康复锻炼的知识。

6.舒适的改变

舒适的改变与术后疼痛、腹胀、便秘和尿潴留等有关。

7.潜在并发症

潜在并发症有出血、感染、切口裂开和深静脉血栓形成等。

三、护理措施

1.一般护理

(1)体位:应根据麻醉情况、术式和疾病性质等安置患者体位。①全身麻醉手术:麻醉未清醒者,采取去枕平卧位,头偏向一侧,防止口腔分泌物或呕吐物误吸;麻醉清醒后,可根据情况调整体位。②蛛网膜下隙麻醉术:去枕平卧6~8 h,防止术后头痛。③硬膜外麻醉术:应平卧4~6 h。④按手术部位安置体位:颅脑手术后,若无休克或昏迷,可取15°~30°头高足低斜坡卧位;颈、胸部手术后多取高半坐卧位,以利于血液循环,增加肺通气量;腹部手术后,多取低半坐卧位或斜坡卧位,以利于引流,防止发生膈下脓肿,并降低腹壁张力,减轻疼痛;脊柱或臀部手术后,可取俯卧或仰卧位。

(2)饮食:术后饮食应按医嘱执行,开始进食的时间与麻醉方式、手术范围及是否涉及胃肠道有关。

能正常饮食的患者进食后,应鼓励患者进食高蛋白、高热量和高维生素饮食;禁食患者暂采取胃肠外营养支持。

非消化道手术:局麻或小手术后,不必严格限制饮食;椎管内麻醉术后,若无恶心、呕吐,4~6 h给水或少量流质,以后酌情给半流或普食;全身麻醉术后可于次日给予流质饮食,以后逐渐给半流质或普通饮食。

消化道手术:一般在术后2~3 d禁食,待肠道功能恢复、肛门排气后开始进流质饮食,应少食多餐,之后逐渐给半流质及普通饮食。开始进食时,早期应避免食用牛奶、豆类等产气食物。

(3)切口护理:术后常规换药,一般隔天一次,对感染或污染严重的切口应每天换药一次;若敷料被渗湿、脱落或被大小便污染,应及时更换;若无菌切口出现明显疼痛,且有感染迹象,应及时通知医师,尽早处理。

(4)引流护理:术后有效的引流,是防止术后发生感染的重要措施。应注意以下几点:①正确接管、妥善固定,防止松脱。②保持引流通畅,避免引流管扭曲、受压或阻塞。③观察并记录引流液的量、性状和颜色。④更换引流袋或引流瓶时,应注意无菌操作。⑤掌握各类引流管的拔管指征及拔除引流管时间:较浅表部位的乳胶引流片,一般于术后1~2 d拔除;单腔或双腔引流管,多用于渗液、脓液较多的患者,多于术后 2～3 d 拔除;胃肠减压管一般在肠道功能恢复、肛门排气后拔除;导尿管可留置 1～2 d。具体拔管时间应遵医嘱执行。

(5)术后活动:指导患者尽可能地进行早期活动。

术后早期活动的意义:①增加肺活量,有利于肺的扩张和分泌物的排出,预防肺部并发症。②促进血液循环,有利于切口愈合,预防褥疮和下肢静脉血栓形成。③促进胃肠道蠕动,防止腹胀、便秘和肠粘连。④促进膀胱功能恢复,防止尿潴留。

活动方法:对一般手术无禁忌的患者,当天麻醉作用消失后即可鼓励患者在床上活动,包括深呼吸、活动四肢及翻身;术后 1～2 d 可试行离床活动,先让患者坐于床沿,双腿下垂,然后让其下床站立,稍走动,以后可根据患者的情况、能力,逐渐增加活动范围和时间;患者病情危重、体质衰弱(如休克、内出血、剖胸手术后、颅脑手术等),仅协助患者做双上、下肢活动,促进肢体血液循环;限制活动的患者(如脊柱手术、疝修补术、四肢关节手术等),活动范围受到限制,协助患者进行局部肢体被动活动。

注意事项:在患者活动时,应注意随时观察患者,不可随便离开患者;活动时,注意保暖;每次活动不能过量;患者活动时,若出现心悸、脉速、出冷汗等,应立即辅助患者平卧休息。

2. 心理护理

患者术后往往有自我形象紊乱、担心预后等心理顾虑,应根据具体情况做好心理护理工作。为患者创造良好的环境,避免各种不良的刺激。

3. 术后常见不适的护理

(1)发热:手术热一般不超过 38.5 ℃,可暂时不处理;若体温升高幅度过大,时间超过 3 d 或体温恢复后又再次升高,应注意监测体温,并寻找原因。若体温超过 39 ℃,可给予物理降温,如冰袋降温、酒精擦浴等。必要时,可应用解热镇痛药物。发热期间应注意维持正常体液平衡,及时更换潮湿的床单或衣裤,以防感冒。

(2)切口疼痛:麻醉作用消失后,可出现切口疼痛。一般术后 24 h 内疼痛较为剧烈,2～3 d 逐渐缓解。护士应明确疼痛原因,并对症护理。引流管移动导致切口牵拉痛,应妥善固定引流管;切口张力增加或震动引起疼痛,应在患者翻身、深呼吸、咳嗽时,用手保护切口部位;给较大创面换药前,适量应用止痛剂;大手术后 24 h 内切口疼痛,遵医嘱肌内注射阿片类镇痛剂。必要时,可 4～6 h 重复使用或术后使用镇痛泵。

(3)恶心、呕吐:多为麻醉后的胃肠道功能紊乱的反应,一般于麻醉作用消失后自然消失。腹部手术后频繁呕吐,应考虑急性胃扩张或肠梗阻。护士应观察并记录恶心、呕吐发生的时间及呕吐物的量、颜色和性质;协助其取合适体位,将头偏向一侧,防止发生误吸。患者吐后,给予口腔清洁护理,整理床单;可遵医嘱使用镇吐药物。

(4)腹胀:术后因胃肠道功能未恢复,肠腔内积气过多,可引起腹胀,多于术后 2～3 d,胃肠蠕动功能恢复、肛门排气后自行缓解,无须特殊处理。严重腹胀需要及时处理:①遵医嘱禁食、持续性胃肠减压或肛管排气。②鼓励患者早期下床活动。③针刺足三里、气海、天枢等穴位;非胃肠道手术的患者,可口服促进胃肠道蠕动的中药。对肠梗阻、低血钾、腹膜炎等原因引起腹胀的患者,应及时遵医嘱给予相应处理。

(5)呃逆:神经中枢或膈肌受刺激时,可出现呃逆,多为暂时性的。术后早期发生暂时性呃逆,可经压迫眶上缘、短时间吸入二氧化碳、抽吸胃内积气和积液、给予镇静或解痉药物等处理后缓解。若上腹部手术后出现顽固性呃逆,应警惕膈下感染,及时告知医师处理。

（6）尿潴留：多发生在腹部和肛门、会阴部手术后，主要是麻醉后排尿反射受抑制、膀胱和后尿道括约肌反射性痉挛以及患者不适应床上排尿等引起。若患者术后 6～8 h 尚未排尿或虽有排尿，但尿量少，应作耻骨上区叩诊。若叩诊有浊音区，应考虑尿潴留。对尿潴留者应及时采取有效措施，缓解症状。护士应稳定患者的情绪，在无禁忌证的情况下，可协助其坐于床沿上或站立排尿。诱导患者建立排尿反射，可以听流水声、下腹部热敷、按摩，应用镇静或止痛药解除疼痛，或用氯贝胆碱等药物刺激膀胱逼尿肌收缩。若上述措施均无效，可在严格无菌技术下导尿。若导尿量超过 500 mL 或有骶前神经损伤、前列腺增生，应留置导尿管。留置导尿管期间，应注意导尿管护理及膀胱功能训练。

4.并发症的观察及处理

（1）出血：①病情观察，一般在术后 24 h 内发生。出血量小，仅有切口敷料浸血，或引流管内有少量出血；若出血量大，则术后早期即出现失血性休克。特别是在输给足够液体和血液后，休克征象或试验室指标未得到改善，甚至加重或一度好转后又恶化，这些都提示有术后活动性出血。②预防及处理，术后出血，应以预防为主，手术时，严格止血，切口关闭前严格检查有无出血点；有凝血机制障碍者，应在术前纠正凝血障碍。对出血量小（切口内少量出血）的患者，更换切口敷料，加压包扎；遵医嘱应用止血药物止血；对出血量大或有活动性出血的患者，应迅速加快输液、输血，以补充血容量，并迅速查明出血原因，及时通知医师，完善术前准备，准备进行手术止血。

（2）切口感染：①病情观察，指清洁切口和沾染切口并发感染，常发生于术后 3～4 d。表现为切口疼痛加重或减轻后又加重，局部常有红、肿、热、痛或触及波动感，甚至出现脓性分泌物。全身表现有体温升高、脉搏加速、血白细胞计数和中性粒细胞比例升高等。②预防及处理，严格遵守无菌技术原则；注意手术操作技巧，防止残留无效腔，血肿，切口内余留的线过多、过长等；加强手术前后处理，术前做好皮肤准备，术后保持切口敷料的清洁、干燥和无污染；改善患者的营养状况，增强抗炎能力。一旦发现切口感染，早期应勤换敷料，局部理疗，遵医嘱使用抗菌药物。若已形成脓肿，应拆除部分缝线，敞开切口，通畅引流，创面清洁后，考虑作二期缝合，以缩短愈合时间。

（3）切口裂开：①病情观察，多见于腹部手术后，多在术后 1 周左右。主要原因有营养不良、缝合技术存在缺点、腹腔内压力突然升高和切口感染等。一种是完全裂开，另一种是不完全裂开。完全裂开往往发生在腹内压突然升高时，患者自觉切口剧疼和突然松开，有大量淡红色液体自切口溢出，可有肠管和网膜脱出；不完全性切口裂开，是指除皮肤缝线完整，深层组织裂开，线结处有血性液体渗出。②预防，手术前纠正营养不良状况；手术时，避免强行缝合，采用减张缝合，术后适当延缓拆线时间；手术后用腹带包扎切口处；咳嗽时，注意保护切口，并积极处理其他原因引起的腹内压升高；预防切口感染。③处理，一旦发现切口裂开，应及时处理：完全性切口裂开时，应立即安慰患者，消除恐惧情绪，让患者平卧，立即用无菌等渗盐水纱布覆盖切口，并用腹带包扎，通知医师，护送患者进手术室，重新缝合；若有内脏脱出，切忌在床旁还纳内脏，以免造成腹腔内感染。切口部分裂开或裂开较小时，可暂不手术，待病情好转后择期进行切口疝修补术。

（4）肺不张及肺部感染：①病情观察，常发生在胸、腹部大手术后，多见于慢性肺气肿或肺纤维化的患者，长期吸烟更易发生。这些患者因肺弹性减弱，术后呼吸活动受限，分泌物不易咳出，易堵塞支气管，造成肺部感染及肺不张。开始表现为发热、呼吸和心率加快，持续时间长,可出现呼吸困难和呼吸抑制。体检时,肺不张部位叩诊呈浊音或实音,听诊呼吸音减弱、消失或为管样呼吸音。血气分析显示 PaO_2 下降和 $PaCO_2$ 升高,继发感染时,血白细胞计数和中性粒细胞比例增加。②预防,术前做好呼吸锻炼,胸部手术者加强腹式深呼吸训练,腹部手术者加强胸式深呼吸训练。手术前 2 周停止吸烟,有呼吸道感染、口腔炎症等情况,待炎症控制后再手术。全身麻醉手术拔管前,吸净气管内分泌物,术后鼓励患者深呼吸、有效咳嗽,同时可应用体位引流或给予雾化吸入。③处理,若发生肺不张,遵医嘱给予有效抗菌药物预防和控制炎症;应鼓励患者深吸气,有效咳嗽、咳痰,帮助患者翻身拍背,协助痰液排出;对无力咳嗽排痰的患者,用导管插入气管或支气管吸痰,痰液黏稠,应用雾化吸入稀释;有呼吸道梗阻症状、神志不清、呼吸困难者,做气管切开。

(5)尿路感染:①病情观察,手术后尿路感染与导尿管的插入和留置密切相关,尿潴留是基本原因。尿路感染分为下尿路感染和上尿路感染。下尿路感染主要是急性膀胱炎,常伴尿道炎和前列腺炎,主要表现为尿频、尿急、尿痛和排尿困难,一般无全身症状。尿常规检查有较多红细胞和脓细胞。上尿路感染主要是肾盂肾炎,多见于女性,主要表现为畏寒、发热和肾区疼痛,血常规检查白细胞计数升高。中段尿镜检有大量白细胞和脓细胞,做尿液培养可明确菌种,为选择抗菌药物提供依据。②预防与处理,及时处理尿潴留,是预防尿路感染的主要措施。鼓励患者多饮水,保持每天尿量在 1 500 mL 以上,并保持排尿通畅。根据细菌培养和药敏实验选择有效抗菌药物治疗,残余尿在 50 mL 以上者,应留置导尿管,放置导尿管时,应严格遵守无菌操作原则。遵医嘱给患者服用碳酸氢钠,以碱化尿液,减轻膀胱刺激症状。

(6)深静脉血栓形成和血栓性静脉炎:①病情观察,多发生于术后长期卧床、活动少或肥胖患者,多见于下肢。患者感觉小腿疼痛。肢体肿胀、充血,有时可触及索状物,继而出现凹陷性水肿,腓肠肌挤压试验或足背屈曲试验阳性。常伴体温升高。②预防与处理,强调早期起床活动。若患者不能起床活动,指导患者学会做踝关节伸屈活动的方法,或采用电刺激、充气袖带挤压腓肠肌以及被动按摩腿部肌肉等方法,加速静脉血回流。术前,可皮下注射小剂量肝素,连续使用 5~7 d,有效防止血液高凝状态。一旦发生深静脉血栓或血栓性静脉炎,应抬高、制动患肢,严禁局部按摩及经患肢输液,同时遵医嘱使用抗凝剂、溶栓剂或复方丹参液。必要时,手术取出血栓。

5.健康指导

(1)心理保健:某些患者因手术致残,形象改变,从而心态也发生改变。要指导患者学会自我调节、自我控制,提高心理适应能力和社会活动能力。

(2)康复知识:指导患者进行术后功能锻炼,教会患者自我保护、保健知识。教会患者缓解不适及预防术后并发症的简单方法。

(3)营养与饮食:指导患者养成良好的饮食、卫生习惯,合理地摄入营养,促进康复。

(4)合理用药:指导患者按医师开具的出院带药医嘱,按时、按量服用。讲解服药后的毒不良反应及特殊用药的注意事项。

(5)按时随访。

(张慧玲)

第八节　心胸外科手术护理配合

心胸外科专业开创于 20 世纪初期,起步较晚,但它却是发展非常快的外科学分支之一。心胸外科通常可分为普通胸外科和心脏外科,普通胸外科治疗肺、食管、纵隔等疾病,心脏外科则是治疗心脏的先天性或后天性疾病。常见的先天性心脏病手术包括房室间隔缺损修补、肺动脉狭窄拓宽、法洛四联症矫治术和动脉导管未闭结扎术等。后天性心脏病手术包括瓣膜置换术、瓣膜成形术、冠状动脉搭桥术、带瓣管道置换术等。下面以几个经典的心胸外科手术为例,介绍手术的护理配合。

一、瓣膜病置换手术的护理配合

心脏瓣膜病是指心脏瓣膜结构(瓣叶、瓣环、腱索、乳头肌)的功能或结构异常导致瓣口狭窄及(或)关闭不全。常见的致病因素包括炎症、黏液样变性、退行性改变、先天性畸形、缺血性坏死、创伤、梅毒、钙化、发育异常等。心脏瓣膜置换术是指在低体温麻醉下,通过外科手术切除病变瓣膜,使用人工心脏瓣膜替换的一种治疗方法。以下以二尖瓣置换术为例,做手术配合介绍。

(一)主要手术步骤及护理配合

1. 手术前准备

手术患者入室前,巡回护士应先将凝胶体位垫和变温水毯放置于手术床上,其有防止压疮和体外循环恢复后升温的作用。使手术患者取仰卧位,双手平放于身体两侧并使用中单将其保护固定。对手术患者行全身麻醉,巡回护士配合麻醉医师进行动静脉穿刺;留置导尿管,并连接精密集尿袋。留置肛温探头,进行术中核心体温的监测;巡回护士合理粘贴电极板,通常将电极板与患者轴线垂直,粘贴于臀部侧方肌肉丰富处,不宜粘贴于大腿处,以便术中进行股动脉、股静脉的紧急插管。切口周围皮肤消毒范围为上至肩,下至髂嵴连线,两侧至腋中线。按照胸部正中切口手术铺巾法建立无菌区域。

2. 主要手术步骤

(1)经胸骨正中切口开胸:器械护士传递 22 号大圆刀(用于切开皮肤),电刀(用于切开皮下组织及肌层切开骨膜);传递电锯(用于锯开胸骨),并传递骨蜡(用于骨创面止血)。

(2)撑开胸骨:手术医师利用胸腔撑开器撑开胸骨显露胸腺、前纵隔及心包;器械护士传递无损伤镊,手术医师夹持心包,配合解剖剪剪开。器械护士传递圆针、7 号慕丝线,手术医师进行心包悬吊,显露心脏。

(3)建立体外循环:器械护士传递 25 cm 解剖剪、无损伤镊、血管游离钳,手术医师游离上下腔静脉及升主动脉,配合插管荷包的制作以及上下腔静脉和升主动脉插管,放置心脏冷停搏液灌注管。器械护士传递阻断钳,手术医师阻断上、下腔静脉和主动脉,灌注停跳液(原理为含高浓度钾,导致心脏停搏),外膜敷冰泥保护心肌,直至心脏停止。

(4)显露二尖瓣:器械护士传递 11 号尖刀,手术医师经房间沟切开左心房壁,用心房拉钩牵开心房,显露二尖瓣。

(5)剪除二尖瓣及腱索:器械护士传递 25 cm 解剖剪,手术医师沿瓣环剪除二尖瓣及腱索,用无损伤镊配合操作。器械护士准备湿纱布,及时擦拭解剖剪及无损伤镊上残留腱索和组织。

（6）换人工瓣膜：器械护士传递测瓣器，手术医师测定瓣环大小，选择大小合适的人工瓣膜。器械护士传递瓣膜缝合线，手术医师缝合人工瓣膜。

（7）关闭切口，恢复正常循环：器械护士传递不可吸收缝线，手术医师关闭二尖瓣切口和左房切口。器械护士传递夹管钳，配合撤离体外循环，并传递不可吸收缝线或各种止血用品配合有效止血；开启变温水毯至 38 ℃～40 ℃，调高手术间内温度，给输注的液体加温或给血液进行复温，待心脏跳动恢复、有力，全身灌注情况改善，放置胸腔闭式引流管，器械护士传递无损伤缝线，手术医师缝合并关闭心包。器械护士传递胸骨钢丝，手术医师关胸及用慕丝线缝合切口。

3.术后处置

器械护士为手术患者包扎伤口，及时加盖棉被进行保温。检查手术患者骶尾部、足跟等易发生压疮的皮肤，及时发现皮肤发红、破损等异常情况。固定胸腔引流管、导尿管，保持引流通畅，并观察引流液的颜色、量、性质，加强管道护理，防止滑脱。协助麻醉医师、手术医师小心谨慎地将手术患者转移至监护床上，转运途中严密监测血压、心率、心律、氧饱和度等生命体征。保障患者安全，与心外科监护室护士做好交接班。

（二）围手术期特殊情况及处理

1.调节手术患者的体温

正常机体需高血流量灌注重要脏器，包括肾、心、脑、肝等，而机体代谢与体温直接有关。体温每下降 7 ℃组织代谢率可下降 50%。如果体温降至 30 ℃，则氧需要量减少 50%，体温降至23 ℃时氧需要量则是正常的 25%。因此，在建立体外循环过程中需要降温，以降低需氧量，预防重要脏器缺血低氧，提高灌注的安全性。降温程度根据病情、手术目的和手术方法等各种情况而定，可分为不同的类型。

（1）常温体外循环：适用于简单心脏畸形，能在短时间内完成手术者。

（2）浅低温体外循环：适用于病情中等者、心内畸形不太复杂者。

（3）深低温微流量体外循环，适用于以下患者：①心功能差，心内畸形复杂者。②侧支循环丰富，心内手术时有大量回血者。③合并动脉导管未闭者。④升主动脉瘤或假性动脉瘤手术深低温停循环者。

（4）婴幼儿深低温体外循环：适用于各种心脏复杂畸形。

（5）成人深低温体外循环：主要适用于升主动脉及弓部动脉瘤手术。体外循环与低温结合应用，可使体外循环灌注流量减少，血液稀释度增加，氧合器血气比率降低。手术室的降温/保温设备有空调、制冰机、恒温箱、水床、变温毯及热空气动力装置等，通过这些设备，手术室护士可以达到调节和控制手术患者体温的目的。

2.心脏复苏困难

进行体外循环后，手术患者发生心脏复苏困难的原因很多，常见于心脏扩大、心肌肥厚、心功能不全及电解质平衡紊乱等。某案例中手术患者为二尖瓣狭窄患者，由于长时间的容量及压力负荷加重，且心功能基础较差，长时间的升主动脉阻断更加重了心肌的缺血低氧损害，因此可能发生心脏复苏困难。对于这位手术患者，首先应给予积极处理措施，如实施电击除颤等，如果效果不佳，则立即再次阻断主动脉，在主动脉根部灌注单纯温氧合血 5～10 min，由于血液不但能为受损的心脏提供充足的氧，还能避免或减轻心肌的再灌注损伤。而后再次开放主动脉，一般即可自动复跳或经电击除颤后复跳。如果多次除颤后仍不复跳则需再次阻断主动脉,灌注停搏液使心电机械活动完全停止,让心脏得以充分休息,降低氧耗,为再次复跳做好准备。

3.心脏复跳后因高血钾心搏骤停

心脏复跳后发生高钾血症的可能原因包括肾排钾减少、血液破坏、酸中毒、摄入过多等,如心脏停搏液(含钾)灌注次数和容量过多,大量的血液预充等。高钾血症可使静息电位接近阈电位水平,细胞膜处于除极阻滞状态,钠通道失活,动作电位的形成和传导发生障碍,心肌兴奋性降低或消失,兴奋-收缩耦联减弱,心肌收缩降低,从而发生心搏骤停。

(1)胸内心脏按压:第一时间迅速给予。胸内心脏按压方法可分为单手或双手心脏按压术。一般用单手按压时,拇指和大鱼际紧贴右心室的表面,其余4指紧贴左心室后面,均匀用力,有节奏地进行按压和放松,频率为80~100次/分钟。双手胸内心脏按压,用于心脏扩大、心室肥厚者,手术医师左手放在右心室面,右手放在左心室面,双手掌向心脏做对合按压,其余与单手法相同。切勿用手指尖按压心脏,以防止心肌和冠状血管损伤。

(2)胸内电除颤:巡回护士立即准备除颤仪及无菌除颤极板,配合手术医师进行胸内除颤。首先打开除颤器电源,选择非同步除颤方式,继而选择电能进行充电;手术医师将胸内除颤电极板分别置于心脏的两侧或前后并夹紧,成人电击能量为10~40 J,小儿电击能量为5~20 J。

(3)复苏成功后,应配合麻醉医师使用药物纠正低血压及电解质紊乱等,同时用冰袋施行头部物理降温,将冰袋置于颈部、腋窝、腹股沟等大血管流经处,进行体表降温,预防脑水肿等。心跳恢复后,有可能再度停搏或发生心室纤维性颤动,巡回护士应严密观察患者的生命体征。

二、小切口微创心脏手术的护理配合

传统心脏外科手术,多采用胸骨正中切口,部分采用左胸后外侧切口,但往往痛苦大,手术切口长。

随着近年来心血管手术安全性的不断提高,小切口心脏手术逐渐盛行。小切口心脏手术的特点是切口美观、隐蔽、创伤小、出血少、恢复快、愈合好、畸形少、费用少等。但由于切口小,术中术野显露较差,术前应明确诊断,严格掌握手术指征,同时对外科医师的手术操作技能提出较高要求。下面以右腋下小切口微创房间隔缺损修补术为例介绍手术护理配合。

(一)主要手术步骤及护理配合

1.手术前准备

给患者静脉复合麻醉伴行气管插管,在仰卧位的基础上垫高右胸,呈左侧60°半侧卧位,下半身尽量平卧,显露股动脉。右上肢屈肘,悬吊于手术台支架上。摆放体位后,协助医师正确粘贴体外除颤板。切口周围皮肤消毒范围为前后过中线,上至锁骨及上臂1/3处,下过肋缘。按照胸部侧卧位切口手术铺巾法建立无菌区域。

2.主要手术步骤

(1)右前胸切口:即取右侧腋中线第二肋交点与腋前线第五肋间交点连线做约5 cm切口,于腋前线第四肋进胸。传递22号大圆刀切开皮肤,电刀切开皮下组织及肌层,传递侧胸撑开器暴露切口。

(2)建立体外循环:器械护士传递无损伤镊、25 cm解剖剪。手术医师剪开心包。器械护士传递圆针、慕丝线。手术医师固定心包。器械护士传递血管游离钳。手术医师游离上、下腔静脉和主动脉并在主动脉根部作荷包缝合,插特别制作的长形带导芯的主动脉供血管。手术医师于右心耳部做荷包,并切开心耳,插上腔静脉引流管;于右房壁作荷包缝线,切开后插下腔静脉引流管。体外循环开始后,阻断升主动脉并于主动脉根部注入冷停搏液。

(3)暴露房间隔缺损:器械护士传递无损伤镊及无损伤剪。手术医师切开右心房,暴露房间隔缺损。

(4)修补房间隔缺损:如果缺损较小,器械护士传递不可吸收缝线。手术医师直接缝合。如果缺损较大或位置比较特殊,也可使用自体心包片或涤纶补片修补缺损。在缝合心房切口的同时排除右房内气体,主动脉开放后心脏复跳。

(5)关闭切口:手术医师放置胸腔闭式引流管。器械护士传递三角针、慕丝线,手术医师固定。器械护士传递无损伤缝线,手术医师缝合并关闭心包。器械护士传递慕丝线。手术医师缝合切口。

3.术后处置

为手术患儿包扎伤口,及时加盖棉被进行保温。检查手术患儿受压侧眼睛、耳朵、各处骨突部位以及悬吊的上肢,及时发现皮肤发红、破损等异常情况。固定胸腔引流管、导尿管,保持引流通畅,并观察引流液的颜色、量、性质,加强管道护理,防止滑脱。协助麻醉医师、手术医师小心谨慎地将手术患者转移至监护床上,转运途中严密监测血压、心率、心律、氧饱和度等生命体征。保障患者的安全,与心外科监护室护士做好交接班。

(二)围手术期特殊情况及护理

1.低龄手术患者如何进行术前准备

多数先天性心脏病患者需在儿时接受手术,因此必须加强以下几个方面的护理工作。

(1)做好心理护理,完善术前访视:对手术患儿关心爱护、态度和蔼,向家长解释病情和检查治疗过程,建立良好的护患关系,消除家长和手术患儿的紧张,取得理解和配合。全面了解手术患儿的基本情况,包括基础生命体征、皮肤准备情况、备血、配血和手术方案等。做好护理计划,儿童术前禁食 10 h,婴幼儿禁食 2 h。

(2)手术间及物品准备:要保持手术间温度恒定,对于 10 kg 以下以及术中需要深低温降温的手术患儿,术前应在手术床上铺好变温毯,以便降温或复温时使用。对 10 kg 以下的手术患儿应用输液泵严格控制液体入量。准备好适合患儿身高、体重的体位摆放辅助用品。准备好适合小儿皮肤的消毒液,一般用碘伏进行消毒。

(3)器械准备:根据手术患儿的身高和体重,准备合适的小儿心脏外科器械,如小儿使用阻断钳等。由于从侧胸入路手术,术前需要准备侧胸撑开器及加长的心脏外科器械(如25 cm解剖剪、长柄15号小圆刀等),方便术中使用。

2.术中需要更换手术方式

术中病情突变、需要更换手术方式是非常紧急的情况,必须争分夺秒,以挽救手术患者的生命。手术室护士应做好以下几个方面的工作。

(1)术前准备周全:首先手术室护士应在术前将各种风险可能考虑周全,并事先准备各种可能使用的器械物品,如股动脉插管管道、各种规格的涤纶补片等。手术医师也应考虑到手术方式改变或股动脉插管的可能,在消毒铺单时应扩大范围。

(2)及时供应器械:如需改变手术方式,紧急调用其他器械,手术室巡回护士应立即将情况向值班护士长汇报,同时积极联系其他手术房间或者专科护士寻找合适的器械或替代物品,并及时送到手术台上供医师使用,尽量减少耗费时间,保证患儿安全。

3.手术时间意外延长

手术时间意外延长可能导致非预期事件发生,手术室护士必须及时调整和处理,以最大限度地保护手术患儿。

(1)做好护理配合:手术室护士在整个手术过程应沉着冷静、全神贯注,预见性准备好下一步骤所需物品,配合手术医师尽量减少操作时间,减少手术对其他脏器的损伤,减少手术并发症。

(2)预防性使用抗生素:常用的头孢菌素的血清半衰期为 1～2 h,为了保证药物有效浓度能覆盖手术全过程,当手术延长到 3～4 h 或失血量超过 1 500 mL 时,应追加一个剂量,预防术后感染。

(3)无菌区域的保证:如果手术时间意外延长超过 4 h,应在无菌区域内加盖无菌巾,手术人员更换隔离衣及手套等。

(4)加强体位管理:术中每隔 30 min 检查手术患儿的体位情况,对于容易受压部位应定时进行减压,保证整个手术过程手术患儿皮肤的完整性,肢体功能不受损。

(5)联系并告知相关部门:联系病房告知患儿家属手术情况,安抚紧张情绪。告知护理排班人员,以便其做好工作安排。

(张慧玲)

第九节　骨科手术护理配合

由于交通意外、工业和建筑业事故、运动损伤增多以及人口老龄化,各种自然灾害等因素,高危、复杂的创伤越来越多。如果伤者得不到及时、有效的处理和治疗,将导致患者的终身残疾,甚至死亡,这给患者本人、家庭、社会带来沉重的负担。

骨科医师在解剖学、生物力学和生物材料学研究的基础上,对手术方式、内固定材料不断进行新的尝试;近年来国内外信息、学术交流频繁;同时,高清晰度的 X 线片、CT、MRI 在骨科领域被广泛应用,使得骨科手术技术不断更新、变化、提高。下面介绍两例常见骨科手术的护理配合。

一、髋关节置换手术的护理配合

股骨颈骨折、髋关节脱位、髋臼骨折、股骨头骺滑脱等髋关节骨折的病例中,最常见的并发症为创伤,它会导致血供中断,股骨头缺血性坏死。股骨头缺血性坏死进一步发展,会出现软骨下骨折、股骨头塌陷,最终导致严重的骨性关节炎。患者丧失生活和劳动能力。全髋关节置换术用于治疗股骨头缺血性坏死晚期继发严重的髋关节性关节炎患者,临床取得积极的效果,目前已成为治疗晚期股骨头坏死的标准方法。

(一)主要手术步骤及护理配合

1.手术前准备

手术患者取 90°侧卧位,行全身麻醉或椎管内麻醉。切口周围皮肤消毒范围为上至剑突,下过膝关节,两侧过身体中线。按照髋关节手术铺巾法建立无菌区域。

2.手术主要步骤

(1)显露关节囊:在髋关节外侧切口。器械护士传递22号大圆刀。手术医师切开皮肤,用电刀止血,切开臀中肌、臀外侧肌,显露关节囊外侧。

(2)打开关节囊:手术医师用电刀切开。器械护士传递有齿血管钳。手术医师钳夹,切除关节囊。器械护士传递S形拉钩和HOMAN拉钩。手术医师牵开,充分暴露髋关节并暴露髋臼。

(3)取出股骨头:在股骨颈与大转子移行部用电锯离断股骨颈,用取头器取出股骨头,将取下的股骨头用生理盐水纱布包裹保存,以备植骨。

(4)髋臼置换。①削磨髋臼:器械护士将合适的髋臼磨与动力钻连接好递与手术医师。髋臼锉的使用顺序为由小到大。削磨髋臼至髋臼壁周围露出健康骨松质为止,冲洗打磨的骨屑并吸引干净,使用蘑菇形吸引可有效防止骨屑堵塞吸引管路。②安装髋臼杯假体:选择与最后一次髋臼锉型号相同的髋臼杯,将髋臼杯安装底盘与螺纹内接杆连接,完成整体相连;将髋臼杯置于已锉好的髋臼中心,用45°调整角度,将髋臼杯旋入至髋臼杯顶部,使其完全接触;关闭髋臼杯底部三个窗口,用打入器将与髋臼杯型号一致的聚乙烯臼衬轻轻扣入,并检查臼衬以确保其牢固性。

(5)置换股骨假体柄。①扩髓:内收外旋患肢,用HOMAN拉钩暴露股骨近端,用开髓器贴近股骨后方骨皮质开髓;将髓腔锉与滑动锤连接,用滑动锤打入髓腔锉,直至髓腔锉与骨皮质完全接触。在整个扩髓过程中,使用髓腔锉的原则为由小到大,逐渐递增地使用。②安装假体柄:用轴向打入器将假体试柄打入股骨干髓腔内;安装合适的试头;用复位器复位;确定假体柄、假体头的型号后逐一取出假体试头、假体试柄;冲洗髓腔并擦干。③安装假体:将与试柄型号相同的假体打入髓腔(方法与安装试柄、试头的方法相同),假体进入后进行患肢复位,检查关节紧张度和活动范围。注意在置换陶瓷头的假体时必须使用有塑料垫的打入器,以免打入时损坏陶瓷头。④缝合伤口:缝合伤口前可根据实际情况在关节腔内和深筋膜浅层放引流管,然后对关节囊、肌肉层、皮下组织、皮肤等逐层进行缝合。

3.术后处置

为患者擦净伤口周围血迹并包扎伤口;检查皮肤受压情况,固定引流管,护送患者入复苏室,进行交接。处理术后器械及物品。

(二)围手术期特殊情况及处理

1.对全髋置换的手术患者进行风险评估

股骨头缺血性坏死的疾病有一个渐进的演变过程,患者大多为高龄老人,又有功能障碍或卧床史,术中可能出现各种并发症,甚至心跳、呼吸骤停,所以要对患者进行风险评估。

评估重点内容如下:①有无皮肤完整性受损的风险。②有无下肢静脉血栓形成的风险。③有无坠床的风险。④有无假体脱位的风险。

2.防止髋关节手术部位错误

髋关节为人体左右侧对称部位,易发生手术部位错误的事故。故在全髋关节置换手术前必须严格实施手术部位确认,具体措施如下。

(1)手术图谱:术前主刀医师根据影像诊断与患者及其家属共同确认手术部位,并在图谱的相应部位做好标识,让患者及其家属再次确认后,在图谱的下方签名。

(2)标识部位:术前谈话时,在确认手术图谱后,主刀医师用记号笔在患者对应侧的手术部位画上标识。

（3）术前核对：巡回护士与主刀医师、麻醉医师共同将手术图谱与患者肢体上手术部位标记进行核对，同时，让可以配合的手术患者口述手术部位。如果任何环节核对时有不符，先暂停手术，必须核对无误后再行手术。

3.对外来器械进行管理

用于髋关节置换的特殊工具和器械由医疗器械生产厂家提供，不归属于医院，属于外来器械。如果对于外来器械疏于管理，必将造成手术患者术后感染等一系列严重的并发症，这对于手术患者和手术医师都无疑是"一场灾难"。因此，外来器械送入手术室后，必须严格按照外来器械使用流程进行管理，包括外来器械的准入、接收、清洗、包装、灭菌和取回。每一环节都应严格按照相关流程执行。

4.预防髋关节假体脱位

手术团队人员掌握正确的搬运方法是杜绝意外发生的关键。按常规搬运方法搬运全髋关节置换术后的手术患者，会因为搬运不当造成手术患者的假体脱位。

（1）团队分工：麻醉医师负责头部，保证气管插管的通畅；手术医师负责下肢；巡回护士负责维持引流管路，防止滑脱；工勤人员负责平移手术患者至推床。

（2）要求：手术患者身体呈水平位移动，双腿分开同肩宽，双脚外展呈"外八字"。避免搬运时手术患者脚尖相对，造成假体脱位。

二、下肢骨折内固定手术的护理配合

骨折的患者往往有外伤史，要详细了解患者受伤的时间、地点、受力点、方式（如高空坠落、机器碾压、车祸撞击、运动损伤、跌倒等），是直接致伤还是间接致伤，是闭合性伤口还是开放性伤口，伤口污染程度如何等。这些可以协助诊断，对采取合适的治疗方法起着决定性作用。患者发生在骨、骨骺板或关节等处的骨折，都包含骨皮质、骨小梁的中断，同时伴有不同程度的骨膜、韧带、肌腱、肌肉、血管、神经、关节囊的损伤。骨折的诊断主要依据病史、损伤的临床表现、特有体征、X线片。在诊断骨折的同时要及时发现多发伤、合并伤等，避免漏诊。

（一）主要手术步骤及护理配合

1.手术前准备

（1）体位与铺单：对患者采取全身麻醉，采用仰卧位，消毒范围为伤侧肢体，一般上下各超过一个关节，按下肢常规铺巾后实施手术。

（2）创面冲洗：为防止感染，必须重新对创面进行冲洗。常规采用以下消毒液体。①0.9%的生理盐水：20 000～50 000 mL，冲洗的液体量视创面的洁净度而定，不可使用低渗或高渗的液体冲洗，以免引起创面组织细胞的水肿或脱水。②过氧化氢（H_2O_2）：用 H_2O_2 冲洗软组织、肌肉层，使 H_2O_2 与肌层及软组织充分接触，以杀灭厌氧菌。③灭菌皂液：去除创面上的油污。

（3）使用电动空气止血仪：正确放置气囊袖带，并操作电动空气止血仪，压迫并暂时性阻断肢体血流，达到最大限度地制止创面出血并提供清晰、无血流的手术视野，同时防止电动空气止血仪使用不当造成手术患者的损伤。

2.主要手术步骤

（1）暴露胫骨干：器械护士传递22号大圆刀。手术医师切开皮肤，电刀切开皮下组织、深筋膜，暴露胫骨干。

（2）骨折端复位：清理骨折端血凝块，暴露外侧骨折端；用2把点式复位钳提起骨折处两端，对齐，进行骨折端复位。

（3）骨折内固定。

选择器械：备齐钢板固定需要的所有特殊器械。

选择钢板：选择合适钢板，弯折成合适的角度。

固定钢板：在斜面骨折处采用拉力螺钉（起固定作用），依次完成钻孔、测深、螺丝钉转孔、上螺丝固定几个步骤。

固定钢板：依相同方法上螺钉固定钢板。

缝合伤口：冲洗伤口，放置引流管，然后对肌肉层、皮下组织、皮肤等进行逐层缝合。

3.术后处置

为手术患者擦净伤口周围血迹并包扎伤口；检查皮肤受压情况，固定引流管，将患者送回病房并进行交接。处理术后器械及物品。

（二）围手术期特殊情况及处理

1.用空气止血仪减少伤口出血

空气止血仪具有良好的止血效能，如果伤口依旧出血不止，则应按照规定，检查仪器的使用方法是否正确，运转是否正常等。

（1）袖带是否漏气：因为一旦漏气，空气止血仪的压力就会下降。止血仪压迫肢体浅表的静脉，但深层的动脉未被压迫，这样导致患者手术部位的出血要比不上止血带时更多。此时，应该更换空气止血仪的袖带，重新调节压力、计算时间。

（2）处理开放性创伤时是否正确使用袖带：在使用空气止血带前对开放性创伤的肢体一般不用橡胶弹力驱血带，因此手术开始划皮后切口会有少量出血，这是正常的。为了减少出血，可先抬高肢体，使肢体静脉血回流后再使用空气止血带。

2.术中电钻发生故障的原因

电钻发生故障的原因较多，必要时更换电池或电钻，以便手术顺利进行。手术室护士可采取以下方法进行排除。

（1）电池故障：①未及时充电或给电池充电不完全。②电池使用期限已到，未及时更换以至于无法再充电。③电池灭菌方法错误，造成电池损坏。

（2）电钻故障：①未及时清理钻头内的血迹，灭菌后形成血凝块，增加电钻做功的阻力，降低钻速。②操作不当，误碰到保险锁扣，电钻停止转动。③电钻与电池的接触不好。

3.有效防止螺旋钻头意外折断

手术医生在使用电钻为钢板钻孔并安装固定螺钉时，可能会出现螺旋钻头断于患者体内的情况，这不仅会损伤手术患者，也浪费手术器材。为防止此类事件，器械护士应该做到以下几点。

（1）术前完成钻头的检查：①检查钻头的锋利程度。②钻头本身是否有裂缝或损坏。③钻头是否发生弯曲变形。

（2）使用套筒：使用钻头钻孔时必须带套筒，防止钻头与手术患者的骨皮质成角而发生断裂。

（3）防止电钻摩擦生热：使用电钻钻孔时，器械护士应及时注水，以降低钻头与骨摩擦产生的热量，这样既可有效防止钻头断裂，又可降低钻孔处骨的热源性损伤。

（张慧玲）

第十节　单纯肾切除手术护理配合

肾脏位置相当于第 12 胸椎至第 3 腰椎水平,右肾较左肾低 1～2 cm,右肾上极前方有肝右叶、结肠肝曲,内侧有下腔静脉、十二指肠降部;左肾前方与胃毗邻,前方有脾脏、结肠脾曲,脾血管和胰腺于肾的前方跨过。肾内侧缘有肾门,肾脏上内方有肾上腺覆盖。肾的被膜由外向内依次为肾筋膜、脂肪囊、纤维囊。

一、主要手术步骤及护理配合

1. 手术前准备

术前备肾切除器械包和常用敷料包,准备高频电刀和负压吸引装置。待患者行全身麻醉后,医护人员共同将患者放置于 90°左侧卧位。手术医师进行切口周围皮肤消毒,范围为前后过腋中线,上至腋窝,下至腹股沟。手术划皮前巡回护士、手术医师和麻醉医师三方核对患者身份、手术方式、手术部位等手术信息以及手术部位标识是否正确。

2. 主要手术步骤

(1)经第 12 肋下切口进后腹膜:器械护士传递 22 号大圆刀。手术医师切开皮肤,用电刀切开各层肌层组织及筋膜。器械护士传递无损伤镊,传递解剖剪。手术医师分离粘连组织。

(2)显露肾周筋膜,暴露手术野:器械护士传递湿纱布和自动牵开器。手术医师撑开创缘。

(3)暴露肾门:器械护士传递 S 拉钩。手术医师牵开暴露。遇小血管或索带,器械护士传递长弯钳。手术医师钳夹,用解剖剪剪断,缝扎或结扎。

(4)处理肾动脉、静脉:器械护士传递长直角钳。手术医师游离血管,用 7 号慕丝线套扎两道。器械护士传递 3 把长弯钳。手术医师钳夹血管,用长解剖剪剪断,用 7 号慕丝线结扎,用小圆针、1 号慕丝线再次缝扎。

(5)分离肾脏和脂肪囊:器械护士传递长弯钳、长剪刀给手术医师,用于分离。

(6)处理输尿管上段,移除标本:器械护士传递 3 把长弯钳。给手术医师钳夹输尿管,用长解剖剪剪断,用 7 号慕丝线结扎,用小圆针、1 号慕丝线再次缝扎。

(7)放置引流管:器械护士传递负压球、角针、4 号慕丝线。手术医师固定。

(8)关闭切口:用圆针、慕丝线依次关闭各层肌肉层及皮下组织,用角针、慕丝线缝合皮肤。

3. 术后处置

(1)术后皮肤评估:对放置肾脏 90°左侧卧位的手术患者,术后巡回护士应及时与手术医师和麻醉医师一同将患者由侧卧位安全翻转至仰卧位。重点检查受压侧的眼部和耳郭、手臂、肩部和腋窝、髂崎、膝盖以及脚踝和足部的皮肤情况。如果该患者是女性患者,还应重点检查患者的乳房有无被压迫或损伤。

(2)导管护理:巡回护士协助麻醉医师妥善固定气管导管;妥善固定负压球和导尿管,避免负压球管道受压或折叠于患者身下,同时观察负压球中引流液的颜色、性质、量和通畅情况。

(3)术后常规工作:根据医嘱运送患者入麻醉恢复室,放置肾脏标本。

二、手术中特殊情况及处理

1. 肾脏 90°左侧卧位,肾脏 90°侧卧位与胸外科 90°侧卧位的区别

待手术患者麻醉后,手术团队将患者身体呈一条直线转成 90°左侧卧位,使右侧朝上。于

手术患者头下放置凝胶头圈,避免眼睛、耳朵受压。将手术患者右侧上肢放于搁手架上层,左侧上肢放于下层。同时于紧靠腋下处放置胸枕,防止臂丛神经受损。然后分别用安全带固定两侧上肢,松紧适宜,露出手指。注意保护手术患者的乳房,避免受压。将肾区(肋缘下 3 cm左右)对准腰桥,于脐下放置凝胶腰枕。于尾骶部和耻骨联合处分别放置大、小髂托固定,并用小方枕保护。手术患者上方的右下肢伸直,下方的左下肢屈曲,并于两下肢接触处放置软垫,在膝部和踝部放置软垫,垫高,固定下肢。改变手术床的位置,同时放低床头和床尾,达到"折床"效果,使肾区逐渐平坦,便于手术操作。

与胸外科 90°侧卧位相比,在放置肾脏 90°侧卧位时,下肢的摆放为"上直下屈",而放置胸外科 90°侧卧位时下肢应为"上屈下直"。此外放置肾脏 90°侧卧位时尤其强调肾区必须对准腰桥。最后,在放置肾脏 90°侧卧位后,巡回护士须改变手术床使其达到"折床"效果。

2. 术中手术方式改为肾部分切除术

术前,巡回护士应完善术前访视,与手术医师取得沟通,提前准备可能因手术方式临时调整而需要的特殊器械、缝针、止血物品等手术用物。手术室护士应熟悉肾部分切除术的适应证和禁忌证,掌握专科知识,提高临床判断能力。术中,器械护士应密切关注手术进展,及时与主刀医师沟通,获知手术方式改变时,第一时间告知巡回护士,后者则迅速将特殊用物传递到手术台上。

单纯肾切除手术改变为肾部分切除术时,应提供下列特殊器械、缝针等物品:血管阻断夹或 Santisky 钳,用于临时阻断肾动静脉血流;钛夹钳和钛夹,用于切除肿瘤时,夹闭小血管;2/0 或 3/0 可吸收缝线,用于缝合肾实质、肾包膜;止血纱布、生物胶等,用于覆盖肾脏创面进行止血。

3. 关闭切口前,发现缺少纱布

巡回护士应第一时间告知手术医师及麻醉医师,清点数量错误,并得到肯定回复,在手术患者情况允许时,暂停手术。器械护士和手术医师共同在手术区域进行搜寻,包括体腔切口、无菌区以及视力可及范围。巡回护士在手术区域外围进行搜寻,包括地面、纱布桶、一次性物品丢弃桶、生活垃圾桶等。当找到遗失的物品时,巡回护士和器械护士必须重新进行一次完整的清点,数量正确后告知手术团队,手术继续进行。未能找到遗失的物品,巡回护士应向护士长汇报,请求支援,同时请放射科执行术中造影,并让专业放射学医师读片,确定患者体腔切口内无异物遗留,手术医师可关闭切口。记录事件经过、所采取的所有护理措施以及最终搜寻结果,并根据相关流程制度上报事件。

(张慧玲)

第十一节　前列腺癌根治手术护理配合

前列腺位于耻骨后下方,直肠前,尿道生殖膈上方,由围绕尿道周围的腺体和其外层的前列腺腺体所组成。盆腔筋膜包裹前列腺形成前列腺筋膜,而前列腺实质表面有结缔组织和平滑肌构成的前列腺固有囊。在前列腺筋膜鞘和囊之间还有前列腺静脉丛。

随着我国社会老龄化现象日趋严重以及食物、环境等改变,前列腺癌的发病率迅速增加。

前列腺癌多数无临床症状，常在直肠指检、超声检查或前列腺增生手术标本中偶然发现。对前列腺增生手术时偶然发现的Ⅰ期癌可以不做处理严密随诊。对局限在前列腺内的第Ⅱ期癌可以行根治性前列腺切除术。对第Ⅲ、Ⅳ期癌以内分泌治疗为主，可行睾丸切除术，必要时配合使用抗雄激素制剂。

一、主要手术步骤及护理配合

1.手术前准备

准备前列腺切除器械和常用敷料包。准备高频电刀、负压吸引装置和等离子PK刀。实施全身麻醉后，巡回护士为手术患者放置仰卧位，可根据手术要求于骶尾部垫一个小方枕，腋窝处垫一个方枕。手术医师进行切口周围皮肤消毒，范围为上至剑突，下至大腿上1/3，两侧至腋中线。

2.主要手术步骤

（1）留置导尿管：器械护士传递无菌手套。手术医师留置双腔导尿管，并用小纱布固定。

（2）经耻区正中切口进腹：器械护士传递22号大圆刀。手术医师切开皮肤，用电刀切开皮下组织，分离腹直肌，打开筋膜。器械护士传递解剖剪和湿纱布配合。

（3）清扫髂外血管处的淋巴结：用台式拉钩暴露。器械护士传递无损伤镊和解剖剪。手术医师进行清扫。遇血管，器械护士传递钛夹，手术医师闭合。清扫取下的淋巴结，送病理检验。

（4）暴露手术野、分离筋膜：器械护士传递湿纱布，手术医师将湿纱布垫于切口两侧。器械护士传递前列腺拉钩和大S拉钩，手术医师暴露、器械护士传递无损伤镊、解剖剪，手术医师分离筋膜。

（5）切断耻骨前前列腺韧带，暴露耻骨后间隙：器械护士传递长弯钳、长解剖剪或等离子PK刀。手术医师切断韧带。器械护士传递拉钩或自制纱布包裹卵圆钳。手术医师进行暴露。

（6）暴露、切断阴茎背深静脉：用长弯钳、无损伤镊和解剖剪切断血管，用可吸收缝线缝扎。

（7）切开尿道前壁，缝线悬吊备吻合：器械护士传递可吸收缝线。手术医师于尿道远端悬吊5针。

（8）切断尿道，处理膀胱颈部及前列腺韧带和精囊，接取标本：器械护士传递PK刀。手术医师进行离断。

（9）留置三腔导尿管，膀胱尿道吻合：器械护士传递持针器，手术医师用持针器与之前悬吊备用的无损伤缝针吻合尿道与膀胱颈相应的位置。

（10）冲洗膀胱：器械护士传递装有生理盐水的弯盘和针筒，手术医师冲洗膀胱内血块。器械护士与巡回护士一同连接膀胱冲洗液，手术医师冲洗。

（11）放置负压引流管、关闭切口：器械护士传递负压球，角针、慕丝线，手术医师固定；器械护士传递圆针、慕丝线，手术医师依次缝合各层肌肉，用角针、慕丝线缝合皮肤。

3.术后处置

（1）导管护理：巡回护士协助麻醉医师妥善固定气管导管；妥善固定负压球，观察负压球中引流液的颜色、性质、量和通畅情况；妥善固定三腔导尿管，轻轻向外牵拉，并固定于大腿内侧，压迫膀胱颈部，同时观察集尿袋中尿液颜色是否变化。

（2）术后皮肤评估：进行前列腺癌根治术的患者往往为老年患者，术后须仔细检查患者的皮肤情况，尤其是骶尾部、足跟、肩胛骨、手臂、肘部和枕部皮肤。

（3）术后常规工作：根据医嘱运送患者入麻醉恢复室，并进行特殊交接；将髂外血管处清扫的淋巴结以及前列腺标本放入标本袋。

二、围手术期特殊情况及处理

1.老年患者的围手术期处理

（1）完善术前对老年手术患者的护理评估：术前护理评估包含三方面，分别是全身系统的基本指标（包括皮肤状况、心理状态、营养状态、日常活动能力等）、慢性疾病史（包括关节炎、白内障、老年性聋、尿路感染、循环系统疾病、骨质疏松、高血压、糖尿病等）和药物服用史（包括抗抑郁症药、阿司匹林、非甾体抗炎药、溴化物等）。

（2）防止老年手术患者坠床：年龄、慢性疾病、服用特殊药物、手术要求（摘除眼镜和助听器）、环境陌生，均是引起老年手术患者围手术期坠床的高危因素。因此手术室护士必须全程看护，包括在麻醉准备室、手术通道、麻醉恢复室看护等，并且提供护栏、约束带等防坠床工具。

（3）预防围手术期低体温的发生：由于新陈代谢减缓，基础体温较低，老年手术患者更易在围手术期中发生低体温，因此必须采取一系列的预防低体温措施，包括术前预热、升高室温、被动性保温（盖被、穿袜子）、主动性升温（使用变温毯、热空气动力装置）、加热补液等。

（4）预防压疮发生：老年手术患者的皮肤具有轻薄、干燥、容易起皱等特征，此外年龄、慢性疾病等都是引起老年手术患者发生围手术期压疮的高位因素。因此手术室护士应对每一位老年患者进行压疮危险因素评估与皮肤检查。采用特殊体位时使用配件（软垫、凝胶垫），适当按摩，维持皮肤干燥等。

（5）防止手术体位造成损伤：由于老年手术患者多伴有骨质疏松症，在放置侧卧位或截石位的过程中，容易损伤腰椎或股骨头，引起骨折。因此在放置侧卧位或俯卧位时，手术团队应协作使患者在体位更换过程中，始终保持整体躯干成一条直线；在放置截石位时，应缓慢举起或放下双腿，同时避免髋关节过分旋转。此外由于老年手术患者皮肤较为脆弱，手术室护士在放置体位过程中，应避免皮肤有压迫、触碰或损伤。

（6）防止深静脉血栓发生：减缓的循环血流、降低的心排血量、脱水以及低体温等，使老年患者成为围手术期发生深静脉血栓的高危人群。手术室护士应在术前进行深静脉血栓风险评估，确定高危人群；术中预防性使用防深静脉血栓袜（TEDs）或使用连续压力装置（SCDs）主动防止血栓的形成。

（7）术后麻醉恢复的关注点：术后生理与心理都随着年龄的增长而改变，因此麻醉护士应加强监测和护理，确保患者在恢复室中的安全与舒适。工作包括呼吸道的管理、循环系统改变的监测、出入量管理、正确评估意识和有效唤醒、疼痛管理与心理调适以及皮肤的再次评估。

2.等离子 PK 刀的使用和保养

（1）等离子 PK 刀的连接及操作步骤如下：正确放置机器及踏脚→连接电源→打开总开关，机器自检→出现"Power on Test 19"→打开面板开关显示"Selt Test"→显示"Connect PK Cable"→连接线插入插孔→连接 PK 刀刀头→机器自动调节功率（开放性手术功率为 70~80）→正确使用判断效果→拆卸 PK 刀刀头，拔除连接线→关闭面板开关，关闭总开关。

（2）等离子 PK 刀术中及术后的保养：手术过程中，器械护士应正确将等离子 PK 刀头的连接线传递给巡回护士连接；术中应随时保持 PK 刀头干净、无焦痂，在每次使用后可使用无菌生理盐水纱布对刀头进行擦拭。

手术结束后,器械护士应完全拆卸 PK 刀的通道阀,可张开钳夹部,将其浸没于含酶清洗剂中 10~15 min,再用柔软的刷子在流动水下擦洗表面血迹,用高压水枪冲洗各关节和内面,用柔软的布料擦干,用压缩空气吹干。在运输、包装、灭菌期间防止 PK 刀的连接线扭曲或打折,应顺其弧度盘绕。等离子 PK 刀应由专人负责保管与登记,每次使用等离子 PK 刀结束,均应登记使用情况。如果术中发生使用故障,应及时联系工程师进行检验和修复。

3. 携带心脏起搏器的患者电外科设备的使用

携带心脏起搏器入手术室的患者,可能由于术中电外科设备的使用干扰而心律失常、室颤甚至心脏停搏。

(1)术前咨询心脏起搏器生产商及心内科医师相关注意事项,并请专业人员将心脏起搏器调节为非同步模式。

(2)术前,巡回护士必须于手术间准备体外除颤仪,使其呈随时备用状态。

(3)术中提醒手术医师尽可能使用双极电凝;如果必须使用单极电刀,则尽可能使用最小功率,同时保证单极电刀与电极板放置的位置尽量接近,且在手术中两者的使用位置尽量远离心脏起搏器,使电流回路不经过起搏器和心脏。术中严禁在接触患者之前触发单极电刀开关。术中手术团队应使电外科设备的连接线尽量远离心脏起搏器和起搏电极导线。

(4)术中巡回护士采取保暖措施,防止因环境温度低而出现寒战,使起搏器对肌电感知发生错误,导致心律失常。

(5)对于携带心脏起搏器的手术患者,巡回护士应该在使用单极电刀的过程中密切监测心电图情况,包括心率、心律、心电波形等,发现异常情况,立即和手术医师、麻醉医师沟通。

(张慧玲)

第十二节 五官科手术护理配合

口腔颌面外科是一门以外科治疗为主,研究口腔器官(牙、牙槽骨、唇、颊、舌、腭、咽等)、面部软组织、颌面诸骨(上颌骨、下颌骨、颧骨等)、颞下颌关节、唾液腺以及颈部某些相关疾病的防治的学科。

口腔颌面外科具有双重属性。一方面,为了防治口腔颌面部疾病的需要,口腔颌面外科与口腔内科学、口腔正畸学、口腔修复学等有关学科不能截然分割;另一方面,由于它本身有外科属性,又与普通外科学、整形外科学以及内科学、儿科学等有着共同的特点与关联。

一、腭裂修复手术的护理配合

腭裂是一种常见的先天性畸形。腭裂不仅有软组织畸形,大部分腭裂患者还可伴有不同程度的骨组织缺损和畸形。腭裂修复术的目的是闭合裂隙,修复腭咽的解剖结构,达到正常的发育和发音效果。

小儿腭裂手术时间是 1 岁半到 2 岁,同时需要体重在 12 kg 以上,无发热、咳嗽、流鼻涕等现象,无心、肝、肾等系统性疾病。

(一)主要手术步骤及护理配合

1.手术前准备

手术患者取仰卧位,垫肩,头后仰并放低,行全身麻醉。按照颌面部手术铺巾法建立无菌区,用三角针、慕丝线固定气管导管。

2.主要手术步骤

(1)切口:器械护士传递腭裂开口器及压舌板,手术医师充分暴露手术野,做切口前用含肾上腺素的局麻药或生理盐水做局部浸润注射。器械护士传递11号刀片,手术医师在两侧腭黏膜及裂隙边缘上做切口。

(2)剥离黏骨膜瓣:器械护士传递剥离器,手术医师将其插入切口中,将硬腭的黏骨膜组织全层完整翻开。器械护士传递肾上腺素纱布,手术医师擦拭止血。

(3)游离血管神经束:器械护士传递长镊子及剥离器,手术医师沿血管神经束深面进行剥离。

(4)分离鼻腔黏膜:器械护士传递剥离器,手术医师分离鼻腔黏膜与腭骨。

(5)缝合:器械护士传递圆针、慕丝线,手术医师分别缝合鼻腔黏膜、软腭部肌层及悬雍垂、软腭和硬腭黏骨膜。

(6)填塞创口:器械护士传递可吸收止血纱布或碘仿纱条,手术医师将其填塞于松弛切口的创腔内。

3.术后处置

转运手术患者途中严密监测神志、血压、心率、氧饱和度等生命体征。使用约束带及床挡,防止手术患者躁动,保障安全;与病房做好交接班。妥善处理术后器械及物品。

(二)围手术期特殊情况及处理

1.腭裂手术的体位及小儿的手术体位的注意事项

(1)体位要求:将肩、背部垫高,使头部后仰,使口腔、气管、胸骨尽可能在同一平面,以使上腭立起,充分显露术野。

(2)放置方法:手术患者取仰卧位,在肩、背部垫长枕,使头部后仰,两侧用沙袋加以固定,防止头部转动。

(3)小儿手术体位放置的注意事项:①小儿患者颈部较短,过高的长枕易使颈部过伸,腰背部拉伤,应使用高度合适的长枕而不是只注意后仰的程度。②放置此体位时颈后悬空,容易引发颈部损伤,应将棉垫或无菌巾垫于颈后加以支撑。③小儿皮肤较嫩、肺泡发育不成熟,呼吸运动弱,因此安置体位时应做到动作轻柔,固定要安全、牢固。

2.术中防止小儿患者术中体温过低

(1)使用温毯:对于小儿患者且进行有可能出血较多的手术,术前应备好变温毯。

(2)注意保暖:患儿进入手术室后立即加盖棉被,进行术前各种操作时要注意保暖,避免小儿患者长时间暴露。

(3)使用温热的补液:提前准备温热的补液,进行输液,防止输入低温液体而造成体温下降。

(4)注意观察:监测患者的生命体征及出血量,及时调整输液速度。

3.有效地维护气道通畅

小儿呼吸道较短,固定相对困难,极易发生气管插管滑脱、扭曲等情况,应加强护理。

（1）术前用胶布将气管导管妥善固定于患者口腔一侧，在消毒、铺巾时，避免牵拉气管导管。

（2）手术开始前使用缝线将导管重新固定，防止手术操作时将导管带出。

（3）术中及时清理口腔内的血液及分泌物，防止液体进入气道内。

（4）术中避免挤压、牵拉气管导管，注意观察导管有无滑脱。

（5）手术结束时不要拆除固定导管的缝线，直至拔管时才能拆除。

4. 术中吸引装置发生故障的处理

吸引装置能够及时吸出手术液的血液及分泌物，保持术野清晰，对于手术非常重要。术前应配备两套吸引装置，并保证两套吸引装置均处于良好的工作状态。术中发生吸引装置故障应及时更换备用装置，保证手术顺利进行。及时排查故障原因，从上至下依次检查吸引管路，找出症结所在；如果故障发生在吸引装置上，及时更换以保证处于良好的工作状态，如果故障发生在中心吸引管路内，应立即启用电动吸引装置以保证手术顺利进行。

二、腮腺切除手术的护理配合

腮腺位于两侧面颊部耳朵的下方，是人体最大的唾液腺。在口腔颌面部肿瘤中，唾液腺肿瘤的发病比例较高。在不同的解剖部位中，腮腺肿瘤的发病率最高，为80%以上。

（一）主要手术步骤及护理配合

1. 手术前准备

手术患者取仰卧位，头偏向健侧，行全身麻醉。按照颌面部手术铺巾法建立无菌区，用三角针、慕丝线或无菌贴膜将气管导管固定于口腔。将小块挤干的消毒棉球填塞于外耳道内。

2. 主要手术步骤

（1）设计切口：用无菌记号笔沿耳屏前绕过耳垂往下至下颌角作"S"形切口设计。

（2）翻瓣：按切口设计，器械护士传递22号大圆刀，手术医师切开皮肤，用电刀切开皮下组织及阔筋膜。器械护士传递血管钳，手术医师牵开皮瓣，电凝止血，直至显露腮腺前缘、上缘和下缘。

（3）分离面神经主干及分支：器械护士传递血管钳，手术医师钝性分离腮腺后缘与胸锁乳突肌，寻找面神经总干，继续沿面神经总干钝性分离。器械护士传递组织剪，手术医师剪开腮腺组织，以暴露颞支和颈支，再向远心端解剖其余各分支，用慕丝线结扎，电凝止血。

（4）腮腺浅叶切除：器械护士传递解剖剪，手术医师逐步将腮腺浅叶剪开、剥离直至完全分离，用慕丝线结扎腮腺导管，切除腮腺浅叶及肿物。

（5）处理伤口：器械护士传递0.25%的氯霉素溶液及生理盐水，手术医师冲洗伤口，电凝止血，放置引流管，逐层缝合伤口。

3. 术后处理

对伤口加压包扎，消除无效腔，固定引流管。

（二）围手术期特殊情况及处理

1. 保证患者手术部位正确

（1）术前核对：患者进入手术室前，手术室巡回护士，病房护士与患者或患者家属进行双向沟通，包括核对患者姓名、性别、病区、床号、住院号、手术名称、手术部位、手术用物、皮肤准备情况等，与病区护士共同核对患者腕带上的信息。

（2）麻醉前核对：麻醉医师、主刀医师及手术室护士对照病历牌及腕带进行三方核对，确保患者姓名、麻醉方式、手术方式、手术部位正确并在三方核对单上签名。

（3）手术前核对：主刀医师动刀前，麻醉医师、主刀医师及手术室护士再次进行三方核对，确认无误后方能进行手术。

（4）手术后核对：手术结束患者离开手术室前，麻醉医师、主刀医师及手术室护士对留置导管、有无病理标本、患者去向等进行核对，无误后患者才能离开手术室。

2.术中细小物品的管理

口腔科手术经常使用细小的物品，手术室护士有责任加强管理，避免物品遗留于体腔，重点做好以下工作。

（1）外耳道的护理：由于手术区域靠近外耳道，而耳道内无法彻底消毒，于是医师常会用一小块消毒棉球封闭外耳道，所以腮腺区手术除了常规需要清点的纱布、缝针外，还需将此消毒棉球列入清单，术中密切观察棉球是否仍在外耳道内，手术结束及时提醒医师将棉球取出。

（2）缝针遗失：如果术中发现缝针等细小物品掉落，巡回护士应立即捡起，置于固定位置（如器械车第二层），方便术后核对。

（3）物品遗失：如果术中用物不慎遗失，应立即寻找，并予以摄片，经医师读片，多方确认遗失的物品不在患者伤口内才能关闭伤口。

三、白内障超声乳化吸出联合人工晶体植入手术的护理配合

眼科手术由于眼的解剖、结构精细、复杂和生理功能有特殊性，体现了极强的专科性。此外精细手术器械的使用与显微镜下眼手术的普及，推动着眼科手术进入精细化、准确化和安全化的新阶段。下面以经典白内障手术为例，介绍眼科手术的护理配合。

晶状体为无色富有弹性的透明体，形态像双面凸透镜，位于玻璃体前表面与虹膜之间的前房内。晶状体分为前、后两面，相连部分称为赤道；晶状体与睫状体相连的纤维组织称为悬韧带，维持晶状体的位置固定。各种原因导致的晶状体混浊均称为白内障，分为先天性与后天性白内障。后天性白内障是出生后全身疾病或局部眼病、营养代谢异常、中毒及外伤等原因所致的晶状体混浊。

白内障超声乳化吸出联合人工晶体植入手术是用一个具有超声震荡功能的乳化针，经过很小的切口伸入眼球内，乳化针头在眼内有规则地高频震荡，把白内障击碎，并且乳化吸出晶状体核与皮质，保留晶状体后囊膜以便能植入人工晶状体。手术具有时间短、切口小、术后反应轻等优点，被广泛接受。

（一）主要手术步骤及护理配合

1.手术前准备

（1）器械及敷料准备：眼科器械、白内障显微器械及常用敷料包。

（2）仪器及特殊物品准备：白内障超声乳化仪、手术显微镜、超声乳化手柄、I/A（灌注/抽吸）手柄、人工晶体。

（3）消毒准备：首先巡回护士协助手术医师，用生理盐水进行手术眼的清洁冲洗，再用含消毒液的棉球依次由内向外、由眼睑向眼眶及外缘皮肤消毒两次。

（4）术前核对：手术室护士和手术医师共同核对手术患者身份、手术方式、手术部位、麻醉方式、植入人工晶体型号、有效期、手术部位标识。

2.主要手术步骤

(1)牵开眼睑:传递开睑器,用于牵开上、下眼睑。

(2)切开透明角膜旁切口:传递角膜穿刺刀。

(3)做巩膜隧道切口:传递巩膜穿刺刀。

(4)注入黏弹剂:传递注有黏弹剂的注射器。

(5)撕囊:传递撕囊镊、撕囊针配合。

(6)水化分离:传递冲洗针头,手术医师缓慢注入平衡灌注液,分离晶状体核、皮质。

(7)超声乳化:连接超声乳化导管和手柄,传递劈核器。

(8)清除晶状体残留皮质:将超声乳化仪调至注吸档,更换 I/A(灌注/抽吸)手柄。

(9)植入人工晶体:传递晶体植入镊和晶体植入器。

(10)水化封闭角膜切口:按需提供 10/0 不可吸收缝线。

(11)覆盖切口:使用硝酸毛果芸香碱滴眼液或将金霉素眼膏涂于术眼,依次覆盖眼垫和眼罩。

(二)围手术期特殊情况及处理

1.术中白内障超声乳化仪的使用

(1)白内障超声乳化仪操作步骤:连接电源→打开主机、电源开关→选择对应的操作模板→检查模板内超声能量、流速等是否符合要求→连接超声仪,乳化手柄→安装超声仪,乳化管道→确认连接正确→打开进水管道的开关→进行机器自检→仪器进入"PHACO"工作状态。

(2)手术过程中使用白内障超声乳化仪及术后处理注意事项:①操作前确保外接电源电压与仪器的电源电压相符,防止突然断电对机器造成不必要的损伤。②灌注瓶的高度决定了术中相对灌注压和流速的大小,因此为保证术中眼内充盈,需要确保灌注流速大于流出流速,一般将灌注液调整至高于患者头部 60~70 cm,术中随时根据需求调整高度,密切关注灌注液余量,不可空滴。③操作过程中,应妥善固定超声乳化仪的连接线及所有管道,不应弯曲或打结。④手术结束,清洁仪器前先关闭电源,用湿抹布擦拭机身和脚踏,用蒸馏水冲洗超声乳化手柄和配件,以免发生阻塞,禁用超声清洗设备清洗手柄。⑤术后将超声乳化手柄连接线保持自然弯曲,呈圈状保存,勿过分弯曲和打折。⑥超声乳化仪手柄及乳化针头应由专人定期维护、保养并记录。

2.局部麻醉下的手术患者处理

(1)完善术前评估。①心理评估:术前评估手术患者的精神状态是否适合进行局部麻醉。当患者由于高度紧张、忧虑或极易激动兴奋等而不能配合麻醉和手术时,应及时和手术医师沟通,改变麻醉方式。②基本情况评估:巡回护士术前对患者的基本情况进行充分评估。内容包括年龄、一般生命体征、过敏史、是否禁食、体重、焦虑或抑郁指数、慢性疾病史(包括咳嗽、颤抖等可能妨碍术中操作的症状)、药物治疗情况、是否能长时间承受手术体位及术中铺巾遮盖脸部。③疼痛评估:巡回护士于术前评估患者的痛阈及控制疼痛的能力。

(2)信息支持:巡回护士术前给予患者充足的手术信息支持,包括手术全程中可预期的事件(如消毒、局部麻醉、身体位置的改变等),术中疼痛的程度和性质(教会患者缓解疼痛的方法),术后可能出现的症状和体征。

(3)掌握局麻药物的药理学理论:手术室护士必须掌握局麻用药护理的药理学理论,能够识别局麻药物的预期作用以及变态反应和毒性反应。手术团队应协作,使局麻用药量减少,巡回护士应正确评估患者的疼痛程度,手术医师应正确使用局麻药剂量,尤其是对儿童患者或婴幼儿,必须严格按照体重计算局麻药物的使用剂量,在注射局麻药物时须缓慢、递增注射。

当大剂量局麻药物被患者快速吸收时,可能会引起局麻药物的毒性反应。常见的毒性反应包括患者自觉有金属味、舌唇麻木、耳鸣、头晕目眩、昏厥、意识模糊、视觉障碍、颤抖、癫痫、毒性反应初期的心动过速和血压升高、毒性反应后期的心动过缓和血压降低、室性心律失常、心搏停止、呼吸抑制。

(4)护理监测:巡回护士应对局麻手术患者进行手术全程的护理监测,包括监测心率和心律、呼吸频率、意识水平、局麻药用量、疼痛水平、对局麻药物的反应等。一旦发现患者监测指标有明显改变,应及时向手术医师报告。

(5)急救准备:当患者进行局麻时,手术房间内应备有常用急救药物、氧气装置、吸引装置、心肺复苏仪器等急救物品,以应对局部麻醉过程中可能出现的意外事件。

3. 人工晶体植入物的管理

巡回护士妥善保管随患者一同带入手术室的人工晶体。术前巡回护士与手术医师仔细核对术中可能用及的人工晶体。术中植入人工晶体前,巡回护士与手术医师再次共同核对手术患者、人工晶体类型、度数及术前植入物使用知情同意书。巡回护士必须严格核对人工晶体的灭菌有效期、外包装完整性,确认无误方能拆去人工晶体外包装,传递给手术医师。植入人工晶体后,巡回护士应按照植入物登记的相关规定,将植入物标签存放于病例中,并记录植入物的相关信息。

(张慧玲)

第十三节　腹主动脉瘤腔内隔绝术护理配合

腹主动脉瘤是指腹主动脉的局域性扩张,当扩张的腹主动脉直径超过正常腹主动脉直径的1.5倍时,即称为腹主动脉瘤。腹主动脉瘤的外科治疗除传统手术之外,也可选择介入手术治疗,即腹主动脉瘤腔内隔绝术。它是在DSA动态监测下,将一段适宜的人造血管内支架经股动脉导入腹主动脉内,将血管支架固定在腹主动脉瘤近、远两端的正常动脉内壁上,使血管腔内动脉瘤壁与血流隔绝,达到消除动脉瘤壁承受的血流冲击并维持腹主动脉血流通畅的治疗目的。它具有出血少、并发症的发生率低等微创治疗特点。下面以分叉型移植物腹主动脉瘤腔内隔绝手术为例进行介绍。

一、主要手术步骤及护理配合

1. 手术前准备

对手术患者行蛛网膜下隙阻滞麻醉后取仰卧位,切口周围皮肤消毒范围为双侧腹股沟区。常规铺单,建立无菌区域。

2. 主要手术步骤

(1)显露股总动脉:选择髂动脉通畅的一侧,在腹股沟韧带水平沿股动脉走向作约3 cm纵切口,器械护士传递血管钳,手术医师解剖出股总动脉。器械护士传递血管吊带 3～5 根,手术医师从远、近两端分别穿过血管,将血管分离并悬吊。

（2）腹主动脉造影:进行股动脉穿刺,插入导管鞘,从导管鞘旁路注入肝素溶液。经导管鞘送入导丝至腹主动脉,沿导丝送入猪尾巴导管,将导管定位于第 12 腰椎水平,撤除导丝,行腹主动脉造影。

（3）选择合适的移植物:在监视屏上标记肾动脉开口和瘤体部位,测量实际长度等,并与术前的 CT 或 MRA 对照,进而选择合适的移植物。

（4）移植物近端定位:待患者全身肝素化后（1 mL/kg,静脉推注）,横行切开股动脉约 1/2 周径,将 talent 导丝沿股动脉送入腹主动脉,并退出导管。当移植物标记与肾动脉开口下缘标记重叠时,器械护士传递 20 mL 生理盐水,手术医师充盈导管球囊,使移植物近端固定于腹主动脉壁。

（5）释放移植物主体:固定内鞘管,退出外鞘管,释放移植物。移植物的短臂释放于瘤体,移植物主体附带的单支固定于髂外动脉。回抽气囊,逐节扩张移植物,使其与血管妥善固定。

（6）植入对侧单支,与移植物短臂连接:解剖对侧的股动脉,穿刺后将超硬导丝经 T 导管短臂开口送入移植物主体,切开对侧股动脉,将 T 导管对侧单支沿导丝送入移植物的短臂,定位后同样释放对侧单支,使其自动张开后与移植物短臂连接,连接部分至少需要重叠一节支架的长度。

（7）再次造影:观察肾动脉、髂内动脉是否通畅,移植物的远、近端有无外漏,如果有外漏,及时采取措施进行处理。

（8）退出导管,缝合切口:造影证实被完全隔绝,退出 T 导管,以 CV-7 血管缝线缝合股动脉,检查同侧足背动脉搏动是否正常及吻合口有无出血情况,分层缝合切口。

3.术后处置

包扎伤口,检查皮肤,妥善安置手术患者。处理术后器械及物品。

二、手术中特殊情况及处理

1.术中大出血

手术进行过程中,因使用肝素抗凝,若操作不当或者受患者自身基础疾病的影响,极易出现出血不止的情况,手术室护士应该保持冷静,积极配合手术医师采取止血措施。

（1）器械护士工作:一旦发生大出血,器械护士立即配合手术医师寻找出血点,进行止血,积极准备各类纱布、缝针等物品,做好各项止血的准备。

（2）巡回护士的工作:①加快输液速度,备血,备血管活性药物,并开放足够的静脉通道,最好迅速中心静脉穿刺。②至少开放两路有力的中心吸引器,供台上使用。③迅速准备血管外科专用器械、缝线以及止血用物等。④尽快做好下一步急救准备,对可能发生的情况估计全面,尽力保证患者的生命安全。

2.术中转开腹手术的护理配合

当手术患者在术中发生大出血且止血困难时,情况紧急,手术医师决定打开腹腔止血,以保证患者的生命安全。手术室护士应具备良好的心理素质和应急能力,做到业务熟练,充分配合手术医师,理解其手术方式,减少延误,保证患者的安全。手术室护士应预计到术中可能发生的各种意外,备齐用物,待术中需要时及时供应至手术台。术中意外情况发生时必须保持冷静,确保所有物品清点无误,在中转开腹之前器械护士与巡回护士做好手术物品及器械的清点工作,及时将前期手术相关物品撤下,以免造成清点不清的后果。协助手术医师在最短的时间内完成消毒铺单,建立新的无菌区域,实施新的手术方案,为抢救患者争取时间。

(原高燕)

第十四节　原位肝脏移植手术护理配合

原位肝脏移植手术是指切除病变、难以治愈的肝脏,在正常解剖位置植入供体的肝脏,重建原来的解剖学联系和恢复生理上的功能。肝移植手术是治疗终末期肝病最理想的方法,肝移植手术护理难度大、复杂。

一、相关解剖

肝脏位于腹腔的上部和横膈之下,剑突下约 3 cm,呈红褐色,重 1 200～1 500 g,质地韧软,是人体最大的实质性器官,也是人体内最大的消化腺。

二、适应证

(1)非致病性微生物引起的肝实质性疾病,如酒精性肝硬化、药物及化学毒物等所致的急慢性肝衰竭等。

(2)有各种致病性微生物引起的各类肝炎及肝硬化致肝衰竭,门静脉高压。其中 HBV 感染相关的急慢性重型肝炎、肝硬化、肝衰竭是目前最多见的肝移植适应证,占所有病例的 $80\%\sim90\%$。

(3)先天性代谢障碍性疾病,如肝豆状核变性、糖原累积症、高氨血症等。此类疾病是小儿肝移植中较多见的适应证,由于某种物质代谢异常,可导致患儿早年夭折或发育异常。

(4)胆汁淤积性疾病,如先天性胆道闭锁、原发性胆汁性肝硬化、硬化性胆管炎、继发性胆汁性肝硬化等。这类疾病患者以黄疸为主要临床表现,患者黄疸可能很高,但肝脏合成功能可长时间保持正常。其中原发性胆汁性肝硬化、硬化性胆管炎移植后有复发的风险。

(5)有肝肿瘤。肝脏恶性肿瘤无肝外转移及大血管侵犯时也可作为肝移植的适应证。

三、禁忌证

感染是肝移植的相对禁忌证。

四、麻醉方式

全身麻醉,行外周静脉、颈内静脉、股静脉、桡动脉的穿刺。

五、手术体位及用物

1. 手术体位

采用平卧位。

2. 仪器的准备

术前 1 d 检查设备(如电刀、氩气刀、2 套吸引器、变温毯、防血栓气压治疗仪等)性能是否完好,并将设备放置妥当,以确保术中性能良好和手术顺利进行。

3.用物的准备

准备一次性敷料包,洗手盆,修肝盆,肝叶切除器械,肝移植器械,肝胆框架拉钩,中单,灯柄,量杯,骨锤,手术衣,电刀,氩气刀,氩气刀喷头,消毒小纱布,显影小纱布,纱布垫,吸引管,吸引头,3/0、0、1、4、7 号丝线,3/0、4/0、5/0、6/0、7/0 或 8/0 非吸收缝线,2/0、3/0、6/0 可吸收缝线,肝胆套针,20、15、10 号刀片,2 个 20 mL 注射器,20 G、18 G 留置针各 1 支,手套,含碘贴膜,2 根一次性红色乳酸尿管,血管吊带,灌注用物(14 号双腔尿管,一次性引流袋,输血器),无菌袋,16 号双腔尿管,导尿包,精密尿袋。

4.药品的准备

准备抗生素、白蛋白、甲强龙、乙肝免疫球蛋白、洛赛克(奥美拉唑肠溶片)、肝素、5%的碳酸氢钠、呋塞米、葡萄糖酸钙、地塞米松、4 ℃乳酸钠林格液,无菌冰冻生理盐水数袋。2.5 U/mL肝素液的配置:125 U/mL肝素 10 mL,加入 0.9%的生理盐水 500 mL。

5.患者的准备

护理人员术前阅读病历,了解患者的各项生化指标及血型配血等,参加术前讨论,进行术前访视。与患者交谈,介绍手术室环境、手术体位等,使患者减少对手术的担忧和恐惧,保证患者以良好的心理状态迎接手术。

六、手术配合

1.背驮式肝移植

背驮式肝移植是指完整切取供体的肝脏及肝后下腔静脉,将供肝进行灌洗、修整、保存,切除受体病肝时保留下腔静脉,关闭肝左、中、右静脉根部,再将供肝植入受体肝脏的解剖位置。手术时仅需将供肝上下腔静脉与受体的肝上下腔静脉行侧侧吻合,再依次作门静脉、肝动脉、胆管的吻合重建。

(1)切取供肝。

腹部"十"字形切口,剪开腹膜。

游离门静脉,在门静脉插管灌注:递静脉灌注管、束带,打开门静脉灌注管的开关(灌注管的制作要用 16 号双腔导尿管、输血器、一次性引流袋)。

游离腹主动脉,在腹主动脉插管灌注:递腹主动脉灌注管(专用管道)、束带,打开腹主动脉灌注管开关。

在肝脏周围撒无菌生理盐水冰屑:提供无菌冰和器官保存液。

游离胆道,行胆道冲洗:用 50 mL 注射器抽取器官保存液冲洗。

灌洗完毕后,切除肝脏:切除肝脏后将肝脏放入无菌袋内。

(2)修整供肝。

铺修肝台,修肝盆内装无菌冰,将装有肝脏的无菌袋置于冰水中保持低温状态。

肝修整:修剪第一肝门、静脉小分支,用 3/0 或 0 号丝线结扎或用 5/0、6/0 的非吸收线缝扎;修剪肝圆韧带,行背驮式肝移植时需用 5/0 或 6/0 的非吸收线关闭肝后下腔静脉。

门静脉插管灌注:用 4 ℃平衡液灌注冲洗。

(3)肝脏移植。

常规消毒铺单,开腹探查后安置拉钩。

游离肝脏隔面：游离肝圆韧带、镰状韧带、左右三角韧带、冠状韧带，4 号丝线结扎或 6×17 圆针、4 号线缝扎。

游离肝脏脏面，切除胆囊，悬吊肝圆韧带显露第一肝门及门静脉。

游离第二肝门，显露左、中、右肝静脉。

游离第三肝门，用 3/0 或 0 号丝线结扎或用 4/0 或 5/0 非吸收线缝扎。

用门静脉钳夹闭门静脉，用肝静脉钳夹闭肝静脉，用动脉夹夹闭肝动脉、夹闭胆总管，使肝脏进入无肝期（巡回护士静脉推注免疫球蛋白），切除病肝，将其移出体腔。

止血，关闭肝静脉（用 5/0 非吸收线双针缝合）。

检查供肝修整是否完好，连接灌注液。

腔后静脉吻合：用腔静脉钳和腔静脉剪在腔静脉上剪侧孔，对其与受体肝后下腔静脉用 5/0 非吸收线双针行侧侧吻合，开放灌注液，巡回护士静推甲强龙。

门静脉吻合：用三翼钳分别夹住供肝与受体门静脉（对受体门静脉先行放血，防止断端小血栓进入肝脏），用 6/0 非吸收线双针行端端吻合，用肝素液间断冲洗吻合口，防止小血栓形成。

开放血流结束无肝期，严密观察尿量和出血情况，用 38 ℃～47 ℃生理盐水复温，静脉输注碳酸氢钠。

肝动脉吻合：用 7/0 或 8/0 非吸收线双针行端端吻合，用肝素液间断冲洗。

胆道重建：用 6/0 可吸收线双针行端端吻合。

检查创面，冲洗腹腔，常规放置引流物，清点器械、用物，关闭腹腔。

2.经典式肝移植

经典式肝移植是指完整切取供体的肝脏及肝后下腔静脉，将供肝进行灌洗、修整、保存，同时完整切取受体的病变肝脏及肝后下腔静脉，再将供肝植入受体肝脏的解剖位置。需吻合肝上下腔静脉、肝下下腔静脉、门静脉、肝动脉及胆管。手术步骤与背驮式肝移植相同，区别在于将供体的肝上下腔静脉、肝下下腔静脉与受体的肝上下腔静脉、肝下下腔静脉分别用 5/0 非吸收线（双针缝合）行端端吻合。

七、手术配合要点

(1)肝脏移植手术过程复杂，参加人员较多，应做好各项准备工作和协调好各类人员。

(2)手术风险大，创伤大，术前要做好患者的心理护理，消除其紧张情绪，必要时请心理咨询师参与。

(3)协助麻醉医师进行麻醉和各种操作。

(4)手术所使用仪器设备繁多，术前检查仪器设备的有效性，保证术中正常使用。

(5)术中与手术医师、麻醉医师配合默契，及时准确执行术中各项医嘱，严密观察术中病情的变化和手术进展情况，及时有效沟通。

(6)严格无菌操作，严防手术部位感染。

(7)手术所需要的用物较多，一定要准备充足，应随时清点缝针和纱垫，保证数目正确。

（张慧玲）

第十五节 全腹腔脏器移植术护理配合

全腹腔脏器移植可用于治疗腹腔多器官的不可逆衰竭或肿瘤性疾病,其优点是切除全部腹腔脏器,完全去除病灶,可治愈传统方法无法治愈的良性疾病甚至部分恶性肿瘤。本节主要介绍全腹腔脏器移植的意义、适应证、发展历程以及手术方法及护理配合要点。

一、手术意义

全腹腔脏器移植是不同于多器官联合移植(multi-organ transplantation 或 multiple organ transplantation)或器官簇移植(organ cluster transplantation)的一种新的临床手术方式。与单器官移植、器官簇移植或多个器官联合移植相比,其优点是切除了全部的腹腔脏器,完全去除了病灶,可以治愈传统方法无法治愈的良性疾病甚至部分恶性肿瘤。全腹腔脏器移植切除肿瘤更彻底,同时便于清扫所有的腹腔淋巴结,可以最大限度地减少其复发的概率,对肿瘤性疾病的治疗更彻底,甚至可治愈部分恶性肿瘤。因此,全腹腔脏器移植代表了腹腔脏器移植的最高水平。

二、手术适应证

全腹腔脏器移植适用于腹腔多器官的不可逆衰竭或肿瘤性疾病。常见的适应证有传统外科手术无法切除的腹腔内肿瘤(肝外胆管癌、壶腹部癌、胰腺癌、小肠癌、肠系膜的硬纤维瘤、胃肠道间质瘤、广泛的胃肠道多发性息肉伴恶变)、胃肠道肌病或神经性疾病、坏死性小肠炎或结肠炎、肠功能衰竭、肠系膜血管或腹腔动脉完全栓塞等。由于全腹腔脏器移植适用的疾病谱广泛,因此有着广大的潜在移植患者群。

三、手术方式

全腹腔脏器移植的器官切取、后台修剪、器官植入等技术主要来自肝移植和小肠移植的技术积累,但是手术较单纯肝移植和小肠移植更复杂,术后管理要求更为严格。常见的全腹腔脏器移植器官植入方式包括肝-肠整体植入(A)、肝-肠-胰腺整体植入(B)、肝-胃-肠-胰腺整体植入(C)以及改进的不包括肝脏的胃-肠-胰腺整体植入(D)。

四、麻醉方式

采用全身静脉麻醉,除了监测持续心排血量、混合静脉氧饱和度、同时四通道测压外,也需行经食道超声心动图监测(TEE)。

五、手术配合

1. 供体器官簇的切取

(1)大"十"字形切口,进腹。

(2)暴露腹主动脉,于左、右髂总动脉汇合起始部上方插管,快速灌注 4 ℃ UW 液。

(3)打开膈肌,剪开肝上下腔静脉,作为流出道,腹腔内置入大量冰屑。

(4)用切割吻合器切割并关闭乙状结肠直肠交界处以及食管。

(5)经左侧进胸腔,暴露胸主动脉,在灌洗管气囊上方横断胸主动脉,沿脊柱前方向腹侧解剖。

(6)剪开肝周膈肌组织,横断腹主动脉及下腔静脉,打开双侧肾周筋膜,保护两侧输尿管,循脊柱前方,游离腹主动脉向上延伸至胸腔。

(7)完成肝、胃、肠、胰、脾以及双肾的整块切取。

2.供体器官簇的修整

(1)肾血管水平以下离断腹主动脉和下腔静脉,保留肠系膜上动脉和腹腔干在腹主动脉的开口部分。

(2)肝上下腔静脉保留 1.5 cm。

(3)取主动脉长约 2.5 cm,将其与保留腹腔干和肠系膜上动脉的 Carrel 袖片用 4/0 非吸收缝线缝合,以建立桥接血管。

(4)切除部分远端结肠,完整保留横结肠和回盲部,使肝脏、十二指肠、胰腺、小肠和横结肠成一体,将供体器官快速放入 4 ℃ UW 液中保存,进行灌洗。

3.受体手术

(1)取正中切口,向上至剑突,向下至耻骨联合,右侧切口延至肋缘下,进腹后用肝移植专用拉钩显露手术野。

(2)分别分离乙状结肠、左半结肠、右半结肠,游离肝脏周围的韧带、胃周血管,结扎胃底血管和韧带、胰腺和脾脏。采用长血管钳,长剪刀,连发钛夹,Ligasure 超声夹闭血管,4 号丝线结扎,4/0、5/0 非吸收缝线缝扎止血。

(3)切除腹腔脏器:用血管钳部分控制腹主动脉,在肾动脉水平下用 5/0 非吸收缝线缝接腹主动脉桥接血管,行端侧吻合。然后控制腹主动脉,准备肝上下腔静脉阻断钳,切除腹腔脏器,上端保留食管腹部,下端保留直肠切缘距齿状线约 7 cm。

(4)将供体置入:准备一块大的棉垫,将供体的器官(特别是肠道)整理后将供体植入,用 4/0 非吸收缝线连续吻合肝上下腔静脉,用 5/0 非吸收缝线连续吻合腹主动脉的桥接血管,行端端吻合。开放腹主动脉和肝上下腔静脉,准备大量温热生理盐水,防止开放时大量冰的液体进入循环致体温下降。开放后准备大量干纱布垫(用于拭血),用 0 号丝线结扎或 4/0、5/0 非吸收缝线缝扎。

(5)消化道重建:用吻合器将受体食管与供体胃吻合,通过胃壁放置一根三腔管,远端至近端空肠,近端至腹壁引出。用关闭器关闭胃切口。分离升结肠和横结肠系膜,用荷包器在受体直肠作荷包,对横结肠与受体的直肠用吻合器行端端吻合,距吻合口上缘 10 cm 处做双襻式造口。

(6)止血,放置引流物:于肝上、吻合口旁放置引流物后关腹。

六、手术配合要点

1.器官修整,配合灌洗

(1)将供体器官快速放入 4 ℃ UW 液中。

(2)以 1 000 mL 4 ℃林格液(内加甲硝唑 100 mL,庆大 8 万单位)灌洗消化道。

(3)以 1 000 mL 4 ℃ UW 液灌注腹腔干、肠系膜上动脉。

(4)以 30 mL 4 ℃ UW 液灌洗胆囊。修整完毕,将器官簇置于冰屑盐水中待用。

2.药物与血制品准备

(1)手术前:肝素液、抗生素、多巴胺、硝酸甘油、去甲肾上腺素。

(2)手术中:免疫抑制用舒莱(巴利昔单抗)20 mg,移植时,用甲强龙 500 mg,术中用 1 次;

手术中隔 4 h 再使用 1 次抗生素;准备全血、冷冻鲜血浆、白蛋白、冷沉淀、血小板等血制品。

3.手术中体温管理

手术中必须保持正常体温,使凝血功能处于最佳状态。具体措施:手术间室温保持在 24 ℃～26 ℃,手术中使用温热生理盐水,门静脉开放前准备大量的热生理盐水,手术中开启变温毯,以防止体温降低。

4.严格采用无菌技术,严防感染

严格执行手术间消毒及手术器械、敷料、用物的灭菌制度。限制手术间内人员数量,避免无关人员的流动,减少进出手术间频次。严格执行手术中无菌原则。

(张慧玲)

第十六节　肾移植手术护理配合

肾脏为腹膜外位器官,位于脊柱两侧,左、右各一,形似蚕豆,呈"八"字排列,左高右低。左肾平第 11 胸椎体下缘至第 2～3 腰椎间盘之间,右肾比左肾低 1～2 cm。左、右第 12 肋分别斜过左肾后面中部和右肾后面上部。

1.原位肾移植

原位肾移植即肾窝原位移植。其优点为符合患者心理、生理的需求。缺点是自体肾切除增加麻醉和手术的时间,且位置深,手术操作困难,术后对供肾发生排斥反应时,不易观察。

2.异位肾移植

髂窝肾移植为目前所公认的常规首选部位。其优点为部位表浅,切口暴露较容易;供肾植于腹膜外,对患者干扰小;术后可在下腹部清楚地摸到供肾,了解其大小、软硬度及有无压痛等变化,以便于进行超声波及肾移植穿刺活检,发生并发症时容易处理。缺点是供肾位置表浅,易受外伤。左髂窝动静脉位置较深,尤其是髂外静脉多深埋在髂外动脉深处,加之左侧乙状结肠系膜过长,并常压在左髂窝上,所以第一次移植肾位置首选右侧髂窝。

一、手术适应证

任何肾脏疾病,引起不可逆转的肾衰竭。

二、禁忌证

禁忌证有恶性肿瘤全身转移,顽固性心力衰竭,呼吸系统、心血管系统、肝脏等重要脏器伴严重全身病变,全身严重感染,活动性结核病灶,凝血功能紊乱,精神病,艾滋病,吸毒等。

三、麻醉方式

硬膜外麻醉加蛛网膜下隙麻醉或全身麻醉。

四、手术体位及用物

1.手术体位

采用仰卧位,垫高右侧髂窝。

2.敷料、器械

准备开腹包、洗手盆、前列腺切除器械、肾移植特殊器械。

3.用物准备

准备 20、11 号刀片，1、4、7 号丝线，前列腺套针，电刀笔，5/0 肾移植线，5/0 可吸收线，8 号红色乳胶尿管，2.5 mm、3.0 mm 硅胶管，20 mL 注射器。

4.特殊备物

准备 5 U/mL 肝素生理盐水、20 号静脉套管针、输血器、18 号三腔尿管、肾袋、无菌冰屑、38 ℃~47 ℃生理盐水等。

5.术中常用药物及血液制品

准备甲强龙、奥美拉唑(洛赛克)、呋塞米注射液、血管活性药物、钙剂、人血清白蛋白、红细胞、血浆等。

五、手术配合

(1)整理器械台，清点手术用物。

(2)皮肤消毒，铺巾。

(3)在脐下腹直肌外缘切口，下至耻骨联合上缘，逐层切开至腹膜前。用 20 号刀片、电刀逐层切开。

(4)游离、显露髂外静脉、髂内动脉。用 S 拉钩或自动开腹拉钩牵开，用长解剖镊、7 寸弯钳、扁桃剪游离，用 8 号红尿管牵引已显露的髂内、髂外动静脉，用 5 寸弯钳夹其末端，用解剖镊分离髂血管前纤维、结缔组织、小血管分支和淋巴管，并用 1 号丝线结扎。

(5)取出供肾，将其置于肾袋内，用冰屑包裹，露出肾蒂。提供无菌冰屑，填塞于肾袋外层，包裹肾脏。

(6)重建肾静脉。

在髂外静脉血管壁做一小口：用侧壁钳或心耳钳不完全阻断髂外静脉血流，根据供肾静脉端的口径，用直角剪修剪静脉壁吻合口。

髂外静脉与肾静脉端侧吻合：用 5/0 肾移植线进行端侧吻合，在缝合最后 1~2 针前，用肝素生理盐水冲洗血管腔。

检查吻合口：用哈巴狗钳在近肾门处暂时阻断肾静脉，开放侧壁钳或心耳钳，检查吻合口。

(7)重建肾动脉。

离断髂内动脉，远端双重结扎，近端与供肾静脉端端吻合(或髂内动脉与肾动脉端侧吻合)。用动脉阻断钳阻断髂内动脉，其远心端用 7、4 号丝线双重结扎，用肝素生理盐水冲洗血管腔。肾移植线连续缝合，先做两端定点缝合，然后前后壁分别连续缝合。

试行开放肾动脉血流，检查吻合口：开放肾动脉，用 38 ℃~47 ℃生理盐水纱布垫压迫止血 3~5 min，以 5/0 肾移植线修补漏血处吻合口。

(8)输尿管膀胱吻合。

用输血器连接三腔尿管，进行膀胱灌注。

修剪输尿管残端：用扁桃剪剪开输尿管残端的 5 mm 系膜缘，使之成"马蹄"状，将 2.5 mm 或 3.0 mm硅胶管插入输尿管内，以便与膀胱吻合。

剪开膀胱小口：用 2 把组织钳提起膀胱顶部右侧组织，用 11 号刀片纵向切开膀胱浆肌层，使膀胱黏膜膨出,将硅胶管插入后另戳口引出。

输尿管膀胱吻合:用长解剖镊,5/0 可吸收线间断缝合输尿管与膀胱黏膜,用 5×14 圆针、1 号丝线间断缝合膀胱浆肌层,包埋输尿管。

(9)放置负压引流管、引流球,清点手术用物,逐层关闭切口,用敷贴包扎伤口。

六、手术配合要点

(1)麻醉后导尿,置 18 号三腔硅胶尿管,以便术中膀胱灌注。

(2)术前遵医嘱备红细胞和血浆。

(3)手术开始后遵医嘱静脉推注 40 mg 奥美拉唑(洛赛克),静脉滴注 500 mg 甲强龙＋100 mL 0.9％的氯化钠注射液。

(4)术前备好 5 U/mL 肝素液、无菌冰屑。

(5)开放前遵医嘱静脉滴注入 100 mL 血清白蛋白,开放时遵医嘱静推100 mg 呋塞米注射液,开放后遵医嘱再次使用奥美拉唑(洛赛克)和甲强龙。

(6)术中严格无菌管理,监督室内所有人员的无菌操作,限制参观人员,减少人员流动,以降低患者术后感染的发生率。

(张慧玲)

第十七节　肺移植手术护理配合

肺移植是治疗严重心肺疾病的重要手段,它采用的术式包括单肺移植、双肺移植、心肺联合移植等。本节以单肺移植为例,介绍同种异体肺移植术配合。

一、相关解剖

肺位于胸膜腔内,主要由支气管树及肺泡为基础构成,表面包以脏层胸膜。在肺门处脏层胸膜延续至纵隔面,继续向外延伸,与壁层胸膜相连。肺呈纵向切开的半圆锥形,有肺尖和肺底,肺尖在锁骨内侧 1/3 段的后方,经胸廓上口伸至颈根部最高点,可抵达第 7 颈椎横突水平面。肺有三个面(肋面、内侧面、隔面)和三个缘(前缘、后缘、下缘)。

肺的纵隔面中部凹陷,为支气管、血管、淋巴管及神经出入肺的部位,称肺门。疏松结缔组织组成的囊,称为肺根。肺的血管含有两个系统:一个是肺循环肺动脉与肺静脉,主要功能是气体交换;另一个属于体循环,主要功能是供应动脉血液,以维持肺本身的活动与新陈代谢。

二、手术适应证

(1)慢性阻塞性肺部疾病,如肺气肿、α-抗胰蛋白酶缺陷等。

(2)晚期纤维化肺部疾病,如特发性肺纤维化、家族性肺纤维化,药物/中毒性肺纤维化等。

(3)原发性肺动脉高压(右心功能正常)。

三、麻醉方式、手术体位与切口

静脉全身麻醉,双腔气管插管,在桡动脉测压,颈内静脉 Swan-ganz 导管监测。单肺移植患者一般采用90°侧卧位,双肺移植取仰卧位,行胸部后外侧切口。

四、手术用物准备

术前准备肺叶切除器械和开腹包、无菌冰6盒、4 ℃生理盐水15瓶(500 mL/瓶)、主动脉阻断钳2把、侧壁钳4把、体外循环器械及除颤器。

五、手术配合

(1)供肺的修整与保护:备好无菌修整台、碎冰和肺修整器械,整个修整过程在冰水浴中进行。游离出肺动脉、上下肺静脉袖及主支气管。待修整好肺后,器械护士用冷生理盐水纱布垫包好肺,放入备好的冰水容器内,由巡回护士推入受者手术间备用。

(2)受体准备:建立两条静脉通道,取侧卧位,移植侧朝上。

(3)整理器械台,清点器械。

(4)皮肤消毒、铺巾。

(5)于第4或第5肋间隙做一弧形切口,逐层切开皮肤、皮下组织和胸壁肌层。切开并分离肋间隙,切开胸膜,进入胸腔进行探查。

(6)游离全肺。递长分离钳,4、7号丝线,长扁桃体剪。

(7)肺门部解剖。游离肺动脉、上腔静脉、下腔肺静脉、游离主支气管至隆突下1~2 cm。

(8)试验性钳夹肺动脉5 min,同时观察患者的血氧饱和度、心率及血压,以决定是否进行体外循环。

(9)患肺切除。游离出肺动脉、上腔静脉、下腔静脉、主支气管后迅速传递阻断钳,结扎切断肺动脉;双重结扎上、下肺静脉,在结扎线之间切断肺静脉;最后在距上叶支气管开口约1.5 cm处切断主支气管。用碘酒、酒精、生理盐水消毒处理主支气管残端,并用温生理盐水纱垫包盖。

(10)打开心包。于心包内游离一定长度的肺动脉,将肺静脉游离至左房肺静脉开口水平。放入供肺,用冰盐水纱垫包盖。

(11)吻合肺静脉。器械护士递2把侧壁钳,夹住上、下肺静脉入左心房的房壁,切断肺静脉结扎线,将上、下肺静脉开口沟通,与供体上、下腔静脉行端端吻合。用4/0非吸收线连续缝合。

(12)吻合肺动脉。方法与静脉吻合的方法相同。

(13)吻合支气管。吻合主支气管前,将吻合口周围用生理盐水纱布垫垫好,吻合完毕,更换干净纱垫和吸引头,以免污染手术野。

(14)依次开放左心房、主支气管、肺动脉,恢复双侧肺通气。

(15)用温生理盐水冲洗胸腔,检查支气管吻合口有无漏气,仔细止血,对3个吻合口表面喷涂生物蛋白胶。

(16)胸腔内置闭式引流,关胸,逐层缝合切口。

六、手术配合要点

(1)无菌管理严格,监督室内所有人员的无菌操作。

(2)修整供肺时,严格进行冰水浴的无菌操作。

(3)器械护士和巡回护士熟悉手术过程和特殊需要,关键步骤中熟练、准确地配合,保证物品供应。

(4)吻合支气管前,器械护士注意手术野的保护,及时更换器械及敷料,避免支气管分泌物污染周围组织。

(5)加强手术间管理,限制参观人员进入,最大限度地减少患者术后感染。

(张慧玲)

第十八节　甲状旁腺移植手术护理配合

目前甲状旁腺的主要组织来源是胚胎及成年人甲状旁腺。国外主要以健康的甲状旁腺或亢进的甲状旁腺作为供体,国内主要以胚胎甲状旁腺为供体。美国学者普遍认为胎儿甲状旁腺是最理想的供体,临床主要采用的术式为甲状腺-甲状旁腺移植术,切取引产的 5 个月以上胎儿的一侧带血管甲状腺-甲状旁腺,保留无名动脉、无名静脉,与受体的动脉、静脉吻合。

一、相关解剖

甲状旁腺是与钙磷代谢有密切关系的内分泌腺,一般为 4 个,左、右各 2 个,每个约黄豆大小,呈扁圆形,棕黄色,表面光滑。甲状旁腺一般位于甲状腺侧叶后面与气管前筋膜之间,真假被膜之间的疏松结缔组织内。甲状旁腺的供血来自甲状腺上动脉和甲状腺下动脉。腹股沟处有股深静脉的分支、旋股内侧动脉、旋股外侧动脉、穿动脉以及上述动脉的伴行静脉和大隐静脉。

二、手术适应证

(1)特发性甲状旁腺功能减退或同时伴有特发性甲状腺功能减退,有手足抽搐等症状,血钙水平低,Chvostek 征和 Trousseau 征阳性,需静脉注射钙剂方能控制症状和维持血钙。

(2)甲状腺切除术后甲状旁腺功能低下。

(3)一般情况较好,无重要器官严重疾病和功能衰竭,无恶性肿瘤。手术局部动、静脉无闭塞,凝血功能无严重障碍。

三、手术配合

1. 移植物的切取

(1)显露胎儿甲状腺:清洁胎儿,常规消毒,铺单,做颈前十字形切口。潜行游离皮瓣,游离胸锁乳突肌及甲状腺前肌群并切除,显露双侧甲状腺。

(2)游离甲状腺上级及其血管:结扎切断右颈内静脉、面静脉及甲状腺上静脉的舌骨支。于甲状腺上动脉起点上方结扎切断右颈内、外动脉。

(3)游离甲状腺下级及其血管:充分显露右无名动脉、无名静脉,分离无名静脉,于其汇入上腔静脉处切断。游离切断无名动脉,切断右迷走神经,并将其从颈动脉鞘内抽出。

(4)切取甲状腺-甲状旁腺:缝扎切断甲状腺峡部,从舌骨水平开始,从颈动脉鞘的外方向内下整块剥离右甲状腺-甲状旁腺,勿损伤气管和食管。

(5)灌洗甲状腺-甲状旁腺:切取组织后立即用 0 ℃～4 ℃肝素林格液灌洗。将 15～16 号

— 617 —

钝针头插入无名动脉,以适当的压力反复灌洗,直至腺体呈白色,灌洗液通畅地从无名静脉流出。

(6)修整腺体:逐一结扎各小分支血管。

2.受体手术

(1)腺体移植在左或右股三角区均可。

(2)患者取仰卧位。常规皮肤消毒,铺巾,注意保护会阴部。

(3)在硬膜外麻醉下,自腹股沟韧带中点向下沿股动脉做纵切口,长 10~15 cm。

(4)显露股静脉及大隐静脉,于腹股沟韧带下 4~5 cm 切断大隐静脉,结扎其远端。

(5)静脉吻合。将大隐静脉近端与移植物无名静脉做端端吻合。用 7/0、8/0 非吸收线间断缝合。

(6)动脉吻合。将旋股内侧(或外侧)动脉远端结扎,近端与无名动脉行端端吻合。

(7)依次开放静脉与动脉血流。如果腺体有渗血,提供生理盐水棉片和吸收性明胶海绵。

(8)将腺体缝合 2~3 针,固定于周围肌肉上。

(9)切口内放置橡皮引流条,逐层缝合,关闭切口。

四、手术配合要点

(1)甲状旁腺腺体非常细小,在手术过程中要注意腺体的保管。

(2)甲状旁腺移植术使用的缝针非常精细,要注意缝针的整理与保管。

(张慧玲)

第十九节　小肠移植手术护理配合

小肠移植是指将一定长度或全部的异体小肠通过血管吻合、肠道重建的方式移植给解剖和/或功能性因素导致小肠解剖结构阙如和/或消化、吸收功能丧失,需要依靠营养支持维持生命的患者,并通过使用免疫抑制剂等一系列治疗措施使移植肠在患者体内存活,进而依靠移植小肠维持患者的生命,甚至恢复劳动力的医疗技术,是治疗短肠综合征或肠功能衰竭的理想方法。

一、相关解剖

小肠包括空肠和回肠,起自十二指肠空肠曲,止于回盲肠口,全长 5~7 cm。小肠的肠壁由 4 层组织构成,由外向内依次为浆膜、肌层、黏膜下层、黏膜。小肠系膜是由空肠、回肠连于腹后壁的双层腹膜组成,其中含血管、神经、淋巴组织及脂肪。小肠系膜根部起于第 2 腰椎的左侧,根部向右下方斜行;终止于右骶髂关节的前方,全长 15 cm。小肠的血液供应来自肠系膜上动脉的 10~20 条肠动脉,这些肠动脉在肠系膜的两层间反复分支、交通,形成血管弓。静脉从上皮下面的毛细血管网起始,在肠系膜内与同名动脉伴行,最后汇入肠系膜上静脉。小肠受来自腹腔神经丛的自主神经纤维支配,围绕在肠系膜上动脉周围,形成肠系膜上丛。

二、手术适应证

(1)各种原因所致小肠广泛切除术后的短肠综合征：包括先天性小肠闭锁、肠扭转所致小肠广泛坏死、坏死性小肠结肠炎、创伤、肠系膜血管或门静脉系统血栓形成或缺血、克罗恩病、反复手术所致小肠广泛切除。

(2)消化道动力障碍：包括慢性假性肠梗阻、内脏神经病变、消化道神经节细胞缺如（希尔施普龙病）。

(3)先天性肠黏膜病变导致的严重吸收不良病，如微绒毛包涵体病、绒毛状肠病等。

(4)放射性损伤。

(5)有难以控制的分泌性腹泻。

(6)有自身免疫性肠炎。

(7)先天性消化道畸形，如腹裂、先天性小肠闭锁等。

(8)有局限性硬纤维瘤。

(9)多发性息肉病，如加德纳综合征等。

三、手术禁忌证

小肠移植是一复杂的手术。除了一般腹部手术禁忌证外，对腹腔内有广泛性粘连，原已有不适宜于用免疫抑制剂的疾病，高度营养不良，已损及重要器官以及高龄体弱患者（超过50岁）应慎重选择小肠移植。

四、麻醉方式

采用全身麻醉，常规行桡动脉或足背动脉或股动脉、颈内静脉穿刺，进行动静脉压监测。

五、手术物品准备

(1)手术间的准备：准备两个手术间，分别进行供体和受体手术；术前一天清洁、整理手术间，检查术中使用的各种仪器性能是否良好；术中所用物品是否准备齐全，并固定放置。

(2)手术敷料准备与肝移植术相同。

(3)供体手术器械和特殊物品：剖腹探查器械、血管器械、6/0非吸收缝线、3/0可吸收缝线、0~7号丝线、测量小肠的软尺、应急灯或手电筒。

(4)受体手术器械和特殊物品：常规剖腹探查器械、血管器械、6/0~7/0非吸收缝线、3/0~4/0可吸收缝线、0~7号丝线、造口管。

六、手术配合

1. 供肠切取的手术配合

(1)患者入手术室，查对无误后，建立静脉通道，协助麻醉医师进行全身麻醉插管。

(2)清点器械，消毒，铺巾，固定电刀、吸引器等。

(3)剖腹探查，手术取右侧腹直肌切口，进入腹腔后仔细探查腹腔各脏器。

(4)量取所需的小肠，用备好的软尺测量，并在两头标记定位。

(5)关闭手术间内所有灯光，用事先准备好的应急灯或手电筒强光侧面照射小肠血管弓，确定所需小肠的血管分布。

(6)仔细游离系膜根部，显露待切断的动脉、静脉分支。充分游离后，先切断肠管，再切断动脉、静脉分支。

(7)切下供肠后,将小肠剩余两端对端吻合。

(8)清洗腹腔,清点器械、物品,关闭腹腔。

2.供肠的灌洗配合

(1)术前准备好灌洗敷料包、灌洗修整手术器械、无菌塑料台布、无菌塑料袋、大隐静脉插管及三通管、皮尺、特制的纱布网兜。

(2)切取供肠前准备好碎冰,铺置无菌灌洗台,准备灌洗管道和 UW 液,调节好灌洗液的压力,连接灌注管道,注入 UW 液。

(3)切取供肠后立即将其置入 1 ℃～4 ℃ 的 UW 液中,经肠系膜上动脉主干的分支断端插入一根直径与之相当的大隐静脉插管,用 500 mL UW 液重力(80～100 cm 高度)灌洗。肠系膜上静脉主干分支断端开放。

(4)待肠管颜色变白,肠蠕动停止,静脉流出液清亮时,停止灌注,夹闭两端血管,使 UW 液保留在血管内。

(5)血管灌洗完毕,将 0.5％的甲硝唑生理盐水(1 ℃～4 ℃)注入肠腔以清洁供肠。

(6)将供肠置于盛有 UW 液的容器内保存,移至受体手术间备用。

3.受体手术配合

(1)患者入手术室进行查对,于一侧上肢建立静脉通道。协助麻醉医师进行全身麻醉插管和深静脉置管。

(2)患者取平卧位,身下垫气垫和水温毯。固定好肢体,留置导尿管。遵医嘱静脉滴注 500 mg 甲泼尼龙。

(3)清点器械,消毒,铺巾,固定好电刀、超声探头、吸引器等。

(4)手术取右侧腹直肌切口,进入腹腔后仔细探查腹腔各脏器。游离残余肠管,分离粘连,将残余空肠段和回盲肠部显露清楚。

(5)游离显露肾下腹主动脉和下腔静脉,用 2 根血管吊带牵引血管。

(6)植入新肠。用动脉侧壁钳阻断腹主动脉,将灌注修整好的供肠移入腹内,用 0 ℃～4 ℃生理盐水纱布保护。

(7)动脉吻合。于肾下腹主动脉正前方用尖刀切小口,直径 4～5 mm,用打孔器开孔,用肝素生理盐水冲洗血管开口,将其与供肠肠系膜动脉用 6/0 非吸收线行端侧吻合。

(8)静脉吻合。用静脉侧壁钳阻断下腔静脉,于下腔静脉正前方开口,直径约 7 mm,用肝素生理盐水冲洗血管开口,将其与供肠肠系膜静脉用 7/0 非吸收线行端侧吻合,将两端缝线汇合,暂不结扎。

(9)开放血流,肠管血运恢复后结扎静脉吻合线。对吻合口进行补充缝合止血,用温热生理盐水纱布湿敷吻合口。

(10)用超声探头测定血流。

(11)处理肠管。在距回盲部 15 cm 处切断受体小肠,保护断端,并用碘伏消毒,以防止肠内容物污染腹腔。对近端和移植肠近端用 3/0 可吸收线行端端吻合,对远端和移植肠远端 5 cm 处用 3/0 可吸收线行端侧吻合,在移植肠末端于右下腹体外造口。行胃造口,以备胃肠减压及肠内营养。

(12)固定好移植肠管,再次检查吻合口情况。

(13)腹腔冲洗,止血,置引流管。

(14)清点器械、物品,关闭腹腔。

七、手术配合要点

(1)受体身下衬垫软硬适度的体位垫,减少局部受压。术中注意观察体温,根据需要调节水温及水温毯温度。

(2)准确清点器械并记录,及时、准确地执行各项医嘱并记录液体出入量。

(3)随时供应手术所需物品,调节各种仪器,使其功能至最佳状态。

(4)供体手术中,在阻断供肠血管之前,静脉注射 5 000 U 肝素,使全身血液肝素化。

(5)手术过程中,供体组和受体组护士要及时沟通,报告各自手术进程,以便医师掌握血管阻断时机,缩短移植肠热缺血时间。

(6)血管吻合前 30 min 静脉滴注 500 mL 右旋糖酐-40,配制 FK506。

(7)开放血供后,按医嘱输血,经微量输液泵静脉滴注多巴胺,速度为 $0.5\sim2.0$ μg/min。配制免疫抑制剂,用微量输液泵维持 24 h。静脉滴注 500 mg 甲泼尼龙。

(8)器械护士迅速、准确、灵活地配合手术,与巡回护士密切配合,保证手术物品的充足供应。尤其在吻合血管期间,及时供应血管器械和缝线,尽量缩短移植肠的缺血时间。

(9)严格无菌操作,加强手术间管理,控制人员进出。

(张慧玲)

第十四章 消毒供应中心护理

第一节 常用物理消毒灭菌法

灭菌是指利用物理或化学方法完全清除或杀灭传播媒介上的所有微生物,使之达到无菌的程度。这时灭菌的概念是绝对的,灭菌也可以被认为是最彻底的"消毒"。

消毒管理办法规定,伸入组织、器官的医疗用品必须达到灭菌,各种注射、穿刺、采血器具必须一用一灭菌。对手术器械、各种窥镜、药品、敷料等物品,也要求灭菌。

一、热力消毒灭菌法

热力消毒灭菌法利用热力破坏微生物的蛋白质、核酸、细胞壁和细胞膜,从而导致其死亡,分干热法和湿热法。前者由空气导热,传热较慢;后者由空气和水蒸气导热,传热快,穿透力强。

1.干热灭菌

(1)燃烧法:是一种简单、迅速、彻底的灭菌方法。

适用范围:常用于污染的废弃物、病理标本、带脓性分泌物的敷料和纸张等的处理,也适用于实验室接种环的消毒灭菌;急用某些金属器械、搪瓷类物品时也可采用燃烧法。

方法:对废弃物可直接在焚烧炉内焚毁;对培养用的试管或烧瓶,当开启或关闭塞子时,将试管(瓶)口或塞子,在火焰上来回旋转2~3次,对实验室接种环也按此法烧灼;把金属器械放在火焰上烧灼20 s;向搪瓷类容器内倒入少量95%的乙醇,慢慢转动容器,使乙醇分布均匀,然后点火燃烧至熄灭。

注意事项:①远离易燃、易爆物品,如氧气、乙醚、汽油等;②在燃烧过程中不得添加乙醇,以免火焰上窜引起烧伤或火灾;③对贵重器械及锐利刀剪,禁用此法灭菌,以免锋刃变钝或器械损伤。

(2)干烤法:用于热灭菌箱进行灭菌,其热力传播与穿透主要靠空气对流和介质的传导,灭菌效果可靠。

适用范围:用于高温下不损坏、不变质、不蒸发物品的灭菌,如玻璃器皿、油脂、粉剂和金属制品等的灭菌。干烤法所需的温度与时间,应根据消毒灭菌的物品及烤箱的类型来确定。

注意事项:①物品干热灭菌前应洗净,以免造成灭菌失败或污物炭化;玻璃器皿灭菌前除应洗净外还应干燥;②灭菌时勿使物品与烤箱箱底及四壁接触;③灭菌后要待温度降到40 ℃以下再开箱,以防止炸裂;④物品包装不宜过大,装箱不超过箱高的2/3。

2.湿热法

主要是通过凝固病原体的蛋白质而达到杀死该微生物的目的。湿热的杀菌力比干热强,因为湿热可使菌体含水量增加,从而使蛋白质易于被热力所凝固,加速微生物的死亡。

(1)煮沸消毒法:煮沸消毒法经济、方便,效果比较可靠,在家庭和一些基层医疗单位仍不失为一种常用的消毒方法。煮沸消毒的杀菌力比较强,适用于耐热耐湿物品的消毒处理,一般用于餐具、食物、棉织物、金属器皿、玻璃器皿、陶瓷器皿的消毒处理。在水温达 100 ℃时,细菌繁殖体几乎立即死亡,通常水沸腾后,再煮 5~15 min,可达消毒目的。细菌芽孢耐热能力较强,有些芽孢需要煮沸数小时才能够杀灭。大气压对水的沸点影响较大,不同海拔地区,水的沸点有差异。高原地区水的沸点较低,因此煮沸消毒时间相应延长。在水中加入 1%~2% 的碳酸氢钠,可以提高沸点。对于不耐 100℃ 的物品,在水中加入少量增效剂(如 0.2% 的甲醛或 0.01% 的升汞),经 80 ℃ 处理 60 min,也可达到消毒灭菌作用。煮沸消毒法不能用于外科器械的灭菌。

方法:①煮沸前将物品彻底刷洗干净。不应留有血污、痰迹、脓液、分泌物与排泄物等。②用纱布包好玻璃类器材,首先放入冷水或温水中,然后加热,待水沸后开始计时,煮沸 15~30 min。③用纱布包裹橡胶类物品,待水沸后放入,煮沸 5~10 min。④待水沸后放入金属及搪瓷类,煮沸 10~15 min。加入碳酸氢钠,配成 1%~2% 的浓度时,可提高沸点,达 105 ℃,可促进芽孢死亡,增强杀菌作用,且能防锈。⑤在急需锐利器材(如刀、剪等)情况下,可用棉花将刃面包裹后放入沸水中煮沸 3~5 min。对接触肝炎患者的刀剪等器械,应煮沸 30 min。⑥煮沸消毒达到预定时间后,用无菌持物钳将物品取出,放置于无菌容器内,并保持无菌状态。

注意事项:①应将物品先清洗后煮沸,水量自始至终应淹没所有物品,消毒物品的放置不宜过多,一般不应超过消毒容器的 3/4。应打开有轴节的器械及带盖的容器,使其内面完全与水接触。相同大小的碗、盆不能重叠,必须隔开。②消毒时间从水煮沸后开始计算。煮沸过程中不能再加入新物品,必须加入时,则应在第二次水沸后开始计时。③一般的细菌在 100 ℃沸水中保持 5~10 min 即可死亡,如果疑有芽孢菌污染,将物品煮沸 1~3 h 方能达灭菌目的。④消毒完毕应及时取出物品,放入无菌容器内,注意防止再污染消毒物品。最好放掉消毒器中的废水,利用其余热自动将消毒物品烘干。

(2)流通蒸气消毒:又称常压蒸气消毒法,它是在 1 个大气压下,用 100℃左右的水蒸气进行消毒。此方法常用于食品和一些不耐高热的物品。流通蒸气消毒的作用时间应从水沸腾后有蒸气冒出时算起,维持 10~15 min,可杀灭细菌繁殖体,不能杀死芽孢。消毒物品包装不宜过大、过紧,宜垂直放置,不要将吸入物品浸湿放入。

二、光照消毒法(辐射消毒)

该方法主要利用紫外线的杀菌作用,使菌体蛋白质发生光解、变性而致细菌死亡。该方法对杆菌的杀菌力强,对球菌的杀菌力较弱,对真菌的杀菌力则更弱,生长期的细菌对辐射敏感,对芽孢敏感性差。

1. 日光暴晒法

由于日光具有热、干燥和紫外线的作用,有一定的杀菌力,常用于床垫、毛毯、衣服、书籍等物品的消毒。将物品放在直射阳光下暴晒 6h,定时翻动,使物品各面均能受到日光照射。

2. 紫外线消毒法

紫外线属于电磁波辐射,其波长在 10~400 nm,其杀菌作用对应的最大波长为 365 nm。紫外线照射能量较低,不足以引起被照射物体原子的电离,仅产生激发作用。具有杀菌作用的紫外线主要作用于 DNA,使一条 DNA 链上的相邻胸腺嘧啶链结合形成特殊连接的二聚体,从而使微生物 DNA 失去转换能力而死亡。此外,紫外线通过空气,使空气中的氧游离(破坏氧分子键)而产生臭氧。紫外线对细菌、病毒、真菌等微生物甚至部分芽孢均有杀灭作用。但是由于它的穿透力差,在空气中的穿透力会受尘埃颗粒与湿度的影响,在水中穿透力受水深和水中杂质的影响,紫外线不能穿透固体(如重叠的纸张、布类等),玻璃中的氧化铁可阻挡紫外线,紫外线仅能杀灭直接照射到的微生物,因此在采用紫外线消毒时必须使消毒的部位充分暴露于紫外线的直接照射下。

紫外线多用于室内空气消毒和室内物品的表面消毒。用于空气消毒,有效距离不超过 2 m,照射时间 30~60 min;给物品消毒时,在 25~60 cm 距离下,照射 20~30 min。从灯亮后 5~7 min 开始计时(灯管需要预热,使空气的氧电离,产生臭氧,需一定时间)。

注意事项如下。

(1)紫外线对人的眼睛和皮肤均有强烈的刺激,直接照射 30 s 就有反应。因此,应注意眼睛及皮肤的保护,卧床患者要戴黑眼镜或用纱布遮盖眼睛,嘱患者不直视紫外线灯源,用被单遮盖身体,以免引起眼炎及皮肤红斑。

(2)由于紫外线的穿透性差,故被消毒的物品不可有任何遮蔽,应摊开或挂起,经常翻动。

(3)照射前,房间内应保持清洁、干燥,空气中不应有灰尘或水雾。因紫外线易被灰尘微粒吸收,停止走动,要减少尘埃飞扬。

(4)要保持紫外线灯管清洁、透亮,应经常用酒精棉球轻轻擦拭灯管表面,除去灰尘与油垢,以免降低灯管的照射强度。对灯管要轻拿轻放,关灯后不应立即再开,需冷却 3~4 min 再开,可以连续使用 4 h,但通气散热要好,以保持灯管寿命。

(5)灯管使用期限不能超过 4 000 h,应建立使用时间登记卡,达到规定时间的 3/4 即应更换新管。

(6)对紫外线效果要经常进行鉴定,定期进行空气培养,以检查杀菌效果。

3.电离辐射灭菌法

电离辐射灭菌是利用 γ 射线、伦琴射线和其他电子辐射能穿透物品,杀死其中微生物的低温灭菌法。其作用机理主要是通过干扰微生物的 DNA 合成,破坏细胞膜,引起酶系统的紊乱而导致微生物的死亡。电离辐射灭菌法的优点是穿透力强,消毒均匀彻底,不受包装限制,保持物品干燥,灭菌速度快,效果可靠;适用于不耐热物品的灭菌。但目前的基本费用仍然较高,需要经过培训的技术人员进行操作管理,多在大规模的工厂使用。

三、微波照射灭菌法

微波是一种可穿透布、纸、玻璃、塑料、陶瓷等物质的高频电磁波。其作用原理是利用在电磁波的高频电场中有机物极性分子的高速运动引起相互摩擦,使温度迅速升高,产生热效应及其他非热效应作用达到消毒效果。其优点是作用时间短、方便。该方法多用于食品、餐具、药杯等小型物品的消毒,但对于干燥物品需要先湿化处理。微波不能用于金属物品或金属容器的消毒。

(刘亚琴)

第二节 化学消毒灭菌法

化学消毒灭菌法是利用化学药物杀灭病原微生物的方法。凡不适用于热力消毒灭菌和不怕湿的物品都可以选用化学消毒灭菌法,如对患者的皮肤、黏膜、排泄物及周围环境、光学仪器、金属锐器和某些塑料制品的消毒。

一、化学消毒灭菌的原理

化学消毒灭菌法是利用化学药物渗透到菌体内,使菌体蛋白凝固变性,酶蛋白失去活性,而致微生物代谢障碍,或破坏细菌细胞膜的结构,改变其通透性,使细胞破裂、溶解,从而达到消毒灭菌的目的。

二、化学消毒剂的选择

化学消毒剂的种类繁多,应根据消毒对象、要达到的消毒水平以及可能影响消毒效果的因素选择最适宜、最有效的消毒剂。不同的消毒剂效力不同。

1. 高效化学消毒剂

它能杀灭一切微生物,包括芽孢,如醛类、过氧乙酸、环氧乙烷、过氧化氢、含溴消毒剂等。

2. 中效化学消毒剂

其可杀灭细菌繁殖体、结核杆菌、真菌、病毒,但不能杀灭芽孢,如醇类、碘类、含氯消毒剂、苯扎溴铵、酚类等。

3. 低效化学消毒剂

其可杀灭细菌繁殖体、部分真菌、亲脂性病毒,但不能杀灭结核分枝杆菌、亲水性病毒和芽孢,如氯己定、酚类、苯扎溴铵等。

高浓度的碘、含氯消毒剂属于高效消毒剂,低浓度的属于中效消毒剂。

三、化学消毒灭菌的使用方法

1. 浸泡法

将消毒物品浸泡于消毒液内。浸泡时间的长短根据物品和消毒液的性质、消毒液的浓度来决定。

2. 喷雾法

借助喷雾器将化学消毒剂均匀喷洒,使消毒剂产生微粒气雾,气雾弥散进行空气、物体表面的消毒。

3. 熏蒸法

利用消毒剂产生气体进行消毒。

四、常用化学消毒剂

1. 环氧乙烷

环氧乙烷属于灭菌剂,其液体与气体均有杀菌作用,临床多采用其气体消毒。灭菌机制主要是通过对微生物蛋白质分子的烷基化作用,干扰酶的正常代谢而使微生物死亡。环氧乙烷具有杀菌谱广、穿透力强、对物品损害小及灭菌效果可靠等优点。环氧乙烷在低温下为无色透明液体,沸点 10.8 ℃,在常温下为无色、带有醚刺激性气味的气体,易燃、易爆,空气中浓度达 3% 以上即有爆炸危险。

环氧乙烷适用于不耐热的精密医疗器械和不宜用一般方法灭菌的物品,如电子仪器、光学仪器、医疗器械、书籍、文件、皮毛、棉、化纤、塑料制品、金属制品、橡胶制品、一次性使用的治疗用品等。由于环氧乙烷易燃、易爆并对人有毒,所以必须在密闭的环氧乙烷灭菌器内进行灭菌。常用的环氧乙烷灭菌器有三种。

(1)大型环氧乙烷灭菌器:其容量有数十立方米,一般用于大量物品的灭菌,用药量为 $0.8 \sim 1.2$ kg/m³,在 55 ℃~60 ℃温度的条件下作用时间为 6 h。

(2)中型环氧乙烷灭菌器:容量有 $1 \sim 10$ m³,一般用于一次性诊疗用品的灭菌。可用纯环氧乙烷或环氧乙烷和二氧化碳混合气体。其灭菌条件一般为浓度为 $800 \sim 10\ 000$ mg/L,温度为 55 ℃~60 ℃,相对湿度为 60%~80%,作用时间为 6 h。可将灭菌物品用透过环氧乙烷的塑料薄膜密闭包装。

(3)小型环氧乙烷灭菌器:多用于医疗卫生部门对少量医疗器械的灭菌,为了安全,通常采用环氧乙烷和二氧化碳混合气体。这种灭菌器的自动化程度高,自动抽真空,自动加药,自动调温度和相对湿度,自动控制灭菌时间。环氧乙烷气体灭菌用量为 800 mg/L,消毒用量为 450 mg/L,温度为 55 ℃~60 ℃,相对湿度为 60%~80%,作用时间为 6 h。

2.臭氧

臭氧属于高效消毒剂,是一种强氧化剂、广谱杀菌剂。其杀菌机制是直接氧化细胞壁,再逐渐作用到细胞外壳蛋白和脂多糖层,直至完全破坏细胞内各种成分,导致微生物死亡;臭氧还可以直接作用于细菌的细胞膜,使细胞壁和细胞膜的成分受损害,通透性发生改变,细胞内成分变性、溶解,导致细菌死亡;臭氧通过破坏核糖核酸(RNA)或脱氧核糖核酸(DNA)完成对病毒的灭活,还可破坏构成病毒衣壳的蛋白多肽链,使 RNA 和 DNA 受到破坏。臭氧在常温下为爆炸性气体,其密度为 2.144 g/L(标准大气压,0 ℃)。臭氧的稳定性极差,其在常温下可自行分解为氧。所以臭氧不能贮备,只能边生产边使用。在医院,臭气可用于室内空气、物体表面和水等的消毒。

使用方法如下。

(1)空气消毒:根据房间大小选择相应功率的臭氧空气消毒机。封闭房间,在无人条件下开机消毒,臭氧浓度达到 30 mg/m³,作用 15 min。消毒后至少 30 min 才能进入房间。

(2)物品表面消毒:臭氧对物品表面上污染的微生物有杀灭作用,但作用缓慢,用量为 60 mg/m³,相对湿度≥70%,消毒时间为 $60 \sim 120$ min。

(3)诊疗用水消毒:臭氧量为 $0.5 \sim 1.5$ mg/L,对于水质差的水,臭氧量应为 $3 \sim 6$ mg/L,作用 $5 \sim 10$ min。

(4)医院污水的处理:按照医院床位建一个相应规模的臭氧处理系统,采用 $15 \sim 20$ mg/L 的臭氧投入量,作用 $10 \sim 15$ min,即达到消毒目的。注意事项如下。

第一,臭氧对人有毒,其毒性主要来自对蛋白质和脂肪酸的氧化,从而损伤机体组织。所以臭氧消毒必须在无人的条件下进行,消毒后 30 min 才能进入房间。国家规定空气内臭氧含量最高允许浓度为 0.2 mg/m³。

第二,臭氧为强氧化剂,对多种物品有损害,浓度越高,对物品损害越重。臭氧对橡胶类制品的腐蚀性较大,对金属亦具有腐蚀性,使织物漂白褪色等。使用时应注意。

3. 戊二醛

戊二醛属于灭菌剂,主要靠两个活泼的醛基的烷基化作用,直接或间接作用于生物蛋白分子,使其失去生物活性而导致微生物死亡。戊二醛具有广谱、高效杀菌、对金属腐蚀性小、受有机物影响小等特点。实验证明pH 7.5~8.5时其杀菌作用量强,但 pH9 时迅速聚合,杀菌作用丧失,灭菌浓度为 2%。常用剂型有 2% 的碱性戊二醛、2% 的强化酸性戊二醛和 2% 的中性戊二醛。戊二醛适用于耐湿不耐热医疗器械和精密仪器等的消毒与灭菌,如内镜、麻醉装置及塑料等的浸泡消毒。方法如下。

灭菌:常用浸泡法,将待灭菌的医疗器械及物品清洗,晾干,然后将其浸泡于 2% 的戊二醛中,给容器加盖,浸泡 10 h 后无菌操作取出,用无菌水冲洗、擦干后使用。

消毒:多用浸泡法,其步骤与灭菌方法相同,但作用时间 30 min 即可。也可采用擦拭法消毒,即用 2% 的戊二醛溶液擦拭物体表面,作用时间 30 min。注意事项如下。

(1)去除残留物质:消毒灭菌后必须用无菌蒸馏水将物品冲洗干净,切忌用生理盐水或其他含盐成分的水冲洗,否则产生腐蚀。

(2)保证足够的药物浓度与作用时间:使用浓度不得低于 2%,消毒时间不少于20 min,灭菌时间不少于 360 min,否则达不到消毒与灭菌效果。

(3)注意防护:戊二醛属于中等毒性物质,有刺激性和过敏性,接触高浓度溶液时应戴橡胶手套和口罩,防止溶液溅入眼内或吸入戊二醛蒸汽。

(4)注意防腐蚀:戊二醛对手术刀等碳钢制品有轻度腐蚀性,使用前应先碱化后再放入 0.5% 的亚硝酸钠防锈,并注意戊二醛消毒液内不能混入生理盐水及其他杂质。

(5)防止过期使用:没经过碱化和未加防锈剂的 2% 戊二醛可储存 1 年,碱化和加入防锈剂的 2% 戊二醛连续使用不超过 2 周。一般情况下,其用于保存无菌器械可用 2 周,用于消毒或灭菌器械时,由于反复取放次数多,应根据具体情况调整使用时限,不可一概而论,但应在监测条件下使用。

4. 过氧化氢

过氧化氢属于灭菌剂。杀菌机制为氧化作用,过氧化氢及其氧化性产物可直接氧化细菌外层结构,使细菌通透性屏障遭到破坏,细菌体内外物质平衡受到破坏,导致细菌死亡。过氧化氢的分解产物可直接与微生物蛋白质和核酸发生反应,使物质结构遭到破坏,导致其死亡。过氧化氢具有杀菌谱广、高效、速效、无毒、刺激性小、腐蚀性低、受有机物影响大、纯品稳定性好、稀释液不稳定等特点。其适用于丙烯酸树脂制成的外科埋植物、隐形眼镜、不耐热的塑料制品、餐具、服装、饮用水等的灭菌。方法如下。

(1)浸泡法:将清洗、晾干的待消毒物品浸没于装有 3% 过氧化氢的容器中,加盖浸泡30 min。

(2)擦拭法:对大件或其他不能用浸泡法消毒的物品采用擦拭法消毒。所用的药物浓度和作用时间参见浸泡法。

(3)喷雾法:可用 1.5% 的溶液喷洒气溶胶给房间消毒;用量为 20mL/m³,密闭作用 30 min,可杀灭室内空气 99.9% 以上的细菌繁殖体;采用 6% 的过氧化氢水溶液喷雾,用量为 20mL/m³,密闭作用60 min,可杀灭室内空气和表面 99.9% 以上的细菌芽孢。

(龚雪晴)

第十五章 腔镜室护理

第一节 胃镜检查的护理配合

胃镜检查能直接观察到被检查部位的真实情况,同时可通过对可疑病变部位进行病理活检及细胞学检查,进一步明确诊断,因此是上消化道病变的首选检查方法。随着附属配件的不断发展,胃镜不仅可用于诊断,还可用于内镜下治疗、生理测试和功能检查等,为上消化道疾病的诊断、治疗提供了重要手段。充分的检查前准备、娴熟的操作配合以及完善的术后护理,可有效降低检查的风险,提高检查的安全性。

一、适应证

(1)反复或持续出现上消化道症状和/或粪便隐血阳性,需做检查以确诊。

(2)有不明原因的上消化道出血。

(3)X线钡餐检查发现上消化道有病变,而未能确定其性质。

(4)咽下困难、吞咽疼痛或胸骨后有烧灼感。

(5)慢性萎缩性胃炎伴肠上皮不典型化生,必须按时随访。

(6)药物治疗后随访或观察手术效果。

(7)治疗性内镜包括食管、胃内异物夹取,切除电凝止血及导入激光治疗贲门和食管恶性肿瘤等。

(8)常规体检。

二、禁忌证

(1)有严重的心肺疾病或极度衰竭不能耐受检查。

(2)上消化道大出血,生命体征不平稳。

(3)患者有精神病或严重智力障碍,不能合作。

(4)有咽部急性炎症。

(5)有明显主动脉瘤。

(6)处于腐蚀性食管炎急性期。

(7)疑有胃肠穿孔。

(8)患有烈性传染病。

三、术前准备

(一)器械准备

(1)检查电子胃镜,包括检查插入管表面有无凹陷及凸出,内镜弯曲功能是否正常,光学系统性能是否良好,管道系统是否通畅。确保电子胃镜性能良好。

(2)根据内镜型号选用相匹配的主机和冷光源。连接主机和冷光源,将胃镜操作部置于内镜台车的挂镜臂上,将胃镜接头部插入冷光源的内镜插座中。

(3)连接内镜电缆,将内镜电缆接头上的白点对准电子接口的白点平行插入,然后顺时针旋转卡紧。

(4)连接注水瓶,向注水瓶装入 2/3 瓶水,旋紧瓶盖,将注水瓶的挂钩挂于冷光源侧面的悬挂板上,再把注水管接头接到胃镜接头部的注水管接口上。

(5)连接吸引装置,将吸引管的末端连接到胃镜接头部上的吸引管接口上。

(6)接电源,将冷光源的电源插头插入电源插座中,开启冷光源的电源开关,如果见光从胃镜先端射出,并听到气泵转动的声音,证明光源工作正常。

(7)检查送气/送水功能,将胃镜先端置入水中,塞住送气/送水按钮,气泡连续逸出为正常;将胃镜先端从水中取出,将送气/送水按钮按到底,30 s 后见到水从注水喷口成线状喷出为正常。

(8)检查吸引器功能,将胃镜先端置入盛水的杯中,按下吸引按钮,观察吸引功能是否正常。

(9)检查角度,控制旋钮,看它是否处于自由位,图像是否正常。

(10)打开内镜电源开关和灯泡,将内镜插入调节白平衡专用帽中,当视频监视器上显示白色图像时,按住图像处理中心白平衡开关,持续约 1 s,待白平衡指示灯灭后,白平衡调节即完成。

(11)准备其他物品。

准备活检钳、细胞刷、各种型号的注射器。

准备牙垫、治疗巾、弯盘。

准备咽麻祛泡剂、染色剂。

准备标本瓶、载玻片、细菌培养皿。

准备生理盐水、蒸馏水。

(二)患者准备

(1)询问病史,阅读有关 X 线片,了解患者的病情及上消化道的大致情况,掌握适应证。

(2)向患者说明检查的目的和大致过程,并交代检查过程中的注意事项,消除患者的焦虑和恐惧,取得合作。

(3)检查前签署知情同意书。

(4)患者术前禁食、禁水至少 6 h。吸烟患者检查当天最好禁烟,以减少胃液分泌,便于观察。

(5)有胃潴留者,应先洗胃或做胃肠减压。

(6)如果患者已做过钡餐检查,钡剂可能黏附于胃肠黏膜上,特别是溃疡病变的部位,故必须在钡餐检查 3 d 后再做胃镜检查。

(7)如果装有活动性义齿,嘱患者于检查前将其取出,以免检查中误吸或误咽。

(8)询问患者有无青光眼、高血压、心律失常、前列腺肥大,是否装有心脏起搏器等,如果有以上情况,应及时与手术者取得联系。

(9)对精神过度紧张者,术前可肌内注射或静脉缓慢推注地西泮 5~10 mg 或山莨菪碱 10 mg,以利于患者镇静,减少恶心不适感,使其配合检查。

(10)询问患者的药物过敏史,如果对麻醉药物过敏,可不麻醉。检查前 10 min,让患者口服一支含祛泡剂的麻醉口服液,消除胃黏膜表面的含泡沫黏液,使镜下视野清晰,避免遗漏微小病变。

四、术中护理配合

(一)患者护理

(1)协助患者松开腰带、领带,摘掉眼镜,取左侧卧位,头稍后仰,双腿屈膝。在其背部垫一个靠垫,起支撑作用,使患者更舒适。嘱其放松身躯,颈部保持自然放松状态。

(2)指导患者张开口咬住牙垫,头下放一块治疗巾,防止口水污染诊床及患者衣物。进镜时,护士应让患者头部保持不动,勿向后仰,协助手术者插镜,告知患者操作过程中有恶心反应时用鼻子缓慢深呼吸,尽量放松,将牙垫咬紧,切不可吐出牙垫。

(3)检查过程中,注意观察患者的神志、面色、生命体征变化,如果有异常,立即停止检查,并做对症处理。

(二)治疗过程中的配合

(1)插镜是检查中的第一步,也是患者最紧张和担心的环节。轻柔、顺利地插入胃镜,对减轻患者不适及加快检查速度具有很重要的作用。操作时,护士位于患者头侧或手术者旁,可适当扶住患者头部以固定牙垫。注意保持患者头部位置不动,插镜有恶心反应时不要让牙垫脱出,嘱患者不要吞咽唾液,以免呛咳,让唾液流入盘内或用吸引器将口水吸出。

(2)进镜检查时,护士应适时做好解释工作,使患者尽可能地放松,以更好地配合检查。当镜头通过幽门,进入十二指肠降段,反转镜身观察胃角及胃底时可引起患者较明显的不适及恶心、呕吐,此时护士应嘱患者深呼吸、肌肉放松。防止患者憋气,身体僵硬对抗。必要时护士可按压患者的虎口穴,减轻患者的恶心反应。

(3)检查过程中如果胃内泡沫多,黏液多,有食物残留等,影响视野清晰度时,手术者可按压胃镜操作部的送气/送水按钮冲洗镜面或护士用 30 mL 或 50 mL 注射器吸水,经钳道管注水冲洗。术中发现胃内有活动性出血或活检后出血较多时,护士需协助手术者行内镜下止血,如喷洒去甲肾上腺素生理盐水或孟氏液等。

(4)检查结束退镜时,护士手持纱布将镜身外黏液、血渍擦掉,撤下送气/送水按钮,换上清洗专用按钮(A/W 槽),在流动水下初步清洗。

(三)取活检时的配合

胃镜检查中需钳取活病变组织送病理检查,配合活检术及标本处理是内镜室护士最基本的操作,必须熟练掌握。

(1)护士将活检钳从活检孔道插入,将活检钳送出内镜兜端后,根据手术者的指令张开或关闭活检钳钳取组织。取活检过程中需注意以下几点。

钳取标本时,应均匀适度用力来关闭钳子,防止突然用力过猛,这样易造成钳子里面的牵引钢丝损坏和/或拉脱钳瓣开口的焊接点。

某些肿瘤组织较硬,钳取时关闭速度要稍缓慢才可取到大块组织。

活检钳前端有一个焊接点连接前、后两部分,该焊接点易折弯、折断,在操作时手术者及护士均应注意保护该处,防止其受损。

(2)钳取组织后,护士右手往外拔出钳子,左手用纱布贴住活检孔,防止胃液涌出溅至手术者身上。因钳子金属套管很长,在退出活检钳的过程中可将金属套管绕成大圈握在手中,及时擦去钳子上的黏液、血渍。

(3)取出活检钳后,张开钳瓣,在滤纸上轻轻一夹,钳取的组织便附在滤纸片上,最后将多块组织一起放入盛有10%甲醛溶液的标本瓶中(标本与10%甲醛溶液的配制比例为1：20),写上姓名、取样部位并填写病理检查申请单,送检。将从不同部位钳取的活组织分别放入不同的标本中,要给标本瓶编号,并在申请单上注明编号不同组织的活检部位。

(四)刷取细胞的配合

疑有肿瘤、真菌感染等病变时,应使用细胞刷采集黏膜和病变表面的细胞和黏液以协助诊断。

(1)刷取细胞一般放在活检之后或检查结束之前进行。护士右手握住细胞刷的尾部,左手握住细胞刷的头部,配合手术者将细胞刷从胃镜活检孔道送入,直到细胞刷头部的毛刷伸出胃镜先端,在胃镜视野中可以见到细胞刷。手术者用细胞刷头端的毛刷在病变表面平行反复刷取细胞,护士握住细胞刷的末端转动细胞刷,使毛刷各个部分均能刷取到细胞。然后将刷头退至内镜头端侧(不退入内镜内,以免细胞丢失在管道壁内),随胃镜一起退到体外。使用有外套管的细胞刷时可不用退镜,随时刷取细胞,由钳道管内取出。

(2)涂片:保持细胞刷仍留在内镜钳道管中,将细胞刷稍送出内镜先端,护士握住内镜先端部,用毛刷在玻片上旋转,做圆圈状涂抹,一般涂2～4张,标明玻片编号,涂后立即将玻片放入装有固定液的玻璃缸内,贴上标签,注明患者姓名,填写细胞学检查申请单,新鲜送检。做真菌涂片时标本不需固定,直接新鲜送检。

(3)涂片后处理:先用纱布擦净镜身及细胞刷黏液,再用水将细胞刷洗净,最后将细胞刷从管道拔出。

五、术后护理

(一)患者护理

(1)术后患者因咽喉部麻醉作用尚未消失,应嘱患者不要吞唾液,以免引起呛咳。待30～60 min麻醉作用消失,无麻木感后可先饮水,如果无呛咳,可进食。

(2)检查后可能会有短暂的咽喉部疼痛,同时咽后壁因局麻关系,可有异物感,嘱患者不要反复用力咳痰,以免损伤咽喉部黏膜,这类症状30～60 min会自行消失。

(3)如果患者出现严重呕吐、腹痛、腹胀等不适,需向医师报告。患者检查后会出现腹胀,这是检查时胃内反复注气引起的,可指导患者坐直哈气或做腹部按摩,促进排气。

(4)常规检查60 min后可正常进食,如果患者取活检,咽喉部疼痛明显,宜于术后3 h进食,且宜进食清淡、温凉半流质食物一天,勿进食过热的食物,防止粗糙食物或刺激性食物引起活检处出血,晚餐进软食,次日饮食照常。必要时可给予药物辅助治疗。

(5)注意观察有无胃镜检查并发症。

(二)器械及附件处理

检查结束,护士首先对胃镜进行床侧初步清洁,将胃镜及其附件按消毒规范进行处理。

六、并发症及防治

(一)吸入性肺炎

吸入性肺炎常由吸入唾液、胃镜头端误入气管、局麻或外伤导致咽部运动功能失调等原因所致。预防的方法是检查时取左侧卧位,尽量使左口角放低,以利于分泌物从口角流出,嘱患者勿吞咽口腔内分泌物;用前视胃镜检查,特别在咽下部时一定要看清食管腔后才能将胃镜向前推进,否则胃镜头端易误入气管。

(二)出血

黏膜损伤撕裂或插镜后的反复剧烈呕吐可致出血,故操作过程中动作要轻柔,勿用暴力,防止擦伤出血。患者服用非甾体抗炎药、抗凝血药或有血液系统疾病,取活检可导致出血。因此,取活检时应避开血管,避免取组织太深或撕拉过甚;对于合并动脉硬化的老年患者,在溃疡瘢痕部活检、凝血功能有障碍的患者,取活检时应谨慎操作。

(三)穿孔

食管穿孔是最严重的并发症,较少见,多为进镜时用力过猛,或试图盲目进入食管所致,可导致胸痛、纵隔炎、纵隔及皮下气肿、气胸及胸腔积液、食管气道瘘等。胃穿孔也较少见,多为操作粗暴损伤胃壁、深凹病变的活检、穿透性病变注气过多等原因导致。患者可出现腹部剧痛、腹胀,且向肩部放射。体检发现肝浊音界消失,X线透视可见膈下有游离气体,一旦确诊穿孔,应立即手术治疗。

(四)心血管意外

胃镜检查时可出现心率加快、血压升高、心绞痛及心律失常,偶尔发生心搏骤停、心肌梗死,因此对老年患者可采用经鼻胃镜。对有心血管疾病的患者应事先查心电图,测血压,详细了解病情,必要时预防性应用受体阻滞剂,并尽量缩短检查时间,密切观察患者。

(五)药物不良反应

静脉注射地西泮过快,可引起低血压、窒息;阿托品可诱发青光眼发作、排尿困难和尿潴留等。用药前应仔细询问有无过敏史,对青光眼及前列腺肥大患者应避免术前注射阿托品。检查室中应备肾上腺素等抗过敏和抗休克药物,以备紧急情况时应用。

(六)假急腹症

注气过多、过快时,大量气体进入小肠,可引起小肠急剧胀气。临床表现为严重腹胀、腹痛、弥散性腹部压痛,类似穿孔。X线检查可排除穿孔,排气后症状消失。

(七)下颌关节脱臼

患者用力咬住牙垫、张口过大、呕吐时,下颌关节发生异常运动而脱臼。用手法复位即可。

七、注意事项

(1)检查前全面评估,严格掌握适应证与禁忌证,充分与患者沟通,解除其顾虑。

(2)检查前禁食6 h,胃排空延缓者需禁食更长时间,有幽门梗阻者需先洗胃再检查。钡餐检查的患者,3 d后才能再进行胃镜检查。青光眼患者禁用阿托品。

(3)检查前先检查仪器的性能。注意在没接好胃镜各部时,不要打开光源的开关,防止损伤胃镜或造成手术者的身体伤害。

(4)操作时动作轻柔,有阻力时勿强行通过以免发生意外或损坏器械。

(5)将标本放置于10%的甲醛溶液内,贴标签,与医师一起核对标本,及时送病理科。

(6)检查结束,及时清理设备及用物,定期检查设备的性能,如果有故障,及时报告、维修。

(7)检查后一周内应密切观察有无消化道出血、穿孔等征象,出现严重不适,应即刻就诊。

(杨红艳)

第二节　结肠镜检查的护理配合

结肠镜检查是经肛门将肠镜循腔插至回盲部,对整个大肠进行检查的一种安全、有效的方法,是诊断大肠黏膜病变的最佳选择。通过结肠镜检查可诊断结肠和直肠疾病、行结肠和直肠的活检、摘除结肠息肉,还可以行内镜下止血、上药及手术治疗。结肠镜检查的成功与否与护理密切相关,只有做好检查前准备、术中配合及术后护理,才能保证检查的顺利进行及患者的安全。

一、适应证

(1)有不明原因的下消化道出血。

(2)慢性腹泻久治不愈。

(3)下腹痛、腹泻与便秘,X线钡餐检查阴性。

(4)钡餐检查发现肠内有可疑病变,需进一步明确病变性质。

(5)肠道内肿物性质未定,需明确炎性病变范围、程度或疑有癌变。

(6)结肠息肉、肿瘤、出血等病变,需在内镜下治疗或手术定位。

(7)药物或手术治疗复查及随访。

(8)有原因不明的低位肠梗阻。

(9)有不明原因的消瘦、贫血。

(10)常规体检。

二、禁忌证

(1)心肺功能不全严重,不能承受检查前清洁肠道准备。

(2)肛管直肠狭窄,无法插入肠镜。

(3)有腹膜刺激症状,如肠穿孔、腹膜炎等。

(4)肛管直肠急性期感染或有疼痛性病灶,如肛裂、肛周脓肿等。

(5)妇女月经期不宜检查,妊娠期应慎做。

(6)年老体衰,有严重高血压、贫血、冠心病、心肺功能不全。

(7)腹腔、盆腔手术后早期,怀疑有穿孔、肠瘘或广泛腹腔粘连,急性腹泻,有严重溃疡性结肠炎、结肠克罗恩病。

(8)肠道大出血、血压不稳。

(9)有精神或心理原因,不能合作。

三、术前准备

(一)器械准备

(1)准备电子结肠镜。

(2)准备主机和光源。

(3)准备注气/注水瓶。

(4)准备吸引装置。

(5)准备活检钳、细胞刷。

(6)准备标本瓶、载玻片、细菌培养皿。

(7)准备常用药品、内镜润滑剂、生理盐水、染色剂、注射器。

(8)准备其他橡胶手套、消毒纱布、卫生纸、治疗中单。

(二)患者准备

(1)向患者介绍检查的目的、方法及注意事项,消除患者的恐惧,取得患者的配合。

(2)检查前签署知情同意书。

(3)检查前 2 d 进食少渣、易消化的饮食,尽量减少食用绿色蔬菜等带渣食物;检查前 1 d 晚进无渣的流质饮食;检查当天早晨禁食。便秘的患者,可先进食两天流食后再吃泻药,进行肠道准备。

(4)肠道准备的清洁程度直接影响诊疗效果,因此十分重要。常用的肠道准备方法如下。

平衡电解质法:配方为 1 000 mL 温开水内加入 6.14 g 氯化钠、2.94 g 碳酸氢钠、0.75 g 氯化钾。检查前 3~4 h 患者在 60 min 内共饮 3 000 mL 配方液。如果排便中仍有粪渣,则继续再饮 1 000 mL 配方液,直到排出物是清水为止。此法清洁肠道效果好,但因短时间内饮入大量液体,常引起患者不适。

口服甘露醇法:检查前 2~3 h 一次口服 250 mL 20% 的甘露醇溶液,同时口服 1 500~2 000 mL 凉开水(或糖盐水)。待患者排出清水后检查。此法效果较好,但是甘露醇可在肠道内被细菌分解,产生易燃气体,当达到可燃浓度时,可能引起爆炸。因此不能随时做电灼电切息肉治疗。

口服硫酸镁法:于检查前 4 h 口服 80~90 mL 33% 的硫酸镁溶液,同时饮 1 500~2 000 mL 水。此法简便易行。

口服番泻叶法:取 10 g 番泻叶,用 500~1 000 mL 沸水冲泡当茶饮。于检查前 12 h 口服 1 次,检查前 2~3 h 再服 1 次。此法可致肠绞痛和肠黏膜充血,并产生较多泡沫,影响观察。

蓖麻油灌肠法:检查前 8~10 h 口服 25~30 mL 蓖麻油,同时饮 2 000 mL 水。再于术前 1 h 内用 800~1 000 mL 温开水,行高位清洁灌肠,直至无粪渣排出为止。此法效果较好,但部分患者服蓖麻油后可出现恶心、呕吐。

口服聚乙二醇(PEG)法:PEG 具有很大的分子质量,在肠道内不被水解和吸收,可在肠液内产生高渗透压,形成渗透性腹泻。检查当天早晨用 2 000 mL 水冲服。此法肠道清洁效果好,患者易接受。

(5)对于不能耐受常规方法清洁肠道的患者,可于检查前 2 d 进食无渣全流质饮食,同时服用 30 mL 杜秘克,每天 2 次,检查前 4 h,再服 30 mL。

(6)术前用药肠镜检查会引起患者不适,严重时可导致检查无法顺利进行。因此,术前可给予适当的药物。

解痉剂:肠镜刺激大肠黏膜,可促进肠蠕动甚至肠痉挛。检查前 10 min 注射 0.5~1.0 mg 阿托品或 10 mg 东莨菪碱,可抑制肠蠕动,解除痉挛,以利于检查顺利进行。青光眼患者、前列腺肥大者禁用。

镇静、镇痛剂:为减轻检查中的精神紧张、疼痛不适感或病情需要,术前可适当给予解痉镇静止痛剂。检查前 10 min 肌内注射 10 mg 地西泮或 10 mg 地西泮+25~50 mg 哌替啶。

麻醉剂:由麻醉科医师实施静脉麻醉。常用的药物有异丙酚、芬太尼。检查前用 2% 的丁卡因溶液棉球塞肛麻醉。

四、术中护理配合

(一)患者护理

(1)协助患者更换检查裤,取左侧卧位,膝盖弯至胸部,以利于肠镜检查。检查床上于患者腰部以下垫一次性中单,以防粪水污染检查床及患者的衣物。注意保护患者的隐私,检查前可用毛巾适当遮盖。

(2)指导患者在检查过程中深呼吸,保持情绪稳定,防止或减少腹胀、腹痛、恶心等反应。

(3)对于急危重症、高血压病、心肺功能不全等患者,密切观察患者的生命体征,随时向手术者报告。

(4)术中密切观察患者的腹痛、腹胀等情况,遇到异常及时处理。

(二)治疗过程中的配合

肠镜检查的操作方法有双人插镜法和单人插镜法。助手娴熟地配合,可提高检查的成功率,缩短检查时间,减轻患者的痛苦,减少并发症的发生。

1.双人插镜法

(1)第一助手负责插镜:插镜前,先将2%的丁卡因溶液棉球塞入肛管,数分钟后取出,接着在肛门口涂少量润滑剂,然后用左手拇指与示指、中指分开肛周皮肤,暴露肛门,右手持镜,握持在弯曲部距离镜头数厘米处,将镜头侧放在肛门口,用示指将镜头压入肛门,然后稍向腹侧方向插入。注意握持部不能距离镜头太远,插入方向不能垂直,否则可因弯曲部打弯而不能插入,甚至有折损内镜的危险。镜头进入5~10 cm后,观察肠腔并循腔进镜向纵深插入。在插镜过程中,助手手托蘸有润滑剂的纱布,左、右手分别在距肛门数厘米及与肩等宽处握持镜身,根据手术者的指令进镜或退镜,直到检查完成。要给肛外镜身不断涂抹润滑剂,以减轻摩擦肛门的痛苦,保护肠黏膜。

(2)第二助手负责观察患者的反应,协助患者更换卧位。进镜过程中,可根据需要变换体位,如右侧卧位、仰卧位、头低臀高位等,以改变肠管走向,加大弯曲部角度以利于进镜。必要时行辅助手段帮助进镜,同时需配合活检、黏膜染色及其他治疗。

2.单人插镜法

手术者单人插镜,助手主要负责监测患者,必要时行辅助手段,配合冲水、取活检、黏膜染色、高频电切手术、止血等。

3.辅助手段

当肠镜在通过乙状结肠、脾曲、肝曲困难时或进镜时内镜打弯结襻时,可利用辅助手段促进内镜的顺利插入。主要的辅助手段有手压法、变换体位、指导患者呼吸、涂润滑剂等。

(1)手压法的主要作用是形成内镜推进的支点,通过按压肠管,使其缩短,防止"打弯"。手压法需掌握手压的部位、压迫的方向及压迫力的增减。手压法基本有效的部位包括下腹部正中、右下腹部、左下腹部、左季肋部、上腹部正中、右季肋部及左右侧腹部。

下腹部:手压左耻骨联合部上方,有助于不伸展乙状结肠且缩短肠管。

右下腹部:手压髂前上棘和脐连线的中部附近,适用于乙状结肠形成较大襻而不能推镜及乙状结肠产生"打弯"现象时。

左下腹部:对于乙状结肠降结肠交接处(SDJ)附近的压迫,可使锐角化的乙状结肠降结肠交接处钝角化,容易插入内镜。

左季肋部:对于左肋骨弓下的压迫,适用于经脾曲部插入横结肠困难时。

上腹部正中:对于脐上部的压迫,适用于阻止横结肠形成襻时。

右季肋部:对于右肋骨弓下的压迫,适用于肝曲部附近的横结肠、肝曲部插入困难时。

右侧腹部:在此处用手压法适用于肥胖患者插入困难时。

左侧腹部:在此处用手压法适用于肥胖患者插入困难时。

(2)变换体位:检查时的体位包括左侧卧位、仰卧位、右侧卧位、俯卧位。左侧卧位、仰卧位是内镜插入的基本体位,根据情况,右侧卧位、俯卧位也很有效。左侧卧位有助于插入升结肠和盲肠。仰卧位在通过直肠乙状结肠结合部后插入乙状结肠时有效。右侧卧位在经脾曲部插入横结肠、经横结肠插入升结肠时有效。俯卧位有助于插入升结肠和盲肠。

(3)指导患者呼吸:插入时指导患者呼气和吸气,有利于插镜,可让患者有安全感,从而可无痛苦地顺利插入。深吸气有助于经肝曲部插入至升结肠。但是,有时需要进行多次反复深呼吸。

五、术后护理

(一)患者护理

(1)询问患者腹胀、腹痛及排便情况。若腹痛、腹胀未缓解,可指导患者适当走动、腹部热敷、频繁改变体位以及垫高臀部,帮助排气,必要时还可进行肛管排气。注意观察粪便的颜色、性质和量,如果有异常及时处理。

(2)常规检查未做活检者可进普通饮食;行活检者,进流质或半流质、少渣饮食1~2 d。病情需禁食者应严格禁食。

(3)注意观察有无肠镜检查并发症发生。

(二)器械及附件处理

检查结束后,护士首先在床侧对肠镜进行初步清洁,接着将肠镜及其附件按消毒规范进行处理。

六、并发症及防治

(一)肠穿孔

常见原因有操作手法不当导致机械性损伤及肠道本身疾病导致肠壁结构薄弱。患者表现为下腹部持续性胀痛,并逐渐加重。对于较小的穿孔,如果患者的症状及体征较轻,可采取非手术治疗,给予禁食水、胃肠减压及营养支持治疗。对于较大的穿孔,需立即手术。

预防肠道穿孔,首先,检查前肠道准备一定要充分,良好的视野对于检查十分重要;其次,插镜时必须严格遵守"循腔进镜"的原则,切忌暴力插镜;再次,检查过程中注意控制住气量也是预防肠穿孔的有效措施。

(二)肠道出血

常见的原因有服用非甾体抗炎药、抗凝血药或有血液系统疾病,取活检可导致出血;在富含血管的病变部位或炎症明显、显著充血的部位取活检也可导致出血;操作不熟练,导致肠道黏膜擦伤,可引起出血。

按发生时间出血可分为即刻出血、早期出血、延迟出血。患者表现为大便带血、黑便、鲜血便。少量出血,可暂不处理;出血量较多,应立即行内镜检查,明确出血部位后,给予局部止血,如喷洒止血药、金属夹硬化剂注射及电凝、激光等内镜止血措施。如果上述方法无效,应立即手术治疗。预防肠道出血,首先要了解患者的用药史及凝血功能,操作时动作轻柔,勿强行进镜及过度注气。取活检时应避开血管,避免取组织太深或撕拉过甚;对于合并动脉硬化的老年患者,在溃疡瘢痕部活检、凝血功能有障碍的患者,取活检时应谨慎操作。

(三)肠系膜、浆膜撕裂

主要原因是在插镜的过程中有肠襻形成,继续进镜,肠襻增大、肠管过度伸展,使浆膜和肠系膜紧张,此时如果再注入过多空气,使肠腔压力升高,超过浆膜和肠系膜所能承受的限度时便会发生撕裂。少量出血,患者可无特殊症状;出血量较大时,患者表现为腹腔内出血征象,并伴有腹膜刺激征。一旦确诊有腹腔内出血,应立即手术。

预防肠系膜、浆膜撕裂的主要措施是插镜时应"循腔进镜",切忌暴力插镜,滑行时要看清肠腔的走行方向,避免过度注气。

(四)感染

主要原因是内镜消毒不合要求或患者的身体抵抗力低下。患者表现为发热、腹泻等。可给予抗感染治疗,补充水和电解质,保持体液平衡。预防感染的主要措施是内镜的消毒一定要严格、规范。当患者抵抗力低下时,取活检后,可适当给予抗生素(口服)。

(五)肠绞痛和腹胀

肠襻弯曲度大、结肠镜刺激及患者精神紧张,可导致肠管痉挛性疼痛。如果没有拉直镜身,肠襻不断扩大,旋转镜身可诱发肠绞痛。检查过程中如果注气过多,或术前应用了过多的镇静剂,可引起术后腹胀。

预防的措施:当患者腹部疼痛较剧烈时,及时拉直镜身,安慰患者,短时间内疼痛可基本缓解;如果症状较重,在排除肠穿孔的情况下可肌内注射解痉剂。检查过程中避免过度注气,检查结束后尽量吸尽肠内残气,可预防腹胀。

(六)心脑血管意外

检查时注气过多、肠系膜过度牵张、精神紧张等原因可导致心力衰竭、急性心肌梗死、心搏骤停、脑出血等并发症。患者一旦出现心脑血管意外,必须立即停止检查,根据具体情况给予积极治疗及抢救。检查前常规行心电图检查,对老年人、心肺疾病患者、高血压患者术中注意监测心电图及生命体征,给予必要的镇静、镇痛处理,可有效减少此类意外事件的发生。

七、注意事项

(1)检查前全面评估患者,严格掌握适应证。与患者充分沟通,消除患者的紧张情绪。

(2)检查前 2 d 进食易消化的半流质饮食(如稀饭等),禁食含粗纤维的食物。检查当天禁食早餐。检查后 24 h 内禁食辛辣食物,12 h 内不能饮酒。按要求做好肠道清洁,直到排出物是清水。

(3)取活检后需卧床休息,3 d 内禁止剧烈运动,不可行钡剂灌肠检查。

(4)操作时动作轻柔,遇阻力勿强行通过,以免发生意外或损坏器械。

(5)将标本放置于 10% 的甲醛溶液内,粘贴标签,与手术者一起核对标本,及时送病理科。

(6)检查结束及时清理设备及用物,定期检查设备性能,如果有故障,及时报告、维修。

(7)检查后注意有无腹胀、腹痛、黑便等情况,指导患者若出现严重不适,即刻来医院就诊。

(杨红艳)

第三节 超声胃镜检查的护理配合

超声胃镜(EUS)是一种先进的集超声波与内镜检查为一体的医疗设备。它将微型高频超声探头安置在内镜前端,在内镜进入胃腔后,能直接观察腔内形态,又可进行实时超声扫描,以获得管道壁各层次的组织学特征及周围邻近脏器的超声图像。EUS 的主要优势在于确定胃肠黏膜下病变的性质,判断消化道恶性肿瘤的侵袭深度和范围,诊断胰腺系统疾病等。超声内镜不同于普通胃镜,超声内镜的前端多了个超声探头,这种小的探头随着胃镜送入胃腔内进行超声检测,可以看到食管和胃深层的病变。因此,超声内镜对食管、胃的隆起性病变有很好的诊断和治疗价值。

此外,超声内镜还有其他的用途,例如,超声内镜可以帮助医师判断胃癌侵犯深度和周围淋巴结转移情况,可以鉴别胃溃疡是良性的还是恶性的。

一、适应证

(1)确定消化道黏膜下肿瘤的起源与性质。

(2)鉴别诊断溃疡性病变。

(3)鉴别诊断贲门失弛缓症。

(4)鉴别巨大胃黏膜皱襞。

(5)判断消化系统肿瘤的侵犯深度及外科手术切除的可能性。

(6)诊断胰胆系统疾病。

(7)鉴别诊断十二指肠壶腹部肿瘤。

(8)诊断纵隔病变。

(9)判断食管静脉曲张程度与栓塞治疗的效果。

(10)超声内镜引导下细针穿刺细胞学检查及介入治疗。

二、护理配合内容及要点

(一)超声探头的安装

使用前注意观察探头的外观有无损伤,观察先端部有无气泡,连接器是否受潮,安装时动作轻柔,避免超声探头发生碰撞、折损,减少探头损伤,探头进入胃镜钳道时,尽量拉直镜身,无阻力进出探头。

(二)超声探头的插入

插入前确保探头正常工作,探头外径小于钳道直径。用灭菌水擦拭探头外表面,减少插入时的阻力。

切记不可用油性润滑剂。缓慢插入钳道,每次插入时手持部与活检钳道的距离不宜太远,一般以 5 cm 为宜,避免探头折损。探头从钳道漏出 4 cm 即可停止插入,在插入探头的整个过程中,超声主机必须处于冻结状态。

(三)超声探头的拔出

抽出探头时超声主机也务必处于冻结状态,尽可能将内镜取直,将超声探头缓缓抽出并插入探头架。

(四)超声探头的洗消

超声探头一用一消毒,从患者体内取出,立即用内镜擦拭湿纸巾或含酶湿纱布擦拭探头表面,盖上防水盖,转送至清洗间清洗、消毒。浸泡前务必盖好防水盖,勿过度弯曲,弯曲直径小于20 cm。消毒后待探头充分干燥后,将其存放于内镜存储房间或内镜专用柜中。对探头宜采取悬挂式保存,悬挂时动作应轻柔,避免探头过度摇晃或受压而导致损坏。

三、注意事项

检查前一天禁止吸烟,以免检查时因咳嗽影响插管;禁烟还可减少胃酸分泌,便于医师观察。检查前避免饮酒,平时服用镇静药物者不宜亲自驾驶前往医院,年老行动不便的患者应由家人陪伴前来检查。检查前患者要空腹6 h以上。重症及体质虚弱禁食后体力难以支持者,检查前应静脉注射高渗葡萄糖液。若患者有其他疾病,如高血压、心脏病、血小板减少、服用抗凝药物等,需告诉内镜中心医护人员并提供现在所服药物及过敏史,高血压患者检查当天可正常口服降压药,待血压稳定后行超声内镜检查。

为了消除患者的紧张情绪,减少胃液分泌及胃蠕动,驱除胃内的泡沫,使图像更清晰,必要时医师在检查前20~30 min给患者用镇静剂、解痉剂和祛泡剂。对此,患者应有所了解,并配合。为了使超声胃内镜能顺利地通过咽部,做检查前一般要用咽部麻醉药,患者要按医师的要求用药。采取局部麻醉,只限于咽喉及食管上端。在用上述药前,向患者询问过敏史,讲述用药的方法和目的,取得患者的信任和配合。

检查前患者先去小便,排空膀胱,进入检查室后,松开领口及裤带,取下假牙及眼镜,取左侧卧位,或根据需要改用其他体位。入镜后,不能用牙齿咬镜,以防咬破镜身的塑管。身体及头部不能转动,以防损坏镜子并伤害内脏。如果有不适情况,实在不能忍受,可用手势向医护人员示意,以便采取必要措施。检查后患者应少说话,适当休息。可能会存在咽部不适、疼痛、声嘶等情况,休息后可逐渐缓解。若患者未取活检,则可正常进食,以清淡饮食为主;取活检后4 h可进半质流食,如粥、馄饨、汤面等。

四、应急处理

(一)内镜室设备的应急处理

(1)不管何时发现内镜工作异常,都应立即停止使用,并慢慢地将其取出,启用备用内镜。

(2)如果在检查过程中内镜图像消失或冻结,要将电子内镜中心的电源开关关闭,再重新打开。如果图像仍然不可见,立即停止检查,缓慢地从患者体内抽出内镜。

(3)如果角度旋钮之类的部件出现异常,立即停止检查;松开角度卡锁,不要操作角度旋钮。然后一边观察内镜图像,一边小心地抽出内镜。如果难以拔出,不要用力将其抽出,先让其暂时留在患者体内并立即与厂家联系,用力抽出会导致患者受伤。

(4)当操作人员下压送气、送水按钮却无法从内镜图像里观察到水流时,立即停止送水并检查水瓶里的剩水量。

(5)如果吸引按钮被卡住,会导致无法复原而不能停止吸引,把吸引软管从内镜接头的吸引接口上拆除,停止吸引并取出内镜。

(6)如果活检钳先端处于打开状态或从鞘管内伸出,切勿拔出附件,以免造成患者受伤、仪器损坏。如果不能拔出附件,要一边仔细观察内镜画面,一边小心地将内镜与活检钳同时拔出。

(7)如果怀疑内镜有故障,切勿使用,及时与厂家联系,检查维修。

(二)患者应急情况的处理

(1)当发现患者发生误吸时,护士应立即向医师报告,停止检查。

(2)立即进行负压吸引,快速吸出鼻及呼吸道内异物。

(3)根据患者的具体情况进行紧急处理。当患者的神志清楚时,护士可一只手抱住患者的上腹部,另一只手叩拍背部;当患者处于昏迷状态时,可使患者处于仰卧位,头偏向一侧,医护人员按压腹部,同时用负压吸引器进行吸引;也可让患者俯卧,叩拍背部,注意观察患者的面色、呼吸、神志等情况。

(4)迅速建立静脉通道,备好抢救仪器和物品。

(5)监测生命体征和血氧饱和度的变化。如果患者出现严重发绀、意识障碍及血氧饱和度、呼吸频率和深度异常,立即采用简易呼吸器维持呼吸,同时紧急请麻醉科插管吸引或气管镜吸引。

患者神志不清,呼吸、心跳停止时,立即进行胸外心脏按压、气管插管、机械通气、心电监护等心肺脑复苏抢救措施,遵医嘱给予抢救用药。

五、人文护理

(1)开始前主动向患者及其家属讲解超声胃镜检查方法及配合事项等,耐心地向患者讲解检查的安全性、有效性,使患者保持平和的心态。耐心倾听患者倾诉,以拉近护患距离。

(2)为患者建立舒适、温馨的检查环境,保证室内温度、湿度适宜,空气清新,适当摆放绿色植物,播放舒缓的音乐以缓解患者的紧张。

(3)检查中引导患者取得舒适的检查体位,耐心地向其讲解配合方法及注意事项,检查过程中密切观察患者的生命体征。如果患者出现恶心、呕吐,耐心告知其调整方法,叮嘱患者不可用舌头挤压,以防引发咽部不适、出血等。叮嘱患者不可扭动头部或用手拉内镜以防内镜受损或损伤患者。

(4)检查完协助患者取出口垫,并以面巾纸擦拭口角,询问患者有无不适,待患者无不适感,搀扶患者至观察区休息 15~30 min,待患者未有异常后再允许其离开。

(杨红艳)

第四节 超声肠镜检查的护理配合

超声肠镜检查是经肠镜导入超声探头,具有普通肠镜和超声功能,仪器尖端有转换装置,能旋转 360°,不仅可以观察结肠肿瘤侵犯的层次,还可判断有无淋巴结转移,对术前诊断、制订方案、预后均有重大意义。

目前,超声内镜检查术已成为消化内镜中心的常规诊疗方法。

一、适应证

(1)用于结肠、直肠肿瘤的诊断、术前分期和随访。

(2)用于黏膜下肿瘤的诊断及与外压性病变的鉴别。

(3)用于炎症性肠病的诊断和鉴别诊断。

(4)用于可疑肠外病变(如腹、盆腔包块)的诊断。

(5)怀疑肛管直肠或盆腔病变。

(6)盆底占位性病变,需明确其与肠壁及其周围括约肌的关系,并可于直肠腔内超声引导下行盆底病变组织的定位活检。

(7)脓肿者,需明确有无瘘管形成,并确定是否存在内口及其位置;肛瘘者,需明确肛瘘类型(瘘管走行、继发瘘管情况、瘘管与括约肌关系及内口位置等)。

(8)对外伤、产伤等导致的括约肌撕裂,可明确撕裂括约肌的深度和宽度;对外伤所致肛周异物残留可明确异物类型及部位。

(9)可评估直肠功能性病变,如肛管直肠前突、直肠脱垂、直肠套叠等。

(10)用于直肠肛管疾病术后的随访观察,评价疗效。

二、护理配合内容及要点

(一)超声探头的安装

使用前注意观察探头有无破损,观察先端部有无气泡,连接器是否受潮,安装时动作轻柔,避免超声探头发生碰撞、折损,探头进入肠镜钳道时,尽量拉直镜身,无阻力进出探头。

(二)超声探头的插入

插入前肛检,用左手拇指、示指分开肛周皮肤,暴露肛门,右手持镜将镜头侧放在肛门口,用示指将镜头轻轻压入肛门内,观察视野进镜,单人插镜法只需操作者一人操作即可,助手负责在内镜上涂润滑油,协助患者变换体位。当内镜通过乙状结肠、脾曲、肝曲困难时,护士协助按压患者的腹部,顶住镜身,使其不结襻,同时观察患者的反应。

双人插镜法,根据操作者指令进镜或退镜。当发现病变行超声探查时,一名助手负责固定内镜,变换体位,观察患者有无腹痛、腹胀,另一名助手负责注水、递给操作者微型超声探头及超声操作面板,确保探头正常工作,探头外径小于钳道直径。插入过程中超声主机必须处于冻结状态。

(三)超声探头的拔出

抽出探头时超声主机也务必处于冻结状态,尽可能将内镜取直,将超声探头缓缓抽出并插入探头架。

(四)超声探头的洗消

超声探头一用一消毒,从患者体内取出,立即用内镜擦拭湿纸巾或含酶湿纱布擦拭探头表面,盖上防水盖,转送至清洗间清洗、消毒,浸泡前务必盖好防水盖,勿过度弯曲,弯曲直径小于20 cm。消毒后待探头充分干燥后,将探头存放于内镜存储房间或内镜专用柜中。对探头宜采取悬挂式保存,悬挂时动作应轻柔,避免探头过度摇晃或受压而导致损坏。

三、注意事项

超声内镜检查,术前准备的关键是做好肠道准备。肠道清洁干净与否,可直接影响检查结果。如果受检部位位于直肠,一般行灌肠术即可,如果受检部位位于直肠以上,则需要服用泻剂进行肠道准备。患者检查前两日开始进少渣半流质饮食,前一日进流质饮食。检查前口服泻剂来清洁肠道,目前临床上常用的肠道准备的泻剂有硫酸镁、复方聚乙二醇电解质类、磷酸盐类等。协助患者更换肠镜裤,采取左侧卧位,双腿屈曲并拢,大腿与小腿成直角,松开裤带。检查过程中应密切观察患者的生命体征、面色、腹胀、腹痛情况。给予年龄大和病情较重者氧气吸入并行心电监护。

四、应急处理

(一)患者应急情况处理

检查过程中如果有出血,少量出血,一般不需要特殊处理或局部喷注凝血酶盐水。若还出血不止,可选用内镜下电凝、激光、钛夹夹闭等方法止血。出血量较大的患者应该卧床休息,补液,应用止血药物。必要时可以输血,密切观察血压、心率以及血红蛋白等。出血量较大且出现休克情况,内科保守治疗无效时则需急诊手术处理。

检查过程中出现剧烈的腹痛和腹部膨隆,都考虑穿孔可能,要尽快终止检查,退镜时不要忘记吸干净肠管内的空气和粪汁,之后进行腹部 X 线或 CT 检查,确认有无穿孔,对于服镇静剂患者,操作者需要特别注意观察患者的情况。可用钛夹封闭穿孔部位,术后常规给予输液、胃肠减压、应用抗生素及纠正电解质等治疗并密切观察病情,若钛夹封闭穿孔部位无效,则需急诊手术处理。

五、内镜室设备应急处理

(1)不管何时发现内镜工作异常,都应立即停止使用,并慢慢地将其取出,启用备用内镜。

(2)如果在检查过程中内镜图像消失或冻结,将电子内镜中心的电源开关关闭后,再重新打开,如果图像仍然不可见,立即停止检查,缓慢地从患者体内抽出内镜。

(3)如果角度旋钮之类的部件出现异常,立即停止检查;松开角度卡锁,不要操作角度旋钮。然后一边观察内镜图像,一边小心地抽出内镜。如果难以拔出,不要用力将其抽出,先让其暂时留在患者体内并立即与厂家联系,用力抽出会导致患者受伤。

(4)当操作人员下压送气、送水按钮却无法从内镜图像里观察到水流时,立即停止送水并检查水瓶里的剩水量。

(5)如果吸引按钮被卡住,会导致无法复原而不能停止吸引。要把吸引软管从内镜接头的吸引接口上拆除,停止吸引并取出内镜。

(6)如果活检钳先端处于打开状态或从鞘管内伸出,勿拔出附件,以免造成患者受伤、仪器损坏。如果不能拔出附件,要一边仔细观察内镜画面,一边小心地将内镜与活检钳同时拔出。

(7)如果怀疑内镜有故障,勿使用,及时与厂家联系,检查、维修。

六、人文护理

(1)内镜中心要为患者建立舒适、温馨的检查环境,保证室内温度、湿度适宜,空气清新,适当摆放绿色植物,播放舒缓的音乐以缓解患者的紧张。

(2)检查前应与患者及其家属进行交流,讲解此项检查的目的、方法、成功率、重要性,介绍其操作过程、配合要点,告知检查后的注意事项,消除患者与家属的紧张情绪和顾虑,使患者积极配合检查。

(3)检查中协助患者取左侧卧位,下肢半屈,腹部放松。根据检查需要,协助患者变换体位。向患者说明检查过程中可能出现的不适,指导患者放松、深呼吸,以减少腹肌紧张和疼痛,注意观察患者的脉搏、呼吸、血氧饱和度以及有无出血,应给予年老、心脏疾病患者等吸氧。

(4)检查结束后,用柔软的纸巾帮助患者清洁肛门及肛周皮肤。协助患者取舒适卧位,监测患者的血压、脉搏、呼吸、体温等体征,观察患者有无腹胀、腹痛、便血等并发症,若出现异常情况,应及时通知医师。嘱患者无腹胀、腹痛后可进食无刺激、易消化的食物。

(杨红艳)

第五节　超声内镜引导下细针抽吸活检术的护理配合

超声内镜及其引导下的细针抽吸活检术(FNA)是指在超声内镜实时引导下,使用穿刺针对消化道及其周围病灶进行穿刺抽吸,以获取组织细胞学诊断的一种技术。FNA 是目前诊断胰腺早癌、纵隔肿瘤和黏膜下肿瘤有效的方法之一,尤其对 CT、MRI、PET-CT 检查后不能确诊的早期胰腺肿瘤更具有优势。

一、适应证

(一)黏膜下肿瘤

EUS 是诊断黏膜下肿瘤(SMT)的首选方法。以下情况推荐使用 EUS-FNA。

(1)当 SMT 高度怀疑为胃肠间质瘤,且无法手术切除,拟行酪氨酸激酶抑制剂治疗。

(2)患者既往有恶性 SMT 或其他恶性肿瘤病史,不能排除转移灶。

(3)根据 EUS 检查、临床症状或生化检查结果高度怀疑淋巴瘤、神经内分泌肿瘤或外压性肿瘤且暂时不考虑直接切除。

(二)弥散性的食管或胃壁增厚

上消化道内的恶性弥散性胃壁增厚包括硬癌、淋巴瘤或其他肿瘤胃壁内转移灶,良性病变包括嗜酸细胞性胃肠炎、卓-艾综合征、巨大黏膜皱襞症以及克罗恩病、结核和淀粉样变。

(三)胰腺实性肿物

EUS-FNA 对胰腺癌的诊断具有极高的准确率,是对胰腺肿瘤进行病理学诊断的首选方式。对于大多数胰腺肿瘤,EUS-FNA 都可以提供足够的组织进行病理评估。

(四)胰腺囊性病变

胰腺囊性病变(PCLs)包括肿瘤性和非肿瘤性。肿瘤性 PCLs(约占 60%)包括导管内乳头状黏液瘤(IPMN)、黏液性囊性肿瘤(MCN)、浆液性囊性肿瘤(SCN)、实性假乳头状瘤(SPT)和实性肿瘤的囊性变。非肿瘤性 PCLs 包括先天囊肿(囊性纤维化)、囊性潴留、淋巴上皮囊肿(LEC)、表皮样囊肿及假性囊肿等。

(五)与肺和食管癌无关的纵隔病变

对于后纵隔的实性病变,EUS-FNA 具有很高的诊断准确率。FNA 大大增加了 EUS 对纵隔肿大淋巴结诊断的特异性。EUS-FNA 能为大部分来源不清的纵隔实性病变治疗提供诊断信息。

(六)食管癌

推荐使用 EUS-FNA 对食管癌进行分期。EUS-FNA 对淋巴结转移及肝左叶转移灶诊断的准确性要高于单纯 EUS 检查及 CT 检查。

(七)来源不清的淋巴结

EUS-FNA 对异常淋巴结诊断的准确性极高。如果治疗方式的制定依赖于病理学诊断，并且其他常规手段难以取材，推荐使用 EUS-FNA。

(八)肾上腺肿物

EUS-FNA 对于左侧肾上腺肿物诊断的准确性极高。如果治疗方式的制定依赖于病理学诊断，推荐对左侧肾上腺肿物实施 EUS-FNA。

(九)肝脏实性肿块

对于肝脏的实性肿块，EUS-FNA 的安全性很高，通常对治疗也具有重要的指导意义。如果肝脏肿块的位置允许实施 EUS-FNA，在以下情况中我们推荐使用此方法。

(1)经皮穿刺无法取材或穿刺结果不理想。

(2)肝脏病变由 EUS 首次发现，可直接行 EUS-FNA。

(十)胆管恶性肿瘤

肝外胆管癌一般起病比较隐匿，通常在出现梗阻性黄疸时被发现。EUS-FNA 对胆管癌的诊断具有一定的意义，特别是当胆管刷检呈阴性或其他影像学未发现肿块时。

二、禁忌证

(一)绝对禁忌证

(1)有严重心肺疾病，如重度心肺功能不全、重度高血压、严重肺功能不全、急性肺炎。

(2)食管化学性、腐蚀性损伤的急性期，极易造成穿孔。

(3)严重的精神疾病患者往往不能很好地合作。

(4)有出血倾向。

(二)相对禁忌证

(1)有一般心肺疾病。

(2)有急性上呼吸道感染。

(3)有严重的食管静脉曲张。

(4)有透壁性溃疡。

(5)有食管畸形、脊柱及胸廓畸形。

三、护理配合内容及要点

(一)术前准备

1.用物准备

准备超声内镜、穿刺针、负压注射器、液基细胞等病理标本瓶、术中使用药品及抢救用物等。

2.患者准备

(1)做相关影像学检查，如 CT、MRI、体表超声及内镜检查等。

(2)了解患者有无凝血功能障碍，血小板计数不低于 $80 \times 10^9/L$，国际标准化比值(INR)低于1.5。术前需停用部分抗凝药。

(3)向患者交代 EUS-FNA 的检查目的及风险，让患者签署知情同意书和麻醉同意书。

（4）胃肠道准备：检查前一天晚 8 点开始禁食、禁水，检查当日空腹。结、直肠手术可服用导泻剂或灌肠等进行肠道清洁。

3.体位摆放及麻醉监护

患者一般采用左侧卧位，颈部垫一个软枕，取下活动义齿。一般采用全身麻醉，监测血氧饱和度，术中密切观察生命体征。

（二）术中护理配合

（1）术前准备好穿刺针与负压注射器。插入超声内镜，对患者进行检查，显示病变，并选择合适的穿刺位置、穿刺路径以及穿刺深度。应用彩色多普勒功能检查穿刺区域内的血管，以避免误伤血管。

（2）将穿刺针插入并安置于内镜活检腔道内，将穿刺针手柄固定于内镜活检管道外口，调节穿刺针外鞘长度，使之处于合适的长度，锁住安全锁。

（3）确定穿刺位置，解除手柄上的安全锁，推进穿刺针约 1 cm，直至在超声图像上见到抵住消化道壁的针尖。在声像图上针尖显示为线状强回声，并可有金属产生的"彗星尾"。

（4）在超声引导下将穿刺针刺入目标。当针尖进入目标内，如果穿刺针为球形头针芯，需将针芯插回原来的位置，将胆道内混入的不需要的组织排除，然后彻底拔出针芯；如果穿刺针为楔形头针芯，直接拔出针芯。

（5）连接已准备好的负压注射器，打开负压阀。在 EUS 监视下，保持针尖在病灶中，来回提插。为了提高穿刺阳性率，在提插操作中每次进针时稍微更改穿刺方向，使穿刺路径在病变内形成扇形。

（6）每针穿刺结束后，缓慢释放负压，拔出穿刺针。

（7）对 EUS-FNA 取得的组织进行处理，根据用于组织学评估还是细胞学评估选择相应的处理方法。观察取材量，决定是否重复操作和重复操作时在组织内提插的次数，原则上应重复 2～3 次操作。

（8）检查结束后需密切观察患者是否有并发症（出血、穿孔、胰腺炎和感染等）。

（三）护理配合要点

（1）穿刺时负压的使用：负压有可能造成标本混血较多而影响细胞学诊断结果。对胰腺肿瘤同时进行 EUS-FNA 的组织学和细胞学评估可以提高检出率和诊断敏感性。对于细胞学评估，为减少混血可考虑不使用负压或使用较小负压（如慢提针芯操作）。在取得组织学标本时，为提高组织量需要一定负压，使用高负压的组织获得量和诊断准性明显优于低负压。此外，使用湿法也可在一定程度上提高组织量。组织学评估优势还包括可以进行免疫组化染色，从而诊断特定的肿瘤类型，在精准医疗中将有更为重要的作用。淋巴结和神经内分泌瘤穿刺，建议不使用负压吸引。

（2）穿刺中是否使用针芯：总体来说，是否使用针芯进行细针穿刺并不影响病变检出率及取得标本的质量。此外，随机对照临床研究也证实，在将标本从针腔内推出时，使用缓慢注入空气推送优于采用针芯推送。

（3）穿刺针型号的选择：穿刺针包括 19 G、22 G 和 25 G。医师普遍接受的观点是，19 G 穿刺针常用来进行 EUS 引导下的介入治疗，22 G 穿刺针常用来获取组织标本进行诊断。近几年来，随着快速现场病理评估（ROSE）及细胞学诊断越来越被重视（尤其是胰腺实性肿物的诊断中体现出的巨大应用价值），25 G 穿刺针的使用也越来越广泛。此外，穿刺针的操控性也是要考虑的因素,针越粗,越不利于在十二指肠进行穿刺操作,所以单从型号考虑,22 G 或 25 G 适合于经十二指肠穿刺操作。当进行囊性病变穿刺时,如果怀疑囊液可能为黏液性,选择 19 G 更利于吸取囊液。

四、注意事项

(一)组织学标本处理

制备组织学检查标本的方法包括使用空气或针芯将吸取物缓缓推到玻片上或将吸取物推入生理盐水中后,取出组织块,将其浸入福尔马林中。

福尔马林体积应为组织块总体积的 5~10 倍,室温下固定时间为 3~24 h,最长不超过 48 h,送检至病理科进行分析。如果组织块过小,应先放置于小块滤纸中,并滴伊红对组织进行染色,组织着色后放入固定液中保存。

(二)细胞学标本处理

涂片可以使用传统的直接涂片方法,或使用液基细胞学方法。直接涂片是把胆道内物质直接推送到玻片上,然后均匀地、薄薄地推在玻片上。涂片使用 95% 的酒精固定。没有固定的组织具有潜在的生物危害,应当妥善处理。将胆道冲洗物储存在运送培养基中以便进一步检测。

对于液基细胞检测,应将吸取的组织保存在装有固定液或运送液介质的小瓶内。可适用于液体量多而细胞量少的囊性肿块抽吸液,起到富集细胞的作用。通常在病理实验室中制备涂片。

五、应急处理

与细针穿刺相关的并发症 EUS-FNA 是一种相对安全的检查,并发症的发生率较低,约1%,主要是感染和出血。其他一些较少见的并发症包括食管或十二指肠穿孔、胆囊或胆管穿刺造成的胆汁性腹膜炎、胆道的种植转移。

1. 胰腺实性病变

细针穿刺的风险较低,近年来争议较大的是胆道种植转移的风险。对于胰腺癌的 EUS-FNA,尽管有个别胆道肿瘤种植的报道,但其发生率极低,甚至低于经皮穿刺。对于可切除病变,为了避免出现胆道转移,可尽量使穿刺路径在切除范围内,例如,对胰头癌患者进行 EUS-FNA 时尽可能在十二指肠进行,因为在行胰头癌切除手术时,可能的种植部位也在切除范围内。

2. 胰腺囊性病变

细针穿刺术后并发症的发生率是较低的,主要为感染、出血。术后出血常表现为腹痛,且大部分经保守治疗后好转。针对感染,可考虑术前预防性应用抗生素,尽量多地抽取囊液可减少感染的风险。目前并没有可靠的证据证实囊性病变穿刺术有增加肿瘤腹腔播散的风险。或许是与囊液内的细胞成分较少,并且囊性肿瘤的恶性程度比胰腺导管腺癌低相关。

3. 术后护理

穿刺术后 6~8 h 患者注意卧床休息,禁食 24 h。密切观察患者的生命体征、粪便颜色和次数,以及各项实验室检查结果。了解有无胸痛、呼吸困难等,警惕发生出血。告知患者术后 1~2 d 会出现咽喉部疼痛症状,这是术后正常反应,可以使用西瓜霜含片等药物缓解症状。

六、并发症及处理

(1)出血最常见,可用冰生理盐水冲洗创面,明确出血点后可直接电凝、用止血钳或氩气刀等止血,不成功者可用止血夹止血。

(2)穿孔术中可及时发现,可用止血夹治疗。

(3)有胰腺炎或胰瘘,应积极抗感染,并经过再次手术或经皮穿刺进行治疗。

七、人文护理

患者对超声内镜引导下细针穿刺活检术缺乏了解,对检查担心和害怕疼痛,加上EUS-FNA费用比较高,故有不同程度的焦虑和恐惧。护理人员应该耐心地向患者讲解检查的目的和必要性,告知患者可能出现的不良反应,教会患者正确配合和减轻痛苦的方法。建立良好的护患合作关系,术中给予语言安慰,转移患者的注意力。

(杨红艳)

第六节　经胃镜鼻空肠营养管置入术的护理配合

经胃镜鼻空肠营养管置入术是指经胃镜将鼻空肠营养管置入空肠起始部 20 cm,建立一条空肠的营养通道,对胰腺炎患者或各种原因造成进食困难的患者进行营养支持的一种方法。

一、适应证

该方法适用于重症患者的肠内营养、诊断、治疗和监护。

(1)有重症胰腺炎。

(2)有吻合口瘘(胃癌术后、食管癌术后患者)。

(3)有胃排空障碍。

(4)幽门狭窄。

二、禁忌证

(1)食管胃底静脉曲张。

(2)肠梗阻、肠道出血。

(3)肠道穿孔。

三、护理配合内容及要点

(一)护理配合内容

(1)评估患者。

(2)放置胃镜。

(3)安置鼻空肠营养管。

(4)退镜。

(5)拔出导丝。

(6)妥善固定。

(二)护理配合要点

(1)向患者解释检查的目的及注意事项,解除患者焦虑和恐惧心理,取得配合。

(2)胃镜镜身前端涂抹液体润滑油,配合医师进行胃镜检查,了解患者食管、胃肠道的一般情况。

(3)将鼻空肠管由一侧鼻腔插入咽喉部或进入消化道后,于内镜明视下从内镜通道插入,用抓持钳或圈套器抓持或套住管端,然后于内镜向消化道推进的同时,将鼻空肠管同步向内推送,直至空肠内预定位置,然后在保证鼻空肠管不随内镜滑出的情况下,将内镜退出而完成置管过程。

(4)将鼻空肠管妥善固定,做好导管位置标识,防止脱管而造成误吸。

四、注意事项

(1)将内镜管端送至十二指肠降段后,可将内镜退至胃窦,用抓持钳再将空肠管一段段地向十二指肠推送。

(2)为防止退镜的同时将营养管带出,可用抓持钳抓住营养管后,将抓持钳推入的同时后退内镜。

(3)从鼻腔送入营养管的速度不要过快,以免营养管在胃内打襻而从空肠内滑脱至胃腔内。

(4)退镜时应慢慢抖动退镜,防止营养管随内镜带出。

(5)喂养腔管径细,建议使用营养泵泵入专业营养制剂,防止堵管。每次喂养前/后需要用大于 10 mL 注射器脉冲式冲管,需将口服药研磨细再打入,注意配伍禁忌,防止药物反应堵管。若导管堵塞,不能用导丝疏通,需要脉冲冲管,或将小剂量碳酸氢钠溶液打入通管。

(6)压力调节腔用于保证引流/减压导管漂浮在胃部,有效引流。发现引流不畅时,从压力调节腔打入 5 mL 空气或水,观察引流效果。

五、应急处理

(1)若推送营养管时出现弯曲、折回或打圈,可后退营养管,使其变直,再重新调整送入。

(2)在退镜过程中如果营养管脱出,要重新置入。

(3)在操作过程中若患者出现生命体征不稳定,血氧饱和度下降,应立即停止置入。

六、人文护理

(1)尊重、爱护患者,注意保护患者的隐私,注意保暖。

(2)主动关心患者的需求,获取他们的信任,从而使患者产生信赖感,减少置管后的不适感。

(3)术中密切观察患者的血压、心率、血氧饱和度等变化,并配合麻醉医师做好处理。

(4)定期清洁鼻翼及脸颊,妥善固定空肠营养管,防止器械压力性损伤的发生。

(杨红艳)

第七节 超声引导下胰腺假性囊肿穿刺引流术的护理配合

急、慢性胰腺炎,外伤,手术损伤等造成胰腺实质或胰管破裂,形成胰瘘,胰液漏出,漏出的胰液被炎性纤维组织包裹,称为胰腺假性囊肿;被包裹的液体含有胰腺坏死物,称为胰腺包裹性坏死。当假性囊肿伴有明显的腹痛、消化道或胆道压迫症状以及囊肿有感染,症状没有缓解好转的趋势时,应考虑进行治疗。

内镜超声(EUS)引导引流术,已被认为是治疗有症状的胰腺积液的首选治疗方案。慢性胰腺炎形成的假性囊肿与胰管相通,可首先考虑经胰管进行囊肿引流,对其他假性囊肿应直接采取 EUS 穿刺引流。

EUS 囊肿引流还应具备下列几点。

(1)假性囊肿囊壁在超声视野下比较清晰。

(2)患者的营养状态较好,如果营养状态欠佳,建议引流前先纠正营养不良。

(3)消化道壁和囊肿之间,即经消化道壁穿刺的路径没有大血管存在。

(4)消化道壁和囊肿囊壁粘连,在一起操作更佳。

一、禁忌证

(1)有常规内镜检查的禁忌证。

(2)患者的一般状态非常差。

(3)早期假性囊肿壁薄,形态不规则。

(4)囊肿的性质不明确。

(5)患者有大量腹部积液或胸腔积液。

(6)囊肿内液体较少,引流难以减小囊肿的体积。

(7)消化道壁和囊肿间存在无法避开的大血管。

(8)凝血功能差,有出血倾向。

EUS 引导下胰腺假性囊肿穿刺引流技术,由于有 EUS 的引导,可以选择最佳的穿刺引流途径和位置,确保将引流管放置在消化道和囊肿之间,达到充分引流的目的。

二、护理配合内容及要点

(一)护理配合内容

(1)患者信息核查:姓名、性别、年龄、检查号、术式等。

(2)向患者介绍治疗的目的、方法、注意事项及风险,取得患者及其家属的配合,患者签署知情同意书。

(3)评估患者的身体状况及囊肿形成的形态和囊壁的厚度等,排除禁忌证。

(4)操作场所和物品准备如下。

一般要在有 X 线的内镜检查室进行,对特别大的囊肿也可以尝试在没有 X 线的一般内镜检查室或手术室进行引流。

要有大工作管道线阵超声内镜、内镜主机、超声主机及高频电切设备。

一般选择 19 G 穿刺针,由于操作中需要导丝的引导,只有 19 G 穿刺针能通过0.025 英寸

(0.635 mm)导丝或0.035 英寸(0.889 mm)导丝。

可根据医师的习惯选择0.025 英寸或0.035 英寸的导丝。0.025 英寸导丝和0.035 英寸导丝在操作中各有利弊。

准备囊肿切开刀或10 mm的扩张球囊7～10 Fr胆道扩张探条等扩张胆道器械。

一般选择双猪尾、软硅胶、内径10～18.5 Fr(1 Fr 约为0.33 mm)、5 cm长的引流管(塑料支架),不建议选择直型硬质的塑料引流管。因为引流使囊肿腔缩小,直型引流管容易移位,有穿破肠壁或囊肿壁的可能;软硅胶10 Fr双猪尾引流管在置入或推送过程中,除两侧猪尾占据一定的空间外,还会使引流管变粗,因此选择的超声内镜工作管道最好在3.8 mm以上。

准备二氧化碳气泵、注水泵。

准备吸引、吸氧装置、监护仪等。

准备注射器、生理盐水等相关药品。

(5)流程如下。

将超声内镜安装于内镜和超声主机,连接并开启二氧化碳气泵和注水泵。检查各种仪器设备及器械,确保其处于完好的备用状态。

协助患者取 ERCP 卧位,佩戴安全带,连接监护仪,操作过程中密切观察患者的生命体征、血氧变化。由专人护理患者的头部,及时吸出口腔内液体,防止引流成功后大量囊肿液涌向胃内,发生误吸。建议给麻醉的患者气管插管,并做好患者眼部及皮肤的护理。

了解患者病情和术式,正确合理地选择器械,积极、主动地配合医师操作。

(二)护理配合要点

EUS 引导下胰腺假性囊肿穿刺引流的操作流程大致分为四步:经消化道壁穿刺、留置导丝、扩张组织胆道和置入引流管(塑料支架)。

1.经消化道壁穿刺

(1)检查调节穿刺针:选择穿刺针后,检查其性能及各功能锁是否处于正常的功能状态,将外鞘管长度调整锁和进针深度调整锁都调整到"0"的位置,使穿刺针处于最短状态,避免穿刺时伤及消化道管壁和出现误出针的情况。

(2)将准备好的穿刺针递给操作者,穿刺针到达预穿刺点时,如果选择的穿刺针是常规带针尖的针,上提针芯0.5 cm,增加针的锋利度,使穿刺更加顺畅。如果选择的是 COOKE-CHO-HD-19-A 穿刺针,不能上提针芯。因为这款穿刺针穿刺依靠的是针芯而不是针尖,针尖是光滑的齐头,导丝在这款穿刺针内走行不会出现被削皮的现象。

(3)在 EUS 引导下,穿刺针刺入囊肿腔后,拔出针芯,用无菌负压注射器或20 mL无菌注射器抽吸囊肿液,留抽出的囊肿液以备化验。

(4)操作前要了解患者的病情及术式,如果囊肿腔不是很大,抽液不能太多,以防囊肿腔变得更小,给后续的操作带来难度。可备生理盐水,抽液后,向囊肿腔内注入等量或稍大量的生理盐水,使囊肿腔膨胀,为后续的操作创造条件。

2.留置导丝

(1)置换导丝和穿刺针的时机:导丝沿着穿刺针置入囊肿腔,在囊肿腔内盘曲2～3 周时,置换出穿刺针。盘曲少于2周,导丝容易脱出;大于2周,导丝在囊肿腔内容易交织在一起,留置引流管后,退导丝时,易出现导丝卡在引流管管口,退不出来的情况,甚至造成引流管的脱出。

(2)导丝在常规带针尖的穿刺针内走行,只能前行,不能后退,否则导丝易被削皮。

3.扩张组织胆道

(1)正确设置高频电切设备的电切程序,如果使用 ERBE 的电切设备,应选择 endo-cut-I 或纯电切程序。

(2)有些囊肿壁包裹过厚,可能会出现囊肿切开刀切不动的情况。出现这种情况,首先检查所用的高频电切设备调节的程序是否正确。排除程序错误后,若囊肿切开刀仍然切不动,可尝试将 10 Fr 囊肿切开刀更换成 6 Fr 囊肿切开刀,以提高切割效能。

(3)钳道帽的问题:使用 3.8 mm 工作管道的超声内镜,如果忘记安装钳道帽,囊肿切开刀、支架置入器等器械进入胃腔后,胃腔无法充盈,操作将无法继续。助手要养成习惯,摘下钳道帽后,直接将其安装到下一步将用的囊肿切开刀或扩张球囊等器械上,避免影响后续的操作。小物件也能带来大问题。

4.置入引流管(塑料支架)

将引流管安装到支架置入器上,支架置入器沿导丝将引流管置入囊肿腔内。在置入过程中,当支架置入器的支撑管进入囊肿腔后,助手立即分离支撑管与推送管,向前推送引流管,当推送至引流管的两个黑色标记点之间时,彻底地退出导丝和支撑管,保持支架置入器的推送管不动。因为如果此时仍有部分引流管的猪尾在超声内镜的管道内,在退超声内镜时引流管容易随着脱出。

三、注意事项

(一)术前

(1)核对患者信息,完善常规检查,严格把控适应证和引流时机。

(2)了解患者的病情和术式,合理配备设备和器械。

(3)向患者介绍手术的目的及风险,使患者和家属知情同意。

(二)术中

(1)确认二氧化碳气泵的工作状态,保证操作注入的气体为二氧化碳,防止术后出现气腹。

(2)合理选择和操控器械,把握时机,注重细节,才能保证手术质量与安全。

(3)目前用于引流的器械几乎都是超范围(off-label)使用,操作时,穿刺针、导丝、囊肿切开刀等器械之间有时会有冲突,对助手的配合技术提出了更高的要求。例如,导丝在穿刺针内走行只能进不能退;囊肿切开刀扩张胆道时,正确地选择高频电切程序,减少导丝遇热时间长被烧断等。

(三)术后

(1)术后应禁食、禁水 1~2 d,随着病情的好转,逐步进流质饮食、软食。

(2)观察患者的病情变化,有无出血、腹痛、发热等症状。根据患者的病情给予抗生素预防感染。

(3)术后 2~3 d,行腹部 CT 检查,观察囊肿有无缩小或消失。

四、人文护理

沟通有效,关爱患者,做好心理护理。做好健康宣教。家庭支持。

(杨红艳)

第八节　恶性胆管梗阻导丝超选的护理配合

　　恶性肿瘤梗阻性黄疸是指恶性肿瘤直接侵及或压迫肝外胆道致胆汁排出受阻。根据肿瘤起源及胆汁排出受阻的部位一般可分为低位胆道梗阻和高位胆道梗阻。低位胆道梗阻指壶腹周围恶性肿瘤所致的梗阻,包括胰头癌、胆总管末端癌及壶腹癌等,部分起源于壶腹附近的十二指肠癌及淋巴瘤等也可致低位胆道梗阻。高位胆道梗阻主要指高位胆管癌,即肝门部胆管癌所致的胆道梗阻,肝门部胆管癌又称 Klatstin 瘤。

　　恶性肿瘤会引发恶性胆管梗阻,患者接受外科手术治疗方可改善,但恶性肿瘤患者身体损伤较大,已经不具备接受外科手术的条件,故常选用 ERCP 放置胆管内支架治疗,其属于一种内镜下胆胰微创手术,对患者身体的创伤小,是目前治疗恶性胆管梗阻的常用手段。本节主要介绍恶性胆管梗阻患者困难十二指肠乳头插管和导丝超选护理配合。

一、适应证

　　解除胆总管低位和高位梗阻:胰头癌、胆总管末端癌及壶腹癌高位胆管癌。

二、禁忌证

　　(1)存在 ERCP 禁忌证。
　　(2)有重度食管静脉曲张并有出血倾向。
　　(3)心肺功能不全或衰竭,不适宜行十二指肠镜检。
　　(4)食管或贲门狭窄,内镜不能通过。
　　(5)对病变性质不清的病例勿使用金属裸支架。
　　(6)无覆膜金属支架:禁用于良性胆管狭窄、腔内生长型肿瘤、瘤栓或有胆管出血者。

三、操作目的

　　通过 ERCP 选择性胆胰管插管或肝内胆管分支导丝超选成功,置入塑料或金属支架,解除胆道梗阻。

四、护理配合内容及要点

(一)术前评估

　　(1)对恶性胆管梗阻患者行 ERCP 手术,操作时间相对较长,术前做好对皮肤的保护,防止出现手术相关性压疮。
　　(2)评估患者的生命体征情况,是否存在恶病质或大量腹部积液引起的腹部膨隆,合理选择 ERCP 体位。
　　(3)和操作医师一起查看患者的影像学资料,了解梗阻的部位和程度。

(二)护理配合内容

　　1.物品准备
　　(1)器械准备:与 ERCP 检查准备相同。
　　(2)准备高频电发生器、不同类型的内镜导丝、不同类型的切开刀(可旋转切开刀)、乳头切开常用通导丝的双腔或三腔拉式弓形切开刀、预切开及开窗术常用针状刀、Cook HRC-1 型三腔造影导管、各种类型的塑料支架和金属支架。

2.患者准备

术前详细了解患者的病史、用药史,检查凝血功能、血常规等。术前1周内应停用阿司匹林和类固醇类药物,服用华法林者需改用低分子量肝素或普通肝素。有出血倾向者应补充维生素K和新鲜血浆等以纠正凝血功能。

有胆管炎或胆汁淤积者,术前可适量应用抗生素。检查各种知情同意书是否签署,检查手术安全核查单、内镜下手术交接单、患者静脉通路和皮肤情况,询问是否安装起搏器,监测生命体征,合理安置手术体位。

五、护理配合要点

(1)恶性胆管梗阻患者行ERCP一般都为困难性胆胰管插管,困难插管时遵守ERCP插管的原则。第一步,仔细观察十二指肠乳头的形态、类型,胆胰管的轴向判断(轴向判断非常重要,且判断方向应该和操作医师一致);第二步,根据胆胰管的轴向判断来调整切开刀刀弓的方向;第三步,根据内镜图像和X线透视情况,做好内镜导丝选择性插管力度的把控(困难插管时的核心技术)。

(2)对于低位性胆道梗阻患者,根据影像资料了解梗阻的范围和程度。在插管过程中助手对导丝回馈感判断很重要,在胆胰管的轴向判断和切开刀刀弓的方向准确的前提下,可以加大导丝插入力度,结合内镜图像和X线透视情况调整导丝插入力度,直至插管成功。

(3)对于高位性胆道梗阻患者,根据碘造影剂造影情况,做好对目标肝内胆管的超选。虽然X线透视产生的图像是二维平面的,但是ERCP助手需要对二维平面图像进行三维的立体判断(ERCP护士需要具备读懂影像学的能力),来指导是否采用切开刀刀弓方向的调整,或导丝、切开刀和胆管壁几何反弹的方法进行目标肝内胆管的超选。

(4)特殊附件的使用:Cook HRC-1型三腔造影导管用于肝内胆管选择性超选,3个腔道都能通过0.035英寸内镜导丝,导管头端部不透射线可以确认导管的位置,但是尾端的3个导管分别对应前端不同的腔道,使用时要清楚目前进的是哪个腔道,根据X线影像指示,来使用不同的腔道。

六、术后护理及并发症观察

(1)术后卧床休息1~2 d,视患者的情况选择卧床或床边活动,1周内禁止频繁、较剧烈的活动。

(2)术后检查血尿淀粉酶、血常规,肝功能等,遵医嘱给予止血、抑酸、抑酶、抗感染及补液治疗。

(3)密切观察生命体征的变化,监测血压、体温、脉搏等,密切观察有无恶心、呕血、腹痛、黑便等症状。

(4)禁食2~3 d,根据临床症状、血淀粉酶、血常规结果决定是否开放饮食,先流质、软食,1周后逐渐恢复正常饮食。

(5)观察术后常见并发症。

出血:术后护理特别要关注迟发性出血,其常见于凝血功能障碍或正在服用阿司匹林、类固醇类药物患者;切口过大或切口过小,结石较大,取出过程造成乳头撕裂出血、乳头血管畸形。迟发性出血多发生于EST术后4~12 h,注意观察患者有无呕血和黑便,由于ERCP所致出血位置有特殊性,早期出血未必能被及时发现,一旦出现呕血和黑便,说明出血量已经较大。护理上要注意和患者交谈,观察患者精神状态的变化,有无淡漠现象;触摸患者的皮肤,是否出现湿冷情况;注意血色素的变化,发现异常,及时向主管医师汇报,尽早采取有效止血措施。

胰腺炎:为最常见的并发症,术后 24 h 血淀粉酶超过正常上限的 3 倍。常见原因:反复多次插管;采用高频电刀时电凝过度,造成胰管开口充血水肿;反复多次胰管注入造影剂等。密切观察患者有无恶心、呕吐、发热等情况,轻、中度胰腺炎,主要以禁食、胃肠减压、液体复苏、防治并发症及对症治疗为主,早期可用大剂量乳酸林氏液水化治疗,定期复查胰腺 CT,了解胰腺病变情况;重症胰腺炎合并胰腺组织感染性坏死,条件合适时内镜下清创引流或外科干预治疗。

胆管炎:临床表现为寒战、高热、白细胞计数增多,尤其多见于恶性肿瘤梗阻患者,由于术中注射碘造影剂时,没有把梗阻上方的胆汁抽取完全,且造影时用力过大,容易导致逆行性感染。术后应密切观察患者有无寒战、高热,监测血压等生命体征,及时检查白细胞计数,致病菌通常以革兰氏阴性菌、肠道细菌为主,可根据血培养及药敏结果选择敏感抗生素。对于反复发热者,注意复查肝胆彩超,排除胆囊炎及肝脓肿等。

穿孔:常由切口过大超过乳头隆起部所致,多见于小乳头大切开、扁平乳头、失控切开等情况。术后应密切观察患者的腹部症状及体征、精神状况。如果可疑穿孔,应立即行腹部 CT 检查,明确有无腹膜后积气、积液,判断是否发生穿孔,如果出现微小穿孔,首先可保守治疗,禁食、水,持续胃肠减压,静脉补液,广谱抗生素治疗和鼻胆管引流,多数患者可在 1 周内愈合,若症状加重,应及时行外科手术介入治疗。

十二指肠镜相关的感染:ERCP 操作时间长,十二指肠镜先端部特殊构造以及抬钳器通道不能刷洗等原因,给清洗、消毒、灭菌带来了困难和挑战,有可能携带多药耐药菌导致医源性交叉感染。

(杨红艳)

第九节　ERCP 双导丝插管的护理配合

内镜逆行胰胆管造影(ERCP)是胆道胰腺疾病内镜下微创治疗的主要方法。由于十二指肠乳头及壶腹部解剖结构存在个体差异,如憩室旁或憩室旁乳头、长鼻子乳头等;一部分患者存在先天解剖结构异常,如环形胰腺、部分或完全胰腺分裂、胆胰管汇合部过长等;还有一部分患者由于乳头结石嵌顿或恶性胆管梗阻等,仍然存在 ERCP 插管困难的问题。而 ERCP 能否顺利、成功地完成,关键就是能否成功地完成胆管或胰管插管,如何提高困难性胆管插管的 ERCP 成功率,降低并发症率,仍是 ERCP 临床工作者的研究重点。对于困难 ERCP 插管可采用双导丝插管法、针形刀开窗术或预切开术等,这一节具体介绍 ERCP 双导丝插管的护理配合。

一、适应证

(1)困难 ERCP 胆胰管插管。

(2)反复进入胰管后选择性胆管插管。

二、禁忌证

(1)存在 ERCP 禁忌证。

(2)有重度食管静脉曲张并有出血倾向。

(3)心肺功能不全或衰竭,不适宜行十二指肠镜检查。

(4)食管或贲门狭窄,内镜不能通过。

三、操作目的

(1)ERCP 选择性胆胰管插管过程中,反复进入胰管时采用导丝占据法,使一根导丝在胰管内,用另一根导丝进行选择性胆管插管。

(2)对于困难 ERCP 插管(如憩室旁或憩室旁乳头、长鼻子乳头、恶性胆管梗阻等)患者,在选择性胆胰管插管过程中,导丝能够进入胰管内就非常困难,胰管插管成功后作十二指肠乳头预切开,打开了合流部共同开口,暴露了胆管,然后采用双导丝插管,从而提高胆管插管的成功率。

(3)双导丝技术中留置胰管的导丝具有以下作用:①第一根导丝进入胰管后可以很好地固定乳头,使得乳头部胆管、胰管直线化,不再扭曲,利于胆管插管;②条件允许时沿第一根导丝对胆胰管合流部共同开口处行预切开,仔细观察胆管轴向,调整切开刀刀弓方向和角度,可以使胆管深插管的成功率明显提高。

四、护理配合内容及要点

(一)术前评估

(1)查看患者相关检查资料,了解凝血功能等相关指标。

(2)对于恶性胆管梗阻患者,和操作医师一起查看患者影像学资料,了解梗阻的部位和程度。

(3)采取预防胰腺炎的相关措施,如使用吲哚美辛栓等。

(二)护理配合内容

1.物品准备

(1)器械准备与 ERCP 检查准备相同。

(2)准备高频电发生器、不同类型的内镜导丝、不同类型的切开刀(可旋转切开刀)、乳头切开常用通导丝的双腔或三腔拉式弓形切开刀、预切开及开窗术常用针状刀。

2.患者准备

术前详细了解患者的病史、用药史,检查凝血功能、血常规等。术前 1 周内应停用阿司匹林和类固醇类药物,服用华法林者需改用低分子量肝素或普通肝素。有出血倾向者应补充维生素 K_2 和新鲜血浆等以纠正凝血功能。对有胆管炎或胆汁淤积者,术前可适量应用抗生素。检查各种知情同意书是否签署,检查手术安全核查单、内镜下手术交接单、患者静脉通路和皮肤情况,询问是否安装起搏器,监测生命体征,合理安置手术体位。

(三)护理配合要点

(1)ERCP 选择性胆胰管插管过程中,要从解剖上存在个体差异性来指导临床操作。在ERCP 操作中,胰管比胆管较易插入,这是因为切开刀从十二指肠镜抬钳器伸出后,进入共同通道时容易滑入胰管。如果已经采用双导丝占据的方法,还是反复进入胰管时,需要从解剖上去判断存在的可能性。例如,胆胰管走行正常,但胆管开口较小或胆管轴向的角度较大;胆胰管合流部共同通道过长,虽然进行了预切开,但还是反复进入胰管;还有一种可能就是胆胰管分别开口,虽然所占的比例较小,但是要充分暴露乳头仔细观察是否存在胆胰管分别开口的迹象。

(2)对于困难 ERCP 插管(如憩室旁或憩室旁乳头、长鼻子乳头、恶性胆管梗阻等)患者,在选择性胆胰管插管过程中,如果导丝进入胰管,不要轻易出来,因为插管时间较长,乳头及黏膜往往存在不同程度的水肿,导丝能够进入胰管内就非常困难,如果轻易拔出来未必能再次插入,因此在插管过程中助手和操作医师必须做好有效的沟通。采用双导丝占据法,第一根导丝进入胰管后可以很好固定乳头,使得乳头部胆管、胰管直线化,不再扭曲,然后做预切开,打开合流部共同开口,仔细观察胆管的开口和轴向,从而提高胆管插管的成功率。

(杨红艳)

第十节　内镜下鼻胆管引流术的护理配合

内镜下鼻胆管引流术(ENBD)是在诊断性 ERCP 的基础,上建立起来的较为常用的内镜胆道引流方法。将一根细长的塑料管在内镜下经十二指肠乳头插入胆管中,另一端经十二指肠、胃、食管、咽等从鼻孔引出体外,建立胆汁的体外引流途径。内镜下鼻胆管引流术是简便、有效地解除胆道梗阻的方法,通过引流达到减压、减黄、消炎的目的。其操作简便,缺点是胆汁流失量较大,患者不适感强,也影响美观,因此放置一般不超过 2 周。

一、适应证

(1)有急性化脓性梗阻性胆管炎。

(2)有肝胆管结石所致的胆管梗阻。

(3)ERCP 后或碎石后预防结石嵌顿及胆管感染。

(4)有原发或转移性良、恶性肿瘤所致的胆管梗阻。

(5)有创伤性或医源性胆管狭窄或胆瘘。

(6)有急性胆源性胰腺炎。

(7)临床须重复胆管造影或采集胆汁,进行生化和细菌学检查。

(8)有胆管结石,必须灌注药物溶石治疗,对硬化性胆管炎行药物灌注治疗,对胆管癌进行腔内化学治疗等。

二、禁忌证

(1)有 ERCP 禁忌证。

(2)有重度食管静脉曲张并有出血倾向。

(3)心肺功能不全或衰竭,不适宜行十二指肠镜检查。

(4)食管或贲门狭窄,内镜不能通过。

(5)患者为小儿或意识不清,不能配合者;患者不能耐受咽部异物及鼻黏膜损伤。

(6)贲门撕裂出血。

三、操作目的

(1)解除胆道梗阻,降低胆道压力,保护引流的有效性。

(2)观察胆汁的颜色、性质和量。

四、护理配合内容及要点

(一)术前评估

(1)评估患者的病情、生命体征及腹部体征,观察患者有无发热、腹痛、腹胀、黄疸等。

(2)评估患者的皮肤、巩膜黄染消退情况及大便情况。

(3)观察引流管引流是否通畅,观察引流液的颜色、性质和量。

(二)护理配合内容

1. 物品准备

(1)十二指肠镜:根据情况选择合适十二指肠镜及其相应配套图像处理系统。

可选用 Olympus JF 260 型或 TJF 260 型电子十二指肠镜(有效长度:1 235 mm;插入部外径:12.5 mm;管道内径:3.7/4.2 mm)或 Fujinon ED-450XL8 型电子十二指肠镜。

婴幼儿患者:可选用 Olympus PJF-240(有效长度:1 230 mm;插入部外径:7.7 mm;管道内径:2.0 mm)。

(2)附件:使用前检查各种附件有效期,包装有无破损。

(3)造影剂:为无菌水溶性碘溶液,常用的是 60% 的泛影葡胺或碘普罗胺,非离子性造影剂更为理想。造影剂先用生理盐水稀释为原体积的 2 倍,抽入 20 mL 注射器中备用。如果气温较低,可先用温水将造影剂加温至 37 ℃左右后再使用,这样可以减轻造影剂对胰胆管的刺激和降低造影剂的黏稠度。

(4)内镜专用高频电装置:按常规准备内镜专用高频电发生器,并调至合适参数。

(5)X 线透视及摄影装置:目前常用的可移动 C 臂机,使用中注意上、下球管的正确摆放,术中患者应位于能通过 X 线管观察上腹部和下胸部的位置。做好个人安全防护措施(使用下球管设备的内镜中心尤其要做好防护),包括穿铅衣、戴铅围脖、戴铅眼镜、用 X 线剂量监测卡等。

(6)生命体征监护设备:常规准备生命体征监护设备,测心电图、血压及皮肤血氧饱和度。

(7)其他:各种电源、吸氧、吸引装置,无菌手套、无菌冲洗用水、生理盐水,无菌干、湿纱布块若干(用于清洁各种器械表面),30% 的酒精纱布若干(用于清洁手套),各种抢救设备、药品等。

2. 患者准备

(1)做好术前沟通、签字工作,以消除患者的顾虑,争取让患者积极配合。

(2)术前完善血常规、肝功能、肾功能、凝血功能检查及心电图检查。

(3)术前饮食管理。术前禁烟 48 h,禁食、禁水 8 h 以上。

(4)在患者右手或右侧置有效的输液通道。着装注意去除金属配饰及影响摄片的衣着。

(5)术前 15 min 嘱患者服用盐酸达克罗宁胶浆或盐酸利多卡因胶浆。

(6)术前 10 min 静脉推注 10 mg 地西泮注射液、10 mg 盐酸山莨菪碱注射液、50 mg 哌替啶注射液,右前臂留置静脉通路(建议留置两个静脉通路),为了能有效地控制肠蠕动和发挥镇静、止痛的作用,术前使用静脉注射丁溴东莨菪碱(解痉灵)、地西泮、哌替啶等药物,有条件的医院根据患者的情况可行静脉麻醉下行 ERCP。

(7)取左侧俯卧位或者侧卧位,在右肩沿及右腹下置枕垫,给予心电监护、吸氧并戴上牙垫。

(8)注意对小儿患者放射敏感部位(如甲状腺和性腺等)的保护,根据上、下球管的不同做到正确防护。

3.术中护理配合

(1)ERCP 的术中配合:将患者安置于俯卧位,使患者的头偏向右侧,协助医师进镜,找到十二指肠乳头,将注满生理盐水的造影导管或三腔高频切开刀递给医师,从活检孔道进入并对准乳头开口进行胆管插管,成功后试抽胆汁,确保有胆汁抽出时在 X 线监视下注入造影剂,速度不宜过快。胆道造影成功后,明确诊断并根据梗阻的性质(如结石、肿瘤、良性狭窄等),采用不同的治疗方法,如十二指肠乳头切开取石治疗、用扩张球囊或扩张探条行胆道扩张治疗等。

(2)ERCP 治疗结束后,插入导丝的术中配合:将导丝通过造影导管或三腔高频切开刀插入胆管内合适的位置,保留导丝,退出造影导管或三腔高频切开刀,此时应注意医护的默契配合,医师外拉导管和护士内插导丝保持相同速度,避免导丝滑脱或结襻。

(3)留置导丝,插入鼻胆管的术中配合:根据目标胆管的部位选择造型合适的鼻胆管,顺着导丝向肝内插入鼻胆管,医师插入鼻胆管的同时,护士向外拉导丝,速度要一致,拉导丝的速度不宜过快,如果太快,就会将导丝被拉出乳头。注意观察导丝有无断裂、残留。鼻胆管到达所需位置后,先退出部分导丝,在 X 线透视下边进鼻胆管,边退内镜。当内镜退出口腔时将导丝完全退出鼻胆管,然后护士一只手固定住靠近口侧的鼻胆管,另一只手将内镜钳道内的鼻胆管拉出。注意保持口腔侧鼻胆管无移位。

(4)鼻胆管口鼻转换的术中配合:将鼻胆管或导丝折成半圆形的圈,经口腔伸入咽喉部。再从鼻腔插入转换管进入圈内。把转换管从口腔拉出口外,将鼻胆管末端插入转换管腔内,一只手送鼻胆管,另一只手拉鼻胆管,将鼻胆管拉出后连接负压引流器,用胶布妥善固定。注意鼻胆管是否在口腔内打折或打圈。

(5)在 X 线透视下,确保鼻胆管在目标胆管中。

(6)立即取出口垫,清理口腔分泌物。将患者移置平车上,护送至复苏区,密切观察患者的生命体征,保持呼吸道通畅。

(7)整理用物,做好诊疗间、床单位的终末处理;按照规定对内镜进行清洗、消毒、灭菌;对复用附件的处置按照内镜复用附件清洗消毒流程操作;按照规定,不得重复使用一次性附件。

(三)护理配合要点

(1)术前与患者解释鼻胆管引流的目的,取得患者的配合。

(2)插管成功后,护士在配合交换导丝时应与医师步调一致,防止导丝脱出。

(3)造影发现胆管梗阻后应尽可能将造影导管插至梗阻以上胆管,在未能通过梗阻段之前,切忌向胆道内注入过多造影剂,以免增加胆道内压力,诱发胆管炎和脓毒血症;即使导管已达到梗阻以上的胆管,最好先抽出部分淤积的胆汁,然后注入造影剂。

(4)术中严格控制造影剂的剂量、浓度和注射时的压力,尽量避免胰胆管压力过高导致术后胰腺炎的发作,可低压注射 $10\%\sim30\%$ 的泛影葡胺,并于透视下观察,一旦发现一级、二级胰胆管显影,立即停止注射,取得良好的预防效果。

(5)鼻胆管置管前应用生理盐水润滑鼻胆管,同时可用手掌心握湿纱布再次润滑导丝,以便导丝顺利置入鼻胆管内。

(6)在插入或取出导管及导丝的过程中,与手术者密切配合,并及时固定鼻胆管,以免将其拉出。操作时应保持内镜头段靠近乳头,切勿距离过远,否则很难将鼻胆管放置成功。

(7)留置鼻胆管退出内镜时医护应协调配合,保持速度一致,且在透视下进行以免鼻胆管移位。

做口鼻交换时,为减轻患者的不适感,可将导丝尾段盘圈,经口送至咽喉壁,将导丝软头端轻轻插入患者鼻腔直至咽喉壁,送入导丝圈内,再将导丝圈内软头端拉出。拉出后将鼻胆管套入导丝内,缓缓将导丝从鼻腔内拉出。回抽管腔,看是否流出胆汁,也可通过透视检查有无打折、盘圈(特别是咽喉部),无误后固定鼻胆管。

(8)取下鼻胆管尾端引流袋,用碘伏棉签给鼻胆管接口消毒,然后以无菌纱布包裹,置于治疗巾上,检查一次性引流袋有无漏气,打开外包装,戴无菌手套,将鼻胆管插入引流袋内(左手捏住包着无菌纱布的引流管接口,右手捏住引流袋接头与之连接)。用胶布缠绕接头处,使之保持密封状态,观察引流是否通畅,于床边适当处妥善固定一次性引流袋。

五、术后护理

(一)一般护理

(1)嘱患者卧床休息、禁食 24 h,重症患者应适当延长禁食时间,禁食期间应做好患者的口腔护理,保持口腔的清洁。

(2)密切观察患者的生命体征和腹部情况,并遵医嘱的术后 3 h 和次日早晨抽血,查血淀粉酶。若淀粉酶正常且无明显的症状、体征,可于次日进食清淡的流质饮食,如米汤、面汤等。逐步过渡至低脂半流质饮食,1 周后可恢复正常饮食。

(3)做好心理护理,建立良好的护患关系,以利于并发症的观察,促进患者早日康复。

(二)鼻胆管的护理

妥善固定并注意鼻胆管留在体外的长度,便于患者在床上进行翻身、大小便等活动。叮嘱患者勿牵拉引流管,防止脱出,若怀疑有稍许脱出,不宜强行往里输送导管,应固定好导管。应将引流袋低于床边位置固定,也要将与引流管连接处固定牢靠,防止两管脱离致引流液流失,造成记录量不准及污染被服。保持鼻胆管引流通畅,防止引流管扭曲、折叠,以免影响引流液的排出。每天引流量大于 300 mL 时,一般无须冲鼻胆管,以免加重逆行感染。出现以下几种情况应及时向医师报告,可予以适量抗生素冲洗。

(1)胆汁每天引流量小于 100 mL,且黏稠或絮状物多。

(2)胆汁引流量突然减少。

(3)合并化脓性胆管炎,患者出现寒战、高热、黄疸加重、白细胞计数增多。冲洗时避免暴力抽吸,如果无液体抽出,则怀疑鼻胆管堵塞或脱离引流位置,这时可行鼻胆管造影,必要时更换引流管。记录 24 h 胆汁量。密切观察引流物的颜色、性状、量,引流量突然减少或无胆汁引出时,疑为导管堵塞或脱出,应及时向医师报告,及时处理。

(三)术后饮食护理

患者术后一般需禁食 24 h,以防进食后胃酸分泌增加,刺激胰腺分泌,加重胰腺负担,使引流量突然增加,所以应在确认无并发症发生后逐渐恢复饮食。24 h 后可先饮 50 mL 温开水,若无不良反应,8 h 后再饮 100 mL 温开水,无不适者方可进食 100 mL 米汤,以后酌情少食多餐,增加低脂、高蛋白质、易消化的半流质饮食。若有并发性胰腺炎,应延长禁食时间,待淀粉酶正常,无腹痛、恶心、呕吐等症状后,方进食无脂流质饮食。

(四)其他

(1)鼻胆管引流术后患者禁食,口腔细菌易繁殖,口腔护理每天 2 次或 3 次。餐后漱口,以防口腔感染。

(2)依病情而定引流时间,一般 2 周后体温、血常规、血尿淀粉酶恢复正常,腹痛、腹胀、黄疸缓解 3 d 后可拔管,有胆管残余结石者需待胆道环境改善、取石后拔管。

(3)每次冲洗鼻胆管及注入药物前应抽出等量胆汁。一般每次注入的液体量不超过 20 mL,以免升高胆管内压力,加重感染。

(4)根据不同的目标胆管,选择合适的鼻胆管。

(5)对于改道术后 ERCP(如毕 Ⅱ 式、胆肠吻合术后等),留置鼻胆管时应该把 a 形状的取消掉,否则在 X 线透视下放在合适位置的鼻胆管,会因鼻胆管自身的 a 形状而回缩移位。在开水下浸泡 10 s 后拉直便可去除鼻胆管 a 形状。

(6)鼻胆管口鼻交换后必须回抽胆汁,确保鼻胆管引流通畅后方可离开 ERCP 手术间。

六、并发症及处理

(1)恶心、咽痛:由于鼻胆管对咽部有刺激,可发生恶心和咽痛,应消除患者的恐惧心理,必要时可用漱口液漱口,保持咽部卫生。

(2)鼻胆管计划外滑脱:①判断滑脱距离,及时向医师报告,安慰患者,固定妥当,待下一步处理。②透视下观察鼻胆管位置,必要时重新置管。术后护士应严密观察患者腹部体征及血常规、血淀粉酶的变化,如有急性胰腺炎、出血、胆道感染等情况,应立即报告医生处理,给予禁食,胃肠减压、抑酸、抑胰酶及抗感染等治疗。多数在 1 周左右恢复。

(杨红艳)

第十六章 生化检验

第一节 蛋白质的检验

一、血清总蛋白测定

(一)检验项目名称

检验项目名称为血清总蛋白测定。

(二)采用的方法

方法为双缩脲法。

(三)参考区间

参考区间为 60～85 g/L。

(四)主要临床意义

1.血清总蛋白浓度升高

(1)血清中水分减少,使总蛋白浓度相对升高。凡体内水分的排出量大于水分的摄入量时,均可引起血浆浓缩,尤其是急性失水时(如呕吐、腹泻、高热等)变化更为显著,血清总蛋白浓度有时可达 100～150 g/L。又如休克时,由于毛细血管通透性变化,血浆也可发生浓缩。慢性肾上腺皮质功能减退患者,由于钠的丢失而致继发性水分丢失,血浆也可出现浓缩现象。

(2)血清蛋白质合成增加。多发生于多发性骨髓瘤患者,此时主要是球蛋白的增加,其量可超过 50 g/L,总蛋白则可超过 100 g/L。

2.血清总蛋白浓度降低

(1)血浆中水分增加,血浆被稀释。例如,各种原因引起的水钠潴留。

(2)营养不良和消耗增加。长期食物中蛋白含量不足或慢性肠道疾病所引起的吸收不良,使体内缺乏合成蛋白质的原料,或因长期患消耗性疾病(如严重结核病、甲状腺功能亢进和恶性肿瘤等),均可造成血清总蛋白浓度降低。

(3)合成障碍,主要是肝功能障碍。肝脏功能严重损害时,蛋白质的合成减少,以清蛋白的下降最为显著。

(4)蛋白质丢失。严重烫伤时,大量血浆渗出,或大出血时,大量血液丢失;发生肾病综合征时,尿液中长期丢失蛋白质;溃疡性结肠炎患者可从粪便中长期丢失一定量的蛋白质。这些均可使血清总蛋白浓度降低。

(五)附注

(1)血清蛋白质的浓度用"g/L"表示,因为血清中各种蛋白质的相对分子质量不同,所以不能用"mol/L"表示。

(2)双缩脲试剂中各成分的作用:碱性酒石酸钾钠的作用是与铜离子(Cu^{2+})形成络合物,并维持铜离子在碱性溶液中的稳定性;碘化物是抗氧化剂,在双缩脲反应中,Cu^{2+} 与肽键的羰基氧原子和酰氨基氮原子生成有色的络合物。

(3)吸光度的大小与试剂的组分、pH、反应温度有关。当在标准化的条件下测定试剂的组分、pH、反应温度等,可以不必每次做标准管,可依据比吸光度法计算蛋白质浓度。

(4)酚酞、磺溴酞钠在碱性溶液、中呈橘色,影响双缩脲的测定结果。右旋糖酐可使测定管混浊,亦影响测定结果。理论上可用相应标本的空白管来消除这些干扰,但如果标本空白管吸光度太高,可影响测定的准确度。

(5)氨基酸和二肽不发生双缩脲反应。三肽、寡肽和多肽与 Cu^{2+} 的双缩脲复合物,呈粉红色乃至红紫色。

二、人血白蛋白测定

(一)检验项目名称

检验项目名称为人血白蛋白测定。

(二)采用的方法

方法为溴甲酚绿法。

(三)参考区间

参考区间为 35~55 g/L。

(四)临床意义

人血白蛋白在肝脏合成。人血白蛋白增多常由严重失水致血浆浓缩所致,并非蛋白质绝对量的增加。临床上,尚未发现单纯白蛋白浓度增加的疾病。白蛋白浓度降低的原因与总蛋白浓度降低的原因相同。但有时总蛋白的浓度接近正常,而白蛋白的浓度降低,同时伴有球蛋白浓度的升高。急性白蛋白浓度降低,主要由于急性大量出血或严重烫伤时血浆大量丢失。慢性白蛋白浓度降低主要由于肝脏合成白蛋白功能障碍、腹部积液形成时白蛋白的丢失和肾病时白蛋白从尿液中丢失。严重时,白蛋白浓度可低至 10 g/L。白蛋白浓度低于 20 g/L 时,由于胶性渗透压的下降,常可见到水肿等现象。妊娠时尤其是妊娠晚期,由于体内对蛋白质的需要量增加,同时又伴有血浆容量增大,人血白蛋白可明显下降,但分娩后可见其迅速恢复至正常。据最近的文献报道,还有极少数先天性白蛋白缺乏症患者,由于白蛋白合成障碍,血清中基本上没有白蛋白,但患者不出现水肿。球蛋白浓度升高。临床上常以 γ 球蛋白增多为主。

球蛋白增多的原因,除水分丢失的间接原因外,主要有下列因素:①感染性疾病,如肺结核、疟疾、黑热病、血吸虫病、麻风病等;②自身免疫性疾病,如系统性红斑狼疮、硬皮病、风湿热类风湿性关节炎、肝硬化等;③多发性骨髓瘤,此时 γ 球蛋白可增至 20~50 g/L。球蛋白浓度降低主要是合成减少。正常婴儿出生后至 3 岁,由于肝脏和免疫系统尚未发育完全,球蛋白浓度较低,属于生理性低球蛋白血症。肾上腺皮质激素和其他免疫抑制剂有抑制免疫机能的作用,会导致球蛋白的合成减少。低 γ 球蛋白血症或无 γ 球蛋白血症,患者血清中 γ 球蛋白极度下降或阙如。先天性者,仅见于男性婴儿。而后天获得者,可见于男、女性。此类患者缺乏体液免疫功能,极易发生难以控制的感染。

三、脑脊液总蛋白测定

(一)检验项目名称

检验项目名称为脑脊液总蛋白测定。

（二）采用的方法

采用邻苯三酚红钼络合显色法（染料结合法）。

（三）参考区间

健康成年人脑脊液蛋白 $150\sim450$ mg/L。

（四）附注

(1)本法线性范围可达 $1\,000$ mg/L，若 CSF 中蛋白含量过高，常规检查时潘迪氏试验达"++"，测定时应将 CSF 用量适当减少，计算时相应修正。

(2)相同浓度的蛋白质，白蛋白呈色稍强，球蛋白稍低。

(3)本法呈色在 $1\sim5$ min 呈进行性缓慢下降，$10\sim30$ min 趋于平稳，可稳定 2 h。

（五）临床意义

测定 CSF 总蛋白主要用于检查血-脑屏障对血浆蛋白质的通透性增加或检查鞘内分泌免疫球蛋白增加。血-脑屏障对血浆蛋白质通透性增加可由颅内压增高（由于脑肿瘤或脑内出血）引起，或由炎症（细菌性或病毒性脑膜炎）、脑炎或脊髓灰质炎所引起。CSF 总蛋白浓度显著升高见于细菌性脑膜炎；少量升高发生于炎性疾病及肿瘤或出血。当穿刺部位以上 CSF 循环机械梗阻时（由于脊髓肿瘤），此时血浆蛋白均衡越过脑膜毛细血管，进入停滞的 CSF，腰 CSF 蛋白则增加。

四、血清蛋白电泳

（一）检验项目名称

检验项目名称为血清蛋白电泳。

（二）采用的方法

采用琼脂糖凝胶法。

（三）参考区间

(1)清蛋白 48.8 ± 5.1 g/L，占总蛋白百分比(%)为 66.6 ± 6.6。

(2)α_1 球蛋白 1.5 ± 1.1 g/L，占总蛋白百分比(%)为 2 ± 1。

(3)α_2 球蛋白 3.9 ± 1.4 g/L，占总蛋白百分比(%)为 5.3 ± 2。

(4)β 球蛋白 6.1 ± 2.1 g/L，占总蛋白百分比(%)为 8.3 ± 1.6。

(5)γ 球蛋白 13.1 ± 5.5 g/L，占总蛋白百分比(%)为 17.7 ± 5.8。

（四）附注

(1)每次电泳时应交换电极，可使两侧电极槽内缓冲液的正、负离子相互交换，使缓冲液的 pH 维持在一定水平。然而，每次使用薄膜的数量可能不等，所以 10 次使用缓冲液后，应将缓冲液弃去。

(2)电泳槽缓冲液的液面要保持一定的高度，过低可能会增加 γ 球蛋白的电渗现象（向阴极移动）。同时电泳槽两侧的液面应保持同一水平面，否则，通过薄膜时有虹吸现象，将会影响蛋白质分子的泳动速度。

(3)电泳失败的原因如下。

电泳图谱不整齐：点样不均匀、薄膜未完全浸透或温度过高致使膜面局部干燥或水分蒸发、缓冲液变质；电泳时薄膜放置不正确，使电流方向不平行。

蛋白各组分分离不佳:点样过多、电流过低、薄膜结构过分细密、透水性差、导电差等。

染色后白蛋白中间着色浅:染色时间不足或染色液陈旧所致;若为蛋白含量高引起,可减少血清用量或延长染色时间,一般以延长 2 min 为宜。若时间过长,球蛋白的百分比上升,A/G 会降低。

薄膜透明不完全:温度未达到 90 ℃以上将标本(醋纤膜条)放入烘箱,透明液陈旧和浸泡时间不足等。

透明膜上有气泡:玻璃片上有油脂,使薄膜部分脱开或贴膜时滚动不佳。

(五)临床意义

血清蛋白电泳,通常可分离出清蛋白(A1b)、α_1、α_2、β、γ 球蛋白 5 个组分。正常人血清中各种蛋白质浓度的差别较大,所以在许多疾病时仅表现出轻微变化,一般没有特异的临床诊断价值。

五、糖化血红蛋白测定

(一)检验项目名称

检验项目名称为糖化血红蛋白测定。

(二)方法

采用亲和层析法。

(三)参考区间

参考区间为 4.5~6.3。

(四)附注

(1)环境温度对本法影响很小。

(2)不受异常 Hb 的影响。

(3)对不稳定的 HbA1c 的干扰可以忽略不计。

(五)临床意义

(1)本试验用于评定糖尿病的控制程度。当糖尿病控制不佳时,糖化血红蛋白浓度可高至正常值的 2 倍以上。因为糖化血红蛋白是血红蛋白生成后与糖类经非酶促结合而成的。它的合成过程是缓慢且相对不可逆的,持续存在于红细胞 120 d 生命期中,其合成速率与红细胞所处环境中糖的浓度成正比。

因此,糖化血红蛋白所占比例能反映测定前 1~2 个月平均血糖水平。本试验已成为反映糖尿病较长时间血糖控制水平的良好指标。如果 HbA1c 的浓度高于 10%,就需要调整胰岛素的剂量。在监护中的糖尿病患者 HbA1c 的浓度改变 2%,就具有明显的临床意义。

(2)本试验不用于诊断糖尿病或判断一天内的葡萄糖控制,亦不能用于取代每天家庭检查尿或血液葡萄糖。

(3)HbA1c 水平低于确定的参考范围,可能表明最近有低血糖发作、Hb 变异体存在或红细胞寿命短。

(4)任何原因使红细胞生存期缩短,将减少红细胞暴露于葡萄糖中的时间,随之 HbA1c 百分比就会降低,即使这一时间平均血液葡萄糖水平可能是升高的。红细胞寿命缩短的原因,可能是溶血性贫血或其他溶血性疾病、镰刀细胞特征、妊娠、最近显著的血液丧失或慢性血液丧失等,当解释这些患者的 HbA1cc 结果时应当小心。

六、血清肌红蛋白测定

(一)检验项目名称

检验项目名称为血清肌红蛋白测定。

(二)采用的方法

采用化学发光法。

(三)英文缩写

英文缩写为 Mb。

(四)参考区间

健康成年人肌红蛋白为 1.5～70.0 ng/mL。

(五)临床意义

Mb 是检测急性心肌梗死(AMI)的早期指标。在 AMI 后 1～2 h,在患者血清中的浓度即迅速增加,诊断 AMI 的界值 75 $\mu g/L$,6～9 h 达到高峰。比 CK-MB 的释放早 2～5 h。一旦患者被诊断为 AMI 且已进行相应治疗,主要的是应进一步评价患者在住院期间有无并发症及再梗死。此时用肌钙蛋白可能是不适宜的,因为疾病发作后肌钙蛋白的长期释放模式可能掩饰发生额外新的损伤。而 Mb 在发作后第一天内即返回到基线浓度,当有再梗死时,则又迅速上升,形成"多峰"现象,可以反映局部缺血心肌周期性自发的冠脉再梗死和再灌注。由于 Mb 也存在于骨骼肌中,而且仅从肾脏清除,所以急性肌损伤、急性或慢性肾衰竭、严重的充血性心力衰竭、长时间休克等原因引起的疾病患者、肌内注射后、剧烈的锻炼后、某种毒素和药物摄入后,Mb 都会升高。因此,将血清 Mb 水平作为诊断 AMI 的早期指标,仅限于那些没有上述疾病的患者。

最近,提出了 AMI 的诊断策略:①联合测定 Mb 和一种骨骼肌特异标志物(碳酸酐酶Ⅱ,简称 CAⅡ),并计算 Mb 与 CAⅡ 的比值,在骨骼肌损伤的患者中,血清中的 Mb 与 CAⅡ 的比值是恒定的,因为两种蛋白质均释放;AMI 患者这种比值增加,可较大提高诊断准确度。②联合测定血清 Mb 和一种心肌特异的标志物(肌钙蛋白 I,cTnI),可达到最高的诊断效率。③连续测定血清 Mb,计算 Mb 释放的起始速率,界值为每小时 20 $\mu g/L$,是 AMI 的良好指征,在急诊科足以用来鉴别 AMI 患者。4 h 内有急性症状的患者 Mb 水平不升高,AMI 的可能性是极低的。

另外,在发生神经肌肉疾病(如肌营养不良、肌萎缩和多肌炎等)时血清 Mb 水平亦升高。心脏外科手术患者的血清 Mb 水平升高,可以作为判断心肌损伤程度和愈合情况的一项客观指标。

七、血清肌钙蛋白 I 测定

(一)检验项目名称

检验项目名称为血清肌钙蛋白 I 测定。

(二)采用的方法

采用化学发光法。

(三)参考区间

参考区间为 0～0.050 ng/mL。

（四）附注

（1）血清 cTnI 测定尚未标准化，不同厂家的试剂盒的测定结果可能有差别，应注意。

（2）本法测定可用血清或血浆（肝素抗凝），采集患者标本后须在 4 h 内检测。将标本储存于 2 ℃～8 ℃，可稳定 24 h；−20 ℃ 以下冰冻可保存更长时间，但融化后必须离心，避免反复冻融。

（3）本法敏感性为 0.3 μg/L，线性范围可达 25 μg/L。校准曲线至少稳定 30 d，如果测定条件改变，应重新制备校准曲线。

（4）严重溶血或黄疸可造成负干扰，应充分凝固血液，及时分离血清，以确保除去纤维蛋白和其他颗粒物质。部分标本中含有某些高滴定度嗜异性抗体和类风湿因子，可能会影响试验结果。

（5）肌钙蛋白主要以 TnC-TnI-TnT 复合物形式存在，外周血中的 cTnI 既有游离形式，又有不同复合物的形式（I-C，I-T 以及 T-I-C）。在 AMI 患者中 cTnI-TnC 复合物形式占多数（90% 以上）。在使用 EDTA 抗凝时，cTn 复合物会因钙离子被螯合而出现降解，影响测定值的真实性。

（6）cTnI 肽链的第 79 位和第 96 位是半胱氨酸，容易发生氧化和还原反应。它可影响 cTnI 的分子结构形式和抗原性，从而影响某些抗体的识别能力。

（7）cTnI 肽链的第 22 位和第 23 位的丝氨酸易受蛋白激酶 A 作用发生磷酸化反应，形成四种形式的化合物：一种未磷酸化结构、两种单磷酸化结构和一种双磷酸化结构。患者体内磷酸化的 cTnI 占相当数量，磷酸化可改变 cTnI 的分子结构形式和抗原性，从而影响抗体的识别。

（8）cTnI 的稳定性较差，氨基酸和羧基端易水解，cTnI 的中心区域（第 28 位和第 110 位的氨基酸）稳定性较高，抗体的识别位点最好位于 cTnI 的中心区域。

（五）临床意义

cTnI 是心肌损伤的特异标志。心肌梗死发生后 4～8 h 血清中 cTnI 水平即可升高，12～14 h 达到高峰，升高持续时间较长，可达 6～10 d。cTnI 的诊断特异性优于 Mb 和 CK-MB，可用于评价不稳定型心绞痛，cTnI 水平升高预示有较高的短期死亡危险性，连续监测 cTnI 有助于判断血栓溶解和心肌再灌注。

在 AMI 时，所有生化标志物的敏感度都与时间有关。对于胸痛发作 4 h 以内的患者，首先应测定 Mb 水平；对于 3 h 后得到的血液标本，应同时评价 Mb 和 cTnI。所有阳性结果，都可确认为 AMI；所有阴性结果都可排除心肌损伤。当结果不一致时，需进一步联合检查至胸痛发作后 9 h，此时所有的生化标志物都达到最大的敏感度。

八、血清前清蛋白测定

（一）检验项目名称

检验项目名称为血清前清蛋白测定。

（二）英文缩写

英文缩写为 PA。

（三）采用的方法

采用透射比浊法。

(四)参考区间

参考区间为 10～40 mg/dL。可根据本单位条件建立本实验室的参考值。

(五)附注

(1)前白蛋白(PA)相对分子质量为 54 000 万,其由肝细胞合成,电泳时迁移在清蛋白之前,故名。它的半衰期很短,仅约 12 h。因此,测定 PA 在血浆中的浓度,对于了解蛋白质营养不良和肝功能障碍,比清蛋白和转铁蛋白具有更高的敏感性。PA 除了作为组织修补的材料外,还可视作一种运输蛋白质,可结合 T_3 和 T_4,而对 Ts 的亲和力更大。PA 与维生素 A 结合蛋白(RBP)形成 $1:1$ 的复合物,具有运载维生素 A 的作用。在靶细胞,摄取的维生素 A 通过 PA-RBP复合物的解离,分解成前清蛋白和维生素 A 结合蛋白。

(2)本法属于浊度反应,试剂有任何可见的混浊,应弃去不用,否则对结果有较大影响。

(3)如果不能及时测定血清标本,应将标本置于 2 ℃～8 ℃冰箱中保存,可稳定 2 d。

(4)本法线性范围可达 800 mg/L,如果样本浓度超过此值,应用生理盐水稀释后重测,结果乘以稀释倍数。

(六)临床意义

1.血清 PA 浓度降低

(1)血清 PA 是一种负急性时相反应性蛋白,在炎症和恶性疾病时其浓度下降。据报告手术创伤后 24 h 即可见血清 PA 浓度下降,2～3 d 达高峰,其下降可持续一周。

(2)PA 在肝脏合成,各类肝炎、肝硬化致肝功能损害时,由于合成减少,血清 PA 浓度降低,是肝功能障碍的一个敏感指标,对肝病的早期诊断有一定的参考价值。

(3)PA 和维生素 A 结合蛋白可作为蛋白质营养状况的指征。由于它们的半衰期短,对蛋白摄入的含量是敏感的,一旦患者营养不良,PA 浓度即迅速下降。其他营养物质的含量也影响 PA 浓度。缺锌时 PA 浓度下降,短期补锌后,其值即升高。

(4)蛋白消耗性疾病及肾病时,PA 浓度下降。

(5)妊娠或有高雌激素血症时,PA 浓度也下降。

2.血清 PA 浓度升高

其可见于霍奇金病。

九、尿微量清蛋白测定

(一)检验项目名称

检验项目名称为尿微量清蛋白测定。

(二)采用的方法

采用透射比浊法。

(三)参考区间

健康成年人尿中白蛋白低于 30 mg/24 h,定时尿中白蛋白低于 20 μg/min,随意尿中白蛋白低于 30 pg/mg 肌酐。

(四)附注

(1)尿液微量清蛋白测定的比浊法已有试剂盒供应,注意买有批准文号的优质试剂。若有全自动生化分析仪测定,应根据不同型号的仪器严格按照说明书操作。

（2）本法线性范围在 4～200 mg/L。若尿液白蛋白浓度超过 500 mg/L,受前带现象的影响,结果可呈假性降低。因此,分析前以 0.9% 的 NaCl 溶液稀释,使其浓度处于 4～200 mg/L 范围内。

（3）所有试剂均应储存于 2 ℃～8 ℃,在有效期内使用。

（4）抗人白蛋白抗体是用人来源的材料制备成的,应把所有试剂与患者标本当作可传播感染性疾病的标本处理,以防止实验室内部感染。

（5）可用定时尿或随意尿标本进行测定,留尿前,患者应避免锻炼或运动。若尿液混浊,应于分析前离心或过滤。

（6）若不能及时测定,可向尿液中加入防腐剂,常用的方法为加 0.02% 的 NaN_3 或乙基汞硫代水杨酸钠,存于 2 ℃～8 ℃。有报道称,主张向尿液中加表面活性剂 Triton X-100,浓度达 0.1%,以防止白蛋白样品吸附到收集尿液的容器壁上。

（7）所有试剂溶液均含有 NaN_3,避免吸入或接触皮肤或黏膜。如果接触皮肤,应用大量水冲洗受影响的皮肤;如果接触眼睛或吸入,应立即去看医师。NaN_3 能与铅或铜管道系统反应,可能形成具有爆炸性的叠氮化物,当处理这类试剂时,应用大量流水冲洗。当暴露到金属表面时应用 10% 的 NaOH 冲洗。

（8）高浓度的水杨酸盐（5 g/L）能引起尿蛋白沉淀,使结果偏低。其他分析物在下列浓度以下时产生干扰:抗坏血酸 4 g/L,胆红素 250 mg/L,肌酐 4 g/L,庆大霉素 10 g/L,葡萄糖 40 g/L,对乙酰氨基酚 5 g/L,KCl 10 g/L,NaCl 20 g/L,尿素 40 g/L。

（9）推荐每个实验室应建立自己的参考区间,反映人群年龄、性别、饮食和地理环境的影响。

（五）临床意义

白蛋白是重要的血浆蛋白质之一,在正常情况下,白蛋白的分子大,不能越过肾小球基底膜。因此,在健康人尿液中仅含有很低浓度的白蛋白。有疾病时,肾小球基底膜受到损害,致使通透性改变,因此,白蛋白可进入尿液中,尿液白蛋白浓度持续升高,出现微量白蛋白尿。

临床上界定微量白蛋白尿:尿白蛋白为 30～299 mg/24 h,定时尿中白蛋白为 20～199 μg/min,随意尿中白蛋白为 30～299 μg/mg 肌酐。临床白蛋白尿:尿中白蛋白为 300 mg/24 h,定时尿中白蛋白为 200 μg/min,随意尿中白蛋白为 300 μg/mg 肌酐。在临床化学领域中,对尿液微量白蛋白的测定日渐增多,许多研究者认为尿液白蛋白的测定对早期发现肾功能改变及随后的治疗监控的特异性和敏感度均比总蛋白高。高血压、糖尿病及系统性红斑狼疮等常伴有肾脏病变的缓慢进行性恶化,尿液白蛋白的测定可较早地发现这些异常。在发生糖尿病时,尿液白蛋白排泄量增加常伴随肾小球滤过率增加,它发生于肾病的早期阶段,在肾组织学或结构改变之前即可检出,对预防糖尿病肾病并发症有着重要意义。

尿液中白蛋白排泄量变动很大。文献报道的参考范围各不相同,尤其随机尿白蛋白的参考范围相差更大。Shihab 指出未定时的尿液标本（随机尿）一次白蛋白排泄量升高,可能并无意义;如果连续 2～3 次升高均超过参考范围方有诊断价值。某些进展缓慢的疾病,观察一段时期内尿液白蛋白排泄的改变,比一次测定结果更为重要。

（王晓敏）

第二节 糖及代谢物的检验

一、总糖的检测

在人体中,血糖的浓度是被严格控制的,通常维持在 900 mg/L(5 mmol)左右(4~6 mmol),即血糖的恒定性。血糖浓度在进食后 1~2 h 升高,而在早餐前降到最低。血糖浓度失调会导致多种疾病。而由多种原因导致的持续性高血糖会引发糖尿病,这也是与血糖浓度相关的最显著的疾病。除了葡萄糖外,血液中实际上还含有一定量的果糖和半乳糖,但只有葡萄糖的浓度水平可以作为代谢调节(通过胰岛素和胰高血糖素来调节)的信号。

人体有两种作用相反的激素能够调节血糖浓度:分解代谢类激素,如胰高血糖素、生长因子和儿茶酚胺等,可以提高血糖浓度;胰岛素,可以降低血糖浓度。两种激素相互协调,调节血糖平衡。人在极度紧张、恐惧、劳累的状态下,肾上腺激素激增,阻止胰岛素生成,从而影响血糖值。

(一)血糖的测量

血糖检查是血液检查的一种,可以通过全血、血清或血浆样品来测量其中的葡萄糖浓度。主要的检查方法为化学法和酶法。化学法是利用葡萄糖在反应中的非特异还原性质,加入显色指示剂,通过颜色的变化来确定其浓度。但血液中也含有其他还原性物质,如尿素(特别是尿毒症患者的血液)等,因此化学法的误差为 50~150 mg/L。由于与葡萄糖有很高的结合特异性,因此酶法没有这一问题。常用的酶为葡萄糖氧化酶和己糖激酶。

1.空腹血糖正常值

(1)一般空腹全血血糖为 3.9~6.1 mmol/L(70~110 mg/dL),血浆血糖为 3.9~6.9 mmol/L(70~125 mg/dL)。

(2)空腹全血血糖≥6.7 mmol/L(120 mg/dL),血浆血糖≥7.8 mmol/L(140 mg/dL),2 次重复测定可诊断为糖尿病。

(3)当空腹全血血糖在 5.6 mmol/L(100 mg/dL)以上,血浆血糖在 6.4 mmol/L(115 mg/dL)以上,应做糖耐量试验。

(4)当空腹全血血糖超过 11.1 mmol/L(200 mg/dL)时,表示胰岛素分泌极少或缺乏。因此,空腹血糖浓度显著升高时,不必进行其他检查,即可诊断为糖尿病。

2.餐后血糖正常值

(1)餐后 1 h:血糖 6.7~9.4 mmol/L。最多也不超过 11.1 mmol/L(200 mg/dL)。

(2)餐后 2 h:血糖≤7.8 mmol/L。

(3)餐后 3 h:3 h 后恢复正常,各次尿糖均为阴性。

3.孕妇血糖正常值

(1)孕妇空腹血糖正常值不超过 5.1 mmol/L。

(2)孕妇餐后 1 h:餐后 1 h 血糖值一般用于检测孕妇糖尿病中,权威数据表明孕妇餐后 1 h 血糖值不超过 10.0 mmol/L 才是血糖的正常水平。

(3)孕妇餐后 2 h:餐后正常血糖值一般不超过 11.1 mmol/L,而孕妇餐后 2 h 正常血糖值不超过 8.5 mmol/L。

（二)临床意义

1. 低血糖

(1)血糖低于 4.0 mmol/L 则为低血糖,可能的原因如下:①应用胰岛素及磺胺类降糖药物过量;②因神经调节失常,迷走神经兴奋过度,体内胰岛素分泌过多导致功能性低血糖症;③胃肠手术后,由于食物迅速进入空肠,葡萄糖吸收得太快,血糖浓度升高,刺激胰岛素分泌过量;④胰岛 B 细胞瘤,严重肝病,垂体前叶和肾上腺皮质功能减退等可致器质性低血糖症;⑤持续剧烈运动,部分人出现低血糖症。

(2)低血糖可引起以下症状:①有饥饿感、软弱无力、面色苍白、头晕、心慌、脉快、出冷汗、肢体颤抖等;②精神激动、恐惧、幻觉、狂躁、惊厥、抽搐、嗜睡甚至昏迷死亡。

(3)常规检查:①血常规、尿常规、粪常规;②肝功能、肾功能、血糖;③心血管检查;④X 线检查;⑤B 型超声检查;⑥CT 检查;⑦磁共振检查。

(4)低血糖的治疗如下。

纠正低血糖:对在发作期病情较轻者,可给予糖类饮食(如高渗糖、糖水、糖果或糖粥等);对病情重者,可采取静脉注射或滴注葡萄糖溶液,对昏迷患者可同时静脉滴注氢化可的松。

病因治疗:对功能性低血糖症,要避免各种诱发因素,防止精神刺激,且要合理调节饮食,必要时辅以少量安慰剂、镇静剂;对因胃大部切除术后引起的低血糖症,可用高蛋白、低糖和少量多次较干的饮食。

对器质性低血糖症应针对不同病因治疗,例如,对胰岛素所致的应手术切除,对不能切除的胰岛 B 细胞瘤,可试用链佐星;因严重肝病引起的,应积极治疗肝病;因内分泌功能减退而引起的,可给予激素补充治疗。

2. 高血糖

(1)引起高血糖的原因可能有以下几种。

生理性或暂时性高血糖:餐后 1～2 h、注射葡萄糖或通过输入葡萄糖后、情绪紧张时,血糖浓度会升高。

病理性高血糖。

（2）糖尿病:因为胰岛素分泌不足。当空腹血糖浓度达 7.2～11 mmol/L(130～200 mg/dL)时,临床可疑为糖尿病;当血糖浓度超过 11 mmol/L(200 mg/dL)时,临床可诊断为糖尿病。能使血糖浓度升高的激素分泌增加:如垂体前叶机能亢进、肾上腺皮质机能亢进、甲亢、嗜铬细胞瘤等。脑外伤、脑出血、脑膜炎等,由于使颅内压增高,刺激了血糖中枢,从而引起血糖浓度升高。脱水如呕吐、腹泻、发高烧等,引起血糖浓度轻度升高(7.2～7.8 mmol/L)。麻醉、窒息、急性传染病、癫痫、紫癜等由于加速肝糖原分解,使血糖浓度升高。

高血糖引起的症状:①尿多,皮肤干燥,脱水。尿多不仅指尿的次数增多,还指尿量增多,24 h 可达 20 多次,尿量可达 2～3 L 甚至 10 L。甚至尿的泡沫多,尿渍发白、发黏。多尿是由于血糖浓度升高,超过肾糖阈(8.9～10 mmol/L),排入尿中的糖多,于是尿的次数与尿量增多。②极度口渴。尿多之后,体内的水分减少,当体内水的总量减少 1%～2%时,即可引起大脑口渴中枢的兴奋而思饮,会产生极度口渴的生理现象。③恶心,呕吐,腹部不适。④厌食,体重减轻,虚弱无力。由于血糖不能进入细胞,细胞缺乏能量。⑤心跳快速,呼吸缓而深。⑥血糖测试值升高。⑦尿糖测试呈阳性反应。

（3）病理性高血糖的药物治疗：原有磺酰脲类及双胍类外，有第三类 α 葡糖苷酶抑制剂供临床应用，第四类胰岛素增敏剂也将引入国内。至于第五类胰高糖素抑制剂和第六类糖异生作用抑制剂则尚在实验和小量临床试用阶段。在上述抗糖尿病药物中，磺酰脲类药降糖药可以引起低血糖反应，而双胍类和 α-葡糖苷酶抑制剂则不引起低血糖反应，被称为抗高血糖药物。

二、酮体的检测

酮体是在机体饥饿、禁食或某些病理状态（如糖尿病）的情况下产生的一类化合物，它包括丙酮、乙酰乙酸和 β-羟丁酸三种化合物。严格意义上来讲，β 羟丁酸是一种羟基酸，而非酮类。机体在上述状态时，脂肪动员加强，大量的脂肪酸被肝细胞吸收和氧化；而为了维持血糖浓度的稳定，体内的糖异生也得到激活。糖异生的原料草酰乙酸被大量消耗，影响到草酰乙酸所参与的另一代谢途径——三羧酸循环，大量中间物乙酰辅酶 A（CoA）得不到消耗，出现堆积，并因此生成酮体。

1. 参考值

血液或尿液定性：阴性。定量：5～30 mg/L。

2. 临床意义

（1）脂肪酸在肝脏不完全氧化时可生成酮体，正常情况下血浆中仅含有少量酮体，其中 78％ 是 β-羟丁酸，20％ 是乙酰乙酸，2％ 为丙酮。

（2）频繁呕吐、饥饿、糖原贮积病 I 型、急性酒精中毒等情况下，脂肪动员增加，产生酮体的量超过肝外组织的利用能力，发生酮体堆积现象，出现酮血症和酮尿症。

（3）酮症酸中毒时临床常见代谢性酸中毒。在不同类型的代谢性酸中毒中酮体亦不同。代谢性酸中毒通常起因于下列情况之一：①有机酸（如 β 羟丁酸和乙酰乙酸等）的增加与糖尿病或酒精或乳酸酮症酸中毒相关，例如，在组织灌流紊乱中可见。尿中排泄的阳离子和酮体增加。②HCO_3^- 丢失，例如，十二指肠液丢失引起腹泻。随着血钠浓度减少，血氯浓度通常是增加的。③酸排泄的降低，可能为肾功能不全或肾小管性酸中毒的结果。

评价代谢性酸中毒的标准：①阴离子间隙的计算，正常值是 8～16 mmol/L，阴离子间隙（mmol/L）＝$(Na^+ + K^+)-(Cl-CHCO_3)$。②在血清中测定 β-羟丁酸和可能存在的乙酰乙酸或半定量检测尿酮体。

阴离子间隙正常的代谢性酸中毒：这类代谢性酸中毒与高氯酸血症相关。可能的原因包括潜在的肾小管性酸中毒、碳酸酐酶抑制剂摄入和高钾血症酸中毒。

阴离子间隙增加的代谢性酸中毒：酮症酸中毒、乳酸性酸中毒、肾衰竭、水杨酸盐中毒和酒精类物质中毒等导致的代谢性酸中毒，可使血浆氯离子浓度正常或稍减少。

阴离子间隙增加和酮体存在的代谢性酸中毒：糖尿病和酒精是常见的原因。在重症监护室的病例中，每四例糖尿病性酸中毒中就有一例酒精性酮症酸中毒。

酮症酸中毒：在酮症酸中毒中，血浆中阴离子 β 羟丁酸和乙酰乙酸的积聚可导致阴离子间隙的上升，其与碳酸氢离子浓度的减少是成比例的。

肾脏的排泄直接取决于肾小球的滤过率，因为肾脏两种阴离子的重吸收仅达75％～85％。因此，在肾功能健全的情况下血酮和尿酮存在定量关系。已证实，当血酮（β-羟丁酸＋乙酰乙酸）达到 0.8 mmol/L（8 mg/dL）时，尿常规会得到一个加号的阳性结果。血浆酮体浓度达到

1.3 mmol/L(13 mg/dL)时,尿常规有三个加号的阳性结果。然而因为尿常规不能检测 β-羟丁酸,大约 10%体内仅有 β羟丁酸积聚的患者检验可以产生阴性结果。该综合征主要是 2 型糖尿病患者代谢性失代偿所致脱水引起的非酮症阴离子间隙正常的高糖血症状态。它与糖尿病性酮症酸中毒不同。

三、乳酸的检查

乳酸是体内糖代谢的中间产物,主要由红细胞、横纹肌和脑组织产生,血液中的乳酸浓度主要取决于肝脏及肾脏的合成速度和代谢率。在某些病理情况下(如呼吸衰竭或循环衰竭时),可引起组织缺氧,缺氧可引起体内乳酸浓度升高。另外,体内葡萄糖代谢过程中,如果糖酵解速度增加(如剧烈运动、脱水等),也可引起体内乳酸浓度升高。体内乳酸浓度升高可引起乳酸中毒。检查血乳酸浓度,可提示潜在疾病的严重程度。

1.检测原理

(1)全血乳酸测定(分光光度法):在氧化型辅酶 I(NAD^+)存在下,乳酸脱氢酶(LDH)催化乳酸脱氢,氧化成丙酮酸。加入硫酸肼,使丙酮酸不断被转换消除,并促进反应完成。反应完成后生成的 NADH 与乳酸为等摩尔,在 340nm 波长下测定 NADH 的量,计算乳酸的含量。

(2)血浆乳酸测定(比色法):以 NAD^+ 作氢受体,LDH 催化 L-乳酸脱氢,生成丙酮酸,NAD^+ 转变成还原型辅酶 I(NADH)。酚嗪二甲酯硫酸盐(PMS)将 NADH 的氢传递给氯化硝基四氮唑蓝(NBT),使其还原。在 530nm 波长的吸光度与乳酸含量呈线性关系。

2.参考值

(1)全血乳酸测定(分光光度法):静脉全血乳酸:0.5～1.7 mmol/L(5～15 mg/dL);动脉全血乳酸:0.36～1.25 mmol/L。尿液乳酸为 5.5～22 mmol/24 h。

(2)血浆乳酸测定(比色法):乳酸浓度小于 2.4 mmol/L(22.0 mg/dL,呈正偏态分布,95%百分位数上限)。

3.临床意义

(1)组织严重缺氧可导致三羧酸循环中丙酮酸需氧氧化的障碍,丙酮酸还原成乳酸的酵解作用增强,血中乳酸与丙酮酸比值升高及乳酸增加,甚至高达 25 mmol/L。这种极值的出现标志着细胞氧化过程的恶化,并与显著的呼吸增强、虚弱、疲劳、恍惚及最后昏迷相联系。即使酸中毒及低氧血症已得到处理,此种高乳酸血症常为不可逆的。其见于休克的不可逆期、无酮中毒的糖尿病昏迷和各种疾病的终末期。

(2)有代谢性疾病(如糖尿病、肝脏疾病等)时乳酸浓度可升高。

(3)药物中毒也能引起血浆乳酸浓度的升高。

(4)维生素 B_{12} 缺乏时也能出现乳酸浓度升高的现象。

四、丙酮酸的检查

1.参考范围

(1)血液:静脉血丙酮酸浓度为 0.02～0.10 mmol/L,动脉血丙酮酸浓度为 0.02～0.08 mmol/L。

(2)脑脊液:丙酮酸浓度为 0.06～0.19 mmol/L。

2.临床意义

(1)血中丙酮酸主要来自红细胞和骨骼肌细胞,是糖代谢的中间产物。运动可使血浆丙酮酸浓度生理性升高。

（2）病理性升高主要见于 B 族维生素缺乏、循环功能不全、重症肝损害（肝硬化、肝性昏迷）、糖尿病、糖原病、肾功能不全、利氏病、酶缺乏（乳酸脱氢酶、丙酮酸羧化酶、丙酮酸脱氢酶、丙酮酸激酶等缺乏）、中毒、甲基丙二酸尿症等。

（3）丙酮酸浓度降低见于肌原性糖原病Ⅴ型和Ⅵ型。

（王晓敏）

第三节 血脂的检验

脂类是指用非极性溶剂（如氯仿或乙醚）从生物细胞或组织中提取的、不溶于水的油性有机物，又称脂质。脂类有几种不同的分类方法。主要有酰基甘油类（中性脂肪）、磷脂类、鞘脂类、固醇与脂肪酸构成的酯（类固醇）及蜡。在动物组织中其他已知的脂类较少。脂类有多种生物功能。最丰富的脂类是甘油三酯，它们是多数生物的主要燃料，是化学能的最重要贮存形式。磷脂等具有极性的脂类是细胞膜的主要成分，细胞膜的许多性质是其极性脂类成分的反映。

一、总胆固醇(TC)

总胆固醇是指血液中所有脂蛋白所含胆固醇之总和。人群总胆固醇浓度主要取决于遗传因素和生活方式。总胆固醇包括游离胆固醇和胆固醇酯，肝脏是合成和贮存它的主要器官。胆固醇是合成肾上腺皮质激素、性激素、胆汁酸及维生素 D 等生理活性物质的重要原料，也是构成细胞膜的主要成分，其血清浓度可作为脂代谢的指标。国内外专家推荐成人理想胆固醇值低于 5.2 mmol/L。

1. 参考值酶法(37 ℃)

该方法测的总胆固醇浓度如下。脐带：1.17～2.60 mmol/L（45～100 mg/dL）；新生儿：1.37～3.50 mmol/L（52～135 mg/dL）；婴儿：1.82～4.55 mmol/L（70～175 mg/dL）；儿童：3.12～5.20 mmol/L（120～200 mg/dL）；青年：3.12～5.46 mmol/L（120～210 mg/dL）；成人：2.9～6.00 mmol/L（110～230 mg/dL）。

2. 临床意义

（1）总胆固醇浓度升高：见于原发性高胆固醇血症、家族性高胆固醇血症、家族性混合型高胆固醇血症、多因素性高胆固醇血症、β谷固醇血症、家族性高 α 脂蛋白血症、家族性Ⅱ型高脂血症、家族性Ⅴ型高脂血症、家族性Ⅰ型高脂血症（LPL 缺乏症）、继发性高胆固醇血症、甲状腺功能减退症、糖尿病、库欣综合征、肢端肥大症、肥胖症、长期服用类固醇制剂、口服避孕药、应激反应、肾病综合征、系统性红斑狼疮、糖尿病性肾小球硬化症、阻塞性黄疸、胆结石、胆总管瘤、原发性胆汁性肝硬化症、肝癌、多发性骨髓瘤、糖原贮积病、复发性结节性非化脓性脂膜炎（Weber-Christian病）、脂肪代谢障碍症、饱和脂肪酸与胆固醇过量摄取、妊娠等。

（2）总胆固醇浓度降低：见于原发性低胆固醇血症、家族性无 β 脂蛋白血症、家族性低 β 脂蛋白血症、丹吉尔病（家族性高密度脂蛋白缺乏综合征）、继发性低胆固醇血症、甲状腺功能亢进症、重症肝损害（肝硬化、急性肝炎、重症肝炎、原发性妊娠急性脂肪肝、中毒性肝炎）、班替综合征、消化吸收不良综合征、恶病质、贫血与营养不良（饥饿、癌晚期、尿毒症、脂肪泻）等。

二、甘油三酯

甘油三酯是人体内含量最多的脂类，大部分组织可以利用甘油三酯分解产物供给能量，同时肝脏、脂肪等组织还可以进行甘油三酯的合成，在脂肪组织中贮存甘油三酯。

1. 诊断标准

成年人空腹血清总胆固醇超过 5.72 mmol/L，甘油三酯超过 1.70 mmol/L，诊断为高脂血症。将总胆固醇在 5.2～5.7 mmol/L 者称为边缘性升高。根据血清总胆固醇、甘油三酯和高密度脂蛋白-胆固醇的测定结果，通常将高脂血症分为以下四种类型。

（1）高胆固醇血症：血清总胆固醇含量升高，超过 5.72 mmol/L，而甘油三酯含量正常，即甘油三酯<1.70 mmol/L。

（2）高甘油三酯血症：血清甘油三酯含量升高，超过 1.70 mmol/L，而总胆固醇含量正常，即总胆固醇<5.72 mmol/L。

（3）混合型高脂血症：血清总胆固醇和甘油三酯含量均升高，即总胆固醇超过 5.72 mmol/L，甘油三酯超过 1.70 mmol/L。

（4）低高密度脂蛋白血症：血清高密度脂蛋白胆固醇（HDL-C）含量降低，低于0.9 mmol/L。

2. 临床意义

（1）血甘油三酯浓度升高可见于以下疾病。原发性疾病常见于家庭性高甘油三酯血症、家庭性混合型高脂血症。继发性疾病常见于糖尿病、糖原贮积症、甲状腺功能不全、肾病综合征、妊娠等。

急性胰岛炎高危状态时，甲状腺球蛋白（TG）浓度高于 11.3 mmol/L（高于 1 000 mg/dL）。高血压、脑血管病、冠心病、糖尿病、肥胖与高脂蛋白血症常有家庭性集聚现象。单纯的高 TG 血症不是冠心病的独立危险因子，只有伴以高 TC、高低密度脂蛋白胆固醇（LDL-C）、低 HDL-C 时才有病理意义。

（2）TG 减少见于以下疾病：甲状腺功能亢进、肾上腺皮质机能减退、肝功能严重低下等。

三、HDL-C

HDL 主要在肝脏中合成，是血清中颗粒数最多的脂蛋白。它的主要生理功能是转运磷脂和胆固醇，胆固醇和其他脂类以与蛋白质结合形式在血液中运输这些脂蛋白复合体。临床上将对不同种类脂蛋白比例的分析，作为不同类型的脂蛋白血症的诊断。HDL 是一种抗动脉粥样硬化的脂蛋白，是冠心病的保护因子，能促进外周组织中胆固醇的消除，防止动脉粥样硬化的危险，其含量与动脉管腔狭窄程度呈显著的负相关。流行病学及临床研究证明：HDL-C 的减少，是冠心病发生的危险因素之一。

1. 参考值

男性 HDL-C：1.16～1.42 mmol/L，0.9 mmol/L 以下为低脂蛋白血症。

女性 HDL-C：1.29～1.55 mmol/L，1.04 mmol/L 以下为低脂蛋白血症。

2. 临床意义

血清 HDL-C 浓度与动脉管腔狭窄程度，冠心病发生率呈显著负相关。HDL-C 浓度升高能降低冠心病发生的危险，在 TC 中 HDL-C 占的比例越大，患冠心病危险性越小。而 HDL-C

浓度降低则是冠心病的先兆。在估计心血管病的危险因素中,HDL-C 浓度降低比 TC 和 TG 升高更有意义。

(1)生理性升高:见于运动、饮酒、吃避孕药、服用降胆固醇药物等。

(2)生理性降低:见于少运动的人、应激反应后。

(3)病理性降低:见于冠心病、高甘油三酯血症、肝硬化、糖尿病、慢性肾功能不全、营养不良患者等。

(4)病理性升高:见于慢性肝病、慢性中毒性疾病、遗传性高 HDL 血症。

四、低密度脂蛋白(LDL)

低密度脂蛋白是富含胆固醇的脂蛋白,其胆固醇主要来自从胆固醇酯转运的高密度脂蛋白中的胆固醇。目前学者认为血浆中 LDL 的来源有两条途径。

(1)主要途径是由 VLDL 异化代谢转变而来。

(2)次要途径是肝合成后直接分泌到血液中。主要功能是把胆固醇运输到全身各处细胞,运输到肝脏合成胆酸。LDL 的降解是经 LDL 受体途径进行代谢,细胞膜表面的被覆陷窝是 LDL 受体的存在部位,即 LDL 中的 ApoB100 被受体识别,将 LDL 结合到受体上陷窝内,其后再与膜分离,形成内吞泡,在内吞泡内,pH 降低,LDL 与受体分离并与溶酶体融合后,再经酶水解产生胆固醇,进入运输小泡体,或者又经脂酰辅酶 A-胆固醇酰基转移酶(ACAT)作用再酯化而蓄积。血浆中 $65\%\sim70\%$ 的 LDL 是依赖 LDL 受体清除,少部分(约 1/3)被周围组织(包括血管壁)摄取异化。一旦 LDL 受体缺陷,VLDL 残粒由正常时大部分经肝 LDL 受体识别,而改为大部分转变成 LDL,使血浆中 LDL 浓度增加。

1. 参考范围

建议成人 LDL 浓度低于 0.37 mmol/L,建议儿童 LDL 浓度低于 2.84 mmol/L。

2. 临床意义

(1)LDL 浓度偏低可见于以下原因:日常生活中,运动量过大。摄入脂肪过少,饮食不合理。例如,过多摄入青菜和水果等清淡的食物,而动物的内脏等含脂肪较多的食物摄入量过少。肝脏代谢异常及低密度脂蛋白肝脏合成障碍都会引起 LDL 浓度偏低,也就是我们常说的肝功能异常。

(2)LDL 浓度偏高可引起以下疾病:斑块形成动脉粥样硬化性,如果血液中 LDL-C 浓度升高,它将沉积于心脑等部位血管的动脉壁内,逐渐形成动脉粥样硬化性斑块,阻塞相应的血管。引起冠心病、脑卒中和外周动脉病等致死致残的严重性疾病。可引起心脏病变。LDL-C 浓度如果超出正常范围,就会使心脏的危险性增加。因此 LDL-C 常被称为是"坏"胆固醇,降低 LDL-C 浓度,则预示可以降低冠心病的危险。

五、极低密度脂蛋白胆固醇(VLDL-C)

极低密度脂蛋白胆固醇主要由肝脏合成,其重要的功能是运输内源合成的甘油三酯。其降解受饮食、毛细血管内壁、肾上腺素等因素的影响。

1. 检测原理

(1)第一反应:当样品与 Rl 酶显色剂混合时,试剂中的聚阴离子和两性离子表面活性剂保护 VLDL-C,使其不与实际中的酶反应,试剂中的聚阴离子和两性离子表面活性剂仅与乳糜微粒(CM)、极低密度脂蛋白(VLDL)和高密度脂蛋白(LDL)反应,释放胆固醇,与酶作用产生的过氧化氢被过氧化物酶分解生成水而消除。

(2)第二反应(LDL-C 的显色反应):当加入 R2 反应液时,试剂中的胆碱酯酶和总胆固醇仅与 LDL-C 反应,LDL-C 发生酶反应,产生过氧化氢,在过氧化物酶参与下与 N-(2-羟基-3-磺丙基)-3′5-二甲氧基苯胺钠盐和 4-氨基安替比林氧化缩合成有色化合物。通过测定生成的蓝色化合物在 600 nm 处的吸光度,与 LDL-C 的校准比较,可计算出样品中 LDL-C 的浓度。

2.参考值

参考值为 0.21~0.78 mmol/L。

3.临床意义

(1)VLDL-C 浓度升高:家族性Ⅳ型高脂蛋白血症、糖尿病、胰腺炎、尿毒症、肾病综合征、肾炎、妊娠、服用避孕药、雌激素、孕激素、饮酒、肥胖等均能引起 VLDL-C 浓度升高。

(2)VLDL-C 浓度降低:见于肝功能异常。

六、游离脂肪酸

游离脂肪酸又称非酯化脂肪酸(NEFA),血清中含量很少,如果用小量血清标本测定,必须采用灵敏的方法,且应避免脂肪水解产生的脂肪酸的干扰。

1.参考值

参考值为 400~900 μmol/L。

2.临床意义

(1)生理性升高:见于饥饿、运动、情绪激动时。

(2)病理性升高:见于甲亢,未经治疗的糖尿病患者(可高达 1.5 mmol/L),注射肾上腺素或去甲肾上腺素及生长激素后,任何能使体内激素(甲状腺素、肾上腺素、去甲肾上腺素、生长激素)水平升高的疾病,药物(如咖啡因、磺胺丁脲、酒精、肝素、烟酸、避孕药等)的使用。

(3)病理性降低:见于用胰岛素或葡萄糖后的短时间内,使用某些药物,如阿司匹林和普萘洛尔等。

(王晓敏)

第四节　肝胆功能的检验

一、血清总蛋白、白蛋白、白球比(A/G)的测定

(一)参考值

总蛋白 60~80 g/L,白蛋白 35~52 g/L,球蛋白 20~30 g/L,A/G(1.5~2.5):1。

(二)临床意义

1.血清总蛋白及白蛋白降低

(1)肝细胞损害影响总蛋白与白蛋白的合成。常见肝病有亚急性重症肝炎、慢性中度以上持续性肝炎、肝硬化、肝癌等,以及缺血性肝损伤和毒素诱导性肝损伤。白蛋白浓度持续性下降,提示肝细胞坏死进行性加重,预后不良,治疗后白蛋白浓度上升,提示肝细胞再生,治疗有

效。血清总蛋白浓度低于 60 g/L 或白蛋白浓度低于 25 g/L,称为低蛋白血症,临床上常出现严重水肿及胸腔积液和腹部积液。

(2)营养不良,如蛋白摄入不足或消化吸收不良等。

(3)蛋白丢失过多,如肾病综合征、蛋白丢失性肠病、严重烧伤、急性大出血等。

(4)消耗增加,如慢性消耗性疾病的重症结核、甲状腺功能亢进及恶性肿瘤等。

(5)血清中水含量增加如水钠潴留或静脉补充过多液体等。

2.血清总蛋白及白蛋白浓度升高

其见于各种原因导致的血液浓缩(严重脱水、休克饮水量不足)、肾上腺皮质功能减退等。

3.血清总蛋白及球蛋白浓度升高

血清总蛋白浓度高于 80 g/L 称为高蛋白血症。球蛋白浓度高于 35 g/L,称为高球蛋白血症。其见于以下几种情况。

(1)慢性肝脏疾病:自身免疫性慢性肝炎、慢性活动性肝炎、肝硬化、慢性酒精性肝病、原发性胆汁性肝硬化、肝癌等,球蛋白浓度升高程度与肝脏病严重程度相关。

(2)M 蛋白血症:多发性骨髓瘤、淋巴瘤、原发性巨球蛋白血症。

(3)自身免疫性疾病:系统性红斑狼疮、风湿热、类风湿关节炎等。

(4)慢性炎症及慢性感染:结核病、黑热病、疟疾、麻风及慢性血吸虫病。

4.血清球蛋白降低

主要是合成减少。生理性降低见于 3 岁以下儿童。长期应用皮质激素或免疫抑制药或先天性低 γ 球蛋白血症。

5.A/G 倒置

白蛋白浓度降低和/或球蛋白浓度升高均可引起 A/G 倒置。A/G 倒置见于以下几种情况。

(1)严重肝病:慢性肝炎、慢性活动性肝炎、肝硬化、慢性酒精性肝病、原发性肝癌。

(2)M 蛋白血症:多发性骨髓瘤、淋巴瘤、原发性巨球蛋白血症等。

(3)自身免疫性疾病:系统性红斑狼疮、风湿热、类风湿关节炎等。

二、血清蛋白电泳

(一)参考值

琼脂糖蛋白电泳,清蛋白:$0.48 \sim 0.63$;α_1 球蛋白:$0.028 \sim 0.05$,α_2-清蛋白 $0.083 \sim 0.14$;β 球蛋白:$0.087 \sim 0.15$,γ 球蛋白:$0.12 \sim 0.25$。

(二)临床意义

(1)正常血清蛋白电泳。

(2)M 蛋白血症,如骨髓瘤、原发性巨球蛋白血症等,呈现特异的电泳图形,可见结构均一窄底高峰,其峰高度为峰底宽度的 2 倍以上。M 蛋白可出现在 γ 区(IgG、IgM)、β 区或 α2 区(IgA),这取决于单克隆免疫球蛋白的类型。当 M 蛋白显著增多时,其他免疫球蛋白及血清白蛋白常明显减少。

(3)自身免疫性结缔组织病,如系统性红斑狼疮、硬皮病、干燥综合征等,γ 球蛋白有明显多克隆增加,白蛋白浓度降低。

(4)肾病综合征、糖尿病、高脂血症,由于血脂浓度升高,可致 α_2 和 β 球蛋白(脂蛋白主要成分)浓度升高,白蛋白浓度降低,γ 球蛋白浓度可正常或下降,有特异的电泳图形。

(5)肝脏疾病:慢性肝炎、肝硬化、肝细胞肝癌(常合并肝硬化)时,白蛋白浓度降低,γ球蛋白明显增加,在活动型肝炎和失代偿性肝硬化尤为显著。有典型的蛋白电泳图形,γ球蛋白明显增加,γ和β球蛋白连成一片,不易分开,同时白蛋白浓度降低。

三、血清前白蛋白(PAB)测定

(一)参考值

成年人参考值:200~400 mg/L。

(二)临床意义

前白蛋白由肝细胞合成,相对分子质量为62 000,比白蛋白小,具有重要的生物活性,在甲状腺素和维生素A的转运中起重要作用,因此,又称甲状腺结合前白蛋白或维生素A转运蛋白。血清半衰期为1.9 d,由于半衰期短,肝病时,血清PA的变化较人血白蛋白的变化更为敏感,能敏感、快速地反映肝功能损伤情况。

(1)在肝功能受损时,特别是急性肝损伤时,PAB浓度明显下降,对早期肝炎、急性重症肝炎有特殊诊断价值。

(2)出现营养不良、慢性感染、晚期恶性肿瘤、肾病综合征等,PAB浓度降低。

(3)血清前白蛋白增多见于霍奇金病。

四、血清铜蓝蛋白(CP)的测定

(一)参考值

参考值为0.21~0.53 g/L。新生儿的CP浓度较高,至14岁时CP浓度降至正常水平。

(二)临床意义

铜蓝蛋白又称铜氧化酶,是一种含铜的α_2-糖蛋白,一般由肝脏合成,一部分由胆道排泄,尿中含量甚微。

(1)铜蓝蛋白浓度降低:肝豆状核变性为常染色体隐性遗传,铜蓝蛋白浓度显著降低,主要由于体内铜代谢障碍所致。减低还见于肾病综合征、严重肝病。

(2)铜蓝蛋白浓度升高:铜蓝蛋白为一种急性时相反应蛋白,在感染、创伤和肿瘤时浓度升高。升高亦见于半数以上的肝癌(转移性)、胆石症、肿瘤引起的胆道阻塞、妊娠后3个月及口服避孕药者。

五、血清胆红素测定

(一)参考值

总胆红素(TB):3.4~17.1 μmol/L;结合胆红素(CB):0~6.8 μmol/L;非结合胆红素(UCB):1.7~10.3 μmol/L。

(二)临床意义

胆红素是红细胞代谢产物,红细胞破坏过多(溶血性贫血)、肝细胞对胆红素转运缺陷(吉尔伯特综合征)、结合缺陷、排泄障碍及胆道阻塞均可引起胆红素代谢障碍。临床通过测定胆红素,借以诊断有无溶血及判断肝胆系统在胆色素代谢中的功能状态。

1. 判断有无黄疸及程度

隐性黄疸:胆红素浓度为17.1~34.2 μmol/L,轻度黄疸:胆红素浓度为34.2~171 μmol/L,

中度黄疸:胆红素浓度为 $171 \sim 342\ \mu mol/L$,重度黄疸:胆红素浓度为超过 $342\ \mu mol/L$。

2.鉴别黄疸的类型

(1)梗阻性黄疸:CB 与 TB 浓度之比 $>50\%$,见于胆汁淤积性肝硬化、胆结石、胆道蛔虫、肝癌、胰头癌、胆管癌等。

(2)溶血性黄疸:CB 与 TB 浓度之比 $<20\%$,见于新生儿黄疸、溶血性疾病、输血血型不合、恶性疟疾等。

(3)肝细胞性黄疸 CB 与 TB 浓度之比为 $20\% \sim 50\%$,见于急性黄疸型肝炎、慢性活动性肝炎、肝硬化、肝坏死等。

六、血清总胆汁酸(TBA)测定

(一)参考值

酶法总胆汁酸参考值为 $0 \sim 10\ \mu mol/L$。

(二)临床意义

胆汁酸在肝脏由胆固醇合成,并随胆汁排入肠腔,用于脂肪的消化吸收。在肠道经细菌作用后,95%以上的胆汁酸被小肠重吸收经门静脉重返肝利用,称为胆汁酸肝-肠循环。因此,血中胆汁酸测定能反映肝细胞合成、摄取及分泌功能,并与胆道排泄功能有关。TBA 浓度是反映肝胆系统疾病的灵敏指标。

1.肝细胞损害

急性肝炎、慢性活动性肝炎、肝硬化、肝坏死、肝癌、酒精肝病及中毒性肝病等增高。急性肝炎时患者血清 TBA 呈显著增高,平均增高幅度是正常的 31 倍。

慢性肝炎时 TBA 阳性率为 65.7%,平均升高幅度为正常的 10 倍。肝癌、肝硬化时,由于肝脏对 TBA 代谢功能下降,故血清 TBA 浓度在不同阶段都升高。肝癌时阳性率 100%,肝硬化时阳性率为 87.5%。

2.胆道梗阻

胆汁淤积性肝硬化、胆结石、胆道蛔虫、胰头癌、胆管癌等,血清中 TBA 浓度显著升高,但随着炎症消失或阻塞引流解除,TBA 浓度迅速下降,其他指标亦随之正常。

3.门脉分流

肠道中的次级胆汁酸直接进入体循环。

七、血清亮氨酸氨肽酶(LAP)测定

(一)参考值

血清 LAP 浓度:$0 \sim 40\ U/L$。

(二)临床意义

(1)LAP 浓度升高主要说明有胆道梗阻,见于原发性肝癌、胆道癌、胰腺癌,阳性率达 $85\% \sim 90\%$,转移性肝癌患者的 LAP 浓度升高程度不及原发性肝癌患者。

(2)LAP 浓度升高见于药物性肝损害、病毒性肝炎、肝内胆汁淤积、胆道结石、急性肝炎等。

(3)LAP 浓度升高还见于恶性淋巴瘤、淋巴肉瘤、妊娠等。

八、血清 ALT 和血清 AST 的测定

（一）参考值

速率法，(37 ℃)10～40 U/L。

（二）临床意义

在肝细胞中，ALT 主要存在于非线粒体中，而 80％的 AST 存在于线粒体中，当肝细胞中等程度受损时，ALT 漏出率远大于 AST 漏出率，因此，ALT 反映肝细胞损伤的灵敏度较 AST 高。但在严重肝细胞损伤时，线粒体膜也损伤，可导致线粒体内 AST 释放，血清中 AST 与 ALT 浓度比值升高。

（1）急性病毒性肝炎：ALT 和 AST 浓度均显著升高，可达正常上限的 20～50 倍，甚至 100 倍，但 ALT 浓度升高更明显。通常 ALT 浓度高于 300 U/L，AST 浓度高于 200 U/L，ALT 与 AST 浓度之比高于 1。急性肝炎恢复期，转氨酶活性不能降至正常或再上升，提示急性转为慢性。急性重症肝炎时，病程初期 AST 浓度升高显著，如果病情恶化，黄疸进行性加深，酶活性反而降低，即出现"胆酶分离"现象，提示肝细胞严重坏死，预后不佳。

（2）慢性病毒性肝炎：转氨酶浓度轻度升高，ALT 与 AST 浓度之比高于 1。若 AST 浓度升高较 ALT 显著，ALT 与 AST 浓度之比低于 1，提示慢性肝炎可能进入活动期。

（3）酒精性肝病、药物性肝炎、脂肪肝、肝癌等患者的转氨酶浓度轻度升高或正常，ALT 与 AST 浓度之比低于 1。酒精性肝病 AST 浓度升高显著。

（4）肝硬化取决于肝细胞进行性坏死程度，终末期转氨酶正常。

（5）肝内外胆汁淤积，转氨酶浓度轻度升高或正常。

（6）多发性心肌炎、肌营养不良、肺梗死、肾梗死、休克及传染性单核细胞增多症等患者的转氨酶浓度轻度升高。

（7）使用药物，如氯丙嗪、异烟肼、奎宁、酒精、甲巯咪唑、四氯化碳、有机磷、铅中毒等，转氨酶浓度均升高。

（8）急性心肌梗死 AST 浓度明显升高，6～8 h 开始升高，18～24 h 达峰值，3～6 d 恢复正常。

（三）注意事项

红细胞内 ALT 浓度为血清中 ALT 的 3～5 倍，红细胞内 AST 浓度为血清中 AST 的 22 倍，应避免标本溶血。

九、血清 γ-谷氨酰转移酶(GGT)测定

（一）参考值

男性 GGT 浓度参考值为 11～50 U/L，女性 GGT 浓度参考值为 7～32 U/L。

（二）临床意义

GGT 主要存在于肾、脑、前列腺、胰及肝等组织中，在肾组织含量最高，但血清中 GGT 主要来源于肝胆系统，肝脏中 GGT 主要定位于胆小管内上皮细胞及肝细胞的滑面内质网中。

（1）胆道阻塞性疾病（如胆石症、胆道炎症、肝外梗阻、原发性胆汁性肝硬化等）患者的 GGT 浓度升高明显，可高达正常上限的 10～30 倍。

（2）急性或慢性肝炎、肝硬化时，GGT 浓度一般只是中度升高(2～5 倍)，若 GGT 浓度持

续升高,提示病变活动或病情恶化。

(3)急性或慢性酒精性肝病、药物性肝炎患者的 GGT 浓度明显升高(300~1 000 U/L),ALT 和 AST 浓度轻度升高。GGT 浓度升高是酒精中毒的敏感指标。

(4)原发性或转移性肝癌患者中,该酶多数呈中度或高度增加,可为正常值的几倍甚至几十倍。甲胎蛋白阴性,而 ALP 和 GGT 浓度上升,尤其是无黄疸、转氨酶浓度正常或仅轻度升高者,应高度警惕肝癌的可能。

(5)脂肪肝、胰腺炎、胰腺肿瘤、前列腺肿瘤患者的 GGT 浓度轻度升高。

十、血清 ALP 的测定

(一)参考值

速率法(37 ℃)ALP 参考值:成年男性,53~128 U/L,成年女性,42~141 U/L;女性1~12 岁,低于 500 U/L,男性 12~15 岁,低于 700 U/L。

(二)临床意义

ALP 是一种磷酸单酯酶,广泛存在于人体骨、肝、乳腺、肠黏膜、肾和胎盘中。目前已发现有 AKP1、AKP2、AKP3、AKP4、AKP5 与 AKP6 同工酶。其中第一种、第二种、第六种均来自肝脏,第三种来自骨细胞,第四种产生于胎盘及癌细胞,而第五种则来自小肠绒毛上皮与成纤维细胞。血清中的 ALP 主要来自肝脏和骨骼,因此,常作为肝病的检查指标之一。生长期儿童血清内的大多数来自成骨细胞和生长中的骨软骨细胞,少量来自肝。

(1)各种原因造成胆管阻塞引起胆汁淤积时 ALP 浓度明显升高,与胆红素浓度平行升高。

(2)黄疸型肝炎、肝硬化、肝坏死时 ALP 浓度升高。

(3)用于黄疸的鉴别诊断。阻塞性黄疸:ALP 和胆红素浓度明显升高,而转氨酶浓度仅轻度升高。肝细胞性黄疸:ALP 浓度正常或稍高、胆红素浓度中度升高,转氨酶浓度明显升高。肝内局限性胆管阻塞:ALP 浓度明显升高,而胆红素浓度不高,转氨酶无明显变化。

(4)有骨骼系统疾病(如骨细胞瘤、变形性骨炎、纤维性骨炎、成骨不全症、佝偻病、骨软化、骨转移癌等)时、骨折修复期 ALP 浓度升高。ALP 可作为检测佝偻病治疗效果的指标。

十一、血清 5′-核苷酶(5′-NT)的测定

(一)参考值

速率法 5′-NT 参考值:0~10 U/L。

(二)临床意义

5′-NT 是一种碱性单磷酸酯酶,能专一水解核苷酸。5′-NT 的测定主要用于肝胆系统疾病的诊断和骨骼疾病的鉴别诊断。血清 5′-NT 活性升高主要见于肝胆系统疾病(如阻塞性黄疸.肝癌、肝炎等),其活性变化与 ALP 一致。但发生骨骼系统疾病(如肿瘤转移、畸形性骨炎、佝偻病、甲状旁腺功能亢进等),通常 ALP 活性升高,而 5′-NT 正常。因此,同时测定 ALP 和5′-NT 有助于肝胆和骨骼系统疾病的鉴别诊断。

十二、血清胆碱酯酶(ChE)测定

(一)参考值

参考值为 3.93~11.5 U/L。

（二）临床意义

ChE 分为乙酰胆碱酯酶（AChE）和假性胆碱酯酶（PChE）。AChE 主要存在于胆碱能神经末梢突触间隙，特别是运动神经终板突触后膜的褶皱中聚集较多；也存在于胆碱能神经元内和红细胞中。

假性胆碱酯酶广泛存在于神经胶质细胞、血浆、肝、肾、肠中。检测血清胆碱酯酶主要用于诊断肝脏疾病和有机磷中毒。

1. ChE 活性降低

（1）肝脏疾病：ChE 是反映肝细胞合成代谢功能的指标，在病情严重的肝炎患者中，ChE 活性降低与肝病程度成正比，与人血白蛋白平行；若慢性肝炎、肝硬化、肝癌患者的 ChE 活性持续降低则提示预后不良；肝功能不全时 ChE 活性明显降低。

（2）有遗传性血清胆碱酯酶异常症、营养不良时血清 ChE 活性均降低。

（3）有机磷杀虫药中毒：有机磷中毒时血清 ChE 活性降低，对有机磷中毒程度、疗效判断及预后评估极为重要。

2. ChE 活性升高

肾病、肥胖、甲状腺功能亢进和遗传性高 ChE 血症者的血清 ChE 活性均可升高。

十三、血清谷氨酸脱氢酶（GDH）的测定

（一）参考值

速率法：男性 GDH 浓度≤8 U/L，女性 GDH 浓度≤7 U/L。

（二）临床意义

（1）GDH 为肝脏特异性酶，定位于肝细胞线粒体内，在肝细胞受到病毒、酒精、药物等损伤而发生坏死时可进入血，使血中 GDH 活性明显升高，可作为坏死型肝病的重要指标。酒精及药物性中毒伴肝细胞坏死时，GDH 比其他指标敏感。

（2）慢性肝炎、肝硬化时 GDH 活性升高明显，慢性肝炎患者 GDH 的活性可达参考值上限的 4～5 倍，肝硬化患者 GDH 的活性达参考值上限的 2 倍以上。

（3）急性肝炎时 GDH 活性升高不如转氨酶明显。

十四、血氨的测定

（一）参考值

参考值为 18～72 μmol/L。

（二）临床意义

（1）血氨浓度升高见于肝昏迷、重症肝炎、肝肿瘤、休克、尿毒症、有机磷中毒、先天性高氨血症及婴儿暂时性高氨血症。

（2）血氨浓度降低见于低蛋白饮食、贫血等。

（王晓敏）

第五节 肾功能的检验

肾功能的检查包括尿素、肌酐、内生肌酐清除率、尿酸、血清半胱氨酸蛋白酶抑制剂 C 的检测和尿浓缩稀释试验等。

一、尿素的检测

对 24 h 尿进行检查或抽取空腹血,避免药物的使用和高蛋白饮食是保证试验准确性的关键因素。

(一)常用的检测方法

有脲酶波氏比色法、偶联速率法、丁酮肟显色法。

(二)参考值(37 ℃连续监测法)

血液尿素参考值为 2.9~8.2 mmol/L,尿液尿素参考值为 357~535 mmol/24 h。

(三)临床意义

1.血液尿素

(1)血液尿素浓度升高:①肾前因素:如呕吐、幽门梗阻等;②肾性因素:如急性肾小球肾炎、肾病晚期、肾衰竭、慢性肾盂肾炎等;③肾后因素:如前列腺肿大、泌尿道狭窄、泌尿道结石、膀胱肿瘤等。

(2)血液尿素浓度降低:见于严重肝实质病变、肾衰竭、消耗性疾病、严重蛋白质营养不良等。

2.尿液尿素

(1)尿液尿素浓度升高:见于甲状腺功能亢进、术后感染、发热、使用药物(如甲状腺素或肾上腺皮质激素等)。

(2)尿液尿素浓度降低:见于严重肝实质病变、肾衰竭消耗性疾病、严重蛋白质营养不良等。

二、肌酐(Cr)的检测

肌酐是肌肉在人体内代谢的产物,每 2 g 肌肉代谢可产生 1 mg 肌酐。肌酐主要由肾小球滤过排到体外。血中肌酐分为外源性和内源性,外源性肌酐是肉类食物在体内代谢后的产物,内源性肌酐是体内肌肉组织代谢的产物。

(一)参考范围

1.血清肌酐

(1)肌氨酸氧化酶法:男性血清肌酐浓度为 59~104 μmol/L,女性血清肌酐浓度为45~84 μmol/L。

(2)苦味酸速率法:男性血清肌酐浓度为 62~115 μmol/L,女性血清肌酐浓度为53~97 μmol/L。

2.尿液肌酐

苦味酸速率法:男性尿液肌酐浓度为 8.8~17.6 mmol/d,女性尿液肌酐浓度为7.04~15.84 mmol/d。

（二）临床意义

1. 血清肌酐

（1）浓度升高：当肾小球滤过率下降到 50％ 以下时，血清肌酐浓度才明显高于正常值，见于急性及慢性肾功能不全、重度充血性心力衰竭、肾小球肾炎、休克、肢端肥大症、巨人症等。肌肉溶解症或挤压综合征患者的血清肌酐浓度快速升高。

（2）浓度降低：见于肌肉萎缩性病变、白血病、尿崩症、妊娠、恶病质等。

2. 尿液肌酐

浓度升高：①生理性因素，如长时间剧烈运动、食肉过多等；②病理性因素，如糖尿病、伤寒、破伤风、肢端肥大症等。

浓度降低：见于急性及慢性肾衰竭、贫血、休克、白血病活动期、碱中毒等。

三、内生肌酐清除率（Ccr）的检测

肾单位时间内，把若干毫升血浆中的内生肌酐全部清除出去，称为内生肌酐清除率。内生肌酐为体内肌酐代谢产生，每天生成量相对稳定，肌酐通过血流经肾小球滤过后基本不被肾小管吸收，随尿液排出体外。

在控制条件下，尿中肌酐排泄量相当稳定。测定单位时间内肾脏将若干毫升血中的内生肌酐全部清除出去的情况，可用于肾功能损害程度的判断。

（一）参考值

男性 Ccr 为 105 ± 20 mL/min，女性 Ccr 是 95 ± 20 mL/min。Ccr 随年龄而降低。

校正表面积后：$80\sim120$ mL/min，1.73 m^2。

（二）临床意义

（1）判断肾小球滤过功能的敏感指标：多数急性肾小球肾炎患者的 Ccr 低到正常值的 80％ 以下，但血清尿素氮、肌酐仍在正常范围，故 Ccr 可较早地反映肾小球滤过功能。

（2）初步评估肾功能的损害程度：轻度损害，Ccr 在 $70\sim51$ mL/min；中度损害，Ccr 在 $50\sim31$ mL/min；Ccr 小于 3 mL/min，为重度损害。慢性肾衰竭患者的 Ccr $30\sim89$ mL/min 为早期肾衰竭；Ccr 为 $15\sim29$ mL/min 为晚期肾衰竭；Ccr 小于 15 mL/min 为终末期肾衰竭。

（3）指导治疗：Ccr 为 $30\sim40$ mL/min，应限制蛋白质的摄入；Ccr 小于 30 mL/min，噻嗪类利尿剂治疗常无效；Ccr 小于 10 mL/min，应结合临床进行透析治疗，对利尿剂（如呋塞米、依他尼酸）的反应已极差。此外，肾衰竭时对于由肾代谢或以肾排出的药物也可根据 Ccr 降低的程度来调节用药和决定用药的时间。

（4）慢性肾炎临床分型的参考：慢性肾炎普通型患者的 Ccr 常降低。而肾病型肾小管基底膜通透性增加，内生肌酐可从肾小管排泌，其 Ccr 结果相应地偏离。

四、尿酸的检测

（一）参考值

1. 磷钨酸盐法

60 以下成人：男性参考值为 $268\sim488$ $\mu mol/L$（$4.5\sim8.2$ mg/dL），女性参考值为 $178\sim387$ $\mu mol/L$（$3.0\sim6.5$ mg/dL）。超过 60 岁，男性参考值为 $250\sim476$ $\mu mol/L$（$4.2\sim8.0$ mg/dL），女性参考值为 $190\sim434$ $\mu mol/L$（$3.2\sim7.3$ mg/dL）。

2.尿酸氧化酶法

儿童参考值为 119～327 μmol/L（2.0～5.5 mg/dL）；成人男性参考值为 208～428 μmol/L（3.5～7.2 mg/dL）；女性参考值为 155～357 μmol/L（2.6～6.0 mg/dL）。

(二)临床意义

1.浓度升高

(1)尿酸产生过多：①原发性嘌呤生成亢进型、痛风。②环境与因素：高嘌呤和高核酸饮食所致。高蛋白饮食、酒精性饮料过量。③酶异常：PRPP（磷酸核糖焦磷酸合成）活性亢进型、次黄嘌呤鸟嘌呤转磷酸核糖基酶部分缺乏型。④继发性嘌呤合成亢进：葡萄糖 6-磷酸酶缺乏症。次黄嘌呤鸟嘌呤转磷酸核糖基酶完全缺乏（Lesch-Nyhan 综合征）。核糖循环亢进，使尿酸产生过剩：红细胞增多症、白血病、多发性骨髓瘤、溶血性贫血、干癣。

(2)尿酸排泄减少：原发性尿酸排泄减低。肾脏尿酸排泄减少：①肾功能减退，如慢性肾炎、黏液性水肿、甲状旁腺功能亢进症等。②尿酸分泌不减少，但再吸收增加，见于急性酒精中毒、妊娠中毒症、饥饿、糖尿病酮症酸中毒、1 型糖尿病等。③使用药物，如呋塞米、依他尼酸、肿瘤化疗药物、左旋多巴、苯妥英钠、甲基多巴等。

2.浓度降低

(1)原发性低尿酸血症：①分泌前再吸收缺乏型。②分泌后再吸收缺乏型。③二者均再吸收缺乏型。④分泌亢进型。

(2)继发性低尿酸血症：①使用尿酸排泄剂。②肾小管酸中毒：威尔逊病（肝豆状核变性）、胱氨酸尿症、重金属中毒、范科尼综合征（家族性少年型肾病综合征）、霍奇金病、支气管癌等。③嘌呤和尿酸生成减少：见于重症肝损害、黄嘌呤尿症、磷酸核糖焦磷酸合成酶缺乏症。④使用造影剂。

(3)原因不明的低尿酸血症：见于哈特纳普病（先天性色氨酸缺陷综合征）、恶性贫血、急性紫质症、17-羟基化酶缺乏症、抗利尿激素分泌失调综合征（SIADH）等。

(4)药物性因素：辛可芬、利尿剂、吲哚美辛、皮质类固醇、ACTH、大量水杨酸盐等。

五、血清半胱氨酸蛋白酶抑制剂 C 的检测

半胱氨酸蛋白酶抑制剂 C 是一种低相对分子质量分泌性蛋白质，在所有有核细胞均可合成，很快分泌到细胞外，无组织特异性，可分布于肺、肝、肾、胃、肠、胰及胎盘等几乎全身所有器官和组织，在脑脊液和精液中浓度最高。血清半胱氨酸蛋白酶抑制剂 C 的检测方法很多，包括单向免疫扩散法、酶联免疫法、时间分辨荧光免疫法、放射免疫法、乳胶颗粒增强免疫比浊法（应用最为广泛且可以实现自动化分析）。

(一)参考值

男性参考值为 0.62～0.91 mg/L，女性参考值为 0.52～0.83 mg/L。

(二)临床意义

血清半胱氨酸蛋白酶抑制剂 C 是一种较理想的评价 GFR 的指标，目前其检测分析已实现全自动化且操作简便，有希望在临床得到广泛应用。

半胱氨酸蛋白酶抑制剂 C 参与了心血管系统疾病诸多的病理、生理过程，它的作用机制涉及抗感染、抑制酶与激素前体的活性等，而且由于它的产生有恒定性，有可能在某些心血管疾病中成为诊断与检测的分子指标。半胱氨酸蛋白酶抑制剂 C 浓度升高是反映糖尿病及高

血压早期肾脏损害的灵敏指标,还可作为急性肾衰竭的检测指标,并能反映肾小管功能。

六、尿浓缩稀释试验

正常肾脏有排泄、调节和内分泌功能。尿液浓缩稀释试验主要反映肾小管的排泄功能。尿浓缩稀释试验又称莫氏试验(Mosenthal test)。

(一)参考值

昼尿量为 $1\,000\sim2\,000$ mL,夜尿量 <750 mL,夜尿量与昼尿量之比为 $1:4\sim1:3$,夜尿比重 >1.018,昼尿最高比重 >1.018,昼尿最高与最低比重差为 $0.008\sim0.009$。

(二)临床意义

夜尿量超过 750 mL,提示肾脏浓缩功能不全。夜尿量与昼尿量之比小于 $1:3$,最高比重小于 1.018,最高与最低比重差小于 0.009 时,为早期肾功能不全。夜尿量超过昼尿量,昼尿最高一次比重不及 1.018,昼尿最高与最低比重之差降到 $0.001\sim0.002$,或尿比重固定在 1.010 左右,说明严重肾功能不全。昼尿比重固定在 1.018 或更高,见于急性肾炎、肾被动充血及出汗过多等。

(王晓敏)

第六节　甲状腺激素的检验

甲状腺激素的测定大多采用标记免疫的方法直接测定血清中的激素浓度,包括放射免疫法(RIA)、多相酶联免疫法(ELISA)、均相酶放大免疫法(EMIT),还有化学发光免疫分析及数种荧光免疫法。

一、血清总 $T_4(TT_4)$ 和总 $T_3(TT_3)$ 测定

99% 以上血清中的 T_3 和 T_4 与血浆蛋白结合,即以与甲状腺素结合球蛋白(TBG)结合为主,所以 TBG 的浓度可以影响 TT_4 和 TT_3。当妊娠、应用雌激素或避孕药、急性肝炎等使血清 TBG 浓度升高时,TT_4 浓度也升高。而当应用雄激素、糖皮质激素、水杨酸、苯妥英钠等药物,肝硬化、肾病综合征等低蛋白血症使血清 TBG 浓度降低时,TT_4 浓度也降低。

临床测定血清 TT_3 和 TT_4 常用化学免疫法,其灵敏度、特异性、精密度都很高。

(1)血清 TT_4 的增加见于甲亢和 TBG 增加,TT_4 降低见于甲减、TBG 减少、甲状腺炎、药物影响(如服用糖皮质激素等)。TT_4 是诊断甲低可靠和敏感的指标。

(2)血清 TT_3 是诊断甲亢最可靠和灵敏的指标,尤其是对诊断 T_3 型甲亢的患者有特殊意义。这类甲亢患者血清 TT_4 浓度不高,但 TT_3 浓度却显著升高。同样,TT_3 的检测结果也受到血清 TBG 浓度的影响。

(3)在饥饿、有慢性消耗性疾病(如肝硬化、未控制的糖尿病等)时,外周 T_4 转变为 RT_3 增加,转变为 T_3 减少,此时血清 T_4 正常而 T_3 减少,即所谓的低 T_3 综合征。

二、血清游离 $T_4(FT_4)$ 和游离 $T_3(FT_3)$ 的测定

正常情况下,血浆甲状腺激素结合型和游离型之间存在着动态平衡,但只有游离型才具有

生理活性,所以 FT_4 和 FT_3 的水平更能真实地反映甲状腺功能状况。

RIA 法测定 FT_4 和 FT_3 分为两步:①用沉淀剂将血清所有蛋白(包括 TBG)沉淀除去。②以 RIA 法测定上清液中 FT_4、FT_3 的含量。现在发展的敏感的免疫化学法(如时间分辨荧光免疫分析法等),也逐渐应用于临床,逐渐取代有同位素污染的 RIA 法。

参考范围:在血清中 FT_4 和 FT_3 浓度很低,检测结果受检测方法、试剂盒质量等的影响显著,所以参考范围差异很大。

FT_4:10～30 pmol/L, FT_3:3.55～10.1 pmol/L(RIA 法)。

临床应用:总的来说,FT_4 和 FT_3 的临床应用与 TT_4 和 TT_3 相同,但因不受血清 TBG 影响,而是代表具有生物活性的甲状腺激素的浓度,因而具有更重要的临床价值。①甲状腺功能亢进:对于诊断甲亢来说,FT_4、FT_3 较 TT_4、TT_3 灵敏,对甲亢患者治疗效果的观察,FT_3、FT_4 的价值更大。②甲状腺功能减退:大多数口服 T_4 治疗的患者,在服药后 1～6 h 血中 FT_4 浓度达到高峰,其升高程度与服药剂量有关。FT_4 是甲状腺素替代性治疗时很好的检测指标。③妊娠:孕妇血中 TBG 明显增加,因此,FT_4、FT_3 的检测较 TT_4、TT_3 更为准确。④药物影响:肝素可能对 FT_4、FT_3 的测定产生影响,使结果偏离。

三、血清反 T_3(RT_3)测定

RT_3 与 T_3 结构基本相同,仅是三个碘原子在 3、3′5′位。RT_3 主要来源于 T_4,在外周组织(如肝、肾等)经 5-脱碘酶作用生成。RT_3 也是反映甲状腺功能的一个指标。血清中 T_4、T_3 和 RT_3 维持一定比例,可以反映甲状腺激素在体内代谢情况。临床采用 RIA 法和化学发光免疫法测定血清中 RT_3 浓度。参考范围:0.15～0.45 nmol/L。

临床应用:RT_3 与 T_3 在化学结构上属于异构体,但 T_3 是参与机体代谢的重要激素,该过程消耗氧,而 RT_3 则几乎无生理活性。RT_3 增加,T_3 减少,可以降低机体氧和能量的消耗,是机体的一种保护性机制。

(1)甲亢时血清 RT_3 浓度增加:与血清 T_4、T_3 浓度的变化基本一致。而部分甲亢初期或复发早期仅有 RT_3 浓度的升高。

(2)甲低时血清 RT_3 浓度降低:RT_3 是鉴别甲低与非甲状腺疾病功能异常的重要指标之一。

(3)非甲状腺疾病:例如,心肌梗死、肝硬化、糖尿病、尿毒症、脑血管意外和一些癌症患者的血清中 RT_3 增加,T_3 与 RT_3 浓度的比值降低,这一指标对上述疾病程度的判断、疗效观察均有重要意义。

(4)羊水中 RT_3 浓度可作为胎儿成熟的指标:例如,羊水中 RT_3 浓度低,有助于先天性甲低的宫内诊断。

(王晓敏)

第十七章　妇产科麻醉

第一节　术前评估

妇科手术的麻醉与其他腹部外科手术的麻醉有许多共同之处,但由于涉及与科室相关特殊脏器或功能,以及特殊手术与麻醉要求,因此麻醉的术前评估有一定的特殊性。本节将就妇科手术患者术前评估的一般原则、重要脏器及其他特殊问题作简要阐述。

妇科手术麻醉前探视的目的是了解患者的详细病史,对有顾虑及恐惧心理的患者尽量开导,以消除对麻醉手术的影响。应了解手术的目的、方式、范围和涉及的其他组织、器官和特殊体位等问题。妇科面临的都是女性患者,其心理及生理特性有别于男性患者,特别是涉及某些手术部位或隐私问题,应引起重视。麻醉医师必须掌握某种和患者谈话的技巧,避过患者可能敏感的问题,以增进患者对麻醉手术的信心,不能因为性别和隐私问题而增加患者麻醉手术前的焦虑和恐惧。

妇科患者多为中老年妇女,常并存高血压、心脏病、冠心病、糖尿病、慢性支气管炎等疾病,或继发贫血、低蛋白血症和电解质紊乱,麻醉前应进行全面的了解并进行评估,必要时建议内科医师协同会诊,对并存的疾病进行治疗和纠正。

（1）贫血:是妇科常见的并发症,急、慢性失血是贫血的常见原因。贫血的患者对麻醉与手术的耐受力明显降低,导致缺氧代偿储备能力不足,麻醉与手术的创伤刺激、失血等增加了麻醉与手术的危险性。失血所致的贫血多为缺铁性贫血,虽然药物治疗有效,但较缓慢,短时间难以达到纠正贫血的目的。因此,输血成为术前纠正急、慢性贫血的重要手段。原则上,为保证手术的安全性,血红蛋白应达到 80 g/L 以上。

（2）营养不良:虽然营养不良对麻醉的影响不如对手术预后的影响大,但严重的营养不良（如低蛋白血症等）对麻醉的影响也是不容忽视的。患者严重营养不良,应在术前经静脉输入多种氨基酸、全血、血浆或清蛋白,以及供给足够的热量,增加糖原储备,维持肝功能及心肌的代谢。

（3）心、肺等重要器官合并系统、器官的疾病评估与决策见相关章节。

一、心脏功能的术前评估

患者的心功能能否承受麻醉与手术,主要取决于心血管病变的严重程度和代偿功能,以及其他器官受累情况和需要手术治疗的疾病等,需要对患者作全面了解与评估。

（一）心功能分级

依据患者的活动能力和耐受性估计心脏病的严重程度,在临床实际工作中有相当大的价值。通常采用纽约心脏病协会（NYHA）四级分类法。若心功能为Ⅰ～Ⅱ级,患者进行一般麻醉与手术安全性应有保障。Ⅲ级患者则属于高危患者,麻醉和手术的危险性很大。Ⅳ级患者经术前准备与积极治疗,心功能可以获得改善,增加安全性。

(二)心脏危险指数(cardiac risk index,CRI)

Goldman 等在临床实际工作中把患者术前各项相关危险因素与手术期间发生心脏并发症及结局相互联系起来,依据各项因素对结局影响程度的大小分别用数量值表示,从而为心脏病患者尤其是冠心病患者行非心脏手术提供了术前评估指标,并可用于预示围术期患者的危险性、心脏并发症和病死率。由于此分类法简单、方便,目前仍有临床参考价值。

其后,Zeldin 等做了前瞻性研究,证实多因素心脏危险指数的实用价值,且阐明了心功能分级与心脏危险因素记分和围术期心脏并发症与死亡之间的相关性,两者联合评估可有更大的预示价值。CRI 累计分数为 13~25 分,相当于临床心功能Ⅲ级,术前若进行充分准备,病情获得改善,心脏代偿功能有所好转,心功能改善成Ⅱ级或Ⅲ级,麻醉和手术安全性就可提高。若累计值超过 26 分,心功能为Ⅳ级,麻醉和手术必然存在较大危险。

(三)常规与特殊检查

1.心电图

(1)常规心电图:心脏病患者术前做常规心电图检查,结果可能正常,例如,冠心病患者休息时常规心电图至少有 15% 在正常范围。但多数患者存在不同程度的异常,如节律改变、传导异常和心肌缺血表现等,不仅可作为术前准备与治疗的依据,还有助于术中、术后处理和鉴别代谢、电解质紊乱以及其他系统病变引起的心电图改变。

(2)运动试验心电图:心电图运动试验可用于判断冠状动脉病变。虽然部分冠心病患者常规心电图可以正常,但通过运动试验心电图就会显示异常。心率、每搏输出量、心肌收缩性和血压,共同引起心肌氧需量增加。因此,该检查可估计围术期患者对应激反应的承受能力。最大心率与收缩压乘积(RPP)可粗略反映患者围术期的耐受程度。Gutler 等在血管外科手术患者中发现,术前运动试验心电图阳性者,术后心肌梗死的发生率高。在心电图平板运动试验中,若患者不能达到最大预计心率的 85% 即出现明显 ST 段压低,围术期心脏并发症的发生率高达 24.3%。而患者运动可达预计心率,且无 ST 段改变,心脏并发症的发生机会仅为 6.6%。心电图运动试验时出现 ST 段压低,反映心内膜下心肌缺血,而 ST 段升高则提示跨壁心肌缺血或原心肌梗死区室壁运动异常。血压下降常表示存在严重心脏病,应立即终止试验。运动试验心电图阳性定义为 ST 段压低大于 1 mm 伴典型心前区疼痛或 ST 段压低大于 2 mm,常可帮助临床冠心病的诊断,但试验阴性并不能完全排除冠心病的可能,尤其是存在典型冠心病病史者。若患者存在左心室肥厚、二尖瓣脱垂、预激综合征以及服用洋地黄类药等,常会出现假阳性。若患者无法达到预计心率,运动耐受差,血压下降,以及服用 β 受体阻滞剂,会引起判断困难和假阴性。运动试验虽然有用,但难以用于危重患者、血管外科患者,由于他们无法达到必要的运动量。

(3)动态心电图:连续心电图监测不仅用于术前 24 小时动态心电图检查以判断是否存在潜在的心肌缺血、心率变化和有无心律失常,还可应用于术中和术后连续监测。最近 Raby 等对 176 例外周血管外科手术患者术前做 24 小时动态心电图检查,发现有静止缺血表现的 32 例中,12 例(37.5%)发生术后心脏并发症。术前动态心电图未见静止缺血表现的 144 例中,仅 1 例发生心脏并发症。表明 24 小时动态心电图检查无心肌缺血和心律异常发现,围术期发生心脏并发症的机会不多。对于运动受限患者(休息时心电图正常),采用动态心电图检查有其价值。因为此项检查可了解患者心肌有无静止缺血,一旦存在,可及早进行药物处理。一般此项检查心肌缺血敏感度可达 92%,特异性为 88%,阴性预示值 99%,由于是非创伤性检查故可较多地采用。

2. 超声心动图

(1)常规超声心动图：目前一般医疗单位已开展此项技术，观察心脏搏动时声波反射，了解心室腔二维图形，可了解室壁运动情况、心肌收缩和室壁厚度、有无室壁瘤和收缩时共济失调、瓣膜功能是否良好、跨瓣压差程度以及左心室射血分数等。若左心室射血分数小于 35% 常提示心功能差，围术期心肌梗死发生率升高，充血性心力衰竭机会也增多。围术期采用经食管多普勒超声，可动态连续监测上述指标，及早发现心肌缺血、心功能不全，且可评估外科手术效果。虽然昂贵，技术要求也高，但近年来在一些医疗中心已作为术中监测项目。

(2)超声心动图应激试验：在进行超声心动图检查时，采用药物使患者的心脏产生应激，心率增快，观察心室壁是否出现异常或原有壁活动异常是否加重，从而判断心肌缺血及其严重程度。常用药物为多巴盼丁胺，每分钟 $10\sim40\ \mu g/kg$ 或阿托品 $0.25\sim1.0\ mg$，静脉注射，使心率增快到预计目标。此项检查适用于不能进行运动耐量试验、休息时 ECG 正常的患者，其结果对预示围术期并发症发生有帮助。检查结果显示心室壁异常活动范围越大，围术期发生心脏原因的并发症机会也越多，具有一定的量化价值。

3. 双嘧达莫-铊闪烁照相

静脉注射放射性物质[201]铊，其随血流进入心肌细胞，分布程度与供应心肌细胞血流成比例。在心脏铊闪烁照相时，缺血区的心肌血流灌注不足将表现为放射性物质减少或缺失。双嘧达莫(潘生丁)是一种血管扩张剂，引起正常冠状动脉、周围血管扩张和血流增加，并反射性引起心动过速。粥样硬化的冠状动脉由于狭窄不能扩张，使供应该区域血管的血流降低而发生冠状动脉窃血现象，使相应的心肌血供减少。因此，当联合应用双嘧达莫与铊时，缺血区心肌摄取铊将比正常心肌少，表现为充盈缺损，然后停止注射双嘧达莫，数小时后再行闪烁摄片，观察双嘧达莫是否存在再分布，判断铊分布缺损是否可逆。

若不可逆，提示以往曾发生心肌梗死，冠状血管阻塞造成固定缺损。若存在可逆性缺损，常提示心肌缺血。该方法用于判断冠状动脉病变的敏感性和特异性均胜过运动试验心电图，但不能提供心脏功能情况信息。双嘧达莫铊闪烁照相显示有再分布以及左心室腔明显增大，围术期心脏事件并发症明显增加。若检查正常，无灌注缺损，则围术期并发症机会很少。问题是此项检查的阳性特异性较低(10%～25%)，且发现再分布缺损与不良结局并无绝对相关。有许多严重不良结局可出现于无再分布缺损的患者。再分布缺损与围术期缺血也无相关，即严重缺血意外可发生在并无再分布缺损的患者。因此有学者认为应避免常规使用铊闪烁照相术。

4. 冠状动脉造影

冠状动脉造影是判断冠状动脉病变的"金标准"，可观察到冠状动脉精确的解剖结构、冠状动脉粥样硬化的部位与程度。可进行左心室造影，了解左心室收缩功能、射血分数和左心室舒张末充盈压。进行冠状动脉造影指征：①有药物难以控制的心绞痛或休息时也有严重的心绞痛发作；②近期心绞痛症状加重；③运动试验心电图阳性；④双嘧达莫-铊闪烁照相存在可逆性缺损；⑤超声心动图应激试验有异常，提示缺血。通过冠状动脉造影可判断患者是否需做冠状动脉旁路手术。

(四)非心脏手术患者围术期心血管评估指南

心脏病患者进行非心脏手术，常依据病史、体格检查、临床表现以及各项常规与特殊检查结果进行评估,存在一定的局限性。

因此,根据患者的危险因素、体能状况和外科手术的危险性,1996 年美国心脏学会/美国心脏协会(American College of Cardiology/American Heart Association,ACC/AHA)对非心脏手术患者围术期心血管评价提出了指南,可作为判断和处理患者的流程,同样适用于妇科手术患者。

二、肺功能术前评估

合并呼吸系统疾病的患者的心肺代偿功能往往不足,围术期发生并发症的概率高于常人,尤其是妇科腔镜手术日益增多,对呼吸功能的影响尤为明显。因此麻醉前应充分了解病史及其病理生理特点,有助于根据患者的手术和并发症情况更加合理地选择麻醉方式,进行充分的术前准备,便于术中管理和术后治疗,减少围术期的病死率,提高麻醉质量。

(一)病史和体检

术前应全面细致地了解病史,了解疾病的诊治过程。特别注意以下几点。①咳嗽:是否长期咳嗽,了解咳嗽的性质及咳嗽的昼夜变化。②咳痰:了解痰量、颜色、黏稠程度,是否易于咳出,改变体位对于排痰有无帮助,痰中是否带血,若有咯血,应了解咯血量。③呼吸困难:呼吸困难的性质(吸气性、呼气性、混合性),静息时是否有呼吸困难发生。静息时有呼吸困难发生提示心肺代偿差,对麻醉、手术耐受均不佳。④吸烟史:对于吸烟者应了解每日的吸烟量、吸烟年限,术前停止吸烟的时间。每日吸烟量>10 支者,术后肺部并发症的发生率将增加。⑤疾病诱发、缓解因素:例如,哮喘患者是否有特异的致敏原。⑥治疗史:了解抗生素、支气管扩张剂以及糖皮质激素的应用,包括具体用药及患者对药物的反应,因呼吸系统疾病住院治疗的次数。

在对患者进行体检时应该注意以下征象:①体型及外貌如何。肥胖、脊柱侧弯可引起肺容积[功能残气量(functional residual capacity,FRC)和肺总容量(total lung capacity,TLC)]减少和肺顺应性下降,易出现肺不张和低氧血症。营养不良、恶液质的患者呼吸肌力量弱,免疫力下降,易合并感染。观察口唇、甲床有无发绀。②呼吸情况如何。呼吸频率大于 25 次/分钟是呼吸衰竭早期的表现;呼气费力提示有气道梗阻;随着膈肌和肋间肌负荷加重,辅助呼吸肌的作用增强,出现反常呼吸时提示膈肌麻痹或严重功能障碍。慢性阻塞性肺病(COPD)患者可表现为桶状胸;如果胸壁不对称,可能有气胸、胸腔积液或肺实变。③胸部听诊具有重要意义,阻塞性肺病患者呼气相延长,呼吸音低,痰液潴留时可闻及湿啰音,位置不固定,可在咳痰后消失,若湿啰音固定,则可能为支气管扩张症或肺脓肿。在有小气道痉挛的患者可闻及音调较高的哮鸣音。④在肺气肿的患者肺部叩诊呈过清音,叩诊呈浊音者提示有肺实变。⑤合并肺动脉高压,肺心病右心功能不全,可有颈静脉怒张,肝颈静脉回流征(+),心脏听诊可闻及第二心音分裂。

合并呼吸系统疾病的患者构成手术和麻醉的危险因素如下。①高龄:年龄越大,肺泡总面积减少,闭合气量增加,肺顺应性下降,并发症越多;②肥胖;③一般情况;④吸烟者即使没有肺部疾病史,术后并发症的发生率也明显升高;⑤肺部疾病史,如 COPD、哮喘和阻塞性睡眠呼吸暂停综合征等,COPD 病史是最重要的危险因素,尤其是严重 COPD 者,术后并发症的发生率明显升高;⑥手术部位和时间:部位越接近膈肌,时间越长,并发症越多;⑦麻醉方式,全身麻醉较椎管内麻醉和区域阻滞更容易出现各种并发症。

(二)实验室检查

有慢性呼吸系统疾病的患者血红蛋白大于 $160~g/L$，血细胞比容大于 60% 往往提示有慢性缺氧，白细胞计数及分类可反映出有无感染。患者术前都应常规行胸部正侧位 X 线检查。合并有肺源性心脏病和肺动脉高压的患者心电图可发生改变，如心电轴右偏、肺性 P 波、右心室肥厚及右束支传导阻滞等，应行超声心动图进一步了解心脏功能。

动脉血气分析是评价肺功能的有价值的指标，能够反映机体的通气情况、酸碱平衡、氧合状况以及血红蛋白含量，从而反映出患者肺部疾病的严重程度、病程急缓。如果病情较重，持续时间长就会存在慢性高碳酸血症和低氧血症，但是 pH 仍在正常范围内。在有严重肺疾病时，进行动脉血气分析是十分必要的。$PaCO_2 > 6~kPa(45~mmHg)$ 时，术后呼吸系统并发症明显增加。

(三)术前肺功能的评估

肺功能检查有助于了解肺部疾病的性质、严重程度以及病变是否可逆。年龄超过 60 岁，有肺部疾病、吸烟史以及拟行肺叶切除的患者需要常规行肺功能检查。

1. 简易肺功能试验

(1)屏气试验:正常人的屏气试验可持续 30 s 以上;持续 20 s 以上者一般麻醉危险性小;如果时间低于 10 s,则提示患者的心肺储备能力很差,常不能耐受手术与麻醉。

(2)测量胸腔周径法:测量深吸气与深呼气时胸腔周径的差别,超过 4 cm 提示没有严重的肺部疾病和肺功能不全。

(3)吹火柴试验:患者安静后深吸气,然后张口快速呼气,能将置于 15 cm 远的火柴吹熄者,提示肺功能储备良好,否则提示储备下降。

(4)吹气试验:嘱患者尽力吸气后,能在 3 s 内全部呼出者,表示用力肺活量基本正常,若需 5 s 以上才能完成全部呼气,提示有阻塞性通气障碍。

2. 肺功能测定

肺功能测定需通过肺量计来进行,先让患者吸足空气,然后将吸入的空气用力快速呼入肺量计直至残气位。从时间-容量曲线可以得出用力肺活量(forced vital capacity,FVC),残气量(residual volume,RV),最大呼气中期流速(maximal midexpiratory flow rate,MMFR),最大分钟通气量(maximal voluntary ventilation,MVV)等重要指标。这些指标有助于预测术后发生肺部并发症的危险性。

3. 放射性核素定量肺显像

^{99m}TC 肺灌注显像可预测肺切除后肺功能,FEV_1 的术后预计值(PPO-FEV_1)公式为:PPO-$FEV_1 =$ 术前 $FEV_1 \times$ 健肺灌注扫描值%。PPO-FEV_1:公式是根据全肺共 19 个肺段,每个肺段相当于全肺的 5.26%,即 PPO-$FEV_1 =$ 术前 $FEV_1 \times [1-(S \times 5.26)/100]$(S 为切除的支气管肺段数)。$PPO$-$FEV_1$ 小于 1 L,术后肺并发症明显升高。对于术前有肺疾病的肺叶切除患者,PPO-FEV_1 比单纯的 FEW 要敏感。

术前呼吸功能存在问题的妇科患者,尤其是拟行全身麻醉插管的患者,麻醉前应改善呼吸功能,提高心肺代偿能力,增加患者对手术和麻醉的耐受。对于可逆病变要尽可能纠正,包括支气管痉挛、呼吸道感染、痰液潴留、心源性肺水肿、胸腔积液、肥胖和胸壁损伤等。

三、困难气道的术前评估

困难气道通常包含困难面罩通气(difficult mask ventilation,DMV),困难气管内插管两类情况。在仅有气管插管困难而无面罩通气困难的情况下,患者能够维持满意的通气和氧合,能够允许有充分的时间考虑其他建立气道的方法,可定义为非急症气道。而面罩通气困难,兼有气管插管困难时,患者已处于紧迫的缺氧状态,必须紧急建立气道,则属于急症气道。对于困难气道的正确评估,在于尽量避免急症气道的出现而导致各类相关不良事件。

90%以上的气管插管困难患者可以通过术前评估被发现。对于已知的困难气道按照一定规则有步骤地处理将显著增加患者的安全性。因此,所有患者都必须在实施麻醉之前对是否存在困难气道接受评估。

1.了解病史

详细询问气道方面的病史是气道管理的首要工作,病史包括打鼾或睡眠呼吸暂停综合征史、气道手术史、头颈部放疗史。必要时还应查阅相关的麻醉记录,了解困难气道处理的经历。

2.体检

术前气道评估的方法很多,推荐以下几种有实用价值的方法,当然多个指标的综合分析价值更大。

(1)改良的 Mallampati 分级:患者坐在麻醉科医师的面前,用力张口伸舌至最大限度(不发音)。医师根据所能看到的咽部结构,给患者分级。Mallampati 分级愈高,插管愈困难,特别是Ⅳ级属于困难气道。该分级是一项综合指标,其结果受到患者的张口度、舌的大小和活动度以及上腭等其他口内结构和颅颈关节运动的影响。

(2)甲颏距离(thyromental distance):甲颏距离是头在伸展位时,测量自甲状软骨切迹至下颌尖端的距离。该距离受许多解剖因素(包括喉位置)的影响。检查方法:嘱患者颈部取充分后仰位,测定下颌尖至甲状软骨切迹上缘的距离(称甲颏间距),据此间距可预测插管的难易度。①甲颏距离大于 6.5 cm 者,插管一般无困难;②甲颏距离 6～6.5 cm 者,插管可能遇到困难;③甲颏距离小于 6 cm 者,插管遇到困难的机会大增。

(3)下颌前伸的能力:下颌前伸的幅度是下颌骨活动性的指标。如果患者的下门齿前伸能超出上门齿,通常气管内插管是容易的。如果患者前伸下颌时不能使上、下门齿对齐,插管可能是困难的。下颌前伸的幅度越大,喉部的显露就越容易,下颌前伸的幅度小,易发生前位喉(喉头高)而致气管内插管困难。

(4)寰椎关节的伸展:寰椎关节的伸展度反映头颈运动的幅度,伸展幅度愈大,就愈能使口轴接近咽轴和喉轴,在颈部屈曲和寰椎关节伸展的体位下最易实施喉镜检查。检查方法:患者取坐位,头取垂直正位并稍向前,张大口,保持上齿的咬合面与地面平行,然后患者慢慢尽量仰头,此时寰枕关节的伸展达到最大程度,用量角器测量上齿咬合面与地平面之间的旋转角度,根据所测得的角度予以四级分级。

Ⅰ级伸展度:上齿咬合面与地平面的旋转角在 35°以上,提示寰枕关节伸展度正常。

Ⅱ级伸展度:旋转角度减小 1/3(呈 20°～25°)。

Ⅲ级伸展度:旋转角度减小 2/3(呈 10°～12°)。

Ⅳ级伸展度:旋转角度仅在 10°以内。

其中Ⅰ级患者的口、咽和喉三条轴线容易达到一条轴线,舌根不遮住咽部,用喉镜上提舌根所需的力也小,99%以上的患者插管无困难;Ⅱ级患者中插管困难者占 5%;Ⅲ级患者中插管困难者在 20%以上;Ⅳ级患者插管困难的可能性为 50%～95%。

(5)下颌骨水平支长度:测量下颌角至颏尖正中线的距离,距离长于 9 cm 者插管多无困难,距离短于 9 cm 者插管困难的发生率升高。

（6）颈部后仰度：患者取坐位,嘱患者尽量后仰头部,测量上门齿前端与身体纵轴线相交的角度。正常值为 90°以上;角度小于 80°,提示颈部后仰受限,插管可能遇到困难。

（7）喉结过高：喉头位于颈椎 3～6 椎体之间,深处于舌根下的偏前方。有时从颈前部看,喉结的位置特别高且往前突,常见于颈短粗或极度肥胖患者。"高喉结"是困难插管病例,在应用喉镜窥视时,表现口咽轴与喉腔轴呈相对垂直的角度,无法调整为一个轴线水平,因此,显露会厌往往特别困难,甚至根本看不到会厌。遇此情况,需要借助特殊器械(如气管导引器、喉镜片前端弯度能够调节的特殊喉镜或纤维光束喉镜等)来完成气管插管。

（8）喉镜显露分级(laryngoscopic view grading system)：Cormack 和 Lehane 把喉镜检查的难易程度分为四级。Ⅳ级属于困难插管。Cormack and Lehane 分级为直接喉镜显露下的声门分级,与 Mallampati 分级有一定相关性,可作为判断是否插管困难的参考指标。

（9）张口度：不能够将口张开,上、下门齿间距小于 3 cm,无法置入喉镜,属于插管困难。其他提示困难气道的因素还包括肥胖、颈短粗、上门齿过长、小下颌、肢端肥大症,等等,在临床上应综合考虑。

上述的评估方法对预测困难气道有一定帮助,具有一定的敏感性和特异性。但尚无可靠的方法预测所有可能遇到的困难气道。通过麻醉前评估发现有困难气道,属于已预料的困难气道,麻醉前评估未发现气道问题,在麻醉诱导时仍有发生困难气道的可能,这类病例属于未预料的困难气道,全身麻醉诱导后易发生急症气道,应有准备。

四、椎管内麻醉的术前评估

所谓椎管内麻醉,就是将局部麻醉药注入椎管内的不同腔隙,使脊神经所支配的相应区域产生麻醉作用,包括蛛网膜下隙阻滞麻醉和硬膜外阻滞麻醉,后者还包括骶管阻滞。椎管内麻醉始于 19 世纪 90 年代,经过不断地总结完善,已成为现代麻醉的重要组成部分,也是国内目前常用的麻醉方法之一,尤其对于妇科盆腔手术,椎管内麻醉无疑是其良好选择。椎管内麻醉适用于各个年龄层,其操作方式及术中管理各有不同。从术前评估角度,最值得注意的是凝血机制可能对其造成的影响,下面将从这个角度阐述。

（一）正常止血过程

椎管内麻醉前应对正常止血因素(包括血小板、血液止血和血管止血)等方面做充分估计。

（1）血小板止血：正常血小板的胞膜系磷脂双层膜,膜内有糖蛋白的糖链大部分暴露(镶嵌)在血小板表面,成为血小板与其他组织及凝血因子接触时的受体。血管受伤后内皮细胞层下的基底膜和结缔组织中的胶原暴露,组织释放二磷酸腺苷(ADP),血小板黏附于胶原上并引起血小板相互黏附,血小板大量堆聚,形成血小板团块,堵塞住血管的破口而止血。血小板的质与量异常均可引起出血。

（2）血液止血(凝血因子)：血浆中已发现的凝血因子有 13 种。血液凝固有三个阶段：①凝血活酶生成期,参与本期的有凝血因子Ⅷ(抗血友病球蛋白,AHF),凝血因子Ⅸ(血浆凝血活酶成分,PTC),凝血因子Ⅺ(血浆凝血活酶前质,PTA),凝血因子Ⅶ(稳定因子,SF),血小板及凝血因子Ⅳ(钙离子),本期为内在系统的凝血作用。②凝血酶生成期,血浆中的凝血酶原在活动性凝血活酶与钙离子的作用下转变为凝血酶。少量凝血酶生成后,其本身又能催化和加速凝血酶原的转变,形成大量凝血酶。③纤维蛋白形成期,纤维蛋白原是血浆中一种球蛋白,凝血酶生成期中形成的凝血酶将纤维蛋白原先水解成为多肽链,以后聚合成为纤维蛋白,血浆中的凝血因子Ⅷ(AHG)使纤维蛋白成为稳定的纤维蛋白块。

(3)血管止血:参与血管止血的主要是微循环血管,包括小动脉、微动脉、毛细血管、微静脉和小静脉。小血管壁由内膜(内皮细胞层、基底膜和内皮下结缔组织构成)、中层(由平滑肌纤维和弹力纤维组成)和外膜(由结缔组织构成)组成。毛细血管及微静脉无中层平滑肌而受自主神经支配,血管受损伤后,由于受到神经轴突的反射作用和血管活性物质的调节血管收缩作用,血流变缓,伤口缩小而止血。

(二)实验室检查

1.检查血管壁和血小板相互作用的试验

(1)毛细血管抵抗力试验(capillary resistance test,CRT):又称毛细血管脆性试验或束臂试验。CRT 是在手臂局部加压,使静脉血流受阻,给毛细血管以负荷,检查一定范围内新出现的出血点数目来估计血管壁的完整性及其脆性。血管壁的完整性和脆性与其结构和功能、血小板的量和质以及血浆血管性血友病因子(vWF)等因素有关。如果上述因素有缺陷,血管壁的脆性和通透性增加,则新出血点增多。正常参考值:男性 5 cm 直径圆圈内新出血点的数目小于 5 个,女性及儿童 5 cm 直径圆圈内新出血点的数目小于 10 个。

(2)出血时间的测定:将皮肤毛细血管刺破后,血液自然流出到自然停止所需的时间称为出血时间(bleeding time,BT)。BT 的长短主要受血小板数量和功能以及受血管壁的通透性和脆性的影响,血浆凝血因子对 BT 的影响较小。正常参考值如下。①Duke 法:1～3 min,超过 1 min 为异常,该法目前已被弃用;②Ivy 法:2～6 min,超过 7 min 为异常;③出血时间测定器法:(6.9±2.1) min,超过 9 min 为异常。

2.血小板因素常用的实验监测

(1)血小板计数(platelet count,PC):是计数单位容积(L)周围血液中血小板的含量,目前多用自动化血细胞分析仪检测,是临床常用的指标之一。正常参考值为$(100～300)×10^9/L$,低于 $100×10^9/L$ 称为血小板减少,常见于原发性和继发性血小板减少症。

(2)血块收缩试验(clot retraction test,CRT):在富含血小板的血浆中加入钙离子和凝血酶,使血浆凝固形成凝块,血小板收缩蛋白使血小板伸出伪足,伪足前端连接到纤维蛋白束上。当伪足向心性收缩,使纤维蛋白网眼缩小,测定析出血清的体积可反映血小板血块收缩的能力。血块收缩率＝[血清(mL)/全血(mL)×(100%－HCT%)]×100%,其参考值为 65.8%±11.0%。血块收缩率减小见于特发性血小板减少性紫癜、血小板增多症、血小板无力症、红细胞增多症、低(无)纤维蛋白原血症、多发性骨髓瘤、原发性巨球蛋白血症等;血块收缩率增大见于先天性和获得性因子Ⅻ缺乏症等。

(3)血小板聚集试验(platelet aggregation test):在富血小板血浆(PRP)中加入致聚剂后血小板独度降低,透光度增加。将此透光度变化记录于图纸上,形成血小板聚集曲线。因此,根据血小板聚集曲线中的透光度变化可了解血小板聚集反应。透光度升高反映血小板聚集功能增强,见于血栓前状态和血栓性疾病;透光度降低反映血小板聚集功能降低,见于血小板无力症、尿毒症、肝硬化、服用抗血小板药物、低(无)纤维蛋白原血症等。

3.凝血因子检测

(1)凝血时间(coting time,CT)的测定:将静脉血放入玻璃试管中,观察血液凝固所需的时间。本试验是反映内源凝血系统各凝血因子总的凝血状况的筛选试验。普通试管法 CT 为

6～12 min，目前少用，基本上已被 APTT 取代。

（2）活化部分凝血活酶时间（activated partial thromboplastin time，APTT）的测定：是在受检血浆中加入试剂（接触因子激活剂和部分磷脂）和钙离子后，观察其凝固时间。本试验是反映内源性凝血系统各凝血因子总的凝血状况的筛选试验。正常手工法参考值：32～43 s。较正常对照值延长 10 s 以上为异常。该法较普通试管法 CT 敏感，它是目前推荐应用的内源凝血系统的筛选试验。此外，APTT 又是监测肝素的首选指标。

（3）血紫凝血酶原时间（prothrombin time，PT）的测定：是在被检血浆中加入钙离子和组织因子（组织凝血活酶），观测血浆的凝固时间。它是反映外源性凝血系统各凝血因子总的凝血状况的筛选试验。正常参考值为 11～13 s。应测正常对照值，当患者测定值超过正常对照值 3 s 为异常。PT 延长见于先天性凝血因子 Ⅰ、Ⅱ、Ⅴ、Ⅶ、Ⅸ 缺乏，后天性凝血因子缺乏（如严重肝病、维生素 K 缺乏、纤溶亢进、DIC、口服抗凝剂、异常凝血酶原增加等）。PT 缩短见于血液高凝状态，如 DIC 早期、心肌梗死、脑血栓形成、多发性骨髓瘤等。

（4）血浆纤维蛋白原测定：在受检血浆中加入一定量凝血酶，后者使血浆中的纤维蛋白原（fibrinogen，Fg）转变为纤维蛋白，通过比浊原理计算 Fg 的含量。正常参考值为 2～4 g/L。纤维蛋白原增多见于糖尿病、急性心肌梗死、急性感染、结缔组织病、急性肾炎、灼伤、多发性骨髓瘤、休克、大手术后、妊高征、恶性肿瘤等以及血栓前状态。纤维蛋白原减少见于 DIC、原发性纤溶症、重症肝炎和肝硬化等。尚有不同的实验室检查，如生理性抗凝蛋白和病理性抗凝物质监测，纤溶活性监测［凝血酶时间（thrombin time，TT），血浆鱼精蛋白副凝试验（plasma protamine paracoagulation test，3P 试验）］，血液流变学监测等。临床上可根据实际需要加以测定。

（三）抗凝治疗患者椎管内麻醉的处理原则

由于抗凝治疗或服用非甾体抗炎药（NSAID）的患者日益增多，如何对此类患者实施椎管内麻醉成为临床日益关注的焦点。为此美国区域麻醉与镇痛学会（American Society of Regional Anesthesia and Pain Medicine，ASRA）特别制订了指导原则。

1. 使用阿司匹林/NSAID 患者的处理原则

（1）椎管内血肿的发病率没有明显增加。

（2）使用阿司匹林或 NSAID 不影响椎管内麻醉穿刺、置管等操作的时间，也不影响拔出硬膜外导管的时间，术后也不需要特殊监测。

2. 使用华法林患者的处理原则

对近期停用华法林患者实施椎管内麻醉需极其谨慎。

（1）必须在停用华法林后 4～5 d，且凝血酶原时间（PT）、国际标准化比值（INR）正常时方可实施椎管内麻醉。

（2）同时使用其他抗凝剂（NSAID、肝素、低分子量肝素）不影响 INR，却增加出血的风险。如果已经留置了硬膜外导管，同时已经开始口服华法林，拔出硬膜外导管前每天监测 PT、INR，在 INR<1.5 时方可拔出椎管内导管，在导管留置期间和拔除导管后 24 h 内必须监测感觉、运动功能。

3. 使用普通肝素患者的处理原则

如果皮下使用肝素，每天两次，总剂量不超过 10 000 U，则不是实施椎管内麻醉的绝对禁忌证。

（1）大剂量、频繁地使用肝素将增加出血风险，不推荐实施椎管内麻醉。

（2）在使用肝素前实施椎管内麻醉，发生血肿的风险降低。如果患者使用肝素的时间超过 4 d，应当检查血小板计数，以防肝素引起的血小板减少症。

（3）患者不能合并凝血抗凝功能障碍。

（4）推荐严密监测患者的神经功能。

（5）静脉使用肝素，需停药 4～6 h 方能实施椎管内麻醉，实施麻醉操作前必须确认 APTT 正常。

4. 术前使用低分子量肝素的原则

术前使用预防剂量低分子量肝素的患者，椎管内穿刺必须在末次使用低分子量肝素后 10～12 h 实施。

（1）术前使用大剂量低分子量肝素患者，椎管内穿刺必须在末次使用低分子量肝素 24 h 后实施。

（2）推荐监测抗凝血因子Ⅹa水平以观察治疗效果，但这不能预测评估椎管内出血的风险。

（3）同时使用低分子量肝素与抗血小板制剂或口服抗凝剂增加椎管内血肿的风险。

5. 术后使用低分子量肝素的原则

（1）单次预防性使用时：术后首次使用低分子量肝素应该在术后 6～8 h，首次使用后 24 h 之内不能使用第二次，必须在末次使用低分子量肝素后 10～12 h 拔除椎管内导管，且拔除导管后 2 h 内不许使用低分子量肝素。

（2）每日两次中等剂量或治疗剂量的低分子量肝素可以增加椎管内血肿的发病率，术后 24 h 后方可首次使用低分子量肝素，拔除椎管内导管后 2 h 内也不许使用低分子量肝素。

（3）如果怀疑椎管内穿刺置管操作已经具有损伤性，术后 24 h 后方可使用低分子量肝素，因为损伤性操作增加椎管内血肿的风险。

（丁式敏）

第二节　麻醉方法的选择

妇科手术麻醉和其他手术一样，其麻醉方式的选择取决于病情特点、手术性质和要求、麻醉方法本身的优点与缺点、麻醉者的理论水平和技术经验以及设备条件等，还要尽可能考虑手术者对麻醉选择的意见和患者自己的意愿。各种麻醉都有各自的优点与缺点，但理论上的优点与缺点还可因具体病情的不同、操作熟练程度和经验的差异，而出现巨大差别。患者对各种麻醉方法的具体反应也可因术前准备和术中处理是否恰当而有所不同。麻醉方式的具体选择必须结合患者的病情、麻醉者的自身条件和实际经验，以及设备条件等因素进行全面分析，然后才能确定。

一、麻醉方式选择的一般原则

（一）病情与麻醉方式选择

患者的病情是麻醉方式选择最重要的依据。

（1）体格健康、重要器官无明显疾病、妇科疾病对全身尚未引起明显影响者，几乎能适应所有的麻醉方法，可选用既能符合手术要求，又能照顾患者意愿的麻醉方法。

（2）体格基本健康，但合并程度较轻的器官疾病者，只要在术前将其全身情况和器官功能适当改善，麻醉的选择也不存在问题。

（3）对合并较重全身或器官病变的手术患者，除应在麻醉前尽可能改善其全身情况外，麻醉的选择首先要强调安全，选用对全身影响最轻、麻醉者最熟悉的麻醉方法，要防止麻醉选择不当或处理不妥所造成的病情加重，也需防止片面满足手术要求而加重患者负担的倾向。

（4）病情严重，达垂危程度，但又必须施行手术治疗时，除尽可能改善全身情况外，必须强调选用对全身影响最小的麻醉方法，如局部麻醉、神经阻滞等；如果选用全身麻醉，必须施行浅麻醉；如果采用硬膜外麻醉，应强调在充分补液扩容的基础上，分次小量使用局部麻醉药，切忌阻滞范围过广。为安全计，手术方式应尽可能简单，必要时可考虑分期手术，以缩短手术时间。

（二）手术要求与麻醉选择

麻醉的首要任务是在保证患者安全的前提下，满足镇痛、肌肉松弛和消除内脏牵拉反应等手术要求。针对手术要求，在麻醉选择时应考虑以下几个方面。

（1）根据手术部位选择麻醉：妇科手术大多为腹、盆腔及会阴部手术，选用椎管内麻醉或全身麻醉均可以满足手术要求。腹腔镜妇科手术虽然也在下腹部，但由于涉及气腹要求，通常选择全身麻醉。

（2）根据肌肉松弛需要程度选择麻醉方式，椎管内麻醉可以满足大部分妇科手术的肌松要求，但也取决于局部麻醉药的种类及浓度。

（3）根据手术创伤或刺激性大小、出血多少选择麻醉方式：腹腔手术邻近神经干或大血管时，手术创伤对机体的刺激性较大，容易发生血压、脉搏或呼吸波动。对复杂而创伤性很大或极易出血的手术，不宜选用容易引起血压下降的麻醉方式（如脊麻），全身麻醉常比局部麻醉合适，但需避免深麻醉，应结合肌松药施行浅麻醉。

（4）根据手术时间长短选择麻醉：1 h 以内的手术，可用简单的麻醉，如局部麻醉、氯胺酮静脉麻醉、局部静脉麻醉或单次脊麻等；长于 1 h 的手术，可选用长效局部麻醉药施行脊麻、神经阻滞麻醉，或连续硬膜外麻醉或全身麻醉；对于探查性质手术，事先很难估计手术范围和手术时间，则应做长时间麻醉的打算。

（5）根据手术体位选择麻醉：体位可影响呼吸和循环生理功能，需用适当的麻醉方法予以弥补。例如，妇科手术多取头低位，如果采用腰麻方式则必须警惕重比重局部麻醉药的使用。

（6）考虑手术可能发生的意外选择麻醉，例如，卵巢病变需要扩大手术范围时，应及早准备适当麻醉方式。

（三）麻醉药和麻醉方法选择

各种麻醉药和麻醉方法都有各自的特点、适应证和禁忌证，选用前必须结合病情或手术加以全面考虑。原则上尽量采用简单的麻醉，确有指征时才采用较为复杂的麻醉。

（1）全身麻醉：全身麻醉是目前应用最为广泛的麻醉方式。但全身麻醉药物有其自身药理及药代学特点。应用大剂量阿片类药的麻醉前，必须考虑到麻醉后需要较长时间使用机械呼吸；室性心律失常在氟烷麻醉时较为常见；心动过速在异氟醚麻醉时较为常见。考虑患者的肝、肾情况时应同时考虑药物的代谢和对肝、肾功能的影响。

（2）椎管内麻醉：椎管内麻醉有术后并发症少、应激反应抑制好、对患者影响小等优点，但长期以来椎管内麻醉的操作耗时较长,技术不够熟练者尤其如此,且可能发生严重并发症,因此应严格掌握其适应证。

(3)术后镇痛因素:在充分估计病情的基础上拟订麻醉处理方案时,应考虑加用术后刀口镇痛措施,或者将麻醉方式与术后镇痛进行有效关联。在全身麻醉前先施行标准的区域阻滞麻醉,或将区域阻滞麻醉作为全身麻醉的一项组成部分,或在区域阻滞麻醉基础上术后继续给予局部麻醉药阻滞,使患者在术后一段时间仍处于基本无痛状态,均可显著增加患者术后的安全性。

(四)技术能力和经验与麻醉选择

妇科手术麻醉与其他手术一样,原则上应首先采用安全性最大和操作比较熟悉的麻醉方式。遇危重患者,或既往无经验的大手术,最好采用最熟悉而有把握的麻醉方式,有条件时在上级医师指导下进行麻醉。

二、常见妇科手术的麻醉

妇科手术麻醉有其自身特点:首先,为了便于盆腔深部和阴道操作,要求麻醉有充分的镇痛和肌肉松弛。注意特殊体位(如头低位、截石位等)对呼吸、循环及血流动力学的影响。预防周围神经和肌肉长时间压迫损伤;其次,妇科患者多为中老年妇女,常可并存有高血压、心脏病、冠心病、糖尿病、慢性支气管炎等疾病,或继发贫血、低蛋白血症和电解质紊乱,麻醉前应治疗和纠正;再次,除宫外孕、会阴部外伤、子宫穿孔、卵巢囊肿扭转的手术外,大多数手术属于择期手术,麻醉前应做充分准备。

妇科手术一般可选用连续硬膜外阻滞和腰麻-硬膜外联合阻滞或全身麻醉。硬膜外阻滞有一点穿刺法和两点穿刺法。一点穿刺法可经 $L_{2\sim3}$ 间隙穿刺,向头侧置管,经腹手术阻滞平面达 $T_8\sim S_4$,经阴道手术阻滞平面达 $T_{12}\sim S_4$。两点穿刺法,一点可经 $T_{12}\sim L_1$ 间隙穿刺,向头侧置管;另一点经 $L_{3\sim4}$ 间隙穿刺,向尾侧置管,阻滞平面控制在 $T_6\sim S_4$,适用于宫颈癌扩大根治术。对硬膜外阻滞有禁忌者,可选用全身麻醉。

(一)子宫及附件切除术

该类手术患者多为中老年妇女,可能伴有循环或呼吸系统疾病,且常因长期失血而贫血,各器官因慢性贫血可能有不同程度的损害,应在麻醉前纠正。如果血红蛋白低于 70 g/L,应认真处理,待血红蛋白 80 g/L 以上方可麻醉。一般首选硬膜外阻滞。老年患者合并心、肺疾病,应常规进行心电图及呼吸功能监测,维持血压、心率稳定,注意血容量动态平衡,防止心脏负荷增加,维护正常通气量,注意维护肾功能。该类手术患者除术前贫血或术中渗血较多外,多数不需输血。

(二)巨大卵巢肿瘤的麻醉

麻醉的难易程度与肿瘤大小有直接关系。巨大肿瘤可引起以下情况:①膈肌上升,活动受限,胸廓容积明显缩小,通气量受限,患者长期处于低氧和二氧化碳蓄积状态;又因肺舒缩受限,易并发呼吸道感染和慢性支气管炎。麻醉前应常规检查肺功能及动脉血气分析,必要时行抗感染治疗。②巨大肿瘤可能压迫腔静脉、腹主动脉,使回心血量减少、下肢游血水肿,心脏后负荷增加;又因腔静脉长期受压,逐步形成侧支循环,可使硬膜外间隙血管丛扩张。麻醉前应常规检查心电图、超声心动图,了解心功能代偿程度。硬膜外穿刺、置管应谨防血管损伤,应将用药量减少 1/3~1/2。③巨大肿瘤压迫胃肠道,可致患者营养不良,消瘦虚弱,继发贫血、低蛋白血症、水和电解质代谢紊乱,麻醉前应尽可能予以纠正。

麻醉方式和药物的选择应根据患者心肺功能代偿能力。呼吸、循环代偿不全而有手术切口在脐以下的中等大小肿瘤,可选用连续硬膜外阻滞,操作注意事项见前文。巨大肿瘤促使患者难以平卧,如果属于良性囊肿,麻醉前可试行囊肿穿刺,缓慢放液,同时经静脉补血浆或羧甲淀粉,然后选用清醒气管内插管,用依诺伐(氟芬合剂)、咪达唑仑、氧化亚氮等吸入麻醉药、肌松药复合麻醉,全程施行机械辅助呼吸,避免发生呼吸、循环骤变或其他并发症。

(三)膀胱阴道瘘修补术

此手术需用截石位、半俯卧位、改良膝肘卧位等特殊体位,麻醉时要重视对呼吸、循环的影响。此外,此手术常需反复多次施行,手术时间长,渗血、出血较多,术前应认真改善全身情况,术中根据失血量及时输血补液。连续硬膜外阻滞安全、简便;如果采用全身麻醉,需行气管内插管、静吸复合麻醉。

(四)宫外孕破裂

该类手术为常见急症手术,麻醉处理主要取决于失血程度。麻醉前要对患者的失血量和全身状态作出迅速判断,并做大量输血准备,以便抢救出血性休克。该类患者大多已处于休克状态。休克前期,估计失血量为 400～600 mL;如果已达轻度休克,失血量为 800～1200 mL;中度休克时失血量为 1 200～1 600 mL;重度休克时失血量约为 2 000 mL。休克前期或轻度休克时在输血、输液基础上,可选用小剂量硬膜外阻滞;中度或重度休克,经综合治疗无好转,应酌情选用局部麻醉或全身麻醉。可先补充血容量,待休克好转后再用地西泮、依诺伐及氯胺酮复合麻醉。

如果选用气管内插管全身麻醉,宜选用对心血管抑制较轻的依托咪酯、γ-羟丁酸钠、氯胺酮、琥珀胆碱复合麻醉。诱导时要严防呕吐、误吸。麻醉中要根据失血量补充全血、羧甲淀粉和平衡液,并纠正代谢性酸中毒,维护肾功能。麻醉后应继续严密观察,预防感染及心、肺、肾的继发性损害。

(五)宫腔镜检查与手术的麻醉

宫腔镜能直接检查宫腔形态及宫内病变,可直视,能减少漏诊,并可取材活检,提高诊断的准确性。对许多妇科疾病可进行宫腔镜手术治疗。

1.宫腔镜检查麻醉

膨宫介质:基本要求为膨胀宫腔、减少子宫出血和便于直接操作。常用的膨宫介质如下。①二氧化碳:其折光系数为 1.00,显示图像最佳,但创面出血时,气体可影响观察效果。有气栓的危险。预防方法为应用特殊的调压注气装置,限制每分钟流量低于 100 mL,宫内压力低于 26.7 kPa(200 mmHg),术后采用头低臀高位 10～15 min,可预防术后肩痛。②低黏度液体:有生理盐水、乳酸林格液和 5% 的葡萄糖等。因其黏度低,易于通过输卵管,检查操作时间过长,可致体液超负荷,故用连续灌流更安全。③高黏度液体:有 32% 的右旋糖酐-70 和羟甲基纤维素钠液等。因黏度高,与血不融,视野清晰。罕见情况有过敏,葡聚糖液用量超过 500 mL 会导致肺水肿和出血性紫癜,羟甲基纤维素钠可引起肺栓塞。

2.麻醉选择

现代技术可在无麻醉下进行宫腔镜检查活检。宫腔镜下手术,可酌情选用全身麻醉或脊麻硬膜外联合阻滞。该检查与手术可发生迷走神经紧张综合征,临床表现为恶心、出汗、低血压、心动过缓,严重者可致心搏骤停。故对宫颈明显狭窄和心动过缓者尤应注意预防该综合征。

(六)妇科腹腔镜手术的麻醉

腹腔镜手术目前在妇科手术中的开展越来越普遍和广泛,因此对于此类手术的围术期麻醉管理也成为临床关注的焦点。腔镜手术创伤小,恢复快,但其生理、病生理学改变,尤其是人工气腹给呼吸、循环带来的影响不可忽视,其麻醉方式的选择应慎重、合理。

1. CO_2 人工气腹对生理的影响

(1)CO_2 人工气腹对呼吸系统的影响:气腹可使膈肌上移,肺底部肺段受压,肺顺应性降低,气道压力上升,功能残气量下降,潮气量及肺泡通气量减少,影响通气功能。同时气腹可通过干扰肺内气体分布和通气血流比例而影响机体氧合功能,大量 CO_2 充入腹腔内,很快被腹膜吸收入血,从而引起体内酸碱平衡变化,可产生高碳酸血症。外源性 CO_2 主要经腹膜吸收,吸收速度为 $14\sim90$ mL/min,当腹内压(intra-abdominal pressure,IAP)小于 1.3 kPa(10 mmHg)时,CO_2 吸收量与 IAP 成正比;大于 1.3 kPa(10 mmHg)时,则 IAP 与 CO_2 吸收率不再呈线性增加,而呈现平台关系。手术操作会损伤腹腔内大、小血管,加快 CO_2 的吸收。$1.6\sim2$ kPa($12\sim15$ mmHg)的 IAP 使气道峰压和平台压分别提高 50% 和 81%,肺顺应性降低 47%。Trendelenburg 体位下肺顺应性进一步下降 $10\%\sim30\%$。IAP 达 3.3 kPa(25 mmHg)时,对膈肌产生 30 g/cm^2 的推力,因此对有心肺疾病的患者,气腹可加重原有的呼吸功能障碍。

(2)人工气腹对循环系统的影响:IAP 增加时,静脉血管壁受压,静脉阻力上升,从而影响静脉回流,心脏后负荷增大;CO_2 气腹可激活下丘脑-垂体靶腺轴,间接影响循环系统;若合并高碳酸血症,可导致交感神经兴奋,儿茶酚胺、垂体后叶激素等缩血管物质释放增加,导致心肌异常的变时和变力效应,心肌氧耗量增加。研究认为:气腹可引起血压升高、心率增快、外周血管阻力增大、肺循环阻力升高、每搏输出量下降、心排血量和心排血指数稳定或下降,中心静脉压变化不定。静脉回心血容量降低,左室舒张末容量降低。高的 IAP 压迫下腔静脉,静脉阻力升高,血液游积于下肢,导致心排血量降低。气腹前快速扩容和头低位能减少气腹后回心血流量降低所致的低血压。随着 IAP 升高,对腹腔内血管的压力也增加,当 IAP 升高到 $1.33\sim2$ kPa($9.96\sim15$ mmHg)时,可影响腔静脉的回流,压力超过 2 kPa(15 mmHg)时则可产生严重反应。

临床上腹内压可分为四级:腹内压 $0.95\sim1.37$ kPa($7.15\sim10.27$ mmHg)为 I 级,$1.34\sim2.35$ kPa($10.05\sim17.62$ mmHg)为 II 级,$2.49\sim3.43$ kPa($18.70\sim25.72$ mmHg)为 III 级,大于 3.55 kPa(26.62 mmHg)为 IV 级。I 级时为正常腹内压,一般不需处理;II 级时根据临床情况而定,有少尿、无尿、缺氧、气道压力升高等临床情况时,应进行严密监护;III 级时,一般需减压;当腹内压达 IV 级时应立即腹腔减压,去除气腹。

(3)人工气腹对其他重要脏器的影响:气腹可导致肾血管受压、肾灌注量减少,IAP 为 2.67 kPa(20 mmHg)时,肾血流减少 79%,肾小球滤过率减少 77%,肾小球阻力升高 55.5%,尿量减少 50%,加之抗利尿激素浓度明显升高,术中尿量明显减少。腹腔镜手术中发生胃内容物反流的危险性为 2%。

2. 麻醉选择

麻醉选择可分为椎管内麻醉和全身麻醉,前者包括硬膜外和腰硬联合麻醉,后者可应用气管插管和喉罩技术。虽然椎管内麻醉、硬膜外麻醉从镇痛角度可满足手术需求,但许多患者无法耐受高压气腹,往往需要较强的静脉辅助用药,这就在气腹和 Trendelenburg 体位和高阻滞平面的基础上更加重了呼吸抑制。一旦患者发生反流,因咽喉反射减弱,气管未得封闭,容易导致误吸。同时 IAP 升高,腹膜牵拉,高碳酸血症时 CO_2 刺激反射性引起迷走神经兴奋,心肌对迷走神经的反应性增强;椎管内麻醉又使交感神经被阻滞,迷走神经相对亢进,诸多综合因素易导致患者心率减慢,甚至心搏骤停。

全身麻醉可应用喉罩或气管插管。喉罩操作简单,插、拔管的应激反应小,无术后咽痛、咳嗽、咳痰的不良反应,较适用于腹腔镜等短小手术。置入喉罩后,常规通过第三代双管喉罩的引流管置入胃管引流,以减少胃内压和防止胃内容物反流。但喉罩的突出问题是气道管理,头低位人工气腹后,气道压升高,需密切观察喉罩是否漏气,确保通气和换气无障碍。若有需要,应尽快更换气管导管,以保证安全。总之,椎管内麻醉用于腹腔镜手术的安全性尚存在一定问题,已有多例腹腔镜手术应用椎管内麻醉术中心搏骤停的文献报道,建议有条件的医院应用全身麻醉。肥胖的患者应首选气管插管,以确保气道通畅。术前已有心肺疾病、肥胖、高龄等患者,选用气管插管全身麻醉。

(丁式敏)

第三节　妇科手术麻醉的特点

妇科手术主要经由下腹、阴道或在外阴操作,生殖器官在盆腔内位置深邃,手术视野狭小,而增大的子宫和卵巢又影响手术操作,因此要达到手术野显露良好,需要极佳的肌肉松弛和将患者置于特殊的体位。有的手术较复杂,内脏牵拉反应较重。另外,术前某些妇科疾病可引起患者比较严重的循环和呼吸障碍,例如,长时间子宫出血可引起贫血,异位妊娠破裂可引起失血性休克,巨大卵巢肿瘤可引起循环和呼吸功能不全等。

妇科手术,尤其是妇科肿瘤手术患者以中老年患者为主,她们常伴有心血管疾病,还可能有糖尿病及慢性呼吸道感染等全身性疾病,术前应仔细评估患者的一般情况,适当治疗并发症,选择合适的手术时机,并针对麻醉和手术的风险做充分的准备。

一、经腹手术的麻醉特点

起始于第 $1\sim4$ 腰神经根的交感神经,支配子宫基底部、子宫颈和阴道。髂内下神经丛的子宫阴道支支配子宫、阴道、阴蒂和前庭球。支配盆腔器官的副交感神经起源于第 $2\sim4$ 骶神经。$T_{10}\sim L_1$ 水平和腹腔神经丛发出的伤害性感受神经也参与盆腔脏器的神经支配。因此,妇科手术的麻醉要同时阻滞胸段脊神经和骶神经、盆腔内自主神经,才能达到充分镇痛、满意的肌松和抑制牵拉反应。子宫和附件手术多数可在椎管内麻醉下完成,为避免开腹后脏器牵拉反应,麻醉平面上界应达 T_6,而子宫下段牵拉反应的预防要求麻醉平面下界至 S_5。蛛网膜下隙阻滞操作简单,麻醉效果确切,肌松好,但对手术时间有一定限制,对血流动力学影响较大,不适于长时间手术和高龄及有并发症的患者。连续硬膜外麻醉不受手术时间限制,对血流动力学的影响相对较小,经 $L_1\sim L_2$ 或 $L_2\sim L_3$ 单管阻滞时需药量较大且常有骶区阻滞不全,可采用双管法,即分别在 $T_{12}\sim L_1$ 和 $L_4\sim L_5$ 放入硬膜外导管,分别注药,使麻醉平面满足手术需要;还可根据手术进展情况,先由上管注药,阻滞下胸段脊神经以满足开腹手术需要,然后下管注药,阻滞骶神经,防止宫颈牵拉不适。腰硬联合麻醉应用于妇科手术亦获得满意效果。

椎管内麻醉,注入局麻药的同时加注少量麻醉性镇痛药,如硬膜外注入 0.025 mg 芬太尼,可明显减轻脏器牵拉反应并加强椎管内麻醉的镇痛效果。可合用椎管内麻醉与小量镇静药物,例如,静脉注射咪达唑仑,在刺激较强的操作时可使患者进入浅睡状态,减轻患者的焦虑,增加患者对麻醉的满意程度,但年老体弱、过度肥胖患者入睡后应注意保持呼吸道通畅。

手术过程中可能出现严重的失血。手术范围较大(如恶性肿瘤清扫术、子宫内膜异位根治术等),预计术中失血较多,加之经腹手术蒸发性失液较多,围手术期应加强生命体征的监护,注意体液平衡,可选择全身麻醉。患者的一般情况较差或精神极度紧张,可选择全身麻醉,气道内插管,控制呼吸,可为手术医师提供良好的手术条件。可联合应用浅全身麻醉与连续硬膜外麻醉,保证良好镇痛的同时令患者安静入睡,减轻患者术中应激反应,术毕保留硬膜外导管,还可作术后镇痛。

二、经阴道手术的麻醉特点

椎管内麻醉是经阴道手术的首选麻醉方法。短小手术可应用骶管阻滞或低位腰麻鞍区阻滞,麻醉范围局限,生理干扰小,有利于患者术后迅速康复。经阴道手术需要松弛盆底组织,过度牵拉或打开腹膜切除子宫时可发生反射性喉痉挛或呃逆,气管内全身麻醉可避免上述有害反射,还可对抗垂头仰卧截石位对患者呼吸功能的不利影响。经阴道手术常伴有大量不显性失血,应密切观察,及时补充,维持体内血容量平衡。

经阴道手术一般在截石位下进行,有时还合并头低位,椎管内麻醉一般可满足手术需要,但宜在阻滞平面固定后再安置患者至头低位,避免麻醉平面意外上升,影响麻醉安全。头低位和截石位还可使患者中心静脉压升高,颅内压升高,心脏做功增加,肺静脉压升高,肺顺应性下降及功能残气量下降。长时间处于此种体位的手术最好应用全身麻醉、气管内插管。控制呼吸,应调节潮气量和通气频率,提供足够静息每分钟通气量而又不造成过度膈肌移位,以免将腹内脏器推向手术野而影响操作。术毕宜缓慢恢复平卧位并密切监测血压、心率。如果发现有头面部水肿,宜改为轻度头高位,待一般情况改善后再拔除气管内导管。患者恢复正常体位初期因双腿静脉回流减少,体内血容量再分布,可合并短时低血压。安全的方法是分期逐步恢复正常体位,例如,在双腿放平前先置轻度头低位,然后慢慢恢复平卧位,如果血容量不太低,血管张力逐渐恢复,可维持正常血压。经阴道手术的实际失血量常常超过估计失血量,恢复体位时其血容量不足作用明显,还应适量补充液体。

长时间截石位手术还应注意保护患者的肢体,应给下肢加垫后妥善固定,避免神经、肌肉受压损伤,上肢可外展以便输液和测量血压。

三、腔镜手术的麻醉特点

(一)腹腔镜手术的麻醉特点

腹腔镜技术在妇科手术中的应用越来越广泛,其优点包括住院时间短,疼痛易于控制,康复快,皮肤表面创口小等,常用于粘连分离、活检、卵巢肿瘤、子宫切除等,大大提高了临床诊治水平。

腹腔镜手术的特点是需在腹腔内注入气体,形成人工气腹,目前最常用的气体为 CO_2。人工气腹建立后,产生腹内高压,对人体多个系统产生影响。气腹使膈肌上抬,肺顺应性降低,气道压力上升,功能残气量下降,潮气量及肺泡通气量减少,影响通气功能,导致低氧血症和高二氧化碳血症。腹内压升高,压迫周围血管,改变静脉回流和心脏功能。CO_2 吸收入血,可直接抑制心肌,扩张末梢血管,对于并存心血管疾病的患者可能诱发心肌缺血、心肌梗死和心力衰竭。二氧化碳栓塞或腹腔的过分牵张可导致心动过缓和心脏停搏。另外,腹内压的升高可引起腹腔内脏器血流动力学及功能改变,对肝、肾、脑、胃、肠等产生不良影响。气腹使肾灌注减少,术中尿量减少。胃内压升高引起胃液反流。

腹腔镜手术常需特殊体位,妇科腹腔镜手术中,常采用头低脚高位,使回心血量升高。腹腔内器官对肺部产生压迫,使功能残气量进一步减少,通气血流比例进一步失调。腹腔镜手术麻醉的选择包括气管内插管控制呼吸或使用置入喉罩控制通气,可保持呼吸道通畅和维持有效通气,术中静吸复合麻醉是最常用而安全的麻醉方法。硬膜外麻醉或腰硬联合麻醉可用于某些妇科腹腔镜手术,一般平面应控制在 $T_6 \sim S_4$ 水平,术中常需辅助麻醉性镇痛药,但有发生严重呼吸抑制的可能。患者神志清醒,CO_2 气腹可致患者感觉腹胀不适。全身麻醉复合硬膜外麻醉可有效地维持呼吸,保证呼吸道通畅,术毕苏醒快,复合硬膜外麻醉,有利于术后镇痛,维持腹腔内脏器的血流,减轻气腹的影响。

腹腔镜手术并非无创手术,术后患者可有不同程度疼痛,包括内脏性疼痛和 CO_2 气腹牵拉膈肌引起的颈肩部疼痛等,应给予适度术后镇痛。妇科腹腔镜手术是术后恶心、呕吐的高危因素,预防措施为联合应用止吐药,研究表明有效的联合药物包括 5-羟色胺拮抗剂和甲氧氯普胺、5-羟色胺拮抗剂和地塞米松。

(二)宫腔镜手术的麻醉特点

宫腔镜是妇科较为常用的检查手段,具有创伤小、恢复快、住院时间短等特点。宫腔镜手术需要使用膨宫介质,目前常用的膨宫介质如下。①CO_2:显示图像好,但有气栓的危险;②低黏度液体:林格液、生理盐水、5%的葡萄糖注射液,长时间使用有可能出现容量高负荷;③高黏度液体:32%的右旋糖酐,清晰度高,可能的不良反应有过敏、肺水肿和出血性紫癜。

宫腔镜麻醉可选择静脉麻醉,术中应注意保持呼吸道通畅,也可选择置入喉罩全身麻醉,适于超过 30 min 的宫腔镜手术。硬膜外麻醉平面控制不高于 T_8,可满足手术需要,对于全身影响较小,但不适于门诊手术。术中应注意迷走神经紧张综合征,主要表现为恶心、出汗、低血压、心动过缓、严重心脏停搏等。术中要维持有效膨宫压力 13.3～16.0 kPa(100～200 mmHg),缩短手术时间。

术中应记录并计算膨宫液入量、静脉输液入量、膨宫液排出量、尿量等,确定实际的液体量。注意有无液体过量容量综合征,必要时给予 20 mg 呋塞米。当液量差为 1 500～2 000 mL 或疑有早期静脉淤血征象时,应终止手术。治疗措施包括吸氧、利尿、支持、辅助呼吸、纠正电解质紊乱,必要时静脉注射高渗盐水(3% 的 NaCl),补钾盐。宫腔镜手术体位常选择截石位,术中应预防神经损伤、背部腰肌损伤、软组织损伤;另外,应注意长时间压迫腓肠肌引起术后肌痛和有无深静脉血栓形成。

(丁式敏)

第四节　分娩镇痛

分娩疼痛是一种正常的生理现象,大部分产妇的正常分娩过程伴随较剧烈的疼痛,这一过程不仅需要强有力的子宫收缩,还需要产妇整个身体全力参与,因此需要有良好的体力和情绪控制力。过去人们一直认为分娩疼痛是产妇必然经历的一种自然现象,随着社会进步和医学不断发展,人们对分娩疼痛有了新的认识,即能否在保证母婴安全的前提下,使整个分娩过程无痛、舒适。这要求麻醉医师为产妇提供无痛苦、对母婴生理功能影响小、安全而清醒的分娩镇痛技术。

一、产程与分娩疼痛

分娩分为三个产程,第一产程从规律性宫缩开始到子宫颈口开全,第二产程从子宫颈开全到胎儿娩出,第三产程从胎儿娩出到胎盘娩出。

在第一产程中,疼痛主要来自子宫收缩和宫颈扩张,疼痛冲动通过内脏传入纤维与交感神经一并在 $T_{10} \sim L_1$ 节段传入脊髓。疼痛部位主要在下腹部、腰部,有时髋骶部也会出现牵拉感。第二产程致痛的主要原因,为子宫持续性收缩以及胎先露下降,引起会阴部的组织扩张。产妇感觉背部、大腿、小腿疼痛及会阴部胀痛,并会出现强烈的不自主"排便感"。第三产程时,子宫容积缩小,宫内压力下降,会阴部牵拉感消失,疼痛也骤然减轻。

二、分娩疼痛对母体和胎儿的影响

(一)对母体的影响

1.呼吸系统

当分娩疼痛剧烈时,产妇的肺泡通气量增加 $75\% \sim 150\%$,第二产程时增加 $150\% \sim 300\%$。过度通气,导致产妇明显的低二氧化碳血症($PaCO_2 \leqslant 2.67$ kPa)和呼吸性碱中毒($pH \geqslant 7.55$)。有研究表明,40% 的产妇 $PaCO_2$ 小于 3.07 kPa。过度通气引起宫缩间期产妇通气不足,导致产妇缺氧甚至昏迷。母体过度通气可引起胎儿缺氧,原因是子宫胎盘和胎儿胎盘血管收缩和母体氧离曲线左移,母体血红蛋白和氧结合更为紧密。在第一产程给产妇行子宫旁阻滞或硬膜外镇痛,可减少约 39% 的母体通气量。第一产程时母体氧耗量较产前增加 40%,第二产程时增加 75%。有效的局部麻醉能减少母体 14% 的氧耗。

2.心血管系统

分娩过程可引起产妇心排血量逐渐增加,而心率增加不明显。每次子宫收缩都会使心排血量增加 $10\% \sim 25\%$,血压增加 $5\% \sim 20\%$。实施分娩镇痛能减少分娩时的心排血量增加,给予蛛网膜下隙阻滞的产妇心排血量的增加比只进行外阴神经阻滞的产妇心排血量的增加要少得多。疼痛对于子宫动脉和脐动脉血流的影响研究较少。子宫和/或脐动脉收缩与舒张比值(S/D)降低意味着血管阻抗减少,硬膜外镇痛可以减少子宫和/或脐动脉 S/D。产妇分娩过程的体力消耗可能会减少 25% 的子宫胎盘灌注,造成胎儿心动过缓。实施硬膜外镇痛能减少产妇体力消耗,从而改善子宫胎盘灌注。

3.内分泌系统

(1)肾上腺素:疼痛、应激和焦虑增加产妇分娩时血浆儿茶酚胺浓度。研究表明,疼痛引起产妇血中儿茶酚胺明显增加,同时子宫血流减少。母体焦虑与血浆儿茶酚胺浓度增加有关,子宫活动减少,产程延长,胎心率异常的发生率增加。硬膜外镇痛能使血浆内啡肽浓度减少25%。产妇经受产痛时,鞘内给予芬太尼 25 μg,可使母体血浆内啡肽浓度减少 52%。子痫前期的孕妇接受硬膜外镇痛后,血浆中儿茶酚胺浓度明显下降。这对子痫前期的孕妇十分有利,因为子痫前期的孕妇血管内皮细胞对肾上腺素的反应性增加。母体高浓度的儿茶酚胺对母体和胎儿均不利。相对来说,胎儿的儿茶酚胺对其离开子宫后的生活有益处。益处如下:①促进肺泡表面活性物质的合成和释放;②促进肺内液的再吸收;③产生非肌颤的发热作用;④稳定血葡萄糖水平;⑤产生心血管兴奋作用;⑥维持水、电解质平衡。

此外,应激可引起促肾上腺皮质激素、β-内啡肽、皮质醇、催乳素、促肾上腺皮质激素释放因子分泌增加。产前早期或产时暴露在应激状态下可激活下丘脑-垂体-肾上腺轴,影响新生儿的成长。催乳素调节进食和食欲,抑制应激时的促肾上腺皮质激素的分泌。产时应激能延迟哺乳。初孕者分娩后比多产妇更易发生严重的心理紊乱,可能是产妇对分娩时不同程度的应激反应造成的。

(2)内啡肽:在分娩期间大多数产妇的 β-内啡肽浓度增加,可能是其分泌增加、降解减少及胎盘的合成增加所致。这种增加与反映分娩强度的子宫收缩频率和持续时间成正比。分娩时应用腰部硬膜外镇痛,血浆 β-内啡肽的浓度改变较小,提示硬膜外镇痛可减少分娩时的机体储备。产妇分娩疼痛引起 β-内啡肽浓度增加的效应尚不明了。有研究表明,尽管怀孕和分娩期间血浆 β-内啡肽浓度增加,但脑脊液中浓度并无明显改变。在分娩后期,坚持孕期锻炼的妇女血浆 β-内啡肽浓度较对照组高 34%,对疼痛的视觉评分较对照组低。在产程中蛛网膜下隙注射 β-内啡肽能够有效镇痛。孕期内啡肽系统的活动可能会减少产妇对麻醉药的需求。

(3)其他体液和代谢反应:肾素刺激血管紧张素 I 和 II。健康的孕妇有明显的血管紧张素 II 抵抗,子痫前期的孕妇对该激素的敏感性增加。在分娩时自然分娩和剖宫产的妇女血浆中肾素底物和肾素活性相似,但均高于非孕者。经自然分娩的胎儿血浆肾素活性明显高于剖宫产分娩的胎儿。血液中游离脂肪酸浓度能反映应激诱导的肾上腺素分泌的情况。分娩时硬膜外镇痛的产妇血中游离脂肪酸浓度低于仅用阿片类或其他镇静药的产妇。

4. 酸碱平衡

疼痛、焦虑使子宫平滑肌收缩增加,可引起母体和胎儿代谢性酸中毒。给予吸入麻醉或硬膜镇痛将阻止第二产程的进展。产时硬膜外镇痛可减少胎儿和新生儿的乳酸盐增多性酸中毒。

5. 产妇的恐惧心理对胎儿的影响

分娩时产妇的恐惧是一种复杂的反应,能被许多因素影响,包括产妇的期望、受教育程度、疼痛的严重性、陪护人员的鼓励和支持、产房的环境。医护人员的行动和语言可能会增加或消除产妇分娩时的恐惧。声、光刺激能引起产妇心动过速,45 s 后胎心率从 140 次/分钟增加至 175 次/分钟。让产妇用面罩呼吸,但告知其此种呼吸不能接受足够的氧气来维持母体和胎儿的生命,这种误导可引起产妇和胎儿心动过速,并持续约 10 min。有效的分娩镇痛及提供良好的支持和舒适的环境,可有利于产妇的分娩。

6. 子宫活动和产程进展

产程中如果宫缩不规则,可使宫口开大缓慢,例如,行 $T_{10} \sim L_1$ 脊髓节段阻滞镇痛,可加速宫口扩张,降低剖宫产率。

(二)对胎儿的影响

正常胎儿心脏的左、右心房之间存在卵圆孔,孔口自右向左开放。经静脉导管进入下腔静脉,然后流入右心房的血液含氧量较高,血液自右心房流向左心房,通过二尖瓣进入左心室,到达主动脉后供应胎儿头部和上肢。静脉导管位于胎儿肝门静脉、脐静脉和下腔静脉之间。约55%来自脐静脉的血流(动脉血)经静脉导管直接进入下腔静脉。胎儿期主要通过静脉导管、卵圆孔和动脉导管的血流来保证胎儿脏器的血液供应。

分娩时,随着产程的进展和产痛的加剧,产妇的肺通气量增加,造成严重的低氧血症和低二氧化碳血症。在宫缩间歇期产妇的呼吸处于抑制状态,因此胎儿可发生宫内缺氧。另外,产妇在分娩过程中受到产痛和情绪紧张的影响,产生应激反应,随之交感-肾上腺系统兴奋,儿茶酚胺大量分泌,它可作用于子宫血管,使其过度收缩,子宫的肌壁挤压血管,造成血流量减少,致胎儿宫内缺氧。

尽管在临产时子宫规律收缩所导致的氧供问题可使胎儿处于一种容易受伤害的环境中,但胎儿在分娩的整个过程中适应能力极强。临产时子宫平滑肌有节律性地收缩,每次收缩均持续一定的时间。在宫缩阶段,胎盘血管床的血流量减少,造成暂时氧供不足,但正常胎儿能凭借宫缩的间歇期血流恢复来维持自身的氧储备。如果宫缩过强或母体极度缺氧,胎儿能通过心功能的调节作用及胎儿具备的有效抗酸中毒的缓冲系统来进行调节。

三、阴道分娩常用镇痛技术

理想的分娩镇痛必须具备以下特征:对母婴影响小,易于实施,起效快,镇痛效果可靠且又可以满足整个产程的需求;应该避免运动神经受阻滞,旨在不影响宫缩和母体运动;母体宜保持清醒状态,必要时可满足剖宫产或器械助产的需要。主要分为以下四类:非药物控制焦虑和疼痛、简单的药物镇痛、吸入镇痛或麻醉、区域阻滞镇痛。

(一)非药物控制焦虑和疼痛

医师在临床实践中发现,分娩疼痛除了机体生理产生疼痛的因素外,还与母体的精神、心理状态密切相关,例如,恐惧、焦虑、疲惫、缺乏自信及周围环境的不良刺激等因素,都能降低母体的痛阈。此镇痛法包括以下几点。①产前教育:纠正"分娩必痛"的错误观念;锻炼助产动作,腹式呼吸。照顾与支持,包括家庭式分娩、陪待产等。有研究证实精神安慰分娩镇痛法可降低10%的分娩痛,并可减少镇痛药物的使用量。②针灸镇痛:近20~30年来西方国家也开始尝试将它用于镇痛分娩,但研究表明其镇痛有效率较低。③经皮神经电刺激仪疗法(TENS):1977年瑞典的医师将其应用于分娩镇痛,通过提高痛阈、暗示分散疼痛注意力的作用原理缓解分娩疼痛。除了对胎心监护有干扰的缺点外,无不良反应。其镇痛效率仅为25%。

非药物性的分娩镇痛法的优点是,对产程和胎儿无负面影响,但镇痛效果差或不确切。因此该方法只适合于轻度分娩疼痛的母体和/或可推迟其他镇痛措施的使用时间,或作为药物性镇痛的辅助方法。

(二)全身性药物镇痛

简单的药物镇痛是产科镇痛的主要方法。但须知母体用药一定会通过胎盘对胎儿造成不同程度的伤害,产科医师、产科麻醉医师在为母体实施镇痛时,一定要在关注母体的同时更加关注胎儿。

阿片类药物是用于减轻分娩痛的主要药物,如哌替啶、曲马朵、芬太尼、吗啡、纳布啡等。早期对阿片类药物采用肌内注射途径给药,现在小剂量的静脉给药可降低抑制分娩痛的用量,从而减轻对胎儿的影响。第一产程过后,要考虑第二产程中可靠的全面镇痛的方法。第二产程的特点是中重度疼痛,有使用阿片类药物镇痛的指征,可减轻临产母体 70%～80% 的中度痛、35%～60% 的重度痛。因为其有特殊的理化特性,均可自由通过胎盘对胎儿产生影响,多表现在对胎儿心率的影响。小剂量阿片类药物在母体没有明显的呼吸抑制,对胎儿和新生儿可产生呼吸抑制,致使其生后阿普加评分和/或神经行为评分明显降低,故使用后应有围生儿复苏的准备与措施。

镇静药用于缓解母体早期紧张情绪,其应用宜选择合适时机。通常使用的镇静药包括有催眠作用的巴比妥类,以司可巴比妥和苯巴比妥为代表;第二类是吩噻嗪类,以氯丙嗪和异丙嗪为代表。苯二氮䓬类的地西泮也经常使用。抗胆碱能药物东莨菪碱在产科镇痛时,可有镇静或遗忘作用。使用小剂量能够使母体进入一种浅睡眠状态,在这样一种状态下,母体清醒后甚至能够忘记曾经分娩过。这样的一种用药方式,在美国和我国已经较少应用,但一些发展中国家仍然在使用,提示关注婴儿的观点还没有得到普遍认同。

(三)吸入麻醉药物用于分娩镇痛

通常在氧气中混入 40%～50% 的氧化亚氮或亚麻醉量的吸入麻醉药物。不可以混淆这种疼痛缓解技术与意识消失和保护性的咽喉反射消失的吸入麻醉。可在宫缩时由麻醉医师间断给予,也可持续应用。安全及最佳镇痛原则要求吸入药物应由麻醉专业人员给予。其优点是起效迅速,作用终止也快;对胎儿抑制作用轻微,不影响宫缩及产程;血压稳定。50∶50 的氧化亚氮与氧气应用于分娩镇痛很多年,安全,经济,对肝、肾、循环和呼吸系统没有明显影响。

其最大的镇痛效果产生在吸入后的 1 min 左右,在每次宫缩痛前 10～15 s 吸入,间断应用。其缺点是镇痛效果不确实,特别是在宫缩频繁、疼痛剧烈时,对环境有一定污染;其他的吸入麻醉药物在低浓度时(如 0.25% 异氟烷、0.2% 地氟烷等)均可产生类氧化亚氮的镇痛效果,但可令人头晕、产生不愉快的气味、费用高等,最大的危险是过量可导致意识消失、咽喉保护性反射消失、反流误吸等严重并发症,需气管插管抢救。但吸入麻醉分娩镇痛可和局部麻醉方法联合应用,也是不能行神经阻滞方法的产妇可选择的方法之一。

(四)区域阻滞镇痛

从 20 世纪 70 年代以来,硬膜外镇痛已广泛用于产科。可供选用的方法有硬膜外镇痛、连续硬膜外镇痛、脊麻、硬膜外联合阻滞、双管硬膜外镇痛、骶管阻滞和双侧宫颈旁阻滞等。这些方法镇痛效果确切,且无中枢抑制,很少出现母婴并发症或对产程有不良影响。低血压和局麻药物的不良反应是区域阻滞的主要并发症。

1.宫颈旁和外阴阻滞

宫颈旁和外阴阻滞,可为第一、第二产程提供良好的镇痛。实施时务须连续监测母婴生命指标,旨在应对不测。

2.连续硬膜外镇痛

硬膜外产科镇痛已变得更加普遍,将低浓度局麻药与小剂量阿片类药物伍用,甚至在整个分娩过程中采用持续泵注的方法,既可以避免分次注射局麻药产生的短暂子宫活性降低及下肢和会阴肌功能减弱或瘫痪,又可避免对母婴产生过度的抑制。宜在宫口开大 2～3 cm 时实施镇痛,要密切观察母体的血压、心率、呼吸,注意胎心的变化,宫缩的时间、强弱度,宫口扩张和胎先露下降的情况,及时发现异常,及时处理,避免镇痛和产科的并发症发生。建议采用 0.1%～0.2%的罗哌卡因或 0.125%～0.25%的丁哌卡因,首次剂量 10～15 mL,然后将浓度减半,以 8 mL/h 左右的速度持续输入。加入小量芬太尼或舒芬太尼可改善镇痛效果。

3.自控硬膜外镇痛(PCEA)

此法完全依据母体自身特点和需求而设置用药量。母体可自行控制给药频率和用药量,用药更趋个体化,解决了不同母体对镇痛药物的需求。PCEA 用于分娩镇痛具有安全、有效、便于保持母体生理稳定、减轻医护人员工作量和增加母婴安全性等优点,但需母体控制给药速率。PCEA 母体的用药量及下肢运动神经阻滞程度均明显降低,母体满意率更高。负荷剂量的模式:常用 0.125%的丁哌卡因或罗哌卡因,单次剂量 4 mL,锁定时间 10～20 min,最大用量 20 mL/h;持续注射＋负荷剂量的模式:持续输入 0.0625%的丁哌卡因 4～8 mL,单次剂量 2～4 mL,锁定时间 10～20 min,通常合用阿片类药物效果更佳。

(五)微导管连续脊麻镇痛(CSA)

将 28 G 导管置入蛛网膜下隙,经导管分次注入脂溶性阿片类药舒芬太尼和/或丁哌卡因,初步结果显示此法用于分娩镇痛是安全有效的。

(六)脊髓-硬膜外镇痛(CSEA)

主要优点为镇痛起效快,用药量更少,运动阻滞较轻,镇痛效果更确实。结合硬膜外可持续给药的特点,分娩时先以快速起效的脊麻镇痛,后经硬膜外导管维持镇痛,用低浓度、小剂量的局麻药使 CSEA 选择性阻滞感觉神经,而减少运动神经阻滞。常用方法:在第一产程先行鞘内注入阿片类药物(如芬太尼 25 μg 和丁哌卡因 2.5 mg),随后硬膜外腔间断应用小剂量丁哌卡因(0.0625%～0.125%)和芬太尼 2 μg/mL,有人称之为"可行走的硬膜外镇痛"。

由于无运动阻滞,对下肢肌肉有控制力,同时蛛网膜下隙给予阿片类药物,第一产程镇痛效果良好。联合使用脊髓-硬膜外技术时,蛛网膜下隙注入阿片类药物可即刻产生有效的镇痛,在整个分娩过程中及母体宫口扩张 7 cm 左右时迅速产生镇痛效果。第二产程可通过硬膜外导管用药。

(丁式敏)

第五节 高危妊娠患者的麻醉

妊娠期存在某种病理因素或致病因素,可能危害孕产妇、胎儿、新生儿或导致难产,视为高危妊娠,具有高危妊娠因素的孕产妇称为高危孕妇或高危产妇,其所生的新生儿称为高危儿。

一、妊娠期高血压疾病手术的麻醉

妊娠期高血压疾病包括妊娠期高血压、子痫前期、子痫、高血压并发子痫前期及妊娠合并高血压,其中妊娠期高血压、子痫前期、子痫是妊娠期特有疾病。本病多发生于妊娠 20 周以后,以高血压、蛋白尿为主要特征,可伴全身多器官功能损害或功能衰竭;严重者可出现抽搐、昏迷,甚至死亡。本病严重威胁母婴健康,是导致孕产妇和围生儿死亡的重要原因之一。我国妊娠期高血压疾病的发病率为 9.4%～10.4%,国外其发病率为 7%～12%。

(一)病因

流行病学调查发现,妊娠期高血压疾病发病的可能因素:①精神过分紧张或受刺激使中枢神经系统功能发生紊乱;②寒冷季节或气温变化过大,特别是气压升高;③孕妇年龄小于18岁或大于35岁;④有高血压、慢性肾炎、糖尿病等病史;⑤营养不良,如贫血、低蛋白血症等;⑥体型矮胖,即体重指数大于0.24;⑦子宫张力过高,如羊水过多、双胎妊娠、糖尿病、巨大儿及葡萄胎等;⑧家族中有高血压史;⑨社会经济状况不好。

(二)临床表现

(1)妊娠期高血压:妊娠期首次出现,血压大于或等于18.7/12 kPa(140/90 mmHg),并于产后12周恢复正常;尿蛋白(一);少数患者可伴有上腹部不适或血小板减少。产后方可确诊。

(2)子痫前期(轻度):妊娠20周以后出现,血压大于或等于18.7/12 kPa(140/90 mmHg);尿蛋白大于或等于0.3 g/24 h或随机尿蛋白(+);可伴有上腹部不适、头痛等症状。

(3)子痫前期(重度):血压等于或大于21.3/14.7 kPa(160/110 mmHg);尿蛋白等于或大于2.0 g/24 h或随机尿蛋白(+);血清肌酐浓度大于106 μmol/L;血小板少于100×10^9/L;微血管病性溶血(血LDH浓度升高);血清ALT或AST浓度升高;持续性头痛或有其他脑神经或视觉障碍;持续性上腹部不适。

(4)子痫:子痫前期孕妇抽搐,不能用其他原因解释。

(5)高血压并发子痫前期:尿蛋白等于或大于0.3 g/24 h(高血压孕妇妊娠20周以前无尿蛋白);高血压孕妇妊娠20周后尿蛋白突然增加或血压进一步升高或血小板少于100×10^9/L。

(6)妊娠合并高血压:妊娠前或妊娠20周前舒张压等于或大于12 kPa(90 mmHg,滋养细胞疾病除外),妊娠期无明显加重;孕20周后首次诊断高血压并持续到产后12周后。

注意:通常正常妊娠、贫血及低蛋白血症均可发生水肿,妊娠期高血压疾病的水肿无特异性,不作为妊娠高血压疾病的诊断标准及分类依据。血压比基础血压升高4/2 kPa(30/15 mmHg),然而血压低于18.7/12 kPa(140/90 mmHg)时,不作为诊断依据,但必须严密观察。

(三)术前评估和准备

1.术前评估

麻醉前要注意气道情况,若出现面部水肿、喘鸣等,可增加气管插管难度。妊娠期高血压疾病患者常存在低血容量,当实施椎管内麻醉时易出现低血压,因此麻醉前要注意患者的体液平衡,维持中心静脉压不超过0.7 kPa(5 mmHg),以免快速扩容引起肺水肿。

如果遇下列情况应监测肺毛细血管楔压以指导补液和药物治疗:①顽固性高血压;②输液后少尿,难以了解体液状态;③有发生左心衰竭倾向;④有发生肺水肿倾向;⑤合并心脏疾病。

2.术前准备

(1)应用脱水或利尿药患者,可能已存在不同程度脱水、低钾血症和低血容量,麻醉前应适当纠正。

(2)对应用硫酸镁治疗的孕妇,应监测血浆镁、膝反射及呼吸频率。如果呼吸频率小于每分钟16次,应静脉注射10%的葡萄糖酸钙拮抗高血镁作用,麻醉中使用肌松药,应减量。

(3)对使用吩噻嗪类药物治疗的患者,麻醉前应了解用药的时间和剂量,以防止发生直立性低血压。麻醉中密切观察血压变化,避免低血压对母体和胎儿的影响。

(4)已采用肝素治疗患者,禁用椎管内麻醉,以免发生硬膜外血肿而引起截瘫。

(5)完成必备的实验室检查,如血常规及肝、肾功能等。血细胞比容升高提示孕妇存在等渗性脱水和低血容量。约 15% 的先兆子痫患者有血小板减少,如果血小板计数为 $(60\sim70)\times10^9$/L,应慎行椎管内麻醉。

(6)应备妥红细胞、新鲜冰冻血浆和血小板。

(四)麻醉选择和术中管理

麻醉方法的选择取决于产妇气道、凝血功能、血流动力学状况和手术的紧迫性。对一般情况良好的患者可选择硬膜外隙阻滞,也可选择蛛网膜下隙阻滞。如果并存脑血管病变或孕妇有严重凝血功能障碍,宜选择气管内插管全身麻醉。

1.硬膜外隙阻滞

硬膜外隙阻滞是妊娠期高血压疾病患者剖宫产手术的首选麻醉方法,其优点为麻醉平面通常上升缓慢,减少了低血压发生率,避免了胎盘灌注不良对胎儿的不利影响。为避免麻醉期间低血压,麻醉前应静脉输入 $500\sim1\,000$ mL 晶体液,如果有循环超负荷症状,应减少静脉输液量,并行中心静脉压或肺毛细血管楔压监测。硬膜外隙阻滞所用局麻药的种类和剂量与健康产妇相同,术中一旦出现低血压,可静脉注射小剂量麻黄碱($2.5\sim5$ mg)治疗。

对重度先兆子痫产妇,不提倡在硬膜外用药中加肾上腺素,以免血压明显上升。局麻药中加 $50\sim100$ μg 芬太尼可加快阻滞速度,提高阻滞质量,减少子宫外翻、清宫和牵拉腹膜引起的不适,延长阻滞时间,对胎儿无明显不利影响。

2.蛛网膜下隙阻滞

对先兆子痫患者避免采用蛛网膜下隙阻滞,因迅速阻断交感神经会引起明显低血压。对这些患者无论是采用硬膜外隙阻滞、蛛网膜下隙阻滞还是气管内全身麻醉,其新生儿评估和母体病死率并无明显差别,目前医师认为,蛛网膜下隙阻滞是轻度先兆子痫患者理想的麻醉选择。

3.全身麻醉

对先兆子痫患者虽应尽量避免选择全身麻醉,但在紧急情况下(如出现持续性胎心减慢、凝血功能障碍、胎盘早剥大出血及产妇拒绝区域麻醉等),全身麻醉是唯一选择。

麻醉前必须详细评估患者的气道,对有插管困难患者,可采用清醒插管。为预防呕吐、误吸,术前可静脉注射甲氧氯普胺和 H_2 受体拮抗剂,诱导时在压迫环状软骨下快速气管插管。先兆子痫患者气管插管时可出现严重高血压,容易引起颅内出血,这是导致产妇死亡的原因之一。因此,预防和及时处理高血压非常重要。对重度先兆子痫患者,建议采用有创血压监测,插管前静脉给予拉贝洛尔以减轻暴露声门引起的血压升高。产妇病情严重,虽然采取了预防措施,仍会出现严重高血压,此时要使用起效快的抗高血压药物,如硝酸甘油和硝普钠,必要时可持续静脉输注。

为避免浅麻醉引起的血压升高,术中应维持适当麻醉深度。要注意镁与肌松药之间的相互作用,镁可降低运动终板对乙酰胆碱的敏感性,减少神经肌肉接头处乙酰胆碱的释放,增强运动终板对所有神经肌肉阻滞药的敏感性,特别是非去极化肌松药,但并不减少快速插管时琥珀胆碱的剂量。气管插管时静脉注射琥珀胆碱 1.5 mg/kg,可提供充分的肌松。术中在琥珀胆碱作用消失后,可追加小剂量非去极化肌松药,并行肌松监测。

二、前置胎盘与胎盘早剥手术的麻醉

妊娠晚期出血,又称产前出血,见于前置胎盘、胎盘早剥、前置血管和轮廓状胎盘等。对母体和胎儿的主要影响为产前和产后出血及继发病理生理性损害,植入性胎盘产后大出血及产褥感染。产妇失血过多可致胎儿宫内缺氧,甚至死亡。若大量出血或保守疗法效果不佳,必须紧急终止妊娠。

(一)麻醉前准备

妊娠晚期出血,发生失血性休克,孕 37 周后反复出血或一次性出血量大于 200 mL,或临产后出血较多,均需立即终止妊娠,大部分此类患者需行剖宫产术。麻醉前应注意评估循环功能状态和贫血程度。除检查血、尿常规,做生物化学检查外,应重视血小板计数、纤维蛋白原定量、凝血酶原时间和凝血酶原激活时间检查,并做弥散性血管内凝血(DIC)过筛试验。警惕DIC 和急性肾衰竭的发生,并予以防治。

胎盘早剥是妊娠期发生凝血障碍最常见的原因,尤其是胎死宫内后,很可能发生 DIC。DIC 可在胎盘早剥发病后几小时内,甚至几分钟内发生,应密切注意监测。

(二)麻醉选择的原则

妊娠晚期出血多属于急症麻醉,准备时间有限,病情轻重不一,部分患者可能不能严格实施术前禁食、禁饮。胎盘早剥的症状与体征变异很大,有的外出血量很大,而胎盘剥离面积却不大;有的毫无外出血,但胎盘已几乎完全剥离,直接导致胎儿死亡。

麻醉选择应依病情轻重、胎心情况等综合考虑。凡母体有活动性出血,低血容量休克,有明确的凝血功能异常或 DIC,全身麻醉是唯一安全的选择。为了母体和胎儿的安全,要求在5~10 min 进行剖宫产,全身麻醉亦是最佳选择。母体情况尚好而胎儿宫内窘迫时,应将产妇迅速送入手术室,吸纯氧和行胎儿监护,如果胎心恢复稳定,可选用椎管内阻滞;如果胎心异常更加严重,则应选择全身麻醉。

(三)麻醉操作和管理

美国有一项调查研究报道,80%的麻醉死亡发生于产科急症手术中,52%发生在全身麻醉中,而其中 73%与气道有关。全身麻醉母亲死亡的发生率是局部麻醉母亲死亡的发生率的16.7 倍。几乎所有与麻醉有关的死亡都存在通气不良和气管内插管困难问题。产科困难气管内插管率远高于非妊娠妇女,其失败率有逐年增加趋势。而剖宫产的全身麻醉率由 83%下降至 33%。这样使从事麻醉的医师对产妇的插管机会减少,操作熟练程度下降。另外择期剖宫产全身麻醉比例比急症剖宫产更少,插管失败的风险更高。我国的妇产专科医院,尤其是基层医院中全身麻醉剖宫产的比例更低,插管的熟练程度更差。麻醉处理注意事项有以下几个方面。

(1)进行快速顺序诱导。

(2)做好抢救凝血异常和大出血的准备:高危剖宫产术前应备血,并开放两条静脉或行深静脉穿刺,置入单腔或双腔导管,监测中心静脉压,必要时快速补液、输血;行有创动脉压监测,并准备好血管活性药物。

(3)预防急性肾衰竭:记录尿量,如果每小时尿量少于 30 mL,应补充血容量,如果尿量少于17 mL/h,应考虑有急性肾功能不全的可能。除给予呋塞米外,应即时检查尿素氮和肌酐,以便于相应处理。

（4）防治 DIC：胎盘早剥时剥离处的坏死组织、胎盘绒毛和蜕膜组织可大量释放组织凝血活酶进入母体循环，激活凝血系统，导致 DIC。麻醉前、中、后应严密监测，积极预防处理。

（5）其他：麻醉前产妇出血较少，无休克表现，胎儿心率正常，可选择椎管内麻醉。应预防一过性低血压和下腔静脉压迫综合征。麻醉前产妇无休克，但胎儿有宫内窒息，可选用局麻或脊麻。应充分吸氧，预防子宫血流量下降及胎儿氧供需平衡失调。

三、多胎妊娠的麻醉

多胎妊娠是人类妊娠的一种特殊现象，双胎多见，三胎以上少见。目前双胎妊娠剖宫产率有上升趋势，由原 35% 上升为 50%；三胎妊娠择期剖宫产率为 63.4%；四胎以上择期剖宫产率达 74.1%。由于多胎妊娠的并发症明显多于单胎，麻醉管理方面的主要问题是腹围增大，腹内压升高，腹主动脉和下腔静脉受压，膈肌抬高，导致限制性通气困难。此外，也应高度重视胎儿肺成熟度。产后出血的发生率明显高于单胎妊娠，应做好相应准备。

1. 麻醉选择

该类剖宫产术多选用下腹横切口，故椎管内麻醉仍为首选。其对母婴生理功能的影响小，止痛完善。麻醉和术中应充分供氧。

2. 麻醉管理

（1）麻醉前首先开放静脉，用胶体液适度补容。监测血压、心率、心电图、脉搏血氧饱和度。

（2）用面罩吸纯氧，维护循环功能稳定，时刻注意预防和处理仰卧位低血压综合征。麻醉穿刺成功后将右髋部抬高 20°，再给硬膜外用药；蛛网膜下隙麻醉时要减少药量，将麻醉平面控制在 $T_8 \sim S_5$ 范围，即可满足手术要求。

（3）做好新生儿复苏准备。观察术中失血量、尿量、子宫肌肉收缩力，警惕产后出血并做好有关准备。

（4）随妊娠胎数增加，新生儿病死率相应增加。据文献报道，双胎新生儿呼吸窘迫综合征的发生率为 11.9%，三胎新生儿呼吸窘迫综合征的发生率为 31.4%，四胎以上新生儿呼吸窘迫综合征的发生率为 47.8%。对围生期胎儿和新生儿的监测、治疗、喂养均是重要的防治措施。

四、妊娠合并糖尿病的麻醉

孕产妇糖尿病酮症酸中毒，胎盘功能不全对胎儿的影响是本病麻醉中需注意的主要问题。硬膜外麻醉不仅可以消除疼痛，减少内源性儿茶酚胺的分泌，有利于维持胎盘的血流灌注量，还可以改善母体与胎儿的酸碱状态。胎儿娩出前应将母体血糖值控制在正常水平，倘若母体血糖高于 7.21 mmol/L，则新生儿发生反应性低血糖率可增加至 40% 以上。

五、妊娠合并心脏病的麻醉

产科医师要了解心脏病的病史、诊断及治疗效果，选择最佳的分娩方式。麻醉之前分析患者的心脏病的类型和程度，制订出个体化的麻醉方案和监测手段。注意心脏用药及其与麻醉用药间的相互作用。例如，使用大量 β 受体阻滞剂，在采用硬膜外麻醉时可发生严重低血压。静脉滴注催产素可引起的血压下降和肌内注射麦角新碱致血压升高对产妇的心脏和胎儿、新生儿均可产生明显的影响。关于麻醉选择，硬膜外或全身麻醉均可，关键在于维持循环功能稳定。硬膜外麻醉可降低前、后负荷，减轻心脏负担，但容易发生低血压；全身麻醉可充分供氧，有利于改善心肌氧供,但诱导期容易引起血压波动。无论采取哪种方法,术前应制订方案,术中严密监测血流动力学、血气、心电图及其他必要指标,针对出现的问题给予妥善处理。

1.非发绀性先天性心脏病

有中、小的房室缺损,如果心功能好,无明显的心律失常和心力衰竭或肺动脉高压,剖宫产手术麻醉无须特殊处理,区域阻滞麻醉是良好的选择。但术中一定注意剧烈的血压下降时可能会出现右向左分流,导致低氧。对已经有右向左分流的患者,原则上禁止妊娠,任何增加肺血管阻力,降低体循环阻力的因素都会导致严重后果。这类患者往往需要全身麻醉,减少血压下降的概率。除常规监测外,有创的动静脉监测是必要的。

2.二尖瓣狭窄的患者

二尖瓣狭窄的患者要预防心率快,胎儿娩出后,回心血量增加引起肺水肿。镇痛分娩是良好的选择。剖宫产应选择硬膜外麻醉,少用 CSEA 减少低血压的机会(反射心率增快),心功能 3 级或 4 级,建议全身麻醉。

3.其他

肥厚或梗阻性心肌病产妇,由有经验的麻醉医师评估,决定麻醉管理方式。合并心脏病的产妇,一旦需要全身麻醉(排除禁忌硬膜外麻醉而行全身麻醉的产妇),生产过程中在考虑麻醉药物对胎儿的影响的同时,选择对循环影响小的药物,更应关注产妇的生命指标的稳定和安全。

(丁式敏)

第六节　新生儿窒息及复苏

新生儿窒息是指生后 1 min 内无自主呼吸或未能建立规律呼吸而导致低氧血症和混合性酸中毒。

我国每年出生的新生儿中,有 7%～10%(140 万～200 万)的新生儿发生窒息,其中约 30 万例留有不同程度的神经系统后遗症。

一、病因

窒息的本质是缺氧,凡能造成胎儿或新生儿缺氧的因素均可引起窒息。

1.孕妇因素

(1)孕妇患有慢性或严重疾病,如心、肺功能不全、严重贫血、糖尿病、高血压等。

(2)有妊娠并发症,如妊娠高血压综合征等。

(3)孕妇吸毒、吸烟或被动吸烟。

(4)年龄不小于 35 岁或小于 16 岁及多胎妊娠等。

2.胎盘因素

有前置胎盘、胎盘早剥和胎盘老化等。

3.脐带因素

脐带受压、脱垂、绕颈、打结、过短和牵拉等。

4.胎儿因素

(1)新生儿为早产儿、小于胎龄儿、巨大儿等。

(2)先天畸形,如后鼻孔闭锁、喉蹼、肺膨胀不全、先天性心脏病及宫内感染所致神经系统受损等。

(3)吸入胎粪,致使呼吸道阻塞等。

5.分娩因素

(1)头盆不称,宫缩乏力,臀位,使用高位产钳、胎头吸引、臀位抽出术等。

(2)产程中麻醉药、镇痛药及催产药使用不当等。

二、临床表现

1.胎儿宫内窒息

早期胎动增加,胎心率不少于每分钟 160 次;晚期则胎动减少(每 12 h 少于 20 次),甚至消失,胎心率不少于每分钟100 次,羊水混有胎粪。

2.窒息后多器官受损表现

缺血、缺氧可造成多器官损伤,窒息程度不同,发生器官损害的种类及严重程度各异。

三、新生儿复苏

新生儿窒息,必须分秒必争地复苏,生后应立即进行复苏及评估,而不应延迟至 1 min 阿普加评分后进行,并应由产科、儿科医师共同协作进行。

1.复苏方案

采用国际公认的 ABCDE 复苏方案:①A(airway),清理呼吸道;②B(breathing),建立呼吸;③C(circulation),维持正常循环;④D(drugs),药物治疗;⑤E(evaluation),评价。尤以前三项最为重要,其中 A 是根本,B 是关键。

执行 ABCD 每一个步骤的前后,应对评价指标,即呼吸、心率(计数 6 s 心率然后乘 10)和皮肤颜色进行评估。根据评估结果做出决定,执行下一步复苏措施。即应遵循评估→决定→操作→再评估→再决定→再操作,如此循环往复,直到完成复苏。

2.复苏步骤

快速评估,出生后立即用数秒时间快速评估五项指标:①是足月吗? ②羊水清吗? ③有呼吸或哭声吗? ④肌张力好吗? ⑤肤色红润吗? 如以上任何一项为"否",则进行以下初步复苏步骤。

(1)初步复苏:①保暖,婴儿娩出后即将其置于远红外线或其他方法预热的保暖台上。②摆好体位,将肩部以布卷垫高 2~3 cm,使颈部轻微伸仰。③清理呼吸道,立即吸净口咽和鼻腔的分泌物,应先吸口腔,后吸鼻腔,吸引时间不超过 10 s。如果羊水混有胎粪,但新生儿有活力(有活力的定义:呼吸规则,肌张力好及心率高于每分钟 100 次),可不进行气管内吸引。④擦干,用温热干毛巾快速揩干头部及全身,减少散热。⑤触觉刺激,婴儿经上述处理后仍无呼吸,可采用拍打足底 2 次和摩擦婴儿的背来促使呼吸出现。以上五个步骤要在生后 30 s 内完成。

(2)复苏气囊面罩正压通气:触觉刺激后,出现正常呼吸,心率高于每分钟 10 次,肤色红润或仅手足青紫者可予观察。若新生儿仍呼吸暂停或抽泣样呼吸,心率低于每分钟 100 次,或持续中心性发绀,应立即用 100% 的氧进行正压通气。通气频率为每分钟 40~60 次,开始压力为 2.9～3.9 kPa(30～40 cmH_2O)，以后维持在 2 kPa(20 cmH_2O)。以心率增加接近正常、胸廓起伏、听诊呼吸音正常为宜。经 30 s 充分正压人工呼吸后，如果有自主呼吸，再评估心率，如果心率超过每分钟 100 次，可逐渐减少并停止正压人工呼吸。如自主呼吸不充分，或心率低于每分钟 100 次，需继续用气囊面罩或气管插管正压通气。

气管插管指征：①羊水胎粪污染且新生儿无活力，需要吸净；②重度窒息需较长时间加压给氧、人工呼吸；③应用气囊面罩正压通气胸廓扩张效果不好或仍然发绀；④拟诊膈疝；⑤需要气管内给药(如肾上腺素、肺泡表面活性物质等)。

(3)胸外心脏按压：如果正压通气 30 s 后，心率低于每分钟 60 次，应进行胸外心脏按压。用双拇指或中指和示指，按压胸骨体下 1/3 处，频率为每分钟 90 次(每按压 3 次，正压通气 1 次)，按压深度为胸廓前后径的 1/3。

(4)药物治疗：①肾上腺素，给 100% 的氧气，人工呼吸，同时胸外心脏按压 30 s 后，心率仍然低于每分钟 60 次，应立即给予 1：10 000 的肾上腺素 0.1～0.3 mL/kg，静推或气管内注入，5 min 后可重复一次。②扩容剂：给药 30 s 后，心率低于每分钟 100 次，并有血容量不足表现时，生理盐水每次 10 mL/kg，静脉缓慢输注 10 min 以上。大量失血者，需输入同型血。③碳酸氢钠，复苏过程中一般不主张使用碳酸氢钠，仅在经上述处理无效而又确定有严重代谢性酸中毒时，给予 5% 的碳酸氢钠 3～5 mL/kg，加等量 5% 的葡萄糖溶液后缓慢静脉推注(5～10 min)。④多巴胺，应用上述药物后，仍有循环不良，可加用多巴胺，开始剂量为 2～5 μg/(kg·min)，静脉滴注，以后根据病情可增加剂量。⑤纳洛酮，如果窒息儿的母亲产前 4 h 内用过吗啡类麻醉或镇痛药，应给予纳洛酮，每次 0.1 mg/kg，静脉或肌内注射，也可气管内注入。母亲疑为吸毒者或持续用美沙酮的新生儿不可用纳洛酮。

3.复苏后的监护与转运

复苏后需监测体温、呼吸、心率、血压、尿量、肤色、血气、血糖和电解质等。如果并发症严重，需转运到 NICU 治疗，转运中需注意保温、监护生命指标和予以必要的治疗。

(丁式敏)

第七节　全子宫加双附件切除术的麻醉

一、手术方式

全子宫双附件切除术过去多采用传统的开腹手术方式，术野清楚，便于松解粘连和止血，但对腹部创伤大，术后恢复慢。随着腹腔镜子宫及附件切除术快速发展，术式逐渐多样，技术日趋成熟，腹腔镜子宫及附件切除术成为可替代腹式手术(仅少数病例仍必须开腹手术)并能达到同样治疗效果的一种新方法，该方法相对微创和美观，术后恢复快。

二、开腹手术的麻醉

开腹全子宫双附件切除术可以采用椎管内麻醉，也可选择可控制气道(气管内插管或喉罩)的全身麻醉。

(一)椎管内麻醉

全子宫双附件切除术采用椎管内麻醉的主要优势为经济实用,便于术后椎管内镇痛治疗。椎管内麻醉对麻醉平面的要求一般为 $T_6 \sim S_5$,部分患者可能需要高至 T_5,才能基本消除牵拉反应带来的不适。

1.连续硬膜外麻醉(CEA)

根据不同的传统习惯,又可以分为一点穿刺法(单管法)和两点穿刺法(双管法)。一般情况下,一点法即可满足手术需要的麻醉平面。一点法一般选择 $L_{2\sim3}$ 椎间隙穿刺,向上置管;而两点法的穿刺间隙一般为 $L_{3\sim4}$ 向下置管及 $T_{12} \sim L_1$ 穿刺向上置管。试验剂量为 $1.5\% \sim 2\%$ 的利多卡因约 5 mL,等待 5 min 后测试麻醉平面,然后根据麻醉效果决定第二次追加剂量。一点法 5 mL 的试验平面一般上界为 $T_{10} \sim L_1$,追加剂量的个体差异较大,老年人需要量较小,年轻者、身高高者需要量偏大。一般而言,追加剂量为 $5 \sim 15$ mL。可以选用的局麻药为罗哌卡因、丁卡因、利多卡因,或者将这些药物配伍使用。

采用一点法时,若想获得理想的麻醉效果,局麻药浓度和容积的合理配比非常重要。因为浓度表示单位容积中的局麻药分子数,而溶液是局麻药分子的载体,只有药液扩散到某处,局麻药分子才能到达该处并向神经膜渗透,所以说,浓度决定麻醉阻滞深度和腹肌松弛程度,容积决定麻醉扩散平面。全子宫双附件切除术需要的麻醉平面较广($T_6 \sim S_5$),为防止局麻药总量超出中毒剂量,建议适当降低局麻药浓度,增加其容积。当然浓度不能太低,否则单位容积中局麻药分子数不足,能有效透过神经膜的局麻药分子数太少,对神经的阻滞深度不够,可能导致麻醉深度不够,腹肌松弛差。

临床中采用一点法时需注意不同手术切口对麻醉的要求不同。采用横切口时,手术开始不久即要求低位及骶部阻滞完善(切皮及宫颈牵拉等),而此时尚未进行腹腔探查,对 T_6 等高位平面的阻滞深度无较高要求。考虑到硬膜外麻醉效果是需要一定时间才能完善的,故对横切口手术在麻醉时应注意首先将侧重点放在使会阴部阻滞完善。而手术采用竖切口时,由于术野暴露较好,对宫颈牵拉不及横切口剧烈,因此对骶部阻滞深度要求不会太高;不过麻醉平面上界需至少达到 T_8。另外,如果因特殊原因穿刺间隙只能选择 $L_{3\sim4}$ 或 $L_{1\sim2}$ 时,建议选择 $L_{3\sim4}$,临床经验表明,只要药液容积足够多,选择低位穿刺可以将麻醉平面向上调整至 T_6;但若选择较高位的 $L_{1\sim2}$ 穿刺,有时药液往上扩散较好,骶部阻滞始终因药液扩散不下去而不完善或需很长时间才能完善,而此时麻醉平面上界可能已经高达 T_4,无法通过容积来调整使药液往下扩散,这是一点穿刺法的局限所在。

采用两点法时,一般先经下管注入试验剂量 $4 \sim 5$ mL,5 min 后确认平面,再追加 8 mL 左右;然后向上管注入试验剂量 5 mL,确认平面后根据平面的高低决定追加剂量。术中需要追加时,上、下管追加药物时间一般间隔 20 min,追加剂量一般为初始剂量的 $1/3 \sim 1/2$。采用两点法可使局麻药向头尾两端扩散,完全阻滞平面大多在 $T_6 \sim S_5$,因此能保证骶神经丛阻滞比较完善,内脏牵拉反应得到有效减轻,效果一般优于一点阻滞法。

无论一点法还是两点法,开腹全子宫双附件切除术硬膜外麻醉的要点是通过穿刺点的选择以及局麻药液浓度和容积的配比来调整麻醉平面和麻醉深度。由于该手术要求麻醉平面广,一般需通过扩容和给麻黄碱等血管活性药来维持循环稳定。只要麻醉平面不超过 T_4,一般对呼吸和氧合影响不明显。从安全角度考虑不建议通过采用较深的静脉给药镇静来弥补麻醉平面或深度不够所导致的疼痛及不适,必要时不妨改为控制气道的全身麻醉。

2.腰麻硬膜外联合阻滞（CSEA）

由于医疗设备的发展，腰硬联合阻滞针的发明，腰硬联合阻滞法已经越来越被广泛应用。和传统 G25 号腰麻针相比，用于联合阻滞的腰麻针为 G27 号的针尖为铅笔头，穿过硬膜时切割作用小，因而术后头痛的发生率大大降低。联合阻滞的优点为腰麻效果确切，起效快，局麻药用量少，硬膜外置管又可保证长时间给药及术后镇痛。

穿刺间隙一般采用 $L_{2\sim3}$ 或 $L_{3\sim4}$，前者穿刺的成功率相对高，而后者相对安全。蛛网膜下隙给药一般为 $10\sim15$ mg 0.5% 的丁哌卡因（或罗哌卡因），可加 50% 的葡萄糖，成为重比重溶液，蛛网膜下隙给药完成后拔腰穿针，留置硬膜外导管。CSEA 的要点是将局麻药注入蛛网膜下隙后需在较短时间内调整麻醉平面，达到手术所需之范围。同时从安全角度考虑，此段时间内由于腰麻起效迅速，麻醉阻滞平面范围内交感神经被阻滞，血管扩张，对循环影响大，血压波动明显，需及时扩容和用血管活性药物维持血流动力学稳定。

初学者在临床操作过程中经常遇到的问题是硬膜外针进入硬膜外腔指征明确，而用腰麻针反复穿刺却未见脑脊液流出，以至于不得不放弃腰麻改单纯硬膜外麻醉。因此，调整硬膜外穿刺针的位置是保证腰穿成功的关键。蛛网膜下隙尾端呈圆锥形，而腰部硬膜外腔随着腰椎管的增大及脊髓的收尾呈增大趋势，这就要求硬膜外穿刺针尽量对准蛛网膜下隙的中线才能提高蛛网膜穿刺的成功率。只要硬膜外针偏离中线稍大一点，腰穿针就极易偏离蛛网膜下隙而穿出腹侧，进入硬膜后腔或后纵韧带。此时的手感会显示针尖碰到密度较高的组织，而非成功穿刺时有那种"针尖突破一层纸"，且前方无阻力的"落空"感觉。因此，联合阻滞时对硬膜外穿刺针方向的精准控制比单纯硬膜外穿刺要高得多，应尽量保证硬膜外穿刺针对准脊髓中线。当然，其他原因（如脑脊液压力低，腰穿针被脂肪或血凝块堵塞，或针头口正好顶在软组织上等）也可造成脑脊液引流不畅。

（二）全身麻醉

现代社会越来越关注美观，因而妇科手术尽量采取小切口。开腹全子宫双附件切除术需要较好的肌肉松弛，有巨大子宫肌瘤或卵巢囊肿者尤甚。因此，全身麻醉下行子宫双附件切除术必须联合使用足够肌松剂及呼吸道控制。呼吸道控制一般采用气管内插管，部分条件好的病例也可以采用喉罩。

麻醉诱导一般采用丙泊酚、依托咪酯等静脉全身麻醉药，加罗库溴铵或维库溴铵等肌松剂，并辅以芬太尼、舒芬太尼等阿片类镇痛药。可以采用吸入麻醉维持，全凭静脉麻醉维持或静吸复合维持。

因为是开腹手术，患者一般需要静脉患者自控镇痛法（patient controlled analgesia，PCA）镇痛，可选用吗啡、舒芬太尼等阿片类镇痛药，辅以氟诺昔康等抗感染镇痛药。

三、腹腔镜手术的麻醉

腹腔镜手术具有微创、美观（无明显局部瘢痕）、疼痛轻、恢复快等诸多优点，同时避免了开腹手术医师的手和纱布等外界物质对腹腔脏器的摩擦，减少创伤及术后粘连，因而在妇科手术中的应用日益广泛。熟悉腹腔镜手术对机体的病理生理影响和麻醉特点，对于保证患者安全度过手术期具有重要的意义。

（一）腹腔镜手术对机体的影响

腹腔镜手术引起机体病理生理的变化主要由气腹、手术体位、麻醉药物、手术刺激及并发症等引起。全子宫双附件切除术的腹腔镜手术体位为垂头仰卧位(Trendelenburg position)。目前人工气腹的常用气体为安全性相对较高的 CO_2,现在临床实际操作中气腹产生的腹内压一般不超过 2 kPa(15 mmHg),称为低压气腹。腹内压越高,对机体的影响越大。

1. 对呼吸的影响

通气改变:腹内压升高和头低足高位使膈肌上移,造成胸肺顺应性下降(减少30%~50%)、吸气阻力增加或气道压升高(控制呼吸时)、功能残气量减少、无效腔量增加、通气血流比例失调等。气腹引起的并发症(如二氧化碳皮下气肿、纵隔气肿、气胸、栓塞及单肺通气等)都可以加重对通气的影响。

动脉血二氧化碳分压($PaCO_2$)升高:在二氧化碳气腹时腹膜吸收增加,加之手术创面血管破损,大量二氧化碳被吸收入血,需增加静息每分钟通气量以防止动脉血二氧化碳分压过度升高。一般在气道压可以接受的范围内以调整呼吸频率为主。气道压过高时可以改变呼吸模式、吸呼比等其他参数来保证氧合和可允许的动脉血二氧化碳分压升高。

2. 对循环的影响

腹内压增加可引起循环系统发生相应变化,术中特殊的垂头仰卧位也是重要因素之一。医师一般认为,腹内压超过 1.3 kPa(10 mmHg)即可影响循环。腹内压升高对循环的影响表现为回心血量减少,心排血量降低(10%~30%),外周阻力增加,组织灌注减少,反射性血压升高等。开始打气腹时腹膜突然受到刺激可引起反射性心率减慢,随后因反射性儿茶酚胺释放而增快。术中手术刺激盆腔组织,心率也可减慢。因此,术中需严密监护,防止因反射性心率减慢处理不及时而导致心搏骤停。和腹腔镜胆囊切除术的头高脚低位相比较,全子宫双附件切除术等妇科腹腔镜手术可因术中垂头仰卧位而缓解腹内压升高导致的回心血量减少,但同时因膈肌上抬而对通气的影响加剧。

(二)麻醉方法的选择

1. 气管内插管的全身麻醉

该法一般为首选,气道保护好,安全,控制呼吸使肌肉松弛,有利于手术操作。二氧化碳气腹时,需要通过增加静息每分钟通气量 15%~25% 来调节呼气末二氧化碳分压,临床中以增加呼吸频率为主。遇到肥胖等特殊情况,还可以通过改变呼吸模式(压力控制),调整吸呼比等来维持氧合与呼气末二氧化碳分压之间的最佳平衡。

2. 放置喉罩的全身麻醉

在部分通气条件较好的病例,可以选用新型 Proseal 喉罩代替气管内插管控制气道。Proseal 喉罩又称食管型喉罩,其为双管构造,通气管内有弹簧状结构,具有能够有效隔离气管和食管,对气管刺激性小等优点。虽然因整体更柔软而置入过程相对难度大,但置入后的稳定性和密封性大大增加,其封闭压可高达 3.3 kPa(25 mmHg)。可通过喉罩放置胃管吸引胃内容物,安全性得以增加。

3. 椎管内麻醉

在经济条件差的情况下可以考虑选用。和开腹手术椎管内麻醉相比,对麻醉平面的要求可能更广,高达 T_4。在腹腔加压及垂头仰卧位的双重影响下,患者的自主呼吸受到较大影响,术中需把握好镇静程度。

(三)注意事项

(1)以下情况不适合做腹腔镜手术:严重颅内压增高及有脑室腹腔分流,严重血容量不足,中重度心功能不全。

(2)应有呼气末二氧化碳分压监测。

(3)静脉通路最好选择上肢。

(4)人工气腹开始充气时速度要慢,以 $0.5\sim1$ L/min 为宜。

(5)持续监测腹内压,在满足手术的前提下,越低越好,现大多控制在 1.6 kPa (12 mmHg)。

(6)因手术中采用垂头仰卧位、架腿、体位变换多、覆盖无菌单等,要注意预防体位性神经损伤。

(7)术毕尽量排空腹腔内的气体。

(四)并发症的防治

1.二氧化碳皮下气肿

发生原因为直接充气到皮下或手术损伤腹膜。其典型的临床表现为触诊有握雪感,$PaCO_2$ 和 $P_{ET}CO_2$ 异常升高。当临床中发现 $P_{ET}CO_2$ 异常升高时应立即警惕,这说明二氧化碳吸收异常增加,可能是术野血管破损导致二氧化碳吸收面积增大,也可能是皮下气肿使吸收面积加大,应立即触诊,排除皮下气肿的可能性。颈部出现皮下气肿提示有纵隔气肿的可能。

预防和治疗措施如下。

(1)手术者处理好局部伤口,确定注气管在腹腔内时再充气。

(2)术中尽可能采用低腹内压,尤其是在有可能损伤腹膜时,腹内压不要超过1.3 kPa(10 mmHg)。

(3)若发生皮下气肿,术后要继续控制呼吸,直到 $PaCO_2$ 正常,尤其是对于慢性阻塞性肺疾病患者。

(4)腹腔二氧化碳气体的残留会引起患者疼痛不适,术后给予必要的镇痛。

2.气胸

腹腔镜术中因膈肌受损或主动脉、食管裂孔处薄弱的胸、腹膜破裂,腹内气体进入胸腔而导致气胸;也可能因气道压过高,肺泡破裂引起气胸。

临床表现包括气道压升高,通气功能下降,$PaCO_2$ 升高,$PaCO_2$ 可能不高,PaO_2 降低,听诊发现一侧呼吸音明显减弱。

处理方法:①停用 N_2O;②尽可能降低腹内压;③调节呼吸参数,纠正低氧;④给予呼气末正压(自发性气胸时禁用)。

气胸多在气腹解除后 $30\sim60$ min 缓解,一般不需要闭式胸腔引流。但自发性气胸需要闭式胸腔引流。

3.气栓

气体进入血液循环造成气栓的原因有充气直接入血管,腹内气体通过破损的血管或受损的实质脏器入血。既往有腹部手术史,同时应用腹腔镜及宫腔镜易发生气栓。

临床表现和气栓量的大小密切相关,包括换气功能降低,通气血流比例失调,缺氧和二氧化碳蓄积;中心静脉压升高,肺动脉压升高,肺水肿;血压下降,心排血量减少,心律失常(如心动过速、期前收缩等),严重时可发生心搏骤停。心脏听诊可闻及车轮样杂音,如果从中心静脉抽出气体,可确诊。气栓多发生在气腹开始时,所以最初的充气速率要小于 1 L/min,以便及时发现。

发生气栓后,应立即停止充气,去除腹内压;采用头低左侧卧位;吸入纯氧,增加通气;必要时可从右心房抽气甚至体外循环排除气体;可行胸部震荡,利于碎化气泡,减轻并发症。

4.其他并发症

(1)单肺通气:气腹使纵隔上移,若气管插管较深,导管可进入单侧支气管,发生单肺通气。临床出现血氧饱和度异常下降伴气道压升高时应警惕单肺通气,尤其是肥胖、颈短、无牙的患者。听诊双肺可诊断。

(2)胃内容物反流误吸:由腹内压升高,压迫胃造成。局麻、椎管内麻醉或全身麻醉未插管时均可发生。

(丁式敏)

第八节 异位妊娠手术的麻醉

异位妊娠手术是妇科常见的急症手术。由于异位妊娠部位的不同,临床表现和出血量差异较大。术前应尽量抗休克治疗,改善患者的循环状态。可根据血红蛋白含量、血细胞比容、B超检查对腹腔出血量的估计等因素综合考虑总出血量,术前备足血源。麻醉前应对患者的全身状态和失血性休克的严重程度做出迅速的评估。如果活动性出血加重,则必须在抗休克的同时立即手术治疗,手术止血才是最根本、最有效的抗休克措施。

麻醉诱导前应尽可能开通足够通畅的静脉通路,补充足够的容量,减少诱导期低血压的发生。输液注意晶体溶液和胶体溶液的比例,防止胶体渗透压过低;血液稀释不可过度,以血细胞比容维持在25%~30%为标准。随着医疗条件的改善,现在异位妊娠手术一般采用腹腔镜下手术。建议用气管内插管的全身麻醉。在诱导期对饱胃患者需严防呕吐、误吸。如果经过术前抗休克处理血容量仍明显不足,全身麻醉诱导可选用氯胺酮。氯胺酮的间接交感兴奋作用可有效对抗其他麻醉用药对循环的抑制作用。也可选用依托咪酯、咪达唑仑等对循环抑制轻微的药物,必要时辅以血管活性药麻黄碱、多巴胺等。麻醉维持一般为较浅的镇静辅以足够的肌松和镇痛。麻醉过程应严密监护。对年轻体健的女性,心率能比较可靠地反映循环血容量状况,可和动脉压一起用于判断容量状况。尿量是反映肾灌注的可靠指标,间接反映循环状态,但时间上稍迟滞。对既往有心血管等重要脏器功能疾病的患者,必要时可监测桡动脉压和中心静脉压,配合血气分析、血细胞比容等指导重症患者的抗休克治疗。

除某些禁忌证外,可将异位妊娠患者的腹腔内出血回收,输给患者。一般分为非洗涤回收式(用简单的自身输血器)和洗涤回收式(用血细胞回收机,cell saver)。

简单的自身输血器通过一个 170 μm 的过滤器和一个特殊吸头与抽吸装置相连接,把血液抽吸并过滤到装有枸橼酸-枸橼酸盐葡萄糖保存液的血袋中。这种非洗涤回收式自身输血设备简单,使用方便,血液回收迅速,但有不安全因素。异位妊娠破裂后的出血,伴有内、外凝血途径的激活,导致血液凝固,前活化素激活使纤维蛋白溶酶原转变为纤溶酶,产生纤维蛋白溶解。因此腹腔内积血中,凝血因子Ⅴ、Ⅷ、Ⅸ、Ⅹ、Ⅻ减少,同时含有某些激活的凝血因子,纤维蛋白原减少,而纤维蛋白降解产物明显增多。这样的血液不经处理就回输给患者可能引起血液凝血异常或诱发弥散性血管内凝血。而且,抽吸腹腔积血过程中,血液与空气接触,泡沫形成,可引起血细胞损伤破坏,产生细胞残骸,释放血红蛋白,此种血液输入量大,超过血液中结合珠蛋白的结合能力时,游离血红蛋白就会沉积在肾小管内,引起肾衰竭。细胞残骸、游离血红蛋白还可引发肺功能异常,导致成人呼吸窘迫综合征。此外,血液凝固、纤维蛋白溶解、抽吸血液时与空气接触等均可激活补体,因此腹腔积血中也有激活的补体因子。非洗涤回收式自身输血的回输血量超过 1 500 mL,就可能发生出血倾向、血红蛋白尿、肾功能不全等不良反应。若回输血液中混有空气则可能出现空气栓塞。如果未能按无菌技术进行操作,还可能导致细菌污染血液。所以除非受医疗条件限制,现主张改用洗涤回收式自身输血,以提高安全性。若想洗涤回收血液,需将回收血液置于大容量低温离心机内,离心并去除血浆层及红细胞上白膜层,再加入无菌生理盐水反复离心、洗涤。虽然安全,但耗时太久,临床应用不便。

现在流行的血细胞回收机可全自动或半自动完成红细胞的收集、离心、洗涤、浓缩等所有步骤,使用安全方便,但耗材相对昂贵。因为回收机最终产物只有红细胞,故出血量较大者需另补充含凝血因子的血浆等其他血液成分。

大部分异位妊娠手术患者,经手术止血、术中抗休克治疗及输血等使血红蛋白恢复后,一般循环、呼吸稳定,可考虑在手术室内拔除气管内导管。少数重症患者可带管回监护室,进一步治疗。

(丁式敏)

第九节　卵巢癌手术的麻醉

卵巢癌是妇科常见的恶性肿瘤之一,病死率居女性生殖系统恶性肿瘤之首。目前主要治疗方案为最大限度的肿瘤细胞减灭术并辅以铂类为主的化疗。卵巢癌根治术的手术范围包括子宫双附件切除,大网膜、腹主动脉旁及盆腔淋巴结清扫,阑尾切除,肿瘤转移灶切除术。手术范围大,出血多。卵巢癌手术过程中出血最易发生在盆腔肿块切除和腹膜后淋巴结清扫时。在多数情况下盆腔肿块切除是卵巢肿瘤细胞减灭术中难度最大、出血最多、耗时最长的一部分。特别是当晚期肿瘤充满整个盆腔,穿透被膜,向周围组织浸润种植,使子宫、附件、直肠、膀胱和盆腔腹膜粘连成不规则的大块而失去正常解剖关系时,大面积渗血难以避免。行盆腔和腹主动脉旁淋巴结切除时,常常需要彻底游离一些大血管,以便能彻底切除淋巴结。此时静脉损伤比动脉损伤更常见,因而造成的出血较难控制。

一、术前准备

早期卵巢癌手术患者的一般情况尚好,晚期患者或多次肿瘤细胞减灭术患者的一般情况较差。术前患者伴有不同程度的贫血和低蛋白血症,可能合并大量腹腔积液。腹腔积液较多时,膈肌上抬,胸廓容积明显缩小,通气量受限,可导致低氧和二氧化碳蓄积。因此需做好充分的术前准备,包括加强营养,适当输入新鲜血和清蛋白,改善贫血及低蛋白血症。对腹腔积液量大者,术前应多次少量渐进性放腹腔积液,改善通气功能。反复多次放腹腔积液又可导致水和电解质紊乱,加之术前肠道准备,可能存在不同程度的脱水,因此,水和电解质平衡的维持同样需要重视。如果发现胸腔积液、心包积液等,术前应根据心肺功能的具体情况予以穿刺放水,必要时可行胸腔闭式引流。

二、麻醉方式选择

建议选择气管内插管的全身麻醉。主要原因有如下:①手术时间长,手术范围大,出血多,全身麻醉便于循环、呼吸管理;②肌松药的应用使手术操作获得良好的腹肌松弛;③全身麻醉状态下患者无恶性记忆,无牵拉反应,舒适度高;④椎管内麻醉一般需多次追加静脉辅助用药,在无呼吸道保护的前提下风险大于全身麻醉。

当然,在全身麻醉条件、经济条件较差的情况下,椎管内麻醉基本能满足手术要求。

三、麻醉管理

(一)术中监测

由于卵巢癌手术一般出血量大,手术时间相对长,除常规的血氧饱和度、呼吸频率、呼气末二氧化碳分压、体温等无创监测外,手术中一般需中心静脉穿刺置管,既可监测中心静脉压,便于术中快速补液,输注血管活性药,也可方便术后较长时间的营养支持及化疗。桡动脉穿刺,对有创动脉压监测可视具体情况而定。一般情况差,高龄,心肺功能欠佳或并发其他重要脏器疾病,手术范围及难度大,肿瘤和大血管关系密切等因素都是有创动脉压监测的指征。

(二)术中管理

经过术前的肠道准备,患者一般处于脱水状态。加之麻醉后血管扩张,有效循环血容量大多不足,因此在麻醉后、手术未引起较多出血前,建议适度扩容,即在补充了有效循环血量的基础上进行适度血液稀释,减少手术开始失血后红细胞的丢失。晶体溶液与胶体溶液的比例可按 1:(1~2),对具体的量可根据中心静脉压及患者心功能确定。

手术开始前加深麻醉及保证充分的镇痛,减轻应激反应。放置腹部牵开器之前应追加肌松药,保证此时有最完善的肌松。

合并腹腔积液较多的患者受肿瘤的压迫和腹腔积液的影响,腹主动脉和下腔静脉长期受压,腹腔脏器及下肢血管床开放,侧支循环建立。卵巢癌合并大量腹腔积液,麻醉处理的关键是维持循环的稳定,维持液体出入量平衡,避免液体输入过多(诱发急性肺水肿)或过少(低血压和心动过速)。麻醉医师应严密观察手术进程,放腹腔积液时应缓慢,密切注意循环波动。血压下降剧烈时可采取加快输液速度(注意晶体溶液与胶体溶液的比例)、腹腔加压、给予血管活性药等方法来纠正。对年老体弱者、心功能较差者,应严密观察血压和中心静脉压的变化,高度警惕心脏事件(如心力衰竭等)的发生。

术中出血较多时,可根据血红蛋白、全身状况综合考虑在何时补充红细胞、血浆,甚至必要时补充凝血因子、血小板及凝血酶原复合物等。大量输血、输液时,需注意及时查血钾、血钙、血镁、血糖及酸碱状态,及时纠正失衡。

对于手术时间长,出血多,液体交换量大的患者,特别是年老体弱者,维持正常的体温至关重要。低体温可导致代谢异常、组织水肿及微循环障碍、严重酸血症、麻醉苏醒延迟等,影响患者预后。

(三)麻醉苏醒

非腹腔镜下卵巢癌根治术手术切口较长,一般延长至脐上,因而麻醉苏醒前必须给足镇痛药。充分的镇痛可防止患者剧烈呛咳、躁动,尤其对部分肥胖必须减张缝合的患者,平稳的苏醒尤为重要。手术范围大,液体交换量大,以及吸入麻醉药等因素使卵巢癌根治术患者易于发生术后恶心、呕吐。因此,预防性给予强效止吐药(如盐酸昂丹司琼片、盐酸格雷司琼片等)是非常必要的。

四、术后注意事项

首先必须保证完善的镇痛,减轻应激反应和减少患者的痛苦。患者自控镇痛(PCA)可以采用硬膜外给药方式或静脉给药方式。近年来随着舒芬太尼在临床的应用,静脉 PCA 逐渐趋于完善,不良反应降至最低。

术后需特别注意预防下肢深静脉血栓。导致血栓形成的因素如下:①血流缓慢,血液中有形成分停滞于血管壁;②手术致静脉内膜损伤;③血液呈高凝状态,术后长期卧床,腹胀,肠麻痹,髂静脉、下腔静脉回流受阻,血流减慢,手术引起大量组织破坏,释放凝血激活酶,激活外源性凝血途径。妇科肿瘤患者术后深静脉血栓形成的发生率约 20%,而卵巢肿瘤细胞减灭术后大约 50% 的患者可有深静脉血栓形成。

应及时治疗深静脉血栓形成以降低肺栓塞的风险。没有抗凝治疗绝对禁忌的患者应及早用肝素治疗,首剂 5 000 U,静脉注射,以后 10~15 U/(kg·h),持续静脉滴注。通常肝素输入速率应调整到部分凝血活酶时间(activated partial thromboplastin time,APTT)为正常值的 2~3 倍(首剂肝素治疗后 6 h 才能检测 APTT,以防测定值高于最后稳定状态水平)。

(丁式敏)

第十节 妇科手术的术后镇痛

与其他专科手术一样,妇科手术后患者也存在不同程度的疼痛。良好的术后镇痛不仅能减轻患者的痛苦,还有利于患者早期活动,减少下肢血栓形成及肺栓塞的发生,并促进胃肠功能的早期恢复;疼痛的减轻还可以帮助患者术后早期恢复正常的呼吸功能,从而减少呼吸系统并发症。疼痛在国际上已被称为除心率、血压、氧饱和度和体温以外的"第五大生命体征",有效治疗疼痛已经成为卫生保健完善的一项标准。值得关注的是,目前许多患者的术后疼痛并未得到令人满意的控制,许多患者还会因害怕疼痛而拒绝手术或术前产生焦虑。这种状况的主要原因包括医护人员对镇痛药物尤其是阿片类药物的不良反应的顾虑,患者和家属对于阿片类药物成瘾性的恐惧,医护人员使用阿片类药物不当(包括剂量调整、不良反应的预防和处理等)。对患者和家属未进行有关术后镇痛的适当宣教也是影响术后镇痛有效开展的重要原因。妇科手术患者在心理上对疼痛的承受能力与男性不同。研究证实,在生理上女性对疼痛的感觉以及治疗效果也有其特殊性。令妇科手术患者满意的安全有效的术后镇痛依赖于对患者和手术的深入全面的了解,以及对各种镇痛方法和药物的掌握;医护人员应悉心解释和宣教,针对女性患者给予安全、有效和满意度高的个体化镇痛。

一、疼痛的生理机制

手术引起的组织损伤可导致组胺、缓激肽、前列腺素、血清素、神经生长因子等炎性介质释放。这些炎性介质作用于外周伤害性刺激感受器,产生伤害性信息(神经冲动),经传入神经纤维(AS 和 C 纤维)传到脊髓背角。部分神经冲动传入脊髓前角,形成反射,引起骨骼肌张力升高等;其他神经冲动则经由脊髓丘脑束和脊髓网状系统传达到脊髓上和皮层,最终形成痛觉。

术后疼痛可诱发神经内分泌反应,通过下丘脑-垂体-肾上腺皮质系统和交感神经-肾上腺皮质系统的作用,引起儿茶酚胺和分解代谢性激素(如皮质激素、抗利尿激素和胰高血糖素等)浓度升高,导致高代谢状态,如血糖浓度升高、水钠潴留、游离脂肪酸浓度升高、酮体和乳酸浓度升高等。交感神经的兴奋性增强增加心肌的耗氧,导致心血管事件增加,同时胃肠功能的恢复延迟。手术伤害性刺激引起的脊髓反射包括对呼吸功能和胃肠功能的抑制,相应地引起肺部并发症和胃肠蠕动减慢。

术后急性疼痛控制不佳,还可能引起慢性疼痛。虽然机制尚未明了,但文献证明,控制术后疼痛可有效减少术后慢性疼痛的发生。

二、疼痛的评估

疼痛的评估主要包括对疼痛部位、性质和程度的评估。

(一)疼痛部位和性质的评估

疼痛部位的判断很重要,应该正确区分是病变部位的疼痛(局部性疼痛),还是牵涉痛。牵涉痛是深部躯体和内脏病变表现为体表相应部位的疼痛,其产生原因可能是体表部位的感觉传导通路与深部躯体和内脏的疼痛传导通路发生交汇。例如,心绞痛患者可发生左上肢牵涉痛,胆囊炎患者可发生右肩牵涉痛。术后患者疼痛部位的判断可以帮助医师鉴别患者是单纯手术伤口的疼痛,手术创伤引起的内部脏器的疼痛,还是手术相关并发症、麻醉相关并发症、基础病变或治疗引起的疼痛。例如,一位接受了宫颈癌根治术的患者术后发生的疼痛可能是伤口的疼痛、内脏的疼痛、肠胀气引起的疼痛、术前化疗引起的神经痛、术后并发的心绞痛、禁食引起的胃痛等。进行术后镇痛前,有必要先仔细判断疼痛的部位和来源。

疼痛的性质与疼痛的病理基础有关。伤害性疼痛与神经病理性疼痛性质不同,术后疼痛以伤害性疼痛为主,但也有神经病理性疼痛的成分。伤害性疼痛是一种炎性疼痛,由于体内组织受损,损伤组织或局部炎性反应所释放的化学介质作用于外周伤害性刺激感受器,通过初级传入神经到达中枢神经,从而产生痛觉。神经病理性疼痛是神经损伤后的特殊疼痛表现,性质上多表现为针扎样、烧灼样、撕裂样、穿通样、痉挛性疼痛等,并且有局部痛觉过敏和(或)触诱发痛的表现。痛觉过敏(hyperalgesia)主要是指对阈上疼痛刺激的反应增强。触诱发痛(allodynia)是指正常情况下不引发疼痛的刺激(如碰触等)可引起疼痛。

(二)疼痛程度的评估

对于疼痛进行定量分析是进行术后镇痛的前提,也是指导术后镇痛的重要指标。由于疼痛这种主观感觉不仅与生理、病理有关,还受心理、社会等因素的影响,因此对疼痛程度进行评估是复杂而困难的。目前已有多种疼痛程度测量方法,但尚未发现具有绝对优势的最佳评估方法。临床上常根据实际情况选用其中的一种或多种评估方法。

1. 视觉模拟评分法(visual analogue scale,VAS)

VAS 是术后镇痛中最常用的疼痛程度测量方法,它简单、有效。该方法以"0"表示无任何疼痛,"10"表示可以想象的最严重的疼痛,用刻度为 10 的游标尺让患者在标尺无刻度的一面滑动游标对自己的疼痛进行评分。游标在另一面对应的刻度就是 VAS 评分。VAS 亦可用于评估疼痛的缓解情况。初次疼痛 VAS 评分减去治疗后的 VAS 疼痛评分就是疼痛的缓解程度。

2.疼痛强度数字量表法(numerical rating scale,NRS)

该方法即口述疼痛评分法(verbal rating scales,VRS)。VAS 法可简化为 0~10 疼痛强度数字量表法,区别是不需用游标尺。告诉患者"0 分"代表完全无痛,"10 分"代表可以想象到的最严重的疼痛,直接让患者对自己的疼痛程度进行评分。3 分及以内为轻度疼痛,4~6 分为中度疼痛,7 分以上为重度疼痛。治疗后 VRS 评分降低 3 分及以上,说明疼痛有明显缓解。VRS 降低至 3 分及以下是疼痛治疗的目标。

3.四级评分法

这也是临床上常用的一种疼痛程度评估法,相对 VAS 和 NRS 更为简单,但定量性相对较差。

(1)0 分:基本无痛。

(2)1 分:轻度疼痛,可忍受疼痛,能正常生活,睡眠基本不受干扰。

(3)2 分:中度疼痛,睡眠受干扰,患者不敢咳嗽。

(4)3 分:重度疼痛,睡眠受到严重干扰,必须使用镇痛药物治疗。

4.麦吉尔疼痛问卷

麦吉尔疼痛问卷是一种多因素疼痛调查评分方法,重点评估疼痛的部位、性质、特点、强度和伴随症状,并包括疼痛治疗后患者的感受。该表对疼痛的评估较为可靠,但内容较多,且需要受过培训的医护人员协助患者完成。

三、常用的术后镇痛方法

术后镇痛可以有多种给药途径和药物的选择,应该根据手术部位、疼痛的严重程度以及患者的一般情况和并存疾病以及患者的个人意愿等进行选择。

(一)给药途径的选择

术后镇痛的途径主要有静脉注射、肌内注射、皮下注射、硬膜外给药、蛛网膜下隙给药、口服、塞肛等。

从起效速度而言,单次静脉给药的起效速度较快,适用于急性疼痛。前提是患者必须有静脉通路可供使用。经静脉单次给予阿片类药物,应该警惕血药浓度迅速达到峰值时可能产生的阿片类药物相关不良反应,尤其是可能威胁生命的呼吸抑制。经静脉连续小剂量给药可以避免峰药浓度和峰效应的产生,但对于突发性疼痛或疼痛程度变化较大的情况镇痛效果较差。通过患者自控镇痛装置可以在一定程度上解决这种问题。这种装置是一种由患者自己控制给药的镇痛装置,可通过静脉、皮下或椎管内给药。其机制是通过少量单次给药,使血药浓度相对稳定,以便在减少给药总量的同时尽量达到最佳镇痛效果,不良反应最少。

肌内注射对于没有静脉通路的患者或者暂时无法建立静脉通路的患者(如小儿)是较方便、迅速的选择。肌内注射给药起效比静脉给药慢,而且起效速度不确定,与是否注射在肌肉内和局部血液循环有关。由于镇痛效果和时间的可控性较差,加之有注射痛,使肌内注射给药途径在治疗慢性疼痛和急性疼痛中均无明显优势,所以这种途径的镇痛日趋减少。

对于术后恢复进食的患者,可以考虑口服用药。口服用药的优点在于不需要静脉通路,无创,因而没有注射疼痛且不易继发感染,药代动力学可预测性更强(相比皮下、经皮、经黏膜、椎管内等途径)等。但也有文献证明口服阿片类药物胃肠道不良反应高于非胃肠道用药。

（二）患者自控镇痛技术（patient-controlled analgesia，PCA）

PCA 是在医务人员设定程序后，由患者按照自己的需要自行使用的镇痛方法。

许多研究认为 PCA 的主要优点如下：①给药符合药代动力学的原理，更容易维持最低有效镇痛浓度（minimal effect analgesia concentration，MEAC）；②镇痛药的使用较为及时、迅速；③更符合患者对镇痛药的个体化需求，有利于患者不同时刻、不同疼痛强度下获得最佳的镇痛效果；④降低了术后镇痛并发症的发生率；⑤有利于维持机体生理功能稳定；⑥能显著减少护士的工作量。

PCA 的技术参数包括负荷剂量、单次给药剂量、锁定时间、最大给药剂量以及连续背景输注给药等。

1. 负荷剂量（loading dose）

给予负荷剂量旨在迅速达到镇痛所需的血药浓度，即最低有效镇痛浓度，使患者迅速达到无痛状态。

2. 单次给药剂量（bolus）

其为患者每次按压 PCA 泵所给的镇痛药剂量。单次给药剂量过大或过小有可能导致并发症或镇痛效果欠佳。

3. 锁定时间（lockout time）

锁定时间是指该时间内 PCA 装置对患者再次给药的指令不作反应。锁定时间可以防止患者在前一次给药完全起效之前再次给药，这是 PCA 安全用药的重要环节。

4. 最大给药剂量（maximal dose）

最大给药剂量即限制量，是 PCA 装置在单位时间内给药剂量限定参数，是 PCA 装置的另一项保护性措施。其目的在于对超过平均使用量的情况加以限制。

5. 连续背景输注给药（basal infusion or background infusion）

大部分电脑 PCA 泵除了镇痛给药功能外，还有连续背景输注给药模式。连续背景输注给药可维持一定的镇痛药物浓度，理论上将减少患者的 PCA 给药次数，减少镇痛药物浓度的波动。因此，可减少总用药量并改善镇痛效果。

（三）常用于妇科术后镇痛的药物

1. 非甾体抗炎药（NSAID）

NSAID 适用于轻度和中度疼痛的治疗，也可合并阿片类药物用于重度疼痛的治疗。NSAID 药物的作用机制是通过抑制环氧化酶（COX），减少参与疼痛产生的炎性介质的产生。人体的 COX 可分为两种：正常组织中的 COX-1 以及酶诱导产生的 COX-2。NSAID 对 COX-2 的选择性抑制可以产生消炎镇痛作用，而对 COX-1 的抑制，则可导致对消化道、肾脏、血小板等的不良影响。

通过对 COX-1 和 COX-2 作用的选择性不同，NSAID 可以分为三大类：选择性 COX-1 抑制剂、选择性 COX-2 抑制剂以及特异性 COX-2 抑制剂。

（1）选择性 COX-1 抑制剂：选择性作用于 COX-1，因而对消化道和血小板等有明显的不良影响。阿司匹林属于该类药物。

（2）选择性 COX-2 抑制剂：如美洛昔康、尼莫舒利等。在抑制 COX-2 的同时并不明显抑制 COX-1，大剂量用药时也抑制 COX-1。

（3）特异性 COX-2 抑制剂：由于对 COX-2 的选择性极高，可近似地认为这类药物只抑制

COX-2,不抑制 COX-1。代表药物有罗非昔布和塞来昔布。在使用 NSAID 时,应充分了解患者有无消化道溃疡、消化道出血史、出血倾向、肝和肾功能不全病史。该类药物对 COX-1 具有较高的选择性抑制或对 COX-2 选择性不高,在用药上注意严格掌握适应证和禁忌证,小剂量、短时间用药、联合用药以减轻不良反应。术中和术后早期通常只能使用静脉制剂,NSAID 中的静脉制剂不多,主要有氯诺昔康、氟比洛芬酯、酮洛酸和帕瑞昔布钠,由于对 COX-1 存在或多或少的抑制,有一定不良反应,应注意禁忌证和每日限量。

2.阿片类药物

(1)吗啡:因为吗啡药效确切,作用时间长且价格低廉,多年来一直是术后镇痛常用的阿片类药物之一。单次静脉注射吗啡后几分钟即可起效,30 min 达高峰,持续 2～3 h 皮下和肌内注射吗啡的峰效应时间为 45～90 min,作用持续 3～4 h。口服即释吗啡 30 min 左右起效,1～2 h 达峰效应,作用时间为 4～5 h。术后镇痛中吗啡的用药途径以静脉、椎管内和肌内注射为主。

吗啡能通过胎盘,可能抑制新生儿呼吸,所以一般不用于临产孕妇。吗啡还有促进组织胺释放作用,所以哮喘、COPD 患者慎用。

(2)芬太尼:芬太尼也是 μ 阿片受体强激动剂,作用强度是吗啡的 50～100 倍。目前剂型主要有静脉注射液和经皮贴剂,不含防腐剂的静脉注射液还被用于椎管内镇痛。静脉单次给药后 5 min 左右达到峰效应,作用持续约 60 min。用于急性疼痛治疗时通常单次给药 0.5～2.0 $\mu g/kg$,或使用静脉 PCA 给药。由于芬太尼脂溶性好,静脉持续给药容易产生蓄积,应警惕不良反应的产生。较大剂量使用芬太尼时,应警惕肌强直的发生。

(3)舒芬太尼:舒芬太尼对 μ 受体的亲和力比芬太尼强,静脉给药后 3～4 min 起效,单次给药作用时间与芬太尼相似。非麻醉状态下单次用药,一般给予 0.1～0.3 $\mu g/kg$。但由于舒芬太尼脂溶性是芬太尼的 2 倍,更易在体内蓄积,所以连续给药时清除半衰期明显延长。舒芬太尼的安全指数(半数致死剂量/半数有效剂量)为 2 521,明显高于芬太尼(277)和吗啡(69.5)。舒芬太尼也被用于椎管内辅助局麻药物镇痛。

(4)哌替啶:即度冷丁,是 β 受体激动剂,对 κ 和 δ 受体也有中度亲和力。镇痛强度是吗啡的 1/10。临床上常用肌内注射 50 mg 哌替啶治疗成人急性疼痛,也可静脉注射 25～50 mg 哌替啶。哌替啶相对其他阿片类药物对呼吸的抑制作用较轻,但静脉给药仍需注意给药速度,以免过度镇静引起呼吸道梗阻和呼吸抑制。哌替啶对 δ 受体的兴奋导致幻觉和欣快感的产生,使该药比单纯 μ 受体激动剂(如吗啡和芬太尼)更容易成瘾。临床上长时间使用哌替啶镇痛,容易导致患者在疼痛消失后仍有觅药行为,其根源是追求用药后的欣快感。此外,哌替啶的代谢产物去甲哌替啶有药理活性,可导致中枢兴奋、肌阵挛、震颤甚至惊厥。因此,不建议长时间大剂量使用哌替啶治疗急性疼痛。

3.局麻药物

椎管内局麻药物镇痛是常见的术后镇痛方法。硬膜外给予的局麻药物包括利多卡因、罗哌卡因、丁哌卡因和左旋丁哌卡因。其中利多卡因作用时间最短,罗哌卡因对运动的阻滞最轻。常用硬膜外丁哌卡因和左旋丁哌卡因的浓度不高于 0.125%,罗哌卡因的浓度不高于 0.2%。合用阿片类药物时,可进一步减少局麻药物。

4.其他镇痛药物

曲马朵是中枢性镇痛药,作用机制复杂,主要是抑制神经元重新摄取去甲肾上腺素和 5-羟色胺,以及兴奋 β 受体(作用较弱)。口服曲马朵 50～100 mg 对中度疼痛有较好的效果,静脉用药可单次给予曲马朵注射液 2～3 mg/kg,并可以连续输注。由于对 μ 受体的兴奋作用较弱,阿片类相关的不良反应(如呼吸抑制等)也较轻。正因如此,曲马朵被认为是安全性较高的药物。不良反应主要包括嗜睡、恶心、呕吐、头晕等。

(四)妇科手术常用的术后镇痛方法

1. 硬膜外镇痛

硬膜外镇痛是妇科术后镇痛中最常见和有效的方法。该方法既可以选用单纯局麻药物或单纯阿片类药物,也可合用局麻药物和阿片类药物。硬膜外镇痛最常用的局麻药物是利多卡因、丁哌卡因或罗哌卡因。最常用的阿片类药物有吗啡、芬太尼和舒芬太尼。水溶性的吗啡可被吸收进入脑脊液,随着脑脊液的流动作用于脊髓多个节段,镇痛作用不固定于置管的节段。由于吗啡还可随脑脊液到达较高的中枢神经系统水平,因此可引起延迟的呼吸抑制,应引起重视。椎管内另一类常用阿片类药物芬太尼和舒芬太尼的脂溶性很强,主要通过与置管节段的脊髓阿片类受体结合发挥药效,而不是随脑脊液扩散,所以镇痛效果主要位于硬膜外穿刺部位周围。

一般术前或麻醉前给患者置入硬膜外导管,并给予试验剂量以确定硬膜外导管的位置,术中亦可开始连续注药。根据导管位置的不同,可将持续硬膜外输注的速度调整为 4～8 mL/h,最快不超过 20 mL/h。

硬膜外镇痛可以单次手动推注,也可使用 PCA 泵。根据用药方案和患者的情况设定 PCA 泵的单次给药剂量、锁定时间及剂量限制等。

术后硬膜外镇痛的常见不良反应主要与所使用的药物有关。常见不良反应如下:①阿片类药物相关不良反应,有瘙痒、镇静、眩晕和尿潴留;②局麻药相关不良反应,有低血压、轻微感觉改变、尿潴留。其中,大部分不良反应可以通过减慢输注速度、改变药物种类或药物剂量缓解。瘙痒是硬膜外使用阿片类药物时常见的不良反应,可以通过使用抗组胺药物缓解,静脉输注小剂量纳洛酮也可以缓解瘙痒。尿潴留是硬膜外镇痛,特别是腰椎硬膜外镇痛的常见问题。因此,接受硬膜外镇痛的患者常需留置导尿管。

尽管硬膜外镇痛的并发症非常罕见,但一旦发生,后果将十分严重,因此必须注意避免。硬膜穿刺后头痛(post-epidural puncture headache,PDPH)是相对常见的并发症,可能与意外穿破硬膜,小量脑脊液漏出有关。PDPH 的发作时间常延迟约 24 h,通常在术后第一天才表现出来。PDPH 在行走时加重,在平卧时减轻,所以常在患者术后第一次下床活动时发现。PDPH 主要表现为枕部和颈部紧缩、牵拉和搏动样疼痛。传统的治疗方法包括卧床休息、静脉输注或口服大量液体及服用治疗头痛的药物(NSAID、对乙酰氨基酚、咖啡因或茶碱)。如果上述方法仍不能解决头痛问题,或者患者对上述方法有禁忌,则可以考虑采用"血块(blood patch)"疗法。抽取患者的 20 mL 无菌血液,注入硬膜外腔。其止痛机制尚不清楚,可能与血块直接压迫硬膜穿破部位或在硬膜穿破位点发生纤维化,阻止脑脊液外流有关。

硬膜外更严重的并发症为硬膜外占位性改变,如血肿和脓肿,前者更常见。如果出现了占位性改变的征象,需要停止硬膜外输注,或者拔出硬膜外导管(特别是发现存在皮肤感染时)。一旦证实已经发生椎管内占位,应立刻行外科手术减压,否则可能出现脊髓受压,最终将导致截瘫。

脊髓受压的主要征象包括下肢感觉和运动异常(通常为双侧)及背痛。轻微的感觉异常较常见,不一定由脊髓受压引起。但若在停止硬膜外输注后仍持续存在运动异常或背痛,则需要引起重视。占位发生在骶管时,主要的表现为大小便功能异常,而疼痛较少见。辅助检查可以借助 MRI,一经证实应行神经外科治疗。

有些患者在接受硬膜外镇痛的同时正在进行抗凝治疗,拔出硬膜外导管后硬膜外腔出血的发生率为 0.01%～0.1%,尽管发生率较低,但仍需十分谨慎。如果患者接受大量肝素治疗,又必须拔出硬膜外导管,则应在停止肝素治疗后 2～3 h 拔出导管,并在导管拔出后 2 h 内不再接受肝素治疗。小剂量肝素(预防治疗)不是拔出导管的禁忌证。使用低分子量肝素(LMWH)治疗的患者应该在停药 12 h 后拔出硬膜外导管,并且在拔出后 8～12 h 不再使用LMWH。目前还没有可以有效检测 LMWH 活性的方法。对有凝血功能异常的患者应该在拔出硬膜外导管后的 24 h 内严密监测,避免发生硬膜外血肿。

2.蛛网膜下隙镇痛

蛛网膜下隙置管神经系统损伤的风险更大,该方法与硬膜外置管相比较少用于术后镇痛。

单次蛛网膜下隙注射阿片类镇痛药可提供长时间的镇痛作用,其起效时间与所给药物的脂溶性正相关,作用时间长短取决于药物的亲水性。亲水性较强的吗啡注入蛛网膜下隙后,将在脑脊液(cerebrospinal fluid,CSF)中产生较高的药物浓度,并将缓慢地进入脊髓的受体部位,因此临床上蛛网膜下隙吗啡镇痛起效较慢,镇痛作用时间较长。而脂溶性较强的芬太尼和舒芬太尼则在注入蛛网膜下隙后,较迅速地与脊髓相应节段结合,只有少量存留在 CSF 中。因此,芬太尼和舒芬太尼的临床起效时间快,但镇痛作用时间较吗啡短。用阿片类药物蛛网膜下隙镇痛引起的主要并发症包括呼吸抑制(5%～7%)、皮肤瘙痒(60%)、恶心、呕吐(20%～30%)以及尿潴留(50%)等,临床上处理的方法以对症治疗为主,对严重者可以采用纳洛酮拮抗,但蛛网膜下隙镇痛时阿片类尤其是吗啡作用时间较长,注意可能需要多次拮抗。

3.静脉镇痛

术后镇痛除了椎管内的途径,静脉镇痛也很常用,主要以静脉患者镇痛自控泵(patient controlled intravenous analgesia,PCIA)为主。PCIA 主要用药包括吗啡、芬太尼、舒芬太尼、曲马朵和 NSAID 等,也可复合阿片类药物与其他药物进行静脉镇痛。

PCIA 的主要不良反应是阿片类药物不良反应,最常使用的阿片类药物是吗啡。吗啡禁用于胆绞痛的患者,因为会加剧胆囊痉挛,但对此观点仍有争议。当患者对吗啡过敏、使用吗啡后出现严重不良反应或使用吗啡无效时,可以选择其他阿片类药物。多年来,哌替啶一直是治疗急性疼痛的常用药物。但目前已不建议将哌替啶作为一线药物,因为它的代谢产物去甲哌替啶仍具有活性,仍会激动中枢神经系统,易出现毒性反应,特别是对肾功能不全的患者更应注意。氢吗啡酮也是常用的镇痛药物,如果患者对吗啡耐受,或使用吗啡后出现眩晕、恶心、轻微头痛,可以选用氢吗啡酮。

呼吸抑制是阿片类药物最严重的不良反应,因此,接受阿片类药物治疗的患者需要严密监测意识状态、呼吸频率、呼吸幅度及模式、皮肤及黏膜颜色。术后早期及存在危险因素的患者(如原有呼吸系统疾病等)应进行脉搏氧饱和度监测并吸氧。

一旦出现严重呼吸抑制,可静脉滴注纳洛酮。如果纳洛酮注入速度太快,可能导致患者极度烦躁,严重时可导致一过性肺水肿。建议将 0.4 mg 纳洛酮用生理盐水稀释成 10 mL,每次 2～3 mL。

纳洛酮逆转呼吸抑制之后,仍需严密监测患者,因为纳洛酮的作用时间仅约 20 min,而阿片类药物的作用可能持续存在。此外,纳洛酮起效十分迅速,如果患者使用后无明显效果,说明呼吸抑制可能是由其他原因引起的。

与阿片类药物相关的其他不良反应包括恶心、瘙痒及便秘等,可以分别使用止吐剂、抗组胺药及缓释剂对症治疗。减小阿片类药物剂量、改变阿片类药物种类或停止使用阿片类药物都可以减少不良反应。此外,还应考虑其他引起不良反应的原因,例如,麻醉药、抗生素及手术本身可以引起恶心。

4. 口服药物镇痛

术后在恢复胃肠功能后,患者可口服药物镇痛。术后常用的口服镇痛药物主要有NSAID,疼痛严重时也可口服阿片类药物。

(五)超前镇痛和多模式镇痛

1. 超前镇痛

手术损伤后的中枢敏化会加重术后疼痛的程度。通过镇痛阻止中枢的这一变化既可减轻术后急性疼痛,加速患者康复,又可减少术后慢性疼痛的发生,提高患者术后的生活质量。多项实验研究已证明超前镇痛能缓解损伤后疼痛。

超前镇痛的定义目前仍有争议,争议主要集中于超前镇痛是否包括术前、术中及术后均采用合理镇痛来阻止手术和炎症损伤介导的中枢敏化。若术前的干预不够充分有效,不能有效阻止中枢敏化,则不必超前镇痛。若将超前镇痛仅仅限定于术中(即手术损伤),则缺乏临床相关性,因为切口本身和炎症损伤对中枢敏化的触发和维持都十分重要,而炎症反应有可能持续至术后很长时间。某些方法学和实验设计的问题也使超前镇痛的临床意义问题更加复杂。

目前,学者已应用多种药物和技术对超前镇痛展开研究。如果采用更加广泛的定义(将术后的炎症损伤纳入),并且通过实验数据和阳性临床观察证明,超前镇痛确实是与临床相关的现象,那么,当完全阻止伤害性刺激的传入,并持续至术后,即可得到最佳临床效果,有效阻止中枢敏化,减少术后急慢性疼痛的发生。

2. 多模式镇痛

多模式镇痛是术后镇痛一个新概念,可以降低所用药物的剂量,其镇痛效果比单一药物疗法更好,且剂量相关的不良反应也相应减少,将术后镇痛的优势最大化。

多模式镇痛的原则包括有效镇痛,使患者早日活动,早日恢复肠道营养以及通过区域麻醉技术和镇痛药的联合应用,减少围术期的应激反应。例如,全身麻醉术后用切口局部浸润麻醉联合使用阿片类药物(PCIA),并且每 6 h 静脉滴注酮洛酸可以达到良好镇痛,不良反应较轻。有研究证实,采用多模式镇痛可以将行结肠切除术的患者平均住院时间由 6～10 d 降至 2 d。

总之,多模式镇痛能够减少围术期并发症、缩短住院时间、提高患者满意度,是改变传统治疗模式、改善术后康复的有效方法。

(六)心理治疗和行为治疗

心理治疗和行为治疗可为患者提供一种疼痛已被控制的感觉。应该通过各种方法帮助患者做好面对手术及术后疼痛的准备。简单的方法如放松、听音乐、回忆美好事物等,都有利于减轻焦虑并减少镇痛用药。

手术后患者可能存在与手术创伤本身无关的伤害,如头痛、胃管、手术引流管和静脉输液管等产生的不适。此外,患者可能常常存在心理上的"异常",如焦虑、害怕或烦躁等。因此,重视全面改善患者的生活质量(包括心理康复),将有效地减轻术后患者的痛苦。研究表明:心理支持疗法(包括与患者及其家属商讨手术麻醉方案,术前提供相关的信息以及宣教术后镇痛知识等)可有效地减轻患者的焦虑,减少患者术后对阿片类镇痛药的需求,住院时间缩短。只关注对患者的诊疗而忽视患者的心理需求,可能导致患者产生无助(helpless)的感觉。因此,改善医院环境,创造温馨的就医氛围,与患者进行亲切、友好的沟通,对其心理和生理方面的康复都将十分有益。

(七)急性疼痛服务

规范化围术期疼痛管理的建立,需要专业的人员及专业的管理模式,目前较为常见的是急性疼痛服务(acute pain service, APS)。APS 最早由 Ready 等于 1986 年在美国提出,继而在世界范围内展开,目前越来越多的医院都已建立了相似的疼痛管理小组。APS 由多专业人员共同合作,协调管理,可明显提高镇痛效果,促进各项生理功能的恢复,使自控镇痛药物的不良反应明显降低。

APS 模式有多种,有以麻醉医师为主体、护士辅助管理的模式,也有以护士为主、麻醉医师指导的模式。理想的 APS 组成人员应包括麻醉医师、麻醉护士、病房护士以及专门的 APS 人员,有明确的分工。

围术期由麻醉医师对护士进行有关疼痛评分方法的培训,术后由护士、专科医师联合镇痛评估,然后由麻醉医师指导疼痛管理,包括使用镇痛泵或硬膜外追加镇痛药物、根据术后时间联合应用阿片类药物和非阿片类药物,并根据患者的具体情况,在专科医师指导下由护士进行非药物镇痛和心理护理。

APS 模式的建立和完善,使术后镇痛更为安全和有效。

(丁式敏)

第十一节 慢性非癌性盆腔疼痛的诊治

慢性盆腔疼痛的病因比较复杂,可能是良性的,也可能是恶性(癌性)的,可能与生殖系统相关,也可能与生殖系统无关(泌尿系统或消化系统来源),可能有相关的器质性病变,也可能为心理性的疼痛。因此,治疗疼痛之前应明确诊断。

一、诊断

1. 病史

对慢性盆腔痛的患者进行诊断,首要的是采集病史。通过病史的采集了解疼痛的发作特点、强度、部位、性质、加重或缓解因素、疼痛与月经的关系、伴随症状、以往治疗效果、疼痛特点的变化过程、是否同时伴有痛经和性交痛,以及疼痛对患者生活质量的影响程度。在交流过程中,医师可以和患者建立良好的关系。

尤其要注意与月经周期有关的症状。生殖系统尤其是卵巢的疾病引起的疼痛症状可能只与月经有关,或者随着月经加重。肠激惹综合征、阑尾炎、慢性肾衰、胆囊炎、溃疡和其他一些非盆腔疾病,其疼痛也可能直接或者间接地与周期性激素改变有关。尤其要注意与疼痛相关的其他症状,因为它们通常是疼痛的主要诱因或者提示所涉及的组织结构。

2.体格检查

最好在疼痛发作的时候进行检查。首先观察患者的步态、脊柱等了解有无肌肉骨骼系统的异常；再行腹部检查，看有无触痛和疼痛激发点，必要时可以通过抬头试验增加腹直肌张力来鉴别疼痛到底是来自腹壁还是腹膜内。通过妇科检查可以了解有无盆底肌肉的疼痛触发点，感知尿道和膀胱基底部有无压痛。阴道前壁的压痛是间质性膀胱炎的特征之一。最后进行轻柔的窥器检查及双合诊盆腔检查可以了解有无宫颈举痛，宫骶韧带是否增粗，有无触痛结节、肿物及盆腔器官活动度如何等。

二、辅助检查

（1）实验室和影像学检查：应该依据病史和体格检查的发现决定相关的实验室和影像学检查，包括中段尿培养和药敏检测、宫颈和阴道分泌物拭子培养以及全血细胞分析等。经阴道超声检查能够帮助确定盆腔包块的来源、性质（囊性或实性），彩色多普勒能评价病变部位的血流情况，对于盆腔淤血综合征也有一定的提示。在某些特定的情况下，如怀疑恶性肿瘤、腹膜后病变或小体积肿物时，MRI 和 CT 也是非常有用的无创性检查。X 线检查包括静脉肾盂造影、消化道造影、腹平片和骨平片等。

（2）内镜检查：可疑盆腔异常的慢性盆腔痛是腹腔镜检查的指征。值得注意的是，盆腔查体无异常的慢性盆腔痛患者中，50%有腹腔镜异常。年轻患者中非典型病变更加常见，如果肉眼所见高度怀疑子宫内膜异位症，建议进行组织活检，用病理组织学证实。目前较为先进的是在清醒镇静的情况下行显微腹腔镜检查，通过探针或者牵拉盆腔组织诱导出与平日相似的疼痛，从而确定疼痛来源。对于怀疑泌尿系统和消化系统疾病者，常用膀胱镜和结肠镜检查辅助诊断。

三、治疗

慢性非癌性盆腔痛的治疗目标在于改善功能并尽可能缓解疼痛。治疗方法包括药物、手术、物理治疗和心理治疗等多种手段，并需要进行个体化的综合治疗。目前可供参考的循证医学研究有限，应结合临床具体情况决定疼痛治疗方案。

慢性非癌性盆腔痛主要为炎性疼痛，药物治疗方面多使用 NSAID，必要时可合用治疗神经痛的药物，如三环类抗抑郁药（阿米替林等）或抗惊厥药物（加巴喷丁等）。疼痛严重时，还可合用阿片类药物。但应注意相关的不良反应，如 NSAID 对胃肠道黏膜等的损害，以及阿片类药物相关不良反应及潜在的成瘾性等。使用不同机制的药物可以减少用药量以及相关不良反应的发生。除常用镇痛药物以外，非癌性盆腔疼痛的治疗很大程度上依赖于病因治疗和非药物治疗，以下就常见的非癌性盆腔疼痛进行相关简介。

1.子宫内膜异位症

子宫内膜异位症是指具有活性的子宫内膜组织（腺体和间质）出现在子宫内膜以外部位，其相关的盆腔疼痛可持续整个生育年龄。对此病的诊断可通过病史和三联征确定：痛经、性交痛和子宫异常出血，体格检查可发现子宫骶骨结节。子宫内膜异位症的分期并不直接和疼痛的程度相关，而与慢性盆腔痛的持续时间相关。

研究表明在治疗子宫内膜异位症引起的慢性盆腔痛方面，外科治疗的效果不如促性腺释放激素。从随机对照试验的结果来看，外科干预一年后，44%的患者出现复发症状，而反复手术可能降低治愈率，所以不再被采用。

促性腺激素释放激素激动剂（GnRHa）通过下调垂体的促性腺激素释放激素受体来降低黄体生成素和卵泡刺激素水平，抑制卵泡生长，产生包括雌激素水平下降的假绝经状态。GnRHa缓解疼痛的确切机制不清，主要机制可能是内脏伤害性刺激感受器的敏感性下降，而非抑制异位内膜的生长。使用促绒毛释放激素同型物（如亮丙端林等）是治疗子宫内膜异位症的最新方法，能有效控制严重的疼痛。但是使用六个月后会出现明显的骨质疏松，因此常联合使用雌激素和孕酮以减少骨质疏松的发生。

口服避孕药也被推荐用于子宫内膜异位症相关的慢性盆腔痛。一项临床试验表明，对患有子宫内膜异位症的妇女，口服复合避孕药在缓解慢性盆腔痛和性交痛方面，可与GnRHa相仿，但对于缓解痛经效果不如GnRHa。孕酮类药物（如炔诺酮等），可以作为子宫内膜异位症长期持续治疗的二线用药。通过观察发现，雄激素过多患者的子宫内膜趋向萎缩，因此雄激素（如达那唑等）可用于子宫内膜异位症的治疗。达那唑能产生大量雄激素、少量雌激素的环境，导致子宫内膜萎缩，能较好地治疗疼痛。

2.盆腔粘连

手术、感染、外伤或辐射时由于肠壁损伤，易产生粘连。疼痛可能是由粘连后器官活动度受到限制和压力感受器受到刺激所致，也可能是由于粘连的感觉神经纤维受到刺激而产生。

目前，腹腔镜下粘连分解术成为"金标准"术式。许多观察性研究证实，腹腔镜粘连分解对于60%～90%的慢性盆腔痛患者能缓解症状，但目前，还没有女性慢性盆腔痛患者腹腔镜下粘连分解术的循证医学研究。1992年，Peters的随机对照研究表明，开腹粘连分解术相对于不手术没有益处，但是确实有极小部分严重粘连的患者术后慢性盆腔痛症状得以缓解。理论上讲，开腹手术可能造成更多的粘连。因此手术治疗盆腔粘连并非常规方法。

3.盆腔炎性疾病

盆腔炎性疾病是常见于生育期女性的生殖系统感染性疾病（如子宫内膜炎、输卵管炎、卵巢炎、输卵管-卵巢脓肿、宫旁组织炎、盆腹膜炎等），多由逆行性感染引起，主要的致病菌为沙眼衣原体和淋球菌。疼痛特点为持续性钝痛及隐痛，表现为下腹疼痛、坠痛或腰骶部坠痛、胀痛，白带增多，月经增多，不孕，劳累或月经期疼痛加重。盆腔炎性疾病引发慢性盆腔痛的原因尚不清楚，可能与炎症后输卵管与卵巢以及盆腔的形态结构异常有关，也可能是盆腔炎性疾病引发盆腔粘连所致。

在使用药物治疗前，要做好阴道分泌物的细菌培养和药敏试验，以选择最合适的抗生素。因慢性盆腔炎多为需氧菌、厌氧菌混合感染，故多采用联合用药。也可同时采用糜蛋白酶5 mg或透明质酸酶1 500 U，肌内注射，隔日1次，5～10次为1个疗程，以利于粘连和炎症的吸收。个别患者局部或全身出现过敏反应时应停药。

如果伴有输卵管积水或输卵管卵巢囊肿，可行手术治疗，此外，存在小的感染灶容易反复引起炎症发作者亦宜手术治疗。手术以治愈为原则，避免遗留病灶再有复发的机会，行单侧附件切除术或子宫全切除术加双侧附件切除术。对年轻妇女应尽量保留卵巢功能。温热的良性物理刺激可促进盆腔局部血液循环，改善组织的营养状态，提高新陈代谢，以利于炎症的吸收和消退。因而可选用短波、超短波、离子透入（可加入青霉素、链霉素等）、蜡疗等方法进行辅助治疗。

4.盆腔静脉淤血

通过注射显影剂到卵巢和髂内静脉可以确诊卵巢功能不全和骨盆静脉的逆流，从而提示骨盆静脉淤血和慢性盆腔痛之间的关系,但是器官疾病的严重程度很少与疼痛及功能的损伤明确相关。对患有盆腔静脉淤血的患者进行 Meta 分析,结果显示孕激素能够减少治疗中的疼痛,一项随机对照研究表明,用甲羟孕酮治疗盆腔静脉淤血综合征与心理治疗相比,能够明显减轻疼痛,改善功能状态,但是维持时间不超过治疗后 9 个月。有研究表明 GnRHa 并非仅针对子宫内膜异位症,对盆腔静脉淤血也有效。

全子宫和双附件切除术被认为是治疗盆腔静脉淤血的有效方法。1991 ,年 Beard 报道 36 例的盆腔静脉淤血患者中,有 24 例术后疼痛消失,12 例术后 1 年虽有疼痛缓解,但未完全消失。目前,还没有足够的证据支持子宫切除术作为大多数盆腔静脉淤血所致慢性盆腔痛的治疗方法,特别是在子宫本身没有病理改变的情况下。

近年来卵巢静脉栓塞成为治疗盆腔静脉淤血的新选择。有超过半数的病例表明,经导管卵巢静脉栓塞可以完全缓解症状而且安全可行。但是应当强调的是,病例的选择和放射介入医师的技术水平直接影响治疗的效果。

5.周期性疼痛

周期性疼痛或痛经是由月经期间强烈的子宫收缩导致子宫血流减少,引起子宫内膜产生前列腺素增加而引发的下腹部疼痛,与其他疾病无关,是青年女性多发的下腹部疼痛。

口服避孕药能够抑制排卵,减少自发性子宫收缩,阻断经期前列腺素水平的升高。因此,能有效地缓解原发性痛经。也可联合采用非甾体抗炎药和复合型口服避孕药进行治疗。有报道称钙通道阻滞剂、硝酸甘油、经皮电神经刺激、针灸、草药也能减轻疼痛,但是长期效果尚不清楚。

6.肠激惹综合征

肠激惹综合征的原因不明,其特征为腹部疼痛、肠蠕动规律改变、无其他器官疾病。治疗包括使用解痉剂、热敷、高纤维和粗粮饮食,尽可能避免使用阿片类药物。

7.复发性膀胱炎和间质性膀胱炎

间质性膀胱炎以尿急、尿频、盆腔痛而又无明显病因为特征,病因可能有创伤、过敏、尿道周围炎症或纤维化、尿道狭窄、尿道痉挛、雌激素水平过高、压力和精神紊乱。与此相关的高危因素包括多产、两次以上的流产史、院内生产、没有会阴切开和骨盆松弛,造成骨盆结构及尿道损伤和尿道血供降低。

部分患者症状的恶化与月经周期变化有关,因此用激素治疗可以大大缓解疼痛。还可采用抗生素、三环类抗抑郁药、人工物理治疗、针灸、艾灸和骶骨神经刺激等疗法。有研究显示骶骨神经刺激可降低顽固性盆腔疼痛患者疼痛的严重程度、持续时间和发生频率。三环类抗抑郁药能帮助患者改善睡眠、减轻焦虑和抑郁,提高痛阈,缓解疼痛。

8.腹腔筋膜疼痛

腹腔筋膜疼痛是精神因素和肌肉紧张引起的常见症状,这是因为患者在穿刺治疗或创伤性神经瘤形成后对肌紧张更加敏感。

9.无器质性疾病的非癌性疼痛

尚无研究表明长期抑郁在疼痛发展中起重要作用,精神刺激和不良生活事件可能导致工作能力的丧失,抑郁、焦虑、不能自控都会使疼痛和工作能力丧失的恢复更慢。尽管心理创伤可能使疼痛的发生提前,但没有证据表明心理因素在慢性疼痛的发展中起作用。还有研究表明心理问题可以成为慢性疼痛的并发症。应个体化制订心理治疗方案,开始采用最基本的干预方法,如行为治疗等。如果该方法不合适,可以过渡到下一阶段,如认知治疗等。

总之,评估和处理慢性盆腔疼痛有很大的挑战性,且非无据可循。充分评估排除其他系统疾病后,可疑盆腔异常的,可考虑腹腔镜检查以明确诊断。绝大多数病例可以获得较为明确的诊断,如子宫内膜异位症、盆腔炎性疾病、盆腔粘连、盆腔淤血等。可以根据循证医学研究结果,进行有的放矢的手术和药物治疗。对于较少数腹腔镜检查阴性的慢性盆腔痛,告知患者没有"明确疾病"可能会给患者的心理上带来正面影响。

因而,慢性盆腔痛的治疗必须经多方面的综合考虑,争取获得妇产科医师、心理医师、理疗师的综合性多学科治疗,尽最大可能解决慢性盆腔痛患者的问题。

(丁式敏)

第十二节　合并其他疾病的妇科患者的麻醉管理

一、合并心血管疾病的患者

(一)缺血性心脏病

当心肌氧供给不能满足心肌氧代谢需求,就会引起心肌缺血。其病理基础是冠状动脉粥样硬化。心肌缺血是围术期最常见的并发症和围术期死亡的主要原因。

1. 术前评估

(1)患者在围术期的临床表现与疾病的严重程度和心室功能相关。重症冠心病、有近期心肌梗死病史或心室功能不全患者发生心脏并发症的危险最高。

(2)对有陈旧性心肌梗死者,特别是行大手术者,必须询问的重要症状包括有无胸痛、呼吸困难、活动耐力差、昏厥或黑蒙,明确症状与活动的关系。

(3)目前医师认为麻醉方式和麻醉药物剂量、浓度并不影响心肌再梗死的发生率。既往有心肌梗死病史的患者实际再发心肌梗死的可能性与时间长短有关。心肌梗死恢复期,若心肌缺血试验显示残留心肌无缺血危险,则非心脏手术可在心肌梗死后4~6周进行。术前3个月内发生心肌梗死的患者再次梗死的发生率为6%。术前3~6个月发生心肌梗死的患者再次梗死的发生率为2%~3%。

(4)严重Ⅲ~Ⅳ级不稳定型心绞痛患者围术期心脏不良事件的发生率为30%以上,应推迟择期手术。三个月内频繁发作心绞痛者也应暂缓手术。

2. 术前准备

(1)术前请心内科医师会诊,调整术前用药,术后应尽早恢复β受体阻滞剂、硝酸酯类、钙通道阻滞剂、ACEI的使用。

(2)围术期使用β受体阻滞剂可以降低患者的病死率,适用于所有对该药无禁忌的缺血性心脏病患者。

(3)紧张、焦虑会增加心脏氧耗,增加心肌缺血的概率。术前应适量应用抗焦虑药,非全身麻醉时应适当辅助镇静药。苯二氮䓬类单独或联合阿片类药物使用较为常见。

(4)心律失常会使心排血量下降,心脏无效做功增加。应尽量避免,及时予以纠正。

（5）低血压会显著减少心肌氧供，心动过速会明显增加心肌氧耗，均应避免。维持适当的前负荷非常重要，前负荷过少，心脏无效做功增加，可能出现低血压；前负荷过高，使心脏耗氧增加，有心力衰竭的危险。

（6）纠正贫血，血细胞比容低于 28% 可增加心脏病患者围术期心肌缺血和心脏事件的发生率。

（7）调整体液内环境，及时纠正电解质紊乱。

（二）高血压

高血压是手术患者最常见的并发症，而且与缺血性心脏病和脑血管疾病密切相关。高血压病患者围术期常易出现剧烈的血压波动，继而引起严重的急性心脑血管意外。

1.术前评估

（1）了解患者高血压的严重程度、持续时间、出现症状时的血压水平、目前用药，以及是否合并高血压并发症。了解有无心肌缺血、早期心力衰竭、脑灌注不足等表现。

（2）了解具体的治疗方案，包括药物种类和相关不良反应。

（3）评估重要脏器功能。

（4）客观评估机体的液体容量。

（5）眼底检查是对高血压患者最有用的检查，视网膜血管改变通常与高血压的严重程度、动脉粥样硬化的进展和高血压对其他器官的损害呈正相关。测定血清肌酐和尿素氮水平，以评估肾功能。服用利尿剂、洋地黄或肾功能受损者，应检查电解质浓度。

2.术前准备

（1）抗高血压药物的应用原则：①应尽可能将抗高血压药物用到术前（含利血平的复方制剂需停药一周）；②降压药应从小剂量开始，根据患者的耐受情况增加剂量；③联合用药效果更好；④最好选用具有 24 h 平稳降压的长效药物，以更平稳地控制血压，保护靶器官，减少发生心脑血管事件的危险性。

（2）手术时机掌握原则：①多高的血压为手术禁忌没有明确的标准，应根据全身并发症的情况综合决定；②除急诊手术外，择期手术原则应在高血压得到良好控制后再实施；③严重的高血压（舒张压＞15.3 kPa），应经过规律治疗 4 周，血压有效控制后再安排手术；④中度高血压（13.3 kPa＜舒张压＜15.3 kPa），应经过规律治疗几天后再安排手术。舒张压＞14.7 kPa时，除急诊手术外均应推迟；⑤如果合并脑血管意外，应在发病控制 2 个月后且经过规律抗高血压治疗再安排手术；⑥如果出现肾病、视网膜病变等终末靶器官病变，应确保高血压经过规律治疗，并控制良好。

（3）术前用药：术前应充分镇静，防止和减少焦虑，但不能抑制循环和呼吸，且要考虑患者服用的抗高血压药的作用。

术前一晚可口服安定类药物以保证充足的睡眠。术前可肌内注射东莨菪碱，心率慢者可用阿托品。肌内注射吗啡或哌替啶也是常用的选择。

（三）心律失常

1.病态窦房结综合征

窦性心动过缓伴窦房结退行性病变及纤维化，主要见于风湿性心脏病、病毒性心肌炎、冠心病、先天性窦房结病变。表现为阵发性心悸、昏厥、阿-斯综合征。凡有昏厥史和阿-斯综合征表现，应明确诊断后安放起搏器。心动过缓且阿托品试验阳性者也应安置临时起搏器。

2. 室上性心动过速

源于心室以上部位的心动过速,均可称为室上性心动过速。心电图表现为 P-R 间期缩短、QRS 波不增宽、心率 150～200 次/分钟。室上性心动过速可引起血流动力学的不稳定,因此一旦出现,应立即处理。

(1)按摩颈动脉窦可以减慢心率,但不能恢复窦性心律。

(2)β 受体阻滞剂、维拉帕米、胺碘酮可以控制心率,并使其转为窦性心律。维拉帕米 5～10 mg,缓慢静脉注射,必要时可重复使用。艾司洛尔静脉持续输注速度为 50～200 $\mu g/(kg \cdot min)$。注意合用两种药时可引起严重低血压或心搏骤停。

(3)洋地黄类药物可以增加心脏的隐匿性传导,因而会加重沃-帕-怀综合征(Wolff-Parkinson-White syndrome)患者的心动过速,禁用于此类患者。

(4)如果合并低血压,应首先行 200 J 电除颤。

3. 心房颤动

(1)病理生理:心房各部心肌纤维收缩不同步,不能有效收缩,导致心室血量减少、充盈不足、心排血量下降。

(2)心电图表现:P 波消失、心室率不规律,心室率 120～200 次/分钟。

(3)房颤的诱因:缺氧,缺血;心肌、心包或二尖瓣病变;电解质紊乱、脓毒血症、胸腔手术。

(4)处理原则:快速房颤的治疗首先应尽可能恢复窦性心律,如果不能恢复窦性心律,要控制心室率在 100 次/分钟以下。慢性房颤治疗以减慢心室率为主,同时要注意防止血栓栓塞的发生。

(5)处理方法:①纠正诱发因素;②如果合并低血压,应采用同步直流电复律(200 J 无效则用 360 J),常是恢复窦性心律的最快方法;③药物治疗:β 受体阻滞剂(如艾司洛尔、普萘洛尔,对已存在心肌疾病及合用钙通道阻滞剂者应慎用),胺碘酮(可用于降低心室率或维持已经恢复的窦性心律,但不能转复房颤,负荷量为一个小时内 300 mg,静脉滴注),氟卡尼(对于恢复窦性心律效果很好,静脉注射 50～100 mg),洋地黄化;④如果房颤持续 24 h 以上,在进行直流电复律之前应给予抗凝治疗以防止发生栓塞。

4. 心房扑动

心房内任意位置发生去极化,就可能诱发心房扑动或房性心动过速。心房扑动多发生于有心脏疾病者,常见原风湿性心脏病,缺血性、高血压性心脏病。心电图上出现典型的"锯齿波"。麻醉前应用 β 受体阻滞剂,也可应用维拉帕米、胺碘酮治疗。因心房扑动伴有血流动力学不稳定的患者使用抗心律失常药通常无效,应给予电复律。

5. 无症状的偶发室性期前收缩

不用处理,具有引起室性心动过速危险的室性期前收缩,应积极治疗。

(1)纠正诱因。

(2)药物:首选利多卡因,无效时可用胺碘酮。

6. 室性心动过速

(1)血流动力学不稳定者,首选 200 J 直流电复律,无效则用 360 J。如果除颤后又出现室性心动过速,可以用利多卡因或胺碘酮维持恢复的窦性心律。

(2)静脉注射 100 mg 利多卡因,无效时可选用胺碘酮(300 mg,于 1 h 内输完),普鲁卡因胺(100 mg,缓慢静脉注射,可重复 2 次)。

7. 室颤心电图表现

心室肌纤维的不规则收缩,无 QRS 波,表现为颤动波。处理:立即行 200 J 直流电复律,无效时则用 360 J。

8. 预激综合征

多数患者麻醉无危险性,但要积极处理并发的其他心律失常。

9. Q-T 间期延长综合征

重点要鉴别出家族遗传性 Q-T 间期延长综合征。Q-T 间期超过 0.44 s,心率在 60 次/分钟以上,伴或不伴有先天性神经性耳聋。遗传性 Q-T 间期延长在婴幼儿期常伴短暂昏厥,随年龄增长,发作频率和严重程度降低。诱因是交感神经兴奋。继发性 Q-T 间期延长发生于应用抗心律失常药时,低钾、低钙、低镁的 ECG 也会表现 Q-T 间期延长。

术前准备要点如下。

(1)降低心脏交感神经兴奋性。

(2)口服 β 受体阻滞剂,效果不佳时服用苯妥英钠、扑米酮、维拉帕米、溴苄胺等。

(3)药物治疗无效时可考虑行左星状神经节切除术。

(4)麻醉前应给予抗焦虑和抗胆碱药。

10. 房室传导阻滞

(1)一度房室传导阻滞:P-R 间期大于 0.2 s,一般无不良后果,主要取决于原发病因。但应注意有发展为二度房室传导阻滞的可能。

(2)二度房室传导阻滞

莫氏 I 型(文氏现象):P-R 间期逐渐延长,直至心房冲动的传导受阻,周期性发作。通常不需治疗。

莫氏 II 型:窦房结冲动在房室结间歇性受阻,不能下传。常发展为完全性房室传导阻滞。术前应请心内科会诊,安装起搏器。

(3)三度房室传导阻滞(完全性房室传导阻滞):心房的冲动完全不能传导到心室,心室内在兴奋点自主兴奋,表现为 P 波与 QRS 波无关,且 QRS 波形状异常。常见原因:急性心肌梗死、心肌病、心脏手术后、洋地黄中毒、β 受体阻滞剂过量、高钾血症、手术刺激导致的强烈的迷走反射。术前应安装永久起搏器。急诊手术应经静脉安置临时起搏器。

(4)右束支传导阻滞:心电图 V₁ 导联出现典型的"M"波。可见于右心有病变者或正常人。

(5)左束支传导阻滞:心电图上每一导联均出现 QRS 波起始方向的改变,并有 QRS 波增宽。常提示心脏有器质性病变。

(6)双束支传导阻滞:即右束支阻滞合并左前分支或左后分支阻滞,合并左前分支阻滞更常见,心电图 V₁ 导联出现典型的"M"波,并有心电轴左偏。对 ECG 有 P-R 间期延长有昏厥史者,应安置临时起搏器。右束支合并左后分支阻滞者,发生三束支传导阻滞的可能性大,应常规安置临时起搏器。

(四)术前用药原则

用于治疗心脏疾病的药物原则上应持续用至手术当日术前。

1. β 受体阻滞剂

β 受体阻滞剂主要用于治疗缺血性心脏病、频发性心绞痛、室性和/或房性心律失常及中、重度高血压,可改善心功能和耐受运动的能力。术前心肌缺血多与心动过速有关,术前应用β受体阻滞剂有预防作用。术前 30 min 和手术开始即刻分两次静脉注射 5 mg 阿替洛尔,注射时间不少于 5 min。应用β受体阻滞剂时应注意心率必须大于 55 次/分钟,收缩压不低于13.3 kPa(100 mmHg),无充血性心力衰竭、三度房室传导阻滞或支气管痉挛表现。

2.钙通道阻滞剂

患者使用β受体阻滞剂效果不佳时,可联合应用钙通道阻滞剂。但维拉帕米除外,特别是对存在心脏传导异常或左心室功能受损者。

3.抗高血压药

一般不需停药,可应用至手术日早晨。

4.利尿药

术前使用利尿药应注意以下几点:①多为联合使用,了解各药的药理作用;②判断是否存在低血容量;③监测电解质水平。

5.洋地黄类药物

洋地黄类药物主要用于治疗充血性心力衰竭、心房颤动和心房扑动以改善心功能和控制心室率。常用药为地高辛,应注意监测地高辛的血药浓度,并监测血钾水平。通常术前 1 d 或手术当天停止口服地高辛,术中、术后按需静脉用药。

二、合并呼吸系统疾病的患者

(一)慢性阻塞性肺疾病

慢性阻塞性肺疾病(chronic obstructive pulmonary disease,COPD)分为两大类:慢性支气管炎和肺气肿。大部分患者兼有这两类疾病的特征。

1.麻醉术前准备

(1)术前了解患者咳嗽、咳痰和喘息的情况。进行肺功能、胸片和血气分析检测。FEV_1小于 50% 预计值时,患者通常有劳累性呼吸困难;而 FEV_1 小于 50% 预计值说明患者轻微活动时即可出现呼吸困难,并发症出现的风险极高。部分患者并发心脏疾病,术前应该评估心血管功能。

(2)术前戒烟 6~8 周,以达到减少分泌物和降低术后肺部并发症的目的。戒烟 24 h 在理论上也具有改善血红蛋白携氧的作用。

(3)术前治疗应针对纠正低氧血症、缓解支气管痉挛、减少和排出分泌物、控制感染、改善营养状况等。术前治疗包括胸部理疗(叩背和体位引流),应用抗生素、支气管扩张剂、糖皮质激素等。洋地黄治疗可能有益于肺心病患者,特别是出现右心衰竭者。

2.术中管理

(1)一般区域麻醉较全身麻醉更为适用。但某些特殊体位(如截石位等),可能会加重清醒患者的呼吸困难程度。

(2)全身麻醉诱导前应充分吸氧。麻醉药物通常会使中、重度疾病患者的呼吸抑制加重。对于肺大疱和肺动脉高压患者应避免使用氧化亚氮。临床剂量的麻醉药物一般不会抑制缺氧性肺血管收缩。

(3)对于较大的开腹手术应该进行血气分析。动脉血氧分压的测定有助于发现肺内分流的细微变化,而且动脉血二氧化碳分压的变化可用于指导术中通气,因为肺内无效腔量增加使动脉血二氧化碳的分压差值变大。应调节通气参数使动脉血 pH 维持在正常范围之内。若使先前存在二氧化碳潴留的患者动脉血二氧化碳分压降至正常水平会导致碱中毒。对于肺动脉高压患者,应实施中心静脉穿刺置管以观察右心功能的改变。

(4)肺大疱患者术中极有可能出现气胸,特别是采取正压通气时,可发生张力性气胸,这种情况下患者可表现出低血压、低血氧、气道阻力增加和潮气量下降。如果高度怀疑出现张力性气胸,则在锁骨中线第二、三肋间水平置管引流。

(5)手术结束时,应权衡发生支气管痉挛的风险和肺通气不足的风险而确定气管导管的拔出时机。但事实证明早期拔出气管导管,利大于弊。清醒拔管虽有助于评估术后肺功能,但可能发生支气管痉挛;深麻醉下拔管可减少支气管痉挛的发生,但患者必须能够维持足够的通气量。

(6)FEV_1 小于 50% 预计值的患者,行上腹部手术后,很可能需要术后呼吸支持治疗。

(二)支气管哮喘

支气管哮喘简称哮喘,是嗜酸粒细胞、肥大细胞和 T 淋巴细胞等多种炎症细胞参与的气道慢性炎症疾病,受遗传因素和环境因素的双重影响;临床表现为反复发作性的喘息、气急、咳嗽或胸闷、伴有哮鸣音的呼气性呼吸困难等症状,常常出现广泛多变的可逆性气流受限。气道高反应性(airway hyper reactivity,AHR)是哮喘患者共同的病理生理特征,但出现 AHR 并非都是哮喘,长期吸烟者、慢性阻塞性肺疾病等患者也可出现 AHR。

1. 术前评估

(1)术前访视患者时询问哮喘发作的频率、典型诱因、病程长短、服用何种药物、是否曾经住院治疗及治疗情况等问题,应重点询问近期哮喘发作病史以及有无上呼吸道感染。

因上呼吸道感染可增加气道反应性,是诱发哮喘严重发作的主要因素。

(2)评估患者的运动耐力和活动水平,如走路距离、日常活动能力等。

(3)术前应常规进行肺功能检查。轻度哮喘患者的肺功能检查结果可能正常,中、重度哮喘患者的第一秒用力呼气容积(FEV_1),用力肺活量(FVC),呼出气流高峰速率(peak expiratory flow rate,PEFR)和呼气中期最大气流速率(maximal mid expiratory flow rate,MMEFR)均显著下降,气流-容积曲线亦出现明显改变。FEV_1 小于 40% 预示将发生呼吸衰竭。

(4)轻度哮喘患者无须做动脉血气分析,重度哮喘患者及哮喘急性发作时应当进行动脉血气分析。中、重度哮喘患者可出现低氧血症,即使 $PaCO_2$ 在正常值范围,也应警惕可能发生呼吸衰竭。

2. 术前准备

(1)药物治疗应持续至术前,包括使用 β_2 受体激动剂(沙丁胺醇、特布他林)、糖皮质激素、白三烯受体抑制剂(孟鲁司特)、肥大细胞稳定剂(色甘酸钠)、茶碱类药物。长期使用糖皮质激素治疗的患者,应根据患者的具体情况补充糖皮质激素,防止发生肾上腺功能不全。

(2)在术前应予以患者良好的镇静,缓解患者的焦虑情绪。咪达唑仑是理想的选择,也可选择小剂量阿片类药物(吗啡除外,因其具有组胺释放的不良反应),但要避免出现呼吸抑制。抗胆碱药物可减少气道分泌物、抑制迷走神经反射,有研究认为常规剂量的抗胆碱药物并不能防止气管插管时出现支气管痉挛,因此可根据患者的具体情况选择。应禁止使用 H_2 受体拮抗剂等可诱发哮喘发作的药物。

(3)如果哮喘未得到良好控制,应推迟择期手术。

3. 麻醉管理

(1)椎管内麻醉:①尽可能选择椎管内麻醉,必须保证阻滞完善,麻醉效果确切,及时予以鼻导管或面罩吸氧。②应注意麻醉平面不应过高,避免产生呼吸抑制。研究认为高位脊椎麻醉或硬膜外麻醉平面达到 $T_4 \sim T_6$ 时,可降低气道的交感神经张力,使副交感神经活动占优势,诱发支气管痉挛。③术中可给予小剂量的镇静药物,缓解患者的紧张情绪,必须密切观察呼吸运动,防止发生呼吸抑制。

(2)全身麻醉:①对哮喘患者,全身麻醉的宗旨就是诱导平稳,维持适当的麻醉深度,苏醒平稳,镇痛完善;避免疼痛、情绪应激或浅麻醉状态下的手术刺激造成支气管痉挛。②麻醉药物的选择:硫喷安钠因明显抑制交感神经而使副交感神经占优势,易诱发喉痉挛和支气管痉挛,哮喘患者禁止使用。氯胺酮能够使支气管扩张,但如果患者体内茶碱血药浓度较高,使用氯胺酮可诱发癫痫发作。咪达唑仑、依托咪酯和丙泊酚可安全地用于哮喘患者的麻醉诱导与维持。吗啡可引起组胺释放导致支气管痉挛,应避免使用。神经肌肉阻滞剂阿曲库铵和米库氯铵具有释放组胺的作用,琥珀酰胆碱有时引起组胺轻度释放,但多数哮喘患者仍可安全应用。③麻醉诱导时,必须要在足够的麻醉深度下进行气管内插管,注意气管导管深度。气管插管前 $1 \sim 3$ min,静脉注射利多卡因 $1 \sim 2$ mg/kg,可有效缓解由插管引起的支气管收缩反应;气管内使用利多卡因更易诱发支气管痉挛,应避免使用。气管插管后,可经气管导管使用沙丁胺醇(舒喘灵气雾剂),缓解支气管收缩反应。禁忌经环甲膜穿刺气管内注射局部麻醉药进行表面麻醉。与气管插管相比,喉罩不易增加气道反应性,但由于喉罩的气道封闭性较差,易出现反流与误吸,清理气道分泌物不完全等,其用于哮喘患者存在争议。④吸入麻醉药安氟烷、异氟烷、七氟烷具有扩张支气管和阻断气道反射的作用,是哮喘患者很好的麻醉维持药,在加深麻醉深度时,应逐步缓慢进行,因吸入麻醉药具有轻微的气道刺激作用。⑤在血流动力学稳定的前提下,术中应维持较深且适当的麻醉深度,给予充分肌松;及时清理气道分泌物、异物,防止气管导管移位。术中出现支气管痉挛,主要表现为气道峰压显著升高,双肺广泛哮鸣音,$P_{ET}CO_2$ 或 $PaCO_2$ 稍下降,严重者哮鸣音反而减少,$P_{ET}CO_2$ 或 $PaCO_2$ 显著升高,SpO_2 和 PaO_2 显著降低。

首先应排除由气管导管梗阻、肺水肿、肺栓塞等原因引起的气道峰压升高,去除刺激因素,如停用可疑药物、纠正导管位置不当等;加深麻醉;β_2 受体激动剂是治疗急性支气管痉挛的首选药物,沙丁胺醇是目前使用最广泛的 β_2 受体激动剂,吸入后 5 min 起效,$30 \sim 60$ min 达最大效应,一般使用剂量 $2 \sim 4$ 掀($200 \sim 400$ mg),但由于经气管导管给药,药物沉积于导管内壁,真正到达气道的药物有效剂量远远不足,所以可能需要 $10 \sim 15$ 掀,掀入沙丁胺醇后,利用手控通气进行缓慢、深吸气,使药物尽可能进入气道并均匀分布;避免使用沙美特罗,因其起效时间长达 20 min;掀入 β_2 受体激动剂的同时静脉注射氢化可的松 $1 \sim 2$ mg/kg;由于茶碱类药物与氟烷相互作用,诱发心律失常以及血药浓度范围狭窄等,限制其在治疗支气管痉挛方面的应用。机械通气时不应加用呼气末正压(positive end expiratory pressure,PEEP),因哮喘患者往往存在内源性 PEEP,防止内源性 PEEP 与外源性压力叠加产生的肺泡过度膨胀,同时适当减少潮气量,延长呼气时间,使 $PaCO_2$ 维持在理想水平。⑥术毕拔管时,充分清理气道分泌物,待患者自主呼吸恢复,潮气量、呼吸频率、呼吸幅度满意时,可在深麻醉下拔管。还可静脉注射利多卡因 $1 \sim 2$ mg/kg,减少气道反射。⑦重度哮喘患者术后可能需要入 ICU,继续呼吸支持与观察。

（三）限制性肺部疾病

限制性肺部疾病的病变特点为肺顺应性降低。限制性肺部疾病包括许多急性和慢性肺部病变以及外源性（肺外）病变，这些肺外病变涉及胸膜、胸壁、膈肌和神经肌肉功能等。肺顺应性降低增加了呼吸做功，导致了特征性的浅快呼吸模式。气体交换功能正常，除非病变已到晚期。

（四）急性内源性肺部疾病

（1）急性内源性肺部疾病包括肺水肿（包括 ARDS）、感染性肺炎和吸入性肺炎。

（2）肺顺应性降低主要是肺毛细血管压力或通透性增加引起血管外肺水增多所致。肺毛细血管压力升高见于左心衰竭，而肺水增多和肺毛细血管通透性增加则见于 ARDS。局部或广泛的肺毛细血管通透性增加也见于感染性或吸入性肺炎。

（3）对于急性肺部疾病患者，不应实施择期手术。急诊手术的术前准备包括最大限度的改善通气和氧合，给予利尿剂缓解液体超负荷，用血管扩张剂和正性肌力药物治疗心力衰竭，做胸腔积液引流、胃管减压和引流腹腔积液，缓解腹部膨胀。持续性低氧血症患者可能需要正压通气和 PEEP 治疗。同时应积极治疗感染和低血压等全身病症。

（4）麻醉药物的选择应因人而异。对于 ARDS、心源性肺水肿等危重病变，麻醉期间应继续术前的重症治疗措施。麻醉维持一般采用静吸复合麻醉，术中可能需要给予高浓度吸氧和 PEEP。由于肺顺应性降低可造成吸气压力峰值升高，所以正压通气具有产生气压伤和容积伤的风险。应将这些患者的潮气量减至 $48\ mL/kg$，将通气频率上调至 $14\sim18$ 次/分钟，即使出现呼气末二氧化碳分压升高。气道压力应该低于 $2.9\ kPa(30\ cmH_2O)$。麻醉机本身附带的呼吸机可能不能满足严重 ARDS 患者的需要，由于其气体流量控制能力有限，带有低压限制系统，缺少某些通气模式，应该采用重症监护治疗室中结构复杂的呼吸机。建议实施严密的血流动力学监测。

（五）慢性内源性肺部疾病

（1）慢性内源性肺部疾病通常是指间质性肺疾病，特征为发病隐匿、肺泡壁和肺泡周围组织慢性炎症、进行性肺纤维化，最终导致气体交换和通气功能受损。炎症病变可仅局限于肺部，也可能是全身多器官病变的一部分。慢性内源性肺部疾病包括过敏性肺炎、放射性肺炎、特发性肺纤维化、自身免疫性疾病和结节病等。慢性肺误吸、氧中毒和严重的 ARDS 等也可导致肺纤维化。

（2）患者通常表现为劳累性呼吸困难，有时伴有干咳，肺心病仅见于严重病变。体检时发现肺底部存在干啰音，晚期阶段有右心衰竭的体征。血气分析可发现轻度低氧，二氧化碳分压正常。肺功能检查表现出典型的限制性肺疾病的特点，肺一氧化碳弥散量下降30％～50％。

（3）治疗针对减缓病变进展，远离致病源。糖皮质激素和免疫抑制药物可用于治疗特发性肺纤维化、自身免疫疾病和结节病。如果患者存在慢性缺氧，氧疗可有助于缓解或预防右心衰竭。

（4）术前评估的重点在于明确肺受损的程度和潜在的疾病。后者对于确定有无其他器官受累十分重要。对于有呼吸困难病史的患者应做肺功能实验和血气分析，做进一步评估。肺活量低于 $15\ mL/kg$ 说明肺功能严重受损，胸片有助于评估病变的严重程度。

（5）这类患者术中易于发生低氧血症，需要控制通气以确保气体交换正常。麻醉药物的选择并不十分重要，但这类患者对吸入性麻醉药物的摄取速度加快。由于某些患者对氧中毒较敏感,特别是术前给予博来霉素的患者,所以应将吸入氧浓度维持在能够确保 SpO_2 为 88%~92%的最低水平。在机械通气期间,由于这些患者的吸气压力较高,具有诱发气胸的危险,所以应采取较小的潮气量和较快的呼吸频率。

(六)外源性限制性肺疾病

外源性限制性肺疾病影响肺的正常扩张,所以可削弱气体交换功能。这些病变包括胸腔积液、气胸、纵隔肿物、脊柱后侧凸、漏斗胸、神经肌肉疾病、妊娠、腹腔积液或出血所导致的腹内压升高等。重度肥胖也可能产生限制性通气障碍。麻醉处理与上述内源性限制性肺疾病的麻醉处理相似。

三、合并糖尿病的患者

(一)术前准备要点

(1)手术前应详细了解病史,充分准备,特别是对有并发症的患者,应控制糖尿病症状,改善患者的全身状况,提高患者对麻醉和手术的耐受性。机体应激时,外周组织对胰岛素利用有障碍,同时胰高血糖素分泌增加,血糖浓度升高。因此,应尽可能选用对糖代谢影响小的麻醉方法及用药。

(2)对于糖尿病的用药:应在大手术前 2 d 停用二甲双胍,因为它有造成乳酸酸中毒的危险;氯磺丙脲时效较长,应在手术前 3 d 停药;短效药物(如格列本脲等)术前也应被替换。若患者之前用长效胰岛素(如混悬锌结晶胰岛素等),应在术前几天停药,改用中效或短效胰岛素;中效和短效胰岛素和其他口服降糖药可以服用至手术当天。

(3)对外科手术的应激反应可以改变患者对胰岛素的需求。需要根据糖尿病的类型(是胰岛素依赖型糖尿病还是非胰岛素依赖型糖尿病)、血糖控制情况、手术范围、手术时间和术后的禁食和禁水的时间等调整胰岛素用量。一旦患者术后开始恢复,其胰岛素的需求量会下降。

(4)术前常规监测血糖,胰岛素依赖型糖尿病患者每 4 h 监测一次,非胰岛素依赖型糖尿病患者每 8 h 监测一次。测尿酮体和尿糖。尽量安排在第一台手术。

(二)围术期控制糖尿病的一般原则

(1)避免低血糖,防止引起不可逆性脑损伤。

(2)避免可导致渗透性利尿和严重脱水的严重的高血糖(高于 14 mmol/L)。

(3)避免血糖水平大幅度波动,维持血糖在 6~10 mmol/L 的范围内。

(4)避免发生细胞内葡萄糖缺乏,防止酮症酸中毒。

(5)防止低血钾、低血镁、低磷血症。

(6)若糖化血红蛋白高于 9%(正常 3.8%~6.4%),提示血糖控制不佳。

(7)如果糖尿病患者控制不佳,但没有出现酮体,使用按比例增减的胰岛素方案。如果酮体出现,考虑延迟非急诊手术并进行正规的糖尿病治疗。如果为急诊手术,须使用"大手术方案"。如果患者被允许在手术后的 4 h 之内进食,可以称为小手术。其他的都称为大手术。

(8)对控制饮食的糖尿病患者只需要每 4 h 常规监测血糖浓度。当血糖浓度高于 17 mmol/L 或出现尿酮体时应用胰岛素控制。输注胰岛素时,应在同一静脉通道输注葡萄糖和胰岛素,以避免只输注胰岛素而没有葡萄糖。

(三)低血糖的防治

(1)低血糖(血糖浓度低于 4 mmoL/L)是糖尿病患者术前最主要的危险。禁食、近期饮酒、肝衰竭和败血症常会恶化低血糖。特有的症状是心动过速、头晕、发汗、苍白。进一步可起意识混乱、躁动、语言不清、复视、惊厥和昏迷。如果不加治疗,会引起永久的脑损伤,病情可因低血压或缺氧而加重。已麻醉的患者可能不表现出这些症状。

(2)规律性监测血糖,如果患者的情况出现不可解释的变化应怀疑低血糖。可静脉内给予50 mL 50%的葡萄糖(或可利用的任何葡萄糖溶液),重复监测血糖。或选择给 1 mg 胰高血糖素(肌内注射或静脉注射)。可选择通过口服或鼻饲给予 10～20 g 糖。

(丁式敏)

第十三节　妇科手术麻醉相关并发症

一、椎管内麻醉相关并发症

(一)蛛网膜下隙麻醉和硬膜外间隙麻醉均可见的并发症

1. 背痛

全身麻醉后也会发生背痛,但椎管内麻醉后背痛的发生率显著增加。硬膜外间隙麻醉术后背痛的发生率(30%)明显高于蛛网膜下隙麻醉(11%),并且持续时间较长。背痛的原因尚不清楚,可能与穿刺针损伤、局部麻醉药刺激、韧带损伤以及肌肉松弛有关。预防措施是安置好患者体位,平卧时在患者头后放一个薄枕(5 cm 厚),使颈部肌肉松弛;腰背处垫一个薄枕。

2. 神经损伤

严重神经损伤在椎管内麻醉时十分少见。神经损伤最常见的症状是持续存在的感觉异常和肌力减弱,而截瘫和弥散性马尾神经损伤(马尾综合征)极少见。神经损伤的原因包括穿刺针直接损伤脊髓或神经根,脊髓缺血,意外注入神经毒性药物或化学药品,穿刺引起的蛛网膜下隙或硬膜外间隙感染,以及极少发生的硬膜外血肿。

3. 硬膜外血肿

硬膜外间隙有丰富的静脉丛,穿刺出血率为 2%～6%,但形成血肿的概率极低,仅为0.0013%～0.006%。形成血肿的直接原因是穿刺损伤,尤其是置入导管的损伤。硬膜外血肿虽罕见,但它是极严重的并发症。临床表现开始为背痛,短时间后出现肌无力及括约肌障碍,可发展至完全截瘫。诊断主要依靠脊髓受压迫所表现的临床症状及体征。椎管造影、CT 或磁共振对于诊断及明确阻塞部位很有帮助。预防硬膜外血肿的主要措施包括对有凝血功能障碍以及正在使用抗凝治疗的患者,应避免应用椎管内麻醉。硬膜外血肿的预后取决于早期诊断和及时手术。如果在 8～12 h 实施手术减压,多数患者的神经功能会得到良好恢复,故争取时机尽快手术减压为治疗的关键。

4. 感染

椎管内麻醉引起感染的原因,主要是消毒不彻底(包括穿刺部位皮肤及麻醉用具的消毒);穿刺时未严格执行无菌技术;穿刺部位及邻近有感染灶;全身性感染尤其有菌血症时施行椎管内麻醉,也可引起局部感染。感染主要包括皮肤局限性感染、深部组织感染、硬膜外间隙感染和蛛网膜下隙感染。其中硬膜外间隙感染和蛛网膜下隙感染最严重。预防措施包括严格无菌操作规程;穿刺部位及临近有感染灶,全身性感染尤其有菌血症时应禁止施行椎管内麻醉。可给予大剂量抗生素、紧急椎板切除减压术等。

5.尿潴留

由于$S_{2\sim4}$的神经根纤维阻滞,可降低膀胱张力,抑制排泄反射,膀胱可发生过度充盈,在男性患者中表现更为明显。除短时间阻滞外,均应常规留置导尿管。如果未留置尿管,则应进行严密观察。

(二)蛛网膜下隙麻醉的并发症

1.穿刺后头痛

穿刺后头痛是蛛网膜下隙麻醉后常见的并发症之一,有时发生率高达25%。硬膜外间隙麻醉后头痛的发生率较低。但当硬膜外穿刺针意外穿破硬脊膜,进入蛛网膜下隙,则术后头痛的发生率高达50%。疼痛多位于枕部、顶部或额部,表现为搏动性疼痛,也可发生于额部或颈项。疼痛特点是受体位改变影响,抬头或坐起时加重,可伴有恶心、呕吐、复视及耳鸣等颅神经症状,平卧时上述症状均可减轻或消失。头痛是由于穿破蛛网膜后脑脊液外流,减少了脑脊液浮力对脑组织的支撑作用。采用坐位时脑组织下移至枕骨大孔,牵拉颅神经,引起疼痛,有时可致颅神经麻痹。大部分患者穿刺后头痛会在一周内自愈,但也有持续数月的报道。一般选用保守治疗,主要是卧床休息和给予必要的镇痛,使用咖啡因可减轻症状。对于不愿意或者不能等待穿刺后头痛自愈的患者,可考虑使用硬膜外间隙自体血填充治疗。

2.颅神经受累

常累及第6对颅神经,约占60%;其次为第7对颅神经,约占30%,其他神经受累只占10%。发生机制与脊麻后头痛相似,由于脑脊液外漏,降低了其对脑组织的"衬垫作用",当患者直立或处于坐位时,头处于高位,脑组织因重力作用下垂,颅神经受牵拉而引起缺血,神经功能受到损害。病因处理与蛛网膜下隙麻醉后头痛的处理相同,同时应用神经营养药物,患者多在1~3个月可自动恢复。

(三)硬膜外间隙麻醉的并发症

1.穿破硬脊膜

施行硬膜外间隙穿刺时,穿破硬膜并不少见。由于穿刺针粗,因此穿破硬膜后头痛的发生率较脊麻高,为30%~76.5%,但更严重的意外是穿破硬脊膜而未及时发现,大量局部麻醉药误注入蛛网膜下隙而发生全脊麻。主要的原因是无经验或操作方法错误。预防的首要措施在于思想上重视,每次硬膜外穿刺都应谨慎从事;对初学者要严格要求,耐心辅导,每次都要按正规操作规程施行;熟练掌握各种入路的穿刺方法,遇困难时可随意改换进针方式以求成功。一旦穿破硬脊膜,最好改换其他麻醉方法,如全身麻醉或神经阻滞。若穿刺点在L_2以下,手术区域在下腹部、下肢或肛门会阴区,可审慎地施行蛛网膜下隙麻醉。

2.全身毒性

局部麻醉药过量或硬膜外导管误入血管可导致局部麻醉药中毒,因此注药前须回抽无血。局部麻醉药中毒轻者出现耳鸣、唇和舌麻木、头痛、头晕、视物模糊,严重时肌肉抽搐、意识不清、昏迷甚至呼吸、心搏停止。出现轻度中毒症状时,停止给药后,中毒症状一般能自行缓解。如果出现严重症状,给予镇静、抗抽搐治疗。必要时行心肺复苏。

3.全脊麻

硬膜外间隙麻醉时,穿刺针或硬膜外导管误入蛛网膜下隙而未能及时发现,超过脊麻量的局部麻醉药注入蛛网膜下隙,导致整个脊髓,甚至脑干被阻滞,称为全脊麻。临床表现为全部脊神经支配的区域均无痛觉、低血压、意识丧失及呼吸停止。

全脊麻的症状及体征多在注药后数分钟以内出现,若不及时处理可能发生心搏骤停。全脊麻的处理原则是维持患者循环及呼吸功能。患者神志消失,应气管插管,行人工通气,加快输液速度以及应用血管收缩药升高血压,若能维持循环功能稳定,30 min 后患者可清醒。只要维持循环和呼吸稳定,全脊麻可以完全恢复,无后遗症。

4. 硬脊膜下间隙阻滞

硬脊膜下间隙是位于硬脊膜和蛛网膜之间含有少量浆液的一个潜在间隙。与硬膜外间隙不同,硬脊膜下间隙一直延续到颅内,因此注入硬脊膜下间隙的局部麻醉药可上升到比硬膜外间隙麻醉更高的水平。表现为注入常规剂量局部麻醉药后,出现异常广泛的脊神经阻滞现象,但不是全脊麻。与高位蛛网膜下隙麻醉一样,治疗以支持为主,可能需要气管插管、机械通气和心血管支持等。麻醉作用一般可持续一至数小时。

5. 导管折断

如果硬膜外导管的韧性及强度不够,或操作不当,可导致导管折断,留在硬膜外间隙。如果在拔出穿刺针前必须后退导管,两者应同时后退。导管折断是否需要手术取出,依患者的具体情况而定。当导管断落于深部的硬膜外间隙时,多数学者建议仔细观察而不必处理。如果导管折断于浅表组织,特别是能见到部分导管时,细菌能沿导管进入体内,必须手术取出。

6. 脊髓前动脉综合征

硬膜外间隙麻醉时应用过高浓度的肾上腺素、麻醉期间较长时间的低血压、手术操作等因素均可能引起脊髓前动脉的血流障碍,脊髓前侧角缺血性坏死和空洞形成,导致患者运动功能障碍。

二、困难气道

(一)危险因素

(1)有既往困难插管病史。

(2)口腔、颈部、咽喉部组织肿胀或膨胀,如炎症、水肿、脓肿、血肿、肿瘤等。

(3)有小下颌、下颌短缩、巨舌等先天性畸形。

(4)有阻塞性睡眠呼吸暂停综合征。

(5)头颈活动度受限:有颈椎关节炎、颈椎外伤、瘢痕、畸形、短颈。下颌活动度受限:张口受限,张口度小于 3.5 cm,如瘢痕挛缩、颞下颌关节强直等。

(6)上切牙前突。

(7)肥胖患者存在舌大、颈短、下颌托举困难。

(8)甲颏距短,少于三横指。

(9)直视口咽结构,只能看到软腭(Mallampati 分级＞Ⅱ级)。

(10)有胡须、缺齿,面罩难密闭。

(二)清醒插管

(1)术前评估插管有困难,都应在清醒下保护气道。

(2)技术:使用不同镜片的喉镜,盲插(经口或经鼻),使用纤维支气管镜,逆行插管,以及最后采用外科气道方法等。其中,纤维支气管镜插管是最安全、最可靠的选择。

（3）将几种插管技术并用，并请上级医师共同操作。

（4）所有措施均失败，而取消手术又不合适时，具有建立外科气道的指征。

（三）气管插管困难但可通气的麻醉患者

（1）务必在插管间隙期维持气体交换。

（2）最安全的方法是唤醒患者并继续清醒插管，或者择期再进行手术以便事先更好地计划。

（3）所有用于清醒插管的技术都可以用于这类患者，包括喉罩气管插管、食管气管联合插管等。

（4）避免反复暴力插管，要及时向上级医师汇报，共同处理。否则，可能会导致喉水肿、出血、出现大量分泌物，甚至丧失面罩通气的机会。

（5）由于部分手术的特殊需要，可以考虑气管切开术，如头部手术、俯卧位手术等。

（四）无法面罩通气且无法气管插管的患者

（1）此情况虽然少见但是过程极其凶险，如果没有立即有效的替代方法，患者很快死亡。

（2）立即呼喊，请求帮助。

（3）插入口咽和鼻咽通气道，将患者颈部伸展，双手紧扣面罩并托起下颌，挤压皮囊，即使改善不大，也不要放弃快速充氧。

（4）考虑使用喉罩，经喉罩气管插管，食管-气管联合插管。

（5）必要时行环甲膜穿刺：找到环甲膜的位置（位于甲状软骨与环状软骨之间的切迹），将较粗的针头缓慢刺入环甲膜并回抽，直到可轻易抽出气体。

（6）在针头上连接一个 10 mL 注射器，拔掉针栓，然后将有套囊的气管导管插入针管，进行高频通气。

（7）用针头/套囊经气管供氧是一种临时的紧急处理措施，并不能保证足够的通气。但它确实可提供一定的氧气到肺内。

（8）立即请耳鼻喉科医师进行紧急气管切开术。

（五）困难拔管策略

（1）在拔管前应当确定肌松剂已经拮抗而且自主呼吸已经恢复。

（2）应当考虑清醒或浅麻醉患者和深麻醉患者相比拔管的利弊。

（3）在特殊情况下，推荐使用气管交换导管或类似的装置来维持拔管后通气的顺畅。拔管前，将交换导管通过气管导管置入气管，并留在原位，直到显然不需要再插管的时候拔除。

（4）麻醉医师应该评估并追踪困难气道患者的潜在并发症，包括水肿、出血、气管食管瘘、气胸和误吸等；并应告知患者困难气道处理过程中威胁生命的并发症的相关临床症状及体征，包括咽喉疼痛、颈面部疼痛肿胀、胸痛、皮下气肿和吞咽困难。

（六）防范

（1）术前要正确估计患者的气道情况，要预测到困难气道的存在，不要盲目诱导。

（2）传统的预给氧（以正常潮气量通气 3 min 以上）或快速预给氧（如 30 s 内做 4 次深呼吸），都能延缓插管时缺氧造成的动脉血氧饱和度下降。拔除气管导管后及时吸氧可以减少低氧血症的发生。

（3）麻醉中的确存在不可预计的困难气道。手术间应备有抢救困难气道的物品，包括不同的硬喉镜片,导管芯和各种型号的气管导管,口咽或鼻咽通气道,各种型号的喉罩、气管-食管联合管,可弯折的光纤插管设备,逆行插管设备,紧急气管切开的设备,呼气末二氧化碳监测器。

(4)必须为少见的威胁到生命的情况做准备,麻醉工作人员必须熟练掌握困难气道处理的技术。

(丁式敏)

第十四节 剖宫产麻醉选择及术前准备

一、麻醉前评估

1.病史及体格检查

除了一般的病史采集外,还应关注孕妇保健以及相关的产科病史、麻醉史、气道情况、妊娠后心功能和肺功能、基础血压等,椎管内麻醉前还应检查背部穿刺部位的情况。在解释操作步骤和可能发生的并发症后,获得患者的知情同意。

2.化验检查

检查血常规、尿常规、肝功能、肾功能、出血时间、凝血时间。对患有妊娠相关高血压、HELLP综合征和其他凝血障碍相关疾病拟行椎管内麻醉的患者,尤其要关注血小板计数和凝血功能检查。

3.胎儿的评估

术前麻醉医师应与产科医师就胎儿的宫内状况进行相互沟通。

4.注意事项

胃动力和胃食管括约肌功能的减退以及胃酸分泌过多使产妇具有较高的反流误吸的风险,所以无论是否禁食,所有产妇均应视为饱胃患者。

二、术前准备

(1)要充分认识产科麻醉具有相对较高的风险,妊娠期间呼吸、循环都发生了一系列的改变,特别是心血管系统改变最大。

(2)麻醉前应准备好麻醉机、吸氧装置和相应的麻醉器械和药品,以应对潜在的并发症,如插管失败、呼吸抑制、低血压、镇痛效果不佳及呕吐等。

(3)不论选择哪种麻醉方法,麻醉后都应尽量保持子宫左侧移位。

三、麻醉选择

常见的剖宫产指征为滞产、头盆不称、多胎妊娠、臀位、胎先露异常、胎儿窘迫以及有剖宫产史等。麻醉的选择取决于手术紧急程度、母体状态以及患者的要求,包括全身麻醉和区域麻醉,即蛛网膜下隙阻滞、硬膜外腔阻滞、蛛网膜下隙与硬膜外腔联合阻滞。

(丁式敏)

第十五节 区域麻醉

区域麻醉在剖宫产手术中的应用日益增加,与全身麻醉相比,除了降低气管插管的失败率和胃内容物误吸的风险外,胎儿娩出后 1 min 和 5 min 阿普加评分均较高。另外,区域阻滞中在孕妇体内局部麻醉药的药效是增强的,因此局部麻醉药物剂量可能减少 30%。

一、蛛网膜下隙阻滞(腰麻)

1. 腰麻特点

在剖宫产手术中实施蛛网膜下隙阻滞有许多优点:起效快,阻滞效果良好,并且由于局部麻醉药使用剂量小,发生局部麻醉药中毒的概率小,通过胎盘进入胎儿的剂量也相应减少。另外,蛛网膜下隙阻滞的失败率较低,还不会造成局部麻醉药意外血管内注射,或大量注入蛛网膜下隙造成全脊麻。缺点为麻醉时间有限和容易出现低血压。

2. 腰麻常用剂量

(1)最常使用的药物是重比重丁哌卡因(用 10% 的葡萄糖溶液稀释丁哌卡因)。常用剂量为 6~10 mg,有效时间为 1.5~2 h。超过 15 mg 后低血压的发生率明显升高,麻醉平面过于广泛。可通过预先给予一定量的液体(500 mL 林格液)使子宫移位(通常是左移)以及准备麻黄碱等升压药来预防低血压。阻滞平面的高低与产妇身高、体重等因素有一定关系,尤其与局部麻醉药剂量呈正相关。患者体位可采用侧卧位或坐位,对于肥胖产妇,坐位是蛛网膜下隙穿刺的最佳体位。另外,局部麻醉药中加入少量麻醉性镇痛药(如芬太尼、舒芬太尼、吗啡等)能减少术中牵拉不适的发生。用药后要加强监护以防止迟发性呼吸抑制。

(2)丁哌卡因轻比重腰麻(用注射用水稀释丁哌卡因):常用剂量为 6~10 mg,常用浓度为 0.125%~0.25%。与重比重腰麻相比,轻比重腰麻具有同样的麻醉平面及阻滞效果,但麻醉消退更快,具有更低的低血压发生率,适用于时间较短(30 min 左右)的剖宫产手术。

(3)罗哌卡因(只限于进口药物耐乐品)腰麻:常用剂量为 10~15 mg,常用浓度为 0.125%~0.5%(用注射用水稀释)。2008 年 6 月,耐乐品已通过美国 FDA 认证,被允许注入蛛网膜下隙。

二、连续硬膜外腔阻滞

硬膜外腔阻滞是剖宫产手术常用的麻醉方法,其麻醉效果良好,容易控制麻醉平面和血压,对母婴安全、可靠。局部麻醉药常选用 1.5%~2% 的利多卡因或 0.5% 的丁哌卡因。因为常用的局部麻醉药为酸性溶液,为解离状态,不容易穿过类脂膜,添加少量碳酸氢盐既增加了溶液的 pH,也增加了非解离状态的局部麻醉药。因此,为快速起效,每 10 mL 利多卡因中可加入 1 mL 碳酸氢钠,但在丁哌卡因中加入碳酸氢盐的这种作用还有争议,而且,丁哌卡因在碱化时可能会发生沉淀,因而添加的剂量应该更小。另外,孕妇用药的剂量可比非孕妇减少约 1/3。穿刺点常选择 $L_{1\sim2}$ 或 $L_{2\sim3}$。孕妇的硬膜外血管常处于充盈状态,穿刺置管应小心,以免误入血管。硬膜外导管有移动的可能,因此即使采用负压回抽试验也不能完全排除导管进入蛛网膜下隙或血管的可能。注药前应回吸,然后给予试验剂量(如 2% 利多卡因 3~5 mL)并观察产妇的反应。应选用较为安全的局部麻醉药,如利多卡因、罗哌卡因、左旋丁哌卡因等。局部麻醉药中添加少量芬太尼(2 μg/mL)或舒芬太尼(0.5 μg/mL)有助于改善麻醉效果。对硬膜外已经置管行分娩镇痛的患者,拟行急诊剖宫产时,可直接利用原导管有效地实施硬膜外麻醉。

三、蛛网膜下隙与硬膜外腔联合麻醉

蛛网膜下隙与硬膜外腔联合麻醉(combined spinal-epidural anesthesia,CSEA)综合了蛛网膜下隙和硬膜外腔麻醉的优点,如腰麻的起效迅速及阻滞完善的优点,以及硬膜外麻醉的可随意延长麻醉时间的优点等。近10年来,CSEA已广泛用于剖宫产手术的麻醉中。

穿刺点常选择 $L_{1\sim3}$,使用针过针技术,由硬膜外穿刺针进入硬膜外腔后,经该穿刺针置入长带侧孔的微创性腰穿针直至刺破蛛网膜,见脑脊液自动流出,证明穿刺成功。注入局部麻醉药后,退出穿刺针,头侧方向置入硬膜外导管3~5 cm,必要时可从硬膜外腔给药,以实施连续硬膜外麻醉或 PCEA 术后镇痛。

四、区域麻醉的并发症

1. 低血压(仰卧综合征)

当收缩压低于 13.3 kPa(100 mmHg)或低于基础值的 20%时为低血压。低血压的发生率和严重程度取决于阻滞平面的高低、产妇的体位以及是否采取了预防性措施。静脉补液、避免子宫压迫腔静脉(通常保持腹部左移)、注意实施区域麻醉后血压监测的间隔时间,可降低低血压的风险。如果发现和处理及时,产妇的一过性低血压与产妇和胎儿的死亡无关。低血压的处理首选麻黄碱。近来的研究发现,对于无禁忌证的患者(如心动过缓),去氧肾上腺素用于治疗区域麻醉引起的低血压优于麻黄碱。

2. 局部麻醉药毒性反应

该反应常见于通过硬膜外穿刺针或硬膜外导管意外血管内注射。由于增大的子宫压迫下腔静脉使硬膜外静脉丛扩张,硬膜外导管误入血管的风险增加。使用试验剂量可减少局部麻醉药毒性反应的发生。血管内注射试验剂量的利多卡因后表现为耳鸣或口唇麻木,血管内注射中毒剂量的利多卡因则表现为惊厥、抽搐或心血管虚脱等症状。50~100 mg 硫喷妥钠可以终止抽搐,小剂量丙泊酚也可抑制抽搐。抽搐发作早期很快产生低氧血症、高碳酸血症和酸中毒,必须开放气道,保证通气和氧合,备好琥珀酰胆碱,做好气管插管的准备。静脉注射的丁哌卡因可导致快速的、严重的心血管虚脱伴惊厥及抽搐,使心肺复苏成功非常困难,特别是在伴有缺氧酸中毒时。胺碘酮对治疗由丁哌卡因引起的室性心动过速有一定疗效。

3. 硬脊膜穿破后头痛(post dural puncture headache,PDPH)

(1)临床症状:PDPH 的典型症状为由平卧位转为坐位或直立位时出现剧烈头痛,尤其在咳嗽或突然活动时疼痛加剧,在平卧位时疼痛缓解。疼痛性质为钝痛,并感觉头部发沉。疼痛部位为枕部向头顶放射甚至达前额部及颈部。四肢伴有轻度无力,并主诉以前从未有过此种头痛症状。PDPH 可于穿刺后立即发生,也可发生在数日后,据统计,最常见的是在穿刺48 h 内发生,大多数头痛在 7 d 内即可自行缓解。伴随症状有恶心、呕吐、情绪低沉、视觉改变(发生率为 0.4%)和听觉失衡(发生率为 0.4%)。

(2)PDPH 的原因:PDPH 的病因是复杂的,最常见的原因是脑脊液从刺破的硬脊膜不断流出造成脑脊液的压力降低。正常人体在水平位时脑脊液的压力为0.7~2 kPa(7~20 cmH$_2$O),直立位时压力升至 5.3 kPa(54 cm H$_2$O)以上,而硬膜外腔隙又是闭合的,所以在直立位时蛛网膜

下隙内的脑脊液压力为 5.3~6.7 kPa(54~68 cm H_2O)，就很容易使脑脊液随着压力梯度漏入硬膜外腔。一些学者发现，往硬膜外腔注射生理盐水或血液可补充硬膜外腔的压力以达到缓解头痛的目的。

另一个可能原因为颅内血管扩张。颅内压由颅内三个组成部分所决定：脑组织(85%)、脑血容量(5%~8%)和脑脊液(7%~10%)。脑脊液的丢失使脑血管收缩以增加脑血容量，血管收缩刺激了血管周围的张力感受器，导致偏头痛的发生。

(3)PDPH 的发生率：某些患者为 PDPH 的高发人群，如孕产妇等。老年患者尤其是 60 岁以上的患者头痛的发生率明显下降，尽管原因尚不清楚，但与老年人的脑脊液压力偏低有关。产妇的 PDPH 的发生率是非产妇的 2 倍。

(4)预防措施如下。

腰穿针的直径：许多研究表明，腰穿针的直径与术后头痛有密切关联。腰穿针的直径与 PDPH 的发生率成正比关系，腰穿针越粗，PDPH 的发生率越高。常用的国产腰穿针为 22 G，头痛的发生率为 5.0%~26.0%，而腰硬联合套件中的腰穿针为 25 G 或 27 G，更细化，头痛的发生率大大降低。某医院做过的三万余例腰硬联合麻醉与镇痛，除硬膜外针刺破硬脊膜而导致的术后头痛外，使用腰硬联合套件中的 25G 腰穿针所致的 PDPH 发生率为 0.4%。即使头痛发生，出现的症状也较轻，不需要特殊处置，可自行缓解。

针尖斜面的方向：1926 年 Green 就推测，若在做蛛网膜下隙穿刺时，穿刺针尖的斜面平行于硬脊膜的纤维，缺损更小而减少脑脊液的外漏；若穿刺针尖的斜面垂直于硬脊膜，由于切割了纤维，解剖缺损加大而使脑脊液外漏增多。

针尖的设计：腰穿针的针尖形状决定着 PDPH 的发生率。传统的腰穿针为斜面式针尖，穿破硬脊膜时是切割纤维，因此损伤大；而腰硬联合套件中的 Whitacre 腰穿针为笔尖式的，穿破硬脊膜时是挤开纤维，因此脑脊液的渗漏明显减少，从而有效降低 PDPH 的发生率。

腰穿针的穿刺角度：腰穿针的穿刺角度也可能会影响硬脊膜破口的大小。1977 年 Hatfalvi 报道 600 余例用 20 G 腰麻针行腰麻未出现术后头痛，而这些患者全部接受侧入法穿刺。若与硬脊膜成 30°角度进针，则脑脊液渗漏比 60°和 90°进针明显减少。这是由于侧入时，相邻膜组织使硬脊膜上的破口不能相互重叠，而产生"封口"效应。

患者体位：患者在接受腰麻穿刺操作时，经常处于弯曲的体位，易使腰穿针从正中刺入蛛网膜下隙，此体位使硬脊膜伸紧，易使穿刺破口扩大。因此，有学者建议，采取俯卧位或松弛体位进行腰穿，但在实际操作工作中有一定困难。

所用药物：蛛网膜下隙注射药物尤其是局部麻醉药物对术后头痛的发生率有影响。蛛网膜下隙注射利多卡因、丁哌卡因、丁卡因-普鲁卡因复合物，PDPH 的发生率依次减少。注射药液中加入葡萄糖会增加 PDPH 的发生率，而加入肾上腺素或芬太尼可减低 PDPH 的发生率。

4.全脊麻

全脊麻为罕见但非常严重的并发症，多为硬膜外麻醉的大剂量局部麻醉药误入蛛网膜下隙所致，或硬膜外导管移位误入蛛网膜下隙所致。全脊麻表现为注药后迅速出现广泛的感觉和运动神经阻滞、意识不清、双侧瞳孔扩大、呼吸停止、肌无力、低血压、心动过缓甚至室性心律失常或心搏骤停。

(1)预防。

正确操作，确保将局部麻醉药注入硬膜外腔。注药前回吸以确认无脑脊液回流。

强调硬膜外腔注药的首次剂量不超过局部麻醉药腰麻的试验剂量(通常为 2% 的利多卡因 3~5 mL),观察时间不少于 5 min。

当发生硬膜外麻醉阻滞不完全时,采用除单次腰麻外的其他方法,例如,重新放置硬膜外导管,并小心给药;或采取 CSEA,给予部分腰麻常规剂量,随后利用硬膜外导管给药,获得理想平面。若发生硬膜意外穿破而继续使用硬膜外麻醉时,应少量分次给药并严密监测。

(2)治疗。

建立人工气道,实施人工通气。

静脉输液,使用血管活性药维持循环稳定。

如果发生心搏骤停,应立即实施心肺复苏(CPR)。

严密监测直至神经阻滞症状消失。

5.脊髓或硬膜外血肿

脊髓或硬膜外血肿是一种罕见的后果严重的并发症。临床表现为椎管麻醉后 24 h 内出现严重背痛、肌无力、括约肌功能障碍,最后发展为完全性截瘫。诊断主要依靠临床症状、体征和影像学检查。

(1)预防。

穿刺和置管时操作轻柔,尽量避免反复穿刺。

对有凝血功能障碍及接受抗凝治疗的患者尽量避免使用椎管内阻滞。①一般血小板计数低于 80×10^9/L 时,椎管内血肿风险明显增加。②静脉普通肝素治疗,至少停药 4 h,凝血指标恢复正常后,方可进行椎管内穿刺、置管或拔管,椎管内穿刺、置管或拔管 1 h 后方可静脉应用肝素。③术前低分子量肝素治疗的患者实施单次腰麻最为安全。至少在血栓预防剂量给药后 12 h 或治疗剂量给药后 24 h,方可实施椎管内穿刺、置管或拔管;术后应于椎管内穿刺 24 h 后,且拔出导管 2 h 以上,方可开始使用低分子量肝素预防血栓形成。

单独使用阿司匹林或非甾体抗炎药不增加椎管内阻滞血肿发生的风险。

(2)诊断和治疗。

有新发生的或持续进展的背痛、感觉和运动缺失及大小便失禁。

尽可能快速影像学检查(MRI),相关科室尽快会诊,决定是否需要紧急椎板减压。

治疗的关键在于及时发现和迅速、果断地处理,避免发生脊髓不可逆性损伤。

6.短暂神经综合征(TNS)

临床表现为腰麻作用消失后 24 h 内的单侧或双侧臀部疼痛,50%~100% 的患者并存背痛,少数患者表现为放射至大腿前部或后部的感觉迟钝。

疼痛的性质为锐痛、刺痛或钝痛痉挛性疼痛、烧灼痛。通常活动能改善,夜间疼痛加剧。至少 70% 的患者疼痛程度为中度至重度,约 90% 患者的疼痛可以在一周内自行缓解。体格检查和影像学检查无神经学阳性改变。

(1)病因:可能的病因为局部麻醉药的神经毒性,穿刺针损伤,小口径笔尖式腰麻针造成局部麻醉药的浓聚等。

(2)预防:采用最低有效浓度和最低有效剂量的局部麻醉药。

(3)治疗:首先排除椎管内血肿或脓肿。最有效的治疗药物为非甾体抗炎药,无效者可加用阿片类药物。另外还可给予热敷等对症治疗,伴有肌肉痉挛,可使用环苯扎林。

(丁式敏)

第十六节　全身麻醉与急诊剖宫产的麻醉

尽管全身麻醉在剖宫产中的使用已明显减少,但在一些情况下仍需实施全身麻醉,如产妇大出血、凝血功能障碍、腰部皮肤感染、精神障碍和胎儿窘迫等。全身麻醉的优点包括诱导迅速、血流动力学稳定、易于控制气道等。最严重的问题是气管插管失败(在产科患者中发生率为1∶300,在所有患者中发生率为1∶2 000)和反流误吸〔在产科患者中发生率为1∶(400～500),在所有患者中发生率为1∶2 000〕。

无论是否禁食,所有产妇均应视为饱胃患者。由于在足月时孕妇功能残气量下降约20%,在全身麻醉诱导、呼吸暂停时很快会出现低氧血症,应注意。其他问题还包括新生儿呼吸窘迫、子宫收缩抑制、产妇术中知晓等,这些都可通过良好的麻醉管理来有效地预防。

近年来部分麻醉医师认为,由于剂量相关的新生儿抑制都是可以预料的,不必过分限制静脉麻醉药的使用,前提是所有实施全身麻醉的剖宫产手术,都必须有经验丰富的儿科医师在场。

一、全身麻醉的实施步骤

(1)如术前准备时间允许,诱导前1 h口服非颗粒性抗酸药(如枸橼酸钠30 mL),或静脉给予H_2受体阻滞剂。

(2)采用左侧倾斜30°体位。用较粗套管针(G16或G18)建立静脉通路。常规监测包括血压、ECG、SpO_2、$P_{ET}CO_2$,确保吸引器和预防气管插管失败的器械准备就绪。

(3)高流量(6 L/min)给氧去氮3～5 min。

(4)手术各项准备(消毒、铺巾)完成后才开始麻醉诱导,以尽量减少胎儿暴露于全身麻醉药下的时间。静脉注射硫喷妥钠4～5 mg/kg或丙泊酚2～2.5 mg/kg(血压较低时可联合使用氯胺酮),琥珀酰胆碱1～1.5 mg/kg,快速诱导插管。按压环状软骨直到确定气管内导管在正确位置以及气囊充气。

(5)麻醉维持使用50%的氧气和50%的氧化亚氮以及0.75最低肺泡有效浓度(MAC)挥发性麻醉气体。

(6)避免过度通气,以免减少子宫血流,造成胎儿酸中毒。

(7)取出胎儿后,立即加深麻醉,将氧化亚氮浓度上升至70%,不连续给予或减少挥发性麻醉气体的流量,以免影响子宫收缩。给予阿片类镇痛药,追加非去极化肌松药。静脉给予缩宫素。手术结束后常规给肌肉松弛药拮抗剂,待患者清醒后,拔除气管导管。

二、全身麻醉药物对新生儿的影响

(一)硫喷妥钠

硫喷妥钠为剖宫产最常用的全身麻醉诱导药,剂量为4～7 mg/kg,对新生儿无明显影响,但大剂量(大于7 mg/kg)可能抑制新生儿呼吸。

虽然硫喷妥钠可迅速通过胎盘,但临床检测胎儿脑血中硫喷妥钠浓度并不高,因为进入胎儿的硫喷安钠绝大部分被胎儿肝脏代谢或被胎儿体循环的血液稀释。另外,有学者认为巴比妥类药物对新生儿有脑保护作用。

(二)氯胺酮

氯胺酮可迅速通过胎盘,但静脉注射 $1\sim1.5$ mg/kg 氯胺酮对胎儿无明显影响。氯胺酮有交感兴奋作用,适用于血压较低的产妇,高血压患者禁用。

(三)丙泊酚

丙泊酚为静脉催眠药,效能较硫喷妥钠强,起效快,维持时间短,苏醒迅速。该药可通过胎盘屏障,大剂量(大于 2.5 mg/kg)可抑制新生儿呼吸。虽然该药的说明书强调,妊娠期丙泊酚除了用于终止妊娠外,不宜用于产科麻醉。但也报道和实际情况(因国内硫喷安钠短缺)表明丙泊酚用于剖宫产有许多优点,例如,患者苏醒迅速,并未引起新生儿长时间抑制。但丙泊酚易引起产妇低血压,影响胎儿血供,需注意减少剂量。

(四)依托咪酯

依托咪酯用于剖宫产的麻醉诱导,剂量为 3 mg/kg,适用于低血压及心功能较差的产妇。但插管反应较强,新生儿评分与应用硫喷妥钠后相似。

(五)肌肉松弛剂

在临床剂量下,无论是去极化还是非去极化肌松剂都可安全地用于剖宫产麻醉,因为各类肌松剂都具有高度水溶性和高解离度,不易通过胎盘,对新生儿几乎没有影响。

(六)氧化亚氮

氧化亚氮常复合吸入麻醉药用于剖宫产麻醉的维持。它具有较强的镇痛作用,可迅速通过胎盘,对母婴无明显不良影响。氧化亚氮还可促进子宫收缩,增加收缩力和收缩频率。使用高浓度氧化亚氮时,应警惕缺氧的发生。

(七)氟烷、恩氟烷和异氟烷

氟烷对宫缩抑制较强,恩氟烷和异氟烷次之。剖宫产麻醉的维持采用高浓度上述吸入麻醉药,会明显抑制宫缩,导致取出胎儿后宫缩不良,增加手术出血量。

因此,最好使用较高浓度的氧化亚氮复合较低浓度的恩氟烷和异氟烷。临床研究表明,50%的氧化亚氮复合少于1%的恩氟烷和异氟烷,麻醉效果较好,对宫缩影响轻,对新生儿无明显影响。

三、急诊剖宫产的麻醉

急诊剖宫产的指征包括大出血(前置胎盘、胎盘置入、胎盘早剥和子宫破裂)、脐带脱垂和严重的胎儿窘迫。麻醉的选择取决于手术的紧迫程度及孕妇、胎儿的情况。术前麻醉医师迅速与产科医师简短商讨,若时间和情况允许,首选区域阻滞麻醉。对于真正需要即刻分娩的急诊剖宫产,即使孕妇已经置入硬膜外导管,也没有足够的时间取得完善的麻醉平面,况且,严重的低血容量和低血压也是硬膜外麻醉的禁忌证,此时必须选择全身麻醉。

实施全身麻醉步骤如下。

(1)静脉给予 H_2 受体阻滞剂或甲氧氯普胺 10 mg。

(2)采用左侧倾斜 30 °体位。用较粗套管针(G16 或 G18)建立静脉通路。常规监测血压、ECG、SpO_2、$P_{ET}CO_2$,确保吸引器和预防气管插管失败的器械准备就绪。

(3)高流量(6 L/min)给氧去氮(深吸气 5~6 次)。

(4)在准备手术(消毒、铺巾)的同时静脉注射硫喷妥钠 4~5 mg/kg 或丙泊酚 2~2.5 mg/kg(血压较低时单独给予氯胺酮 1 mg/kg 或联合使用氯胺酮),琥珀酰胆碱

1~1.5 mg/kg,快速诱导插管。按压环状软骨直到确定气管内导管在正确位置以及气囊充气。

(5)麻醉维持使用 50%的氧气和 50%的氧化亚氮以及 0.75 MAC 挥发性麻醉气体。

(6)避免过度通气,以免减少子宫血流。

(7)取出胎儿后,立即加深麻醉,将氧化亚氮的浓度上升至 70%,不连续给予或减少挥发性麻醉气体,以免影响宫缩。给予阿片类镇痛药,追加肌松药。静脉给予缩宫素。

(8)饱胃患者手术结束前可置入胃管,排空胃腔。

(9)手术结束后常规拮抗肌肉松弛剂,患者清醒后,拔出气管导管。

(丁式敏)

第十八章　健康管理

第一节　健康管理基本概述

一、基本概念

（一）健康

健康的概念是不断发展与完善的。世界卫生组织（WHO）在1948年成立之初就指出"健康不仅是没有病和不虚弱，而且是身体、心理、社会功能三方面的完满状态"。也就是说，随着社会的发展及科学的进步，医学模式已从单纯的"生物医学模式"转向了"生物-心理-社会医学模式"，健康的概念也随之变化，以适应新医学模式。健康具有身体、心理、社会功能三个基本维度。1990年，WHO对健康的阐述是"健康不仅是没有病和不虚弱现象，而且是躯体、心理、社会与社会适应能力和道德的健全"。评估个体是否健康，应该从躯体、心理、社会与社会适应能力和道德四个维度来进行。

生理健康是指身体各种机能、各个器官正常，各项健康的指标符合标准，没有出现不适的状况。有一些比较明确的标准，如身高、体重等生长发育指标，体温、脉搏、腰围、血压、心率、肺活量等体格指标，血常规、血糖、血脂、肝和肾功能等化验指标，以及心电图、胸部X线片、B超、CT等特殊检查指标。生理健康是其他健康维度的基础。

心理健康以生理健康为基础，是人体健康的重要维度。心理的健康会促进生理的健康，不良的心理会导致生理机能的下降，甚至患病、死亡。判断心理是否健康有三项指标，即心理与环境的同一性、心理与行为的整体性及人格的稳定性。世界卫生组织提出的心理健康标准有三方面：①具有健康心理的人，人格完整，自我感觉良好，情绪稳定，且积极情绪多于消极情绪；有较好的自我控制能力，能保持心理平衡；自尊、自爱、自信，有自知之明。②能够独处，有充分的安全感，能保持正常人际关系，能受到别人的欢迎和信任。③对未来有明确的生活目标，有理想，有事业追求，能踏实工作，不断进取。

适应能力是指个体与环境在适应过程中所表现出来的个性特征，个体与环境取得和谐的关系而产生的心理和行为变化。一般社会适应能力包括个人生活自理能力、基本劳动能力、选择并从事某种职业的能力、社会交往能力等方面。它有三个基本组成部分：①个体，是社会适应过程的主体。②情境，与个体相互作用，不仅对个体提出了自然的和社会的要求，而且也是个体实现自己需要的来源。③改变。它是社会适应的中心环节，不仅包括个体改变自己以适应环境，还包括个体改变环境使之适合自己的需要。个体在遇到新情境时，一般有解决问题、接受情境和心理防御三种基本的适应方式。良好的环境适应能力是一个人综合素质的反映，与个人的思想观念、道德品质、知识技能、创造能力等密切相关。

道德可简单解释为做人的道理和应有的品德。道德健康的内容是指不能损坏他人的利益来满足自己的需要，能按照社会认可的行为规范来约束自己及支配自己的思维和行动，具有辨别真伪、善恶、荣辱的能力和是非观念。道德良好是增进社会安全、有益于人体健康的重要内容，为人们的健康创造了社会环境。道德健康的最高标准是"无私利他"，基本标准是"为己利他"；不健康的表现是"损人利己"和"纯粹害人"。

（二）疾病

疾病是机体在一定病因的损害性作用下，因自稳调节（homeostatic control）紊乱而发生的异常生命活动过程。疾病会引起各种症状、体征和行为异常，特别是对环境适应能力和劳动能力的减弱甚至丧失。疾病有如下基本特征：①疾病是有原因的。疾病的原因简称病因，它包括致病因子和条件。目前虽然有些疾病的原因还不清楚，但是随着医学科学的发展，迟早会被阐明。②疾病是一个有规律的发展过程。在其发展的不同阶段，有不同的变化，这些变化之间往往有一定的因果联系。③疾病发作时，体内发生一系列的功能、代谢和形态结构的变化，并由此而产生各种症状和体征，这是我们认识疾病的基础。④疾病是完整机体的反应，但不同的疾病又在一定部位（器官或系统）有它特殊的变化。⑤疾病发作时，机体内各器官、系统之间的平衡关系和机体与外界环境之间的平衡关系受到破坏，机体对外界环境的适应能力降低，劳动力减弱或丧失。了解疾病的概念与特征有助于我们理解在疾病发生、发展过程中，健康管理所起到的作用。

（三）亚健康

通常人们所说的疾病是指狭义的疾病，是指具有一定诊断标准的，有具体名称的疾病（包括综合征）。而广义的疾病是针对健康而言的，也就是说只要不符合健康的定义，就可以认为个体处于疾病状态。基于健康和疾病（狭义）的认识，会发现有相当一部分人的症状既不属于健康范围，也不能满足疾病的诊断标准，因此提出亚健康的概念。亚健康（subhealth）是指"人体处于健康和疾病之间的一种状态"。处于亚健康状态者，不能达到健康的标准，表现为一定时间内的活力降低、功能和适应能力减退的症状，但不符合现代医学有关疾病的临床或亚临床诊断标准。亚健康是健康管理的重点人群，经过科学的健康管理，可以阻止亚健康状态向疾病发展，促使亚健康状态回归健康状态，促进身体健康。

二、健康管理基本理论

（一）健康管理的科学依据

1. 健康和疾病的动态变化关系

健康和疾病的动态平衡关系及疾病的发生、发展过程和干预策略是健康管理的部分科学基础。个体从健康状态到疾病状态要经历一定的发生和发展过程。这个过程从健康状态开始，进入低危险状态到高危险状态，然后再到发生早期改变，最后出现临床症状。疾病被诊断之前的阶段，若为急性传染病，这一过程可以很短；若为慢性病，则过程通常较长，往往需要几年至十几年，乃至几十年的时间。慢性病期间的健康状况变化多数不被轻易地察觉，各阶段之间也并无明显界线。在被确诊为疾病之前进行有针对性的干预，有可能比较容易地阻断、延缓甚至逆转疾病的发生和发展，恢复到健康状态，从而实现维护健康的目的。

2. 大部分危险因素是可以预防和改变的

世界卫生组织指出，高血压、高血脂、超重及肥胖、缺乏身体活动、蔬菜和水果摄入量不足以及吸烟，都是引起慢性病的重要危险因素。目前这些危险因素导致的慢性病难以治愈，但其危险因素本身却是可以通过改变行为生活方式进行预防和控制的。慢性病的危险因素中，大部分属于可改变因素,这为健康风险的控制提供了重要的科学基础。因此,健康管理就是要对这类危险因素进行早期发现、早期评估和早期干预,以实现维护健康的目的。

(二)管理学基本理论

管理学基本理论是健康管理的重要学科基础。管理就是对一个组织所拥有的各种资源进行计划、组织、领导和控制,用最有效的方法实现组织目标的过程。这一定义中,有以下几点需要说明。第一,"组织所拥有的各种资源"主要包括人力资源、财力资源、物力资源、时间资源、信息资源、技术资源。管理需要资源支撑。第二,"计划、组织、领导和控制"就是管理的职能,传统的管理职能可以细分为计划、组织、指挥、协调和控制五大职能。随着社会发展和技术进步,我们把计划、组织、领导、控制和创新作为管理的新的五大职能。第三,"用最有效的方法"是指管理活动中要遵循其客观规律,在此基础上运用科学的方法、技术和手段,不断创新管理体制与机制,达到取得高效益的目的。第四,"实现组织目标"就是指管理活动具有目的性。管理者有一个很重要的任务,就是协调组织成员的个人目标,使其与组织目标一致,完成组织目标,同时实现组织成员的目标。

健康管理就是应用管理学基本理论与方法对健康进行管理。管理的目的是使有限的资源得到最大化的利用,即以最小的投入获得最大的效用。健康管理可以理解为健康管理机构或人员利用各种资源,进行计划、组织、领导和控制,通过健康信息收集、健康风险评估和行为干预等有效的方法,改善个人和人群健康状态以收获最大健康效益的过程。

三、健康管理的基本内容与步骤

(一)健康管理的基本内容

健康管理的基本内容包括认识健康状况、树立健康理念和建立健康行为。

1.认识健康状况

在健康管理理念下采用现代医学和管理学方法,对个体或群体的健康进行监测、分析、评估,并及时反馈给服务对象,让管理的个体或群体系统全面地了解自我健康状况,帮助服务对象找出影响健康的危险因素,评估发病的概率。

2.树立健康理念

健康管理人员根据服务对象的健康状况,有针对性地改变服务对象对疾病与健康的认识。通过为服务对象提供健康教育、传授健康知识与技能,使其树立正确的健康理念;通过健康咨询、交流与指导等手段,帮助和鼓励服务对象建立健康的生活方式和习惯。

3.建立健康行为

健康管理的服务个体或人群在健康管理师的帮助下,在认识健康状况、树立健康理念的基础上,进一步在生活上采取行动,做出改变。根据自己的实际健康状况与风险,改变自己的生活方式与习惯。在科学方法的指导下,戒除不良习惯,建立健康的生活方式,减少危害健康的风险因素。

建立健康行为是健康管理最重要的内容,也是健康管理的重要目标。

(二)健康管理的基本步骤

健康管理包括健康信息收集、健康风险评估、健康干预三个基本步骤。

1.健康信息收集

健康管理信息来源主要有三个方面:①各种卫生服务过程记录。通过查看卫生服务过程记录表单获取信息。在卫生服务过程记录中,最常见的是体检记录。另外,还有门诊、住院等医疗服务记录,疾病控制与管理记录,妇女、儿童等预防保健记录。②专题调查记录。它是通过访谈、问卷和观察法获取的各类健康信息,如慢性病的随访调查记录等。③便携式及可穿戴设备获取的健康数据。随着信息技术的发展与应用,便携式电子设备及可穿戴设备得到广泛使用,为收集健康信息提供了极大的方便,丰富了健康行为数据的数量和种类,为健康大数据分析提供了数据来源。

收集的健康信息包括服务对象的人口学信息、基本健康信息(一般情况、健康状况、健康史、家族史等)、职业特点、生活方式、心理情况、体格检查、实验室检查、慢性病随访情况等。通过收集的健康信息,建立个人或群体健康档案,为后续健康风险评估提供数据。

2. 健康风险评估

健康风险评估(health risk assessment,HRA)是对个体的健康状况及未来患病和/或死亡危险性的量化评估。健康风险评估是一种分析方法或工具,用于描述或估计某一个体或群体未来发生某种特定疾病或因某种特定疾病而导致健康损害甚至死亡的可能性。健康风险评估对危险因素进行量化,同时对个体或特定群体的健康状况及未来患病和/或死亡危险性做量化评估,构建了健康风险因素与健康结果的数量依存关系,获得发病的可能性或概率。健康风险评估不是临床疾病的诊断,也不能代替临床疾病的诊断,是未来患病和/或死亡的可能性或概率。健康风险评估有信息收集、危险度计算和评估报告三个基本模块,通过前期收集的健康信息,根据各种风险评估模型,运用一定的方法计算危险度,最终获得评估报告。健康风险评估的结果作为健康干预的依据。

在健康管理的学科发展过程中,涌现出许多健康风险的评估方法。传统的健康风险评估一般以死亡为结果,多用来估计死亡概率或病死率。近年来健康风险评估技术的研究重点指向发病或患病可能性的预测方面,以疾病为基础的患病危险性评估逐步取代传统的以死亡为目的的风险评估,患病风险比死亡风险更能帮助个人理解风险因素的作用,有助于高效地实施控制措施。

3. 健康干预

健康干预即健康咨询与指导,有计划地干预、管理健康。在前面两个步骤的基础上,以多种形式帮助个人采取行动,纠正不良的生活方式和习惯,控制健康危险因素,实现个人健康管理计划的目标。健康干预与一般的健康教育和健康促进的不同之处在于,健康管理中的健康干预是个性化的,是根据个体的健康危险因素,由健康管理师进行个体指导,设定个体目标,并动态追踪效果,通过个体健康管理日记、参与专项健康维护课程及跟踪随访措施来达到改善健康的效果。健康干预的具体方式包括个人健康咨询、个人健康管理后续服务、专项健康与疾病管理服务。

(1)个人健康咨询。在了解健康情况及进行风险评估后,可以为个体提供不同层次的健康咨询服务,例如,咨询当地健康管理服务中心或个人健康管理师,通过电话或面谈进行一对一的指导,让服务对象了解自己的健康状况和疾病的危险因素、了解提高健康水平的具体措施、确定预防疾病发生的具体方案。其主要内容包括解析个人健康信息、评估健康检查结果、提供健康指导意见、制订个人健康管理计划和制订随访跟踪计划等。

(2)个人健康管理后续服务。个人健康管理后续服务是健康管理计划实行的监督、保证与完善步骤,具体根据被服务人群或个体的需求,结合实际的医疗资源实施。其主要内容和方式包括以现代信息技术为基础建立平台,对个体健康信息进行查询、做出指导、定期发送健康管理消息,以及提供个性化的健康改善计划。监督随访则是检查健康管理计划的实现情况,并检查主要危险因素的变化状况。此外,健康教育课堂也是后续服务的重要措施,在营养改善、生活方式改变和疾病控制方面有良好的效果。

(3)专项健康与疾病管理服务。对于特殊个体或专属人群,可根据特定的健康目标或疾病的预防指向为其提供专项健康与疾病管理服务。对于已经患有慢性病的个体,可针对特定疾病或危险因素为其提供专项服务,如糖尿病管理、血脂管理、心血管疾病危险因素管理、精神压力缓解、戒烟方案、运动方案、减重方案、营养方案和膳食咨询等。对于没有慢性非传染性疾病的个体,可为其提供的服务也很多,如个人健康教育、生活方式改善咨询和疾病高危人群的教育等。

健康管理就是通过健康信息收集、健康风险评估和健康干预等控制健康风险,从而达到维护健康的目的。对个体而言,健康管理的基本程序是在收集个人健康信息的基础上,通过对疾病危险性的评价,形成疾病危险性评价报告,实施健康干预,即健康信息收集、健康风险评估和健康干预。其中,健康信息收集和健康风险评估旨在提供有针对性的个性化健康信息,以调动个体降低自身健康风险的积极性;而健康干预则是根据循证医学的研究结果指导个体维护自己的健康,降低已经存在的健康风险。对群体而言,健康管理可以汇总、评价群体的健康信息,梳理群体的疾病、健康危险因素的状况,形成群体健康管理咨询报告,为分析群体健康需求提供必要的参考依据,为有效实施群体健康管理提供必要的支持。应综合不同的危险因素和差异,制订个体化的健康管理方案,并积极地采用现代信息管理技术等多种管理手段以达到全过程、细致化的健康干预。需要强调的是,健康管理是一个长期的、连续的过程,即在实施健康干预措施一定时间后,需要评估效果、调整计划和干预措施。只有周而复始、长期坚持,才能达到健康管理的预期效果。

(苏 莎)

第二节 健康危险因素与评估

一、健康危险因素概述

(一)健康危险因素概念

健康危险因素(health risk factor),也称健康相关危险因素,是指能使人们发生疾病或使死亡危险性增加的因素,或者是能使人们的健康不良后果发生的概率增加的因素,包括个人特征、环境因素、生理参数、疾病或临床前疾病状态等。个人特征包括不良的行为(如吸烟、运动不足、膳食不平衡、酗酒、睡眠不足、心理压力大、吸毒、迷信、破坏生物节律等)、疾病家族史、职业等。环境因素包括暴露于不良的生活环境和生产环境等。

生理参数包括有关实验室检查结果(如血脂异常等)、体型测量(如超重、肥胖等)和其他资料(如心电图异常等)。健康危险因素的相关知识是开展健康管理活动必备的知识基础,要全面了解和掌握。

(二)健康危险因素因果关系与特点

危险因素是一种危险信号,其暴露后患病的危险性增加。它的出现在先,某些健康问题(疾病)跟随在后,因此,它可以是其后出现疾病的原因,但可以不是主要原因,或者是伴随因素。由于有种种条件,在某危险因素出现后,相应的健康问题(某种疾病)不一定出现或不一定马上出现,有时需经过一个较长的潜伏(或潜隐)期,需要该危险因素的反复多次作用,有时还需要其他危险因素的共同或顺次参与等。尽管如此,并不是每个个体具有某种或某些危险因素之后,都一定会出现相应的健康问题(疾病),这里还存在一个统计学上的概率问题。

1.因果关系的多样性

(1)单因单果,即一种危险因素只引起一种健康问题或疾病,一种健康问题只由一种危险因素引起。该危险因素既是必要的又是充分的。但是,现代疾病,特别是慢性非传染性疾病中,单因单果的危险因素几乎不存在。即使存在必要病因的传染病,其病因也不是单一的,因为除了病原体外,还需要宿主易感性等因素,疾病才会发生。

(2)单因多果,即一个危险因素可引起多种健康问题或多种疾病。单因多果的现象是常见的。例如,吸烟是肺癌、心脏病、慢性支气管炎等多种疾病的危险因素。单因多果的关系揭示了危险因素的多效应性,指出了对某个危险因素进行干预可以预防多种不同疾病的可能性。

(3)多因单果,即多种危险因素可以引起一种健康问题或一种疾病。多因单果的现象也是常见的。例如,高血压、高血脂、糖尿病、吸烟、肥胖等均是冠心病的危险因素。多因单果的关系揭示了危险因素的多因性,指出了控制某种健康问题或疾病的发生和发展可多管齐下的可能性。

(4)多因多果。由于单因多果和多因单果存在,多因多果的现象必然存在。例如,高血压、高血脂、吸烟、肥胖等均是冠心病的危险因素,同时也是脑卒中等其他疾病的危险因素。不同健康问题或疾病的多个危险因素可以完全相同,但多数情况下只是部分相同。多因多果的病因现象增加了识别危险因素的复杂性和不确定性,也揭示了多种途径预防疾病的可能性。

因果关系的多样性、复杂性还体现在,不管是上述哪一类因果关系,在因和果的通路上,都存在直接和间接的危险因素,即有些危险因素可直接导致疾病的发生,而另一些危险因素则需通过作用于一个或多个其他危险因素,并由后者直接引起疾病的发生。直接的危险因素与间接的危险因素存在着一定的关系,切断危险因素的任何环节都可以达到预防疾病的目的。

2.健康危险因素的特点

(1)潜伏期长。在危险因素暴露与疾病发生之间常存在较长的时间间隔,人们一般要经过多次、反复、长期接触后才会发病,潜伏期因人因地而异,并且受到很多因素的影响。

(2)特异性弱。许多危险因素的广泛分布及混杂作用,在一定程度上削弱了危险因素的特异性作用。特异性弱,使得一种危险因素与多种疾病相联系。特异性弱也可以表现为多种危险因素引起一种慢性病。

(3)联合作用。随着大量危险因素越来越多地进入人类的生产生活环境,导致人类健康危险因素的多重叠加。单因多果、多因单果、多因多果、因果关系链和因果关系网络模型的提出,提示人们多种危险因素联合作用的大量存在。

(4)广泛存在。危险因素广泛存在于人们日常生活和工作环境之中,各因素紧密伴随、相互交织。其健康危害作用往往是潜在的、不明显的、渐进的和长期的。

慢性病产生的各种危险因素及与慢性病之间的内在关系已基本明确。慢性病的发生、发展一般遵从正常健康人→低危人群→高危人群(亚临床状态)→疾病→并发症的自然规律。从任何一个阶段实施干预,都将产生明显的健康效果,干预越早,效果越好。

(三)健康危险因素分类

健康危险因素没有统一的分类方法,其范围很广。健康危险因素有外界的因素,包括物理的、化学的、生物的,有精神的,有社会经济的,也有内在的遗传因素。世界卫生组织列举了全球主要健康危险因素:儿童期和孕妇低体重、不安全的性行为、高血压、吸烟、过量饮酒、不安全的饮用水、不安全的卫生设施和卫生习惯、高胆固醇、来自固体燃料的室内烟雾、铁缺乏、超重与肥胖等。

1.按是否可改变分类

按是否可改变分为不可改变的危险因素(non-modifiable risks)和可改变的危险因素(modifiable risks)。通常,慢性病的危险因素由不可改变和可改变的危险因素组成。不可改变的危险因素主要包括家族遗传史、年龄、性别、种族等。可改变的危险因素主要包括心理不健康、不良生活方式(吸烟、身体运动不足、膳食不平衡)等,这些因素与个人健康状况和/或个人慢性病风险有密切的联系。在所有健康危险因素中,大部分因素是可控的。将健康危险因素按是否可改变分类,可以指导健康管理干预方向,关注可改变的危险因素,加大可控因素的控制力度,对于防控疾病,尤其是慢性病至关重要。按是否可改变分类,既承认生老病死的自然规律,又能积极发挥人的主观能动性。健康干预主要是针对可改变的危险因素制订干预方案。

2.按性质来源分类

概括起来有环境危险因素、行为危险因素、生物遗传危险因素和医疗卫生服务中的危险因素四类。个人健康状况受多种因素的影响,行为危险因素是主要的健康危险因素,占所有因素的 50%～55%,环境危险因素占 20%～25%,生物遗传危险因素占 15%～20%,医疗卫生服务中的危险因素占 10%～15%。以下重点介绍这四类健康危险因素。

二、健康危险因素的内容

(一)环境危险因素

环境是人类赖以生存和繁衍的重要条件。环境因素是指以人为主体的外部世界,即围绕人们的客观事物的总和,包括自然环境和社会环境。

1.自然环境危险因素

自然环境是人类和其他一切生命赖以生存和发展的基础,包括阳光、空气、水、气象、地理等。良好的自然环境因素对控制人体生物节律、维持机体正常代谢、增强免疫功能、促进生长发育等具有重要作用,是人类赖以生存和繁衍的重要条件,环境的质量对人类健康至关重要。

(1)生物因素。对人类健康尤为重要的生物因素主要包括微生物、寄生虫、支原体、原虫等。在"生物医学模式"时期,生物因素是人类疾病的主要病因;在如今的"生物-心理-社会医学"模式时期,生物因素仍是人类致病的三大要素之一。病原微生物引起的霍乱、伤寒、鼠疫等烈性传染病,曾在一段时期内严重威胁人类健康。近年来,新型冠状病毒肺炎、艾滋病(ADIS)、疯牛病(BSE)、严重急性呼吸综合征(SARS)、禽流感(AI)、埃博拉出血热(EHF)与中东呼吸综合征(MERS)等传染病的不断出现,以及全球一体化在传染病传播中作用的不断加大,再次提醒人们生物因素在致病过程中的重要程度和危害性。

（2）化学因素。人为的或自然的一些原因,造成空气、水、土壤及食物的化学组成在一定范围内发生变化,例如,各种燃料燃烧后排放的废气中含有大量二氧化硫、一氧化碳等,造成空气中这类气体含量升高;含汞、砷等重金属的工业废水可污染水源;用含镉废水灌溉农田,经过生物的富集作用,水稻吸收水中的镉,造成大米中镉含量显著升高。除人为的活动外,一些自然灾害（如火山爆发、地震、洪水、泥石流等）以及不同母岩形成的土壤都可使局部地区的空气、水、土壤的化学组成发生很大变化。例如,饮水型地方性氟中毒的发生,明显与浅层地下水含氟量高有关,而地方性砷中毒则与较深层地下水含砷量高有关。

（3）物理因素。环境中的物理因素可分为自然环境中的物理因素和人为的物理因素。自然环境中的声、光、热、电磁辐射等在环境中永久存在,它们本身一般对人体无害,有些还是人体生理活动所必需的外部条件,只有其强度过高或过低时,才会造成污染或异常。随着科学技术的进步和生产的发展,人为物理因素所造成的环境污染日趋严重,如噪声污染、光污染、电磁波污染、电子污染、放射性污染等。

2. 社会环境危险因素

人类生活在社会中,社会的政治、经济、宗教、文化、教育、科学技术、家庭、生活方式、风俗习惯、卫生服务、人口等因素不仅与人类生活和健康有直接关系,而且各因素之间互相影响。社会的政治制度、经济水平、宗教信仰及文化传统不仅直接影响人们的文化教育水平、生活方式和卫生服务质量,也影响对上述自然环境的保护、利用、改造的政策和措施。社会因素对人类健康的影响不是孤立的,往往通过影响人们的生活生产环境而影响人类的健康,更重要的是通过影响人们的心理状态而影响人类的健康。社会因素与心理因素对人类健康的影响是相辅相成的,关系十分密切。随着人们健康观念和医学模式的改变,社会、心理因素对人类健康的影响正日益受到人们的重视。社会经济的发展程度与健康水平呈现密切的正相关关系。

世界各国健康水平差别巨大,发达国家与发展中国家的疾病类型和死因谱不同。在经济落后的国家,贫困、营养不良、卫生设施落后和环境污染等,使传染病和营养不良引起的死亡占5岁以下儿童的70%~90%。

（二）行为危险因素

行为危险因素是指由于自身行为生活方式而产生的健康危险因素,亦称自创性危险因素,也称行为生活方式因素。随着医学模式的转变,不良行为生活方式导致的疾病,危害健康的程度日益严重。据统计,前四位主要死亡原因——心脏病、肿瘤、脑血管病和意外伤害占总死亡数的70%以上。上述四种死亡原因都与行为生活方式中的危险因素密切相关。

不良的行为生活方式可以避免,如不安全的性行为、吸烟、过量饮酒、不健康的饮食、不良的卫生习惯等。行为生活方式与慢性病的关系尤为密切,绝大多数慢性病都与以下四种行为危险因素密切相关:吸烟、过量饮酒、缺乏身体活动和不健康饮食。

1. 吸烟

吸烟是许多可预防疾病的首要原因,如心脑血管病、糖尿病、肿瘤和呼吸系统疾病等。全世界每年因吸烟死亡的人数高达600万,其中吸烟者死亡约540万。吸烟者心肌梗死的相对危险性和冠心病猝死的发生率都明显高于不吸烟者。吸烟是男性和女性心血管疾病共同的危险因素。过早吸烟、每日吸烟量和吸烟吸入深度是冠心病死亡风险上升的危险因素,而且吸烟和其他危险因素在冠心病方面存在协同效应。吸烟是慢性支气管炎、肺气肿和慢性气道阻塞的主要诱因之一。吸烟可引起中央性及外周性气道、肺泡及毛细血管结构及功能改变,同时对肺的免疫系统产生影响,从而导致肺部疾病的发生。烟草烟雾是一类致癌物,吸烟不仅是肺癌的重要致病因素之一,而且吸烟与口腔癌、食管癌、胃癌、结肠癌的发生有一定关联。香烟中的有害物质会影响胎儿的发育,吸烟孕妇流产的发生率较不吸烟者高,吸烟还与多种出生缺陷有关,如神经管畸形、足内翻、唇腭裂、隐睾等。

2.过量饮酒

酒精是造成 200 多种疾病和损伤的危险因素。饮酒还与精神和行为障碍等健康问题的发生相关,包括酒精依赖、肝硬化等主要非传染性疾病,癌症和心血管病,以及由暴力和交通事故及碰撞引起的损伤。世界卫生组织报告称,2012 年全球因有害使用酒精造成 330 万人死亡,超过艾滋病、肺结核、暴力事件死亡人数的总和,占全球死亡总数的 5.9%。据估算,平均每 10 s 就有一人因饮酒死亡。而其中一半以上的死亡是由慢性病引起的,如癌症、心血管病等。全球疾病负担若以伤残调整生命年(disability adjusted life years,DALYs)计算,4.5% 是由酗酒引起的。女性比男性更易罹患与酒精相关的疾病,但男性因酒精造成的病死率高于女性。

3.缺乏身体活动

身体活动是指由骨骼肌肉产生的需要消耗能量的任何身体动作,包括体育运动、锻炼和其他活动,如游戏、步行、家务、园艺和舞蹈等。缺乏身体活动是慢性病的独立高危因素,而全球三分之一的成年人缺乏身体活动。全球每年约有 320 万人因缺乏身体活动而死亡,占所有死亡人数的 6%。缺乏身体活动是全球四大死亡风险因素之一,仅次于高血压(13%)、烟草使用(9%),与高血糖(6%)并列。缺乏身体活动是心血管疾病、癌症和糖尿病等慢性病的主要风险因素。在许多国家,缺乏身体活动呈上升趋势,这加重了非传染性疾病负担,并影响全球总体健康。与一周 4 d 以上每天从事至少 30 min 中等强度身体活动的人相比,缺乏身体活动的人的死亡风险增加 20%~30%。21%~25% 的乳腺癌和结肠癌、约 27% 的糖尿病、约 30% 的缺血性心脏病的主要病因,都是缺乏身体活动。

4.不健康饮食

健康饮食有助于预防营养不良以及包括糖尿病、心脏病、脑卒中和癌症在内的多种非传染性疾病。全世界大约 1 600 万(1.0%)的 DALYs 和 170 万例(2.8%)的死亡与水果、蔬菜摄入不足有关,摄入充足的水果和蔬菜可降低心血管病的发病风险。与摄入水果、蔬菜等低能量食物相比,摄入高脂、高糖、高能量食物更易导致肥胖。饮食中食盐的摄入是血压水平的重要决定因素,也是心血管病发病的重要危险因素。WHO 建议,每人每天摄入低于 6 g 的食盐有助于预防心血管疾病,高血压患者每人每天摄入低于 5 g 的食盐。但大部分国家的人群摄入食盐量高于此推荐水平。中国目前人均每日食盐摄入量为 10 g,每年由心血管病导致的 170 万例死亡可归因于食盐/钠摄入过量。我国食盐摄入标准为每人每天低于 6 g。此外,饱和脂肪酸和反式脂肪酸也可增加心血管病的发病风险。

(三)生物遗传危险因素

影响健康的危险因素还有人类生物遗传因素造成的危险因素,包括直接与遗传有关的疾病和遗传与其他危险因素共同作用的疾病。

随着分子生物学和遗传基因研究的发展,遗传特征、家族发病倾向、成熟老化和复合内因学说等都已经在分子生物学的最新成就中找到客观依据。人们对于疾病的认识越来越深入,发现许多疾病与遗传因素有关。有的单基因遗传病直接与遗传因素有关,如红绿色盲、血友病、白化病等。但是,绝大多数疾病是基因与其他危险因素共同作用的结果,危险因素有年龄、性别、种族、疾病遗传史、身高、体重等。常见的疾病有心脑血管病、糖尿病、肿瘤等慢性病和精神疾病、阿尔茨海默病等。遗传因素也是造成机体对某些环境污染物易感的重要因素,例如,完全缺乏血清抗胰蛋白酶因子的人,吸入刺激性气体易造成肺损伤。红细胞中 6-磷酸葡萄糖脱氢酶(G-6-PD)缺乏的人,接触硝基氨基化合物易引起血液损害。肝、肾功能不良的患者,由于其解毒、排泄功能受影响,暴露于环境污染物下易发生中毒。

(四)医疗卫生服务中的危险因素

卫生服务指卫生机构和卫生专业人员以防治疾病、增进健康为目的,运用卫生资源和各种手段,有计划、有目的地向个人、群体和社会提供必要服务的活动过程,包括社会的医疗卫生设施和制度及其利用。以人为本,以健康为中心的健全的医疗卫生机构和完备的服务网络、足够的卫生经济投入及公平合理的卫生资源配置均对人群健康和疾病的预防起到积极的促进作用。我国的基本公共卫生服务项目的主要内容包括 11 大类 43 个项目:建立居民健康档案、健康教育、预防接种、儿童保健、孕产妇保健、老年人保健、慢性病患者健康管理、重性精神疾病患者管理、传染病和突发公共卫生事件报告和处理、卫生监督协管和中医药健康管理服务。全球基本卫生服务包括计划生育、产前保健、接生服务、儿童免疫、抗反转录病毒治疗、结核病治疗,以及获取清洁水和卫生设施等。

医疗卫生服务因素是指医疗卫生服务系统中存在的各种不利于保护和增进健康的因素,包括医疗卫生服务匮乏、医疗质量低、误诊漏诊、过度医疗、医疗差错、院内交叉感染、医疗制度不完善等。广义而言,医疗资源布局不合理、初级卫生保健网络不健全、城乡卫生人力资源配置悬殊、重治疗轻预防的倾向、医疗保健制度不完善等都是可能危害人群健康的因素。

三、健康风险评估

(一)健康风险评估概述

1. 健康风险评估的定义

健康风险评估(health risk assessment,HRA)是指用于描述或估计某一个体或群体未来发生某种特定疾病,或某种特定疾病导致健康损害甚至死亡的可能性的量化方法或工具。

健康风险评估的目的是估计特定事件发生的可能性或概率,不是疾病的诊断。健康风险评估是在健康信息收集、健康风险识别、健康风险聚类和健康风险量化的基础上进行的。通过健康风险评估可以达到改变人们不良的行为生活方式、降低危险因素的目的,对于延长寿命、提高生命质量和改善人群健康水平具有重要意义。

2. 健康风险评估的种类

健康风险评估按照应用领域可分为以下几类:①临床评估,主要对个人疾病状态、疾病进展和预后进行评估,包括体检、门诊、入院、治疗等;②健康与疾病风险评估,主要对健康状况、健康改变和可能患某种疾病的风险进行评估;③健康过程及结果评估,评估某种疾病的并发症及其预后等;④生活方式及行为健康评估;⑤公共卫生监测与人群健康评估,指从群体角度进行的健康危害和风险评估。

健康风险评估按照对象可分为以下几类:①个体评估,指对个体进行的健康状况、健康危害和疾病风险的评估。②群体评估,指在个体评估基础上对特定人群所做的健康风险和疾病风险评估。一般可从两个方面进行评估,一是对不同人群的危险程度评估,确定不同人群的危险程度,将危险程度最高的人群列为重点防治对象;二是对危险因素属性进行分析,区分人群健康危险因素哪些属于不可控因素,哪些属于可控因素,对可控因素加强干预。

健康风险评估按照功能可分为一般健康风险评估、疾病风险评估和健康功能评估。

3.健康风险的表示方法

(1)病死率和发病率:健康风险都是以发病率或病死率作为标的进行表达的。对于特定原因病死率的临床定义已取得广泛共识,居民病死率表提供了一个全面、可靠的标准参考。因而,基于病死率的危险度计算一般比较容易获得定义清晰的基础信息。相对于病死率,发病率的定义就不那么清晰了,而且也不像病死率那样具有统一的案例报告要求。现在的健康风险更多地用发病率来表示,发病率较病死率更容易被服务对象接受,同时更容易促使服务对象采取措施改变健康状况。

(2)危险度:危险度有相对危险度和绝对危险度两种表述方式。危险度适用于一个具有共同先兆的若干个体组成的人群,而不能看作某一个人死亡的危险。相对危险度(relative risk)是指暴露于某种健康危险因素人群的患病率(或病死率)与非暴露于该危险因素人群的患病率(或病死率)之比,反映的是健康危险因素与疾病的关联强度及个体相对特定人群患病危险度的增减程度。相对危险度是与人群平均水平相比的,人群平均危险度可以来自一个国家或一个地区按年龄和性别统计的病死率表。如果把人群平均危险度定为1,则其他相对危险度就是比1大或比1小的数字。绝对危险度(absolute risk)是指暴露于某种健康危险因素人群的患病率与非暴露于该危险因素人群的患病率之差,反映的是健康危险因素对个体未来患病可能性或概率的增减量,是反映发病归因于危险因素的程度。针对某个个体按照一定方法和流程计算出来的危险度称为评估危险度。评估危险度是指具有共同危险因素分值的若干个个体组成的人群的死亡或发病危险,而不能看作某个个体的死亡或发病危险。如果认为可以将每个风险因素修正到理想水平,可对危险度再进行一次计算。如此将所有先兆因素修正到目标水平计算出来的危险度叫作理想危险度(achievable risk),理想危险度表示的是健康风险降低的空间。需要注意的是,所有的风险因素或先兆因素是指可改变的危险因素。

(3)评估分值:危险度有时也称为评估分值,两者的意义相同,都是用于表示个人风险的高低。将可改变的危险因素改变和降低后达到的新的危险度称为目标分值。如果受评估者的信息显示与HRA建议的所有目标已经达到吻合了,其目标分值也就和评估分值一样了。假设将所有可改变的危险因素修正到理想水平,此时分值称为理想分值。

(4)健康年龄:健康年龄是指具有相同评估总分值的男性或女性人群的平均年龄。为得到健康年龄,受评估者的评估危险度要和同年龄同性别人群的平均危险度相比较。如果某个人的评估危险度与人群平均危险度相等,则他的健康年龄就是其自然年龄;如果某人的评估危险度高于人群平均危险度,则他的健康年龄大于其自然年龄;如果评估危险度低于人群平均危险度,则其健康年龄小于其自然年龄。理想危险度对应理想分值和理想健康年龄,健康年龄与理想健康年龄之差称为增长年龄。

(二)健康风险评估流程

健康风险评估包括健康信息采集、风险计算、评估报告三个基本模块。

1.健康信息采集

健康信息采集是进行健康风险评估的基础,健康信息有卫生服务记录、体检信息、行为生活方式信息三个来源。问卷是健康管理最常用的信息收集方法。问卷内容主要如下:①生理、生化数据,如身高、体重、血压、血脂等;②生活方式数据,如吸烟、膳食与运动习惯等;③个人或家族健康史;④其他危险因素,如精神压力等;⑤态度和知识方面的信息。

2.风险计算

风险计算一般有单因素加权计算法和多因素模型分析法。

(1)单因素加权计算法:早期的健康风险评估主要采用单因素加权计算法,即以特定人群和特定疾病的患病率或病死率作为评价指标,将单一因素与患病率或病死率的关系以相对危险性来表示,各相关因素相对危险性的加权分数即为患病或死亡的危险性。疾病风险可用相对危险度和绝对危险度表示。比较典型的有美国卡特中心(The Carter Center)的吸烟与肺癌风险评估和美国糖尿病协会(ADA)的评价方法。单一健康危险因素比较简单,偏倚相对容易控制,不需要很多指标和大量的数据分析。但是,疾病尤其是慢性非传染性疾病往往是多种健康危害因素共同作用及环境与遗传交互作用的结果。因此,单一健康危险因素的危险性评价和疾病预测存在着很大的局限性。

(2)多因素模型分析法:多因素数理模型分析计算法是采用数理统计、流行病学和病因学研究方法,对多种健康危险因素的疾病危险性评价和预测,建立患病或死亡危险性与各个健康危险因素之间关系的模型,得出某种疾病发病或死亡的危险性,更接近疾病发生和发展过程,涵盖了更多的疾病相关参数,对疾病的风险评估也更加准确。这类方法中比较经典和成功的例子是 Framingham 的冠心病预测模型,该方法将主要的冠心病危险因素作为参数列入模型指标体系,采用 Logistic 回归分析危险因素与疾病的关联,建立危险评分标准、冠心病预测模型和评价工具,并在冠心病的风险评估过程中应用,取得了令人满意的效果。

随着生物医学和生命科学的发展,人们对生命和疾病发展过程的认识逐步深刻,计算机技术、网络技术的进步使与健康、疾病相关的海量数据的存储、分析、处理和共享成为可能。越来越多的前瞻性队列研究被用于健康和疾病风险评估。多元数据处理技术和数据挖掘技术的不断成熟为健康风险和疾病风险评价提供了强有力的技术支持。

3.评估报告

健康评估报告一般应包括个体或群体的人口学特征、健康信息汇总、疾病风险评估、健康危险因素重点提示、健康生活方式评估报告、健康促进与指导信息报告、个性化膳食处方、个性化运动处方等。

(三)健康风险评估的作用

1.识别健康危险因素和评估健康风险

健康风险评估的首要目的是帮助个体综合认识健康风险,对个体或群体的健康危险因素进行识别,对健康风险进行量化评估。在疾病发生、发展过程中,健康危险因素往往呈现多元化,并且相互影响,甚至产生联合作用。很多危险因素并不表现出病症,往往是一病多因,同时又一因多果,正确判断哪些因素是引起疾病的主要因素,对危险因素的有效干预和疾病预防控制至关重要。

2.修正不健康的行为生活方式

健康风险评估通过个性化和量化的评估结果,使个体认识到自身某些行为和生活方式对健康的损害程度,有助于其正确认识不良行为生活方式,在科学的指导下,主动修正不良生活方式,追求健康的生活方式,以达到预防和改善慢性病的目的。

3.制订健康指导方案和个性化干预措施

通过健康风险评估,了解个体的主要健康问题及其危险因素,并确定危险因素的属性,进而为个体制订健康指导方案和个性化干预措施。对危险因素进行干预是防止慢性病、生活方式相关疾病和代谢疾病的最有效的方法。因此,科学的健康指导方案和个性化干预措施能够有效降低个体的发病风险,减少或延缓疾病的发生。

4. 干预措施及健康管理效果评价

健康风险评估可以用于干预措施、健康指导方案和整个健康管理的效果评价。健康管理是个连续不断的监测—评估—干预的周期性过程,即在实施健康干预措施一段时间后,需要评价其效果,调整计划和干预措施。实施健康管理和个性化干预措施后,个体的健康状态和疾病风险可以通过健康风险评估得到再确认,有效的健康干预和健康管理可以改善健康状态、降低疾病风险,也可通过健康风险评估去寻找健康管理中出现的问题的原因,从而进一步完善和修正健康指导计划和干预方案。

5. 健康管理人群分类及管理

在对群体进行健康管理时,为了使健康管理更加有效,针对性更强,通常要筛选高危人群进行分层管理。而健康管理可依据管理人群的不同特点做分类和分层管理,将管理人群根据健康危险因素的多少、疾病风险的高低和医疗卫生服务利用水平及医疗卫生费用等标准进行划分,对不同管理人群采取有针对性的健康管理、健康改善和健康干预措施。一般来说,健康危险因素多、健康风险和疾病风险高的群体或个体的健康管理成本和医疗卫生费用相对较高,基本医疗保障和基本公共卫生服务费用的增加可以有效降低疾病风险和医疗费用。人群分类管理针对性强,能有效提高管理质量和效率。

6. 其他

应用健康风险评估还可满足其他的需求,例如,评估数据被广泛地应用在保险的核保及服务管理中,根据评估数据进行健康保险费率的计算。另外,将健康评估数据与健康费用支出相联系,还可进行健康保险费用的预测。

（苏　莎）

第三节　健康管理基本策略

健康管理策略就是健康管理的基本方法与路径,可以从宏观和微观两个方面去理解。宏观的健康管理策略,通常是指国家医疗卫生服务的总体方向、目标和工作重点,以及对国家总体健康资源的管理策略,如《"健康中国2030"规划纲要》等。国家已经把卫生工作的重点从注重疾病诊治转向对生命全过程的健康监测、疾病预防控制,预防与诊治并重。对总体健康资源,由权威的统一协调组织机构进行管理。微观的健康管理策略,是指生活方式管理、健康需求管理、疾病管理、灾难性病伤管理、残疾管理和综合的群体健康管理等。本章主要介绍常见的微观健康管理策略。

一、生活方式管理

（一）生活方式管理概述

生活方式,即个人在生活中形成的具有规律性的行为特征,包括饮食结构、工作、睡眠、运动、文化娱乐、社会交往等诸多方面。生活方式的核心要素是生活习惯,它以经济为基础,以文化为导向,受个体价值观、道德伦理等影响。一个人不良的生活习惯(如过多的社会应酬、吸烟、过量饮酒、缺乏运动、过度劳累等)都是危害人体健康的不良因素。通过健康促进技术,可以使人们远离不良行为,减少健康危险因素对健康的损害,预防疾病,促进健康。因此,采取生活方式管理是必要的,也是必需的。从卫生服务的角度来说,生活方式管理是指以个人或自我为核心的卫生保健活动,强调个人选择行为方式的重要性。与不良生活习惯危害的严重性相对应,膳食、体力活动、吸烟、适度饮酒、精神压力等因素,是目前生活方式管理的重点。生活方式管理有如下特点。

1.以个体为中心

强调个体的健康观念和作用。由于人们在情趣、爱好、嗜好、价值取向方面有所不同,因而生活习惯和行为方式也有所差异。在这个意义上,生活方式都是由个体自己来掌控的,选择什么样的生活方式属于个人的意愿。生活方式管理的目的在于,告诉人们哪些是有利于健康的生活方式,应该坚持,如不吸烟,不挑食、偏食,适量运动等;同时,也告诉人们哪些是不健康的生活方式,应该避免或中止,如吸烟、酗酒、缺乏运动、过度劳累等。尤其需要注意的是,健康管理者要提供条件供人们进行健康生活方式的体验,指导人们掌握改善生活方式的技巧等。但健康管理者不能替代个人做出选择何种生活方式的决策,即使一时替代性地做出选择,也难长久坚持。

2.以健康为中心

在健康管理过程中,首先,需要始终贯穿以人的健康为中心的思想,树立科学的生活方式理念。合理膳食、适量运动、戒烟限酒、心理平衡是构筑健康的四大基石。其次,预防是生活方式管理的核心。预防不仅仅是预防疾病的发生,还在一定程度上逆转或延缓疾病的发展历程。三级预防体系包括旨在控制健康危险因素,将疾病控制在尚未发生之时的第一级预防;通过早发现、早诊断、早治疗而防止或减缓疾病发展的第二级预防;防止伤残,促进功能恢复,提高生存质量,延长寿命,降低病死率的第三级预防。三级预防在生活方式管理中都很重要,其中以第一级预防最为重要。有效地整合三级预防,是生活方式管理的重点。

3.形式多样化

强调综合性生活方式管理策略。生活方式管理是其他健康管理策略的基础。例如,生活方式管理可以纳入疾病管理项目中,用于减少疾病的发生或降低疾病的危害。它可以在需求管理项目中出现,通过提醒人们进行预防性的医学检查等手段,来帮助人们更好地实现健康需求。

但是,不管采取哪种方法与技术,生活方式管理的目的都是相同的,即通过选择科学、健康的生活方式减少或避免疾病的危险因素,预防疾病的发生。生活方式管理不仅节省了更多的成本,还收获了更多的边际效益。

(二)生活方式管理超理论模式

生活方式管理超理论模式是一种新兴的行为改变理论模式。健康行为的改变和进步要经历几个阶段,按照行为阶段模型可以划分成不同阶段,每个人的行为在不同的时期处于不同的阶段。人们的行为可以在不同的阶段之间移动,不同阶段的行为干预需采取不同的措施,具体而言,行为改变阶段包括考虑前期阶段、认真考虑阶段、准备阶段、行动阶段和维持阶段。

(1)考虑前期阶段(意向前期):此时期个体尚未意识到不良行为所带来的危险,不愿改变自己的行为,也未打算在近期改变自己的某种行为方式,一般并不认为其行为方式存在什么不妥。

(2)认真考虑阶段(意向期):已经意识到其行为方式存在很大的问题,并开始认真地思考改变自己的行为,而且准备在近期内(一般为6个月)对自身行为做出改变。

(3)准备阶段(准备期):希望马上改变自身行为方式(通常期限在下一个月内),或者是目前已经在尝试对自身行为方式做出一些改变。一些间断性的行为变化已经出现,但持续性的变化尚未出现。

(4)行动阶段(行动期):能为自己制订一些计划,并积极地改变着自身行为。此时期个体已经出现了维持性行为变化,但持续时间不超过6个月。

(5)维持阶段(维持期):当一个人对自身行为的改变已经维持一段时间,一般为6个月或更长,可认为其目前处于维持阶段。

这五个阶段是一个循环往复的过程,人们会以各自不同的速度或节点,在这几个阶段中一遍又一遍地循环重复。通常人们处于前几个阶段的时间会相对长一些,而且往往会在行动阶段或维持阶段功亏一篑,而不得不再次重复前面的几个阶段(考虑前期阶段、认真考虑阶段、准备阶段)。

(三)生活方式管理干预技术

生活方式管理策略主要通过一些干预技术来促使人们改变生活方式,朝着有利于健康的方向发展。常用的干预技术主要有教育、激励、训练和营销。

1.教育

教育是一种有目的、有组织、有计划、系统地传授知识和技术规范等的社会活动,通过传递知识,使个体采取健康生活方式;通过传授技能,使个体获取改变不健康的行为方式的能力。将生活方式管理策略通过教育的手段实施是干预技术中最直观的方式。教育要具有明确的目的性,要将确立个体正确的态度作为目的,不断加强对个体的教育,改变其不健康的行为方式,最直观地体现生活方式管理的过程。因此,教育是生活管理干预技术的直观体现和基础。

2.激励

激励是通过正面强化、反面强化、反馈促进、惩罚等措施进行行为矫正的方法。个体在激励的作用下,不断产生改变生活方式的动力,从而达到干预的最终目的。因此,激励在干预技术中起着至关重要的内驱力作用。激励有助于挖掘个体的潜能,提升干预的效果。通过激励,个体不断提升自身内驱力,渴望自我突破和改变。

3.训练

训练是通过一系列的参与式训练与体验,培训个体,使其掌握行为矫正的技术。通过训练,使个体有计划、有步骤地学习和掌握生活方式的管理技术,不断提升个体的生活方式管理水平,这是生活方式管理干预技术中最高效的技术。训练在于不断增强个体采用新生活方式的频率,从而使个体对新的生活方式快速适应,最终获得习惯性的生活方式。高强度的训练可以使个体在短时间内更容易习得健康的生活方式。

4.营销

营销是利用社会营销技术推广健康行为,营造健康的大环境,促进个体改变不健康的行为,是生活方式管理干预技术中最具社会性的手段。

营销的前提是明确社会群体中不同人群的不同需求,抓住不同人群的不同需求。一般来说，营销可以通过社会营销和健康交流，帮助建立健康方案的知名度、增加健康管理方案的需求和帮助人们直接改变行为。社会营销是用名人效应让人们接受社会观念，改变行为。健康营销计划包括市场分析、市场细分、营销策略、原材料和产品分配、训练、监控、评估、管理、时间表和预算。

目前，健康营销活动越来越多地使用了大众传媒。公益广告、电视剧中的故事情节常被用来向大众传播健康风险和健康行为的信息。

二、健康需求管理

(一)健康需求管理概念

经济学上的需求，是指消费者在一定时期内、一定价格条件下，愿意并且能够购买的商品及其数量。健康需求，是指在一定时期内、一定价格水平上，人们愿意且有能力购买的卫生服务量，它包括由需要转化来的需求(有效需求)和没有需要的需求(如认知需求和诱导需求等)。由于健康服务专业具有复杂性，消费者缺乏健康知识和信息，因此消费者对于自己的健康服务需求具有不确定性。

健康需求是人类的基本需求，可以从身体、精神、社会三个层次去理解。常见的健康需求管理，主要通过为人们提供各种可能的信息和决策支持、行为支持及其他方面的支持，帮助其在正确的时间、正确的地点，寻求恰当的卫生服务，指导个人恰当地选择种类繁多的营养保健食品、理疗仪器及医疗服务等。其实质是通过帮助消费者维护自身健康、寻求恰当的医疗保健，来控制健康消费的支出和改善对医疗保健的利用。健康需求管理并非不让人们利用卫生服务，而是要人们减少不合理的和非必需的医疗服务的利用，帮助人们维护自身健康和更合理地利用医疗卫生服务资源。

健康需求管理重视患者的知识、观念、态度和偏好等因素对卫生服务利用的影响，因而强调对人群教育的重要性，鼓励其在医疗服务中利用决策服务发挥积极作用，通过对人们的卫生需求实施指导，帮助其做出理性的消费选择，以减少人们对那些原以为是非常必需而昂贵的，但临床上却不一定有效、必要的医疗保健服务的使用。

(二)影响健康需求的主要因素

1.患病率

患病率可以影响健康服务需求，因为它反映了人群中疾病的发生水平。

2.感知到的需要

个人感知到的健康服务需要是影响服务利用的最重要的因素。有很多因素影响着人们感知到的需要，主要包括个人关于疾病危险和卫生服务益处的知识、个人感知到的推荐疗法的疗效、个人评估疾病问题的能力、个人感知到的疾病的严重性、个人独立处理疾病问题的能力及个人对自己处理好疾病问题的信心等。

3.消费者选择偏好

消费者选择偏好的概念强调个人在决定其健康干预措施时的重要作用。医师和健康管理师的职责是帮助个人了解这种干预措施的益处和风险。

4.健康因素以外的动机

事实表明，一些健康因素以外的因素(如个人请病假的能力、残疾补贴、疾病补助等)都能影响人们寻求医疗保健的决定。

(三)健康需求管理实现途径与方法

1. 实现途径

健康需求管理主要有两种实现途径，一种是通过对需方的管理来实现，另一种是通过对供方的管理来实现。常用的手段包括寻求手术的替代疗法，帮助人们减少特定的危险因素并采纳健康的生活方式，鼓励自我保健干预等；对患者进行健康教育，提倡对医疗服务的理性消费，提供 24 h 电话免费咨询服务，通过互联网等多种管理方式来指导个体正确地利用各种医疗保健服务来满足自己的健康需求。

2. 实现方法

通常健康需求管理采用的方法如下：①自我保健服务，包括电话咨询，对临床、体检结果的解答，寻医问药。②就医服务，包括为门诊定专家、定时间、定地点，给予绿色通道挂号、预约专家、陪同就医、帮助取药、联系住院床位等。③转诊服务，包括联系医疗机构、预约专家等相关业务。④基于互联网的卫生信息服务。⑤健康课堂，包括定期派出专家到客户企业咨询、指导、检查、讲课等。另外，健康管理专业人员还可以通过提供自助决策支持系统和行为支持，使个人更好地利用医疗保健服务，为消费者在正确的时间、正确的健康服务机构，选择正确的健康服务类型。

健康需求管理是一个动态的过程，它以确认需求开始，再进行需求分析，力图实现与客户需求的最佳结合，最终得到满足客户需求的最佳解决方法。

三、疾病管理

(一)疾病管理概念

疾病管理策略是以系统为基础的疾病管理，是以疾病发展的自然过程为基础的综合的、一体化的保健和费用支付体系，其目的是提高患者的健康水平、减少不必要的医疗费用。疾病管理策略以循证医学为基础，通过确定目标，进行临床综合分析，协调保健服务，提供医疗支持。

美国疾病管理协会(Disease Management Association of America, DMAA)认为疾病管理是一个协调医疗保健干预和与人沟通的系统，强调患者自我保健的重要性。疾病管理支撑医患关系和保健计划，强调应用循证医学和增强个人能力的策略来预防疾病的恶化，它以持续性地改善个体或群体健康为基准来评估临床、人文和经济方面的效果。从 DMAA 的观点看，疾病管理是一种产业，也是健康管理的一种策略和方法，应用这种方法可以为人群提供最好的个体对个体的卫生保健实践。

(二)疾病管理目标

疾病管理相关项目旨在加强患者和医师之间的沟通，通过必要的反馈来纠正患者的行为方式(延缓疾病的发展并预防并发症)，衡量干预措施的有效性。通过适当的安排，疾病管理以全面的方式为患者提供医护服务和健康服务，而不仅仅是关注药品对疾病的治疗效果。疾病管理的实质是在不降低医疗服务质量的前提下，提高患者的生存质量，降低医疗费用。其最终目标是通过健康产业链的各组织和部门间的相互协作，提供持续、优质的健康保健服务，以提高成本效益或得到最佳效果，并在此基础上提高疾病好转率和目标人群对健康服务的满意度。

疾病管理强调注重临床和非临床相结合的干预方式。任何时候，这两种干预方式都能发挥其积极的作用。理想情况下，疾病管理可以预防疾病恶化并减少昂贵的卫生资源的使用，把预防手段和积极的病例管理作为绝大多数疾病管理计划中两个重要组成部分。

(三)疾病管理特点

(1)目标人群是患特定疾病的个体。疾病管理以人群为基础,重视疾病发生发展的全过程管理(高危的管理,患病后的临床诊治、保健康复,并发症的预防与治疗等),强调预防、保健、医疗等多学科的合作,提倡资源的早利用,减少非必需的医疗花费,提高卫生资源和资金的使用效率。

(2)关注个体或群体连续性的健康状况与生活质量。不以单个病例和/或其单次就诊事件为中心,而是关注个体或群体连续性的健康状况与生活质量,这也是疾病管理与传统的单个病例管理的区别。

(3)强调医疗卫生服务及干预措施的综合协调。疾病管理关注健康状况的持续性改善过程,而大多数国家卫生服务系统的多样性及复杂性,使得协调来自多个服务提供者的医疗卫生服务与干预措施特别艰难。然而,正因为协调困难,也显示了疾病管理协调的重要性。

四、灾难性病伤管理

(一)灾难性病伤管理概念

灾难性病伤管理中的"灾难性"有两层含义:第一层含义是重大疾病对患者的身体损伤是灾难性的,如患肿瘤、脏器衰竭、严重外伤等;第二层含义是所患疾病需要的医疗支出金额巨大,对患者家庭造成灾难性影响,巨大医疗支出也被称为"灾难性医疗保健支出"(catastrophic health expenditures,CHE)。因此,灾难性病伤管理较一般疾病管理更具有复杂性和艰难性。灾难性病伤管理是疾病管理的一个特殊类型,关注的是灾难性的疾病或者伤害。灾难性病伤是十分严重的病伤,其管理复杂,经常需要多种服务和转移治疗地点。普通慢性病的强度和结果都可预知,而灾难性病伤比较少见,其发生和结果都难以预计。实践过程中发现,脑损伤、严重烧伤、多种癌症、器官移植和高危新生儿等情况均适合灾难性病伤管理。

(二)灾难性病伤管理技术方法

灾难性病伤管理依靠专业化的疾病管理服务,解决相对少见的医疗问题和高额费用问题。通过协调医疗活动和管理多维化的治疗方案,灾难性病伤管理可以减少花费和改善治疗效果。通过综合利用患者和家属教育、患者自我保健选择和多学科小组管理,使医疗上需求复杂的患者能在临床、财力和心理上获得最优结果。灾难发生时,利用短缺的医疗资源最大限度地提高救治效率尤为重要。因此,对救治工作实行标准化,在实际工作中具有突出的指导作用。

灾难时期这种标准化的救治服务被称为紧急标准服务(crisis standards of care,CSC),包含五种重要元素如下。

(1)救治过程必须以符合伦理学要求为基础,做到公正、透明、连续、均衡和有责任心。

(2)借助依托的社区机构,提供预约、教育和沟通。

(3)CSC 过程必须符合法律规定。

(4)有明确的适应证、诱因及责任规定。

(5)临床过程和操作基于证据。

五、残疾管理

(一)残疾管理概念

残疾管理是基于生物医学层面开展起来的,例如,医学专业人士监督损伤的治疗,并且有责任给残疾人提供适合他们的工作。

(二)残疾管理的主要目标

残疾管理的目的是减少残疾事故发生的频率和费用代价。残疾管理的具体目标包括防止残疾恶化、注重功能的恢复、实行循环管理和帮助重返社会等。

残疾管理的主要目标如下：①防止残疾恶化；②注重功能性能力而不是疼痛；③设定实际康复和返工的期望值；④详细说明限制事项和可行事项；⑤评估医学和社会心理学因素；⑥与患者和雇主进行有效沟通；⑦有需要时考虑复职情况；⑧实行循环管理。

(三)影响残疾时间的因素

1.医学因素

影响残疾时间的主要医学因素包括疾病或损伤的严重程度；个人选择的治疗方案；康复过程；疾病或损伤的发现和治疗时期；接受有效治疗的容易程度；药物治疗还是手术治疗；年龄，影响治愈和康复需要的时间，也影响返回岗位工作的可能性；并发症的存在，依赖于疾病或损伤的性质；药物效应，特别是不良反应。

2.非医学因素

影响残疾时间的非医学因素主要包括社会心理问题，职业因素，与同事、主管之间的关系，工作压力，工作任务的不满意程度，工作政策和程序，即时报告和管理受伤、事故、旷工和残疾的情况，诉讼，心理因素，过渡性工作的信息通道不流畅。

六、综合的群体健康管理

(一)综合的群体健康管理概念

综合的群体健康管理（population health management）是指通过上述不同的健康管理策略，来对群体和个体提供更为全面的综合性的健康管理服务。这些策略都是以人的健康需要为中心而发展起来的。

在群体健康管理实践中，应考虑采取综合的群体健康管理模式。例如，对一般人群需要提供生活方式管理，企业需要对员工进行需求管理，医疗保险和医疗机构需要开展疾病管理，大型制造业需要进行残疾管理，健康保险公司和社会福利机构需要提供灾难性病伤管理。

(二)综合的群体健康管理技术方法

综合的群体健康管理的重要目的是在分析某个群体健康管理需求的基础上，为健康管理的实施者提供有效的管理目标、管理路径，制订科学、合理的健康管理方案，从整体上提升健康管理的效果、效用和效益。群体健康管理成功的关键在于系统性收集健康状况、健康风险、疾病严重程度等方面的信息，评估这些信息和临床及经济结局的关联，以确定健康、伤残、疾病、并发症、返回工作岗位或恢复正常功能的可能性。

群体健康管理依据三级预防策略。一级预防，是指在疾病发生之前的预防，称为病因预防，如生活方式干预策略，改变不良生活方式和行为等。二级预防，是指在疾病发展前对疾病的早期诊断监测，称为临床前期预防。通过适宜技术对常见疾病进行筛查，如乳腺癌筛查、胃癌筛查等。三级预防，指在疾病发生后预防其发展和蔓延，以减少疼痛和伤残。大多数疾病管理项目以三级预防为主。

（苏　莎）

第四节　亚健康概念的提出与形成

亚健康状态是人们在身心、情感方面处于健康与疾病之间的健康低质量状态与体验。最早在 20 世纪 80 年代中期,苏联学者 N. 布赫曼通过 WHO 有关健康的定义和标准及其他一些相关研究发现,生活中有许多人存在着一种似健康非健康、似病非病的中间状态,并把这种介于疾病和健康的中间状态称为"第三状态"。由于过去人们习惯上把健康称作"第一状态",把患病称为"第二状态",因此布赫曼等人把这种介于疾病与健康的中间状态称为"第三状态",也称为"灰色状态""次健康""游移状态""病前状态""亚临床期""临床前期""亚临床状态""中间状态""潜病期""前病态"等。这一概念实际上十分模糊,在主流学界反响甚少。国内学者王育学在 20 世纪 90 年代中期首次提出"亚健康"这一名词,并初步定义为介于健康和疾病的中间状态,在相当高水平的医疗机构经系统检查和单项检查,未发现有疾病,而患者确实感觉到了躯体和心理上的种种不适,这种情况称为"亚健康"。2001 年 8 月,在青岛召开的第 8 届亚健康学术研讨会上,亚健康的英文名被修正为 subhealth,此后在社会上被各领域广泛应用。中华中医药学会发布的《亚健康中医临床指南》指出:亚健康是指人体处于健康和疾病之间的一种状态。处于亚健康状态者,不能达到健康的标准,表现为一定时间内的活力降低、功能和适应能力减退的症状,但不符合现代医学有关疾病的临床或亚临床诊断标准。西方医学叫医学难解释症状群(medically unexplained symptoms,MUS)。具体来讲,亚健康多指无临床症状和体征,或者有病证感觉而无临床检查证据;人们偏离健康但未导致实质性病变,临床检验显示临界状态;有潜在发病倾向的信息,处于一种机体结构退化和生理功能减退与心理失衡状态。

亚健康的临床表现多种多样,躯体方面可表现为疲乏无力、肌肉及关节酸痛、头昏头痛、心悸胸闷、睡眠紊乱、食欲缺乏、脘腹不适、便溏或便秘、性功能减退、怕冷或怕热、易于感冒、眼部干涩等;心理方面可表现有情绪低落、心烦意乱、焦躁不安、急躁易怒、恐惧胆怯、记忆力下降、注意力不能集中、精力不足、反应迟钝等;社会交往方面可表现不能较好地承担相应的社会角色,工作、学习困难,不能正常地处理人际关系、家庭关系,难以进行正常的社会交往等。亚健康是一种中间状态,介于健康与疾病之间。其概念很广泛,很难对亚健康下一个确切的定义,我们对亚健康的定义进行描述,实质上采用的是排除法。健康、亚健康、疾病这几种状态都是动态发展、互相转化的,不是一成不变,但如何界定亚健康与疾病及健康状态,其主要特征是什么,在时间上如何限定,其转归如何,目前尚未有统一的方法。虽然如此,加强亚健康概念和内涵的研究,对于提高人群健康意识和防治水平已经显得十分重要和迫切。

由于亚健康的概念很广泛,亚健康的范畴也是宏观而模糊的,很难给出亚健康的范畴。从西医角度认识,亚健康可能涉及的医学范畴如下:①因体内的生理变化而出现一些暂时的症状或实验室指标的改变,或由于个体差异而表现出来一些生物参数的偏离正常范围等;②机体对所处环境或情境的不良适应所反映出身心及社会交往方面的种种不适的表现,如疲劳、虚弱、情绪改变、社会交往困难等,或某些生物参数轻度异常;③机体身心功能的轻度失调而表现出来种种躯体、心理等方面的症状,或个别生物参数轻度异常;④组织结构及生理功能减退导致各种虚弱表现,或某些生物参数轻度异常;⑤某些疾病经手术或药物等不同手段治愈,或自然痊愈后(病灶消除、生物参数恢复正常等),或由于身体内经历了较大的生理变化(如妇女的流产、分娩等)后,机体的功能处于恢复阶段,仍存在各种虚弱或不适的表现;⑥某些疾病发病前的生理病理学改变导致种种临床症状表现,或某些生物参数轻度异常;⑦某些疾病在体内已经出现病理改变(主要指形态)的证据,但由于临床上尚未出现明显的症状表现,而没有进行相应的检查,或由于现有诊断技术及水平的限制,检查不出证据来,或依据现有的证据不能得出相应的诊断结论。亚健康状态普遍存在的原因是多方面的,既有社会、环境、生活方式、习惯、行为方面的因素,也有精神、心理以及遗传等方面的因素。据 WHO 界定,人类的健康和长寿,40%依靠遗传因素和客观条件,其中 15%为遗传,10%为社会因素,8%为医疗条件,7%为气候条件,而 60%则依靠自己建立的生活方式和心理行为习惯。不健康的生活方式有饮食不合理、休息不足(特别是睡眠不足)、心理过度紧张、压力太大、过度疲劳造成精力和体力透支等。综合多数学者的意见,根据亚健康状态的临床表现,可以将其分为以下几类:①以疲劳,或睡眠紊乱,或疼痛等躯体症状表现为主;②以郁郁寡欢,或焦躁不安,急躁易怒,或恐惧胆怯,或短期记忆力下降,注意力不能集中等精神心理症状表现为主;③以人际交往频率降低,或人际关系紧张等社会适应能力下降表现为主。上述三条中任何一条持续发作三个月以上,并且经系统检查排除可能导致上述表现的疾病者,目前分别被判断为处于躯体亚健康、心理亚健康、社会交往亚健康状态。临床上,上述三种亚健康表现常常相兼出现。

(苏 莎)

第五节 亚健康的分类

由于亚健康的症状多种多样且不固定,故又被称为"不定陈述综合征"。目前众多学者对亚健康的分类方法不一,主要有以下几种分类方法。

一、根据亚健康状态的轻重程度进行分类

对亚健康状态人群的症状、程度,从时间和影响程度进行定量,将亚健康分为轻度亚健康和重度亚健康。轻度亚健康,处于轻度身心失调阶段,常以疲劳、失眠、食欲缺乏、情绪不稳定等为主要表现,本身有较好的自愈倾向,以简单的非药物疗法为主要的干预手段,主要从自我保健、自我养生方面进行群体自我干预;重度亚健康,轻度心身失调进一步发展,则进入前临床状态,在非干预情况下容易向疾病发展,这时已经呈现出可能发展成某些疾病的高危倾向,突出的表现是三种减退(活力、反应能力、适应能力减退)和"三高一低"(高血脂、高血糖、高血压、低免疫力),并有向"五病"(肥胖、高血压、冠心病、糖尿病、脑卒中)综合发展的趋势。

二、根据亚健康状态的症状表现进行分类

《亚健康中医临床指南》根据亚健康状态的临床表现,将其分为以下几类。

(一)躯体亚健康

躯体亚健康状态总的特征是持续的或难以恢复的疲劳,常感体力不支,懒于运动,容易困倦疲乏。但由于还伴有多种躯体表现,故分为以下亚型。

(1)疲劳性亚健康:以持续 3 个月以上的疲乏无力为主要表现,并排除一切可能导致疲劳

的疾病(如病毒性肝炎、肿瘤、糖尿病、重症抑郁等)。

(2)睡眠失调性亚健康:以持续 3 个月以上的失眠(入睡困难,或多梦、易惊醒,或睡眠不实,或早醒而醒后难以入睡等),或嗜睡,晨起时有明显不快感,或不解乏的睡眠为主要表现,并排除可能导致睡眠紊乱的各种疾病(重症抑郁、睡眠呼吸暂停综合征、发作性睡眠病等)。

(3)疼痛性亚健康:以持续 3 个月以上的各种疼痛为主要表现,并排除可能导致疼痛的各种疾病。头痛:多为全头部或额部、颞部、枕部的慢性持续性的钝痛、胀痛、压迫感、紧箍感,属于肌紧张性头痛,另一种更为强烈的慢性头痛是血管性头痛,伴有头昏或眩晕。其他部位疼痛:肌肉酸痛、关节疼痛、腰酸背痛、肩颈部僵硬疼痛、咽喉痛等。

(4)其他症状性亚健康:以持续 3 个月以上的其他任何症状为主要表现,并排除可能导致这些症状的各种疾病。以上各类型的症状如果同时出现,以最严重的症状作为归类依据。

此外,也有根据病理特点进行分类的,如易感冒性亚健康(显著特征是抵抗力下降,易感染,反复感冒,易出汗,常伴咽痛、低热等);心肺功能低下性亚健康(不明原因的胸闷气短、胸痛,喜出长气,心悸,心律失常,血压不稳,经各种检查排除器质性心、肺、肝、肾等疾病);消化不良性亚健康(常见食欲缺乏,有饥饿感,却没胃口,有腹胀、嗳气、腹泻、便秘等症状);内分泌代谢紊乱性亚健康(轻度的高血脂、高尿酸,糖耐量异常,腰痛,尿频、尿痛,但相关检查正常,性功能减退,月经紊乱、痛经)等。种种的躯体不适,严重影响着人们的生活质量,妨碍生活、学习、工作,它可以长期地、潜隐地损害健康,最终发生疾病,也可因某种因素促发重症,甚至发生猝死。据统计近几年来日本每年发生"过劳死"超过万例,我国青壮年人群猝死也明显增多。

(二)心理亚健康

心理亚健康是由于社会竞争日趋激烈,生活节奏不断加快,人们不可避免地面对各种矛盾和冲突,承受极大的心理压力,造成情绪被压抑和心理冲突,对机体的生理过程有明确的影响,引起自主神经系统、内分泌系统和免疫系统的一系列变化。常见的心理亚健康类型如下。

(1)焦虑性亚健康:有持续 3 个月以上的焦虑情绪,并且不满足焦虑症的诊断标准。焦虑情绪是一种缺乏具体指向的心理紧张和不愉快的情绪,主要表现为精神焦虑不安,急躁易怒,恐慌,可伴有失眠、噩梦及血压升高、心率增快、口干、多汗、肌肉紧张、手抖、尿频、腹泻等自主神经症状,也可因这些躯体不适而产生疑病和忧郁。

(2)抑郁性亚健康:有持续 3 个月以上的抑郁情绪,并且不满足抑郁症的诊断标准。抑郁情绪是一种消极情绪,主要表现为情绪低落、郁郁寡欢、兴趣降低、悲观、冷漠、自我感觉很差和自责,还可以有失眠、食欲和性欲降低、记忆力下降、体重下降、兴趣丧失、缺乏活力等,有的甚至产生自杀欲念。

(3)恐惧或嫉妒性亚健康:有持续 3 个月以上的恐惧情绪,并且不满足恐惧症的诊断标准。主要表现为恐惧、胆怯等不良情绪,还有妒忌、神经质、疑病、精神不振、记忆力下降、注意力不集中、失眠、健忘、反应迟钝、想象力贫乏、情绪易激动、遇小事容易生气、爱钻牛角尖、过于在乎别人对自己的评价等。

(4)记忆力下降性亚健康:主要表现为持续 3 个月以上的近期记忆力下降,或不能集中注意力做事情,且排除器质性疾病或非器质性精神类疾病。

心理亚健康状态普遍存在,可导致工作效率降低,人的社会适应能力下降,人际关系不和谐,以致造成认知和决策偏差,严重影响生活质量和生命价值,对自己、对家庭、对他人造成不应有的伤害。但是,它又常常不被个人所认识,不被社会所承认,不为医学所确认,因而使人感到莫名的痛苦。不良情绪持续存在,最终导致病理改变,即身心疾病,如常见的高血压、冠心病、胃和十二指肠溃疡以及癌症等。

(三)社会交往亚健康

以持续 3 个月以上的人际交往频率降低或人际关系紧张等社会适应能力下降为主要表现。现代社会是开放和信息爆炸的社会,观念不断更新,竞争激烈,新事物层出不穷,要求人们具备良好的社会适应能力,不能很好地处理社会与人际关系的个体,可能出现适应不良的征象。

(1)青少年社会交往亚健康:青少年因家庭教养方式不良及个人心理发育等因素,出现社会适应困难,一旦离开家庭,独立生活能力差,难以适应新的生活环境,处理不好各种人际关系,从而阻碍了有益的信息交流,导致情绪压抑、苦闷、烦恼。

(2)成年人社会交往亚健康:成年人面对的问题多,如工作环境变换、复杂的人际关系、建立家庭、养育子女、工作压力、知识更新等,一旦不能解决这些问题,就会陷入不良情绪当中。

(3)老年人社会交往亚健康:老年期退休后生活内容、社会地位的改变,都要求老年人不断调整行为方式,积极地适应。社会适应的亚健康状态,明显影响人们的学习进取、生活安宁和身心健康。引起程度不等的心理障碍,压抑、苦闷、自卑、孤僻、意志脆弱,缺乏应付生活矛盾和克服困难的决心及毅力。人际关系适应不良,则不能融入群体,不能获得"社会支持网"的援助,自怨自艾,无端猜疑,表现出某些偏离行为,或成为时代的落伍者,还可能诱发种种症状。

(四)道德(思想)的亚健康

持续 3 个月以上的道德问题,直接导致行为的偏差、失范和越轨,从而使人产生一种内心深处的不安、沮丧和自我评价降低的状态。由于思维方法不科学、选择错误、从众、去个性化等,很多人在某些特定的时空,会产生一定程度的思想道德以及行为的偏差,出现道德亚健康。例如,运动场上球迷闹事,他们精神正常,也并非道德败坏,却因情绪激动,违反社会秩序,不但损害了自己的身心,而且导致违法犯罪。

三、根据亚健康者的不适表现进行分类

形态是个体生理、心理、社会、文化和精神的综合,体现了"亚健康者-环境"的互动。在进行亚健康形态的判定基础上,结合亚健康状态者脏腑、气血、阴阳盛衰情况以及相对稳定的体质因素,进行亚健康"三位一体"分级分类判定,具体可分为以下六种类型亚健康。

(一)活动-休息型亚健康

活动-休息型亚健康指个体在活动、睡眠、休息、能量平衡、心肺-血管性反应方面的亚健康状态。常见表现包括虚弱、疲劳、精力不足、易患感冒、关节疼痛、肌肉酸痛、颈肩僵硬、失眠、早醒、多梦、困倦、起立时眼发黑、心慌、心悸、畏寒、手足发凉、头昏沉、偏头痛等。中医常见以肺脾气虚、肝郁脾虚、心脾两虚、肝肾阴虚证为主,兼见脾肾阳虚、肝郁化火、气滞血瘀等证,中医体质常见气虚质、阳虚质、阴虚质、血瘀质等。

(二)营养-代谢型亚健康

营养-代谢型亚健康指个体在吞咽、消化、吸收、代谢、水化方面的亚健康状态。常见表现包括食欲缺乏、体质量减轻、体质量超标、易患感冒、大便中含有不消化的食物、口臭、呃逆、恶心、泛酸、腹胀、腹痛、咽干、口渴、眼睛干涩、皮肤干燥、皮肤瘙痒等。中医常见以肝郁脾虚、脾虚湿阻、脾胃虚弱证为主,兼见肺胃阴虚、肺气不足等证,中医体质常见气虚质、湿热质、痰湿

质、阴虚质等。

(三)排泄型亚健康

排泄型亚健康指个体在排尿、排便、排汗、气体交换方面的亚健康状态。常见表现包括尿频、尿急、尿无力、尿余沥、腹泻、便秘、大便时干时稀、大便先干后稀、多汗、无汗、盗汗、皮疹、脱发、咽干、咽痛、咽喉异物感、咳痰、气短、少气懒言、胸闷等。中医常见以肾气虚、肝郁脾虚、湿热内蕴证为主,兼见肺气虚、痰湿蕴肺等证,中医体质常见气虚质、气郁质、湿热质等。

(四)感知型亚健康

感知型亚健康指个体在视觉、听觉、味觉、痛觉、平衡觉等感觉方面的亚健康状态。常见表现包括视力下降、耳鸣、颅鸣、听力减退、口中异味、疼痛、眩晕等。中医常见以肝肾阴虚证为主,兼见气血两虚、肝阳上亢等证,中医体质常见气郁质、气虚质、血虚质、阴虚质等。

(五)性-生殖型亚健康

性-生殖型亚健康指个体在性特征、性功能、生殖方面的亚健康状态。常见表现包括性功能异常、腰痛、腰膝酸软、月经不调、遗精、白带增多等。中医常见以肾气虚、肝气郁结证为主,兼见肾阳虚、气血不调等证,中医体质常见气虚质、阳虚质、气郁质等。

(六)认知-应对-关系型亚健康

认知-应对-关系型亚健康指个体在注意力、认知、沟通、自我感知、自尊、创伤后反应、应对反应、家庭关系、角色履行方面的亚健康状态。常见表现包括注意力不集中、健忘、反应迟钝、孤独、自卑、精神压力大、紧张、恐惧、焦虑、抑郁、角色错位、对工作或学习环境难以适应、人际交往频率降低、人际关系紧张等。中医常见以肝气郁结、心肾不交证为主,兼见心胆气虚、肝胆火旺等证,中医体质常见气郁质、气虚质、阴虚质、湿热质等。

(苏　莎)

第六节　亚健康状态的综合干预方法

一、健康管理

(一)健康管理的定义和对象

健康管理的定义为对个体或者群体的健康进行全面监测、分析、评估、预测,提供健康咨询和指导,以及对健康危险因素进行干预的全过程。健康管理的最终目的就是通过对患者危险因素的干预及健康指导,提高患者的健康素质,使患者能够正确地认识疾病,保持自己的健康状态。健康管理的主要对象为慢病高危人群和特殊职业人群。

慢病高危人群包括吸烟人群、超重与肥胖人群、过量饮酒人群、摄入蔬菜和水果不足人群、缺乏运动人群、血脂异常人群、高血压人群、糖尿病人群、不安全性行为人群、长期受城市空气污染人群、受到居室内煤烟影响人群、受到医用注射器污染人群等。这部分人群的管理重点是降低发病风险,延缓发病进程,减少事件发生。特殊职业人群包括运动员、军事特勤人员等。这部分人员健康管理的重点是严格选拔、加强训练、适时缓解紧张和压力、调整赛/战前状态及赛/战后消除疲劳及调整营养等。

（二）健康管理的分类

健康管理的分类有政府管理、社会管理、社区管理、家庭管理和个人管理。

1. 政府管理

政府对健康进行管理是政府职责和权力，可通过制定法律和各种条例、制度，以及教育进行管理。

2. 社会管理

农业部门推广对人体有营养价值的粮食、蔬菜等，提高农作物的营养价值，尽力减少和消除农药、化肥等对农作物的污染；市政建设部门在城市房屋、街道及配套设施设计、建设时突出人们的健康需求，合理布置房屋结构，使居住环境阳光充足，通风良好，供水、排水设备齐全；教育部门设立健康教育课，使学生学习健康知识，并养成良好的卫生习惯，培养健康行为，开展丰富多彩的课外活动和体育活动，增强学生的健康素质；文化部门提供健康的、高尚的、有益于身心的戏曲、音乐、舞蹈、美术作品等，弘扬民族文化，发扬爱国精神；卫生部门和医疗机构广泛开展卫生保健、健康检查、健康咨询和健康预防工作。

3. 社区管理

社区管理是对社区健康人群、高危人群和疾病人群的健康危险因素进行全面、系统的监测、评估、预测、预防的过程，以充分利用社区资源为社区居民提供方便、高效的社区健康服务，减少和消除不健康的行为与生活方式，提高社区居民健康素质为目标。结合我国国情，社区健康管理可与大医院以治疗为主的服务形成互补，各自发挥作用，对于优化城市卫生服务结构，方便群众就医，减轻费用负担，建立和谐医患关系，具有重要意义。目前，我国从事社区健康管理的人员以由全科医师、公共卫生医师和护士组成的团队为主，每个团队负责特定的区域，开展社区健康管理的相关工作。社区管理具体可以从以下几方面着手进行。

（1）健康信息管理：应用软件及互联网收集和整理居民健康信息，建立个人或家庭健康档案。健康档案应包括基本资料（性别、年龄、职业等），生活习惯（吸烟、饮酒、饮食和运动等），体格检查资料，实验室检查资料，有意义的病史资料等，以便指导健康服务，满足医疗需求，辅助临床决策。

（2）疾病危险性评价：完成健康信息的收集后，通过疾病危险性评价模型分析计算，得出按病种的疾病危险性评价报告。使健康管理者及居民能够清楚地了解个人或家庭患病的危险性，识别、控制健康危险因素。

（3）个体化的健康指导：一旦明确了某个个体患病的危险性及疾病危险因素分布，社区医师即可对不同危险因素实施个体化的健康指导。以那些可以改变或可控制的指标为重点，提出健康改善目标。由于每个人具有不同危险因素组合，因此会针对个人自身危险因素筛选出个人健康管理处方，使每个人都能更有效地针对自己的危险因素采取相应的措施。值得一提的是，在我国，大多数社区没有同时解决相应管辖区域人群的所有健康问题的能力，所以需要利用流行病学、社会医学和医学统计学的有关方法评价社区内的健康状况，从而确定该社区人群的主要健康问题和危险因素。利用有限的资源来全面综合地解决最主要的问题，最大限度地发挥现有资源的作用。

（4）健康指导方式的多元化：社区是实施高危人群和重点慢性病管理的重要基层组织。除了需要医护人员参与其中，进行专业的医疗方式干预外，满足居民健康咨询的需求及对居民进行健康教育亦是关键。健康咨询及教育的内容和方式是丰富多样的，例如，进行健康咨询的方式可为面对面咨询或通过留言及语音等方式提供远程健康咨询服务(服药、就诊、健康等方面)。可通过应用(APP)开发及公众号的创建,以信息推送的方式提供健康教育知识、健康教育讲座等资讯,居民按需订阅后,系统自动推送健康教育知识。但这些仅仅依靠医护人员是很难实现的,需要社区不断吸纳具有医学信息学或健康管理知识背景的人才,完善社区卫生服务人员的组成结构。

4.家庭管理

家庭是以婚姻和血缘关系为基础的一种社会生活组织形式,是最基本的社会单元,也是影响个人健康的重要因素,具有生育、教育、经济、抚养和赡养等功能。健康的家庭管理具体可从以下几方面进行。

(1)生育功能管理:通过优婚、优生、优育和计划生育,控制人口数量,保证人口质量,履行良好的生育功能,促进人类健康。

(2)成员关系管理:家庭成员间相互关心照顾,尊老爱幼,和睦相处,共享天伦之乐,对保持良好的心理和生理状态、增进健康有积极作用。

(3)教育功能管理:父母是儿童的第一任教师,良好的家庭教育能使儿童、青少年的健康得到良好发展和完善,也是预防儿童和青少年生病、意外伤亡、心理失衡、变态与犯罪的基本条件。

5.个人管理

人类健康的主宰是自己。符合个人特点的个性化健康管理是一种对居民的健康状况进行全面评估、分析和管理的过程,以通过有效的个性化健康指导及行为干预达到改善其健康状态的目的。随着医学模式的转化,健康问题中关于心理的、个人行为的因素越来越多,个体化的情况和表现越来越多,强化个体化健康管理意义重大。为提高个人管理水平,更好地实现个性化管理,可以从以下几个方面着手。

(1)学习有关健康的医学知识:这是自我健康管理的基础。内容包括常见病或现代病的急救和预防知识,关于营养、运动、作息、性格修养等保健养生知识,以及不同层次的健康内涵等知识。

(2)改变不良行为和不健康生活方式,建立健康科学的生活方式:做到节制饮食,营养平衡;按时作息,生活规律;经常运动;不吸烟,少饮酒,戒毒,不淫乱;胸怀坦荡,有张有弛。

(3)培养良好的性格,提高心理素质:①采用精神境界陶冶法。可通过音乐、书籍、情趣、幽默、家庭等陶冶情操。使精神境界高雅一些,宽阔些,富于活力并富有弹性。②采用自我控制法。自我控制方法很多,既有升华、补偿、情景转换、抑制、自我暗示、交往调适及适当发泄等一般方法,也有控制焦虑法、身心松弛法、行为影响控制法等。③培养自信心和意志力。在生活中,要善于鼓励和肯定自己,给自己打气;消除某些消极心理(如别人会怎么看、我会失败、为时太晚等);克服自卑感,正确看待竞争,塑造自己坚强的个性和意志。多和有利于提高自己心理素质的人接触,间接学习他们对特定环境的处理办法,从中汲取力量;主动参与各种活动,寻找和体验特定的环境,多参加集体活动,多接触各种人和事,锻炼自己,培养自己对各种人和事物的心理耐受力。

(4)处理好人际关系,建立强有力的社会支持系统,增强社会适应能力:做到胸怀豁达,坦荡热情,严于律己,宽以待人。正确处理同事、亲友间的关系,善择朋友,建立强有力的社会支持系统。

（三）常见亚健康状态的健康管理方法

1.提高自我保健意识、树立健康中心理念

首先要学习和掌握健康标准和现代健康理念。提高自我保健意识，就是要认识到亚健康的原因和界定范围，熟知亚健康的表现和危害，真正把健康放在重要的位置，特别要做好自我健康监测、健康管理和健康维护，做到"平心"，即平衡心理、平静心态、平稳情绪。

2.适时缓解压力，防止身心负荷过重和慢性疲劳状态的发生

国内外许多研究证明，压力过大和过度紧张容易引发心血管病、恶性肿瘤、胃肠功能紊乱、机体免疫功能低下等。特别是连续 24 h 的紧张和压力过大得不到缓解，可引发猝死等高危事件。适时缓解过度的紧张和压力，是亚健康人群恢复健康的关键。

3.顺应生物钟，调整好休息和睡眠

生物钟又称生理钟。它是生物体内的一种无形的"时钟"，实际上是生物体生命活动的内在节律性。它是由生物体内的时间结构顺序所决定的。生物钟是人类长期进化和发展过程中，适应日出而动，日落而息的日节律和适应工作日程变化的周节律，以及适应季节变化的季节律和年节律。人体内固有生物钟是不能随便改变和对抗的。很多人忽视了这一点，违背正常的作息时间，甚至打乱、颠倒了生物钟，长期会对身心健康造成损害。因此，"顺钟"，即顺应生物钟，调整休息和睡眠是必要的，也是必需的。

4.缩短污染环境的暴露时间，远离致病危险因子

除对过强的生物、物理、化学因素采取必要的隔离措施外，还应提高个人的防护意识，如缩短在噪声大的环境的工作时间，远离有害化学气体和电磁波环境等。随着电子产品的普及应用，应该特别关注身边的"隐形杀手"——电磁辐射（如手机、电脑、微波炉等）。长时间暴露在较高强度的电磁辐射下，机体的免疫系统、心血管系统、神经系统、内分泌系统、视觉系统就会受到不同程度的损害，表现为失眠、心悸、视力下降、内分泌失调等，严重者可导致癌症发生率升高和生殖功能异常。个人防护的办法如下：①使用屏蔽电磁辐射的设备，如安装电磁辐射保护屏，戴防辐射眼镜和防噪声耳罩等；②远距离、短时间操作，尽量减少电磁辐射；③尽量减小噪声振动源的强度、频率和辐射源的辐射，如不要在办公室或卧室摆放两种以上的电器等。

5.改变不良生活方式和习惯，从源头上摆脱亚健康对健康的危害

①饮食要科学、合理，营养和运动消耗之间尽量保持平衡；②提倡戒烟、限酒，戒烟越早越好，应坚决、彻底，且饮酒应适量、适度，不在疲劳、免疫力下降和工作任务重、紧张、压力大时饮酒；③坚持体育锻炼，且注意根据自己的身体状况调整运动量和运动时间，并选择适合自己年龄和基础体质的项目，增加有氧运动；④养成良好的睡眠和生活习惯，调节好心情和心理状态。

6.全面均衡营养，提高免疫力

细胞膜表面的蛋白主要是糖蛋白，维生素 A 能促进糖蛋白的合成，免疫球蛋白也是糖蛋白，若维生素 A 的摄入量不足，会引起以眼和皮肤病变为主的全身性疾病。维生素 C 是胶原蛋白形成所必需的，维生素 C 缺乏时，人体的免疫力低下，人体易患各种疾病。除此之外，B 族维生素、微量元素锌、硒等都与人体非特异性免疫功能有关。所以，除了做到一日三餐全面均衡营养外，还可以服用维生素类药物。

7.以社会适应性不良为主的亚健康干预策略

①主动改善工作环境；②学习与他人沟通的技巧；③学会放弃与选择；④学会转换角色和给自己定位；⑤适度调整目标。

8.道德不良为主的亚健康干预策略

①加强自身的道德修养;②平稳情绪,平衡心态;③学习与他人相处的技巧;④正确对待荣辱、奖惩;⑤对自己不要太苛求,更不要走极端。

二、健康教育

健康教育的核心是教育人们树立健康意识、促使人们改变不健康的行为生活方式,养成良好的行为生活方式,以减少或消除影响健康的危险因素。最终提高健康水平,并让亚健康状态转变为健康的状态。健康教育能帮助人们了解哪些是影响健康的行为,并能自觉地选择有益于健康的行为生活方式。应把工作的重点放在减少各类疾病的发病率,从而减少疾病对人体健康的影响和对生命的威胁,减少人们的病痛,并可节约大量医疗费用开支。健康教育的常用方法如下。

1.计划性教育

对健康教育对象存在的共性问题可进行计划性和循序渐进式教育。制订教育计划,使之了解亚健康相关知识及保健措施,提高自我保健能力。

2.随机性教育

结合健康教育对象的年龄、文化水平、疾病特点、心理健康状况,工作中随机进行有效的、正确的指导。

3.示范式教育

针对健康教育对象对亚健康知识及相关因素掌握的深浅程度,综合运用各学科知识进行指导,纠正不利于健康的行为方式,如合理膳食、采取科学健身的方法和手段等。

4.传播资料教育

利用健康教育传播材料(如各类图书、宣传画册、音像制品等)对群众进行健康教育,均能收到明显的传播和干预效果。

5.传播活动教育

组织宣传咨询活动,设立健康咨询热线、健康教育门诊等开展健康传播;通过直接或间接参与健康教育传播活动动员群众参与影响他们生活、健康的决策,促进群众养成健康行为与生活方式。

三、心理调适

心理调适是指运用中、西医心理学的原则与技巧,通过语言、表情、姿势、行为以及周围环境的作用,对亚健康状态者进行启发、教育、劝告、暗示,以及通过传授中医养生、保健知识与方法,对心理亚健康进行干预的过程。《灵枢·师传》中"告之以其败,语之以其善,导之以其所便,计之以其所苦",就是对心理调适的精辟释义。心理调适的方法多种多样,下面将常见的方法简述如下。

1.语言开导法

语言开导法是指采用语言交谈方式进行疏导,来消除不良情绪和情感活动的一种方法。该方法应用范围极广,是最常使用的方法。劝导时应该以准确、生动、灵活、亲切、适当、合理的语言进行劝导,以矫治其心理误区,排除心理障碍,使其心理状态从消极向积极转化。

2.移情易性法

移情易性法是通过分散注意力,或精神转移,排除内心杂念,改变不良情绪。《临证指南医案》指出："情志之郁，由于隐情曲意不伸……郁症全在病者能移情易性。"移情易性的具体方法很多，可根据不同人的心理、环境和条件等，采取不同措施，灵活运用。《千金要方》说："弹琴瑟，调心神，和性情，节嗜欲。"可见古人早就认识到琴棋书画具有影响人的情感、转移情志、陶冶性情的作用。

3.暗示解惑法

暗示解惑法即意法，是指采用含蓄、间接的方式，对人的心理状态产生影响，以诱导其无形中接受治疗性意见；或通过语言等方式，剖析本质、真情，以解除其心中的疑惑，从而达到改善多疑、抑郁等不良情志因素的目的。

暗示解惑疗法主要是使用语言来暗示或借物暗示。语言暗示，即巧妙运用语言，暗示某些有关疾病的情况，使人无意中加以了解，从而消除心结，改善不良的情感状态。借物暗示指借助于一定的药物或物品，暗示出某些现象或事物，以解除患者心理症结的方法。安慰剂的作用就属于这一途径。采用此方法必须谨慎，切不可被看出任何破绽，否则就难以收到理想效果。

4.宁神静志法

宁神静志法，是通过静坐、静卧或静立以及自我控制调节等，达到"内无思想之患，外不劳形于事"，抛弃一切恩怨情仇，以一念代万念。它在实践中有两种作用，一是强壮正气，防病保健；二是增强抗病能力，祛病除疾。

5.道德养性法

此法指遵循自然和人生之理，加强自身身心和道德修养，陶冶性情，正确认识人生和社会，提高自身的社会调适能力。它可从根本上帮助改善身心素质，预防或阻止身心疾病的发生和发展。

6.情趣易性法

情趣易性法是指培养和发展多种兴趣爱好，借此以分心怡情，调整心情。正当而较为广泛的兴趣爱好可以改变人们单调枯燥的生活方式，增加心理宣泄和保持平衡的途径，使之精神上总有着某些良好的寄托，避免陷入强烈或持久的情感波动状态。它对于个体形成健康稳定的身心素质很有益处。

7.交往活动法

积极与人交往，共同从事某种有意义的活动（包括工作、学习、劳动和娱乐），对于那些离群索居、忧郁之人具有改善心情、陶冶性情、增进身心平衡的积极作用。与人交往，常能健全自我意识，体现自我价值，增强信心，从而提高或改善心理素质。

四、良好生活习惯的培养

形成科学的饮食结构，培养且养成良好的生活习惯，合理地安排劳动和休息，是人类生存和保持健康的条件，也是预防亚健康的关键。现代生活水平不断提高，高蛋白、高脂肪、高热量饮食摄入，生活节奏不断加快，生存竞争日趋激烈，精神思维活动复杂，事务繁杂，甚或纵情欲，不可避免地使人们养成了不良生活习性，产生了诸多亚健康状态的表现，因此形成科学的饮食结构，有效且规律的体能锻炼，有助于气血的流通，增强体质。

此外，保持良好的必要的工作和休息节奏可以提高工作效率，消除疲劳，恢复体力和脑力，是防止亚健康状态产生的关键。《素问·上古天真论》曰："以酒为浆，以妄为常，醉以入房，以欲竭其精，以耗散其真，不知持满，不时御神，务快其心，逆于生乐，起居无节，故半百而衰也。"

告知后人不遵循自然规律,将付出健康的代价,必须克制不良的生活方式。因此采用健康的生活、行为、工作方式是预防亚健康和疾病的根本方法。

五、饮食调摄

"人以水谷为本",饮食是生命活动的物质基础。良好的饮食习惯及合理的营养(每日摄入量适宜、营养素搭配比例合理)是保证身体健康、预防疾病的首要因素。饮食调理得当,不仅可以保持人的正常功能,提高机体的抗病能力,还可以治疗某些疾病;相反,若饮食不足或调理不当,就可诱发某些疾病,例如,冠心病、脑卒中、糖尿病、肥胖症、血脂异常和癌症等疾病的病因大都与不科学的饮食习惯密切相关。因此,饮食的合理调摄是亚健康干预中的重要环节。饮食调摄中要注意以下几个方面。

(一)饮食有节

所谓饮食有节,即进食要定量、定时。定量是指进食量要适中。进食定量,饥饱适中,恰到好处,则脾胃可以承受,消化、吸收功能运转正常。处于半饥饿状态,轻则无精打采,疲乏无力,注意力不集中,记忆力减退,重则发展成为神经性厌食症,甚至危及生命。

有规律地定时进食,可以保证食物在机体内有条不紊地被消化、吸收,并输送到全身。如果食无定时,或零食不离口,或忍饥不食,打乱胃肠消化的正常规律,都会使脾胃失调,消化能力减弱,食欲逐渐减退,有损健康。我国传统的进食习惯是一日三餐。若能经常按时进餐,养成良好的饮食习惯,则消化功能健旺,对身体大有好处。另外,一日之中,机体阴阳有盛衰之变,白天阳气盛,活动量大,故食量可稍多;夜间阳衰阴盛,即待寝息,以少食为宜。因此有"早餐好,午餐饱,晚餐少"的说法,值得借鉴。

(二)全面均衡饮食

食物种类多种多样,所含营养成分各不相同,只有做到各种食物合理搭配,才能构成平衡饮食,满足机体的各种营养需要,满足各种生理功能的基本要求。《素问·脏气法时论》中就指出:"五谷为养,五果为助,五畜为益,五菜为充,气味合而服之,以补精益气。"主张谷物、水果、蔬菜、肉类的合理搭配,与现代营养学所倡导的饮食金字塔十分接近。

中国营养学会根据国情,提出食物多样化,谷类为主,多吃蔬菜、水果和薯类,常吃奶类、豆类或其制品的建议,值得推行。我们提倡平衡膳食,广泛食用多种食物,每天的食品应包括以下五大类。

1.谷物及薯类

米、面、杂粮、马铃薯等,主要提供糖类、蛋白质、膳食纤维及 B 族维生素。

2.动物性食物

肉、禽、鱼、奶、蛋等,主要提供蛋白质、脂肪、矿物质、维生素 A 和 B 族维生素。

3.豆类

大豆及其豆制品,主要提供蛋白质、脂肪、膳食纤维、矿物质和 B 族维生素。

4.蔬菜、水果类

胡萝卜、南瓜、西红柿等,主要提供膳食纤维、矿物质、维生素 C 和胡萝卜素。

5.纯热能食物

动植物油、各种食用糖类,主要提供能量、维生素 E 和必需脂肪酸。这五大类食物均应根据个人生理需要、饮食习惯、经济收入和当地物产等适量摄取。在同一类食物中尽可能多选一些不同品种进行调剂。例如,各种粮食的营养成分不尽相同,品种切忌单一,最好是粗、细粮混食,兼食豆类和薯类。

(三)饮食卫生

《金匮要略》中指出:"秽饭、馁肉、臭鱼食之皆伤人。"告诫人们腐败变质的食物不宜食用,食之有害。只有新鲜、清洁的食品才是人体所需要的。饮食要卫生,特别是不要吃发霉的花生、玉米、大豆、薯类等,以免食入黄曲霉毒素而引起癌症。同时要少吃用盐腌制的咸鱼、咸肉、卤虾酱,腐烂发霉的酸菜,以及含有亚硝酸盐的火腿、香肠等。

尽量不吃含人工防腐剂、合成甜味剂及合成色素的食品,因为有些添加剂含有化学致癌物(国家对允许使用的添加剂种类、最大使用剂量等都有明确规定,合理使用才能确保安全)。

(四)因人制宜

饮食的调摄也需要因人、因时、因地制宜,尤其要注意因人制宜,辨证调摄,至少要辨别虚实寒热,脏腑盛衰。"虚则补之,实则泄之,寒者热之,热者寒之",这不仅是中医治疗疾病的基本原则,也是指导饮食疗养的基本原则。气虚之人,应以补气健脾为主,可常食大枣、扁豆、粳米等,不宜食苦寒、辛烈之品;阳虚之人,应以温补壮阳为主,可常食羊肉、狗肉、韭菜、胡桃、虾等,不宜食生冷寒性之品;阴虚之人,宜滋补养阴,常食粥、汤、银耳、鸭、乳制品等,不宜食辛热香燥食物;多痰之人宜健脾化痰,应多食萝卜、山楂、冬瓜、赤小豆、莴苣等,不宜肥甘及滋补饮食;阳盛之人宜清泄内热,宜多食芹菜、黄瓜、绿豆、苋菜等,不宜食温热辛燥、肥甘厚味等。

(五)食疗

食疗是在中医理论指导下利用食物的特性和偏性,或者配合药物来调节机体功能,使人体保持健康或疗愈疾病的一种方法,把食材和中草药同煮又称为药膳。我国战国时期就有了关于食疗的理论,到西周时已经出现了有关"食医"的记录,后世历代中医著作里都有关于食疗的记载,唐朝孙思邈所著《千金要方》第 26 卷为食治篇专卷,元朝太医忽思慧所著《饮膳正要》是我国现存最早的营养学专著。中医认为人体的气血、寒热、阴阳各有偏盛,还有易过敏的特质,食物有寒热温凉的属性,酸、甘、辛、苦、咸五味和特殊的鲜味,养生的根本是调节人体自身、人与自然的阴阳平衡关系,顺应时令,从"阴阳四时"而"苛疾不起",保养生命。食物,则是用于调节这种平衡的一种手段。例如,处于生长发育期的少年人,素体阳气旺盛,血气待充,饮食需注意顺应阳气升发的特点,培育气血,勿过食寒凉,使阳气内陷甚至郁而化火引起口舌疮疡、疖痘频发,更忌过分滋补,肥甘厚味,脾胃不得消化,水谷滞留为患,导致阴虚火旺或者脾胃受损,出现提前发育或者痰湿内生。一年四时温热寒凉气候不同,人的五脏与四时各有对应,食物疗养是在顺应时令的基础上对人体的阴阳寒热给予补充和调整,是谓"吃应季食物,按季节进补"。

春天万物复苏,肝与春气相应,主升发、喜条达,春三月养阳尤为关键,养生宜疏肝理气、柔肝养肝。早春尚有倒春寒,饮食宜性温、味辛为主,可多食韭菜、香菜等;清明后雨水增多,天地间阳气大长,人体阳气同样大长,需多饮水,少吃辛辣刺激物以免上火,养阳同时需配以滋肾阴的食物以防肝阳过亢,食物宜性平、味甘,如鸡蛋、红枣、黑米等。酒伤肝,春天不宜多饮,可适当饮菊花茶、绿茶疏肝泻火。夏季万物茂盛,气候炎热,心与夏气相应,心火易亢,加之贪凉、出汗等因素,心神损耗较多,尤重清心养心。夏季雨水充沛,湿气同样旺盛,饮食宜性微寒、性凉、味甘为主,可常食苦瓜、冬瓜、黄瓜、莲藕、荞麦等,若身处南方潮湿之地,可加芳香醒脾(如荷叶)或淡渗利湿(如薏苡仁)之品。长夏通常指立秋到秋分时段,苦夏未过,秋燥已至,民间又谓之"秋老虎"。长夏通脾,秋主肺,为一年最适合进补的时节。饮食宜滋阴生津,注重清补,多选性平、味甘之品,补而不腻,如花生、莲子、南瓜、茭白等,药膳宜性微寒、性凉,味甘、平,如百合、银耳、梨等。冬天气温寒冷,阳气封藏,对应肾水之脏。冬三月养生重在温肾助阳,兼以滋阴,食物温补为主、清润为辅,日常推荐主餐如羊肉炖白萝卜、板栗山鸡汤等,可多食核桃、腰果、黑芝麻、黑枣等益肾补肾。大寒后临近春节,大鱼大肉难免,加之前段进补较多,需注意食积内热、肝火过旺,饮食应逐渐往清淡靠拢,适当食用芹菜、茼蒿等清利肝火。

六、睡眠调理

睡眠是消除疲劳、恢复体力的主要形式,又是调节各种生理功能的重要环节,也是维持生命的重要手段。人的一生约 1/3 的时间是在睡眠中度过的,可以说睡眠与生存有着同等重要的意义。在睡眠调理中应注意以下几个方面。

(一)养成良好的睡眠习惯

1.睡前准备

睡前应做到如下几点。

(1)睡前不宜吃得过饱:中医自古就有"胃不和则卧不安"之说。因为睡眠时,消化功能减弱,多吃会加重消化系统负担,使睡眠不深。

(2)睡前应做到不吃刺激性和兴奋性食物,如浓茶、咖啡、巧克力等,它们中都含有咖啡因,并且其利尿作用会干扰睡眠。

(3)睡前用热水洗脚,不仅清洁卫生,而且对大脑有良好的刺激,可改善脑血液循环,消除疲劳,帮助入睡。

(4)睡前刷牙。晚上刷牙比早上更重要,睡前刷牙不仅可以清洁口腔,保护牙齿,而且对安稳入睡也有好处。

(5)睡前不做剧烈运动,否则会影响入睡。

2.睡眠的姿势与环境

睡眠的姿势是否正确直接影响睡眠的效果。以"右侧屈卧"为佳。这样,既可避免心脏受压,又可增加肝的血流量,全身肌肉也能较好地放松。仰卧或俯卧都有或多或少的弊端。此外,睡眠时一定要露头,切忌蒙头。蒙头睡觉使人呼吸不畅,并会吸入被褥中的浊气,有碍健康。关于睡眠的方位,养生家多主张东西向,以顺应自然之气。忌北向寝卧,以免损伤人的阳气。

3.日间小睡

利用午后(下午 1～3 点)小睡是弥补夜间睡眠的方法,时间以 30～90 min 为宜。日间小睡能让人在较短时间内恢复精力,提高长期记忆力。

(二)睡眠的节律

1.四季节律

睡眠起卧规律要与四季对应,因为随四季的变化,人体也相应地有阴阳消长转化,人们应根据这种变化合理安排作息。除此之外,一天之中起卧也应有规律,即要使睡眠模式符合一日昼夜晨昏的变化。中医认为,子午之时,阴阳交接,极盛极衰,体内气血阴阳极不平衡,必欲静卧,以候气复。据统计表明,老年人睡子午觉可降低心脑血管疾病的发病率。

2.昼夜节律

定时上床,按时起床,形成固定的睡眠节奏,如果扰乱了生物钟,常常会造成疲劳和失眠。睡眠时间往往与个体的年龄、性格、体质、习惯、工作环境等有关,大部分成人应保证 8 h 睡眠,儿童睡眠时间为 12~14 h。一些老年人的新陈代谢减慢,体力活动减少,则睡眠时间较一般成年人少。诚然,足够的睡眠有益于健康,但也应有一定的限度,过之则有害,中医学有"久卧伤气"之说。

七、运动健身

运动健身即通过健身运动调整人的身心状态,以达到增强身体素质,锻炼意志力,消除负面情绪,脱离病态的目的。

(一)运动健身时需遵守的原则

1.因人制宜

各种运动方式的选择与练习者的年龄、职业、性格、体质有密切关系,不可强行锻炼。体质健壮、精力充沛、气血旺盛的青少年可选择以动为主的运动,以中等强度的有氧运动为宜;体质柔弱、精血多亏虚的老年人、产妇、大病初愈者适宜以静为主的功法,可配合长期低强度的有氧运动,增强体质后再练习运动量大的功法。肥胖之人多为痰湿之体,稍动则疲,动辄气短,需健脾益气理气,应该选择八段锦、五禽戏、太极类,以练形为主;干瘦之人多为阴虚火旺之体,易怒易躁,需补肝养心益肾,应该选择放松功、内养功、瑜伽等,以练意为主。

2.因时制宜

四季寒温有所不同,自然界阳气消长不一,健身功法需顺应外界气候而行。春夏时节阳气逐渐生发,健身当练形为主,顺应阳气外达的趋势,秋冬时节阳气逐渐收藏,健身当练意为主兼有练形,秋季多静以敛阴护阳,冬季宜动以运阳气于肌表腠理、抵御外界寒气。

3.循序渐进

运动健身要适量,循序渐进,欲速则不达,忌操之过急、操之过劳,运动过急、过劳反致损耗过度,轻则伤筋动骨遗留病痛,重则心神失养甚至引发精神障碍。

4.持之以恒

健身功法项目繁多,亚健康状态非一日所致,运动调养更非一朝一夕之功。贪多常导致重点不明、针对性不强,不能集中解决主要问题,也难以求全。不能坚持,半途而废,则达不到锻炼身心的目的。根据运动形式,通常把运动项目分为耐力性项目、力量性项目、放松项目。耐力性项目是有周期性、节律性的运动,包括跑步、快步走、骑自行车、球类运动、游泳、登山等,对提高心肺功能和预防心血管疾病有良好的作用。力量性项目主要是各种持器械做体操和对抗阻力训练,如使用拉力器、沙袋、哑铃等,训练的目的是增强局部肌肉力量和消除脂肪,适用于外周神经或骨骼肌损伤导致肌肉力量减弱的康复锻炼。放松项目有病治病,无病健身,主要包括气功、太极拳、易筋经、导引术、医疗体操等,长期训练可疏通人体的经络气血循环,濡养脏腑筋骨,让人体达到"阴平阳秘"的和谐状态,特别适合年老体弱者日常保健养生。

(二)常用的运动项目

1.八段锦

八段锦是我国流传较久的古代传统功法之一,由八种编排精巧、动作柔美的动作组合而成,故名"八段锦"。八段锦可分为"文八段"和"武八段",前者多为坐式,强调集神、静思与呼吸吐纳;后者多为立式和骑马式,偏重肢体运动。功法中要求动作柔缓,呼吸细匀深长,调心调息,躯体四肢配合呼吸吐纳而动,伸展、前俯、后仰、摇摆,分别作用人体的三焦、心肺、脾胃、腰肾等部位和器官,可预防和矫正圆背、驼背、肩内收和脊柱后凸等不良姿势。

2.太极拳

太极拳乃我国国粹之一,融合了阴阳五行学说和经络学说,将意识、呼吸、动作结合,表达万物动静、刚柔、开合、虚实等对立统一的状态。

传统太极拳流派众多,陈氏、杨氏、吴氏太极拳等各有千秋,目前推行最广的是国家体育总局于1956年融合改良的24式简化太极拳。练习太极拳要求平心静气,意守丹田,动作一气呵成、绵绵不绝,精要在于力从地起,随意而至。拳法熟练后可见汗流而气匀,神色从容而有力量感,达到"内宜鼓荡,外示安逸"的状态,能有效促进新陈代谢,增强免疫功能,延缓衰老。

3.五禽戏

相传五禽戏为东汉医家华佗模仿五种动物所创,重点在于拟态。

虎戏具有练形与练气的双重功效,外练筋骨,内扩肺气,强腰补肾,适合神经衰弱、慢性支气管炎、慢性阻塞性肺疾病患者练习。

鹿戏偏重伸展与锻炼脊柱,有舒展筋脉、增强胃气之功,适于便秘、慢性腹泻、心脑血管疾病的防治。

熊戏动作缓慢沉稳,主要靠肩的晃动带动相应关节,主健腰膝、消胀满,疏肝理气。

猿戏动作一定要手脚轻灵,强调全身的协调性,提高人体对外界感应的灵敏度,滑利关节,固肾纳气。

鸟戏有大量模仿鸟类飞翔的动作,以双臂代翅膀做翱翔凌云动作,功在疏肝养血,调节心肺、脾胃功能。常练五禽戏,可使精神爽利,食欲增进,手脚灵活,睡眠安稳。

4.健身跑

健身跑指的是慢跑,适合各年龄段的人,有利于增强心肺功能,消除大脑疲劳,加速体内脂肪消耗,进而强身健体。一般来讲,健康青壮年的慢跑运动强度,需让心率达到130～135次/分钟,维持20～30 min,每周至少3次;老年人每次运动量使最高心率低于100次/分钟,保持自我观察,随时调整。慢跑时宜配备合脚的跑步鞋,运动前后进行拉伸训练,有条件者选择跑道或者平缓地段,气候寒冷时需戴口罩和帽子保暖以降低周围性面瘫和脑血管意外的发生率,雾霾天气和空气质量欠佳时不宜户外慢跑。

5.眼保健操

眼保健操是通过按摩眼部周围的穴位,起到调节眼周和头部血液循环,缓解睫状肌紧张或痉挛的作用。眼保健操是我国特有的校园保健文化之一,目前推行的是2008年改良后的版本,各地方学校具体操作顺序和部分细节有所不同,北京版基本操作步骤如下。

(1)按揉攒竹穴:两手大拇指按压在两侧眉毛内侧边缘凹陷处的穴位上,余指自然放松,有节奏地按揉四个八拍。

(2)按压睛明穴:两手示指按压两侧眼角内侧的穴位上,余指呈空心拳,有节奏地上下按压四个八拍。

(3)按揉四白穴:两手示指按压两侧眶下孔下缘凹陷处的穴位上,余指呈空心拳,适度按揉四个八拍。

(4)按揉太阳穴:刮上眼眶,两手大拇指分别按压在两侧太阳穴上,先按揉太阳穴两个八拍,然后大拇指不动,用两手示指内侧自眉头往眉梢方向轻轻用力横刮,来回四个八拍。

(5)按揉风池穴:两手示指和中指分别按压两侧风池穴,按压四个八拍。

(6)揉捏耳垂:脚趾抓地,两手大拇指和示指轻轻按揉两边耳垂正中的眼穴,同时双脚趾尽量做抓地运动,共四个八拍。眼保健操对于防治近视的功用仍在研究中,但它可以缓解眼肌疲劳。做操时请找准穴位。为了避免按揉过程中对眼部造成感染,做操之前请洗手,保持双手清洁卫生。

6.颈椎操与腰椎操

现代人常年伏于案前工作或学习,日常仪态多弯腰驼背,出门时多坐车、驾车,导致颈椎病、腰椎病、肩颈劳损、腰肌劳损的发病率逐年升高,发病人群也日趋年轻化。耗时短、动作简单的颈椎操和腰椎操,特别适合放松锻炼肩颈、腰部肌肉群,预防颈椎病、腰椎病;有轻度颈型颈椎病和轻度腰椎病的也可以做来延缓病情发展。

(1)颈椎操:要求运动时全身放松,颈部肌肉不要集中用力,动作宜舒缓,力度不要大,旋转时不能急,动作规范,全程专心。

常用的颈椎操具体动作如下。①基本姿势:自然站立位,双目平视前方,双脚分开与肩同宽,双手自然下垂,深呼吸,全身放松。②前俯后仰:双手叉腰,先抬头后仰,同时慢慢呼气,停留数秒,吸气,缓慢向胸部低头,全程闭口呼吸,低头转向时下颌尽量贴近前胸,如此上下反复两个八拍。③左顾右盼:双手叉腰,头先缓缓左转,同时呼气,停留3 s,转回到正常位,再呼气,头缓缓右转,停留3 s后转回,如此左右反复两个八拍。④与项争力:右手臂横于胸前,左手放在背后,呼气时右手掌竖立,向左平行推出,同时头向右侧看,停留3 s,交换左右手重复一次,左右交替反复两个八拍。⑤提肩缩颈:自然站立位,深吸气时慢慢提起双肩,同时尽量缩颈,憋气、停留3 s,呼气,慢慢放下双肩,头颈部自然还原,再深吸气时双肩用力下沉,往上拔伸头颈,憋气、停留3 s,呼气,双肩放松还原,如此上下反复两个八拍。⑥颈项侧弯:双手叉腰,呼气,向右侧慢慢转头,停留3 s后还原,再呼气,向左侧慢慢转头,停留3 s后还原,反复两个八拍。⑦挺胸伸肘:双腿并拢,两手自然下垂,左肘微屈,左手用力下按,同时右肘屈曲,掌心朝上,慢慢伸直右手臂,同时抬头挺胸,停留3 s后还原,如此左右交替两个八拍。⑧前伸探海:双手叉腰,头颈前伸并侧转向右前下方,同时呼气,停留3 s后还原,换左前下方,如此左右交替两个八拍。上述动作可一次全套做完,也可挑选4～5个动作练习,运动至颈部微微发热即可停止。做颈椎操切忌"摇头晃脑",如果有明显的颈椎骨质增生、颈椎节段性不稳、一侧肢体或手指麻木等情况,不宜做颈椎操。

(2)腰椎操:当前推行较广的是刘先利六步腰椎操,全套耗时5～8 min,可快速缓解腰肌疲劳,减轻腰部疼痛不适,办公族、久坐或喜卧人群、无特殊疾病的产妇均可使用。

六步腰椎操基本步骤如下。①搓腰。②踮足提肛握拳:自然站立,深吸气时足跟缓缓离地踮起来,同时收缩肛门,双手握拳,可自由掌握限度,不要感到费力,憋气3～10 s,慢慢呼气,还原至自然式,重复8次。③捶腰骶:自然站立并尽量背伸,双手适力捶击两侧腰骶部,可配合按揉手法,捶至局部感到暖和即止。女性在行经、妊娠期间不能练习此项动作。④圆弧动腰:自然站立,双手叉腰,保持下半身不动,只运动腰部,顺时针圆弧转动16次后逆时针圆弧转动16次即可。⑤压腿拉筋或弯腰拉筋:将一条腿放在固定支撑物上,慢慢抬高至稍觉腿部筋肉紧张,需要用力才能继续,然后用双手触摸脚尖,同时让上半身下压,两侧各做8次。如找不到合适的支撑物,可采用弯腰法,双脚分开与肩同宽,保持膝关节不弯曲,缓缓下腰至最大幅度,双手触摸地面,感觉下肢后侧有牵拉酸胀为宜,尽量保持30 s后慢慢起身,重复8次。⑥伸懒腰:双脚分开,与肩同宽,深吸气时双手尽量上抬,背伸,做打哈欠状,打完哈欠恢复体位,重复8次。该套操法不适合有中度及以上腰椎间盘突出症、肾积水等疾病的人群。

八、娱乐保健

1.音乐疗法

音乐疗法是通过运用音乐特有的生理、心理效应,有目的、有计划地用于亚健康和疾病人群的康复活动,是目前世界上治疗亚健康运用较广的方法之一,对改善失眠,情绪焦虑、紧张,情绪低落,慢性倦怠,激惹等症状有明显疗效。可以单独针对个人,也可推广做群众性音乐活动。

2.书画

书画要不停运笔,实际也是手臂肌肉、肩颈肌肉和腰腿部肌肉的运动过程。凝神创作中,大脑神经兴奋和抑制达到平衡,身体进行轻柔有力的有氧活动,使得百脉疏通,脏腑和谐。

3.对弈

对弈指各种棋类活动。下棋时要求全神贯注,意守棋局,达到精神上的"静",同时需周密计算,躯体安置,但大脑活跃,静中有"动",能保持和提高思维能力。自己下棋,亦可观棋,以棋会友,可以促进人际交往,提高社会适应力,有效预防阿尔茨海默病和缺乏社交导致的抑郁症。

4.园艺

园艺,即莳养花卉绿植。园艺是用植物的生命影响人的生命,属于不同生命间的交流联系,人们在侍弄花草的过程中,完成了一定强度的运动量,体验到一种回归自然的美好享受,给精神以寄托和慰藉。园艺活动可个人进行,也可三两结伴甚至团队进行,可简单,如养小盆栽,可复杂,如打理一个花园,形式灵活多变,不同经济条件人群均可进行。绿色的植被和鲜艳的花朵让人感受到生命的欣欣向荣,有助于对抗消极情绪,振奋精神。有些植物(如薰衣草、缬草、柑橘等)散发出特定的香味,可以用于安抚情绪、增加食欲、帮助睡眠等。

5.放风筝

放风筝有一定的养身作用,宋朝《续博物志》有言"春放鸢,引线而上,令小儿张口仰视,可泄内热",清朝《燕京岁时记》则言"(风筝)放之空中,最能清目"。放风筝多在野外开阔之地,呼吸新鲜空气,提高血氧含量,使头脑清醒;放风筝时,脚下疾跑缓步,手上伸、收、拉扯,昂首翘望,极目远眺,全身都在活动,促进新陈代谢,有利于儿童视力发育和预防颈椎疾病。

九、临床干预方法

(一)针灸

目前,针灸推拿在亚健康干预中运用很广。该类治法自然、安全、有效,无不良反应,具有简便效廉的优势。其运用不同方法刺激腧穴和经络,调理脏腑气机,泻其有余,补其不足,通过经络的传输调整身体的失衡状态,使机体恢复健康状态。

1.针刺

针刺可以激发人体的正气,调整人体内部的阴阳虚实,从而达到强壮身体、延年益寿的目的。针刺选穴,可选单穴,也可配穴进行。欲增强某一方面机能者,可选单穴,以增强其效应。例如,针刺足三里对胃胀引起的腹痛起到良好的效果;针刺、点压内关则能使心动过速或过缓得到改善。欲调整整体机能者,可选一组穴位,以提高其效果。

针刺也有禁忌,重要脏器部位不可用针,大血管所过之处应禁刺,重要关节部位不宜针刺;遇过劳、过饥、过饱、醉酒、大怒、大惊等情况时,不宜针刺;孕妇及身体过度虚弱者,不宜针刺。

2.灸法

灸法是在某些特定的穴位上施灸,通过温热和药物作用,温通气血、扶正祛邪,达到治病保健的目的,该法方便,且价格低廉。灸法的主要材料为艾绒,艾绒是由艾叶加工而成。《本草》记载:"艾叶,性温,熟热,纯阳之性,能通十二经,走三阴,理气血,逐寒湿,暖子宫。"艾灸从形式分,可分为艾炷灸、艾条灸、温针灸,其中以艾条灸最常用。从方法分,可分为直接灸、间接灸、悬灸等。艾灸时间一般为 3~5 min,长者以 10~15 min 为宜。但施灸时间也受季节、部位等不同因素的影响。一般来说,春、夏施灸时间宜短,秋、冬施灸时间宜长;四肢、胸部施灸时间宜短,腹部、背部施灸时间宜长;老人、妇女、儿童施灸时间宜短,青壮年施灸时间可略长。灸法也有禁忌,需注意:凡实热证、阴虚发热、邪热内炽等证不宜使用灸法;器质性心脏病伴心功能不全,精神分裂症,妊娠期女性的腹部、腰骶部,不宜施灸;颜面部、颈部及大血管走行的体表区域、黏膜附近,不得施灸。过饥、过饱、酒醉、极度疲劳等,不宜施灸。

(二)推拿

保健推拿作为推拿治疗的一部分,具有保持和促进人体健康的作用,在防治亚健康方面有着明显优势。保健推拿疗法符合现代的生物-心理-社会医学模式。该法通过各种手法刺激一定的腧穴,不仅能使亚健康状态者体会到心理上的关爱,还能调节经络气血,调理全身,有效地缓解症状,以达预防疾病、健身、抗衰老之功效。

目前,小儿推拿在亚健康干预中应用也很广泛,特别对治疗小儿厌食、腹泻、营养不良等方面效果显著,对促进小儿疾病的恢复、改善体质及健康成长具有重要意义。小儿推拿无痛苦、无不良反应,不需要复杂的医疗设备,可以在孩子熟悉的环境中操作,消除了孩子对治疗的恐惧心理。小儿推拿简便易行,可由家长操作,让孩子的生理和心理同时得到滋养,增进父母与孩子间的情感。

(三)刮痧拔罐

1.刮痧

刮痧疗法具有无毒、无不良反应、见效快等特点,具有疏通经络、调理脏腑、活血化瘀、提高机体免疫力等作用,其在治疗某些急证、痛证时,更有独到之处。常用刮痧用具有水牛角刮痧板、砭石刮痧板、陶瓷刮痧板、玉石刮痧板或梳子、汤匙等。刮痧介质主要有刮痧乳、刮痧油或香油、橄榄油、麻油、茶油等。

目前,刮痧疗法在亚健康的治疗中应用很广,特别对改善疲劳、失眠和肩颈酸痛等症有很好的疗效。例如,颈肩酸痛是长期低头伏案或整日在电脑前工作的人常见的亚健康症状之一,中医认为是其为颈肩部气血瘀滞所致。运用刮痧疗法可以活血祛瘀,舒筋通络,调节肌肉的收缩和舒张,减轻组织间的压力,扩张毛细血管,改善微循环,促进血液循环,使紧张和痉挛的肌肉得以舒缓,从而提高生活质量,调整亚健康状态。

2.拔罐

拔罐疗法具有简、便、廉、验的特性,其治疗部位深,见效快,面积大,且操作简单,易于推广和掌握。现代医学认为,拔罐通过负压的刺激,能促进局部血液循环,改善局部组织营养状态,增强机体新陈代谢,从而增强机体生理机能,提高人体免疫力。拔罐疗法在亚健康的干预中应用很广,特别在治疗精神抑郁、颈椎酸痛、腰背酸痛、食欲缺乏等症时起效显著。

(四)三伏贴

三伏贴也叫作"三伏灸",是一种源于清朝的中医疗法。其以"冬病夏治"为原理,在一年中最炎热的三天(三伏天)将中药敷贴在特定穴位上治疗秋冬发作的疾病。三伏天是以农历推算,于夏至后的第三个庚日为初伏,第四个庚日(十天后)为中伏,第五个庚日(再十天后)为末伏,为一年内最炎热的一段时间。此时,阳气最为旺盛,人体皮肤松弛,毛孔张开,药物更易经皮肤渗透内里以刺激相应穴位,起到疏通经络、调节脏腑、治病强身的功效。三伏贴主要使用辛温的药材,采用特殊工艺将白芥子、细辛、甘遂、延胡索、姜汁等温热性中药制成膏药,贴敷于特定穴位以治疗或预防某种疾病。将中药敷贴在特定穴位上,可防治过敏性鼻炎、咽喉炎、哮喘、咳嗽、慢性支气管炎等秋冬发作的疾病;治疗颈椎病、腰椎病、肩周炎、风湿性关节炎、老寒腿等关节疾病,以及慢性肠炎、泄泻、消化不良等胃肠疾病。目前,三伏贴在亚健康的干预中应用也很广,特别在治疗疲劳、失眠、记忆力减退、胃肠功能紊乱、易感冒、过敏及儿童保健等方面具有良好的疗效。

(五)耳穴疗法

耳穴疗法是通过刺激耳部的敏感压痛点来调节相应脏腑功能的一种外治法,具有补益气血、疏通经络、扶正祛邪等功效。《灵枢》指出:"耳者,宗脉之所聚。"耳居空窍,内通脏腑,与十二经脉密切相关。目前,耳穴疗法治疗失眠、疲劳等症和预防亚健康人群感冒时起效显著。耳穴治疗亚健康具有操作简单、疗效较好和价格低廉等特点,是人们比较容易接受的一种方法,值得应用和推广。

(六)整脊疗法

整脊疗法是以中医学理论为指导,结合解剖学、脊柱相关疾病等理论,运用传统的中医推拿法,将骨正位、筋归槽的一种推拿方法。整脊疗法首重气血、筋骨并重、标本兼顾、内外结合的治疗原则和相应的手法技巧的特点,充分显示了中医手法治疗简便、安全、有效、无药剂之苦、无针石之痛、易为人所接受的优越性。从脊柱相关疾病理论来看,亚健康状态与脊椎的异常有密切关系。脊柱是人体的连通器,一旦连通器出现障碍,大脑与机体神经传导就会异常。脊柱与周围组织和内脏有着复杂的联系,它们保持着动态的平衡,这种平衡又直接维系和影响着脊柱与周围组织、脏器之间的联系。一旦人体这些动态平衡和生物信息发生紊乱,就会出现亚健康状态,甚至产生疾病。中医认为,督脉行于脊柱,督脉为病,虚证居多。亚健康状态与督脉的状态密切相关,如督脉气虚无以上养,可见头昏身重、思维迟钝。临床证实,脊背部异常,常会影响神经、呼吸、消化、内分泌等各系统。目前,整脊疗法在调治亚健康状态中运用较广,特别对改善疲劳、肢体酸痛、失眠、眩晕、焦虑、食欲缺乏等症有较好疗效。在脊背部行手法治疗,能激发督脉经气的运行和输布,增强抗病能力,达到治疗亚健康和预防疾病的目的。

(七)瑜伽

瑜伽泛指控制人体核心肌群,强化大脑对骨骼肌的神经感应及支配,再配合正确的呼吸方法所进行的一项全身性协调运动,有专注、控制、中心、呼吸、精准、流畅六大原则。现代人日常大部分时间都在室内活动,长期伏案或者久坐,加上办公室场地不大,工作繁忙,缺少锻炼,容易出现弯腰驼背、斜肩、颈部强痛、腰部酸软、易疲乏等肩颈、腰肌劳损及慢性疲劳综合征的症状。瑜伽入门简单,运动强度适中,能够锻炼腰、腹、臀三处核心肌群,增强局部肌肉力量又避免加大肌肉体积,坚持锻炼能有效舒缓全身肌肉,改善微循环,提高人体躯干的控制能力,修正仪态,是现代人调整亚健康状态的理想运动之一。

(苏 莎)

第七节　2 型糖尿病患者的健康管理

一、2 型糖尿病概述

1.概念

糖尿病(diabetes mellitus,DM)是一组由多病因引起的以慢性高血糖为特征的代谢性疾病。

2.流行病学

我国成人 2 型糖尿病的患病率呈持续上升趋势。城市化、老龄化、超重和肥胖的患病率增加、中国人群的遗传易感性是我国糖尿病流行的影响因素。

3.病因

糖尿病的病因和发病机制复杂,至今尚未完全阐明。目前学者普遍认为,遗传因素及环境因素共同参与其发病,胰岛素抵抗和 β 细胞分泌缺陷是 2 型糖尿病发病机制中的两个主要环节。

4.临床表现

典型的 2 型糖尿病患者通常具有"三多一少"症状,即多饮、多尿、多食、体重下降,但多数患者缺乏典型表现。2 型糖尿病患者通常中老年发病,病程长,病情隐匿,超重或肥胖,初始阶段多无酮症倾向,无须胰岛素治疗。

5.辅助检查

空腹血糖、随机血糖、糖化血红蛋白、糖化清蛋白、口服葡萄糖耐量试验(OGTT)等检查常用于血糖的评估。

6.诊断

目前国际通用的诊断标准和分类是 WHO(1999 年)标准。

7.并发症

长期糖类以及脂肪、蛋白质代谢紊乱可引起多系统损害,导致眼、肾、神经、心脏、血管等组织和器官慢性进行性病变、功能减退及衰竭,病情严重或应激时可发生急性严重代谢紊乱,如糖尿病酮症酸中毒、高渗高血糖综合征等。

8.治疗

糖尿病干预的近期目标是通过控制高血糖和相关代谢紊乱以消除糖尿病症状和防止出现急性并发症,远期目标则是通过良好的代谢控制以达到预防或延缓糖尿病慢性并发症的发生和发展,维持良好的健康和学习劳动能力,保障儿童的生长发育,提高患者的生活质量,降低病死率和延长寿命。

糖尿病的干预应遵循综合管理的原则,包括控制高血糖、高血压、血脂异常、高凝等心血管多重危险因素,注重生活方式与药物干预并行的综合管理策略。

二、2 型糖尿病健康管理护理工作流程及措施

糖尿病是涉及多系统的全身性疾病,需要多学科协作综合防治。糖尿病管理团队即是以追求糖尿病患者治疗及教育最佳效果为导向的人力资源的组合。糖尿病管理团队应至少包括 1 名内分泌科专科医师、1 名健康管理护士、1 名营养师,若有条件还应包括运动治疗师、心理

治疗师、眼科医师、足病治疗师、药剂师、家庭成员、社区工作者等相关人员。其中,内分泌专科医师主要负责评估并选择治疗方案,而健康管理护士是糖尿病患者教育的主要实施者,负责教育患者掌握自我管理技巧、血糖监测模式、并发症预防等内容。健康管理护士在糖尿病教育中发挥主力军的作用,并协调整个糖尿病管理团队。

在健康管理中心应开展以健康体检为基础的糖尿病健康管理,从检前、检中、检后 3 个环节入手,做好糖尿病筛查、评估、干预工作。

1. 检前——采集健康危险因素,给糖尿病健康管理人群初步分类

2 型糖尿病的危险因素分为不可干预和可干预的危险因素。

(1)不可干预危险因素:①年龄,年龄每增加 10 岁,糖尿病的患病率提高 68%。②性别,在调整其他危险因素后,男性患病风险比女性增加 26%;③遗传,对 2 型糖尿病的家系及孪生子一致性研究表明其具有明显的遗传倾向,有糖尿病家族史者患糖尿病的风险升高;④种族,亚裔人与白人糖尿病风险比为 1.6,中国人是糖尿病的易患人群。

(2)可干预的危险因素:①超重/肥胖;②日常以静坐为主的生活方式;③高血压;④血脂异常;⑤动脉粥样硬化性心血管疾病;⑥某些药物,如类固醇激素、抗精神病药、抗抑郁药、他汀类药等;⑦某些疾病,如妊娠糖尿病、多囊卵巢综合征等。

在体检前应以问卷调查的形式了解患者有无糖尿病相关危险因素。同时对个人健康信息、吸烟与饮酒情况、饮食与运动情况等做好信息收集工作。

根据采集到的健康风险因素,可将体检人群进一步分为一般人群、糖尿病高危人群和糖尿病患者。

(1)一般人群:一般人群通常指一般情况良好,同时不属于糖尿病高危人群和糖尿病患者的人群。

(2)2 型糖尿病高危人群:按照《中国 2 型糖尿病防治指南》,在成年人(18 岁以上)中,具有下列任何一个及以上的糖尿病危险因素者,即为糖尿病高危人群。

年龄≥40 岁。

既往有糖耐量降低(impaired glucose tolerance,IGT)或/(和)空腹血糖受损(impaired fasting glucose,IFG)病史。

一级亲属中有 2 型糖尿病者。

既往有妊娠糖尿病(GDM)病史或有分娩过巨大胎儿(体重不低于 4 kg)。

合并高血压(收缩压≥18.7 kPa 或/和舒张压≥12 kPa)或正在进行降压治疗。

合并甘油三酯≥2.22 mmol/L 或(和)高密度脂蛋白胆固醇(HDL-C)≤0.91 mmol/L,或正在进行调脂治疗。

合并动脉粥样硬化性心血管疾病(ASCVD)。

超重(BMI≥24 kg/m²)或肥胖(BMI≥28 kg/m²)和/或中心型肥胖(男性腰围≥90 cm,女性腰围≥85 cm)。

日常以静坐为主。

既往有长期服用类固醇激素或类固醇糖尿病病史。

长期服用抗精神病、抗抑郁或他汀类药物。

合并多囊卵巢综合征(PCOS)或伴有黑棘皮病等胰岛素抵抗相关临床状态。

(3)2 型糖尿病患者:目前国内对于糖尿病,主要基于空腹血糖、随机血糖、OGTT 后 2 h

血糖及糖化血红蛋白结合糖尿病"三多一少"症状(多尿、多饮、多食和体重减轻)综合判定。

2.检前——设计个性化糖尿病体检菜单

根据体检者的具体情况,参照《健康体检基本项目专家共识》,为体检者制定个性化的体检菜单。糖尿病健康管理中,不同的人群体检重点应各有侧重。

对于一般人群,旨在通过体检了解机体的一般糖代谢状况,推荐完善空腹血糖、尿糖检查。

对糖尿病高危风险人群,旨在明确有无糖尿病,除空腹血糖、尿糖外,推荐体检时完善糖化血红蛋白、OGTT,同时也建议患者结合自身情况,积极监测日常情况下的空腹、三餐后2 h及随机血糖,以便协助糖尿病的诊断。

对糖尿病患者人群,重点应评估患者的血糖控制情况,了解糖尿病相关并发症及常见并发症等情况,推荐完善空腹血糖、餐后2 h血糖、糖化血红蛋白监测,根据患者的自身情况,选择性完善胰岛素、C肽、尿蛋白与肌酐浓度的比值、眼底检查、眼底照相、血管彩超、神经以及足部等相关检查。

3.检中——完成体检项目,做好血糖评估质量控制

检中最主要的项目是完成体检项目,出具分科体检报告。针对糖尿病健康管理,应注意按规范做好糖尿病相关的检查,并注意质量控制,准确、及时地出具分科检查报告,以便保证检查结果的准确性。

在血糖评估方面的质控需注意以下几点。

(1)空腹血糖:体检者需至少8 h没有进食,通常晨起后空腹采血检测,采血后尽早送检。

(2)糖化血红蛋白:采集抗凝血送检,注意受检者是否有贫血、血红蛋白异常疾病等可能影响检测结果的因素。

(3)OGTT的方法及注意事项如下。

早晨7~9时开始,受试者空腹(8~10 h)后口服糖水(将75 g无水葡萄糖粉溶于300 mL水中),如用1分子水葡萄糖,则为82.5 g。对儿童则给予每千克体重1.75 g,总量不超过75 g。在5 min之内服完糖水。

从服糖第1口开始计时,于服糖前和服糖后2 h分别在前臂采血,测血糖。

试验过程中,受试者不喝茶及咖啡,不吸烟,不做剧烈运动,但也无须绝对卧床。

应尽早将血标本送检。

试验前3 d内,每日糖类摄入量不少于150 g。

试验前停用可能影响OGTT的药物(如避孕药、利尿剂或苯妥英钠等)3~7 d。

为保证OGTT的安全进行,检前一般应首先了解患者的血糖情况,若患者的血糖水平已明显升高(通常空腹血糖大于12 mmol/L),则不推荐患者行OGTT,以免糖负荷后患者的血糖水平进一步明显升高。

若妊娠期行OGTT,需注意在糖负荷后1 h采血,测血糖,以便妊娠期糖尿病的诊断。

4.检后——疾病风险评估,对糖尿病健康管理人群准确分类

根据体检结果,对受检者进行疾病风险评估,出具体检报告,将体检者准确分类为一般人群、糖尿病高危人群、糖尿病患者,对不同的对象实施分类管理。

5.检后——制定2型糖尿病健康管理目标

糖尿病健康管理方案由糖尿病专科医师、糖尿病专科护士、营养师、运动管理师等与体检客户及其家属等共同制订。在制订健康管理方案的过程中,应与客户进行有效沟通,尊重客户

的价值观,保护客户的隐私,充分了解客户的健康诉求、生活工作条件、医疗及经济资源等,以获得客户对方案的深刻理解和全力支持,提升客户对健康管理方案的执行力。

2型糖尿病健康管理的主要目标包括构建或修正健康理念、干预健康风险因素以及糖尿病专病治疗管理等。一级预防的目标是控制糖尿病的危险因素,预防糖尿病的发生;二级预防的目标是早发现、早诊断和早治疗2型糖尿病患者,在已诊断的患者中预防糖尿病并发症的发生;三级预防的目标是延缓已发生的糖尿病并发症的进展,降低致残率和病死率,并改善患者的生存质量。

2型糖尿病的治疗应遵循综合管理的原则,根据患者的年龄、病程、预期寿命、并发症或并发症病情严重程度等确定个体化的控制目标。

6.检后——确定2型糖尿病健康管理干预措施

(1)营养干预:对于血糖正常、无高危因素的一般人群建议以平衡膳食原则安排每日餐食。平衡膳食指吃的食物种类多,食用量之间的比例适宜,能够最大限度地满足营养需求,使身体保持健康的状态。其指导方法如下。

食物多样,营养均衡。选择小份食物,选用小份菜肴,增加食物种类。平均每天不重复地摄入食物12种以上,每周25种以上。

维持适宜体重,合理控制每日摄入总能量。

控制添加糖的摄入,不喝或少喝含糖饮料。

口味清淡,减少食用烟熏食品,每日盐的摄入量不超过5 g。

科学选择预包装食品,注意食品营养标签,了解营养成分表中标示的能量、蛋白质、脂肪、糖类和钠的含量。关注含有"低盐、减盐、低脂、减脂、低糖、减糖"等营养标签的食物。

糖尿病高危人群的营养干预目标是控制血糖、血脂、血压,合理饮食,控制体重。超重或肥胖者可将BMI控制在接近或低于24 kg/m²,并使体重长期维持在健康水平。其指导方法如下。

摄入总量要合理:根据个体的BMI、腰围,判定其体型,制定减重目标。我国健康成年人正常BMI范围为18.5~23.9 kg/m²,BMI在24~27.9 kg/m²为超重,BMI≥28 kg/m²为肥胖,BMI<18.5 kg/m²为消瘦。中国成年人中心性肥胖腰围值:男性腰围≥90 cm,女性腰围≥85 cm。参考《中国居民膳食营养素参考摄入量(2013版)》推荐的中国居民膳食能量需要量表,超重或肥胖者可在原能量摄入基础上减少1 255.8~2 092.9 kJ(300~500 kcal),或减少30%的能量摄入。对于需要减少的能量,宜采用增加身体活动量和控制饮食相结合的方法,其中50%应该通过增加身体活动来消耗,另外50%可通过减少膳食总量的摄入量来实现。

主食粗细巧搭配:主食应增加全谷物和杂豆类食物,注意富含膳食纤维食物的摄入。烹调主食时,搭配食用大米与全谷物稻米(糙米)、杂粮(燕麦、小米、荞麦、玉米等)及杂豆(红小豆、绿豆、芸豆、花豆等)。

脂肪蛋白精计算:脂类的推荐摄入量主要是指脂肪的摄入量和种类,膳食脂肪提供的能量占膳食总能量的20%~30%,其中饱和脂肪酸供能占膳食总供能百分比应小于10%。蛋白质提供的能量宜占膳食总能量的15%~20%。根据能量摄入量,并将全天食物所提供的能量按照餐次分配,一般按照早、中、晚餐能量比为2∶4∶4或3∶4∶3的比例分配。

合适工具来帮忙:油和盐的总摄入量较少,可用控油壶、控盐勺等帮助实现。

饮食技巧需掌握:应选择健康食谱,选择无糖的健康饮料,学会估算食物分量,养成合理饮食的习惯,掌握烹调的技巧,少加盐和味精,宜蒸、煮、炒,不宜煎、炸,增加蔬菜的摄入量,尝试低脂肪的替代品,减少油脂,选用全谷物等。

糖尿病患者的营养干预目标包括维持健康体重,超重/肥胖患者减重的目标是3～6个月减轻体重的5%～10%,消瘦者应通过合理的营养计划达到并长期维持理想体重;膳食营养均衡,满足患者对微量营养素的需求;达到并维持理想的血糖水平,降低HbA1c水平;减少心血管疾病的危险因素,包括控制血脂和血压;控制添加糖的摄入量,不喝含糖饮料。其营养指导方法如下。

能量:糖尿病患者应当接受个体化能量平衡计划,目标是既要达到或维持理想体重,又要满足不同情况下的营养需求。超重或肥胖的糖尿病患者,应减轻体重,就减重效果而言,限制能量摄入较单纯调整营养素比例更关键。不推荐2型糖尿病患者长期接受极低能量(低于3 348.7 kJ/d)的营养治疗。

糖类:膳食中糖类所提供的能量应占总能量的50%～65%。对糖类的数量、质量的控制是血糖控制的关键环节。低血糖指数食物有利于血糖控制,但应同时考虑血糖负荷。糖尿病患者适量摄入糖醇和非营养性甜味剂是安全的。过多蔗糖分解后生成的果糖或添加过量果糖易致甘油三酯合成增多,不利于脂肪代谢。

脂肪:膳食中由脂肪提供的能量应占总能量的20%～30%。饱和脂肪酸提供的能量不应超过饮食总能量的7%,尽量减少反式脂肪酸的摄入。单不饱和脂肪酸是较好的膳食脂肪酸来源,在总脂肪摄入中的供能比宜达到10%～20%。多不饱和脂肪酸提供的能量不宜超过总能量的10%,适当增加富含ω-3脂肪酸的摄入比例。参考《中国居民膳食指南(2016)》,应控制膳食中胆固醇的摄入量。

蛋白质:肾功能正常的糖尿病患者摄入蛋白质提供的能量可占摄入总能量的15%～20%,保证优质蛋白质比例超过1/3。推荐蛋白质摄入量约0.8 g/(kg·d),蛋白质摄入量高于1.3 g/(kg·d)与蛋白尿水平升高、肾功能下降、心血管及死亡风险增加有关,低于0.8 g/(kg·d)的蛋白质摄入量并不能延缓糖尿病肾病进展,已开始透析患者的蛋白质摄入量可适当增加。应以优质动物蛋白为主,必要时可补充复方α-酮酸制剂。

饮酒:不推荐糖尿病患者饮酒。若饮酒应计算酒精量。女性一天饮酒的酒精量不超过15 g,男性一天饮酒的酒精量不超过25 g(15 g酒精相当于350 mL啤酒、150 mL葡萄酒或45 mL蒸馏酒)。每周不超过2次。应警惕酒精可能诱发的低血糖,避免空腹饮酒。

膳食纤维:豆类、富含纤维的谷物类(每份食物≥5 g纤维)、水果、蔬菜和全谷物食物均为膳食纤维的良好来源。提高膳食纤维摄入量对健康有益。建议糖尿病患者达到膳食纤维每日推荐摄入量,即10～14 g/4 185.85 kJ。

钠:食盐摄入量限制在每天6 g以内,每日钠的摄入量不超过2 000 mg,合并高血压患者更应严格限制钠的摄入量。同时应限制摄入含钠高的调味品或食物,如味精、酱油、调味酱、腌制品等加工食品。

微量营养素:糖尿病患者容易缺乏B族维生素、维生素C、维生素D,以及铬、锌、硒、镁、铁、锰等元素,可根据营养评估结果适量补充。长期服用二甲双胍者应预防维生素B$_{12}$缺乏。不建议长期大量补充维生素E、维生素C及胡萝卜素等具有抗氧化作用的制剂,其长期安全性仍待验证。

糖尿病患者饮食计划的基本步骤:首先,计算BMI,判定自己属于什么体型,计算标准体重,一般标准体重＝身高(cm)－105;其次,根据体型及体力活动情况,判断每日需要多少热量,最后,进行饮食分配。

(2)运动干预。

体质测定和身体活动水平评估:制订运动健身计划的重要依据是体质测定结果。体质测定是指通过体质测量来评估体质水平。针对体质的薄弱环节,确定运动健身目标和优先进行的锻炼内容,根据体质水平确定起始运动强度。体质测定的主要内容包括心肺耐力、身体成分、肌肉力量和耐力、柔韧性、平衡、反应时测试等。

目前的身体活动水平是确定运动锻炼方案的基础,了解目前采用的运动健身方式、喜欢和掌握的运动项目,可以为运动健身做参考。身体水平评估可以分为非活跃状态、身体活动不足、身体活动活跃、身体活动非常活跃。

一次锻炼的基本组成:一次锻炼的基本组成包括准备活动(即热身)、运动内容、整理放松和拉伸运动四个部分。

热身:5～10 min 低到中等强度的心肺和肌肉耐力活动。

运动内容:20～60 min 有氧运动、抗阻运动、柔韧性练习、平衡协调练习。

整理活动:5～10 min 低到中等强度的心肺和肌肉耐力活动。

拉伸:在整理活动之后进行 5～10 min 的拉伸活动。

运动方式:运动锻炼的方案应包含多种运动方式,有氧运动、抗阻运动、柔韧性练习、平衡协调练习是基本的运动方式。

有氧运动:也叫心肺耐力运动,以有氧代谢为主要功能途径,指全身大肌肉群参与、有节律、持续一段时间的运动,如快走、游泳、骑自行车、跳广场舞、打太极拳、做广播操等。

抗阻运动:又称肌肉强化运动,能够保持或增加肌肉力量和耐力以及肌肉体积,多数抗阻运动也是增强骨骼强度的有效方式。运动时肌肉对抗一定阻力或承受一定负荷的重量,肌肉的做功要大于日常生活时的做功,即超负荷。由于每种运动或训练只增强参与运动的肌肉,因此,要通过多种运动或训练来使身体各部位的肌肉平衡发展。抗阻运动一般不规定运动多长时间,但强调运动到再也不能完整、正确地完成一次运动,如举重、提重物、用弹力带练习、做健美操、俯卧撑、平板支撑、做器械练习等。

柔韧性练习:伸展、牵伸等练习能够增大关节活动的范围,如压腿、运动健身器械上的牵拉等。平衡、协调练习:是神经肌肉控制练习的主要内容,对老年人尤为重要,包括闭眼单脚站、太极拳、瑜伽、舞蹈、球类等运动方式。

运动强度:身体活动达到一定运动量才会产生健康效应,中等及以上强度的运动效果更显著。可用运动中的心率判断和监测运动的强度,运动中心率为储备心率(储备心率＝220－年龄－安静心率)的 40%～59% 时是中等强度。也可用自身感觉来简单判断运动强度:与不运动状态相比,呼吸、心跳微微加快,但能讲话而不能唱歌,基本达到中等强度;呼吸、心跳明显加快,上气不接下气,不能连贯讲话,表明达到较大强度了。快步走、休闲式游泳、骑自行车(速度低于每小时 16 km)、打羽毛球(双打)、瑜伽、跳舞等属于中等强度运动,跑步、游泳、打羽毛球(单打)、骑自行车(速度超过每小时 16 km)、跳绳、爬山、做健美操等属于较大强度活动。

运动时间与时机:推荐每周至少进行中等强度有氧运动 150～300 min,同时进行2～3次低、中强度抗阻训练。一般建议在餐后 1 h 左右开始运动,以便更好地控制血糖。

运动实施:运动分为不同阶段,对于刚刚开始运动的人,经过一段时间的运动后

(8～12周),心肺功能、血糖水平、心率状况可有所改善。应根据个人情况调整运动方案,运动强度和运动时间逐渐增加。通常可分为适应、提高、维持三个阶段。

运动监控:为使运动安全、有效,要及时观察身体对运动负荷的反应,运动监控可采用监测心率、血压、心电图、运动中的费力程度等方法。在日常运动干预中,可以通过运动后睡眠良好,第二日晨起的脉搏基本恢复到平日水平,无明显疲劳感觉,情绪正常或更好等自我感觉来判定运动强度适宜。

运动终止指征:如果出现以下情况,需要立即终止运动,寻求专业人士或医师的帮助。①胸部、颈部、肩部或手臂出现剧烈疼痛、紧缩感或压迫感。②面色苍白、大汗,感到头晕、恶心或无力。③肌肉痉挛,关节、足踝及下肢感到急性疼痛。④严重疲劳,严重下肢痛或间歇性跛行。⑤严重呼吸困难,出现发绀或苍白。⑥运动测试中,随着负荷增加,出现收缩压≥33.3 kPa(250 mmHg)和/或舒张压≥15.3 kPa(115 mmHg)或收缩压下降>1.3 kPa(10 mmHg)。

运动注意事项:①选择适合的运动方式、强度及运动时间及时机。②运动前准备好运动装备,包括便于活动的运动服装、合脚舒适的鞋子、手表或计时器、饮用水、擦汗毛巾或手帕等。③做充分的准备活动和整理放松。④循序渐进,不随意增加运动时间或强度。⑤注意休息,及时补充水分。⑥注意运动的场地因素、气候因素等,保证运动安全。

运动方案干预要点:提倡糖尿病高危人群进行中等强度的运动。中等强度的有氧运动对于降低血糖、减少身体脂肪有良好的效果,并且有一定提高心肺耐力的作用。同时建议有氧运动与抗阻运动相结合,最好每天都运动,两次运动间隔时间不宜超过两天。培养活跃的生活方式,如增加日常身体活动,减少静坐时间,将有益的体育运动融入日常生活中。

应根据患者的病情、严重程度、并发症等糖尿病本身特征,并综合考虑患者的年龄、个人条件、社会家庭状况、运动环境等多种因素制订运动方案。运动治疗应在医师指导下进行。运动前要进行必要的评估,特别是心肺功能和运动功能的医学评估(如运动负荷试验等)。其运动目标应该是可以实现的,从而增强信心。运动项目要与患者的年龄、病情及身体承受能力相适应,并定期评估,适时调整运动计划。

成年2型糖尿病患者每周至少进行150 min的中等强度有氧运动(如每周运动5 d,每次30 min)。如无禁忌证,每周最好进行2～3次抗阻运动(两次锻炼间隔≥48 h),锻炼肌肉力量和耐力。锻炼部位应包括上肢、下肢、躯干等主要肌肉群,训练强度为中等。联合进行抗阻运动和有氧运动可获得更大程度的代谢改善。

运动前后要加强血糖监测,运动量大或激烈运动时应建议患者临时调整饮食及药物治疗方案,以免发生低血糖。建议糖尿病患者在进行运动时,常备一些快速补糖食品(如糖块、含糖饼干等),以便出现低血糖现象时及时补充糖分,纠正低血糖。

空腹血糖>16.7 mmol/L,反复低血糖或血糖波动较大,有DKA等急性代谢并发症,合并急性感染、增生型视网膜病变、严重肾病、严重心脑血管疾病(不稳定型心绞痛、严重心律失常、一过性脑缺血发作)等情况下禁忌运动,病情控制稳定后方可逐步恢复运动。

(3)戒烟干预:吸烟有害健康。吸烟与糖尿病、糖尿病大血管病变、糖尿病微血管病变、肿瘤、过早死亡的风险增加相关。研究表明2型糖尿病患者戒烟有助于改善代谢指标、降低血压和减少蛋白尿。应劝告每一位吸烟的糖尿病患者停止吸烟或停用烟草类制品,减少被动吸烟,对患者的吸烟状况以及尼古丁依赖程度进行评估,提供咨询、戒烟热线,必要时加用药物等帮助戒烟。

（4）心理干预：糖尿病高危人群通常会存在工作或学习长期过度紧张、人际关系不协调、生活中突发不幸事件等社会、心理上的不良刺激，还会不同程度地存在精神、情感、性格等方面的心理障碍和情志活动异常，如忧思过度、紧张恐惧、急躁易怒、悲伤易泣等。糖尿病患者的心理问题通常从确诊开始，会随着病情而变化，可能出现情绪障碍、适应障碍，甚至心理精神障碍。因此，在糖尿病健康管理过程中，应重视各类人群的心理干预，尽量避免心理障碍的发生，减少不良情绪对血糖的影响，提升患者的主观幸福感和生活质量。

（5）药物干预：对糖尿病患者采取降糖、降压、降脂、抗血小板等综合防治策略可显著降低心血管疾病病死率和全因病死率，因此，对糖尿病患者的管理目标不仅仅是血糖控制达标，还包括血压、血脂等综合控制达标，减少并发症的发生，降低致残率和早死率。

降糖治疗：生活方式干预是 2 型糖尿病的基础治疗措施，应贯穿于糖尿病治疗的始终。单纯生活方式不能使血糖控制达标时，应开始药物治疗。2 型糖尿病药物治疗的首选是二甲双胍。若无禁忌证，应将二甲双胍一直保留在糖尿病的治疗方案中，一种口服药治疗而血糖仍不达标者，采用两种甚至三种不同作用机制的药物联合治疗。如血糖仍不达标，则应将治疗方案调整为多次胰岛素治疗。

降压治疗：根据《中国高血压防治指南》（2010 年修订版），一般糖尿病合并高血压者降压目标应低于 17.3/10.7 kPa（130/80 mmHg），老年或伴严重冠心病的糖尿病患者，因血压过低会对患者产生不利影响，可采取相对宽松的降压目标值，血压控制目标可放宽至低于 18.7/12 kPa（140/90 mmHg）。糖尿病患者就诊时应当常规测量血压以提高糖尿病患者的高血压知晓率。当诊室血压测量确诊高血压后，鉴于糖尿病患者易出现夜间血压升高和清晨高血压现象，建议患者在有条件的情况下进行家庭血压测量和 24 h 动态血压监测，便于有效地进行糖尿病患者血压管理。

调脂治疗：2 型糖尿病患者常有血脂异常，糖尿病患者每年至少应检查一次血脂（包括 TC、TG、LDL-C、HDL-C）。接受调脂药物治疗者，根据疗效评估的需求，应增加血脂检测的次数。保持健康生活方式，是维持合适血脂水平和控制血脂紊乱的重要措施，主要包括减少饱和脂肪酸、反式脂肪酸和胆固醇的摄入，增加 ω-3 脂肪酸、黏性纤维、植物固醇/甾醇的摄入，减轻体重，增加运动及戒烟、限酒等。进行调脂药物治疗时，推荐降低 LDL-C 作为首要目标，降低 HDL-C 作为次要目标。

抗血小板治疗：阿司匹林可以有效降低有心肌梗死史和卒中史的高危患者动脉粥样硬化性心血管疾病（ASCVD）的发病率和病死率（二级预防）。糖尿病合并 ASCVD 者需要应用阿司匹林（75～150 mg/d）作为二级预防；ASCVD 并阿司匹林过敏患者，需要应用氯吡格雷（75 mg/d）作为二级预防；阿司匹林（75～100 mg/d）作为一级预防药用于糖尿病的心血管高危患者，患者年龄≥50 岁，而且合并至少 1 项主要危险因素（早发 ASCVD 家族史、高血压、血脂异常、吸烟或蛋白尿）。

（6）血糖监测：血糖监测是糖尿病管理的重要组成部分，其结果有助于评估糖尿病患者糖代谢紊乱的程度，制订合理的降糖方案，同时反映降糖治疗效果并指导治疗方案的调整。目前临床上血糖监测的方式包括用血糖仪进行的毛细血糖监测、连续监测 3～14 d 的动态葡萄糖监测（CGM），反映 2～3 周平均血糖水平的糖化清蛋白（GA）、2～3 个月平均血糖水平的 HbA1c 的检测等。其中毛细血管血糖监测包括患者自我血糖监测（SMBG）和在医院内进行的床旁快速血糖检测（POCT），是血糖监测的基本形式。HbA1c 是反映长期血糖控制水平的

"金标准",而 CGM 和 GA 反映近期血糖控制水平,是上述监测方法的有效补充。

毛细血管血糖监测流程及注意事项如下。①测试前检查试纸条和质控品贮存是否恰当,试纸条的有效期和条码是否符合要求。②用 75% 的酒精擦拭采血部位,待干后进行皮肤穿刺,采血部位通常采用指尖、足跟两侧等末梢毛细血管,水肿或感染的部位不宜采用,在紧急时可在耳垂处采血。③皮肤穿刺后,弃去第一滴血液,将第二滴血液置于试纸上制定区域,严格按照仪器制造商提供的操作说明和操作规程进行检测。④记录测定结果,包括测定日期、时间、结果、单位等。⑤使用后的针头应置于专用医疗废物锐器盒内,按医疗废物处理。

(7)自我管理教育与同伴支持:糖尿病是一种长期慢性疾病,患者的日常行为和自我管理能力是糖尿病控制与否的关键之一。社区是糖尿病自我管理教育和支持开展的主要场所,同伴支持包括高危人群及糖尿病患者之间的互相支持,倡导家庭成员互相关爱,形成符合自身和家庭的健康生活方式,树立和践行对健康负责的健康管理理念,主动学习健康知识,提高健康素养,加强健康管理。

糖尿病自我管理教育和支持的关键时间点包括诊断时,每年的教育、营养和情感需求的评估时,出现新问题(健康状况、身体缺陷、情感因素或基本生活需要),影响自我管理时,需要过渡护理时。其基本内容包括糖尿病的自然进程,糖尿病的临床表现,糖尿病的危害及如何防治急慢性并发症,个体化的治疗目标,个体化的生活方式干预措施和饮食计划,规律运动和运动处方,饮食、运动、口服药、胰岛素治疗及规范的胰岛素注射技术,自我血糖监测和尿糖监测(当血糖监测无法实施时),血糖测定结果的意义和应采取的干预措施,自我血糖监测、尿糖监测和注射胰岛素等具体操作技巧,口腔护理、足部护理、皮肤护理的具体技巧,特殊情况应对措施(如疾病、低血糖、应激和手术等),糖尿病妇女受孕必须做到有计划,并全程监护,糖尿病患者的社会心理适应,糖尿病自我管理的重要性。

(8)低血糖管理:糖尿病患者在治疗过程中可能发生血糖过低现象。低血糖可导致不适甚至生命危险,也是血糖达标的主要障碍,应该引起特别注意。对非糖尿病患者来说,低血糖症的诊断标准为血糖 ≤ 2.8 mmol/L,而接受药物治疗的糖尿病患者只要血糖水平 ≤3.9 mmol/L 就属于低血糖范畴。糖尿病患者常伴有自主神经功能障碍,影响机体对低血糖的反馈调节能力,增加了发生严重低血糖的风险。同时,低血糖也可能诱发或加重患者自主神经功能障碍,形成恶性循环。低血糖的分层如下。

低血糖警戒值:血糖 ≤3.9 mmol/L,需要服用速效糖类和调整降糖方案剂量。

临床显著低血糖:血糖 <3.0 mmol/L,提示有严重的、临床上有重要意义的低血糖。

严重低血糖:没有特定血糖界限,伴有严重认知功能障碍且需要其他措施帮助恢复的低血糖。低血糖的临床表现与血糖水平以及血糖的下降速度有关,可表现为交感神经兴奋(如心悸、焦虑、出汗、饥饿感等)和中枢神经症状(如神志改变、认知障碍、抽搐和昏迷等)。但老年患者发生低血糖时常可表现为行为异常或其他非典型症状。夜间低血糖常因难以发现而得不到及时处理。有些患者屡发低血糖后,可表现为无先兆症状的低血糖昏迷。

低血糖的可能诱因及预防对策如下。

胰岛素或胰岛素促泌剂:应从小剂量开始,逐渐增加剂量,谨慎地调整剂量。

未按时进食,或进食过少:患者应定时定量进餐,如果进餐量减少,则相应减少降糖药物剂量,有可能误餐时应提前做好准备。

运动量增加:运动前应增加额外的糖类摄入。

应避免酗酒和空腹饮酒。

严重低血糖或反复发生低血糖:应调整糖尿病的治疗方案,并适当调整血糖控制目标。

使用胰岛素的患者出现低血糖时,应积极寻找原因,精心调整胰岛素治疗方案和用量。

糖尿病患者应常规随身携带糖类食品,一旦发生低血糖,立即食用。

(9)并发症管理:糖尿病病情严重或应激时可发生严重代谢紊乱,导致糖尿病酮症酸中毒(DKA)、高渗高血糖综合征等急性并发症,危及生命。长期慢性高血糖会导致心血管、肾脏、眼睛、神经等慢性并发症,是糖尿病患者致死、致残的主要原因。糖尿病患者还可并发各种感染,尤其是血糖控制差者。因此,对糖尿病相关并发症重在预防,良好地控制血糖以及相关危险因素,定期进行心血管、肾脏、眼睛、神经、足部等检查,了解病变情况,对已发生并发症者则积极专科治疗。

7.检后——执行 2 型糖尿病健康管理方案

由健康管理师在专家的指导下负责安排,并对健康管理方案进行分解,绘制执行安排表,其内容应包括如下信息:执行内容、执行时间、执行人、执行方式、执行评价、存在问题及其分析等。

(1)执行内容的制定:参照前述饮食、营养、戒烟、心理、药物、血糖监测、并发症等干预措施,结合客户的实际情况,个性化定制。

(2)执行方式:通常包含健康教育、电话随访、上门随访、门诊就诊、住院治疗等形式。

(3)执行情况评价标准如下。

优:按计划及时完成全部计划内容,不少于 95% 的计划内容取得预期效果。

良:完成 80% 的计划内容,但不少于 20% 的计划内容未取得预期效果。

一般:完成超过 70% 计划内容,和/或不少于 30% 的计划未取得预期效果。

差:完成计划不超过 50% 的计划内容,和/或 40% 的计划未取得预期效果。

(4)实施健康管理计划的注意事项:①告知客户健康管理计划的内容和要求,全面理解健康管理计划,并获得客户认可。②建立与客户的沟通机制,及时提供咨询服务。③妥善保存客户健康信息,确保客户的个人隐私权不受侵犯。④计划的制订是基于客户当前健康评估报告,在执行过程中客户新的问题不断显现,需要对计划进行动态调整,以保证客户的健康管理效果。

(苏　莎)

第八节　肥胖症患者的健康管理

一、肥胖症概述

1.概念

肥胖症是指机体脂肪总含量过多和/或局部含量增多及分布异常,是由遗传和环境等多种因素共同作用而导致的慢性代谢性疾病。肥胖主要包括三个特征:脂肪细胞的数量增多、体脂分布的失调以及局部脂肪沉积。

2.流行病学

近30年肥胖症的患病率明显增长。我国北方肥胖患病率高于南方肥胖患病率,大城市肥胖患病率高于中小城市肥胖患病率,女性肥胖患病率高于男性肥胖患病率。流行特点与人群的地理位置、生活方式和习惯、经济收入水平、体力劳动强度、文化结构有密切关系。

3.病因

肥胖是遗传、环境等多种因素相互作用的结果,其基础是能量代谢平衡失调,热量摄入多于消耗,使脂肪合成增加。肥胖具有明显的家族聚集性,提示遗传因素在肥胖的发生、发展过程中起重要作用;环境因素主要是饮食过多和体力活动过少。

4.临床表现

轻度肥胖症多无症状,仅表现为体重增加,腰围增加,体脂百分比增加,超过诊断标准;较为严重的肥胖症患者可以有胸闷、气急、食欲亢进、便秘、腹胀、关节痛、肌肉酸痛、易疲劳、倦怠以及焦虑抑郁等。肥胖症患者常合并血脂异常、脂肪肝、高血压、糖耐量异常或糖尿病等疾病,也可伴随或并发阻塞性睡眠呼吸暂停,胆囊疾病,胃食管反流病,高尿酸血症和痛风,骨关节病,静脉血栓,生育功能受损(女性出现多囊卵巢综合征,男性多有阳痿不育、类无睾症)及社会和心理问题。此外,肥胖症患者某些癌症(女性乳腺癌、子宫内膜癌,男性前列腺癌、结肠和直肠癌等)发病率升高。

5.诊断及鉴别诊断

(1)以体重指数(BMI)诊断肥胖:BMI为判断肥胖的常用简易指标,BMI(kg/m^2)=体重$(kg)/$身高$(m)^2$。

(2)以腰围诊断中心型肥胖:测量腰围可以诊断中心型肥胖和周围型肥胖。腰围测量方法为被测量者取立位,测量腋中线肋弓下缘和髂嵴连线中点的水平位置处体围的周径。

中心型肥胖较为精确的诊断方法为采用CT或MRI,选取第4腰椎与第5腰椎间层面图像,测量内脏脂肪面积,中国人群内脏脂肪面积≥80 cm^2定义为中心型肥胖。

(3)以体脂率诊断肥胖:用生物电阻抗法测量人体脂肪的含量(体脂率)可判断肥胖。一般来说正常成年男性体内脂肪含量占体重的10%~20%,女性为15%~25%。男性体脂率>25%,女性体脂率>30%,可考虑为肥胖。但生物电阻抗法测量的精度不高,测定值仅作为参考。肥胖症诊断确定后需排除继发性肥胖症,如皮质醇增多症、甲状腺功能减退症、下丘脑性肥胖、多囊卵巢综合征等。

6.治疗

治疗肥胖症的两个主要环节是减少热量摄取和增加热量消耗。制定合理的减肥目标,强调以行为、饮食、运动为主的综合治疗,必要时辅以药物或手术治疗。应针对继发性肥胖症的病因进行治疗,同时处理肥胖相关的并发症及伴随病。

二、肥胖症健康管理护理工作流程及措施

肥胖症属于慢性代谢性疾病,其并发症涉及多器官、多系统,因此,肥胖症的干预需要多学科协作,实行团队管理。理想的肥胖症管理团队应至少包括1名内分泌科或全科医师、1名健康管理护士、1名营养师及1名运动治疗师。其中健康管理医师负责肥胖症的评估并选择治疗方案,健康管理护士是肥胖症健康教育的主要成员,协调健康管理的团队工作。在健康管理中心应开展以健康体检为基础的肥胖症健康管理,从检前、检中、检后三个环节入手,做好肥胖

症筛查、评估、干预工作。

1.检前——采集健康危险因素

针对肥胖症患者,健康管理护士应协助医师完成详细的病史询问,包括肥胖起病年龄、进展速度,是否有继发性肥胖相关疾病史或药物应用史,进食量、进食行为、体力活动、吸烟和饮酒等生活方式情况,一级亲属是否有肥胖等家族史,肥胖者曾做过哪些减重处理,减重受到过哪些挫折,存在哪些问题,以及肥胖症对其生活有何影响等。

2.检前——设计个性化体检菜单

根据受检者的健康危险因素,参照《健康体检基本项目专家共识》,为体检者制定个性化的体检菜单。肥胖症患者健康体检菜单应包括以下内容。

(1)肥胖程度评估:身高、体重、腰围、臀围、人体成分分析等。

(2)肥胖病因筛查:皮质醇节律、促肾上腺皮质激素、甲状腺激素、性激素等。

(3)肥胖并发症及并发症评估:血糖、血压、血脂、血尿酸的测定,膝关节检查、骨密度检查、睡眠呼吸监测、血管彩超、心理评估等。

3.检中——完成体检项目,做好肥胖评估质量控制

完成体检项目,出具分科体检报告。针对肥胖症健康管理,应注意按规范做好肥胖症相关的检查,保证检查结果的准确性。在肥胖评估方面的质控需注意以下要点。

(1)BMI的测量:在测量时,受试者应当空腹、脱鞋,只穿轻薄的衣服。

测量身高的量尺(最小刻度为 1 mm)应与地面垂直固定或贴在墙上。受试者直立,两脚后跟并拢,靠近量尺,并将两肩及臀部也贴近量尺。测量人员把一根直角尺放在受试者的头顶,使直角的一边靠紧量尺,另一边接近受试者的头皮,读取量尺上的读数,准确至 1 mm。

称量体重最好用经过校正的杠杆型体重秤。受试者全身放松,直立在秤底盘的中部。测量人员读取杠杆秤上的游标位置,读数准确至 10 g。

目前电子身高体重仪较常用。受试者应直立在电子秤中部,目光平视,不仰头、不低头,电子身高体重仪自动显示测量数值。

(2)测腰围及腰臀围比。

腰围测量:被测者站立,两脚分开 25～30 cm,用软尺沿髂前上棘和第 12 肋下缘连线的中点水平围绕腹部一周测量,紧贴而不压迫皮肤,在正常呼气末测量腰围的长度,读数准确至 1 mm。

臀围测量:双腿并拢站直,将软尺绕臀部的最高点水平测量一周,读数准确至 1 mm。

(3)人体成分分析:应严格按照仪器制造商提供的操作说明和操作规程进行检测。

4.检后——疾病风险评估

根据体检结果,对受检者进行疾病风险评估,出具体检报告,明确是否存在肥胖、肥胖严重程度以及肥胖相关并发症等。

5.检后——制定肥胖症健康管理目标

肥胖症的健康管理目标是通过减重预防和治疗肥胖相关并发症,改善患者的健康状况。肥胖症健康管理方案由健康管理医师、护士、营养师、运动管理师等与肥胖者及其家属等共同制订。减肥目标应结合肥胖者实际情况个性化定制,在制订健康管理方案的过程中,应与客户进行有效沟通,尊重客户的价值观,保护客户的隐私,充分了解客户的健康诉求、生活工作条件、医疗及经济资源等,以获得客户对方案的深刻理解和全力支持,提升客户对健康管理方案

的执行力。肥胖症患者体重减轻 5％~15％可以显著改善高血压、血脂异常、非酒精性脂肪肝,2 型糖尿病患者可以控制血糖,降低 2 型糖尿病和心血管并发症的发生率。制定的减重目标要具体,并且是可以达到的。例如,在制定体力活动目标时,用"每天走路 30 min 或每天走5 000 步"代替"每天多活动点";建立一系列短期目标,例如,开始时每天走路增加 30 min,逐步到增加 45 min,然后到 60 min。

6.检后——确定肥胖症健康管理干预措施

肥胖症治疗措施包括营养治疗、体力锻炼、行为方式干预、药物治疗以及代谢手术治疗。其中,医学营养治疗、体力活动和认知行为治疗是肥胖症管理的基础,也是贯穿始终的治疗措施。相当一部分患者通过这些措施可以达到治疗目标,但是在必要的时候以及特定患者也应积极采取药物或手术治疗以达到控制体重增加或减轻体重,减少和控制并发症的目的。

7.饮食方式改善

合理的饮食方案包括合理的膳食结构和摄入量。饮食指导要点如下。

低能量:合理的减重膳食应在膳食营养平衡的基础上减少每日摄入的总热量,建议每日肥胖男性能量摄入为 6 278.8~7 534.5 kJ(1 500~1 800 kcal),肥胖女性能量摄入为5 023.0~6 278.8 kJ(1 200~1 500 kcal),或在目前能量摄入水平基础上减少 2 092.9~2 930.1 kJ(500~700 kcal)。低脂肪、适量蛋白质、含复杂糖类(如谷类):脂肪、蛋白质、糖类提供的能量应分别占总能量的 30％以下、15％~20％和 50％~55％。在有限的脂肪摄入中,尽量保证必需脂肪酸的摄入,保证丰富的维生素、矿物质和膳食纤维摄入,推荐每日膳食纤维摄入量达到14 g/4 185.9 kJ。

(1)增加新鲜蔬菜和水果在膳食中的比例。

(2)避免进食油炸食物,尽量采用蒸、煮、炖的烹调方法。

(3)避免加餐。

(4)避免饮用含糖饮料。

(5)控制食盐摄入,食盐摄入量限制在每日 6 g 以内,钠的摄入量每日不超过 2 000 mg,合并高血压患者更应严格限制食盐摄入量。

(6)严格戒烟。

(7)限制饮酒,女性 1 d 饮酒的酒精量低于 15 g(15 g 酒精相当于 350 mL 啤酒、150 mL 葡萄酒或 45 mL 蒸馏酒),男性 1 d 饮酒的酒精量低于 25 g,每周饮酒不超过 2 次。

(8)避免用极低能量膳食(即总摄入能量低于 2 511.5 kJ/d 的膳食),如有需要,应在医护人员的严密观察下摄入此类膳食,仅适用于节食疗法不能奏效或顽固性肥胖症患者,不适用于处于生长发育期的儿童、孕妇以及有重要器官功能障碍的患者。

8.运动锻炼

通过运动锻炼增加热量的消耗是预防及治疗肥胖的首选方案之一,运动应在运动管理师指导下进行,其指导要点如下。

(1)运动前需进行必要的评估,尤其是心肺功能和运动功能的医学评估。

(2)运动项目的选择应结合患者的兴趣爱好,并与患者的年龄、存在的并发症和身体承受能力相适应。

(3)运动量和强度应当逐渐递增。

(4)建议中等强度的运动(50％~70％最大心率,运动时有点用力,心跳和呼吸加快但不急促），如用心率来大致区分，进行中等强度体力活动量时的心率为 100～120 次/分钟，包括快走、打太极拳、骑车、打乒乓球、打羽毛球和打高尔夫球等。

（5）如无禁忌证，建议每周进行 2～3 次抗阻运动（两次锻炼间隔≥48 h），锻炼肌肉力量和耐力。锻炼部位应包括上肢、下肢、躯干等主要肌肉群，训练强度为中等。抗阻运动和有氧运动联合进行可获得更大程度的代谢改善。

（6）进行运动应有准备和放松活动，明确哪些情况下应停止活动。

（7）记录运动日记有助于提升运动依从性。应培养活跃的生活方式，如增加日常身体活动，减少静坐时间，将有益的体育运动融入日常生活中。

9. 行为方式干预

健康管理护理人员应在减重过程中与肥胖者保持经常联系，教会需要减肥的对象进行自我监测，通过各种方式增加患者治疗的依从性，包括自我管理、目标设定、教育和解决问题的策略、心理咨询和治疗等。其指导要点及常用技巧如下。

（1）建立节食意识，每餐不过饱，尽量减少暴饮暴食的频率和程度。

（2）注意挑选脂肪含量低的食物。

（3）细嚼慢咽以延长进食时间，减少进食量。

（4）进食时使用较小的餐具，使得中等量的食物看起来也不显得单薄。

（5）经常测量体重。

10. 药物治疗

大多数肥胖症患者在认识到肥胖对健康的危害后，在医护人员的指导下通过饮食控制、运动锻炼、行为改变等常可使体重显著减轻。但由于种种原因体重仍然不能降低，或生活方式改善效果欠佳，可考虑用药物辅助减重。

减重药物治疗指征如下。

（1）食欲旺盛，餐前饥饿难忍，每餐进食量较多。

（2）合并高血糖、高血压、血脂异常和脂肪肝。

（3）合并负重关节疼痛。

（4）肥胖引起呼吸困难或有阻塞性睡眠呼吸暂停综合征。

（5）BMI≥24 kg/m² 且有上述并发症情况。

（6）BMI≥28 kg/m²，不论是否有并发症，经过 3 个月单纯饮食方式改善和增加活动量处理仍不能减重 5%，甚至体重仍有上升趋势。

目前，FDA 批准的治疗肥胖症药物主要有环丙甲羟二羟吗啡酮（纳曲酮）/安非他酮、氯卡色林、芬特明/托吡酯、奥利司他、利拉鲁肽。但目前在我国，有肥胖症治疗适应证且获得国家药品监督管理局批准的药物只有奥利司他。

11. 代谢手术治疗

经上述生活和行为方式治疗及药物治疗未能控制的程度严重的肥胖症患者，可考虑代谢手术治疗。

12. 检后——执行肥胖症健康管理方案

健康管理师在专家的指导下负责安排，并对健康管理方案进行分解，绘制执行安排表，具体内容可参照前文 2 型糖尿病健康管理。

（苏　莎）

第九节　高血压患者的健康管理

一、概述

1. 概念

高血压是指以体循环动脉收缩压和/或舒张压升高为主要特征,收缩压≥18.7 kPa(140 mmHg)和/或舒张压≥12 kPa(90 mmHg),可伴有心、脑、肾等器官的功能或器质性损害的临床综合征。

2. 病因、分类和分级

(1)病因:高血压的发病原因不明确,常见危险因素包括遗传因素、精神和环境因素、年龄因素、不良生活习惯、药物影响和其他疾病(如肥胖、糖尿病、阻塞性睡眠呼吸暂停综合征等)的影响。

(2)分类:可分为原发性高血压和继发性高血压。

(3)分级。

正常血压:收缩压<16 kPa(120 mmHg)和舒张压<10.7 kPa(80 mmHg)。

正常高值:16 kPa(120 mmHg)≤收缩压<18.7 kPa(140 mmHg)和/或10.7 kPa(80 mmHg)≤舒张压<12 kPa(90 mmHg)。

1级高血压:18.7 kPa(140 mmHg)≤收缩压<21.3 kPa(160 mmHg)和/或12 kPa(90 mmHg)≤舒张压<13.3 kPa(100 mmHg)。

2级高血压:21.3 kPa(160 mmHg)≤收缩压<24 kPa(180 mmHg)和/或13.3 kPa(100 mmHg)≤舒张压<14.7 kPa(110 mmHg)。

3级高血压:收缩压≥24 kPa(180 mmHg)和/或舒张压≥14.7 kPa(110 mmHg)。

3. 临床表现

临床表现可有头晕、头痛、疲劳、心悸、耳鸣等症状。当血压突然升高到一定程度时可能会出现剧烈头痛、呕吐、眩晕、神志不清、抽搐等高血压危象症状。

4. 常见并发症

常见并发症包括高血压肾病、高血压眼底病变、高血压性心脏病、脑卒中、痴呆、主动脉夹层、动脉粥样硬化等。

二、辅助检查

辅助检查可帮助评估血压水平和靶器官功能状态,检查项目有尿蛋白、肾功能、血糖、血脂、血钾、超声心动图、心电图、眼底检查、24 h动态血压监测、头颅 MRI、动脉彩超等。

三、治疗原则

1. 原发性高血压的治疗原则

(1)生活方式干预治疗。

(2)药物治疗。

2. 继发性高血压的治疗原则

针对原发病治疗。

四、护理对高血压的慢性病健康管理应用

1.信息收集

(1)询问年龄、性别、职业、文化程度、大小便情况。评估患者的生活方式及饮食习惯,如每日脂肪、蛋白质、糖类及酒精的摄入量等。

(2)采集病史,评估现病史和既往史,既往有无高血压、糖尿病、冠心病、脑卒中、血脂异常、肾病等家族史;了解既往诊治经过,首次诊断高血压的时间,诊治后血压的动态数据。

(3)评估患者的生命体征及血压波动范围、血压分级和是否有相关并发症。观察患者的体型、面容,记录身高、体重、腰围、腹围、血压、心率、脉搏等。询问是否有头昏、眩晕等症状。

(4)询问有无吸烟史、饮酒史、体育锻炼方式、频次、运动时间、强度等。

(5)评估心理状态,询问工作状态、家庭及社会支持情况,有无紧张、焦虑、情绪不稳定、睡眠障碍等情况。

(6)评估患者对疾病的认知程度,询问服用药物情况、用药史及依从性,药物包括降压药及其他药物。

2.不同级别高血压的健康干预与指导

(1)针对低危人群的健康干预与指导如下。

保持良好的生活习惯,戒烟、限酒,给予平衡的膳食结构。

适当补充新鲜蔬菜、水果,增加膳食纤维和豆制品的摄入量。

控制体重,增加运动锻炼。进行科学的健康教育及心理治疗。

(2)针对血压高危人群的健康干预与指导如下。

规范测量血压,定期监测。

监测血脂,规范控制。

监测血糖,系统管理。

生活方式干预:严格遵照高血压防控的生活方式,制定目标。

其他危险因素:包括遗传因素和空气污染因素。

五、健康管理相关的护理措施

1.健康宣教

(1)为患者详细讲解高血压的危险因素,包括遗传因素、精神环境因素、高龄、高盐饮食、久坐不动、吸烟、饮酒、肥胖、糖尿病和阻塞性睡眠呼吸暂停综合征等。有些危险因素为可防可控的危险因素,患者应保持良好的心态,避免精神压力过大,避免熬夜,作息要规律,合理膳食,适量运动,戒烟,限酒,体重保持在正常范围内,避免超重和肥胖,如合并高脂血症和糖尿病等,要控制好血脂和血糖。

(2)为患者详细讲解高血压的危害,主要是高血压的相关并发症,预防并发症出现最重要的就是把血压控制在达标水平,无其他并发症的患者血压一般控制在18.7/12 kPa(140/90 mmHg)以下,高龄、有其他并发症或并发症的患者需要制定个体化的血压标准。

2.饮食指导

(1)减少钠盐的摄入量,增加钾盐的摄入量。

每日食盐量不超过 6 g 为宜,相关措施如下:①减少食用盐及含钠高的调味品(如酱油、味

精等)的摄入。②避免食用或减少食用含钠盐量高的加工食品,如腌制品、火腿和各类炒货等。③建议患者尽可能使用定量盐勺,以起到提示的作用。

增加膳食中钾的摄入量,相关措施如下:①增加富钾食物(如新鲜蔬菜、水果和豆类等)的摄入量。②肾功能良好者可选择低钠富钾替代盐。③不建议服用钾补充剂(包括药物)来降低血压。④肾功能不全者补钾前应咨询医师。

(2)合理膳食:建议高血压患者和有进展为高血压风险的正常血压者低脂饮食和低热量饮食,饮食以水果、蔬菜、低脂奶制品、富含食用纤维的全谷物、植物来源的蛋白质为主,减少饱和脂肪和胆固醇的摄入量。

3.运动指导

除日常生活的活动外,运动频率为每周 4～7 d,每天累计 30～60 min 的中等强度运动,如慢跑、快走、骑自行车、游泳等。运动形式可采取有氧、阻抗运动等。以有氧运动为主,适当补充无氧运动。运动强度必须个体化,中等强度运动为能达到最大心率的 60%～80% 的运动,最大心率(次/分钟)＝220－年龄。高危患者运动前需进行个体化评估。

4.心理认知干预护理

慢性病患者比较容易产生抑郁、焦虑、恐惧、不安等负面情绪,应当注意对患者的心理护理,多与患者进行沟通,倾听患者内心的声音,给予患者安慰和心理引导,帮助患者积极地面对疾病。

告知患者高血压为可防、可控、可治疗的疾病,减少患者的心理负担,鼓励患者家属给予患者心理支持,使患者感到被关爱、被尊重。

5.用药指导

讲解长期坚持服用降压药物的意义,不能擅自增减剂量或停用降压药物。告知患者常用降压药的不良反应,服药注意事项(如用药时间、用药剂量等),尤其是防止低血压的发生。

6.自我管理

提高高血压患者自我管理的能力。高血压患者需要终身自我管理,定期去高血压门诊复诊,管理好降压药物和自身的生活方式。高血压患者需每天填自我管理量表,有助于患者进行自我管理。

六、高血压相关并发症的护理措施

(1)出现剧烈头痛并伴有恶心、呕吐,可能是血压骤然升高的表现,立即让患者卧床休息,观测生命体征的变化,尽快向医师报告。

(2)出现呼吸困难、咳粉红色泡沫样痰、发绀等症状时,常为高血压性心脏病引起左心衰竭的表现,立即让患者取半卧位,吸氧,遵医嘱处理。

(3)伴心力衰竭和肾衰竭时,可出现水肿,需严格记录患者 24 h 出入量,低盐饮食,卧床休息,预防压疮发生。

(4)晚期高血压患者可出现脑卒中,引起昏迷与偏瘫,应防止患者坠床、肢体烫伤、窒息等。

(苏　莎)

第十节 肺结节患者的健康管理

一、概述

(一)概念

肺结节(pulmonary nodule)是指边界清楚、影像不透明、直径≤3 cm,周围为含气肺组织所包绕的病变,一般无肺不张、肺门增大或胸腔积液表现。随着 CT 扫描的普及,肺结节的检出率日益升高,20%以上的受检者可以查出肺结节。但肺结节是影像学概念,病理类型可以是良性病变,也可以是恶性病变,如肺癌等。

(二)分类

肺结节有多种分类方式,常见的分类如下。

(1)根据肺结节的数量分类。

孤立性肺结节(solitary pulmonary nodule,SPN):常为单个病灶,但目前将单一主要结节伴有一个或多个附带小结节也归为此类。此类结节可能是良性,也可能为恶性,患者一般无明显症状。

多发性肺结节(multiple pulmonary nodules,MPN):肺结节数量超过 2 个,且不易确定主要病灶。多发性肺结节可由胸内外恶性肿瘤转移或活动性感染导致,一般伴有相应症状。

(2)根据肺结节的大小分类。

亚厘米肺结节:指直径<8 mm 的肺结节,恶性概率相对较低。

微结节:直径<4 mm 者,一般为良性。

(3)根据肺结节的密度分类:基于高分辨率 CT(high-resolution computed tomography,HRCT)肺结节能否完全遮盖肺实质,将肺结节分为实性肺结节(solid pulmonary nodule)和亚实性肺结节。

实性肺结节:指其内全部是软组织密度,完全掩盖血管及支气管影。

亚实性肺结节:又称磨玻璃结节(ground-glass nodule,GGN),指肺内模糊的结节影,结节密度较周围肺实质略增加,但其内血管及支气管的轮廓尚可见。磨玻璃结节的恶性概率大于实性结节,典型的组织学类型是肺腺癌(包括浸润前病变),但生长速度通常较慢,体积倍增时间(volume doubling time,VDT)一般多于 2 年。磨玻璃结节又可再分为纯磨玻璃结节(pure ground-glass nodule,pGGN)和混合磨玻璃结节(mixed ground-glass nodule,mGGN)。①纯磨玻璃结节(pGGN):病灶内无实性成分,不掩盖血管及支气管影像。②混合磨玻璃结节(mGGN):病灶内既包含磨玻璃密度影,又包含实性软组织密度影,密度不均匀,部分掩盖血管及支气管影像。

(三)病因

肺结节的病因复杂,主要包括如下病因。

(1)恶性病因如下。

原发性肺癌:腺癌是原发性肺癌中最常见的组织学亚型,其次是鳞状细胞癌和大细胞癌。腺癌和大细胞癌的起源往往是周围型病变,而鳞状细胞癌则更常表现为中心型病变。

转移性癌:转移性肺癌多表现为多发性肺结节或肿块,下肺多见,边界清楚。

（2）良性病因如下。

感染性病因：约 80％的良性肺结节为感染性肉芽肿，包括真菌感染、分枝杆菌感染、寄生虫等，多表现为边界清晰且伴钙化的肺结节。

良性肿瘤：肺部良性结节中约 10％为错构瘤，较少见的良性肿瘤包括纤维瘤、平滑肌瘤。

血管性病变：肺动静脉畸形等血管性病变可表现为肺结节，增强 CT 扫描可显示供血动脉和静脉，从而区分血管性病变与软组织病变。

其他：炎性病变（类风湿关节炎结节、结节病、球形肺炎等）、叶间裂周围肺淋巴结、黏液嵌塞等也可表现为肺结节。

二、肺结节的评估

（一）临床信息

患者年龄、职业、吸烟史、慢性肺部疾病史、个人和家族肿瘤史、心理因素、治疗经过及转归等临床信息可为鉴别肺结节的性质提供重要参考。

（1）年龄：一般 40 岁以下人群中肺癌少见，随着年龄增长，肺癌的发生风险逐步增加。但近年来 40 岁以下人群肺癌的发生率有升高趋势。

（2）吸烟史：吸烟是最重要的肺癌单一风险因子。研究认为吸烟者的肺癌相对风险可达非吸烟者的 10 倍。

（3）既往癌症史：以往存在癌症史的患者若在肺内发现结节，更可能为恶性。

（4）其他慢性肺部疾病史：间质性肺疾病、慢性阻塞性肺病（COPD）、肺结核等慢性肺部疾病可增加肺癌的发生风险。

（5）肿瘤家族史：有一级亲属的肿瘤家族史，尤其是肺癌家族史，肺癌的发生风险明显增加。

（6）心理因素：医学模式已发展到"生物-心理-社会医学模式"，已有研究显示，长期精神抑郁等不健康心理可能增加肺癌的发生风险。

（二）影像学检查

（1）X 线片：胸部 X 线片因其操作简单、费用低、辐射相对较小，曾被广泛应用于临床。从 20 世纪 60 年代开始，包括美国、英国、捷克在内的多个国家开展了胸部 X 线片在肺结节检出及肺癌筛查中的价值研究。研究针对不同人群，设计不同筛查间隔时间，部分研究还联合痰脱落细胞检查，但无一例外，所有筛查队列，肺癌导致的死亡并未因接受胸部 X 线筛查而降低，故目前已放弃将胸部 X 线用于肺结节检出和肺癌筛查。

（2）CT：2011 年美国宣布了国家肺部筛查试验（national lung screening trial，NLST）的初步结果，与胸部 X 线片相比，对肺癌高危人群进行低剂量螺旋 CT（low-dose CT，LDCT）筛查，可以发现大量肺结节，所诊断的肺癌患者 92％为 I 期，肺癌的病死率下降 20％。随后多个临床研究印证了该结论，奠定了 LDCT 在肺癌高危人群筛查中的重要地位。我国也将"对肺癌高危人群进行 LDCT 筛查"写入《肺癌筛查与管理中国专家共识（2018 年版）》及《健康中国行动（2019—2030 年）》。

（3）正电子发射计算机断层显像（positron emission computed tomography，PET）：PET 的成像原理是用放射性核素标记代谢过程的必需物质（如葡萄糖、蛋白质、核酸等），通过不同组织中代谢物的聚集程度反映代谢活动水平，从而辅助诊断。目前最常用的是用氟代脱氧葡萄糖(FDG)标记葡萄糖,高代谢组织(如恶性肿瘤等)对葡萄糖的需求旺盛,聚集多,图像上表现为放射性核素聚集;而低代谢组织(如慢性炎症等)对葡萄糖的需求少,图像上放射性核素稀疏甚至无。PET 在肺癌诊断中的敏感性高达 95％,但特异性仅为 81％,假阳性包括结核球、炎性假瘤、真菌性肉芽肿、结节病等;假阴性包括原位腺癌、类癌和黏液性腺癌等惰性或低度恶性的肺癌。研究表明,PET 对直径小于 8 mm 的结节,尤其是 GGN 的诊断价值有限,而主要用于实性或部分实性结节(mGGN,且实性部分不小于 10mm)的诊断。

(三)肿瘤标志物

目前尚无特异性肺癌标志物应用于临床诊断,但有条件者可酌情进行如下检查,作为肺结节鉴别诊断的参考。

(1)癌胚抗原(CEA):目前血清中 CEA 的检查主要用于判断肺腺癌预后以及对治疗过程的监测,但在肺癌的诊断中价值较低。文献报道,CEA 在肺腺癌诊断中的敏感性和特异性分别为 49％和 96％。

(2)胃泌素释放肽前体(Pro-GRP):可作为小细胞肺癌诊断和鉴别诊断的首选标志物。文献报道,Pro-GRP 诊断小细胞肺癌的敏感性和特异性分别为 73％和 88％。

(3)神经特异性烯醇化酶(NSE):用于小细胞肺癌的诊断和治疗反应监测,其对小细胞肺癌诊断的敏感性和特异性分别为 63％和 80％。

(4)细胞角蛋白 19 片段(CYFRA 21-1):对肺鳞癌诊断的敏感性、特异性有一定参考价值,敏感性和特异性分别为 34％和 94％。

当上述几种标志物联合检测时,特异性略下降,但敏感性明显提高。如采用 CEA、CYFRA 21-1和 NSE 联合检测,对肺癌诊断的敏感性可提高到 79％,但特异性为 85％,可作为临床诊断肺癌的较理想组合。

(四)活检

活检是明确肺结节性质的关键,包括非手术活检和手术活检。

(1)非手术活检:非手术活检又分为经支气管和经胸壁两种途径。常规支气管镜对肺结节性质诊断的阳性率与结节大小和部位相关。肺结节直径≤2 cm 时,阳性率为 34％;肺结节直径＞2 cm 时,阳性率为 63％。近年发展起来的新技术(如电磁导航支气管镜等)提高了肺结节尤其是外周肺结节的诊断阳性率,可达 70％。经胸壁途径主要是 CT 引导下经皮肺穿刺活检,诊断肺结节的总体准确率已达 94.6％;对直径＜10 mm 的肺结节,准确性也达到 86.9％。

(2)手术:外科手术是明确肺结节诊断的"金标准",既可诊断,部分又可达到治疗目的。对于恶性概率＞65％的肺结节,推荐外科手术,除非患者存在手术禁忌证。

三、肺结节的全程管理

肺结节的全程管理是指从早期发现肺结节,至精准评估肺结节的良性与恶性,再到肺结节的规范管理、肺癌全程规范治疗,形成闭环式管理,从而实现肺癌早期检出率和肺癌五年生存率的提升。肺结节全程管理的关键环节如下。

(一)肺结节的早期检出

低剂量螺旋 CT(LDCT)已被世界各国推荐为高危人群肺癌筛查的方法,也是肺结节早期检出的有效方式。我国肺癌高危人群的判断标准为年龄≥40 岁,且具有以下任一危险因素。

(1)吸烟≥400 支/年(或 20 包/年),或曾经吸烟≥400 支/年(或 20 包/年),戒烟时间<15 年。

(2)有环境或高危职业暴露史(如接触石棉、铍、铀、氡等)。

(3)合并 COPD、弥散性肺纤维化或既往有肺结核病史。

(4)既往罹患恶性肿瘤或有肺癌家族史,尤其是一级亲属家族史。

(二)肺结节的规范随访

(1)直径≥8 mm 实性肺结节:对于直径≥8 mm 的实性肺结节,首先判断肺结节的恶性概率。若恶性概率很低(低于 5%),或者恶性概率为低至中度(5%~65%),但是患者具有高手术风险,则推荐首次检查后 3~6 个月、9~12 个月、18~24 个月行 CT 扫描,严格定期随访。对于不能耐受手术的高度恶性概率肺结节,PET 评估后可考虑消融治疗。对于能耐受手术的低至中度(5%~65%)、高度恶性(高于 65%)概率肺结节,使用 PET 扫描评估代谢活性及临床分期后,可选择外科手术治疗、非手术活检及 CT 监测。

(2)直径<8 mm 实性肺结节:单个实性结节直径≤8 mm 且无肺癌危险因素,应根据结节大小选择 CT 随访的频率与持续时间。①结节直径≤4 mm 者不需要进行随访,但应告知患者不随访的潜在好处和危害。②结节直径 4~6 mm 者应在 12 个月重新评估,如无变化,其后转为常规年度随访。③结节直径 6~8 mm 者应在 6~12 个月随访,如未发生变化,则在 18~24 个月再次随访,其后转为常规年度检查。CT 检测实性结节>8 mm 时,建议使用低剂量 CT 平扫技术。存在一项或更多肺癌危险因素的直径≤8 mm 的单个实性结节,可根据结节的大小选择 CT 随访的频率和持续时间。①结节直径≤4 mm 者应在 12 个月重新评估,如果没有变化则转为常规年度检查。②结节直径为 4~6 mm 者应在 6~12 个月随访,如果没有变化,则在 18~24 个月再次随访,其后转为常规年度随访;③结节直径为 6~8 mm 者应在最初的 3~6 个月随访,随后在 9~12 个月随访,如果没有变化,在 24 个月内再次随访,其后转为常规年度检查。

(3)亚实性肺结节:直径≤10 mm 的纯磨玻璃肺结节可能为非典型腺瘤样增生(AAH)或原位腺癌(AIS),而对于直径>10 mm 的纯磨玻璃肺结节,浸润性腺癌(IA)的可能性增加。如果部分实性结节的实性部分体积超过结节总体积的 50%,或原有的纯磨玻璃肺结节发展为部分实性肺结节,应高度怀疑恶性。

对于直径≤5 mm 的纯磨玻璃肺结节,通常不需要随访。直径 5~10 mm 的纯磨玻璃肺结节,每年复查 1 次 HRCT,至少 3 年。对于直径>10 mm 的纯磨玻璃肺结节,首次 HRCT 检查 3 个月后复查,若病灶持续存在,除非患者不能耐受手术,否则建议行非手术活检或外科手术。对于直径<8 mm 的部分实性肺结节,应于首次检查后 3 个月、12 个月、24 个月行 HRCT 扫描,严格定期随访。若结节稳定或消失,此后 3 年每年复查 1 次 HRCT。在随访过程中一旦发现实性部分增大,应立即行非手术活检或外科手术治疗。对于直径>8 mm 的部分实性肺结节,需在首次检查 3 个月后复查 HRCT,若病灶持续存在,则应行 PET 扫描、非手术活检、外科手术等积极处理。对于直径>15 mm 的亚实性肺结节,无须复查 HRCT,直接积极处理。

四、护理对肺结节的慢性病健康管理应用

(一)健康宣教

为肺结节检出者详细介绍肺结节的分类、病因,恶性肺结节的高危因素,坚持随访的意义

及重要性,治疗原则等,使患者对肺结节有正确的认识,能遵医嘱配合完成全程管理。

(二)戒烟教育

(1)吸烟的危害:吸烟是肺癌最重要的危险因素,对吸烟的肺结节检出者,应进行戒烟健康教育,告知其香烟中含有大量致癌或有毒物质,已知的至少有 250 种,其中危害最大的是尼古丁。1 g 尼古丁可杀死 300 只兔或 500 只老鼠;若给人注射 50 mg 尼古丁就会致死。临床流行病学统计显示,吸烟者患肺癌的危险性为不吸烟者的 13 倍。除主动吸烟外,被动吸烟的危害也应引起重视。被动吸烟指生活或工作在主动吸烟者周围的个体,不自觉地吸进烟雾尘粒和各种有毒物质。

研究表明,被动吸烟者所吸入的有害物质浓度并不比主动吸烟者低。吸烟者呼出的冷烟雾中,焦油量为吸烟者吸入的热烟雾中焦油量的 2 倍,苯并芘为 3 倍,一氧化碳为 5 倍。

(2)戒烟的意义:使吸烟者树立"亡羊补牢,犹未为晚"的理念,向吸烟者介绍戒烟的意义,包括戒烟人的寿命长于继续吸烟的人。50 岁以前戒烟者,在以后 15 年内的死亡风险将比继续吸烟者降低 50%。戒烟不仅使本人免生吸烟引发的肺癌等疾病,也可使家属尤其是子女免受被动吸烟之害。

(3)戒烟的方式:首先,要树立信心,坚决克制烟瘾,打消吸烟念头,通过散步等活动分散吸烟的注意力。其次,尽量少接触吸烟环境。再次,饮食调节,多食蔬菜、水果,喝酸性果汁和温水,促进体内残积尼古丁等物质排出;避免进食容易引发烟瘾的高糖、高脂、高蛋白等食品。在初步摆脱烟瘾后逐步恢复原有的正常生活和饮食习惯。

(三)心理认知干预护理

肺结节患者多缺乏对肺结节的客观认识,往往将肺结节等同于肺癌,从而产生恐惧、抑郁、焦虑等负面情绪。因此,应加强对患者的心理认知干预护理,与患者多沟通,倾听患者内心的声音,给予科学的安慰和引导,减少患者的心理负担。

(四)随访指导

随访是肺结节全程管理的重要内容,向患者系统讲解随访的意义和目的,告知其不能随意停止随访,也不用擅自增加额外检查。强化患者依从性,保证遵医嘱按时、按质、按计划随访。

(苏 莎)

第十一节 脂肪肝患者的健康管理

一、概述

(一)概念

脂肪性肝病,简称脂肪肝,是由各种原因致肝细胞以弥散性脂肪变性为病理特征的综合征。

(二)病因及分类

酒精、代谢因素、药物、遗传易感性等因素都可以导致脂肪肝。脂肪肝最常见的类型为非酒精性脂肪性肝病,另外还有酒精性脂肪性肝病以及特殊类型的脂肪性肝病。

(1)非酒精性脂肪性肝病,现更名为代谢相关性脂肪性肝病(metabolic associated fatty liver disease,MAFLD),是以一种与胰岛素抵抗和遗传易感密切相关的代谢应激性肝损伤,包括非酒精性单纯性肝脂肪变(代谢相关性脂肪肝)、非酒精性脂肪性肝炎(代谢相关性脂肪性肝炎)以及其相关的肝硬化和肝细胞癌。目前,代谢相关性脂肪性肝病已经成为我国第一大慢性肝病和体检发现转氨酶异常的首要原因。

(2)酒精性脂肪性肝病是长期大量饮酒导致的肝脏损害,包括酒精性脂肪肝、酒精性肝炎、酒精性肝纤维化/肝硬化以及肝癌。

(3)特殊类型的脂肪性肝病主要由一些特殊药物(如他莫昔芬、胺碘酮等)、内分泌疾病(如甲亢、甲减等)、少见的脂质代谢病(如β脂蛋白缺乏血症)等因素所致。

(三)临床表现

(1)症状:该病起病隐匿,发病缓慢,常无症状。少数患者可有乏力、肝区隐痛、失眠、便秘等,病情严重的可出现食欲减退、恶心、黄疸等。发展至肝硬化失代偿期时可出现肝硬化患者的临床表现。

(2)体征:多数患者存在肥胖,部分患者可出现肝大。进展至肝硬化时可出现相应的慢性肝病体征,如黄疸、蜘蛛痣、肝掌、腹腔积液等。

二、实验室检查

早期时血常规、肝功能基本正常,当出现炎症时,血清转氨酶(ALT、AST)、碱性磷酸酶(ALP)、γ-谷氨酰转肽酶(GGT)水平可轻度升高。进展至肝硬化时可出现血清蛋白、凝血酶原时间以及胆红素的异常。

三、辅助检查

(一)超声检查

超声检查是临床最常用的筛查及诊断工具,主要表现为肝脏近场回声弥散性增强,远场回声衰减,肝内胆管显示不清。但其准确性受操作员以及设备的影响,且对轻度脂肪肝诊断敏感性较低。

(二)CT

CT表现为弥散性肝脏密度(CT值)降低。该检查诊断的特异性优于超声检查,但有辐射。

(三)MRI

MRI无辐射,许多MR定量技术在脂肪含量测定上的准确性及重复性较好,能够对脂肪含量进行无创定量测定。但其费用高,不适宜用于筛查,目前主要用于一些科学研究。

(四)瞬时弹性成像

该检测技术可以测定肝脏硬度值以及受控衰减参数,可以对肝脏的纤维化程度及脂肪变程度进行定量测定,在临床已广泛应用,具有无创、简便、重复性高等特点,可以用于脂肪肝的诊断及监测随访。但其结果准确性也受到了一些因素(如腹腔积液、腹壁脂肪厚度、肝脏炎症程度等)的影响。

(五)肝组织活检

该检查对脂肪肝病因的确定、疾病的分期分级、两种及以上病因并存时的鉴别诊断、局灶性脂肪性肝病与肝肿瘤的鉴别、判断预后等有非常重要的价值,是诊断疾病的"金标准"。但该检查为侵入性,不作为常规筛查。

四、治疗原则

主要原则是减少脂肪变性和肝损伤,同时改善 MAFLD 相关的代谢异常及心血管风险。生活方式干预,包括饮食、减重和结构性运动干预,仍是 MAFLD 的一线和基础治疗手段。各种原因引起的脂肪肝若进展至终末期肝病,可考虑肝移植手术。

五、护理评估

(一)一般护理评估

(1)评估患者的文化程度。

(2)评估患者的营养状态。

(3)评估患者的生活方式及运动情况。

(4)评估患者及其家属对疾病的认知情况。

(二)专科护理评估

(1)评估患者有无其他并发症,如糖尿病、高血压、高脂血症、超重等。

(2)评估患者有无皮肤巩膜黄染、腹围增大等慢性肝病相关体征。

(三)社会-心理支持评估

评估患者及家属的心理状态、家庭及社会支持情况、患者及其家属对该疾病相关知识的了解程度等。

六、健康管理护理措施

(一)健康档案的建立及健康教育

脂肪肝的管理是长期的,可以建立患者的个人健康档案,并进行健康教育。

(1)建立患者个人健康档案,主要内容包括患者基本信息、初诊时间、身高、体重、腰围等重要指标以及主要检查结果。定期随访患者,了解疾病动态,并记录随访时间及重要的随访结果。

(2)科普宣教。对脂肪肝患者及其家属进行科普教育,使其认识到疾病的危害,了解防治措施。

(3)指导患者正确就医、正规治疗,协助其培养良好的生活方式,指导患者进行自我管理及自我监督。

对患者的健康教育及管理可采用线上、线下方式,或者线上与线下相结合的方式,最主要的目的在于使患者明白疾病的危害,监督及指导患者治疗,协助其长期坚持配合治疗。

(二)饮食健康管理护理

脂肪肝患者需要注意合理的膳食搭配以及控制热量的摄入。三餐应定时定量,减少晚餐后进食行为。注意休息,不熬夜。建议每日热量的摄入减少 2 092.9~4 185.9 kJ(500~1 000 kcal)。

(1)膳食平衡,脂肪和糖类适量。以新鲜蔬菜、水果、豆类等食物为主,搭配少量的肉类。增加 ω-3 脂肪酸及膳食纤维的摄入,每周可摄入 2~3 次鱼肉,多吃蔬菜,蔬菜的颜色尽量丰富,每周用 2~3 次豆类代替肉类等,可适当食用坚果。

(2)限制精加工食品以及一些含糖饮料的摄入,主要包括快餐、深加工食品、糖果、碳酸饮料等。戒烟,避免酒精的摄入。

患者合并高血压、糖尿病、高脂血症、痛风等疾病时,可根据相关检查结果,由营养师进行个体化的膳食方案制订,护理人员指导患者配合方案进行饮食控制。

(三)运动健康管理护理

坚持有氧运动是预防和治疗脂肪肝的有效方法。应选择患者感兴趣并且能够坚持的锻炼方式,避免久坐,如坚持快走、慢跑、游泳、打羽毛球等。每天坚持中等量有氧运动 30 min,每周 5 次,或每天坚持高强度有氧运动 20 min,每周 3 次,同时做 8～10 次的抗阻训练,每周 2 次。长期的坚持不仅对脂肪肝的治疗有效,同时对血压、血糖、血脂的控制也十分有益。但要注意安全,并且劳逸结合,应避免过度劳累。

(四)体重护理管理

减轻体重及减少腰围、腹围对脂肪肝并发症的治疗非常重要。可以为患者绘制个人体重及腰围变化曲线,制定减重目标,目标为 1 年内减重 3％～5％,肥胖的患者最好减重 10％以上。减重方式应科学、合理。管理过程中不仅需要记录体重及腰围、腹围等指标,还应根据患者的体重、腰围、腹围的变化情况督促患者坚持配合治疗。

(五)药物护理管理

对于生活方式干预 3～6 个月减重无效和未能有效控制代谢相关危险因素的患者,可以应用药物治疗,如保肝抗感染、降脂降糖、改善胰岛素抵抗等。注意提醒患者避免乱服用各种中药、西药及保健品,并且密切监测药物的不良反应与不良反应,一旦出现不良反应。需指导患者到专科就诊,制订合适的治疗方案。进行药物治疗的同时仍需督导患者改变不良的饮食习惯及生活方式。

(六)心理护理管理

脂肪肝患者的生活方式干预需要长期执行,过程漫长,患者易焦虑、失眠、抑郁等。需多与患者沟通,适时进行健康宣教,鼓励其坚持,消除其焦虑、懈怠的情绪。鼓励患者家属一起参与进行监督管理,营造良好的治疗氛围,充分调动患者的积极主动性,增强其信心,使患者保持良好的心理状态,主动参与到治疗中来。

(七)自我监督管理

脂肪肝患者的管理需要患者极大的配合,可以为患者发放自我管理表格,表格内容可包括患者基本信息、体重、三餐饮食搭配、运动量、吸烟和饮酒情况、服药情况、睡眠情况等。由患者每日自行记录相关信息。每周或每月收集一次信息,针对患者的个体情况进行指导,必要时可联系专科医师、营养师、运动治疗师,为患者修订方案。

七、对脂肪肝患者的健康管理

(一)信息收集

(1)基本信息及病史:姓名、性别、年龄、电话、身高、诊断、个人史、家族史、用药史以及其他代谢性疾病患病情况等。

(2)重要随访指标:包括体重、腰围、臀围、血压、肝功能、肾功能、血脂、血糖、糖化血红蛋白、腹部彩超或腹部 CT 等。

(3)健康干预相关信息:三餐饮食情况,运动情况,药物服用情况,睡眠质量等。

（二）不同程度脂肪肝的健康干预与指导

脂肪肝根据肝脏内肝细胞脂肪变的程度可分为轻度脂肪肝（5％～32％的肝细胞脂肪变）、中度脂肪肝（33％～65％的肝细胞脂肪变）以及重度脂肪肝（66％以上的肝细胞脂肪变）。不同程度的脂肪肝患者的病情严重程度可能不同，在护理管理时需注意关注的重点可能有差别。

（1）轻度脂肪肝患者常无自觉症状，肝功能基本正常。对于该部分患者重点需要注意监督患者养成良好的生活方式，并长期坚持下去。

（2）中度脂肪肝患者可能会出现肝功能指标的一些轻度异常。因此除了生活方式的监督之外，还应注意监测患者血生化指标的变化趋势。

（3）重度脂肪肝患者因脂肪变的肝细胞占的比例大，常常伴有肝功能指标的中至重度异常，有的患者还可能出现肝区疼痛、腹胀等症状。该部分患者可能需要加用药物治疗以控制病情进展。因此，需要监督患者按时服药，指导其到专科门诊就诊，调整治疗方案。另外也需要督导患者坚持锻炼以及控制饮食，提醒患者定期复查相关指标。

（苏　莎）

第十二节　健康体检护理健康教育

一、检前护理

（1）办理体检：护理人员告知体检当日需携带身份证，以便为客户有效建立个人体检档案；可携带医保卡、（医院）就诊卡备用。

（2）饮食：检查前3 d以清淡饮食为宜，勿饮酒，忌高脂、高胆固醇食物，不吃保健品；前一天晚12时后常规禁食（包括口香糖）、禁水，但心脏病、高血压、哮喘等慢性疾病患者应正常服药。

着装：体检当天尽量穿纯棉休闲衣服、平底软鞋，避免穿有金属饰品及印花亮珠亮片等衣物，建议女士穿不带钢圈的内衣，不穿连衣裙和连裤袜。

（3）怀孕、疑似怀孕者务必预先告知医护人员，禁止做放射线检查（如胸部X线检查、乳腺钼靶、X线骨密度检查、CT等）、直肠指检、腔内超声及妇科检查；准备怀孕者禁止做放射线检查（如胸部X线检查、乳腺钼靶、X线骨密度检查、CT等）。

（4）采血和上腹部彩超检查需空腹进行，如需做前列腺、子宫、附件部位超声检查，请当天晨起尽量不解小便，如果提前解了小便，应在抽血和^{13}C呼气试验吹气2次后饮白开水，使膀胱充盈后再进行检查。

（5）应避开月经期的检查有妇科检查、尿检、大便检查、血相关（如卵巢）肿瘤标志物及胃肠镜等检查。

（6）如果有肛裂或痔疮急性发作、怀孕、疑似怀孕、对疼痛较为敏感，禁止做外科检查。外科直肠指检需月经完毕再检查。

（7）妇科检查前3 d避免同房、阴道上药、冲洗，因为对于检查中留取的液基细胞学、阴道分泌物、HPV-DNA21型等妇科标本的化验结果的准确性有一定影响。

(8)为保证检查结果的准确性,避免因金属干扰导致客户重复扫描检查,在 CT/MRI/DR 检查前请客户取下一切金属物品,包括金属项链、手机、手表、打火机、钥匙、磁卡、硬币、金属发夹、耳环等,女性 CT 检查前需提前脱下带金属钢圈的内衣。

(9)胃镜检查前护理要点如下。①上午胃镜检查的客户:检查前一天晚饭后不再吃任何东西,当天早晨禁食、禁水。②下午胃镜检查的客户:早晨 7 点前进食稀饭成牛奶后,不再吃饭、喝水直到检查。③高血压患者早晨 5 点吃降压药。④糖尿病患者不用降糖药,可带糖果以备不时之需。⑤60 岁以上、病情特殊及做无痛胃镜检查的患者必须有家属陪同,并带好相关资料方可检查。

(10)肠镜检查前护理要点如下。

检查前 1 d 吃无渣饮食(稀饭、面条、面包、蛋糕,牛奶等),禁食大鱼大肉、蔬菜、水果。

客户体检前 2~3 d 需无渣饮食,保持大便通畅。

有心脏病、高血压的客户,可提前用少量水服药。

糖尿病患者检查前由于未进食,暂时不用降糖药,需自备白砂糖或饼干。

肠镜在上午检查的客户:①前一日晚餐需提前到 5 点进食(无渣饮食)。②前一日晚上 9 点需服复方乙二醇电解质散(半袋兑 1 000 mL 水),1 h 内服完。③体检当日早上禁食,凌晨 3:30 再服(半袋兑两斤水,加入 6 mL 西甲硅油乳剂),1 h 内服完。④每次服用不能坐着喝,需边走边喝,尽量解尽大便,直到大便成清水样,然后禁食禁水前来检查。

在下午检查肠镜的客户:①体检当日早上禁食,9 点服复方乙二醇电解质散(1 袋兑 2 000 mL水,加入 6 mL 西甲硅油乳剂),需 2 h 内服完。②服用时不能坐着喝,需边走边喝。尽量解尽大便,直到大便成清水,然后禁食、禁水直到检查。③无痛肠镜检查的客户需有家属陪同,60 岁以上、病情特殊的客户还需带上心电图检查报告。④检查当日穿宽松衣裤,女性穿平底软鞋。请提前取下活动假牙及贵重物品,交给家属保管。

备注:胃镜和肠镜等特殊检查不能于体检同一天进行。拟行胃镜检查者于检查前一天晚餐后完全禁食、禁水。肠镜检查前务必按照肠镜检查的护理要点做好洗肠准备。

二、检中护理要点

(一)体检单告知

全部体检项目均需客户本人完成,任何项目均不能由他人替检,造成的风险、责任以及产生的体检费用均需客户本人承担。

(二)空腹项目

采血、^{13}C 尿素呼气试验、腹部超声、腹部 CT 等检查项目需空腹进行,请完成以上检查后再用早餐。未做 ^{13}C 呼气试验和抽血等空腹检查前禁止饮水,做彩超需要充盈膀胱的客户只能饮白开水。

(三)^{13}C 呼气试验

为保证检查的准确性,两次吹气前均需要客户在检查前 1 个月停止服用抗生素、有抗菌作用的中药、铋剂胃药等药物,检查前两周停止服用质子泵抑制剂,禁食(包括口香糖)、禁饮(包括白水)、禁烟,否则影响 ^{13}C 呼气试验检查结果的准确性。

(四)乳腺钼靶检查注意

乳腺有假体,禁止做乳腺钼靶及全容积检查。

(五)核磁共振检查注意

检查前请将身上所戴饰物及金属物品(如银行卡、钥匙、手机、金属纽扣等)摘除。体内有金属(如金属假牙、支架、钢钉等)不能做核磁共振检查。

(六)妇科检查注意

未婚女性禁止做妇科检查,若有性生活者要求进行妇科检查,必须由当事人签字确认,未成年女性禁止做妇科检查。受检前 3 d 请暂停阴道用药及冲洗,避免性生活。

(七)24 h 动态血压检查注意

动态心电图检查期间,客户不得自行将仪器取下,不能洗澡。自动测量血压时需自然将手臂下垂,放松身心。

(八)餐后 2 小时血糖检查注意

要求食用实验餐,即 100 g 馒头和一杯白开水,从进食第一口馒头开始计算时间,2 h 后测量血糖,在等候的 2 h 内不能进食,不可饮水。

(九)X 线骨密度/ 动脉硬化/ 人体成分分析

检查前请先做一般检查,X 线骨密度检查前请取下戒指;怀孕/疑似怀孕/备孕/有义肢,禁止做 X 线骨密度检查。

(十)留大小便

请在彩超检查完成以后留取中段小便至少 30 mL(半杯),盖紧盖子,放在卫生间的标本柜内;留取大便标本时,注意不要与尿液混在一起。大便有黏液脓血等异常外观时,需摘取有黏液、脓血或其他异常外观的部分样品。

(十一)一般检查护理要点

请先测身高、体重,再测量血压。

(1)检查身高、体重前需脱鞋、脱外套、取下手机等厚重物品。

(2)检查时请客户站稳、站直,平视前方。①测量时身体和头不要乱动,否则身高测量结果会有误差。②测量时手和身体都不能碰到机身,否则体重检测结果会有误差。③客户的脚掌对准秤盘上的脚印。

(3)测量血压前需脱掉厚重的外套,手心向上。开始测量时,请客户放松身体、保持安静、不要用力,如有紧张、疼痛,立即按红色紧急停止键停止测量血压,待客户觉得呼吸顺畅后再次测量。

(苏　莎)

参 考 文 献

[1]徐筱萍,赵慧华.基础护理[M].上海:复旦大学出版社,2015.

[2]丁蔚,王玉珍,胡秀英.消化系统疾病护理实践手册(实用专科护理培训用书)[M].北京:清华大学出版社,2016.

[3]杜成芬,肖敏.院前急救护理[M].武汉:华中科技大学出版社,2016.

[4]韩同众.常见危重疾病救治[M].北京:中国纺织出版社,2019.

[5]康新.实用危重疾病诊断与治疗[M].长沙:中南大学出版社,2018.

[6]孙同新.实用临床危重疾病诊治[M].西安:西安交通大学出版社,2015.

[7]蔡国锋.实用危重疾病诊治康复与护理[M].北京:中国纺织出版社,2020.

[8]苗晓琦.外科护理基础与实践指南[M].天津:天津科技翻译出版有限公司,2018.

[9]王文利.现代危重疾病综合治疗学[M].西安:西安交通大学出版社,2017.

[10]贾占芳.新编临床护理操作技术[M].西安:西安交通大学出版社,2015.

[11]刘仍海,张董晓.中医外科基层医生读本[M].北京:中国中医药出版社,2020.

[12]张绍岚,王红星.手术室护理实践指南 2019 版[M].北京:人民卫生出版社,2019.

[13]王春英.实用重症护理技术操作规范与图解[M].杭州:浙江大学出版社,2017.

[14]李小峰,陈晓娟,陈腊年,等.临床护理操作规程[M].武汉:华中科技大学出版社,2017.